康复技术规范化培训系列教材

残疾康复评定与治疗技术
操作规范

总主编　何成奇
主　编　何成奇
副主编　王玉龙　王宝兰　张　通　王　谦

人民卫生出版社
·北　京·

版权所有，侵权必究！

图书在版编目（CIP）数据

残疾康复评定与治疗技术操作规范 / 何成奇主编.
北京：人民卫生出版社，2024.12. --（康复技术规范
化培训系列教材）. -- ISBN 978-7-117-36688-5

Ⅰ. R49-65

中国国家版本馆 CIP 数据核字第 20246AY166 号

人卫智网	www.ipmph.com	医学教育、学术、考试、健康，购书智慧智能综合服务平台
人卫官网	www.pmph.com	人卫官方资讯发布平台

残疾康复评定与治疗技术操作规范
Canji Kangfu Pingding yu Zhiliao Jishu Caozuo Guifan

主　　编：何成奇
出版发行：人民卫生出版社（中继线 010-59780011）
地　　址：北京市朝阳区潘家园南里 19 号
邮　　编：100021
E - mail：pmph @ pmph.com
购书热线：010-59787592　　010-59787584　　010-65264830
印　　刷：三河市潮河印业有限公司
经　　销：新华书店
开　　本：787×1092　1/16　　**印张**：40
字　　数：1024 千字
版　　次：2024 年 12 月第 1 版
印　　次：2025 年 1 月第 1 次印刷
标准书号：ISBN 978-7-117-36688-5
定　　价：128.00 元

打击盗版举报电话：010-59787491　　**E-mail**：WQ @ pmph.com
质量问题联系电话：010-59787234　　**E-mail**：zhiliang @ pmph.com
数字融合服务电话：4001118166　　**E-mail**：zengzhi @ pmph.com

编 者

（按姓氏笔画排序）

王 谦	四川大学华西医院	张桂青	石河子大学医学院第一附属医院
王 强	青岛大学附属医院	张锦明	哈尔滨医科大学附属第一医院
王玉龙	深圳市第二人民医院	陈 林	陆军特色医学中心
王宏图	天津市环湖医院	陈 健	厦门大学附属中山医院
王宝兰	新疆医科大学第一附属医院	陈 捷	福建省立医院
王海明	郑州大学第一附属医院	邵伟波	南京医科大学附属脑科医院（南京脑科医院）
王萍芝	山西白求恩医院		
叶超群	空军特色医学中心	武 亮	北京小汤山医院
田 峻	武汉大学中南医院	罗庆禄	广州医科大学附属第五医院
朱 宁	宁夏医科大学总医院	周 君	南华大学附属第一医院
刘 楠	福建医科大学附属协和医院	赵 澎	天津市儿童医院
刘忠良	吉林大学第二医院	赵振彪	河北省人民医院
刘遂心	中南大学湘雅医院	姜志梅	佳木斯大学附属第三医院
闫金玉	内蒙古医科大学第二附属医院	袁 华	空军军医大学第一附属医院
李 哲	郑州大学第五附属医院	夏文广	湖北省中西医结合医院
李红玲	河北医科大学第二医院	顾旭东	嘉兴市第二医院
李新平	广东省人民医院	桑德春	中国康复研究中心（北京博爱医院）
杨卫新	苏州大学附属第一医院	黄卫德	四川省残疾人联合会
吴 文	南方医科大学珠江医院	黄丽萍	中国人民解放军总医院
吴 霜	贵州医科大学附属医院	商晓英	黑龙江省医院
何成奇	四川大学华西医院	蒋松鹤	温州医科大学附属第二医院
宋振华	海口市人民医院（中南大学湘雅医学院附属海口医院）	蒋宛凌	重庆市急救医疗中心（重庆大学附属中心医院）
张 通	中国康复研究中心（北京博爱医院）	谢 青	上海交通大学医学院附属瑞金医院
张巧俊	西安交通大学第二附属医院	蔡西国	河南省人民医院
张鸣生	广东省人民医院		

序

2021年6月4日《国务院办公厅关于推动公立医院高质量发展的意见》明确要求力争通过5年努力,公立医院资源配置从注重物质要素转向更加注重人才技术要素;同年6月8日,国家卫生健康委等八部门发布《关于加快推进康复医疗工作发展的意见》,要求推进康复医疗领域改革创新,推动康复医疗服务高质量发展;随之,2022年2月国务院医改领导小组秘书处印发《关于抓好推动公立医院高质量发展意见落实的通知》。面对医学发展的重大转变与需求,康复医学如何高质量发展成为康复人必须面对的重要课题。

如何实现高质量康复? 高质量康复的基础是规范。没有规范就没有发展,没有规范就没有高质量。目前康复技术不规范普遍存在于康复医疗、评定、治疗、护理及康复临床路径等诸多方面。同一个行政区域的不同医院对同一个患者所采用的康复医疗、评定、治疗、护理及临床路径都不一致;甚至同一个医院的不同医师、治疗师对同一位患者采取的诊治措施也不统一。所以,必须首先开展规范康复技术的相关工作。

康复技术如何规范? 康复技术主要包括康复医疗技术(主要关联康复医师)、康复评定技术(关联康复医师与治疗师)与康复治疗技术(主要关联康复治疗师)。要规范康复技术就必须对康复各亚专业从业人员进行规范化培训,而实施规范化培训就必须有规范化培训教材。目前,康复亚专业主要包括神经康复、肌骨康复、呼吸康复、心脏康复、重症康复、儿科康复、盆底康复、物理治疗、作业治疗、语言治疗、假肢矫形技术及肌电图技术等,我们在全国范围内组织各亚专业的优秀专家学者编写本套规范化培训教材。教材读者对象为康复专业的应届毕业生或已工作的康复从业人员,"正其末者端其本,善其后者慎其先"。本套教材重点突出康复医疗技术、评定技术及治疗技术的规范化操作,旨在强化、培训与促进康复从业人员康复技术的规范化与同质化,相信必将在中国康复规范化与高质量发展的进程中发挥积极作用。

自本套教材启动编写以来,康复医学界300余位专家学者共同努力,各分册得以陆续完成。在此,特别感谢中华医学会物理医学与康复学分会第十二届委员会的全体专家及所有参与教材编写的专家和工作人员。

对于教材的错漏与不当之处,敬请各位专家、同道及读者不吝赐教,提出宝贵意见,不胜感激!

何成奇

2024年8月

前　言

　　残疾是指身体结构、功能的损害及个体活动受限与参与的局限性，使患者部分或者全部丧失正常的生活、工作、学习、社交及休闲娱乐能力，因此导致生活质量下降的一种状态。残疾是人类的一种生存状态，几乎每个人在生命的某一阶段都有过残疾。

　　残疾康复是指综合、协调地采用各种措施，消除或减轻残疾所导致的身体结构异常、功能障碍、活动受限及参与局限，提高残疾者的功能水平，增强残疾者的活动与参与能力，使残疾者回归家庭、重返社会、劳动就业、经济自立，最终达到提高其生活质量的目的。残疾康复是国际和国内残疾和亚健康人群工作的重要政策。我国政府高度重视残疾人康复服务，先后制定《残疾预防和残疾人康复条例》《"十四五"残疾人保障和发展规划》等文件，党中央、国务院的决策部署以推动残疾人康复事业高质量发展为主题，以完善残疾人康复保障制度和服务体系为主线，着力满足残疾人基本康复需求，提升康复服务质量，不断满足残疾人对美好生活的需要。

　　面对国家残疾康复战略的需求，如何推动残疾康复的高质量发展成为致力于残疾康复事业的从业者与康复人所必须面对的重要课题。本教材旨在规范康复评定与治疗技术，重点突出视力残疾、听力残疾、言语残疾、肢体残疾、智力残疾、精神残疾的康复评定与治疗技术的规范化方法；从病症残疾角度，细致地梳理了导致残疾的常见病症及其规范化的康复评定与治疗技术；从残疾人服务角度，阐述了职业康复、社会康复、教育康复、康复辅助器具、托养服务及相关政策法规等主要内容。

　　本教材读者对象为康复医师、康复治疗师、护理人员，以及致力于残疾康复事业的其他岗位从业者。我们相信本教材的出版将对残疾康复评定和治疗技术的规范化与同质化发挥积极作用。中华医学会物理医学与康复学分会第十二届委员会的多位专家参与了本教材的编写，特别感谢他们的辛勤耕耘！

　　对于本教材的错漏与不当之处，敬请各位专家、同道及读者批评指正，不胜感激！

何成奇

2024 年 8 月

目　录

第一章

残疾基本知识

根据《残疾人残疾分类和分级》(GB/T 26341—2010)，残疾(disability)是指身体结构、功能的损害及个体活动受限与参与局限性。

根据 2011 年世界卫生组织(WHO)发布的《世界残疾报告》，残疾是指外伤、疾病、遗传、发育缺陷、意外事故、理化与环境因素等导致身体结构、功能(包括生理功能与心理功能)、活动(包括基础性日常生活活动与工具性日常生活活动)及参与(包括工作、学习、社交及休闲娱乐)等任何一方面或多方面异常或者障碍，使患者部分或者全部丧失正常的生活、工作、学习、社交及休闲娱乐能力，因此导致生活质量下降的一种状态。残疾是人类的一种生存状态，几乎每个人在生命的某一阶段都有过残疾。全世界具有各类功能障碍的残疾人占总人口的 15% 左右，其中 80% 在发展中国家。

第一节　残　疾　分　类

一、国内残疾分类

1. 五类残疾分类　1987 年全国残疾人抽样调查按照五类残疾分类，即视力残疾、听力语言残疾、智力残疾、肢体残疾与精神残疾。

2. 六类残疾分类　1995 年将听力语言残疾分成两类后成为六类残疾，即视力残疾、听力残疾、言语残疾、智力残疾、肢体残疾与精神残疾。

3. 七类残疾分类　2011 年国家标准《残疾人残疾分类和分级》分为七类残疾，即视力残疾、听力残疾、言语残疾、肢体残疾、智力残疾、精神残疾、多重残疾。

如果同时存在两种或者两种以上的残疾称为多重残疾。

二、国际残疾分类

(一) ICIDH 模式

1980 年，WHO 发布的"国际病损、残疾和残障分类(international classification of impairment, disability and handicap, ICIDH)"根据疾病对个体所造成的结果，将残疾分为病损、残疾、残障三个独立的类别，使人类对疾病的认识从单纯的生物学模式发展到以人为本、以功能为导向的社会模式。

1. 病损(impairment)　又称残损，现改称为"身体功能和结构损伤"，是指心理、生理或解剖结构或功能上的任何丧失或异常，是生物器官水平上的残疾。病损分为：①智力病损；②心理病损；③语言病损；④听力病损；⑤视力病损；⑥内脏病损(心肺、消化器官、生殖器官)；⑦骨骼病损(姿势、体格、运动)；⑧畸形；⑨多种综合的病损。

2. 残疾(disability)　现改称为"活动受限"，是指病损使个体能力受限或缺乏，导致患者不能按正常的方式和范围进行活动，是个体水平上的残疾。残疾分为：①行为残疾；②交流残疾；

③生活自理残疾；④运动残疾；⑤身体姿势和活动残疾；⑥功能活动的残疾；⑦环境适应的残疾；⑧特殊技能残疾；⑨其他活动方面的残疾。

3. 残障（handicap） 现改称为"参与局限"，是指病损或残疾限制或阻碍患者完成正常的（按年龄、性别、社会和文化等因素）社会作用，是社会水平的残疾。残障分为：①定向识别（时间、地点、人）残障；②身体自主残障（生活不能自理）；③行动残障；④就业残障；⑤社会活动残障；⑥经济自立残障；⑦其他残障。

（二）ICF 模式

2001 年，WHO 发布了"国际功能、残疾和健康分类（international classification of functioning, disability and health, ICF）"。ICF 的目标是提供一种统一标准的语言和框架来描述健康状况和健康相关状况。ICF 通过 1 400 多条类目，完整且详尽地涵盖了构成功能的所有健康领域分类。

基于 ICF，残疾是指健康状况（疾病、障碍、损伤、创伤等）与背景性因素（环境因素与个人因素）之间动态交互作用，结果导致身体功能和结构部分或全部损伤和 / 或个体活动受限和 /或个体参与局限。残疾的特征是个体健康状况与背景性因素之间一种复杂联系的结果。

1. 身体功能和结构损伤 身体功能是指身体各系统的生理功能（包括心理功能）。身体结构是指身体的解剖部位，如器官、肢体及其组成成分。身体功能损伤是指身体功能的生物学状况与健全人群标准状况之间的差异。身体结构损伤包括解剖上的畸形、缺失或身体结构的显著变异。损伤可以根据组织细胞或者分子水平上的生物学知识进行分类。损伤可以是暂时的，也可以是永久的、渐进性的、退行性或稳定性的、间断性或连续性的。与健全人群标准状况的差异可以是微弱的或非常严重的，也可以随着时间而波动，类似于 ICIDH 模式的病损。

2. 活动受限 活动是指个体执行的任务或行动，活动受限是指个体在进行活动时可能遇到的困难，类似于 ICIDH 模式的残疾。活动受限根据在完成活动时的质和量或对没有达到健康情况者期望的程度，可以有从轻微到严重偏差的变化范围。

3. 参与局限 参与是指投入某种生活情景，参与局限性是指个体在投入某种生活情景时可能遇到的问题，类似于 ICIDH 模式的残障。是否出现参与局限性要通过比较个体的参与和在相同文化或社会中无残疾的个体所期望的参与来决定。

4. 背景性因素对残疾的影响 背景性因素包括环境因素和个人因素。这些因素会对具有健康问题的个体和与健康有关的状况产生影响。

（1）环境因素：构成和指导人们生活的自然、社会和态度环境。环境因素与所有的功能和残疾成分交互作用。环境因素成分的基本结构会对自然、社会和态度环境的特征产生积极或消极的影响。

（2）个人因素：包括性别、种族、年龄、健康状况、生活方式、习惯、教养、应对方式、社会背景、教育、职业、过去与现在的经历（过去和现在的生活事件）、总的行为方式和性格类型、个人心理优势和其他特征等。所有这些因素或其中的任何因素都可能在任何层次的残疾中发挥作用。

不同的环境对于处在既定健康状况下的同样个体的影响大不相同。有障碍因素或缺乏有利因素的环境将限制个体活动，具有有利因素的环境则可以提高个体活动的表现。

（三）残疾的医学模式

残疾的医学模式认为残疾是与人有关的问题，是直接由疾病、创伤或其他健康状况造成的结果，要求专业人员针对个体提供医疗保健。对待残疾的重点是治疗或个体的调适和行为改变。

（四）残疾的社会模式

残疾的社会模式主要是研究如何使残疾人充分融入社会。该模式认为残疾是因为残疾人不能融入社会而产生的，是由社会引发的问题。控制这种问题需要社会行动，是社会的集体责任，需要在一切社会生活领域为了保证残疾人的充分参与而对环境做必要的调整。因此残疾是一种要求社会改变其态度或观念的问题。

残疾既不应被视为单纯的医学问题，也不应被视为单纯的社会问题。残疾人常会遇到由健康状况引发的问题，我们需要对残疾的不同方面给予重视。ICF 建立在医学和社会两种相对模式的基础上，采用生物 - 心理 - 社会医学模式，试图建立一种从生物、个体和社会对健康的不同前景认知的综合性理论。

第二节　流行病学

根据 WHO 发布的《世界残疾报告》，按 2010 年全球人口估计，全球超过 10 亿人或 15% 的人口带有某种形式的残疾而生存。这一数字高于 WHO 以前对全球人口残疾率的估计值。

一、世界残疾概况

根据《世界健康调查》（*world health survey*），约 7.85 亿（15.6%）15 岁及以上的人带有残疾生活，而《全球疾病负担》（*global burden of disease*）估计 9.75 亿人（19.4%）带有残疾生活。其中，《世界健康调查》估计 1.1 亿人（2.2%）有很严重的功能障碍，而《全球疾病负担》估计 1.9 亿人（3.8%）有严重残疾，如四肢瘫、严重的抑郁症或盲。只有《全球疾病负担》调查了儿童（0～14 岁）残疾情况，估计有 0.95 亿儿童（5.1%）带有残疾生活，其中 0.13 亿儿童（0.7%）有"严重残疾"。

残疾人的数量在持续增长。这是由于人口老龄化，老年人有较高的残疾风险，并且全球与残疾有关的慢性健康状况增加，如糖尿病、心血管疾病和精神疾病。伤残调整生命年（disability-adjusted life year, DALY）是指从发病到死亡或残障所损失的全部健康生命年，它定量评价了由于疾病造成的早死、残障而损失的健康生命年，反映了疾病负担。在低收入和中等收入国家，慢性病导致的 DALY 占全部的 66.5%。在某些国家，残疾的形式受健康状况发展趋势、环境及其他因素（如交通车祸、自然灾害、暴力冲突、饮食和药物滥用发展趋势）的影响。

《世界健康调查》的结果指出，低收入国家比高收入国家具有更高的残疾率，其中妇女、老年人的残疾率较高。收入低、失业或低学历人群的残疾风险增加。《多指标聚类调查》（*multiple indicator cluster surveys*）所选择国家的研究资料显示，家庭贫穷的儿童与其他儿童相比，残疾风险更高。

二、我国残疾概况

我国到目前为止共进行过两次全国残疾人抽样调查，第一次开始时间为 1987 年 4 月 1 日，第二次开始时间为 2006 年 4 月 1 日。

（一）2006 年第二次全国残疾人抽样调查概况

按照国家统计局公布的 2005 年末全国人口数，推算出本次调查时点的我国总人口数为 130 948 万人，据此得到 2006 年 4 月 1 日我国残疾人占全国总人口的比例为 6.34%。各类残疾人的人数及其占残疾人总人数的比例分别是：视力残疾 1 233 万人，占 14.86%；听力残疾 2 004

万人，占 24.16%；言语残疾 127 万人，占 1.53%；肢体残疾 2 412 万人，占 29.07%；智力残疾 554 万人，占 6.68%；精神残疾 614 万人，占 7.40%；多重残疾 1 352 万人，占 16.30%。

第二次全国残疾人抽样调查发现以下特点：

1. 年龄差异显著　60 岁及以上残疾人占一半以上。

2. 城乡差别显著　农村残疾人的比例远大于城镇居民，四分之三残疾人居住在农村。

3. 地区分布不均衡　我国残疾人地区分布呈现西高东低的特征；并且与区域经济发展水平有关，经济欠发达地区残疾率高，经济发达地区残疾率低。

4. 受教育水平差异显著　残疾人文盲率高，受教育程度以中小学为主。

5. 残疾类别存在性别差异　全国残疾人口中，男性占 51.55%，女性占 48.45%。

6. 残疾等级存在差异　残疾等级以中轻度为主，但重度比例不低。

（二）2010 年末全国残疾人概况

根据第六次全国人口普查我国总人口数、第二次全国残疾人抽样调查中残疾人占全国总人口的比例和各类残疾人占残疾人总人数的比例，推算 2010 年末我国残疾人总数为 8 502 万人。其中，视力残疾 1 263 万人，听力残疾 2 054 万人，言语残疾 130 万人，肢体残疾 2 472 万人，智力残疾 568 万人，精神残疾 629 万人，多重残疾 1 386 万人。按照残疾等级分类，重度残疾 2 518 万人，中度和轻度残疾人 5 984 万人。

第三节　致　残　原　因

外伤、疾病、遗传、发育缺陷、意外事故、理化与环境因素等都可能导致身体结构异常、功能障碍（包括生理功能与心理功能）、活动受限（包括基础性日常生活活动与工具性日常生活活动）及参与局限性，因此都可能是导致残疾的原因。

一、慢性病

慢性病是指需要持续的医疗护理或限制日常生活活动，且持续 1 年及以上的疾病。2016 年，在全世界 5 690 万死亡人数中，约 4 050 万（71%）死于慢性病。其中，约 170 万（占慢性病死亡人数的 4%）发生在 30 岁以下人群，约 1 520 万（38%）发生在 30 岁至 70 岁人群，约 2 360 万（58%）发生在 70 岁及以上人群；约有 3 200 万（80%）死于癌症、心血管疾病、慢性呼吸道疾病和糖尿病，另外有 830 万（20%）死于其他慢性病。

慢性病常造成患者功能障碍、日常生活活动受限及社会参与局限，是导致残疾的常见原因，如脑卒中、阿尔茨海默病、帕金森病、骨关节炎、骨质疏松症、中轴型脊柱关节炎、类风湿关节炎、慢性阻塞性肺疾病、高血压、冠心病、糖尿病、恶性肿瘤及抑郁症等。

2017 年，我国致残率最高的前五大原因是肌肉骨骼疾病、精神疾病和感觉器官疾病、心血管疾病和神经系统疾病。根据《中国居民营养与慢性病状况报告（2020 年）》统计，2019 年我国 18 岁及以上居民高血压患病率为 27.5%，糖尿病患病率为 11.9%，40 岁及以上居民慢性阻塞性肺疾病患病率为 13.6%。

二、老年病

老年病是指与年龄有关的、具有普遍特征的疾病，其发病率随年龄增长呈指数级上升，当年龄上升至一定水平后其发病率则下降，如癌症、心血管疾病、肾衰竭和骨关节炎等。

根据世界卫生组织的统计，预计到 2030 年，世界上每 6 个人中就有 1 个人是 60 岁及以上的老年人。届时，60 岁及以上人口的数量将从 2020 年的 10 亿增加到 14 亿。预计到 2050 年，世界上 60 岁及以上的人口将增加 1 倍（增至 21 亿），比例从 12% 增加到 22%。2020 年到 2050 年，80 岁或以上人口的数量预计将增加 2 倍，达到 4.26 亿。老年人残障主要病因是视力损害、痴呆、听力障碍和骨关节病，在低、中等和高收入国家大致相同。

对 1979—2021 年中国老年人口残疾率的 97 项研究进行荟萃分析发现，我国老年人口残疾率达到 26.2%。其中老年女性的残疾率较老年男性略高，80 岁及以上的老年人残疾率最高，华中、西南和西北地区的老年人更有可能出现基础性日常生活活动受限。

三、传染病

最主要的容易导致残疾的传染病有淋巴丝虫病、肺结核、获得性免疫缺陷综合征（以下简称"艾滋病"）、脑炎、脑膜炎和儿童聚集性疾病（如麻疹、腮腺炎和脊髓灰质炎等）。据 2019 年全球统计，影响 10 岁以下儿童 DALY 的 10 大原因中有 6 种传染病：下呼吸道感染（第 2）、腹泻病（第 3）、疟疾（第 5）、脑膜炎（第 6）、百日咳（第 9）和性传播感染（先天性梅毒，第 10）。影响 25～49 岁人群 DALY 排名第 2 的原因是艾滋病。

四、出生缺陷

出生缺陷包含先天性心脏病、神经管缺陷、唇腭裂、泌尿生殖系统先天畸形、胃肠道先天性异常、肌肉骨骼先天性异常、唐氏综合征、特纳综合征、克兰费尔特综合征，以及其他染色体异常、遗传综合征等。根据 2019 年全球统计，20 岁以下人群中出生缺陷人数达 2 910 万人，占全球出生缺陷人口比例的 1.2%；影响 0～9 岁儿童 DALY 的因素中先天性异常排名第四。

五、意外事故

道路交通事故、工伤事故、运动损伤等可致颅脑损伤、脊髓损伤、骨骼肌肉系统损伤等。关于意外事故致残的数据非常有限，伤害监测往往只关注近期的结果，如死亡率或损伤的急性护理后果。根据 2018 年世界卫生组织发布的数据，道路交通事故每年造成全球约 135 万人死亡，是 5～29 岁人口死亡的主要原因。全球 93% 的道路交通事故发生在低收入和中等收入国家。根据 2019 年全球统计，影响 10～49 岁人群 DALY 的首要因素是道路交通事故。

六、营养不良

蛋白质严重缺乏可引起智力发育迟缓，维生素 A 严重缺乏可引起角膜软化症而致盲，维生素 D 严重缺乏可引起骨骼畸形等。据 2017 年全球统计，在社会人口指数最低的国家中，导致女性残疾的首要因素是饮食缺铁。据 2019 年全球统计，影响 10 岁以下儿童 DALY 的十大原因中饮食缺铁位列第七，蛋白质能量营养不良位列第八。

七、理化因素

噪声、烧伤、链霉素或庆大霉素中毒、酒精中毒等均有可能导致残疾。2010 年，全世界 15 岁及以上人群人均酒精消费估计为 6.2L 纯酒精（相当于每日 13.5g 纯酒精）。据估计，2012 年酒精消费造成全世界所有死亡的 5.9%（330 万）和 DALY 的 5.1%。

八、社会、心理因素

社会因素（如贫穷）是致残的风险因素，社会环境对残疾的发生有着普遍且巨大的影响。重大的社会环境变化（如冲突局势），也会影响残疾的发生。

心理因素可致精神残疾等。精神残疾是指各类精神障碍持续 1 年以上（本次病程）未痊愈，由于存在认识、情感和行为障碍，影响其日常生活和社会参与。2019 年全球疾病负担研究结果显示，精神障碍仍然是全球十大负担原因之一。1990—2019 年，全球精神障碍 DALY 从 8 000 万增加到 1.253 亿，全球归因于精神障碍的 DALY 比例从 3.1% 增加到 4.9%。

根据《2022 年残疾人事业发展统计公报》，截至 2022 年底，我国共有 376.3 万持证精神残疾人。

第四节　残疾预防

残疾预防是指为了提高全社会防控残疾风险的能力、有效控制和减少残疾发生，针对致残原因而采取的科学系统的综合防控残疾发生、发展或延迟残疾发生的各种有效措施与途径。残疾预防可以有效预防多数残疾的发生。2022 年 1 月，国务院办公厅印发了《国家残疾预防行动计划（2021—2025 年）》，该行动计划明确了"十四五"时期我国残疾预防工作的指导思想、基本原则、工作目标、主要行动和保障措施。残疾预防与残疾康复同等重要，应该在残疾预防上加大投入。

预防与残疾有关的健康状况是一个发展问题。关注环境因素，包括营养、可预防的疾病、安全饮用水、卫生设施、道路和工作场所的安全等可以大大降低导致残疾的健康状况发生率。残疾预防可分为三级。

一级预防指预防各类病、伤、残的发生，是最为有效的预防。在健康问题出现之前，采取行动，包括加强健康宣教和注意精神卫生等，来避免或消除可能造成健康问题的因素。

二级预防指限制或逆转由身体结构损伤造成的活动受限或残疾。在人群中早期发现健康问题，促进其治愈，限制其发展及对个体的长期影响，如支持有智力残疾的妇女获得乳腺癌筛查。

三级预防指防止活动受限、避免残疾发展为参与局限或残障，最大限度地减少残疾或残障给个人、家庭和社会所造成的影响。通过恢复功能和减少与疾病相关的并发症来减少疾病的影响，如对有肌肉骨骼损伤的儿童进行康复治疗。

残疾预防主要做好以下六方面工作。

一、普及残疾预防知识

贯彻预防为主的方针，以基层为重点，以改革创新为动力，将残疾预防融入经济社会发展各领域。建立完善残疾预防科普知识资源库，加强儿童早期筛查和早期干预。相关部门可利用残疾预防日、爱耳日、爱眼日等宣传节点，加强防盲治盲等残疾预防知识宣传，提高群众残疾预防意识。《国家残疾预防行动计划（2021—2025 年）》提出，到 2025 年，覆盖经济社会发展各领域的残疾预防政策体系进一步完善，全人群全生命周期残疾预防服务网络更加健全，全民残疾预防素养明显提升。

二、防控残疾发生发展

1. 预防出生缺陷和发育障碍　主要包括积极接受健康婚育指导、婚前医学检查与孕前优生检查,远离有毒有害物质与烟酒,孕早期不偏食且科学饮食,预防孕早期感染,严禁无医师指导的用药及保健品,定期接受孕产期保健和产前筛查,积极接受新生儿疾病筛查和访视,密切关注儿童生长发育,定期接受儿童保健服务。

2. **未病先防** 是指防止致残因素造成病损。主要包括以下三个方面。

(1)预防导致残疾的传染病:如脊髓灰质炎可引起肌肉萎缩、肢体畸形;流行性乙型脑炎、流行性脑脊髓膜炎可影响脑功能,引起失语症、强直性瘫痪、智力障碍、精神失常等;沙眼可以影响视力,重者致盲。预防传染病的主要举措是接种疫苗,其关键是提高易感人群的免疫力,主要措施有锻炼身体、加强营养、提高人群的免疫力。

(2)预防导致残疾的非传染病:如心脑血管疾病可能导致偏瘫;糖尿病可能导致视力残疾和截肢;帕金森病导致身体运动障碍;阿尔茨海默病导致智力下降;膝骨关节炎可能导致长期疼痛、行走受限、上下楼梯及下蹲受限;骨质疏松性髋部骨折导致的长期卧床、行动困难。残疾预防的主要举措包括避免相关危险因素,坚持均衡、低脂、低盐与低糖膳食,保持心情愉悦,不吸烟少喝酒,坚持有氧运动,避免超重与肥胖;避免视力和听力损伤,避免环境污染损害健康,遵医嘱进行血压、血糖、血脂等监测,定期体检以及早发现疾病。

(3)预防伤害发生:主要包括遵守交通法规,加强道路交通和运输安全管理,预防道路交通事故,遵守安全生产规程,做好职业防护;学习防灾减灾、避险逃生及现场急救知识和技能,避免各种意外伤害,加强平衡锻炼,预防老年跌倒,悉心照护儿童以避免锐器损伤、烫伤、烧伤及坠落伤等各种伤害。

3. **已病防残** 是指防止病损转变为残疾。发现疾病应及时就诊、规范治疗,以免病情加重、轻病变重、重病变危,甚至重危致亡;同时,若疾病或者损伤已经发生,则需要早期康复介入。早期康复介入可避免因疾病或者损伤造成功能障碍而残疾,即因病致残;此外,即使刚发病时因各种原因没有第一时间康复介入、实施早期康复治疗,当知晓康复的残疾防治作用后就应该尽可能介入康复治疗,以免残疾加重(残疾由轻度变中度、中度变重度)。早期康复介入不仅可以预防结构异常、功能障碍、日常生活活动受限及社会参与局限的发生,而且可以改善或者恢复已有的结构异常、功能障碍、日常生活活动受限及社会参与局限,从而提高患者的生活质量。

4. **防治慢性病** 慢性病常造成患者功能障碍、日常生活活动受限及社会参与局限,是导致残疾的常见原因,慢病防治非常重要。

三、预防儿童交通事故

少年儿童活泼好动、反应快,但生活经验少,缺乏交通安全常识,不了解机动车的危险性,所以更容易发生交通事故致残。家长、幼儿园和学校要加强预防交通事故致残的宣传教育,学龄前儿童必须由成人带领乘车和过马路。对于年龄稍大的儿童,要防止因攀爬车辆、在下坡处玩滑轮车或骑自行车而导致事故。同时,儿童生长发育期中枢神经系统对铅的毒性作用非常敏感,汽车尾气中含铅量高,可能造成儿童铅中毒,其主要表现为学习能力减弱,智商降低。

四、实施残疾儿童康复救助规范管理

2018年《国务院关于建立残疾儿童康复救助制度的意见》(国发〔2018〕20号)发布后,2021年中国残疾人联合会、民政部、国家卫生健康委员会联合制定了《残疾儿童康复救助定点服务机构协议管理实施办法(试行)》,进一步完善残疾儿童康复救助定点服务机构管理相关政策,

为残疾儿童康复救助工作的安全性、有效性提供了保障。2021年36.3万残疾儿童得到康复救助，全国残疾儿童康复救助定点服务机构发展到7 900多家。各省（区、市）积极创造条件提升残疾儿童康复救助标准，扩大救助对象范围，努力实现"应救尽救"目标。

五、防止工伤事故

2023年6月人力资源和社会保障部发布的《2022年度人力资源和社会保障事业发展统计公报》显示，2021全年认定（视同）工伤126.4万，评定伤残等级79.5万。可见工伤事故已经成为导致残疾的重要原因。所以，应严格遵守工作规章制度，从源头上杜绝工伤事故致残，避免不安全行为，加强个人防护，避免处于不安全环境。

六、加强组织保障

加强各级各类康复医疗机构和康复教育机构建设，进一步完善康复专业人才培养方案，加强各级各类康复研究机构建设，加快实施公立医院高质量康复行动是残疾康复的基础。

各级残联组织会同民政、卫生健康等相关部门按照职责分工，将所承担的残疾预防工作任务纳入日常工作安排，健全技术支撑体系，开展监测评估，做好宣传引导等。各地、各相关部门要结合实际研究制定本地残疾预防行动计划，健全工作推进机制，保障工作条件，加强统筹调度，确保残疾预防的各项工作落实是残疾康复的保障。

第五节 残 疾 康 复

1969年，世界卫生组织对康复的定义为综合、协调地将医学、社会、教育和职业措施应用于残疾者，对他们进行训练和再训练，以恢复其功能至最高可能的水平。

一、康复

1981年，世界卫生组织对康复的定义为一系列能减轻残疾和残障影响的、使残疾和残障人士融入社会的措施。康复的目的不仅在于训练残疾和残障人士适应他们的环境，而且在于将他们的背景性环境和社会作为一个整体进行干预，以促进他们融入社会。残疾人本身、家庭和他们生活的社区应该参与康复服务规划和实施。

2011年，世界卫生组织对康复的定义为针对身体功能和结构、活动和参与、环境因素和个人因素采取的一系列措施。这些措施有助于个体在与环境相互作用的过程中获得及维持最佳功能状态，并产生如下明显的结局：①预防功能丧失；②减缓功能丧失的速度；③改善或恢复功能；④代偿丧失的功能；⑤维持现有的功能。

2019年，世界卫生组织在文件中指出，康复是指为有健康问题的个体在与环境交互过程中设计的优化功能并降低残疾的一套干预措施。它满足了整个生命周期中广泛人群的需求。康复是医疗保健的基本组成部分，通常有助于实现和保持其他医疗干预措施的最佳结果，例如手术、创伤和非传染病的管理。任何因健康状况、损伤或创伤、急性或慢性疾病而限制功能的个体都需要康复。

康复不是为运动员保留的奢侈健康服务，也不是仅限于一小群有长期明显损伤的人。康复是全民健康策略，这是因为每个人都会在一生中的某个时候遇到健康问题，每个人都会衰老，健康状况不可避免地会下降。

二、残疾康复

残疾康复是指综合、协调地采用各种措施,消除或减轻残疾导致的身体结构异常、功能障碍(生理功能与心理功能)、活动受限(基础性日常生活活动与工具性日常生活活动)及参与局限(工作、学习、社交、休闲娱乐),提高残疾者的功能水平,增强残疾者的活动与参与能力,使残疾者回归家庭、重返社会、劳动就业、经济自立,最终达到提高生活质量的目的。

1.残疾康复的措施　残疾康复的各种措施包括但不限于残疾预防与残疾干预,如医学康复、康复工程、教育康复、社会康复与职业康复。

2.残疾康复的目的　残疾康复首先是防止病损、残疾及残障的发生。如果已经发生,则应尽可能提高残疾者的功能水平,如消除或减轻残疾导致的身体结构异常、功能障碍、活动受限及参与局限;使残疾者回归家庭、重返社会,如让学生返校就读,帮助成人劳动就业、经济自立,最终达到提高生活质量的目的。尽管某些残疾导致的病理变化无法消除,身体的结构异常、功能障碍、活动受限及参与局限也无法消除,但是残疾康复仍然可以改善残疾者的生活、工作、学习及社会环境,使残疾者个体达到其最佳的生存状态。

三、残疾人康复服务

1.《世界卫生组织2014—2021年全球残疾问题行动计划:增进所有残疾人的健康》中康复领域四项主要指标。

(1)国家具有关于适应训练、康复和社区服务的国家政策或与残疾人相关的规划。

(2)每万人口中的教育机构毕业生人数——按教育水平和领域分类(例如物理康复医学、物理治疗、职业疗法、假肢和矫形器)。

(3)以社区为基础的康复或其他社区服务所覆盖的人口比例。

(4)获得所需辅助技术(例如助听器、眼镜、假肢和/或矫形器)的残疾人比例。

2.《世界卫生组织2014—2021年全球残疾问题行动计划:增进所有残疾人的健康》中康复领域七项主要活动内容。

(1)提供领导和管理,制定和加强关于适应训练、康复、辅助技术、支持和援助服务、以社区为基础的康复等方面的政策、战略和计划。

(2)提供充分的财力资源,确保提供适当的适应训练、康复服务及辅助技术。

(3)为康复和适应训练工作发展并维持可持久的人力,作为更广泛卫生战略的一部分。

(4)扩大并加强康复和适应训练服务,确保在持续照护过程中纳入初级(包括社区)、二级和三级卫生保健系统,并确保可以公平获取服务,包括为残疾儿童及时提供早期干预服务。

(5)提供安全、优质和可负担的适当辅助技术。

(6)促进获取一系列援助和支持性服务,并支持独立生活和充分融入社区。

(7)促使残疾人及家人和/或非正式照护者参与活动,并为他们提供支持和能力建设,以便支持独立生活和充分融入社区。

我国政府高度重视残疾人康复服务,先后制定《残疾预防和残疾人康复条例》《"十四五"残疾人保障和发展规划》等管理规范。2021年,821.4万残疾人得到基本康复服务,175.1万残疾人得到辅助器具适配服务。2021年8月16日,中国残疾人联合会、教育部、民政部、人力资源和社会保障部、国家卫生健康委员会、国家医疗保障局联合印发《"十四五"残疾人康复服务实施方案》(以下简称《实施方案》)。

《实施方案》提出,"十四五"时期要坚持以习近平新时代中国特色社会主义思想为指导,贯彻落实习近平总书记关于残疾人康复事业的重要指示批示和党中央、国务院决策部署,坚持保基本、补短板、强弱项,以推动残疾人康复事业高质量发展为主题,以完善残疾人康复保障制度和服务体系为主线,以改革创新为动力,着力满足残疾人基本康复需求,提升康复服务质量,不断满足残疾人美好生活的需要。

《实施方案》明确提出,"十四五"时期要着力构建与经济社会发展相协调、与残疾人康复需求相适应的残疾人康复保障制度和服务体系;着力增强专业化康复服务能力,提升残疾康复服务质量,进一步满足城乡残疾人基本康复服务需求。到2025年,有需求的持证残疾人和残疾儿童接受基本康复服务的比例达85%以上,残疾人普遍享有安全、有效的基本康复服务。

《实施方案》提出四项主要措施:一是加强残疾人医疗康复保障,完善残疾人康复专项保障政策。二是加强康复医疗、儿童福利、精神卫生福利、工伤康复机构和残疾人专业康复机构建设,深化残疾人社区康复。三是加强康复人才教育培养,强化康复工作人员岗位培训,推进残疾人康复相关职业建设,加强残疾人康复科技创新,提升残疾人康复服务专业化水平。四是实施残疾人精准康复服务行动,主动调查、掌握残疾人康复需求,组织提供残疾人基本康复服务,保障基本康复服务质量。《实施方案》还提出从加强组织领导、完善保障机制和做好宣传引导等方面完善支持保障条件。

(何成奇)

第二章

国际功能、残疾和健康分类

第一节 概 述

一、ICF 产生背景

20 世纪的医疗实践前提是疾病有明确的致病原因,治疗疾病的最佳手段是采用生物医学方法控制和消除该致病原因;如何寻找控制和消除致病原因的药物,促成了生物医学模式的形成。生物医学模式在人类同传染病的斗争中发挥了重大作用,形成了单因单果的疾病治疗模式,有效控制急性传染病和寄生虫病的传播,明显降低其发病率和病死率,取得了第一次医学革命的胜利。根据疾病的致病原因、病理生理、临床表现及解剖学等特征,将同类疾病归纳在一起,使其成为一个有序的组合,即国际疾病分类(international classification of diseases,ICD)。ICD 能够对国际上疾病与死因进行分类,是公认的医学诊断统计学分类工具。全球 70% 的健康状况经过 ICD 编码和统计,促进了临床研究和管理需求。目前 ICD 编码以 ICD-10 为主要版本。

但是,生物医学模式 ICD 疾病诊断编码也存在问题。单纯以疾病及其结局的归属分类不适应临床需求,没有涉及疾病最终的功能结局,也无法满足患者、家属及社会的需求。因此,为了全面地反映人类健康与疾病的关系,弥补生物医学模式的不足,20 世纪 60 年代生物 - 心理 - 社会医学模式产生,简称"新医学模式"。该模式以"整体的人"为主要健康问题,从生物、心理和社会等方面来观察、分析和处理疾病与健康问题,重视健康与疾病的个人与环境因素。

1980 年,世界卫生组织(WHO)颁布了"国际病损、残疾和残障分类(ICIDH)",将有关残疾或失能的分类引入疾病分类体系,采用一个通用标准对残疾和功能障碍及可能原因进行分类;同时,提供一种国际标准语言,使各国不同学科与专业领域的专家有共同的交流语言。ICIDH 根据疾病对个体造成的影响进行分类,从单纯的生物医学模式发展到以人为本的社会模式;通过病损、残疾和残障三个层面为功能障碍的诊断及其标准化治疗提供了以功能为导向的评价指标。

二、ICF 基本理念

2001 年 5 月,WHO 在第 54 届世界卫生大会上颁布了"国际功能、残疾和健康分类(international classification of functioning,disability and health,ICF)",与 ICD 同属 WHO 的国际分类家族。ICF 和 ICD 两者相辅相成,为个体和群体健康状况提供全面而准确的信息。而且,ICF 提供了一种被全球所公认的健康框架和分类体系。作为国际功能的一个分类标准,ICF 能够在WHO 进行的健康和残疾评估工作中发挥重要作用,WHO 曾将 ICF 作为一个功能状态调查框架应用于对 70 个国家进行的世界健康调查。

ICF 总目标是采用标准化的语言和理论框架来描述健康状况及其相关因素。通过使用ICF,能够认识、研究健康和与健康相关的状况及结果,建立一种公共的语言以供不同的使用者交流。此外，统一的健康状况编码系统有助于 ICF 在大健康系统的建设，可应用于社会保障、政策制定、国家和国际人口调查等多个方面。根据 WHO 的目标，ICF 可建设成为一种全新的统计、研究、临床、社会政策和教育工具。

相比于 ICD，ICF 已从"疾病结局"分类转变为一种"健康成分"分类，确定了由什么构成健康，采取个体与环境因素的方法来描述健康的决定因素和 / 或危险因素。因此，ICF 提供的理论与应用模式，有利于制定有关残疾人的社会政策。ICD-10 提供了对于疾病、障碍或其他健康状况的"诊断"，而这些信息被 ICF 在功能上给予补充和丰富。ICF 是生物 - 心理 - 社会医学模式的产物，能比较全面地反映现代临床医学和社会医学所提出的问题。而且，ICF 功能诊断是康复医疗工作的基础，能够准确反映康复医学的工作内容、目标和学科定位。

ICD 将残疾视为个人问题，并将其看作是疾病、创伤和不健康状态所导致的结果，要求对患者以个人治疗的形式提供医疗保健；残疾管理目标是让个体的行为发生改变，使个体能够得到更好适应，并要求修改保健政策来满足残疾者的需要。而在 ICF 中，残疾是包括损伤、活动受限和参与局限在内的概括性术语，表示有某种健康状况的个体与该个体所处的环境和个人因素之间发生交互作用的消极方面。残疾的特征是个体健康状况和个人因素及其生活环境的外在因素之间复杂联系的消极结果。个体的功能和残疾被认为是健康状况与背景性因素之间动态交互作用的结果。残疾已不再是个体问题，不再作为疾病、损伤和不健康状态的结果，不再是个体的特征，而是一个社会性问题，是一个与社会环境相关的问题；因而要求社会的参与，要求改造环境，从而使残疾人充分参与到社会生活的各个方面。

三、ICF 结构框架解读

ICF 通过身体功能和结构、活动和参与三个层面来认识个体功能与残疾的相互关系，提供了对健康和残疾进行定义、评估及制定政策的概念性基础。按照这种模式和方法，患者的个体功能、残疾和健康情况可清晰地记录到一个标准结构框架中，有利于 WHO 建立国际健康信息编码（如疾病诊断、功能和残疾等与保健机构对接），运用标准化通用语言使全世界不同学科和领域能够对有关健康和保健的问题进行沟通。

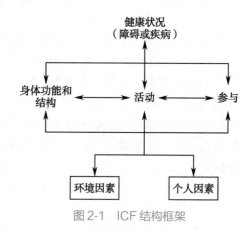

图 2-1　ICF 结构框架

通过 ICF 的描述，健康状况包括身体功能和结构、活动和参与三个方面，与之对应的是身体功能障碍、结构异常、活动受限和参与局限。此外，ICF 的结构框架包括环境因素和个人因素。个体的健康状况和残疾被视为个体、环境因素相互动态作用的结果（图 2-1）。

1. 身体功能和结构（body function and structure）　身体功能指各系统的生理或心理功能；身体结构指身体的宏观和微观结构。

2. 活动（activity）　指由个体执行的一项任务或活动。活动受限指个体在完成活动时可能遇到的困难，是个体的整体水平功能障碍。

3. 参与（participation）　指个体参与相关的社会活动。参与局限是指个体的社会功能障碍。

第二节 ICF核心分类组合

ICF结构框架作为标准的健康分类，包含了1 400多项类目，完整且详尽地涵盖了功能的所有领域分类，又包含了可能对此产生影响的个人因素和环境因素。但是，由于ICF内容广泛、结构复杂、概念相对抽象，其在临床应用困难。为此，WHO与德国WHO分类家族合作中心ICF研究分中心开发了ICF核心分类组合（ICF core set），其目的是建立针对不同疾病的核心分类模板，可用于制订康复计划，评定康复功能与结局，方便临床专业人员使用。目前，ICF核心分类组合的开发正在持续进行中，以描述在特定情境下（急性期、亚急性期和慢性期）经历特定健康状况（如脑卒中、脊髓损伤、糖尿病等）人群的功能和残疾情况。

ICF核心分类组合共有三种类型：综合版（comprehensive set）、简明版（brief set）和通用版（generic set），可通过WHO网站进行查询。

1. 综合版ICF核心分类组合　包括了处于某种健康状况或特定医疗情境下，可能面临的典型问题ICF类目；能够作为检查表指导功能评定，防止使用者遗漏某些重要的功能问题。

2. 简明版ICF核心分类组合　源于综合版ICF核心分类组合，适用于需要进行简单功能评定的状况，可提供与疾病或某种医疗情境相关的临床资料，是临床和流行病学研究中有效描述功能和残疾的最低标准。

3. 通用版ICF核心分类组合　包括ICF通用组合（ICF generic set）和ICF康复组合（ICF rehabilitation set），可以帮助评定者快速了解被评定者的功能水平，两者在我国正在积极推广。通用版ICF核心分类组合适用于任何卫生保健情境，实现了不同疾病患者间功能的可比性，对于卫生统计、公共卫生、临床应用均有重要的意义和价值。

在ICF核心分类组合中，所有类目被分级组织，每个等级都会加入唯一的ICF类目。ICF用字母数字码表示，可反映组成部分与等级，字母b、s、d和e分别代表身体功能、身体结构、活动和参与、环境因素；等级数越高，ICF类目分类越具体。ICF代码包括限定值，能够对问题的严重程度进行量化。临床使用ICF评估患者是通过限定值来确定功能障碍的（表2-1、表2-2）。

表2-1　ICF一级限定值通用度量表

限定值	问题程度
0	无功能障碍
1	轻度功能障碍
2	中度功能障碍
3	重度功能障碍
4	完全功能障碍
8	未特指
9	不适用

目前，已经开发的ICF核心分类组合有多发性硬化症、脊髓损伤、创伤性脑损伤、慢性阻塞性肺疾病、肥胖、糖尿病、卒中、慢性缺血性心脏病、头颈部癌症、乳腺癌、精神分裂症、抑郁症、双相情感障碍、强直性脊柱炎、慢性广泛性疼痛、骨质疏松症、骨关节炎、腰痛、风湿性关节炎、眩晕、听力损失、炎症性肠病、睡眠、截肢等患者的通用核心组合和功能障碍组合。

表 2-2 ICF 康复分类

代码	类目	类目定义
b130(G)	能量和驱力功能	驱使个体以持久的方式为满足特殊需要和总目标而不懈追求的生理和心理机制的一般精神功能
b134	睡眠功能	从个人即时所处的以生理变化为特征的环境中产生周期性、可逆性和选择性身体和心理解脱的一般精神功能
b152(G)	情感功能	与感情和心理活动中的情感成分有关的特殊精神功能
b280(G)	痛觉	对身体某处受到的潜在或实际损害而感到不舒服的感觉
b455	运动耐受功能	与呼吸和心血管能力有关的能适应持续体力消耗的功能
b620	排尿功能	从膀胱中排出尿液的功能
b640	性功能	与性活动有关的精神和躯体功能,包括性唤起、准备、高潮和消退阶段
b710	关节活动功能	关节活动的幅度和灵活性的功能
b730	肌肉力量功能	与肌肉或肌群收缩产生力量有关的功能
d230(G)	进行日常事务	为了对日复一日的日常事务作出计划、安排并完成而进行的简单或复杂及协调性的活动,如为整日的各种活动安排时间并作出计划
d240	控制应激和其他心理需求	进行简单或复杂及协调性的活动以调节和控制为完成具有重大责任并涉及应激、分散精力或发生危险的任务时的心理需求,如在交通拥挤道路上驾驶汽车或照顾许多儿童
d410	改变身体基本姿势	摆出或转换身体姿势并从一处移动到另一处,如坐下、起立、从椅子上起来躺到床上,摆出或转为跪下或蹲下的姿势
d415	保持一种身体姿势	需要时保持同一种身体姿势,如在工作或上学时保持坐姿或站姿
d420	移动自身	从一处表面移动到另一处,如顺着长凳滑动或从床上移动到椅子上
d450(G)	步行	靠脚在地面上一步步走动,总有一只脚接触地面,如漫步、蹓步,向前、后或两侧行走
d455(G)	到处移动	通过步行以外的方式从一个地方向另一个地方移动全身,如攀岩或穿过街道、蹦、奔跑、跳跃、绕障碍跑
d465	利用设备到处移动	利用特别设计的、便于移动或建立其他移动方式的设备将全身从一处移到另一处,可在任何地面或空间移动,如滑雪、滑冰、靠呼吸器潜水、靠轮椅或扶车上街
d470	利用交通工具	作为一名乘客利用交通工具到处移动,如乘坐轿车或公共汽车、出租车、人力车、火车、有轨电车、地铁、船只或飞机
d510	盥洗自身	用水和适当的清洁及干燥材料或方法来盥洗和擦干自己的全身或身体各部,如洗澡、淋浴、洗手、洗脚、洗脸和头发,以及使用毛巾擦干
d520	护理身体各部位	护理身体各部位,如皮肤、面部、牙齿、头发、指甲和生殖器,这些部位不仅需要清洗和擦干,还需要护理
d530	如厕	安排和完成人体废弃物(月经、大便和小便)的排泄,然后清洁身体
d540	穿着	在与当时的气候和社会情况相一致的前提下,依照先后顺序通过协调性动作完成穿衣、脱衣和穿脱鞋子的任务,如穿上、整理或脱下衬衣、裙子、上衣、裤子、各层内衣、帽子、手套、鞋袜

代码	类目	类目定义
d550	吃	通过协调性动作去吃所提供的食物，并按有教养的方式将食物送进嘴中食用，把食物切开或切成片、开瓶和罐头、使用各种餐具、进餐、出席宴会及餐厅
d570	照顾个体的健康	使个体保持舒适、健康和良好的状态，如维持平衡膳食、个体活动，保持温暖或凉爽，避免损害健康，实施安全的性行为，如使用避孕套、定期体检
d640	做家务	通过清洁房屋、洗衣物、使用家用电器、储存食物和清理垃圾来管理居室，如扫除、拖地、擦洗柜橱、墙壁和其他表面；收集和清除居室垃圾；整理房间、壁橱和抽屉；收集、清洗、晾干、折叠和熨烫衣物；清洗鞋袜；使用扫帚、刷子和真空吸尘器；使用洗衣机、烘干机和熨斗
d660	帮助别人	帮助家庭成员或其他人进行学习、交流、自理、室内外运动，并使家庭成员和其他人保持良好状态
d710	基本人际交往	以与社会背景适宜的方式与人交往，如在适当的时候表现出体谅和尊重，或者对别人的感觉作出反应
d770	亲密关系	个体间建立并维持的一种密切或恋爱的关系，如夫妻、情人或性伴侣间的关系
d850（G）	有报酬的就业	作为全职或兼职、受雇于人或自谋职业的雇员，为获得报酬在职业、行业、专业或其他就业形式中参与的各项合作，如寻求就业并获得一份工作、完成本工作所要求的任务、按要求准时上班、管理其他工作人员或被其他人管理、独自或以集体形式完成所要求的任务
d920	娱乐和休闲	参与任何形式的娱乐或休闲活动，如非正式或有组织的游戏和运动、参观画展或博物馆、去电影院或剧场；参加手工艺或业余爱好活动、休闲阅读、演奏乐器、观光旅游

注：b，身体功能；G，通用的；d，活动和参与。

（王 谦）

长期以来,我国将"disability"翻译为残疾,且多认为是不可改变的,即永久性残疾,没有全面地体现"disability"的内涵,对残疾的认识失之偏颇,所以越来越多的人和领域使用"失能"来替代"残疾"一词。同时,由于不仅功能障碍可以引起失能,疾病本身也可以直接导致失能,"disability"的应用范围扩大,其与临床工作的联系,特别是与疾病的关联得到了增强。本章不仅阐述与康复临床工作密切相关的功能评定,还介绍与人体整体功能相关的残疾评定、失能及其等级评定。

第一节　临床工作中的残疾评定

在临床工作中,残疾评定常用功能评定来替代,其目的是了解评定对象存在的功能障碍。在这些功能障碍中,需要分清哪些是主要问题,哪些是次要问题;哪些问题需要先解决,哪些问题可以稍后解决;哪些问题可以通过康复治疗解决,哪些问题需要其他临床学科解决或协作解决。一般先基于功能评定的结果明确功能诊断,也就是康复诊断,根据康复诊断制订康复目标,基于康复目标制订康复方案,开具康复医嘱,实施康复治疗,间隔 1~2 周后评定康复疗效,完成康复服务的流程。

一、康复医师的角色和任务

无论在门诊,还是在住院部,康复医师都需要对患者作出疾病诊断、康复诊断,制订康复目标、康复方案,开具康复医嘱。

（一）康复医师的工作流程

康复医师询问患者的病史,进行体格检查,开具辅助检查,根据检查结果进行全面分析、鉴别诊断与判断,作出诊断;对有功能障碍的患者,通过康复评定明确康复诊断,制订康复目标、康复方案,开具康复医嘱,安排康复治疗师实施康复治疗;对需要实施侵入性康复治疗的患者实施服务。此外,康复医师还要判断康复患者是否需要住院、是在本院还是转诊至其他康复机构接受康复服务。

（二）康复医师的任务

康复医师的主要任务是确定疾病诊断、康复诊断、康复目标、康复方案,开具康复医嘱及进行病历书写。近来,越来越多的康复医师也开始从事一些侵入性康复治疗。

1. 病历　康复病历应体现真实性、准确性、合理性和有效性,即病历必须是真实的,符合实际情况,杜绝伪造病历。病历要准确反映患者的病情,诊断要准确。康复病历与神经科、骨科、老年科等临床学科病历应有区别。康复病历的主要特点:主诉和现病史必须与主要功能障碍相符,康复专科检查必须有康复评定,有"以功能为导向、以康复评定量表为标志"的特点,诊断必须包含康复诊断 / 功能诊断,必须有康复目标、康复方案。开具的康复医嘱必须与康复治疗计划匹配，病程记录要呈现康复医嘱的执行情况，即有何人实施和何时实施的痕迹。

（1）主诉和现病史：①主诉是对主要临床症状的描述，应与主要疾病诊断相符；②发病时间；③发病时主要的临床表现；④就诊的医疗机构；⑤检查后的诊断；⑥处理的方式和措施；⑦治疗效果；⑧入住康复医学科时的状况。

（2）康复专科检查：为康复诊断提供依据，应明确功能障碍的类型、程度。其主要内容包括：①患者一般状况的描述，如神志是否清醒、能否交流、是否有留置管道、移动功能（坐、站、走）及生活自理状况；②若有功能障碍，应有具体的功能评定，如认知功能、呼吸功能、吞咽功能、言语功能、心功能、步态、手功能等，评定量表的使用是康复评定的重要标志。

（3）诊断：分为疾病诊断和康复诊断两个部分。疾病诊断包括：①主要诊断；②基础疾病；③并发症；④合并症。康复诊断包括：①生理功能障碍，如认知功能、心肺功能、吞咽功能、言语功能、感觉功能、运动功能等；②心理功能障碍；③活动受限，主要罗列评定所发现的日常生活活动受限。对于功能诊断，康复医师的职责主要判断是否存在功能障碍以及功能障碍的类别，这与康复治疗师的职责有明显的区别。

2. 康复治疗计划　主要包括一般情况、主要功能问题、康复目标、康复方案和注意事项 5 个部分。

（1）一般情况：除患者的基本信息外，主要了解经济状况、医保情况和照料相关信息。

（2）主要功能问题：患者目前存在的主要问题，除疾病外，要详细了解影响患者功能的因素，特别是就诊的主要原因。

（3）康复目标：可分为近期目标和远期目标。①近期目标是 1～2 周可以完成的目标，内容一般为完善相关检查、明确诊断、治疗基础疾病、控制和预防并发症；②远期目标是出院时希望实现的目标，常为患者主要或希望解决的问题。

（4）康复方案：应针对疾病和功能障碍进行相关处理，而不是康复治疗师的岗位名称，如物理治疗、作业治疗、言语治疗等。主要包括：①原发疾病的治疗；②基础疾病的治疗；③并发症的治疗；④合并症的治疗；⑤功能障碍的康复。目前国内多数地区对发病 1 年以上的患者实施康复服务主要在护理院，此时的康复目标主要是控制基础疾病、预防并发症，以及通过康复服务维持现有的功能，尽可能提高生活质量。

（5）注意事项：对于患者在接受康复服务过程中可能发生的意外，要有预判，并有应急处理方案。

3. 医嘱　医嘱应与康复治疗计划相匹配，有呼应关系。

（1）临时医嘱：完善相关检查和功能评定，明确诊断，为康复治疗提供依据。主要内容包括：①医院和科室的常规检查，如乙型肝炎、梅毒和艾滋病的筛查；②为原发疾病、基础疾病、并发症和合并症的诊断提供依据的相关检查，如颅脑影像学检查可以了解脑部疾病情况，24 小时动态血压监测可以了解血压的控制情况，肺部检查可以了解肺部的感染情况，身体其他部位的检查可以了解患者是否有合并症；③功能评定，主要包括患者整体功能的评定（如生活自理能力评定）和各个专项功能的评定（如意识状况评定、认知功能评定、心肺功能评定、吞咽功能评定、言语功能评定、手功能评定、步态分析和心理评定等，上述评定排序以与生命体征和生活质量的关联度为参考）。

（2）长期医嘱：一般包括康复医学科护理常规医嘱、药物使用医嘱和康复治疗医嘱，应与康复方案相匹配，康复治疗医嘱主要包括并发症的康复和功能障碍的康复，其中并发症的康复主要有肺部感染的防治、深静脉血栓的防治、压疮的防治；功能障碍的康复主要有生活自理能力训练、认知康复、心肺康复、吞咽康复、言语康复、手功能训练、步态训练、心理康复。

在我国，大多数康复医学科有中医康复治疗，此时应明确治疗部位、穴位及治疗目标，有的中医治疗手段有增强免疫功能的效果，也可以使用。

二、康复治疗师的角色和任务

康复治疗是康复医学科最主要的工作任务和重要特征。康复治疗师是实施康复治疗的主要操作者，其技能和水平决定了康复医学科的服务能力和质量。

（一）康复治疗师的工作流程

无论是在门诊，还是在病房，康复治疗师的工作都是执行康复医师的医嘱，为患者实施进一步的功能评定和康复治疗。患者经过康复医师的问诊、检查、诊断后，由康复医师开具相应的康复医嘱，由康复护士分诊到相应专业的康复治疗师实施康复治疗。康复治疗师在接到康复护士的分诊通知后需要对康复患者进行进一步功能评定，了解功能障碍的具体内容，如功能障碍的类别和分类、严重程度、适合的康复治疗、注意事项；然后制订康复治疗计划，向康复医师建议开具相应的康复医嘱，如具体的康复项目和条码；实施康复治疗1～2周后再次进行功能评定，了解康复治疗效果，分析康复治疗计划是否正确、需要如何完善，在新的康复治疗计划约束下继续实施康复治疗，直到获得满意的结果。

（二）康复治疗师的任务

尽管康复治疗师是执行康复医师开具的康复医嘱，但康复医师开具的康复医嘱一般是相当笼统的。例如康复医师发现患者存在言语问题，康复诊断为言语障碍，开具了言语康复医嘱，但关系到该患者言语障碍的类别、严重程度、适合使用什么康复治疗措施、具体开具什么康复治疗项目等内容则需要康复治疗师完成或协助。因此，康复治疗师的任务包括进行功能评定，作出具体的康复诊断，制订康复目标、康复方案，协助康复医师开具康复医嘱，实施康复服务，记录和评定康复治疗的反应和效果，进一步完善康复方案。上述任务的完成对康复治疗师提出了新的要求。

1. 临床知识　过去康复治疗师的工作多局限于某个具体的功能障碍，如膝关节损伤引起膝关节活动范围受限，导致膝关节活动障碍，膝关节活动受限是其功能障碍的主要矛盾，是康复治疗师关注的焦点。近年来，临床康复早期介入的普遍开展对康复治疗师提出了更高的要求。康复治疗师需要更多的临床知识才能满足临床的需求，如在重症监护病房（ICU）工作时常需要参考心电监护仪的相关指标；骨科早期康复需要了解骨科患者的手术相关知识；心脏康复不仅要熟悉心脏检查的临床意义，还要了解患者心脏疾病处理的材料，包括哪些内置材料禁止使用何种物理治疗、康复治疗对内置材料的影响等。若没有相关的临床知识，不仅达不到预期的临床康复效果，还有可能出现意外，甚至医疗事故。

2. 病案书写　过去康复治疗师多关注康复治疗的操作和效果，对于病案的书写重视不够。近年来，随着卫生行政部门对康复医疗行为质量控制的加强，突出了对功能评定、康复目标、康复过程和康复结局的监管，这就需要康复治疗师在病案中详细记录功能评定的问题、康复目标、康复方案、患者或家属的告知同意、康复服务的过程、疗效的评定、康复方案的完善等。卫生行政部门在检查时就可以清晰地掌握康复治疗的痕迹，如康复治疗是由什么部门的工作人员实施的、具体操作者、操作地点、操作时间，以及康复的效果，既有利于康复服务质量的提高，也有利于康复患者和康复治疗师自身权益的保护。

三、临床工作中残疾评定的工具

在临床工作中,残疾评定的工具是残疾评定重要的抓手,可用于识别功能障碍的类别、严重程度,并评定康复效果。对于康复患者生活自理能力的评定,国内有些康复机构使用巴塞尔指数(Barthel 指数),有些则使用功能独立性评定量表(FIM)。使用 Barthel 指数的专业人员普遍反映该工具因为缺乏交流和社会参与方面的评定指标,不能全面地显示康复患者的整体功能,有天花板效应。实际上,设计 Barthel 指数的目标主要是用于评定护理对象的照护工作量,并不是评定康复对象的生活自理能力,这样对于使用 Barthel 指数评定生活自理能力的不足就好理解了。FIM 因为有版权使用方面的要求,在我国的使用并不广泛。

2009 年深圳大学第一附属医院的王玉龙康复团队以 ICF 理念为基础,提出了"失能人群精准辨识"理论,开发了龙氏生活自理能力评定量表(简称"龙氏量表")。大样本研究显示该量表具有良好的信度和效度,在此基础上形成的《功能障碍者生活自理能力评定方法》(GB/T 37103—2018)于 2018 年获批成为我国康复医学领域第一个国家标准,具有内容简洁、方法快捷、流程标准化、结果准确等特点,实现了失能者识别和失能等级评定的准确、简单、快捷和标准化。医疗保障部门已发文件推荐使用,且国内民政系统也已广泛使用。

(一)设计理念

"失能人群精准辨识"理论指出,人的能力与其活动范围相关,活动范围越大,其能力越强,反之,则能力越弱。龙氏量表根据活动范围和活动地点 2 个条件将人的躯体功能、智能、情感和社会表现等日常自理活动归纳为床上日常生活活动、家庭日常生活活动和社区活动 3 大类,并提出床上人、家庭人和社会人的概念,通过大规模调查,筛选出与上述 3 类人群相关度最高的 9 项核心指标,并以简洁的情景图示方式表达。床上人、家庭人、社会人的活动能力随着活动范围的扩大依次增强。

1. 床上人 指不能主动下床(包括使用辅助器具)、活动范围仅限于床上者。其生活自理能力分为生活完全不能自理和生活基本不能自理 2 个等级,以大小便控制、进食和娱乐 3 项活动评定其生活自理能力的高低。

2. 家庭人 指能够主动下床、不能主动转移到户外(包括使用辅助器具)、活动范围局限于家庭环境者。其生活自理能力分为生活小部分自理和生活大部分自理 2 个等级,以如厕、个人清洁和家务 3 项活动评定其生活自理能力的高低。

3. 社会人 指能够主动转移到户外者(包括使用辅助器具)。其生活自理能力分为生活基本自理和生活完全自理 2 个等级,以小区锻炼、购物和活动参与 3 项活动其生活自理能力的高低。

(二)不同失能等级的评定标准

以引导词能不能下床、能不能到户外为线索,以床上、家庭和社会 3 个活动范围 / 地点为基础,将功能障碍者的失能等级分为生活完全不能自理、生活基本不能自理、生活小部分自理、生活大部分自理、生活基本自理和生活完全自理 6 个等级。

1. 生活完全不能自理 功能障碍者仅有极少量的主动运动或者完全不能运动,活动范围局限于床上,不能完成床椅转移。

2. 生活基本不能自理 功能障碍者活动范围局限于床上,可独立完成床上部分活动,不能完成床椅转移。

3. 生活小部分自理 功能障碍者可以完成下床或者床椅转移,在帮助下能完成家庭环境中的小部分活动,而不能主动转移到户外(受制于本身或环境因素)。

4. 生活大部分自理　功能障碍者可以完成下床或者床椅转移,能独立完成家庭环境中的大部分活动,而不能主动转移到户外(受制于本身或环境因素)。

5. 生活基本自理　功能障碍者可以主动转移到户外,在帮助下(非身体接触)能完成户外环境中的小部分活动。

6. 生活完全自理　功能障碍者可以主动转移到户外,能融入社会生活,学龄儿童可以在普通学校就读,成人实现就业,老年人在无他人照料的情况下可以独立生活。

（三）不同失能等级的评分标准

1. 床上人失能等级评定　适用于不能主动下床的评定对象(包括使用辅助器具)。4分以下为生活完全不能自理,代表评定对象仅有极少量的主动运动或完全不能运动;4～9分为生活基本不能自理,其中4～6代表评定对象在帮助下能完成床上的小部分活动,7～9分代表评定对象能独立完成床上的大部分活动。具体评分标准如下所示:

（1）大小便控制:①1分代表大小便时既没有感觉,也不能控制;②2分代表大小便时有便意,但控制能力差,每日出现不止1次大小便失禁;③3分代表大小便时可独立使用便盆或尿套、尿袋。

（2）进食:①1分代表需要他人帮助进食(经鼻胃管或经口);②2分代表借助辅助器具的帮助可以自行进食;③3分代表无须帮助可独立进食。

（3）娱乐:①1分代表被动听广播、看电视或听他人说话;②2分代表主动要求听新闻、看电视、电脑等;③3分代表可独立使用工具获取娱乐、休闲资讯。

2. 家庭人失能等级评定　适用于能主动下床、不能主动转移到户外的评定对象(包括使用辅助器具)。4分以下为生活小部分自理,代表评定对象在帮助下能完成部分家庭环境中的小部分活动;4～9分为生活大部分自理,代表评定对象可以独立完成家庭环境中的大部分活动,其中4～6分代表评定对象仅能在家庭部分环境中活动,7～9分代表评定对象可以在家庭所有环境中活动。具体评分标准如下所示。

（1）如厕:①1分代表全程在他人帮助下,可在卧室内就近完成大小便;②2分代表可在他人或辅助器具帮助下到洗手间完成大小便;③3分代表无须帮助可独立到洗手间完成大小便。

（2）个人清洁:①1分代表在他人完成准备工作后可在卧室中独立完成修饰活动(刷牙、洗脸、剃须、化妆等);②2分代表在他人完成准备工作后可在卧室中独立完成擦身清洁等活动;③3分代表无须帮助可独立到洗手间完成洗澡活动。

（3）家务:①1分代表不能独立完成简单的家务活动,如盛饭、端碗等;②2分代表可借助辅助器具独立完成热饭、扫地等较简单的家务活动;③3分代表无须帮助可独立完成做饭、炒菜、煲汤等较复杂的家务活动。

3. 社会人失能等级评定　适用于能主动转移到户外的评定对象(包括使用辅助器具)。4分以下为生活基本自理,代表评定对象在帮助下能完成部分户外环境中的小部分活动;4～9分为生活完全自理,能融入社会生活,其中4～6分代表评定对象仅能在社会部分环境中活动,7～9分代表评定对象可以在社会所有环境中活动。具体评分标准如下所示:

（1）小区锻炼:①1分代表可在他人监护下到小区进行锻炼;②2分代表可利用辅助器具自行到小区进行锻炼;③3分代表无须辅助器具或他人监护,能独立到小区进行锻炼。

（2）购物:①1分代表可利用互联网等通信工具进行网上购物;②2分代表可在他人监护下到超市等场所购物;③3分代表可独立步行、骑车、坐公交车或驾车到超市等场所购物。

（3）活动参与：① 1 分代表可利用通信工具与亲朋好友交流；② 2 分代表可利用辅助器具或在他人监护下参与棋牌类等近距离活动；③ 3 分代表可独立参与、组织如聚餐、郊游等较远距离集体活动。

（四）评定流程

1. 评定流程标准化　整个评定过程以引导词"能不能下床、能不能到户外"为线索，将评定对象分为床上人、家庭人和社会人，然后再根据 3 项评定内容的 3 个不同状态评定其失能等级，具体流程见图 3-1。

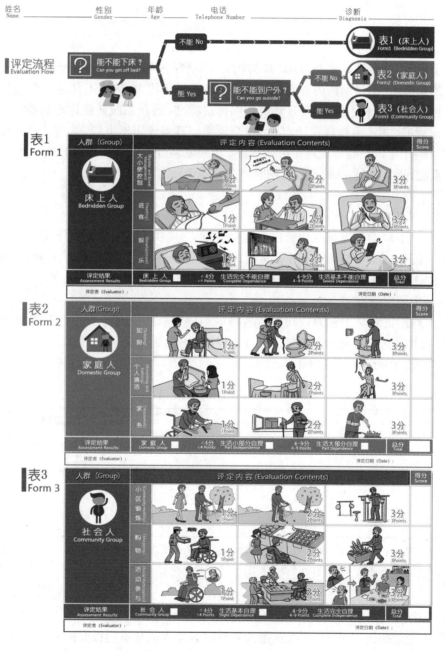

图 3-1　龙氏量表评定流程图

2. 智能化识别评定结果 在标化的语音引导下，专业人员、患者及家属均可以通过龙氏量表微信小程序对功能障碍者进行失能等级的评定，可智能化识别评定对象的失能等级，无须专业人士的介入。此外，利用互联网视频功能，借助影像动画和智能语音导入技术，可实现远程数据互联、手机终端接入、远程视频评定，还可随时在线查看评定对象的评定数据。

（五）龙氏量表特点

龙氏量表不需要借助任何仪器设备，具有"简（内容简单）""快（评定耗时短）""准（结果准确）""省（节省大量社会资源）"等特点。借助智能化的云平台、微信小程序、手机小程序等途径，可实现失能者的远程识别和失能等级的评定。

第二节 社会工作中的残疾评定

在社会层面，残疾评定多与待遇、福利相关。尽管"国际功能、残疾和健康分类"公布了与残疾有关的新概念，但目前国内外残疾评定标准的差异仍较大，国内不同的体系也有不同的标准，如卫生系统残疾评定标准、民政系统残疾评定标准、残联系统残疾评定标准、人社系统工伤残疾评定标准、司法系统残疾评定标准、交通系统残疾评定标准等；表述方式也不相同，如民政系统残疾评定以失能等级评定方式表述，而残联系统多以残疾评定方式表述。本节主要介绍残联系统残疾评定和民政系统长期照护失能等级评定。

一、残疾评定

2011年1月14日国家标准化管理委员会公布了《残疾人残疾分类和分级》（GB/T 26341—2010），该标准从2011年5月1日开始实施。它将残疾分为视力残疾、听力残疾、言语残疾、智力残疾、肢体残疾、精神残疾和多重残疾。

（一）视力残疾标准

1. 视力残疾的定义 视力残疾是指各种原因导致双眼视力低下并且不能矫正或视野缩小，以致影响其日常生活和社会参与。视力残疾包括盲及低视力。

2. 视力残疾的分级 见表3-1。

表3-1 视力残疾的分级

类别	级别	最佳矫正视力、视野
盲	一级	无光感～<0.02；或视野半径<5°
	二级	0.02～<0.05；或视野半径<10°
低视力	三级	0.05～<0.1
	四级	0.1～<0.3

注：①盲或低视力均指双眼，若双眼视力不同，则以视力较好的一眼为准，如仅有单眼为盲或低视力，而另一眼的视力达到或优于0.3，则不属于视力残疾范畴；②最佳矫正视力是指以适当镜片矫正所能达到的最好视力，或以针孔镜所测得的视力；③视野半径<10°者，不论其视力如何均属于盲。

（二）听力残疾标准

1. 听力残疾的定义 听力残疾是指人各种原因导致双耳不同程度的永久性听力障碍，听不到或听不清周围环境声及言语声，以致影响其日常生活和社会参与。

2. 听力残疾的分级

（1）听力残疾一级：听觉系统的结构和功能极重度损伤，较好耳平均听力损失≥91dB HL；在无助听设备帮助下，不能依靠听觉进行言语交流，在理解和交流等活动上极重度受限，在参与社会生活方面存在极严重障碍。

（2）听力残疾二级：听觉系统的结构和功能重度损伤，较好耳平均听力损失在81～90dB HL之间；在无助听设备帮助下，在理解和交流等活动上重度受限，在参与社会生活方面存在严重障碍。

（3）听力残疾三级：听觉系统的结构和功能中重度损伤，较好耳平均听力损失在61～80dB HL之间；在无助听设备帮助下，在理解和交流等活动上中度受限，在参与社会生活方面存在中度障碍。

（4）听力残疾四级：听觉系统的结构和功能中度损伤，较好耳平均听力损失在41～60dB HL之间；在无助听设备帮助下，在理解和交流等活动上轻度受限，在参与社会生活方面存在轻度障碍。

（三）言语残疾标准

1. 言语残疾的定义 言语残疾是指各种原因导致的不同程度言语障碍（经治疗一年以上不愈或病程超过两年者），不能或难以进行正常的言语交往活动（3岁以下不定残）。言语残疾包括：

（1）失语：是指大脑言语区域及相关部位损伤所引起的获得性言语功能丧失或受损。

（2）运动性构音障碍：是指神经肌肉病变导致构音器官运动障碍，主要表现为不会说话、说话费力、发声和发音不清等。

（3）器官结构异常所致的构音障碍：是指构音器官形态结构异常所致的构音障碍，常见于腭裂及舌或颌面部术后，主要表现为不能说话、鼻音过重、发音不清等。

（4）发声障碍（又称嗓音障碍）：是指呼吸及喉存在器质性病变导致的失声、发声困难、声音嘶哑等。

（5）儿童言语发育迟滞：是指儿童在生长发育过程中其言语发育落后于实际年龄的状态，主要表现为不会说话、说话晚、发音不清等。

（6）听力障碍所致的言语障碍：主要表现为不会说话或者发音不清。

（7）口吃：是指言语的流畅性障碍，常表现为在说话的过程中拖长音、重复、语塞并伴有面部及其他行为变化等。

2. 言语残疾的分级

（1）言语残疾一级：不能进行任何言语交流，无任何言语功能或语音清晰度≤10%，言语表达能力等级测试未达到一级测试水平。

（2）言语残疾二级：具有一定的发声及言语能力。语音清晰度在11%～25%之间，言语表达能力等级测试未达到二级测试水平。

（3）言语残疾三级：可以进行部分言语交流。语音清晰度在26%～45%之间，言语表达能力等级测试未达到三级测试水平。

（4）言语残疾四级：能进行简单会话，但用较长句或长篇表达困难。语音清晰度在46%～65%之间，言语表达能力等级评定未达到四级测试水平。

（四）肢体残疾标准

1. 肢体残疾的定义 肢体残疾是指人体运动系统的结构、功能损伤造成四肢残缺或四肢、

躯干麻痹(瘫痪)、畸形等,导致人体运动功能不同程度丧失及活动受限或参与局限。肢体残疾包括:

(1) 上肢或下肢因伤、病或发育异常所致的缺失、畸形或功能障碍。

(2) 脊柱因伤、病或发育异常所致的畸形或功能障碍。

(3) 中枢、周围神经因伤、病或发育异常造成躯干或四肢的功能障碍。

2. 肢体残疾的分级

(1) 肢体残疾一级:不能独立实现日常生活活动,并具备下列状况之一。

1) 四肢瘫:四肢运动功能重度丧失。

2) 截瘫:双下肢运动功能完全丧失。

3) 偏瘫:一侧肢体运动功能完全丧失。

4) 单全上肢和双小腿缺失。

5) 单全下肢和双前臂缺失。

6) 双上臂和单大腿(或单小腿)缺失。

7) 双全上肢或双全下肢缺失。

8) 四肢在手指掌指关节(含)和足跗跖关节(含)以上不同部位缺失。

9) 双上肢功能极重度障碍或三肢功能重度障碍。

(2) 肢体残疾二级:基本上不能独立实现日常生活活动,并具备下列状况之一。

1) 偏瘫或截瘫,残肢保留少许功能(不能独立行走)。

2) 双上臂或双前臂缺失。

3) 双大腿缺失。

4) 单全上肢和单大腿缺失。

5) 单全下肢和单上臂缺失。

6) 三肢在手指掌指关节(含)和足跗跖关节(含)以上不同部位缺失(除外一级中的情况)。

7) 二肢功能重度障碍或三肢功能中度障碍。

(3) 肢体残疾三级:能部分独立实现日常生活活动,并具备下列状况之一。

1) 双小腿缺失。

2) 单前臂及其以上缺失。

3) 单大腿及其以上缺失。

4) 双手拇指或双手拇指以外其他手指全缺失。

5) 二肢在手指掌指关节(含)和足跗跖关节(含)以上不同部位缺失(除外二级中的情况)。

6) 一肢功能重度障碍或二肢功能中度障碍。

(4) 肢体残疾四级:基本上能独立实现日常生活活动,并具备下列状况之一。

1) 单小腿缺失。

2) 双下肢不等长,差距在 5cm 以上(含 5cm)。

3) 脊柱强(僵)直。

4) 脊柱畸形,驼背畸形大于 70° 或侧凸大于 45°。

5) 单手拇指以外其他四指全缺失。

6) 单手拇指全缺失。

7) 单足跗跖关节以上缺失。

8) 双足趾完全缺失或失去功能。

9）侏儒症（身高不超过 130cm 的成年人）。

10）一肢功能中度障碍或二肢功能轻度障碍。

11）类似上述的其他肢体功能障碍。

（五）智力残疾标准

1. 智力残疾的定义　智力残疾是指智力显著低于一般人水平，并伴有适应性行为的障碍。此类残疾是由于神经系统结构、功能障碍，使个体活动和参与受到限制，需要环境提供全面、广泛、有限和间歇的支持。智力残疾包括在智力发育期间（18 岁之前），各种有害因素导致的精神发育不全或智力迟滞；或者智力发育成熟以后，各种有害因素导致智力损害或智力明显衰退。

2. 智力残疾的分级　见表 3-2。

表 3-2　智力残疾的分级

级别	分级标准			
	发育商（DQ） 0~6 岁	智商（IQ） 7 岁以上	适应性行为 （AB）	WHO-DAS 分值/分 18 岁及以上
一级	≤25	<20	极重度	≥116
二级	26~39	20~34	重度	106~115
三级	40~54	35~49	中度	96~105
四级	55~75	50~69	轻度	52~95

注：WHO-DAS，世界卫生组织残疾评定量表。

（六）精神残疾标准

1. 精神残疾的定义　精神残疾是指各类精神障碍持续一年以上未痊愈，由于认知、情感和行为障碍，影响其日常生活和社会参与。

2. 精神残疾的分级　18 岁及以上的精神障碍患者根据 WHO-DAS 分值和下述的适应性行为表现，18 岁以下者依据下述的适应性行为表现，把精神残疾划分为四级。

（1）精神残疾一级：WHO-DAS 值≥116 分，适应性行为极重度障碍；生活完全不能自理，忽视自己的生理、心理基本要求。不与人交往，无法从事工作，不能学习新事物。需要环境提供全面、广泛的支持，生活长期、全部需他人监护。

（2）精神残疾二级：WHO-DAS 值在 106~115 分之间，适应性行为重度障碍；生活大部分不能自理，基本不与人交往，只与照顾者简单交往，能理解照顾者的简单指令，有一定学习能力。监护下能从事简单劳动。能表达自己的基本需求，偶尔被动参与社交活动；需要环境提供广泛的支持，大部分生活仍需他人照料。

（3）精神残疾三级：WHO-DAS 值在 96~105 分之间，适应性行为中度障碍；生活上不能完全自理，可以与人进行简单交流，能表达自己的情感。能独立从事简单劳动，能学习新事物，但学习能力明显比一般人差。被动参与社交活动，偶尔能主动参与社交活动；需要环境提供部分的支持，即所需要的支持服务是经常性的、短时间的需求，部分生活需由他人照料。

（4）精神残疾四级：WHO-DAS 值在 52~95 分之间，适应性行为轻度障碍；生活上基本自理，但自理能力比一般人差，有时忽略个人卫生。能与人交往，能表达自己的情感，体会他人情感的能力较差，能从事一般的工作，学习新事物的能力比一般人稍差；偶尔需要环境提供支持，一般情况下生活不需要由他人照料。

（七）多重残疾标准

存在两种或两种以上的残疾称为多重残疾。多重残疾应指出其残疾的类别。多重残疾分级按所属残疾中最重类别残疾的分级标准进行分级。

二、失能等级评定

（一）国内失能等级评定方法使用现状

自 2016 年起，我国上海、广州等 15 个城市相继开展长期护理保险试点工作。长期护理保险对象失能等级的评定方法主要是采用 Barthel 指数评定。但 Barthel 指数主要是反映失能对象的护理工作量，而不是失能等级，无法对被评定对象的认知能力、心理状况、社会参与和环境因素等与老年失能相关的重要因素作出评价。2018 年 4 月 4 日，广州市质量技术监督局发布了广州市地方标准《老年人照顾需求等级评定规范》（DB4401/T 1—2018）。该标准主要用于医护人员评估老年人日常生活活动能力、精神状态、感知觉与沟通、社会参与等方面的照顾需求。2022 年 12 月 19 日，上海市人民政府办公厅印发了修改后的《上海市老年照护统一需求评估及服务管理办法》。该办法对有照护需求且符合规定条件的老年人，依据申请对其失能程度、疾病状况、照护情况等进行评估，确定评估等级。评估等级作为申请人享受长期护理保险、养老服务补贴等政策的前提和依据。评估人员需要有相应的专业背景，分为 A、B 两类，A 类评估员是指具有养老服务、医疗护理或社会工作等经验、中专或以上学历人员，B 类评估员是指取得执业医师或执业助理医师资格人员。评估时必须至少有 1 人是 B 类评估员。2021 年，国家医疗保障局、民政部印发了《长期护理失能等级评估标准（试行）》，为享受长期护理保险待遇的人群划定了统一、明确的准入标准。长期护理失能等级评估指标分为 3 个一级指标（日常生活活动能力、认知能力、感知觉与沟通能力）和 17 个二级指标（包含进食、穿衣、时间定向、沟通能力等），失能等级划分为 0～5 级。从实践角度总体来看，上述评定方法存在内容繁多、方法复杂、评估耗时较长，非专业人员难以应用，无法满足数量庞大的失能老年人评定需求的问题。

（二）国外失能等级评定方法使用现状

国外使用的失能等级评定工具多涉及身体、精神及行为等多个维度。由 30 多个国家和地区专家学者研发的国际居民评估工具（international resident assessment instrument，interRAI）目前在全世界 44 个国家和地区使用，是长期护理领域的国际标准。该标准由 12 类相关评估单元组成，从身体功能、行为及情绪状态、认知功能、感染控制、意外事件等 18 个方面对老年人进行需求评估，确定老年人对资源的需求等级及付费等级。英国的家庭护理需求评估工具是基于 Slater 社会选择理论开发的，该工具包括 3 部分：①自我认同、社会心理状况、日常生活活动等 21 个方面内容；②危险性、稳固性及预测性和复杂性测评；③参照前 2 个部分对老年人的照护需求进行分级（低、中、高），进而为老年人提供相应的照护服务。德国采用的长期照护需求评估工具是开发于 2008 年的照护依赖程度评估（new assessment tool for determining dependency on nursing care，NBA）。NBA 评估内容包括移动、认知及沟通功能、行为及精神健康、自我照护能力、处理疾病或治疗相关需求及负担的能力、管理日常生活和社会接触、户外活动及家务维持状况等 8 大模块，共分为 5 个照护等级。日本的护理计划评估工具（Japanese version care planning assessment tool，J-CPAT）可用来评估老年人的综合照护需求，该工具由 61 个项目和 8 个领域组成，主要评估内容包括身体和精神状况、使用医疗方法 2 个模块，涵盖了沟通、身体问题、自主技能、行为、社交、精神病学和护理依赖性等方面。韩国也在大样本调查的基础上开发了适合本国情况的长期护理系统性能评定框架,其主要评估内容包括患者的个性化护理、家庭照护和社会照护需求。

（三）失能等级评定存在的问题

从国内外研究现状来看,目前应用于失能评定的工具普遍存在以下问题:

1. 评定工作消耗大量社会资源 关于我国庞大数量的人群中到底有多少失能者、失能等级如何,目前尚无确切资料。不同失能等级的失能者所需要的干预措施不同,这就要求我们先要搞清楚庞大的人群中具体有多少失能者、不同失能等级的分布;而目前国内外所采用的评定方法均需要由有医学背景的人员完成,耗时普遍较长。因此,我国数量庞大的人群,需要消耗大量社会资源。

2. 大量目标人群未覆盖 我国失能人群主要集中在广大农村等医疗资源匮乏地区,且绝大多数受教育程度较低（小学及以下文化程度约占 70%）。目前的评定方法难以保证在上述地区对目标人群进行辨识。

3. 评定结果误差较大 我国失能老年人数量众多,评定结果的一致程度即评定者间信度与康复、社会养老服务公平性和资金使用安全性密切相关。根据国外研究结果,即便是经过培训的专业医务人员在详细的评定说明指引下使用 40 余个国家使用的 interRAI 方法,评定者间信度也不理想,评定结果存在误差。我国缺乏此类研究,无法确定评定者间信度。

（王玉龙）

第四章

盲康复评定与治疗

通过手术及药物治疗或常规屈光矫正（验配眼镜）后，双眼中好眼的最佳矫正视力＜0.05者或不论视力如何，视野半径＜10°者，称为盲。在全球范围内，视觉损伤的主要病因有未矫正屈光不正、未治疗的白内障、年龄相关性黄斑变性、青光眼、糖尿病性视网膜病变、角膜混浊、沙眼等。儿童视觉损伤主要与先天性和遗传性眼病有关。最常见的致盲原因是白内障，占47%。盲的患病率从西方发达国家0.2%～0.4%到发展中国家1.4%不等。大约90%的盲人目前生活在发展中国家。

根据《2019年全球疾病、伤害和危险因素负担研究》（*global burden of diseases*，*injuries*，*and risk factors study 2019*，GBD 2019），全球约有4 191万盲人。全球50岁及以上人群中，盲的患病率是0～14岁人群的30倍，其中64%为女性，36%为男性。2019年我国约有869万盲人。

第一节　康复评定

根据患者病史、临床症状、体征、眼科的视力表及其他眼科相关专科检查可以明确盲的临床诊断。基于ICF的基本理念，主要对结构与功能、日常生活活动能力、社会参与能力进行康复评定。

一、结构评定

（一）视诊

眼球有无缺失或塌陷，有无义眼，或眼部虽然无外形异常，但眼球能否随物而动。眼眶形状、大小是否对称；眼球是否有震颤，运动是否自如，瞳孔的大小；是否有分泌物、流泪、眼球充血、角膜混浊、瞳孔变形、白瞳孔；通过检眼镜还可以看到视网膜是否出血和脉络膜的新生血管等。

（二）触诊

眼眶与眶缘有无压痛、隆起或缺损，眼球有无缺损、压痛，眼眶有无塌陷，眼压是否正常。

（三）影像学表现

可多方位、多层次地显示眼部解剖结构及病理变化。部分低视力患者可能伴随全身疾病，必要时进行全身情况检查。本节主要介绍临床常见用于发现致盲原因的检查方法。

1. 计算机体层成像（CT）　适应证包括眼球突出、眼球肿物、眼眶内占位病变、眼肌形态异常或缺如、眼外伤、骨及软组织损伤等。

2. 磁共振成像（MRI）　对眼部软组织疾病具有高度的灵敏度。适用于眼黑色素瘤、颅眶沟通性肿瘤、眶尖病变、视交叉及视神经病变等。

3. 眼部超声　适用于眼眶及眼内占位性病变，如眼球萎缩、视网膜脱离、脉络膜脱离、眼外伤、眼内异物等。

4．眼底荧光素血管造影（FFA） 用于观察视网膜的血管及血液循环状态，可以判断视网膜状态，适用于视网膜、脉络膜及前部视神经致盲的病因检查。

二、功能评定

（一）感觉功能

1．全盲检查方法 包括视力表检查法和视野检查法。

（1）视力表检查法：视野以注视点为中心，视野半径＜10°者，不论其视力如何均属于盲（分级见表 3-1）。

（2）视野检查法：在不遮盖眼的情况下，检查健眼的视野，鼻侧视野＞60°者，在排除弱视与神经科疾患后，应考虑伪盲的可能性，必须加以鉴别。

2．斯内伦视力表 视敏度的测量仅能评估视觉感知的一个方面，并不反映患者的功能性视觉。

3．日常生活视力 世界卫生组织提出采用日常生活视力作为视觉损伤的评价标准，并将其分为轻、中、重度视觉损伤和盲，视力低于 0.05 为盲（表 4-1）。日常生活视力是指一个人在日常屈光状态下所拥有的视力，它包括以下几种情况：①如果一个人平时不配戴眼镜，则将其裸眼视力作为日常生活视力；②如果一个人平时配戴眼镜，不论这副眼镜是否合适，都将配戴这副眼镜时的视力作为日常生活视力；③如果一个人虽然已配有眼镜，但他在日常生活的大部分时间中并不戴用，则以其裸眼视力作为日常生活视力。

表 4-1 世界卫生组织视觉损伤分类标准（2019 年）

分级	残疾程度	日常生活远视力	
		视力低于	视力等于或优于
0	轻度视觉损伤	6/12（0.5） 5/10 20/40	6/18（0.3） 3/10 20/70
1	中度视觉损伤	6/18（0.3） 3/10 20/63	6/60（0.1） 1/10 20/200
2	重度视觉损伤	6/60（0.1） 1/10 20/200	3/60（0.05） 1/20 20/400
3	盲	3/60（0.05） 1/20 20/400	1/60（0.02）或 1m 指数 1/50 20/1 200（5/300）
4	盲	1/60（0.02） 1/50 20/1 200（5/300）	光感
5	盲	无光感	
9		未确定或未具体说明	
近视觉损伤		在 40cm 处阅读 N6 或 M0.8 的视标	

注：每个级别提供了 3 种不同的视力表达方法。中央视野半径小于 20°为重度视觉损伤，小于 10°为盲。

4. 屈光检查　具体见第五章第一节。

5. 对比敏感度检查　具体见第五章第一节。

6. 视野检查　具体见第五章第一节。

7. 其他视觉功能检查　可根据患者的视觉功能情况、诊断、康复需求选择相应的补充检查，如色觉评估、眩光评估、明暗适应、双眼视功能检查等。

（二）运动功能

由于盲，患者不能看清外部的环境，缺少视觉的补偿，可造成运动功能、平衡功能严重障碍。

三、日常生活活动能力评定

视觉是人类感觉信息来源的主体（>82%），视觉损伤不仅影响视觉功能，还降低患者的独立生存能力，增加家庭及社会经济负担。因此要对患者的日常生活活动能力进行评定，为制订个体化的治疗方案打下良好的基础。

四、社会参与能力评定

关于盲的生存质量（QOL）问卷种类繁多，健康调查量表36（SF-36）是较常用的评估量表。另外，还有美国眼病研究所视觉功能问卷-25（NEI-VFQ-25），该问卷共含25道单项选择题，涵盖12个方面：整体健康水平、整体视力水平、近距离活动、远距离活动、周边视力、色觉、眼部不适、驾车影响、社会功能、对他人依赖程度、心理健康、社会角色限制。每道题目有4～6个答案选项，根据预先编码答案的选项，重新赋值为0～100分之间的分数，分数越高，意味着视觉生活质量越好。

第二节　物 理 治 疗

物理治疗具有改善局部血液循环、消炎止痛、防治眼部肌肉功能减退的作用。

一、物理因子疗法

直流电药物离子导入疗法能将药物导入前房、晶状体、玻璃体、视网膜、脉络膜等眼组织，进入的药量高于角膜浴、结膜点眼及结膜下注射法。

1. 衬垫法　先用药液点眼，然后闭眼，将浸有药液的滤纸或绒布放在插入电极板的衬垫上。作用电极为直径5cm的圆形电极；非作用电极60cm²置于枕后。电流强度为1～3mA。

2. 眼杯法　将1个或2个眼杯电极固定于眼部，盛满药液插入电极；非作用电极60cm²放于枕部。电流强度每只眼1～1.5mA。眼杯法离子导入浓度不宜过高，电量要小，治疗时患者要睁开眼，若不适应可先滴入0.5%丁卡因1～2滴麻醉角膜和结膜。

3. 超短波疗法　小圆电极并置，与眼部间隙为0.5～1cm，微热量。每次治疗10～15分钟，每日1次，10～15次为1个疗程。

4. 红光疗法　照射距离根据灯的功率大小确定。若功率在200W以下，红光照射距离在20cm以内，无或微热量；每次治疗10～15分钟，每日1次，10～15次为1个疗程。

二、运动疗法

行走功能是盲人扩大生活范围、参与社会活动的主要能力。训练前首先要进行身体训练，包括站立的姿势训练（正确姿势、异常姿势）、步态的训练（正确步态，蹭步、碎步、八字步的步态矫正训练）。同时给予行走前心理调整，帮助盲人克服行走前的恐惧状态。在确保安全的情况下鼓励盲人在其所熟悉的环境内反复练习独立行走，是逐渐消除恐惧心理的最好方法。

（一）定向行走训练

定向行走是指盲人在学会定向的前提下利用无运动障碍的下肢从一个地方移动到另一个地方的空间位置移动变化的过程。定向是盲人应用除视功能以外的各种感觉功能获得信息，确定自身与周围环境中其他物体之间的关系、其他物体与物体之间的关系，并反映到大脑中进行思维的过程。准确定向是盲人行走的前提，有效行走是盲人到达目的地的保证。盲人通过各种线索[听觉、嗅觉、视觉（剩余视力）和触觉等]判断自己的位置及行走方向，同时将道路上的路标作为参照物，标记路线的途径及方向。行走时，可利用盲文或时钟的方法进行定向及定位。

（二）随行训练

随行训练是指盲人在引导者的带领下安全、自然地行走。训练目标是盲人可以完成行走、进出门或狭窄通道、上下楼梯和就座等日常活动。一人导多盲时，引导者可将多位盲人进行纵队排列，在引导者的帮助下，后面的盲人抓握前面盲人的上臂部，以此类推。每次治疗时间为20～30分钟，1～2次/d，3～5d/周。

1. 接触　指引导者接触盲人的动作。引导者同向并排站立在其左侧，用右手背触碰盲人的左手背，予以适当的语言提示，如"我带你走好吗"。

2. 扶握　指盲人接触引导者后扶握住引导者。盲人手背沿引导者手臂向上移至其肘关节上端并轻握其胳膊。盲人上臂与身体贴紧并与上身保持平行，以确保信息传递的准确性。

3. 站位　指扶握后盲人与引导者的相对位置。盲人扶握后应立即后退半步，到引导者侧后方，且盲人扶握侧的肩要在引导者对侧肩的后面。

4. 随行　指当引导者开始迈步后，盲人扶握侧手感知后跟随引导者行走。

5. 换边　即右换左，盲人以右手抓住引导者的右手臂，松开原扶握的左手，左手背在引导者的背部向左侧滑行，找到其左臂后轻轻地扶握；松开右手，右手快速移至引导者的左手臂并正确地扶握，同时松开左手，身体与引导者保持半步的距离。

6. 改变方向　语言提示并止步，盲人向前半步与引导者并排站立，然后两人同时向内转体，面对面站立；此时引导者用左手轻触盲人的右手背，盲人察觉后，迅速以右手握住引导者的左臂，同时盲人左转90°、引导者右转90°，用扶握方法立即重新建立导盲姿势。适用于空间狭窄、拥挤场合。

7. 过狭窄通道　引导者将导盲臂从身体的一侧移至身后，手背轻贴后腰。盲人觉察到引导者手臂的变化后，迅速从引导者的一侧移至引导者的背后，手臂伸直，步幅放小。

8. 进出门　到门口时，引导者必须用语言提示："我们已到了门口，门是向外（里）开的，门轴在左（右）。"然后引导者用导盲臂握住门把手并打开门，盲人的非扶握手沿引导者的导盲臂向前伸，握住门把手，通过门后轻轻地把门带上。

9. 上（下）楼梯、自动扶梯　接近楼梯口时停止脚步并语言提示，或者夹紧一下自己被扶握侧的胳膊肘。若为自动扶梯，须让盲人的非扶握手感知扶手的滚动，引导者发出信号，两人同时跨上自动扶梯；若为楼梯，需盲人一步一级随行。到达尽头时，引导者要再次停顿或再夹紧一下自己的胳膊肘进行示意。

10. 引导入座　引导者引导盲人把手放到椅背或椅子的扶手上，盲人用腿轻碰椅面边缘，以确定座位的朝向、高矮、大小；然后一手扶椅背，另一手到座位上"清扫"一下，确认椅面上没有东西后自己再坐下。

11. 乘公共汽车、轿车　在车门处告知盲人车头的方向，引导者协助盲人用非扶握手扶门框或车顶（或用盲杖感觉车门），将盲人带上车并坐下，如公共汽车无座位，则让盲人抓住扶手。

（三）独行训练

独行训练是指盲人在了解环境的基础上，在熟悉的环境中能够独立行走的方法。训练时须同时进行自我保护训练。每次治疗时间 20～30 分钟，1～2 次 /d，3～5d/ 周。

1. 沿物行走　包括沿墙法、沿物法。

（1）沿墙法：面对行进方向站立，盲人与墙壁相距约 20cm，靠墙侧手臂自然向下前伸约 45°并以指背轻轻点触墙面或有节奏地轻轻敲击墙面向前慢行。

（2）沿物法：靠近物体的手臂斜前伸，以指背触及物体的边沿，行进时指背沿物体的边缘轻轻向前滑行。

2. 直线行走　指盲人不改变方向独自走完两点间的直线距离。

（1）垂直定位训练：为了保证不偏离行进的方向，准确到达目的地，加强垂直定位训练十分必要。盲人将正对目的地的某固定物体（如墙壁、路沿、桌椅等）作为基准，按正确站立姿势双足跟和 / 或后背紧靠该物体，此时面对的方向即行进的方向。

（2）直线行进：定好方向后，按正确行走步伐行进，走过两点间的距离。较长距离的行走过程中，必要时应以声音做引导帮助盲人保持行走的直线性。

（3）穿越空间：当盲人穿过一个已知的空间时，就会利用上部保护法或下部保护法通过。假如空间较大，盲人没有把握准确穿越时，可以先转过一个墙角，然后进行垂直定位，利用直线行进技巧通过，最后恢复原来的行进方向。

3. 室内行走

（1）躲避固定障碍物：用上部、下部保护法，根据环境，一手做保护，另一手利用沿物法或沿墙法避过障碍物行走。

（2）进出门：盲人触摸把手后开门，一脚前伸探知是否有门槛存在，进出门后用靠门侧脚顶住门的下方，把门关上。

（3）上下楼梯：分为上楼梯和下楼梯。上楼梯：行走至楼梯口处用手触摸并扶好墙壁或扶手，一脚轻触第一级楼梯的竖面探知高度和深度后与之垂直站立，运用沿物（墙或扶手）行走的方法一步一级，逐级上楼直至最后一级（一脚前伸探知平地）楼梯结束。下楼梯：沿墙行走至楼梯口处，扶住扶手，一脚轻轻探触第一级楼梯的边缘后，两脚与边缘垂直站立，运用沿物（墙或扶手）行走的方法一步一级逐级下楼。

第三节　作 业 治 疗

一、治疗性作业活动训练

视觉器官功能的丧失，使盲人对事物的认知水平受到很大的影响。如果不加强盲人听觉、触觉、嗅觉等感觉器官功能的代偿训练，势必导致盲人整体感觉能力滞后，直接影响其认知水平的发展。盲人行走的前提是定向，而定向的基础是感觉。因此，感觉训练非常必要，包括感官功能和感官定向能力的训练。指导盲人学会利用周围环境来进行自身定位训练及空间距离估量训练。每次治疗时间 30～60 分钟，1～2 次 /d，3～5d/ 周。

1. 听觉训练　加强盲人注意声音来源的训练,通过行人、车流、店铺等发出的各种声音判定方向及方位。

2. 剩余视力训练　有很多盲人不同程度残留一定的视物能力,可通过光线的强弱、颜色及对比的训练,观察光线、阴影或已知朝向的固定物体并进行方向及方位判定。

3. 触觉训练　盲人定向行走时,主要通过手的触摸和脚踏的感觉辨认物体的性质、形状和路面质地。触觉不仅可以直接认知事物、了解环境,也是准确定向和安全行走的重要渠道。训练盲人利用触觉感知温度的高低、风向和风力的大小、气流的快慢、路标的形状及路面的质地等判定方向及方位。

4. 嗅觉训练　盲人可以通过嗅觉认知和识别环境中常接触的某些物质,如食品气味、特定场所气味、特殊气味等补偿视觉的缺陷。

5. 振动觉训练　判断环境中各种物体振动所产生的感觉。

二、日常生活活动训练

盲人需要提高日常生活活动能力、社会参与能力,最终回归家庭及社会。

(一)回归家庭生活的训练

1. 个人卫生训练　如洗脸、刷牙、洗澡、洗头、剪指甲、刮胡子、皮肤护理、口腔卫生、眼睛卫生、用餐卫生、如厕卫生、卫生巾的使用、衣物穿戴搭配、擦拭皮鞋等。

2. 家务劳动　如打扫整理,洗、晾、叠衣服、烧、倒开水,烧饭烧菜,餐前准备,餐后处理,饲养,田间劳动,安全使用水、火、电、煤气等。

3. 休闲娱乐　如收听广播、看电视、看手机、阅读书籍、唱歌、跳舞、演奏乐器、编织、种花草、养宠物、打牌、下棋、上网、运动健身、旅游等。

通过训练定向技能、导盲随行、独行技巧、盲杖技巧等基本技能技巧,做到沿物行走、穿越空间、垂直定位,使盲人能够独自完成上述日常生活活动,达到生活自理,回归家庭和社会的目标。此外,还应学会听音定位、下蹲拾物、搜索捡拾失落物等。

(二)回归社会生活的训练

1. 道路行走　可训练盲人利用两点式触地方法与斜握盲杖的技巧沿人行道、路沿、盲道、小区道路、天桥、地下通道、石子路、泥土路、田间路、山路、斑马线等实际环境行走,使其在这些环境中能够安全、有效、独立、自然地行走。

2. 利用交通工具出行　盲人通过训练完全能够乘坐公共汽车、出租车、轮船、地铁、轻轨车、火车、飞机等交通工具。

(1)持杖乘公共汽车:盲人可以根据声音判断车及车门的位置。上车时右手持杖抬起,左右摆动盲杖并向前行走寻找车门,左手扶着门框或扶手并用盲杖探寻台阶的高度后上车,上车后用左手探寻车的扶手并且站稳;若有座位,落座后把盲杖放在两腿之间并用右手握持盲杖柄的顶端以防伤及他人。持折叠式盲杖者应及时将盲杖折叠收起。下车时用同样的方法找到车门及台阶,用斜握杖法与敲击法下车,落地后用盲杖探索周围环境,站稳后定向,然后向新的方向前进。

(2)持杖乘出租车:持盲杖站在马路边,根据汽车声判断是小轿车时伸出手,停车后用两点式触地方法走向汽车;当盲杖遇到汽车时,寻找车门并打开,一手扶车顶,一手扶车门,在车内落座并收腿,把盲杖平放于双腿上再关车门。下车时开门后先伸出一条腿,再把盲杖伸出,两腿落地的同时用手扶车顶部并起身,关上车门。站稳后定向并前进。应先用普通轿车进行练习,学会伸手拦车及上下车的方法。

（3）持杖乘地铁或轻轨车：在地铁口或轻轨站口，经过盲人专用通道到达站台，根据声音辨别门的位置，用盲杖找到车门，手扶门框进入车内，持杖手握住盲杖顶端，以防伤人。当到达目的地时使用乘公共汽车的方法下车，走出站台，用两点式触地方法走出车站。

3. 沟通能力的训练　请求帮助、语言表达、社交礼仪、礼貌用语等训练。

三、认知行为教育

（一）疾病知识教育

向盲人普及盲的相关知识，使其了解疾病的发病原因及发展过程，了解自身疾病情况，清晰地认识自身视觉状态，有助于增强盲人依从性，减小心理负担。

（二）自我保护的宣教

盲人失去视力而不能看清周围的环境，因此凡是涉及定位、定向、行走、寻找遗失物品等日常生活活动，都必须学会规避风险，做好防护。盲人在室内外环境中独立行走时，桌椅、门窗或空间内的其他附设物件都可能成为障碍，容易出现碰伤。行走过程中加强自我保护既是保证安全的积极措施，又是探知障碍物的有效方法。自我保护包括上部和下部保护。

1. 上部保护　指盲人在行走过程中，利用上肢对以头部为主的身体上部进行保护。盲人独自行走时，一臂屈肘抬起，上臂略高于肩，使前臂横或斜横于面前，掌心向外，指尖略超过对侧肩，以保护其头面部。前臂与头部保持适当距离，以便在触及障碍物时有足够的反应时。

2. 下部保护　指盲人在行走过程中，利用上肢对身体下部进行保护。一侧手臂于体前斜下伸，掌心向内，五指放松并与身体保持适当距离。下部保护时，手臂与身体的距离不宜过远或过近，否则会影响探知障碍物的有效性。当手或手臂触及障碍物时，应立即停止行进，及时作出判断和处理。

（三）心理咨询

最常见的心理问题是恐惧心理，还可能有焦虑、抑郁等。可在心理评估的基础上给予适当干预，帮助其建立康复信心，重建健康心理状态，树立对生活的自信。

第四节　康复辅助器具

一、盲杖

盲杖的作用是将盲人的手臂延长，使盲人能了解身体周围环境的关系。同时，盲杖是盲人安全行走最有效、最经济的保障，使用盲杖行走是最常见的盲人行走方法，能为盲人提供触觉和听觉的信息，在上下坡或遇到障碍物时可以提供一定的反应时而不至于出现危险，能够保护身体的下部。盲杖可靠、耐用，几乎不需要保养，不需要其他辅助性帮助，操纵灵活，明确标示了使用者的身份。

1. 盲杖基本信息　盲杖类型包括直段式盲杖、弯把式盲杖（图4-1）、折叠式盲杖（图4-2）、红白相间的盲杖（图4-3）及超声波导盲杖（图4-4）；由腕带、手柄、杖体、杖尖四部分组成，杖体可为白色、银白色，且应有红色反光胶带包裹杖身，其长度一般为盲人胸口与地面间的垂直距离，重量大约175g。

2. 盲杖的作用　通过触地时的振动使盲人感知信息。

3. 盲杖的握持方法　包括斜握法和直握法。斜握法是指用握手的方法握住手柄，拇指在盲杖的内上端，示指自然贴于盲杖扁平一侧，指尖指向杖尖方向，中指、环指、小指托住杖柄的

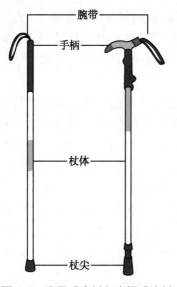

图 4-1　直段式盲杖和弯把式盲杖

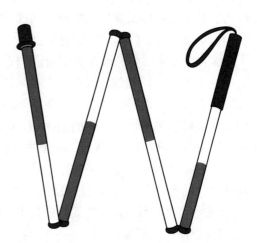

图 4-2　折叠式盲杖

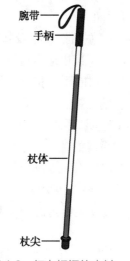

图 4-3　红白相间的盲杖

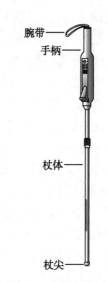

图 4-4　超声波导盲杖

下端，虎口向前；直握法是指像握铅笔一样用拇指、示指、中指握住盲杖，使盲杖与地面保持垂直，持杖手在身体的一侧。

4. 盲杖的缺点　①不能发现身体上部的物体，尤其是悬挂物及外伸的物体，因此盲杖不能保护上部身体；②盲杖不易存放，有时会绊倒别人；③未经正规训练，使用效果不好。

5. 盲杖辅助行走训练　盲杖是盲人最常见、最具独立性的辅助行走工具。行走训练包括盲杖触地辨别、盲杖探索障碍物、斜杖直线行走、持杖沿边缘线行走、持杖进出门、两点式触地行走、三点式触地行走、持杖上（下）楼梯；每次治疗时间 20～30 分钟，1～2 次 /d，3～5d/ 周。具体内容如下：

（1）盲杖触地辨别：用盲杖在地面敲击或滑行时会将地面信息通过盲杖传递到盲人的手上和耳中，盲人可以根据触觉信息和听觉信息判断地面的情况，如辨别路况、察觉与判断路面障碍物等。

（2）盲杖探索障碍物：盲人在行走过程中，若杖尖碰到障碍物须立即停止前进，先了解障碍物的高度、大小、质地和种类。当盲杖碰到物体后，若根据发出的声音就可以判断是什么物体时，可直接绕过物体沿着原来的路线向前行走；若盲杖碰到物体，可用杖尖探索物体的高矮或大小，但不要用力敲打，以免把物体打坏。

（3）斜杖直线行走：一般在宽阔通道、较大空间、有边缘线线索时常用斜杖直线行走的方法，有时在室外比较熟悉的环境中行走也采用这种方法。采用斜握法持杖，上臂、前臂和手腕伸直，持杖手大约在大腿前方20cm，手柄端略超出身体侧5cm左右；盲杖与身体、地面呈一定的角度，杖尖轻触到身体另一侧的地面；杖尖可以在地面上滑行，当遇到地面有裂缝或粗糙的路面时，可将盲杖略略提起，越过不平整的路面后再恢复原来的高度。

（4）持杖沿边缘线行走：指在行走路线上有明显的边缘线时使用此法，如墙根、马路的路牙、草地边缘线等。盲人通过盲杖发现边缘线，将身体面向边缘线延伸的方向，与其平行前进，跨离边缘线小半步，利用斜杖直线行走技术，使盲杖的杖尖与边缘线接触，迈步前进。陌生环境中最好配合使用上部保护法。

（5）持杖进出门：若门是关的，盲人要先找到门的把手，把门开到充分大，将盲杖移到身体中线处，探索门内的障碍物，然后左右点动进出门，同时把门轻轻关上；若门是开的，则盲人应当先触摸到门框，把盲杖放到中间，前后"清扫"、左右点动即可过门。

（6）两点式触地行走：用斜握法握住杖柄，以腕关节为支点，左右摆动手及盲杖，手臂保持相对静止。手臂自然前伸，手保持在身体中线附近前20cm左右，盲杖应尽可能在身体中线延伸位置自然伸出。盲杖的杖尖在地面的左右两侧击地，两击地点的距离稍宽于盲人肩宽约5cm，杖尖的摆动轨迹呈弧形，弧顶高度离地2～5cm。当右足前进（踏出）时，盲杖同时移至左侧地面上轻叩；当左足前进（踏出）时，盲杖同时移至右侧地面上轻叩，手脚协调。

（7）三点式触地行走：用于路面比较复杂的地带及有明显边缘线的地带。手部的动作和身体的姿势同两点式触地行走。盲杖杖尖先后探索三个不同的点，即路面、路面、某边缘线（墙、路沿、低矮灌木等）。其中，前两次敲击同两点式触地行走技巧，击地点距离略宽于肩；第三次敲击须用杖尖轻敲边缘线，此时杖尖可能超出肩稍远。中间一次杖尖触地的主要目的是使盲人发现所走路面是否有障碍物。不强调节奏，只要求走得协调。

（8）持杖上（下）楼梯：上楼时用盲杖探索台阶最底层的台阶壁（初始阶）、台阶的高度、宽度、深度及旁边是否有扶手，人靠扶手一侧，盲杖（直握法）与地面垂直，上楼过程中盲杖始终与上一层台阶的边缘接触，用敲击法上楼；当盲杖接触不到上层边缘线时，表明台阶已经走完。下楼时盲人首先用盲杖探索台阶最上一层的边缘，然后用斜握法或敲击法下楼，当盲杖杖尖触及地面时，便已经下完台阶。

二、感觉辅助器具

多年来，盲人经常利用拐杖、长柄手杖、导盲犬辅助行走，使用盲文辅助阅读。随着科技的发展，人们又开发了许多其他的感官辅助器具，特别是障碍物检测器，如超声波回声定位导航设备、激光手杖、黑色文本阅读机器等，这些感官辅助设备可以为盲人提供视觉辅助。对黄斑变性的情况，一些设备可利用剩余的视网膜功能，如远距离照相机可放大远处的目标，电视放大镜在视频监视器上可增大字幕文本。对视网膜色素变性的病例，人们也研究了视觉辅助，如低视力增强系统。

三、感觉替代装置

感觉替代装置是为有特定感觉障碍的人设计的。感觉替代装置可以获取与受损系统相关的感觉信息，并将其处理成适用于非受损替代感觉系统的信号。

（一）触视替代装置

在失明的情况下，摄像机可以捕捉图像，对其进行处理，并将其解码为触觉信号或听觉信号，从而实现用触觉或听觉代替视觉的功能，实现生活自理，如触视替代系统（tactile vision substitution system，TVSS）。在先天盲的患者身上将微型摄像机装在眼镜框上接受视觉刺激，然后将这些刺激的电信号通过连线放大并传输至胸前或后背的皮肤刺激板，即有上千点的点阵刺激器，因此可在其上形成由摄像机取得的图像，并反馈给大脑。经过足够时间的适当训练后，患者能够掌握特有的视觉分析法，不但能够自由行走，而且能够从事精细的实验室工作。这充分证明，通过充分的训练，利用中枢神经系统的可塑性可以让在正常情况下完全不相干的系统承担某种功能。

（二）听视替代装置

随着电子科学技术的发展，科技让盲人的生活越来越方便，盲人电脑语音软件、盲文电子书、人体语音温度计、电子语音盲杖等新兴电子语音用品的出现，让盲人逐渐用"听"代替了"读写"，为其回归家庭、社会提供了有力的帮助。

四、植入式假体

仿生眼是一种人工系统。在这个系统中，视觉系统的残存功能部分受到刺激，以恢复一些类似视觉的信息。与受损视觉系统有关的信息是通过该系统的功能模型来获得的，这个模型至少应该包括受损视觉系统的所有缺陷部分。该模型产生的信号被编码为合适的电刺激，并实时传递给剩余的视觉系统。视觉系统将得到的信息反馈给大脑，利用中枢神经系统的可塑性，经过足够时间的充分训练后，盲人能够掌握特有的视觉分析法。理想情况下，仿生眼应该是基于微小的电极触点和神经元之间的点对点互联，由正常视觉系统的旁路区域模型传递电信号。目前仿生眼的类型包括枕叶皮质刺激、视网膜植入物、视网膜下植入物、视网膜外植入物、化学神经递质、视神经刺激等各种形式。然而，由于人们对视觉系统的了解相对有限，植入式仿生眼仍在研究和开发当中。

（刘忠良）

低视力是指通过手术及药物治疗或常规屈光矫正（验配眼镜）后双眼中好眼的最佳矫正视力在 0.3 以下，但不低于 0.05 者。根据 GBD 2019 报告，全球有 2.5 亿人患有中度视觉损伤，3 378 万人患有重度视觉损伤；其中我国中度视觉损伤人数达 4 592 万，重度视觉损伤人数达 467 万，严重损害患者视觉功能及生活质量。WHO 于 2019 年发布的《世界视力报告》指出，全球 22 亿的视觉损伤或失明人群中至少 10 亿人的视觉损伤问题本可预防或尚待解决。

根据日常生活视力标准，低于 0.5 为轻度视觉损伤，低于 0.3 为中度视觉损伤，低于 0.1 为重度视觉损伤，中、重度视觉损伤即为传统的低视力。2019 年 WHO 明确了中央视野半径小于 20° 为重度视觉损伤，并在远视觉损伤的基础上添加了近视觉损伤，标准为 40cm 处日常生活近视力低于 0.3（N6 或 M0.8），尚无严重程度分类。

第一节　康复评定

通常根据患者病史、临床症状、体征和影像学检查明确低视力的诊断。基于 ICF 的基本理念，主要对结构与功能、日常生活活动能力、社会参与能力进行康复评定。

一、结构评定

（一）眼前后段检查

眼前段检查可用聚焦手电筒或裂隙灯显微镜及其附件（压平眼压计、前房深度计、角膜内皮显微镜、照相机摄像系统和激光治疗仪）对角膜、巩膜、前房、虹膜、瞳孔、晶状体进行检测。眼后段检查可采用检眼镜对玻璃体、视网膜、脉络膜与视盘进行检查，检眼镜检查分为直接检眼镜、间接检眼镜或裂隙灯显微镜配置前置镜或三面镜检查。必要时用药物散大瞳孔，散瞳前应了解病史，测量眼压。不同原因所致的低视力患者表现不一，如白内障可表现为晶状体明显混浊；青光眼可表现为前房较浅、晶状体相对较大较厚、房角入口狭窄、眼压升高等；低视力的黄斑变性眼底可出现后极部后巩膜葡萄肿、漆裂纹、色素斑、近视眼性脉络膜视网膜萎缩等病变。

（二）辅助检查

1. 光学相干断层扫描（OCT）　玻璃体界面可表现为粘连牵引、膜形成裂孔、囊样变性、水肿及渗出等；神经上皮层下或色素上皮暗区色素上皮脱离时可表现出其下方隆起的暗区。合并神经上皮脱离时，间隔着双层无反射暗区。

2. 超声检查　视网膜及脉络膜脱离表现为球内壁分离的膜性回声光带；玻璃体积血、异物、增生性玻璃体病变等常表现为玻璃体腔内异常团状、条索状影。

3. 电生理检查　包括视网膜电图（ERG）和视觉诱发电位（VEP）。ERG 可反映视网膜视锥细胞功能、视杆细胞功能和混合功能。视网膜色素变性、视网膜循环障碍、视网膜脱离等患者的 ERG 可见明显异常。VEP 是指大脑皮质枕区对视觉刺激产生的一簇电信号,代表视神经节细胞以上的视信息传递状况,一般认为可作为客观视力检查方法,黄斑变性、青光眼和视神经节疾病的患者可见 VEP 明显异常。

二、功能评定

(一)感觉功能

1. 视力检查　包括远视力和近视力评定,可采用低视力表[《标准对数视力表》(GB/T 11533—2011)](图 5-1、图 5-2)、ETDRS 视力表、Baily-Lovie 视力表。远距低视力表为 Feinbloom 表。

(1)低视力表检查方法:视力表置于和地面垂直的位置以减少眩光。近视力检查时照明应从患者后上方照射在视力表上,避免光线直射眼睛。读错一半的上一行为最小视力,先右后左,分别记录裸眼视力、矫正视力(包括生活戴镜视力、最佳矫正视力)及使用助视器后的视力。

(2)ETDRS 视力表检查方法:在 4m 处无法读数后,可换至 2m 甚至 1m 处进行读数,4m 处的第 $n(n\leq11)$ 行处视标和 2m 处的第 $(n+3)$ 行视标对人眼形成的视角相等;4m 处的第 $n(n\leq8)$ 行视标和 1m 处的第 $(n+6)$ 行视标对人眼形成的视角相等,最后同样记录读出的字母数,得出相应的视力。

2. 屈光检查　包括客观验光和主觉验光。客观验光包括检影验光和电脑验光。检影验光时,需在半暗的室内中进行,检影距离为 1m;嘱患者注视着检影镜灯光,逆转点和中和点及散光轴使用镜片中和法进行寻找,最终的结果联合 −1.00D,将患者的检影验光结果得出。客观验光是主觉验光的基础,若无法客观验光时,采用最小可察觉差异(JND)主觉验光法进行主觉验光。

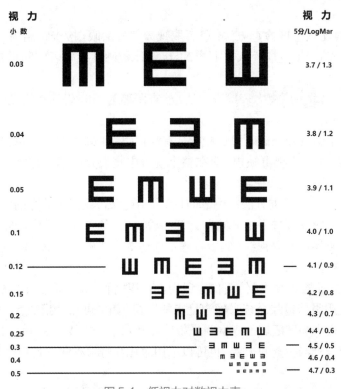

图 5-1　低视力对数视力表

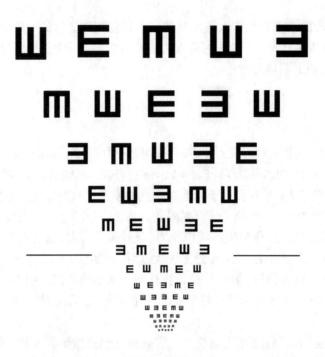

图 5-2 低视力表

3. 对比敏感度检查 低视力患者由于视力受损严重,远距离对比敏感度检查很难进行,通常评估近距离对比敏感度。常用 Mars 数字式对比敏感度检查表及 Peli Robson 对比敏感度视力表进行检查,还可采用"汉字两对比标准对数近用视力表"检查 10% 对比度条件下的近视力。

Mars 数字式对比敏感度检查方法:患者取视力较好的眼,检查距离为 40cm,检查表的平均亮度为 90~120cd/cm^2,检查者从数字式 Mars 对比敏感度检查表中随机抽取一张表格进行测试。

Peli Robson 对比敏感度视力表检查方法:检查距离为 3m,表的平均亮度为 100cd/cm^2,每 3 个字母对比度相同。

4. 视野检查 使用 Goldmann 视野计或具有注视跟踪功能的黄斑微视野计检查中央视野。低视力患者可表现为:①无视野缺损,但在整个视野中丧失分辨率和对比敏感度,感觉是一片眩光;②中心视野缺损;③周边视野缺损。

(1) Goldmann 视野计检查方法:检查时让患者始终保持注视正前方的固视点,在视野屏其他位置出现闪亮光点时立即按一下蜂鸣器。开始检测后,须首先确定中心等视线阈值光标,测定生理盲点范围并测绘中心等视线,然后再确定周边等视线阈值光标并测绘周边等视线,最后进行超阈值静点检查。

(2) 黄斑微视野计检查方法:使用扫描激光进行视网膜成像,将发光二极管(LED)光作为刺激。在检查时使用眼球追踪系统来确定稳定的固视,如果可靠性指数 >60%,则固视被认为是稳定的。记录黄斑中央凹区域的视网膜光敏感度及水平子午线上 3° 和 5° 区域的视网膜光敏感度。对于无法配合机器检查的患者,也可以采用对比视野检查法进行粗略的判断。

(二)运动功能

1. 眼球震颤 是指非自主性、节律性的眼球摆动,分为钟摆型和冲动型(跳动型)。钟摆型眼球震颤眼球向两侧运动的频率和幅度相等。冲动型眼球震颤有快相和慢相两个时相，是指向一侧缓慢运动（慢相）后接着一个向反方向返回的快速运动（快相）。其参数包括眼球震颤方向（快相方向）、频率、幅度及中央凹稳定注视时间。

2. 扫视功能　是指眼睛在两个物体之间转换注视。扫视运动是一种快速的眼球运动，通过快速改变视线方向，使黄斑中央凹直接对准目标。

3. 斜视　根据眼球移动的方向确定其性质，如从内向外动，为内斜视；如从外向内动，为外斜视；由上回至正位，则为上斜视。眼位检查包括斜视定性、定量及视斜角的检查。

（1）斜视定性检查法：采用遮盖 - 不遮盖试验检查时，遮盖一眼，同时观察对侧眼是否有眼球移动，如有则可确定对侧眼存在显斜视，用同样方法检查对侧眼。去遮盖时观察被遮盖眼如有从偏斜位返回正位的矫正性移动，则说明该眼有隐斜视。如去遮盖后该眼停留在斜位上，遮盖对侧眼后该眼才返回注视位则表明遮盖眼有显斜视。采用交替遮盖试验检查时，遮盖板迅速从一眼移到对侧眼，多次反复，观察是否有眼球移动，如无移动则为正位；如有且单眼遮盖试验时对侧眼未见移动，则说明有隐斜视存在。

（2）斜视定量检查法：采用遮盖加三棱镜法检查时，将三棱镜放在被检查眼前，其尖端指向斜视方向，由小到大逐渐增加三棱镜度数直至遮盖时眼球移动消除，此时所加三棱镜度数即为被检查眼的斜视角该检查方法为精确的斜视定量检查法。此外还有一种粗略的斜视定量检查法，即角膜映光法，包括 Hirschberg 法和 Krimsky 法两种形式。Hirschberg 法适用于两眼均有注视能力者。Krimsky 法适用于一眼视力差，缺乏注视能力者。

（3）斜视角测量法：同视机检查时，使用同时知觉画片，嘱患者一眼注视画片中心，并把对侧眼镜筒调整到被查眼反光点位于瞳孔中央处，此时在刻度盘上可以直接读取斜视角的数值。

除上述主要指标之外，还可根据患者的视觉功能情况及诊断、康复需求选择相应的补充检查，如色觉检查、眩光评估、明暗适应检查、双眼视功能检查等。

三、日常生活活动能力及社会参与能力评定

低视力患者视觉功能的损害严重影响其日常生活活动能力及生存能力，为评估其生存能力可进行低视力生存质量评估。

1. 美国眼病研究所视觉功能问卷 -25（NEI-VFQ-25）　详见第四章第一节。

2. 低视力生存质量问卷　低视力生存质量问卷（low vision quality of life questionnaire，LVQOL）为低视力患者专用问卷（表 5-1）。表中包括 25 个与视力下降相关的等距等级条目，每个条目计分为 1～5 分，总分为 125 分。分析时以百分制按权重算出患者得分，得分≥80 分为优，60～79 分为中，<60 分为差。

表 5-1　低视力生存质量问卷

问题	评分标准				
	5分	4分	3分	2分	1分
1. 您是否感到双眼疲倦？	一直	大部分时候	有时	偶尔	不觉得
2. 您夜间在家中看东西困难吗？	一直	大部分时候	有时	偶尔	无困难
3. 您在适量光线下看东西困难吗？	一直	大部分时候	有时	偶尔	无困难
4. 您觉得光线刺眼吗？	一直	大部分时候	有时	偶尔	不觉得

问题	评分标准				
	5分	4分	3分	2分	1分
5. 您看路标感觉困难吗？	一直	大部分时候	有时	偶尔	无困难
6. 您看移动的物体感觉困难吗？	一直	大部分时候	有时	偶尔	无困难
7. 您看电视感觉困难吗？	一直	大部分时候	有时	偶尔	无困难
8. 您判断物体的远近和深浅困难吗？	一直	大部分时候	有时	偶尔	无困难
9. 您看楼梯或栏杆感觉困难吗？	一直	大部分时候	有时	偶尔	无困难
10. 您在户外散步感觉困难吗？	一直	大部分时候	有时	偶尔	无困难
11. 您在有车辆的时候过马路困难吗？	一直	大部分时候	有时	偶尔	无困难
12. 总的来说，您觉得自己的视力情况如何？	一直不好	大部分时候不好	有时不好	偶尔不好	很好
13. 您对目前生活状况的满意程度如何？	不满意	大部分时候满意	有时满意	偶尔满意	满意
14. 您对不能完成一些工作的烦恼程度如何？	一直	大部分时候	有时	偶尔	无烦恼
15. 您觉得走亲访友受到限制的程度如何？	一直	大部分时候	有时	偶尔	无限制
16. 您对目前视力状况的了解程度如何？	不了解	大部分时候了解	有时了解	偶尔了解	很了解
17. 您读大字困难吗？	一直	大部分时候	有时	偶尔	无困难
18. 您读报纸和书感觉困难吗？	一直	大部分时候	有时	偶尔	无困难
19. 您读标签感觉困难吗？	一直	大部分时候	有时	偶尔	无困难
20. 您读信件感觉困难吗？	一直	大部分时候	有时	偶尔	无困难
21. 您使用剪刀或针线感觉困难吗？	一直	大部分时候	有时	偶尔	无困难
22. 您看钟表困难吗？	一直	大部分时候	有时	偶尔	无困难
23. 您写字感觉困难吗？	一直	大部分时候	有时	偶尔	无困难
24. 您看自己写的字感觉困难吗？	一直	大部分时候	有时	偶尔	无困难
25. 您觉得参与日常家务活动困难吗？	一直	大部分时候	有时	偶尔	无困难

第二节　物理治疗

一、物理因子疗法

（一）低视力原发疾病的物理因子疗法

颈椎病和眼部的原发疾病是引起弱视、近视、视力不良的重要因素，可通过颈椎牵引、颈部理疗，颈部、眼部穴位按摩，针灸进行对症治疗。其中颈部理疗可选用高频电疗法（微波疗法、超短波疗法）、低中频电疗法（经皮神经电刺激疗法、间动电疗法、电脑中频治疗）、超声疗法、磁疗法等，改善局部血液循环，放松痉挛肌肉及改善眼部供血。

（二）激光疗法

激光照射后，黄斑部锥体细胞可产生热效应和生物化学效应等，能够改善局部血液循环和新陈代谢，增强锥体细胞活力，从而使视力提高。激光治疗儿童弱视时，一般用 1.2～1.5mW 的输出功率，光源距眼球 1.5cm，每次照射时间为 3～5 分钟，1 次 /d，连续照射 15 次。

二、运动疗法

（一）定向行走训练

具体内容见第四章第二节。

（二）助视器使用训练

助视器分为近用及远用助视器，验配后需要跟进使用训练。训练原则是先简单后复杂、先静态后动态，放大倍数先低后高，训练时间从短到长，单次训练的时间不宜太长。需要进行目标定位、注视、跟踪、追踪、搜寻、扩视野助视器训练。

1. 目标定位训练 是进一步观察的前提和基础，即寻找目标的训练。每次治疗时间为20～30分钟，1～2次/d，3～5d/周。

（1）近距离定位训练：治疗师给患者一本书，让他找到书中某页四个角的第一个字或最末一个字等来进行定位训练。如果做上述练习有困难，治疗师可以在纸上写几行字，或在桌子上摆一些小东西（成行），让患者做定位练习。

（2）远距离定位训练：训练时，距离为2～3m，治疗师用望远镜调焦后与患者互换位置，让患者用望远镜练习调焦直至看清治疗师，每日反复多次直至掌握训练技术。

2. 注视训练 包括近距离及远距离注视训练，每次治疗时间为20～30分钟，1～2次/d，3～5d/周。

（1）近距离注视训练：患者如果没有中心视力，则必须避开盲点，用优先视网膜注视点阅读或工作。此时指导者应该先向患者说明视网膜哪一部分无法使用，然后再告诉他应该用哪一部分视网膜看。

（2）远距离注视训练：训练时可以在患者正前方2～3m处挂一幅图片，指导者讲解调焦的方法并做示范，要求患者自行练习调焦动作，直到看清目标。

3. 跟踪训练 包括近距离跟踪及远距离跟踪训练，每次治疗时间为20～30分钟，1～2次/d，3～5d/周。

（1）近距离跟踪训练：让患者用眼追随图片里的直线、弧线、曲线等，从一端沿线条寻找另一端；训练的线条由简单到复杂，由粗到细，先手指与眼球同时移动，后单纯用眼。

（2）远距离跟踪训练：治疗师在患者对面2.5～3m处挂上画有并列三条横线（上至下分别为粗而短的线、细而长的线、虚线，且每条线的两端标有数字）的大幅图片。嘱患者自上而下从每根线的一端跟踪至另一端，并读出两端数字。

4. 追踪训练 包括近距离及远距离追踪训练，每次治疗时间为20～30分钟，1～2次/d，3～5d/周。

（1）近距离追踪训练：治疗师让患者眼球追踪眼前移动的一个明显物体，顺序为从左到右、从上到下或圆周运动，目标由大到小，物体移动速度由慢到快，从头眼同时移动到仅眼球移动。

（2）远距离追踪训练

1）直线追踪训练：让患者注视距其2～3m的一个明显物体，治疗师将此物体放在身体的一侧，待患者看清并可描述后将物体缓慢地平移至另一侧，治疗师不断移动改变与患者间的距离。训练原则是由水平移动到垂直移动，距离由近到远，物体由大到小，由易到难，物体移动速度由慢到快。

2）弧线追踪训练：让患者注视距其2～3m的一个明显物体，治疗师可手拿物体在头顶上慢慢做弧线运动。治疗师不断移动改变与患者间的距离，每隔一段距离更换物体，并让患者描述物体,训练原则同"直线追踪训练"。

3)逐步离远或靠拢的物体追踪训练:让患者注视距离其5～6m的一个明显物体,治疗师持物体慢慢地走近和离远,每走几步就更换物体并嘱患者描述,训练原则同直线追踪训练。

5.搜寻训练 包括近距离及远距离搜寻训练,每次治疗时间20～30分钟,1～2次/d,3～5d/周。

（1）近距离搜寻训练:治疗师指导患者使用系统搜寻法来寻找目标。在阅读时,慢慢从左向右读,读完一行,从原行末尾回到起始端,然后再移到下一行。开始训练时可在阅读的纸上画横线,线的两端标出数字(图5-3)。

方法:嘱患者从1读到2,然后回到1,再移到3,从3读到4,依此类推。最后取消每行字两端的标记进行阅读。

（2）远距离搜寻训练:用望远镜搜寻周围环境中的某一目标的练习方法。患者应该用直线、重叠、一行一行的扫描方法来覆盖要搜寻的地区,而不是用快速、不规则或无规律的方法进行搜寻目标的训练。训练方法是患者戴上望远镜助视器,面对黑板,其上画一个水平搜寻图形(图5-4),让患者跟踪黑

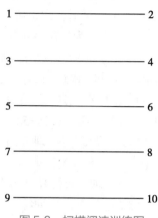

图5-3 扫描阅读训练图

板上此图(按箭头方向)并读出线旁的数字直至熟练。训练顺序是实线图,虚线图,线变短、线间隔加长的虚线图,无线图(仅有号码)。当患者掌握后,再练习垂直搜寻技术(图5-5)。训练原则是距离由近到远,训练线条由粗到细,数字由大到小,照明由强到弱。最后是实地训练,练习在拥挤的人群中搜寻患者所熟悉的人,搜寻十字路口的红绿灯、街道牌、各种不同的建筑物(如商店、政府办公机构、影剧院等)以及天空中的飞鸟等。

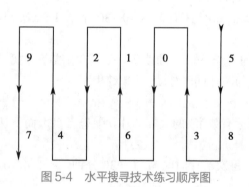

图5-4 水平搜寻技术练习顺序图

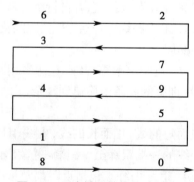

图5-5 垂直搜寻技术练习顺序图

6.扩视野助视器训练 具体内容见第五章第四节。

第三节 作 业 治 疗

一、治疗性作业活动训练

功能性视力是指为了满足日常生活中的需要(包括阅读、移动、游戏职业工作或教育活动),而以不同方式使用各种视觉技巧的能力。功能性视力训练包括注视训练、视觉认识训练、视觉追踪训练、视觉辨认训练、视觉搜寻训练、视觉记忆训练。每次治疗时间20～30分钟,1～2次/d,3～5d/周。

二、日常生活活动训练

1. 基础性日常生活活动训练 是指维持人最基本生存、生活所必需的每日反复进行的活动训练,如吃饭、穿衣、洗漱、在熟悉环境中独立步行、上下楼梯训练等;衣物整理可通过衣服的质地、装饰、缝合处、领子、袖子、纽扣、胸针本身的标记进行记忆。每次治疗时间20~30分钟,1~2次/d,3~5d/周。

2. 工具性日常生活活动训练 指可提高患者生活自理能力的训练,包括定位和标记物品、自我卫生管理、使用电器、家务劳动、做饭、衣物整理等活动训练。物品标记可选择大字卡片、立体突出标记、松紧带和录音便签卡(图5-6)等,同一类物品的标记方法不宜超过3种,否则容易混淆。厨房技能培训包括安全使用电器、刀具、炉灶,利用削皮器、护指套及蜂鸣器等各种小工具规避危险。每次治疗时间20~30分钟,1~2次/d,3~5d/周。

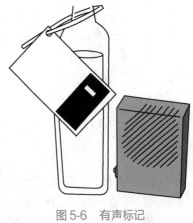

图5-6 有声标记

3. 环境改造及适应训练 家庭环境布置建议以简洁、方便为原则,墙壁、家具、门、地板、楼梯的颜色选择要注意提高对比度,门角、桌角、墙角、窗角等尖锐地方注意防护。

三、认知行为教育

1. 疾病知识教育 向患者普及低视力的相关知识,使其了解疾病的发病原因及发展过程,了解自身疾病情况,清晰认知自身视觉状态,有助于增强患者依从性,减轻心理负担。

2. 心理咨询 如患者存在情绪困扰,如焦虑、抑郁等症状,可在心理评估基础上给予适当干预,帮助其建立康复信心,重建健康心理状态,树立对生活的信心。

第四节 康复辅助器具

一、视觉助视器

(一)光学助视器

光学助视器不仅可以充分利用剩余视力,还可有效纠正患者因屈光不正引起的低视力,包括远用光学助视器、近用光学助视器、其他光学助视器。

1. 远用光学助视器 望远镜是最简单实用的增进低视力患者远视力的方法,可缩短患者与目标间距离。双目望远镜(图5-7)通常适用于中度视觉损伤(0.1~<0.3)的患者。单目望远镜(图5-8)倍率高(2~10倍),适合短时间看远处细小目标,或双眼矫正视力相差比较大时使用。这些望远镜可调焦,能看清楚的范围约为眼前30cm到无限远。若患者视力在0.1及以上,可使用2~2.5倍的望远镜,而视力低于0.1时,可使用4~8倍的望远镜。

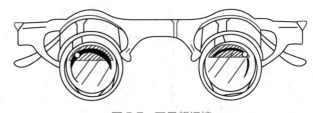

图5-7 双目望远镜

2. 近用光学助视器　主要起到放大作用,包括眼镜式助视器、各种类型放大镜及近用望远镜。

(1)眼镜式助视器(图5-9):配戴方便,可长时间阅读,解放双手,视野宽,单双眼均可使用;但度数过高时影响书写、阅读,距离过近时影响照明,偏心注视的患者须转动眼睛或歪头视物。

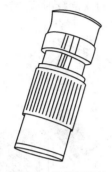

图5-8　单目望远镜

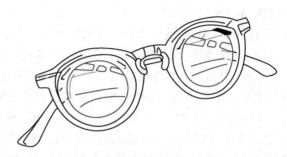

图5-9　眼镜式助视器

(2)放大镜:手持放大镜(图5-10)的使用距离相对较远且可以根据患者需要改变,不需要阅读镜的辅助,经济实惠,适合短时间辨认精细目标时使用。台式放大镜(图5-11)可以解放双手,阅读距离相对正常,视野相对较大,适合视野缺损者、儿童或不能长时间使用手持放大镜者。

(3)近用望远镜:可通过远用望远镜辅助阅读帽达到视近目的,包括可调焦眼镜式望远镜或普通望远镜加阅读帽的组合,能在较高放大倍率下使用后,仍有较长的工作距离。中距离望远镜(图5-12)适合一些特殊工作,如打字、读乐谱、画图及一些修理工作,但视野小,景深短。

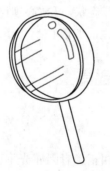

图5-10　手持放大镜

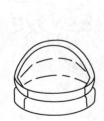

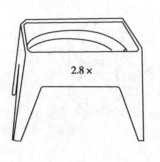

图5-11　台式放大镜

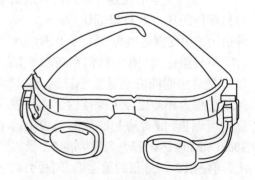

图5-12　中距离望远镜

3. **其他光学助视器**　使用过滤光线的太阳帽或眼镜滤光片（图5-13）、控制反射光、调整颜色、控制照明、应用对比色等方式均可以调整对比度，使患者更容易辨认目标。另外，偏振镜片、有抗反射膜涂层的镜片或者阅读裂口器（图5-14）也可提高对比度并控制眩光。

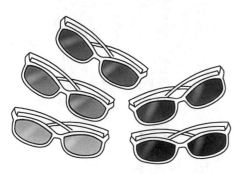

图 5-13　过滤光线的护目镜

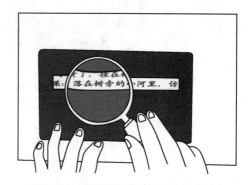

图 5-14　阅读裂口器（黑色卡片状物）

（二）非光学助视器

主要包括电子助视器、智能手机的放大应用软件、大字印刷等。电子助视器包括闭路电视助视器、阅读机、低视力增强系统等。远近两用电子助视器因其屏幕大、放大倍率大、对比度和阅读模式可调，视觉效果明显优于光学助视器。阅读机可把各种印刷品及各种复杂资料的文字转换成语音，也适用于盲人。低视力增强系统（图5-15）是一种便携式头戴装置，可用于室内外的各种活动或工作。此外，人工视网膜的出现为视觉障碍人士带来了新的希望，期待早日应用于临床。

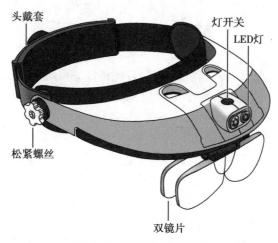

图 5-15　低视力增强系统

二、非视觉性助视器

最大化利用其他感觉（听觉、触觉、嗅觉等）进行代偿，如用听觉代偿的超声波导向仪、有语音功能的电子产品（图5-16）、水位报警器（图5-17）等；用触觉代偿的阅读器、墙缘防护、扶手、盲道等。超声波或激光装置可根据其发出信号的高低来决定障碍物的有无、方向及距离等；此外还包括全球定位系统、低视力辅助软件、智能眼镜、导盲犬等。

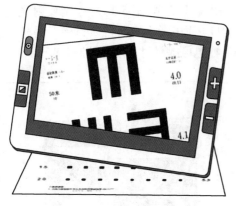

图 5-16　便捷式电子助视器

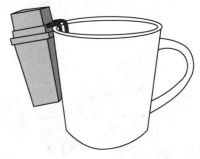

图 5-17　水位警报器

三、视野缺损的助视器

中心视力严重损害者可通过训练获得偏心注视能力，若中心视力为 0.3 以上，视野缩小的患者可使用倒置望远镜、负镜片、棱镜；中心视力极差，且视野严重缩小的患者只能用闭路电视助视器、带有扩视野功能的智能助视系统，或者辅助使用盲杖；偏盲患者可通过偏盲棱镜（图 5-18）、反射镜来补偿缺损侧视野。

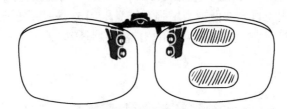

图 5-18　偏盲棱镜

低视力康复是一个长期性、系统性工程，制订随访计划可确保视觉康复持续有效进行。患者眼病可能存在进展，及时随访有助于治疗原发疾病，视觉状态变化后康复计划也应随之改变；因工作、生活及学习要求不同，患者常常需要一种以上的助视器，且随着时间的推移，需求可能有所改变，助视器也应及时更换。

随访的频率可以根据患者的视觉状态和康复要求而定。康复初期，可视情况安排随访的频率；对视力仍在发育期的儿童，建议 2～3 个月随访一次；对进展性疾病导致的低视力者，可根据疾病的具体情况安排随访次数和频率；对康复已经进入相对稳定时期的患者，随访频率可以延长至半年一次。每次随访时，建议请患者对前一阶段的康复效果进行评定，包括助视器的使用效果、是否满足日常生活需要、助视器使用是否存在问题、对医护人员的满意度、康复建议等。医师可在此基础上调整康复计划，从而最大限度地帮助低视力患者提高生活质量。

（刘忠良）

第六章

白内障康复评定与治疗

　　白内障（cataract）是指晶状体透明度降低或者颜色改变而导致光学质量下降的退行性改变。白内障的发病机制比较复杂，是机体内、外各种因素对晶状体长期综合作用的结果。老化、遗传、外伤、辐射、中毒、局部营养障碍及全身代谢性或免疫性疾病等任何影响眼内环境的因素，都可以干扰晶状体的正常代谢而使其混浊，直接或间接地破坏晶状体的组织结构。流行病学研究结果表明，紫外线照射、糖尿病、心血管疾病、外伤、过量饮酒及吸烟等均与白内障的形成有关。

　　白内障有多种分类方法：按病因可分为年龄相关性、外伤性、并发性、代谢性、中毒性、辐射性、发育性和后发性白内障等；按发病时间可分为先天性和后天获得性白内障；按晶状体混浊形态可分为点状、花冠状和绕核性白内障等；按晶状体混浊部位可分为皮质性、核性、囊膜下和混合型白内障等；按晶状体混浊程度可分为初发期、未成熟期、成熟期和过熟期白内障。

第一节　康复评定

一、结构评定

　　晶状体的结构性改变可在肉眼或裂隙灯显微镜下观察到，其变化为晶状体混浊，不同类型的白内障有其特征性的混浊表现。

（一）晶状体混浊的描述及分类

　　晶状体混浊分类方法（lens opacities classification system，LOCS）可用来判断晶状体混浊范围及程度，使用简单易行。

　　晶状体混浊分类方法Ⅱ（LOCS Ⅱ）曾长期使用，方法是将瞳孔充分散大，采用裂隙灯照相和后照法，可用来区别晶状体混浊的类型和范围（表6-1）。

表6-1　晶状体混浊分类方法（LOCS）Ⅱ晶状体混浊分类标准

晶状体部位	混浊情况	LOCS Ⅱ分类
核（N）	透明，胚胎核清晰可见	N0
	早期混浊	N1
	中等程度混浊	N2
	严重混浊	N3
皮质（C）	透明	C0
	少量点状混浊	CTR
	点状混浊扩大，瞳孔区内出现少量点状混浊	C1
	车轮状混浊，超过2个象限	C2

晶状体部位	混浊情况	LOCS Ⅱ分类
	车轮状混浊扩大,瞳孔区约50%混浊	C3
	瞳孔区约90%混浊	C4
	混浊超过C4	C5
后囊膜下（P）	透明	P0
	约3%混浊	P1
	约30%混浊	P2
	约50%混浊	P3
	混浊超过P3	P4

（二）晶状体核硬度分级标准

晶状体核硬度的准确评定对白内障超声乳化吸除术适应证和手术方式的选择至关重要。临床上,可根据晶状体核的颜色进行分级,最常用的是Emery-Little核硬度分级标准（表6-2）。

表6-2　Emery-Little核硬度分级标准

级别	标准
Ⅰ度	透明,无核,软性
Ⅱ度	核呈黄白色或黄色,软核
Ⅲ度	核呈深黄色,中等硬度核
Ⅳ度	核呈棕色或琥珀色,硬核
Ⅴ度	核呈棕褐色或黑色,极硬核

二、功能评定

1. 视力检查　视力下降是白内障最明显也是最重要的症状。晶状体周边部的轻度混浊可不影响视力,而中央部的混浊即使范围较小、程度较轻,也可以严重影响视力。在强光下,瞳孔收缩,进入眼内的光线减少,此时视力反而不如弱光下。晶状体混浊严重时,视力可下降到仅有光感。

视力检查包括远视力和近视力检查。低视力患者的视力检查遵循一般原则,但有一定特殊性。低视力表、ETDRS视力表、Bailey-Lovie视力表是常用的低视力检查用视力表。

2. 屈光检查　核性白内障晶状体核屈光指数增加,晶状体屈光力增强,导致核性近视,使原有的老视减轻。若晶状体内部混浊程度不一致,也可产生晶状体性散光。

屈光检查包括客观验光和主觉验光。对于低视力患者,特别是儿童,客观验光受限,建议采用最小可察觉差异主觉验光法对低视力患者进行主觉验光。

3. 对比敏感度检查　白内障患者在高空间频率上的对比敏感度下降尤为明显。低视力患者视力受损严重,远距离对比敏感度检查很难实行,通常评定近距离对比敏感度。

4. 视野检查　晶状体混浊使白内障患者的视野产生不同程度缺损。低视力患者由于中心视力损害严重,自动视野计检查配合度欠佳,容易导致误差,建议使用具有注视跟踪功能的黄斑微视野计检查中央视野。对于无法配合机器检查的患者,可采用对比视野检查法进行粗略的判断。

5. 色觉检查 混浊晶状体对光谱中位于蓝光端的光线吸收增强,使患者对这些光的色觉敏感度下降。另外,晶状体核颜色的改变也可使患眼产生相同的色觉改变。色觉检查主要分为视觉心理物理学检查(主观检查)和视觉电生理检查(客观检查)。

三、日常生活活动能力评定

采用工具性日常生活活动(IADL)量表、功能独立性评定量表进行评定。

1. 工具性日常生活活动量表 主要用于评定患者的精细日常生活活动能力。该量表包括8个方面,即上街购物、外出活动、食物烹调、家务维持、洗衣服、使用电话的能力、服用药物和处理财务能力。根据每一项的完成情况选择级别,判断是否失能及失能程度。其中上街购物、外出活动、食物烹调、家务维持、洗衣服五项中有三项以上需要协助者即为轻度失能(表6-3)。

表6-3 工具性日常生活活动量表

(以最近1个月的表现为准)

上街购物【□不适用(勾选"不适用"者,此项分数记作满分)】
勾选1或0者,列为失能项目
- □ 3. 独立完成所有购物需求
- □ 2. 独立购买日常生活用品
- □ 1. 每一次上街购物都需要人陪
- □ 0. 完全不会上街购物

外出活动【□不适用(勾选"不适用"者,此项分数记作满分)】
勾选1或0者,列为失能项目
- □ 4. 能够自己开车、骑车
- □ 3. 能够自己搭乘大众运输工具
- □ 2. 能够自己搭乘计程车但不会搭乘大众运输工具
- □ 1. 当有人陪同时可搭乘计程车或大众运输工具
- □ 0. 完全不能出门

食物烹调【□不适用(勾选"不适用"者,此项分数记作满分)】
勾选0者,列为失能项目
- □ 3. 能独立计划、烹煮和摆设一顿适当的饭菜
- □ 2. 如果准备好一切佐料,会做一顿适当的饭菜
- □ 1. 会将已做好的饭菜加热
- □ 0. 需要别人把饭菜煮好、摆好

家务维持【□不适用(勾选"不适用"者,此项分数记作满分)】
勾选1或0者,列为失能项目
- □ 4. 能做较繁重的家务或偶尔需协助(如搬动沙发、擦地板、洗窗户)
- □ 3. 能做较简单的家务,如洗碗、铺床、叠被
- □ 2. 能做家务,但不能达到可被接受的整洁程度
- □ 1. 所有的家务都需要别人协助
- □ 0. 完全不会做家务

洗衣服【□不适用(勾选"不适用"者,此项分数记作满分)】

勾选0者,列为失能项目

- □ 2. 自己清洗所有衣物
- □ 1. 只清洗小件衣物
- □ 0. 完全依赖他人

使用电话的能力【□不适用(勾选"不适用"者,此项分数记作满分)】

勾选1或0者,列为失能项目

- □ 3. 独立使用电话,含查电话簿、拨号等
- □ 2. 仅可拨熟悉的电话号码
- □ 1. 仅会接电话,不会拨电话
- □ 0. 完全不会使用电话

服用药物【□不适用(勾选"不适用"者,此项分数记作满分)】

勾选1或0者,列为失能项目

- □ 3. 能自己负责在正确的时间用正确的药物
- □ 2. 需要提醒或少许协助
- □ 1. 如果事先准备好服用的药物分量,可自行服用
- □ 0. 不能自己服用药物

处理财务能力【□不适用(勾选"不适用"者,此项分数记作满分)】

勾选0者,列为失能项目

- □ 2. 可以独立处理财务
- □ 1. 可以处理日常的购买,但需要别人协助与银行往来或大宗买卖
- □ 0. 不能处理钱财

2. 功能独立性评定量表 分为7级6类18项,每项满分7分,共126分。评定内容包括自理活动、括约肌控制、转移、行走、交流和社会认知。

四、社会参与能力评定

白内障导致的视觉功能下降虽不危及生命,但可影响患者就业能力、社会生活能力,大大降低患者生活质量,给患者造成巨大痛苦,给家庭及社会带来沉重负担。社会生活能力评定采用社会功能缺陷筛选表进行评定,生活质量评定采用SF-36。SF-36是普适性生活质量评定量表,包括躯体健康(生理功能、生理职能、躯体疼痛和总体健康)和精神健康(活力、社会功能、情感职能和精神健康)两个方面。

第二节 康复治疗

白内障的治疗包括基础治疗、手术治疗和康复治疗等。基础治疗有药物治疗、基础疾病(糖尿病、高血压等)治疗、导致白内障的原发病治疗。

手术治疗是白内障的主要治疗措施。白内障手术的主要适应证:①视功能不能满足患者的需要而手术后可提供改善视力的可能;②晶状体混浊妨碍诊断或处理眼后段疾病时;③有临床意义的屈光参差合并白内障存在时;④晶状体引起其他眼部病变;⑤虽然患眼已丧失视力但

影响外观时可在患者要求下施行白内障手术。先天性白内障若对视力影响不大则无须治疗，定期随访；若晶状体混浊明显影响视力应尽早手术，无晶状体眼可进行屈光矫正和视力训练。

一部分白内障患者虽经积极治疗，但仍存在一定程度的视力障碍，严重者发展成低视力或盲。对于这些患者，应当采取积极的康复措施，尽可能地恢复其残存的视觉功能，使其能够像健全人一样生活。结合视力康复评定结果和患者的需求制订个体化的康复方案。白内障康复治疗目的包括：改善远距离、中距离和近距离视力；提高阅读能力；减少畏光或改善对亮或暗的适应；提高独立安全行走的能力；改善日常生活的能力，提高生活质量。

一、视觉康复治疗

1. 屈光矫正训练　先天性白内障术后的视觉康复治疗，屈光矫正尤为重要。除了关注光学效果，还要考虑患者的配合程度、经济能力；对于依从性差的患者，不建议使用角膜接触镜。

2. 对比度训练　调整对比度的方法有过滤光线、控制反射光、调整颜色和控制照明等方式。白内障患者使用亮度和照明方向均能调整的照明方式，有利于提高辨识度，提高视觉质量。

3. 视野训练　视野训练建立在视力康复的基础上。中心视力尚可但视野缩小的患者，可使用倒置望远镜、负镜片、棱镜来扩大视野。中心视力严重损害的患者，可训练偏心注视能力来提高视觉质量。中心视力极差并有视野严重缩小的患者，可使用带有扩视野功能的智能助视系统或盲杖。偏盲患者可通过棱镜来补偿缺损侧视野。另外，眼球和头部运动幅度的增加可扩大视野。

二、作业治疗

1. 日常生活活动训练　包括训练使用电器、做家务劳动、做饭、进行衣物整理等。其目的是提高患者生活上的安全性和独立性。

2. 健康教育　预防及治疗基础疾病，如糖尿病、高血压等；注意合理用药，长期应用或接触对晶状体有毒性作用的药物或化学物品可导致晶状体混浊；避免辐射损害，如红外线、电离辐射、微波等电磁波均可导致晶状体混浊；积极治疗原发疾病；加强优生优育，预防、减少先天性白内障。

白内障患者适应生活的能力因视觉障碍发生年龄、性格、教育程度、经济状况等因素而相差很大，老年人可能会较平静地接受，而青壮年人则会受到巨大打击，出生就失明或逐渐失明的人会相对平静地接受。对于白内障患者的心理康复，应先协助患者认知自身视觉状态，使其积极接受帮助，才能顺利、有效地开展康复工作。

三、康复辅具

白内障患者的剩余视力借助助视器可以得到充分利用。助视器的选择要根据患者的最佳矫正视力和视觉需求，同时还需考虑使用环境、身体条件、经济条件、配合程度等因素。

1. 光学助视器

（1）远用光学助视器：通常，望远镜不能在行走状态下使用，以避免安全隐患。双目望远镜通常适用于中度视觉损伤；单目望远镜倍率高，适合短时间看远处细小目标，或在双眼矫正视力后，视力相差仍比较大时使用。具有单视能力者在使用单目眼镜式望远镜时可以行走，方法是在行走时，用没有配戴望远镜一侧的眼观察路况信息和周围环境，用配戴望远镜的眼看对侧眼无法看清的细节。

（2）近用光学助视器：主要有眼镜式助视器、放大镜及近用望远镜。眼镜式助视器与普通眼镜最为相似，可在长时间阅读时使用，但工作距离短，容易引起颈椎疲劳。手持放大镜的使用距离相对较远，且可依据需要来改变，适合短时间辨认精细目标时使用；台式放大镜的阅读距离相对正常，视野相对较宽，适合视野缺损者、儿童或不能长时间使用手持放大镜的患者。近用望远镜可利用远用望远镜辅助阅读帽达到视近目的，其阅读距离取决于阅读帽的屈光度，最大的特点是在较高放大倍率下仍有较长的工作距离。

（3）中距离光学助视器：主要为望远镜，包括可调焦眼镜式望远镜和普通望远镜加阅读帽。中距离光学助视器多为双目设计，可解放患者双手。

2．非光学助视器

（1）电子助视器：具有屏幕大、放大倍率大、对比度和阅读模式可调等特点，其视觉效果明显优于光学助视器。台式近用电子助视器适合在固定场所使用；手持式近用电子助视器使用便捷；台式远近两用电子助视器既可聚焦在远处目标也可聚焦在近处目标，同时满足看远和看近需求，适合学生上课使用。智能手机的放大应用软件正在被逐步应用到视觉康复治疗领域。

（2）非视觉性康复治疗：能够最大限度地利用听觉、触觉、嗅觉等非视觉感觉来获取外界信息，是视觉康复的重要补充。以听觉代偿视觉不足的有兼有语音功能的书、标记卡、计算器、体重计等；以触觉代偿视觉不足的有墙缘防护、扶手、导盲犬、盲道、盲杖等；低视力辅助软件、智能眼镜、超声波导向仪、全球定位系统等，可以帮助白内障患者获得信息。盲杖是盲人和低视力患者最常见、最具独立性的辅助行走工具。

（张锦明）

第七章

聋康复评定与治疗

2022年中国残疾人联合会数据显示我国残疾人总数约8 500万人,其中听力残疾约2 000万人。聋也被称为听力减退、听力损失或听力障碍,为听觉系统发生病损所导致的听觉障碍,表现为听不到或听不清声音。聋轻者为重听,有一定的残留听力,重者为全聋,基本无残留听力。若自幼失听,不能形成听觉反馈,发出的声音逐渐内化,最终可能变哑,即不能说话。

聋康复即聋听力语言康复,指协调各种因素,综合各种途径和方法、措施,对聋者进行听力语言康复训练,使其尽可能形成和发展语言,发展思维和能力,帮助其回归社会。

聋康复的实施需要康复医师、康复治疗师、康复护士、语训教师、聋者本人及家属在内的广泛成员参与。聋康复的措施和手段主要包括:①掌握聋的原因,在测定听力损失种类和程度的基础上为聋者选配助听设备;②最大限度地利用和发展聋者的残留听力,为其训练听话、说话训练提供各种科学的方法;③为确保聋者适应,对环境进行改造;④为帮助聋者掌握生活自理、职业技能而采取的方法;⑤为帮助聋者适应家庭和社会环境而进行的心理训练。

第一节 康 复 评 定

聋的康复评定不仅需要了解聋的原因,明确诊断,还需要掌握聋的种类、严重程度,为实施有效的治疗提供依据。人耳听到声音的频率范围在20~20 000Hz之间,以1 000~3 000Hz最为敏感。造成聋的原因有很多,先天因素中有遗传和非遗传,前者有近亲结婚、基因突变等,后者主要有产前因素和产程因素,如孕妇病毒感染、药物、窒息和产钳外伤等。在后天因素中,有由病毒感染、药物和外伤等因素引起的,也有疾病导致的,如克汀病、糖尿病、肾脏疾病等,人体内某些必需元素缺乏或代谢障碍也可能导致聋。

一、聋的分类

(一)根据损害的性质分类

根据损害的性质,聋可分为功能性聋和器质性聋两大类。功能性聋多由精神创伤引起,听觉检查并无器质性病损,经过心理治疗可以恢复。器质性聋包括传导性聋、感音神经性聋和混合性聋。

1. 传导性聋　听觉系统的传音部分发生病损导致的聋为传导性聋。传音系统包括外耳道、鼓膜、听骨链、蜗窗和前庭窗,一般聋的程度较轻,很少超过60dB,大于60dB时可以借助骨导形成听觉。通过康复治疗,患者的预后较好。

2. 感音神经性聋　听觉系统的感音部分发生病损导致的聋为感音神经性聋,听力损失常在70dB以上。听力可能在某一段或全部频率上都严重损失,多数以高频听力损失为主,常先出现高频听力损失,逐步出现中频和低频听力损失。外伤、疾病和抗生素的毒性作用使其发生有逐渐增多的趋势,脑部疾病导致的聋多属于此类,目前在医学上难以实施有效的治疗。

3. 混合性聋 若听觉系统的传音部分和感音部分同时发生病损，称为混合性聋，兼有传导性聋和感音神经性聋的特点，治疗上应根据病因和损伤程度实施相应的治疗。

（二）根据发病的时间分类

按照听力损失发生的时间（出生前后）可分为先天性聋和后天性聋两类。

1. 先天性聋 指母体妊娠过程、分娩过程中异常或遗传因素造成的聋，多为感音神经性聋，若控制听力功能的基因发生畸形则可能具有遗传性。

2. 后天性聋 儿童出生后，疾病、药物、外伤或环境等因素导致的听力损失为后天性聋。

（三）根据语言的发展分类

从语言发展的角度看，可分为学语前聋和学语后聋。

1. 学语前聋 在出生前或语言学习完成前发生的聋为学语前聋。多数学者认为儿童语言学习完成的时间是在 4 岁，此阶段若发生聋，语言尚未形成和完善，语言的经验少，通过康复训练获得语言的能力较困难。因此，学语前聋康复的关键在于早期发现和早期干预。

2. 学语后聋 在完成语言学习、掌握语言后发生的聋为学语后聋。由于具有语言基础和经验，在基础疾病得到控制后，通过康复治疗可以取得较好或一定的效果。

二、聋的程度

听力损失程度指在 500Hz、1 000Hz、2 000Hz 三个主要语言频率上听力损失的平均数；聋指双耳，若双耳听力损失程度不同，以听力损失轻的一耳为准。根据我国标准，如一耳聋，而另一耳的平均听力损失≤40dB，则不属听力残疾范围。

（一）国际组织的分级标准

1964 年国际标准化组织（International Organization for Standardization，ISO）、1980 年世界卫生组织（WHO）和残疾人奥林匹克运动会关于聋的分级标准见表 7-1。

表 7-1 国际组织关于聋的分级标准

听力损失 /dB	等级	ISO 标准	WHO 标准	残疾人奥林匹克运动会标准
0～25	A	正常	正常	
26～40	B	轻度聋	轻度聋	不可以参加聋人奥林匹克运动会
41～55	C	中度聋	中度聋	
56～70	D	中重度聋	重度聋	
71～90	E	重度聋	严重聋	可以参加聋人奥林匹克运动会
90 以上	F	极重度聋	极度聋	

注：ISO，国际标准化组织；WHO，世界卫生组织。

（二）我国教育部门的分级标准

在教育上，对聋程度进行划分有实用价值，有利于聋儿的教育安置和分类教学，为不同程度聋儿提供特殊教育，具体分级标准见表 7-2。

（三）中国残疾人联合会的分级标准

我国听力残疾分类标准执行的是 2011 年 1 月 14 日国家标准化管理委员会公布的《残疾人残疾分类和分级》（GB/T 26341—2010），具体内容见第三章第二节。

表 7-2 聋在教育上的分级标准

听力损失程度	听觉强度/dB	教育含义
轻度	27~40	听远距离声音有困难，随班就读，在排座时应给予照顾
中度	41~50	能理解会话语言，但听不清课堂上的讨论，随班就读时需要配戴助听器和接受言语训练
中重度	51~70	需要配戴助听器和接受听觉言语训练后方可随班就读

三、聋的测定

先要明确评定对象是否有聋，如聋儿某些行为与智力障碍的儿童相似，容易混淆；然后再进一步确定聋的性质、种类、程度及发病部位，为康复治疗提供依据。

（一）行为观察

聋者在行为表现上与听力正常者不同，如对自己发出的声音不以为意，发出的声音单调，常以发脾气来引起别人的注意，常以比画手和身体其他部位来表达自己的意思，在看电视时将音量开得异常大，常常答非所问，频繁重复刚讲过的内容，不合群等。但是对于年龄较小（0~1.5岁）的儿童，通过行为观察很难把握其听力状况，此时可以通过观察他们对声音刺激的行为反应初步确定听力状况。

（二）听力检测

听力检测包括正式的听力检测和疑似听力障碍筛查，后者主要是通过特定的评定量表和观察予以鉴别。以下为听力检测常用的方法。

1. 音叉测听 常用来鉴别聋的性质，包括4种检测方法。①骨导气导对比试验（又称林纳试验）：测定单耳气导听力的时间，通过比较二者时间的长短，判断听力是否正常或聋的性质。②骨导偏向试验（又称韦伯试验）：比较测试对象两耳的骨导听力情况，判断聋的性质。③骨导对比试验（又称施瓦巴赫试验）：比较聋者与健全人的骨导听力，判断聋的性质。④镫骨活动试验（又称盖莱试验）：对耳膜完整的测试对象，应用该方法检查其镫骨是否活动。镫骨活动试验阳性表明受试者镫骨可以活动，可感觉到声音有强弱波动；镫骨活动试验阴性表明受试者镫骨不可以活动，声音无强弱波动变化，可能是耳硬化症或听骨链固定。

2. 纯音听力计测听 纯音听力计是根据电声原理设计的电测听装置，能发出不同频率、不同强度的纯音，可以精确测出听力损失情况。其检测的是纯音的听阈，但是自然界中的声音，包括人的语音，均不是纯音；所以纯音听力计检测的结果并不能全面地反映听力损失者对语音的听觉状况，常需要结合言语测听，才能更加全面地反映听力损失的情况。

（1）测听环境：测听室是保障听力测试结果准确的重要条件。理想测听室的背景噪声、通风情况和照明设备等一系列指标应符合相应的国家标准，如室内光线柔和、温度适宜、物品陈设简洁，面积在 $10m^2$ 左右，本地噪声小于 35dB。

（2）听力评定人员：包括测听人员和诊断人员。测听人员应为具备 3 年以上实践工作经验的耳鼻喉科医师、取得国家助听器验配师资质的专业人员和听力测试专业人员。诊断人员应是中级职称以上的耳鼻喉科医师或听力学专业人员，能够使用电耳镜进行耳科一般检查；可独立完成纯音听力计测听，对结果进行分析，并能结合脑干听觉诱发电位、耳声发射及声导抗等测试结果，判断听力损失的程度，进行听力残疾评定。

（3）测听设备：测听设备除了纯音听力计外，还需要脑干听觉诱发反应仪、耳声发射仪和声导抗仪。对于测听设备，测听频率应具备 500Hz、1 000Hz、2 000Hz 和 4 000Hz，耳机输出强度必须包含 25～100dB 强度区间，每 5dB 一档，且测试音为纯音。

（4）检测方法：在测听室内进行，先测气导后测骨导。检测前向受试者说明检测方法，令受试者听到声音时举手或按电钮。检查时一般先从 1 000Hz 开始，然后检测 2 000Hz、3 000Hz、4 000Hz、6 000Hz、8 000Hz、250Hz、500Hz，最后再对 1 000Hz 复查一次。音强调节先取一个预计值，如 40dB，若受试者能听到该强度的声音，则以 10dB 为单位减少音强，至受试者听不到声音时，再以 5dB 为单位逐渐增加音强。如此反复测试 3 次左右即可获得纯音听阈。

3. 言语测听　言语测听是指直接用言语信号进行测听，通常有以下两种方法。①改变发音人和受试者距离的言语测听法：健全人在 1m 处讲话产生的声压为 66dB，用力言语在 1m 处产生的声压为 46dB，距离发生改变，受试者感知的声压也将发生改变。听力损失就是受试者能听懂测试词汇的 50% 声压减去 12dB。②通过听力计进行的言语测听法：将测听词汇录音，测试室通过听力计的耳机将声音传送给受试者，检测者通过调节仪器旋钮控制语音输出的声压，一般每个词比前一个词低 5dB。受试者在某一声压能听懂测试词汇的 50% 时，再以该声压减去 12dB，就可以得出该受试者的听力损失的分贝。

4. 声阻抗测听　是一个客观测听法，对于听力正常和严重聋的测试有较好的价值，对于听力损失程度的判断不够精准。测试项目有静态声顺值测定、鼓压声顺测定、镫骨反射测定。

（1）静态声顺值测定：声顺是指鼓膜、听骨链对声能传导的顺应性，用毫升（ml）表示。静态声顺值是指外耳道与鼓室压力相等时的最大声顺，代表中耳传音系统的活动度，正常范围为 0.3～1.6ml，在耳硬化症、听骨链中断及分泌性中耳炎时与健全人有明显的差异。正常耳的声顺值范围较广，个体差异较大，多个中耳疾病可以对其造成影响，且不同年龄、性别间也有差异。因此，声顺值不宜单独作为诊断指标，应结合镫骨反射测定与纯音测听结果进行分析。

（2）鼓压声顺测定：在压力变化过程中测定中耳系统的声顺变化，根据测定的声顺值通过自动记录装置描记出来的曲线称为鼓室功能曲线，可以反映鼓室各种病变情况。如高峰型为健全人的鼓室功能曲线，低峰型表明受试者有耳硬化症，超限型表明受试者的听骨链中断，平坦型表明受试者有鼓室积液，负压型多见于咽鼓管的异常开放。

（3）镫骨反射测定：常用来评定听力损失情况。用一定强度的声刺激引起双耳镫骨肌反射性收缩，从而导致声顺变化，通过记录装置描绘出来，形成一个弧度向下的曲线。一般将能否引出镫骨肌反射作为中耳系统功能的指标，如镫骨肌反射存在表明听骨链完整，活动良好，肯定无传导性聋，否则表明有传导性聋。

5. 脑干电反应测听　声音从耳蜗由听神经传入大脑听觉中枢，通过一系列神经核的作用，产生神经生物电的变化，将这种变化用远场记录法由颅顶记录下来，经过计算机处理，可以在电脑上显示，并通过纸张描绘出来。健全人的听性脑干反应由 7 个部分组成，分别为Ⅰ波、Ⅱ波、Ⅲ波、Ⅳ波、Ⅴ波、Ⅵ波、Ⅶ波，各自来源于听神经、蜗神经核、上橄榄核、外侧丘系、下丘、内侧膝状体、内侧膝状体放射。Ⅰ波、Ⅱ波、Ⅲ波、Ⅳ波、Ⅴ波的出现最有价值，一般以Ⅴ波的出现作为听阈指标，Ⅴ波出现时声源的声压数量即为受试者的听阈。

脑干电反应测听是利用声刺激诱发的脑干生物电反应客观地检查听觉系统与脑干功能的方法，主要用于检测听阈和耳神经学的病变情况，可用于新生儿和婴幼儿的听力筛查和检测。由于脑干电反应测听不受全身麻醉或睡眠的影响，受试者在测试过程中可以服用镇静剂。

第二节 听 力 治 疗

我国过去听力语言康复训练的干预年龄在 2~6 岁,但是近年来越来越多的学者认为干预的时间越早越好,应为 0~6 岁。客观上,聋的早期发现很困难,儿童通常在 1 岁多,甚至 2~3 岁时才被发现,新生儿听力筛查纳入新生儿疾病筛查项目有助于聋的早期发现。实践证明,早期干预,即早发现、早治疗、早补偿(配戴助听器或植入人工耳蜗)、早康复,有利于聋儿得到更好的发展,并且干预得越早,效果越好。听觉训练是发音训练和言语训练的基础,以下为主要的训练内容和方法。

听力语言康复训练主要包括听觉训练、发音训练和言语训练,在训练过程中应遵循以下原则。①早期原则:听力语言康复训练应做到早发现、早诊断、早治疗、早康复。②融合性原则:不应采用单项训练,应尽可能多地使用多种方法融合进行,如教学、训练与生活的融合,听觉训练、发音训练和言语训练的融合,特殊的专业训练与全面和谐的启蒙教育融合等。③多感官刺激原则:在训练过程中,应充分利用视觉、触觉、语言动觉等,以增强训练的效果。④趣味性原则:在训练过程中应激发聋者的积极性,尽可能使其自觉接受训练。⑤巩固性原则:对聋者取得的进步和成绩,应正性强化,巩固效果。⑥集体和个别训练相结合原则:由于聋的原因、程度、时间,家属态度和教育环境的不同,在语言的发展上存在着明显的差异,这就要求在班级式训练的同时,要注意个别化教学和训练。

1. 听觉察觉训练　帮助聋者建立声音意识,使用能发出声音、振动明显的物体如鼓、音箱、木鱼等教具;从低频段开始逐步向高频段推移,一边听声音,一边通过手和脸感知物体的振动。

2. 听觉注意训练　听觉注意训练是辨别声音有无的训练,使用可以控制声音的工具进行;距离上要由近及远,强度上由强到弱,方式上由正面转向聋者的背面。

3. 听觉识别训练　认识和识别各种声音的意义。包括:声音特点的识别训练,如识别不同强度、不同音调、不同长短的声音;不同物体发出的不同声音训练;对音素、音节的辨别训练;字、词、短语及句子的听觉辨别;声音方向和声源空间位置的辨别;听觉记忆的训练;听觉选择训练,即能够听取希望听到的某种声音的能力。

第三节 言 语 治 疗

一、语音训练

语音是通过发音器官发出来的,人的发音器官包括声门下系统、喉部和声门上系统三个部分。声门下系统由气管、肺、胸廓、呼吸肌等组成,是发音的动力来源,为发音提供能量;喉部通过控制声带运动发出不同的声音,如一般元音、浊辅音、清辅音等;声门上系统由咽腔、口腔和鼻腔等共鸣器官组成,使从喉部发出的声音放大。发音训练是在听觉训练的基础上,充分利用聋者的残留听力和感官功能,通过发音指导,使聋者能够运用发音器官,掌握音素、音节等的发音要领,建立聋者的有声语言体系,发展语言交往能力。语言的形成和掌握是人类区别于其他动物的一个突出标志,发音训练是形成和发展有声语言的前提和基础。发音训练的主要内容和方法可分为七个方面。

(1)呼吸与控制训练:健全人的呼吸分为两种,一种是维持机体新陈代谢的呼吸,主要靠肋骨的运动来实现,呼吸速度 16~20 次 /min;另一种是用于发音需要的呼吸,称之为发音呼吸或语言呼吸,受人意识的控制和感情的参与,呼吸速度 8～10 次 /min,需要特别训练才能掌握。健全人在语言学习过程中就在学习语言呼吸的调整和控制。

（2）呼吸与声带配合训练:呼吸与声带振动的协调配合是发音说话的基础,声带是发音说话的声源。如何在呼吸时促使声带振动发出声音,是发音训练的重要内容之一。触觉感知训练就是感知发音时声带的振动,长音、短音训练是训练声带自由调节音节的长短。

（3）口腔训练:口腔是发音器官中最重要的共鸣器官和构音器官,声音经过口腔的变化可以发出不同音色的音;若口腔发生问题,常出现发音不准、不全,影响发音的准确性和清晰性。口腔训练包括舌部训练、双唇与唇齿训练。

（4）鼻音训练:训练聋者体会气流从鼻孔中通过的感觉,为发鼻辅音打下基础,包括鼻音哼唱、学动物叫等。

（5）嗓音训练:是指在发音时声带的振动训练,训练时应注意元音和辅音的结合训练。

（6）音素、声母、韵母和音节训练:音素的不同组合构成不同的音节,音节是语音的基本单位,分为声母、韵母和声调三个部分,是语音中能够自然感知的最容易区分的语音单位。聋者学习发音,要从最基本的、最单纯的音素开始。

（7）正音:正音是对聋者发出的音予以纠正。它是一个复杂的过程,需要坚持不懈,不能急于求成,要使聋者在任何情况下养成正确发音的习惯,在学习和生活中帮助聋者进行正音。

二、言语治疗

语言是一种客观存在的信息载体,是人们在社会生活中形成的一种约定俗成的符号系统。它是以语音和 / 或字形为物质外壳、以词汇为基本材料、以语法为结构规则的符号体系。它的语音、字形、字义、词汇、句子、篇章都有规律性,具有社会性和相对稳定性,言语活动包括语音的表达和语言的感知两个方面,前者有说和写,后者有听和阅读。正常儿童的语言发展经历语言的准备阶段（0～1 岁）、语言的形成阶段（1～3 岁）和语言的发展阶段（3～7 岁）。

言语训练是在听觉训练和发音训练的基础上,通过系统训练,使聋者形成运用口语进行交流的意识和习惯,进一步发展有声语言的听、说能力。以下为言语训练的主要内容和方法。

（1）语言交往意识的训练:是指训练聋者运用有声语言进行交往的意识,如在聋者进行非语言交往的过程中鼓励使用有声语言,训练聋者运用有声语言交流的技巧。

（2）语言理解能力的培养和训练:语言不是先天就有的,需要后天逐步学习获得。语言理解能力训练可借助助听设备给予足够的语音刺激,此时需要注意语音和语义的结合、听和说的结合、注意重复、直观等技巧。

（3）语言表达能力的培养和训练:是指训练聋者说话和写作能力,准确表达自己的思想,如培养说的习惯、说词训练、短语训练、句子训练、连贯性语言表达训练等。

（4）对话训练:是指聋者语言理解和表达的综合训练。聋者不仅要认真听说话者的表达,还要综合说话者说话时的表情、动作、所处环境等,判断和理解说话内容,随后组织语言,选择恰当的语音内容和语言形式回答。

第四节　康　复　辅　具

听力补偿和听力重建是对聋者进行有效康复治疗的重要条件和前提。理论上,任何听力损失程度的聋者,都可以实施听力语言康复;然而实际上,有些听力损失严重的聋者听力语言康复相当困难,也无法解决听力问题,听力损失在110dB以上者目前仍无法解决听力问题。聋儿听力语言康复的适宜聋程度为40～110dB之间。目前的资料显示,聋儿中约90%的听力损失在41～90dB之间,他们有一定的残留听力,通过配戴助听器可以使听力得到较好的补偿;听力损失在90dB以上为极重度聋,配戴助听器无效或效果很差,但91～110dB之间的聋儿通过植入人工耳蜗可以使听力重建。助听器、人工耳蜗植入和听力语言康复训练可以改善和补偿聋者的听力。

一、助听器

助听器实际上就是一个小型扩音机,将声音放大,使聋儿听到以往听不到或听不清的声音,最大限度地利用残留听力,经过听觉训练,实现听、说功能。以往认为,只有传导性聋才适合使用助听器,目前认为药物等因素导致的感音神经性聋配戴适宜的助听器后也可以获得良好的效果;以往认为,只有残留听力较好者配戴适宜的助听器后才能有较好的效果,目前认为听力损失程度较重者通过配戴适宜的助听器也可以获得良好的效果。因此,无论聋者听力损失程度如何、是何类别,只要条件允许,都应为其选配适宜的助听器。聋儿经过听力学专业的帮助,配戴适宜的助听器,有助于最大程度地补偿听力损失。

1. 结构 尽管助听器的类型、型号繁多,但基本结构都是一样的,主要由传声器(即话筒)、放大器和接收器组成,还有电池、各种调节装置和开关等附件。传声器收集声波并使之转化为电脉冲;放大器将传声器收集并转化成的电脉冲给予放大;接收器即耳机,将电信号还原为声信号,与传声器的换能方式相反,有骨导和气导两种途径。

2. 类型 助听器根据其体积、功能和适用范围可以分为集体助听器和个体助听器。

集体助听器是由一个或多个传声器、一个放大器、几个耳机组成的一套助听设备,主要用于聋校的集体教学、野外活动、会场等,有3种类型。①固定式有线集体助听器:在教师桌子上安装一个主机,连接若干传声器,将声音分别传到聋儿的座位上,每个聋儿可以通过自己的专用耳机接收和放大声音;②调频式助听器:教师配戴一台调频信号发射器,聋儿配戴接收器,接收教师所说的话;③闭路电磁感应集体助听器:由调频接收放大器,按照在教室内的电磁感应线圈来接收录音设备或老师的声音,并将其转化成电磁波,信号放大后由聋儿配戴的助听器接收信号。

个体助听器就是普通人通常说的助听器,体积小、外形美观、配戴方便,主要有5种类型。①盒式助听器:将传声器、放大器和电池组装在一个小盒内,放在口袋,由一根细导线连接耳机和机身,将耳塞插入聋儿耳道内即可;多采用气导,适合聋程度较重者使用。②耳后助听器:将传声器、放大器、电池、接收器均装在一个很小的、类似香蕉形状的小弯盒内,挂在聋者耳后,只限于气导传声,已逐渐被耳内助听器、耳道内助听器取代。③耳内助听器:是一种微型化的助听器,助听器的全部配件在一个很小的空心外壳中,放入耳内即可,不易被发现。④耳道内助听器:是在耳内助听器的基础上发展而来的,体积更小,助听器置于耳道内,很难被发现。⑤眼镜式助听器:将助听器的配件放在眼镜框的腿部,与眼镜融为一体。

3. 主要性能指标 ①频率范围和频响曲线,人耳的听觉频率为20～20 000Hz,人语音频率为80～12 000Hz,最敏感的语音频率为1 000～4 000Hz;汉语语音频率在1 000Hz以上的比例很少,但影响清晰度的60%,要求助听器的频率范围至少在300～3 000Hz。频响曲线是指频率相应曲线,据此可以判断出助听器的频率范围。②声增益,助听器的放大能力用增益表示,以声增益分贝表达。③最大声输出,声输出即输入的声压级与相应的增益之和,即耳机输出声音的声压级；耳机输出的声压级不能再增加时的声压级即为最大声输出。④信噪比与等效输入噪声，信噪比为信号与噪声系统的声压之比，数值越大越好；而等效输入噪声是指当没有语音信号时，噪声声压级与增益之差，越小越好。⑤失真度，是指通过放大器放大的声音与原声音的差异，小于 5% 基本上可以保证语言的逼真性。⑥动态范围，是指助听器的最大声输出与增益之间的差值。⑦静态电流，是无信号输出时所消耗的电流。

4. 助听器的适应训练　配戴助听器的适应时间一般为 1～2 个月，需要进行适应训练，切忌强制戴用。

（1）环境的选择：初期戴用助听器时应选择一个安静的环境，要注意首次效应，如放一段优美、柔和的音乐，音量由小到大，使之逐步适应。

（2）示范的作用：聋儿配戴助听器前，应由教师先示范，让聋儿模仿，分步戴用。先戴耳塞，适应之后再连接导线，然后插机身，再装上电池，打开开关时注意控制音量由小到大。

（3）设备的熟悉：熟悉设备是助听器适应性训练的重要内容，让聋儿熟悉助听器旋钮的功能和使用方法，尽快找到适合自己的位置，缩短他们对声音不适的时间距离。

（4）配戴时间的适应：初戴助听器时不宜配戴时间太长，但不应间断，时间上应逐步延长。

（5）心理支持：有些聋儿在配戴助听器的早期有恐惧、烦躁或反感的情况，应耐心解释，不要强迫聋儿。有人认为，聋者由于聋不会说话，因此聋康复重点在于适配助听器，从而训练聋者发音、说话、听话和看话的能力，这样就为聋者回归社会扫清了障碍。实际上，聋者与健全人相比，其特殊性不仅表现在听觉和语言方面，在心理、知识的获得及社会适应性方面也有障碍，这些同样影响聋者的生活和工作。

二、人工耳蜗植入

人工耳蜗实际上是一种特殊的助听器，只是与普通的助听器工作原理不同，可以重建听力系统和改善聋儿的听力。

1. 工作原理　人工耳蜗是模拟人的耳蜗毛细胞功能而设计的一种声电换能器，可以取代人不发挥作用的耳蜗。它由外置部分和植入部分组成，外置部分包括麦克风、语言处理器、发射线圈和导线，相当于耳蜗的毛细胞，接收声波并转化为电信号进行放；植入部分包括接收器和电极，经过手术植入耳蜗基底膜下，接收器通过导线与外置部分联结，电极的一端连接收器，另一端连蜗神经的神经末梢，外界的声音刺激通过末梢神经传递到大脑皮质的听觉中枢，形成听觉。因此，它对于耳蜗性聋的治疗效果很好。

2. 使用对象的选择　人工耳蜗对使用对象有一定的要求和限制，不是所有的聋者都可以使用。

成人使用对象应符合以下条件：①双侧极度感音神经性聋，纯音听阈大于 95dB；②借助助听器无效；③耳内结构正常，无进行性疾病；④无手术禁忌证，如严重的内耳畸形、听神经缺陷、严重的智力低下、严重的精神疾病等；⑤心理学和情感检查无异常发现。

对于聋儿使用对象的选择，除上述条件外，还要求以下条件：①年龄在 18 月龄以上；②聋儿及家属对人工耳蜗植入有适当的期望值，参加术前康复训练；③具备手术后康复训练的条件。

3. 术后康复训练　术后 1 个月开机进行调试，开始进行听觉语言康复训练。听力损失严重的聋者实施人工耳蜗植入手术后听到的声音与正常的声音相比有畸形和失真，因此需要一个学习和熟悉的过程，进行必要的听觉语言康复训练。

（1）训练原则：除定期评估、积极鼓励、坚持训练外，还包括以下原则。①设定合理的发展目标；②在听觉训练过程中尽量避免视觉辅助手段的介入；③坚持每日一对一的个性化听觉训练；④听觉训练应尽可能在游戏中与言语训练、智力训练结合完成；⑤在训练初期用哪些词进行训练没有限制，提倡选择熟悉、感兴趣的内容，结合日常生活活动；⑥要求训练环境安静，帮助建立清晰、稳定的声音信号系统。

（2）训练方法：听觉口语训练法是首选的训练方法，强调以语音而非环境的声音作为主要的听觉刺激。交流是语音学习的最佳途径，内容包括：①感受声音的有无，包括对自然声响的感知和对语音的感知，多感受和欣赏音乐，体会音乐的节奏和旋律，教导聋者学会聆听是所有训练的基础；②感受声音差异的训练，逐步使聋者感受声音长短、高低、强弱和节奏快慢的差异；③辨听训练，分为闭合式辨听训练和开放式辨听训练，前者有一个选择的范围，后者则没有选择范围，辨听词语的内容由易到难，选择范围由小到大，句子关键词的数量由少到多；④复述训练，没有选择范围的辨听，包括有提示的复述和没有提示的复述；⑤对话交流训练，包括相关内容的对话交流和无关内容的对话训练。

第五节　康复教育

目前聋者康复的主要理念是"早发现、早补偿、早实施康复训练和教育"。一体化融合教育是目前聋者康复教育的趋势，是针对早期发现的聋儿特点、缺陷的种类和程度，设计早期干预教育的环境、条件和方式，确定早期干预教育的阶段，制订早期干预教育的内容和方法，包括回归主流的一体化融合教育和全纳融合教育。一体化融合教育一方面使聋儿在干预机构真正获益，另一方面体现并鼓励家长使聋儿通过自然途径和血缘关系获得影响和教育，同时配合早期干预机构，共同努力使聋儿在适宜的环境中得到全面、和谐、最大限度的发展。

1. 回归主流的一体化融合教育　回归主流主要体现在对聋儿的教育安置方面，要求根据聋儿的种类和程度，尽可能将他们与正常儿童安排在一起接受教育，打破传统的隔离式教育，实现聋儿的特殊教育与普通教育的融合，有利于聋儿的早期康复训练，与正常儿童的交往也有利于聋儿的心理健康发展。融合教育不仅应致力于将特殊需要儿童接纳到主流社会或普通学校，还应最大限度地扫清聋儿全面参与的各种阻力，普通学校必须改善教育和服务体系、重建学校系统、重组教学资源、改善教学策略。

2. 全纳融合教育　1994 年西班牙萨拉曼卡世界特殊教育大会提出"全纳教育"的概念，以"特殊需要儿童"的概念取代过去常用的"残疾儿童""特殊儿童"概念，要求人们要从教育的角度而不是医学角度去考虑制订教育计划；其目标是确保所有的儿童都能够接受学校所提供的教育和参与的计划，核心价值是促进全体儿童的全面参与，体现平等、公平和尊重，创造一个可持续发展的未来社会。全纳融合教育具有以下特征：①要求在普通学校普通班的所有学生，不论是否有残疾，不论残疾程度如何，都必须在普通班内接受所有的教育；同时要求学校教育要满足所有学生的需要，并根据每个学生的需要提供服务。②要求教师和其他工作人员组成特殊需要儿童工作小组，为有特殊需要的儿童提供高质量的帮助。③课堂教学由一般课程和个别教育计划构成，课堂教学主要以小组学习的方式进行，保证每个儿童都有同样的参与机会，同时为有特殊需要的聋儿提供早期干预。

（王玉龙）

第八章

重听康复评定与治疗

聋人是完全听不到声音的人，而重听人是属于任何其他类别（轻度、中度、中重度、重度聋）的人，有听声音的能力，或在助听器的帮助下能听到声音。虽然重听人数不多，但是在社会中，这是一个非常重要的群体。随着老年人数量的持续增长及其重听发病率的上升，越来越多的重听人需要帮助，以维持或改善他们的日常生活质量。此外，一些杰出人士尽管有听力损失，但他们对社会作出的巨大贡献已引起人们的关注。

重听的康复包括两个方面：一方面是针对病因治疗，尤其是外耳和中耳的病变。有些重听患者在祛除病因后，已损失的听力尚能部分或完全恢复，如药物、噪声导致的重听，经早期发现并及时处理，可有较好的预后。另一方面是如何恢复因病变而导致的听力障碍，如传音部分病变，鼓膜穿孔、中耳腔瘢痕粘连、镫骨板固定等，经过穿孔修补、鼓室成形、人工镫骨或镫骨手术等有可能使听力增进；感音部分病变导致的重听，目前尚无特殊疗法，尤其是化脓性迷路炎，以及一些病毒性传染病所造成的重听最为严重，一般不易恢复。有些患者通过超声疗法可以改善听力障碍。

要使重听的康复效果达到最大化，应该重视以下内容：①充分利用患儿的残留听力，尽早配戴助听器，并进行科学和有效的听力及言语康复训练；②在康复过程中，定期为患儿进行听力及语言评估，充分掌握患儿的听觉及语言发育情况，及时调整干预和康复训练方案；③家长积极参与干预和康复的每一个环节，是获得康复效果的关键一环。

第一节　康复评定

重听康复评定是要掌握重听的致病因素、听力损失的程度，以及更多地了解听力损失对日常功能的影响。重听人每一个听力损失的案例都是独特的，了解个案的特点和动态变化很重要。

一、重听分类及程度

（一）重听的分类

重听按照病变部位可分为三类。①传导性重听：由于听觉分析器的传音部分发生病变，声音的传导发生障碍；②神经性重听：由于听觉分析器的感音部分发生病变而出现的重听；③混合性重听：病变涉及传音和感音两个部分。

（二）重听听力损失程度

听力损失程度分类及级别如表8-1所示。

表 8-1　中国 1987 年制定耳聋程度标准

级别	听力损失范围
二级重听	语言频率平均听阈为 40～55dB
聋	语言频率平均听阈为 56～70dB
二级聋	语言频率平均听阈为 71～90dB
一级聋	语言频率平均听阈大于 90dB

二、重听评定

临床上通过筛查和检测就诊者来判断是否是重听及听力损失的程度。

（一）病史询问

内容包括一般项目、主诉、现病史、既往史、个人史、家族史等。

1. 一般项目　一般信息有姓名、性别、年龄、家庭情况、经济情况等。应注意以下信息：①年龄要写明"岁"，婴幼儿应写"月龄"或"日龄"；②职业应写明具体工作类别；③农村地址要写到乡、村，城市要写到街道门牌号码；④病史叙述者应尽可能是患者本人，儿童或神志不清者要写明代诉人姓名及与患者的关系等。

2. 主诉　主诉是指患者就诊的主要症状及其发生时间、性质或程度、部位等，语言要简洁明了，一般不超过 20 个字；一般不以诊断或检验结果为主诉内容，但确实没有症状者例外。

3. 现病史　围绕主诉，按照症状出现的先后顺序，详细记录从起病到就诊时疾病的发生、发展及变化的经过和诊疗情况。

4. 既往史　患者本次发病以前的健康及疾病情况，特别是与现病有密切关系的疾病，按时间先后记录。

5. 个人史　出生、成长及居留的地点和时间，特别是疫源地和地方病流行区；起居习惯、卫生习惯、饮食规律、烟酒嗜好及其摄入量，有无其他嗜好和麻醉毒品摄入史、有无重大精神创伤史；过去及目前职业、劳动保护情况及工作环境等；对儿童患者，除需要了解出生前母亲怀孕及生产过程外，还要了解喂养史、生长发育史。

6. 家族史　父母、兄弟、姐妹及子女的健康情况，有无与患者同样的疾病，有无与遗传有关的疾病，对家族遗传性疾病需要问明两系三级亲属的健康和疾病情况。

（二）重听诊断

调查显示，近 30% 的家长说不清楚孩子听力损失的原因，近 40% 的听力损失原因是可以避免的，如不用耳毒性抗生素以避免药物中毒等。

导致听力损失的原因比较复杂，一般可以从以下三个方面归纳：①妊娠时即开始发挥作用的原因，即遗传原因；②妊娠后产生影响的原因，即获得性或环境原因；③原因不明。

根据以上所列举的重听发生原因，可以理解重听的诊断相当复杂。因此，正确的诊断不仅要了解重听的病因，仔细地询问病史，还要进行有关的检查。首先，要耐心地询问病史，查明重听的时间、程度、原因、发病情况，是否伴有耳部及全身其他症状，有无烟酒嗜好，使用哪些药物，生活环境与工作环境，特别是噪声振动的强度与接触时间的长短，精神因素及全身健康状况等。其次，要做耳鼻咽喉各部分检查，必要时还须做心肺、血压、血液，以及内分泌功能和基础代谢等检查。确诊为重听患者后，还须做听觉功能检查，以确定重听的性质及程度。

1. 耳科一般检查　使用电耳镜检查外耳道和鼓膜是否正常,先看是否通畅,然后看鼓膜的完整性、色泽、活动度等,如是否有穿孔及其位置、大小、形状,周围是否有分泌物,是否有充血、积液、积血等异常变化。

2. 听力筛查　听力筛查(hearing screening)是应用耳声发射、自动听性脑干反应和声阻抗等电生理学技术,在自然睡眠或安静的状态下进行的客观、快速和无创的检查。可采用访谈与实际测试相结合的方式,了解是否有听力损失。

3. 使用纯音听力计测听　参见第七章第一节的相关内容。

第二节　康复辅具

1990 年 12 月 28 日通过的《中华人民共和国残疾人保障法》给予了重听人广泛的个人权利,保护他们在社会所有公共和私人部门不受歧视,提高公众的认识。1990 年 7 月 26 日通过的《美国残疾人法》规定了在主要大都市机场中要设立文字付费电话,在知名酒店中提供电视字幕,在酒店设施和客房内安装火警和闪光灯以便重听人知道火灾警报何时响起。

1. 通信设备　重听人和聋人的通信设备要求要配备电传打字机。这种机器有一个小打字机的外观,可以与普通的电话听筒一起使用,为重听人和聋人在社会交流中提供支持服务。随着通信技术的发展,重听人和聋人已经不必等待常规音调结束,可以更加迅速地实现自然对话。

2. 视频服务　它是一种在线交流服务,可以让聋人和重听人使用手语,而不是输入对话。通过网络摄像头和高速互联网,手语使用者可以登录电信网站,并与视频翻译人员连接,后者会呼叫听力电话使用者。在该网站上,手语使用者在网络摄像头上签名,摄像头画面就会出现在屏幕上,视频翻译人员看到手语使用者的手语,并将手语翻译成语音,以供电话线另一端的人听到。当听力健全人回答时,视频翻译人员将他们的话翻译成手语使用者的手语。

3. 助听器　助听器不能恢复听力,仅可以使声音放大,使用助听器从环境中收集了哪些信息是未知的,需要处理和训练才能识别有用的信息。因此,并不是所有重听人都能从助听器中受益,有些重听人不喜欢配戴。听力损失的类型决定了哪种辅助是最好和最有效的。助听器有各种各样的大小和形状,其设计每天都在改进,1901 年第一款电子助听器获得专利以来,多种新型的助听器相继问世,如数字化助听器。数字化意味着传入的声音被转化成数字,然后通过植入助听器电脑芯片的一套规则进行分析和操作。实践证明,数字助听器可以减少基于模拟技术的老式助听器所产生的各种失真。

4. 耳蜗植入设备　人工耳蜗是一种电子设备,它可以绕过没有功能的内部毛细胞,将声音转化为电脉冲,帮助重听人实现交流。植入者必须经过外科手术才能接受植入物,包括在耳后皮肤下放置一个内线圈和直接在内耳或耳蜗内放置一个刺激电极。2022 年 10 月全世界接受人工耳蜗植入手术者已经超过 100 万人。

5. 其他　电子邮件、传真机传真、呼叫器、通信软件、辅助听力系统(商业个人计算机网络、语音键盘等)都是改善重听人交流功能的有力工具。

(王玉龙)

第九章

失语症康复评定与治疗

关于失语症,学者们通过观察、研究,提出了多种不同的定义。通常所使用的是美国 Benson 的定义,其认为失语症是指脑部受损导致的语言功能受损或丧失。患者主要表现为意识清楚、无精神障碍、无感觉缺失(听觉或视觉的下降或丧失),无口、咽喉、舌等发音器官肌肉瘫痪及共济失调,但存在语言的感知、理解、表达和组织运用等方面的功能障碍。失语症患者面对的最大问题是言语交流困难,严重影响其生活质量。

失语症常见病因包括脑血管病、脑外伤、脑部肿瘤、感染等多种疾病,其中最常见的是脑血管病。关于脑卒中所致失语症的发病率,我国的研究资料显示至少 1/3 的脑卒中患者会出现各种语言障碍。另外,脑外伤也是失语症的一个重要原因。

临床上,失语症患者主要表现为听理解、口语表达、阅读理解、书写四个方面的障碍,每一种语言障碍在不同的患者会有不同的表现,而且同一患者不同时期表现也不同。因此需要对失语症患者进行规范化、个性化、精准化的评定与治疗。

第一节 康 复 评 定

一、失语症的评定流程

在进行失语症评定时,首先应该判断患者是否有语言障碍(筛查)、语言障碍的性质和程度、语言障碍的类型等,然后选择相应的方法进行语言功能的评定。

(一)病史采集

通过收集临床资料,康复医师或治疗师对患者的病变部位、性质、严重程度有了初步了解,通过与患者、家属或照顾者面谈获得病史,从而对语言受损情况进行一定的预测。

1. 失语症相关病情　要尽量详细地询问患者的脑血管病变、脑外伤、脑肿瘤的情况,血压和血糖是否正常,发病时间,发病过程及病情的发展与演变。

2. 一般情况　患者病后精神体力、食欲及食量、体重变化、睡眠等情况。

3. 失语症治疗相关病史　有无视力与视野障碍、听力障碍、构音障碍、行为和认知异常的发生,有无义齿或牙齿缺损等。

4. 康复治疗及训练史　患者来医院前是否接受过针对性的康复治疗和训练。对曾采取言语治疗的患者,应询问治疗经过、语言能力恢复过程等。

5. 检查报告　全面收集 CT、MRI、临床检验等检查报告。

6. 个人情况　了解患者个人生活的生活方式、兴趣爱好、性格特点、方言、用手习惯、年龄、受教育情况、经济状况、工作类型等。

7. 心理情况　通过与患者及家属的谈话,观察患者的情绪情感、交流动机、行为异常或认知障碍的发生情况、心理精神状况。

（二）评定内容

1. 听理解评定

（1）听觉测试：治疗师给出一张靶图、五张干扰图（靶图是猫，干扰图是羊、鸡、鸭、牛、马），同时让患者听猫叫的声音，让患者指出是哪个动物的叫声。一共听 10 种声音即可。

（2）数字听觉的广度匹配：从简单到复杂，从相同到不同，最多六位数，23-23，321-321，6 425-6 425，52 679-52 679，789 019-789 019，不同组 32-23，654-594，7 286-7 186，75 836-75 363，392 487-392 587 等，让患者判断哪组是相同的。

（3）真假词语的判断：治疗师说出正确和错误的两个词语让患者辨认真词，如梳子 - 子梳、粉笔 - 笔粉、躺椅 - 椅躺、桥梁 - 梁桥、深入 - 入深、无限 - 限无、好运 - 运好、无法 - 法无、英勇 - 勇英等。

（4）语义范畴的检测：治疗师说出一个词，给出 2 张图（一张是靶图，一张是干扰图），如说冰箱，给出的图是洗衣机、冰箱，重复几次。患者正确率比较高后，逐渐增加干扰图至最多 5 张。

（5）同义词判断：治疗师说出两个类似的词语，让患者判断是否为同一个意思，如葱头 - 洋葱、地瓜 - 红薯、高粱 - 樱桃、糕点 - 点心、梅花 - 葵花、钞票 - 金钱、铜板 - 美元、裤子 - 袜子、褂子 - 上衣、冬瓜 - 黄瓜等。

（6）同类词判断：治疗师说出一组词，让患者判断是否为同类词，如米饭 - 沙堆、水壶 - 茶壶、皮鞋 - 篮球、手表 - 闹钟、报纸 - 杂志、猫 - 毛、树 - 草、画 - 字、梨 - 灯、猪 - 羊等。

（7）句子理解：治疗师向患者展示 3～4 张图片同时说出句子，让患者找对应的图，检测的句子包括简单的主语 - 谓语结构、主语 - 谓语 - 宾语结构，如果患者以上都对，还可以检测有一定难度的被动句、比较句等。

（8）语段理解：朗读语段，患者听后回答问题，测试题要由具有故事情节的短文构成。患者理解语段不但需要短时记忆能力，还需要一定知识量（了解患者教育年限很重要）。

（9）执行指令：在桌子上摆放 3～4 个实物，患者执行治疗师的言语指令。指令由长度不等的语句组成，句子里包含一些方位词，如"旁边""前面""里""之间"，目的是观察患者对方位词的理解能力及听觉记忆广度。如患者对指令"把水果放在盘子里"的反应是摸一下水果，又摸盘子但不知如何摆放，说明他可以理解语句中的名词，短时记忆正常，但不理解方位词及两者的关系。

2. 口语表达评定

（1）口语表达

1）对话：治疗师询问患者的姓名、年龄、住址、工作、家庭信息等，了解患者的言语、流利性、语调、语句长度、发音的灵活性、语法结构，是否有找词困难，有无错语，是否有言语失用症和构音障碍。

2）图或物命名：治疗师给患者看一张图，呈现 30 秒，要求患者在 30 秒内回答出物体的名称。图片内容都是名词，如衣服、轮船、袜子、帽子、老虎、猫、狗、白菜、油菜、樱桃，一共有 10 张左右，开始最好是同类，然后到不同类（如果对于患者难度比较大可以从 3 张开始直至 10 张）。这也是对患者瞬间记忆和短时记忆的检测。

3）句子完形命名：给患者一张椅子的图同时再给出 5 张干扰图，治疗师说："这是我们需要坐着休息的一把……"这个测验用于观察命名困难的患者是否具有语句完形的能力。

4）反应命名：如洗衣机是用来干什么的？该测验属于找词测验，答案可以包括名词、动词，但同时也依赖于一定的听理解能力。

5）看图说话：看图说话相对来说难度比较大，如果以上 4 项测验正确率较高，则继续进行本项测验；如果正确率低于 50%，则暂缓进行本项测验。看图说话可以观察患者找词和构成句法结构的能力。

（2）复述评定

1）词复述：治疗师说一个词，让患者复述，治疗师可以重复说多次，复述的词语由 1～3 个字组成，以便观察词长效应，如果进行非词与真词复述检测，两类词长应相同，利于进行真词和非词复述的比较。词复述是一个简单作业，失败的原因应从两方面分析，一方面是听输入，另一方面是言语输入。

2）句复述：句复述测验中的语句由短到长排列。短句 3～5 个字，长句 10～20 个字。

3）看图或实物复述：治疗师与患者共同看图片或者实物模具，治疗师说出对应的词，让患者复述。

4）重复复述：治疗师说一个词，患者也跟着说一个词，然后治疗师再让患者重复说一遍。

5）延迟复述：治疗师说一个词，患者也跟着说一个词，继续其他治疗，间隔 5 分钟后再让患者复述这个词。

在上述口语表达测验中，应详细记录患者的言语反应，如声调、音位替代、置换、赘加、遗漏、一字相关、语义相关、新词、迂回语、持续言语等，通过分析错语的类别，判断患者找词或命名能力的损害层级，有利于指导治疗。

3. 阅读与朗读评定

（1）字辨认：出示一个靶字，患者从 3～5 个形近字中选出与靶字相同的字。不论是朗读还是阅读，前提是辨认熟悉的符号。它不涉及语义的理解，是单纯的视觉匹配。

（2）字词朗读：治疗师指出词语，让患者朗读。朗读的词应该与听词辨认、命名测验的部分词汇相同，以便将听、说、读、写功能进行对照分析。

（3）语句朗读：呈现一个语句，让患者朗读。朗读的语句一般与复述测验的内容相同，便于在视和说（朗读）与听和说（复述）功能之间进行比较。

（4）短文阅读：要求患者先朗读，然后根据短文内容回答书面是非题。

（5）合体字及组成部分的认读：要求患者认读一些偏旁和独体字，如"日""月"及所组成的合体字"明"等。

（6）词与词匹配：呈现 3～6 张图片，治疗师出示一个词，让患者指出相应的图片。目的是了解字形与词义间的联系。该测应与听词 - 图匹配内容相同，便于在听、视通路之间进行比较，有助于判断是感觉通路的损害，还是语义系统的损害。

（7）阅读语句：呈现一个不完整的语句，患者阅读句子，根据句子的意思从 4 个词中选出 1 个正确的填空。供选择的 4 个词中有的是近义词，有的与某句中的词语有联系。患者做选择时，需要理解句子与词语的意思。

（8）文字执行指令：给患者 4～6 张图片或实物，呈现文字指令，让患者按文字要求移动物品。它与听理解评定中的执行指令内容相同，涉及对一些方位词的理解。但两个测验刺激的方式不一样，一种是以听刺激作为输入方式，另一种是以文字刺激作为输入方式，将两个测验结果进行比较，可以分析判断听接收与视接收两种功能哪个保留得更好。

（9）汉语失语检查法（草案）的阅读检查：包括字词阅读（阅读和字词匹配）、语句朗读（朗读和理解）、篇章阅读（朗读并回答是非题）等。

4．书写评定

（1）治疗师让患者书写自己的姓名、年龄、住址。如果不能书写，可以抄写，目的是初步了解患者的书写能力，是否存在构字障碍、镜像书写等。

（2）初级水平听写：治疗师朗读数字、偏旁部首、笔画少的文字，患者书写，这项任务是简单的文字符号提取。

（3）抄写：要求抄写部首、字词、语句，设计抄写的字形有独体字和合体字。如抄写 10 个部首，抄对每个部首得 1 分，共 10 分。

（4）看图书写命名：在图片所表示的字义刺激下书写，要求患者写出图片中事物的名称，图片可包括人、植物、动物，或者部首、字词、语句、篇章等。可以与听理解、试图命名、阅读、复述测验的部分内容相同，以便对多个语言功能进行直接比较。

（5）描述书写：给患者看一张情景图，要求患者尽最大能力写出看到的内容，这一测验涉及找词、组成句子的复杂操作。

（6）听写语句：检查者朗读句子，让患者书写。听写语句的内容与看图书写的内容相同，目的是对这两种测验的反应进行比较，在书写测验完成后，要对书写文字进行错误分析。

（三）失语症检查方法

1．国际常用的失语症检查法

（1）波士顿诊断性失语检查（Boston diagnostic aphasia examination，BDAE）：是英语国家普遍应用的失语症诊断测验方法。缺点是需要的时间较长。

（2）西方失语成套测验（western aphasia battery，WAB）：由波士顿诊断性失语检查演变而来，但更简明、实用、有效，是目前西方国家应用较广泛的失语症评定方法之一。

（3）双语失语症检测：目前国际上较常采用的双语失语症评估方法是 Paradis 的双语失语症检测（bilingual aphasia test，BAT）。由于 BAT 可对各种语言进行可比性的检测，因此也可用于评估多语失语症。

2．国内常用的失语症检查法

（1）汉语失语成套测验（aphasia battery in Chinese，ABC）：又称汉语失语检查法，是 1988 年北京医科大学神经心理研究室参考 WAB，并结合我国汉语特点和临床经验编制而成的。此检查方法由谈话、听理解、复述、命名、阅读、书写、结构与视空间、运用、计算、失语检查总结 10 个项目组成。

（2）汉语标准失语症检查：又称中国康复研究中心失语症检查（China Rehabilitation Research Center aphasia examination，CRRCAE），此检查法以日本的标准失语症检查（standard language test of aphasia，SLIA）为基础，按照汉语的语言特点和中国人的文化习惯编制而成。此检查包括两部分：第一部分为言语的一般特征，第二部分包括听理解、复述、说、出声读、阅读理解、抄写、描写、听写和计算 9 个项目，大多数项目采用 6 级评分标准。该评定方法省去了认知能力、视空间能力及利手的检查，只适合成人失语症患者。

（3）汉语波士顿失语症检查：此检查由河北省人民医院康复中心将波士顿诊断性失语检查翻译、并结合汉语特点设计而成（表 9-1）。

（四）评定报告

评定报告书是失语症评定结果的概括总结，是制订治疗计划的主要依据。住院患者至少进行三次评定报告，即初期、中期（患者时间和经济条件允许的情况下，中期可实施治疗并两周进行一次评估，这期间只需出一次评定报告即可，短期评估只为短期目标做准备）、末期评定报告。

表9-1 失语症严重程度分级标准

分级	意义
0	缺乏有意义的言语或听觉理解能力
1	言语交流中有不连续的言语表达,但大部分需要听者去推测、询问或猜测;可交流的信息范围有限,听者在言语交流中感到困难
2	在听者的帮助下,可以进行熟悉话题的交谈,但对陌生话题常常不能表达出自己的思想,使患者与检查者都感到进行言语交流有困难
3	在仅需少量帮助下或无帮助下,患者可以讨论几乎所有的日常问题,但由于言语和/或理解能力的减弱,某些谈话出现困难或不大可能进行
4	言语流利但可观察到有理解障碍,思想和言语表达尚无明显限制
5	有极少的可分辨得出的言语障碍,患者主观上感到可能有点困难,但听者不一定能明显觉察到

1. 报告书的书写要求　记录语言障碍的种类和程度、并发症的鉴别、诊断结果。失语症类型很复杂,需要综合语言的全部表现对失语症的类型进行判断。如果不是典型失语症要专门记录。失语症严重程度要在语言功能和交流能力的基础上进行。按照失语症的类型和程度,并发症也要有相应的记录(运动性构音障碍、言语失用、意识障碍、行为障碍、认知障碍、视觉障碍等)。

2. 报告书中记录的要点　重点记录听、说、读、写、计算等功能的评定(表9-2)。

(1)听:要求记录有无听理解障碍及其水平(单词、短文、口头命令)、内容(高频率词、低频率词、语言的抽象度),有无认知障碍及其程度。

(2)说:要求记录有无自发性言语,自发言语的语量及流畅性,有无命名困难,有无语法障碍及错语,有无复述障碍及其程度,有无刻板语言等。

(3)读:要求记录阅读理解障碍程度与听理解障碍程度的比较情况,有无肌肉运动。

(4)写:要求记录患者自发书写、抄写、听写等方面的障碍程度。

(5)计算:要求记录患者笔算加、减、乘、除的水平,是否保留对数的概念。

3. 总结　记录语言障碍的种类和程度,有无合并障碍及推测预后。

对每个患者都能正确地判断其预后极不容易,初次评价时推测其预后的目的是设定近期康复目标。综合地判断失语症的类型、程度、原发病、发病经过、年龄、治疗恢复的愿望、合并问题等,对改善其功能极为有利。应考虑以下几方面:

(1)能改善吗?用怎样的方式能获得最大的改善?

(2)实用性交流能得到何种程度的改善?

(3)期望的长期目标:复职(现单位、调换单位);回归社会,回归家庭(家庭内独立、需要帮助)。

4. 制订计划

(1)短期目标:根据患者的具体评估情况决定,拟订1周或1个月的进度和当时应达到的水平。在确定短期目标时要注意:①从实际出发,训练内容和难度要依据患者的现存能力来确定;②要求达到的目标不能超出预期患者应能达到的功能水平。

(2)长期目标:根据BDAE失语症严重程度的等级来制订。

1)失语症分级4、5级,轻度:改善语言功能,适应职业要求。

2）失语症分级2、3级，中度：充分利用残存功能，适应日常交流需要。

3）失语症分级0、1级，重度：尽可能利用残存功能和代偿方法，进行最简单的日常交流，适应回归家庭的需要。

表9-2　失语症评估报告书

患者：　　　年龄：　　　性别：　　　职业：　　　利手：　　　日期： 临床诊断：　　　CT或MRI：　　　语言障碍诊断：　　　言语治疗师： Ⅰ　大体所见 　　1. 失语症 　　2. 脑功能低下 　　3. 口部颜面部失用，其他高级脑功能障碍 【现在交流能力】 以失语症程度为标准 Ⅱ　检查结果 　　1. 语言功能 　　　听 　　　说 　　　读 　　　写 　　　计算 　　2. 其他 　　　全部脑功能（WAIS-RC智能诊断检查的动作性检查结果等） Ⅲ　总结 　　1. 语言障碍种类、程度、类型及成为诊断依据的语言症状总结 　　2. 合并障碍 　　3. 推测预后 　　4. 制订计划（长期和短期目标设定） 　　5. 适当的治疗途径和方法 　　6. 其他与治疗有关的问题	

注：CT，计算机体层成像；MRI，磁共振成像；WAIS-RC，韦氏成人智力量表中国修订版。

二、失语症与其他言语障碍的鉴别诊断

（一）运动性构音障碍

运动性构音障碍与失语症的鉴别要点：

1. 病因　运动性构音障碍是由于发音器官、神经、肌肉的病变而引起的言语障碍（吞咽障碍的患者大部分并发构音障碍）。而失语症是由脑损害引起的，无发音器官病变、肌肉瘫痪及共济运动障碍。

2. 临床表现　听理解、阅读和书写功能是否正常。运动性构音障碍轻症患者言语不清，发音困难及无力，有明显鼻音及音调异常，语速变慢；重症患者完全不能说话，但患者的听理解、阅读和书写功能均正常。失语症患者在听理解、口语表达、阅读和书写功能方面均有不同程度的障碍。

（二）痴呆

痴呆是由于脑功能障碍而产生的获得性、持续性智能损害综合征，是一种与许多神经疾病、中毒、感染和外伤有关的综合征。痴呆的特征是除了有语言障碍的表现，还具有慢性进行性的智力、记忆、人格和交往方面的退行性改变。

（三）言语失用

言语失用是指患者不能执行自主运动进行发音和言语活动，而且这种异常不能用言语肌肉的麻痹、减弱或不协调来解释，是一种运动性言语障碍，或者说是一种运动程序障碍。患者无明显的肌无力或肌肉运动减慢，大部分患者为左大脑半球的损害涉及第三额回。言语失用可单独发生，也常伴随运动性失语症。

（四）言语错乱

言语错乱是由于脑损伤后失定向和记忆思维混乱而引起的一种言语障碍。患者表现为对时间、地点、人物的定向能力紊乱，不能正确地理解和认识环境，同时记忆和思维也存在障碍，但听理解、找词、复述，尤其是语法能力基本正常。在谈话中常有离题和虚谈倾向。缺乏自知力，配合度低，患者缺乏对疾病的认识。

（五）格斯特曼综合征

格斯特曼综合征（Gerstmann syndrome）包括四种表现，即左右辨别不能、手指失认、失写、失算；这四种临床表现全部存在时可认为是有优势大脑半球顶叶病变；评定时要整体观察这些障碍是单独存在还是全部存在。

第二节 言 语 治 疗

一、听理解治疗

（一）名词听理解训练

1. 给出 1 张图或 1 个实物（如钢笔），治疗师手指着图片或实物说"钢笔"或者"把钢笔拿起来"，同时示意患者指图片或物体或作出相应的反应。重复训练 5～8 次后，确认患者基本能给出相应的反应，并可以理解治疗师所表达的意思，再进行下一步的进阶训练。

2. 给出 2 张图或 2 个实物（如钢笔和橡皮），治疗师说出其中一个物体名称，引导患者指出相应的图片或物体。如正确率较高，可加大难度进行进阶治疗。

3. 将干扰图逐渐增加到 4～6 张，干扰图由不同类物品，逐渐变为同类物品。

4. 在进行反复训练时，目标图的位置要经常变换，避免患者记忆图片的空间位置，而不是物品的特征。

（二）动词听理解训练

1. 动词听理解　给出 3～4 张动作图片，听动词后，患者指出动作图片。

2. 方位词听理解　桌子上摆放 3～4 个物品，如治疗师说"把钢笔放到本子上"，让患者听指令执行。

3. 形容词听理解　给出 3～5 图片，患者听形容词指出相应的图片，如高、矮、胖、瘦等。

4. 完成动作指令　治疗师说"用手摸下你自己的耳朵，再用你健侧手摸下对侧的手，闭上你的眼睛，睁开你的眼睛"等。

5. 语句听理解　听描述功能的语句后，患者指出图或实物，如"哪个是可以用来写字的"。

6. 回答问题 给出一张图(如有个人在刷牙的图片),治疗师问患者"这个女孩在干什么",让患者回答。

（三）听觉记忆广度扩展

1. 呈现5～6张名词图片,治疗师说出2～3个物体的名称,患者指出图片。

2. 呈现5～6张动词图片,治疗师说出2～3个动词,患者指出图片。

3. 不同形状和颜色 呈现不同颜色并且不同形状的5～6张图片,治疗师说出1～3个物体的形状及颜色,同样让患者找出治疗师所说的图片。

4. 在句子中描述的图片 给出3～5张物体图片,治疗师说一个描述图片的句子,患者指出图片,如"学生们在军训"。

5. 回答涉及听觉广度的问题 治疗师说出含有2～6个记忆组块的问题,患者回答。如"猫狗、鸡、苹果全是动物吗"。

6. 听短文,回答问题 治疗师朗读一个短文或故事,提出相关问题,患者回答。

二、言语表达治疗

（一）复述训练

1. 发声训练 给出一张阿姨照顾小朋友的图片,治疗师面对患者发"a"音,患者要全神贯注地注视治疗师的发音动作,然后进行模仿。如患者无法模仿发音,治疗师让患者把嘴巴张到最大的范围,再发"a"的音,患者发音成功。

2. 唇运动训练 治疗师把嘴嘟起来,发"w"音。如患者无法模仿,治疗师用手法协助患者发音(治疗师用手把患者的双唇作出嘟嘴形状的同时让患者发"w"音);当能发出"w"音时,在"w"音的基础上说"屋子、舞蹈、雾气"等与"w"有关的字词(发音的同时给出图片和词语,让患者在视觉和听觉上知道治疗师让患者做的是什么任务)。

3. 舌运动训练 让患者将舌伸出来舔上下唇,顶上颌牙,抵下颌牙,如果做不到,治疗师可以用压舌板辅助治疗。当患者舌相对灵活时,治疗师发"啦啦啦啦"音(注意"啦"音做到位,每次舌尖顶上颌牙抵下颌牙),发音要从慢到快,循序渐进。在"啦"音的基础上说"辣椒、姥姥"等与"啦"有关的词。

4. 声母韵母连续发音 先掌握单个韵母或声母发音,标准是做20次发音尝试。选择易于看到发音动作位置的语音,如治疗师发"m",让患者闭双唇,或治疗师用环指和中指夹住患者双唇,示指碰触一侧鼻孔。唇闭合后,要求患者发"嗡嗡"声,患者可触摸治疗师的喉部。鼓励患者哼熟悉的曲调。治疗师指导患者从发"m"音再张口,或从"m"音到元音,这个元音是已保留的语音。将掌握的辅音与元音"a"一起发,说出"妈"或"妈妈",然后尝试将"b"与"a"一起发,说出"吧""八""爸爸""雾"等。一旦患者掌握了基本"词汇"的牢固发音位置,就可尝试说困难词的单音,然后把这些分离的音合成音节或词。

（二）口语表达治疗

1. 当患者口唇舌比较灵活时,可以进行数字训练 治疗师数数时应每个数字都拉长音,目的是让患者尝试接上数字,跟着治疗师一起说。

给出一张衣服的图片,治疗师伸出一个手指头并告诉患者说"1",然后发"f"连起来就是衣服,再反复说"衣服",以巩固效果。治疗师要找到比较容易发的音并与图片联系起来反复训练。当然每位患者各有不同,训练时要根据患者的具体情况来改变训练方式,先练习容易发的音,能发哪些音就先发哪些音,切不可勉强。

2. 词语的产生　唱简单、熟悉的歌曲有助于诱导患者说出歌词。歌曲要根据患者出生年代来选，开始的时候需要治疗师与患者一起唱，随后逐渐把歌曲音量减弱，让患者唱出歌词，最后说出歌词，必要时给患者提供歌词的文字。

3. 语句完形　出示靶词（要求患者说出的词）的图片，由治疗师说出语句的前半部分，稍有停顿，患者说出后半部分。如果患者说出后半部分有困难，治疗师可说出后半部分的第一个字，患者说出最后一个字。语句可以是简单句，如我开车＿（上班），写字需要用＿（笔）；也可以是简单谚语、格言、成语，如一寸光（阴）一寸（金），熟能生（巧），五湖四（海），近朱者（赤），近墨者（黑）。

4. 词选择　治疗师呈现一张靶词的图片，说出两个词，如"这是洗脸盆还是水杯"，患者说出图片中的物品名称。一般情况下，靶词应是选择词中的第一个词，以抑制复述。但当患者出现困难时，可将靶词置于尾部，以鼓励患者正确表达。这一方法可用于其他言语中，如靶词是"喝水"，治疗师问"他在喝水还是洗脸"。

5. 图命名的范畴、功能及描述　给患者提示需要说出物体名称的范畴、功能，并对该物体进行特征描述。如"茶杯"，提示可以是"它是一种茶具"（范畴），"是喝水用的"（功能），"它有一个把，掉在地上会被打碎"（特征描述）。并根据患者对刺激的反应，提供与靶词有关的字、语音信息，逐步过渡到由患者说出名词。

6. 手势暗示与动作配合　当要求患者说出动词时，如"喝水、睡觉、洗脸"等，患者出现困难，治疗师在给予其他提示的同时，做相应的动作。

7. 范畴内找词　范畴内找词是指在规定的时间内，尽可能多地说出某范畴内的词语，如国家、蔬菜、交通工具、家具、家用电器等。

8. 词语联系与组词　治疗师说出一刺激词，如"火"，患者说出与这一词相关的词，如热、火焰、红色、暖和。组词要求患者用一个字组词，如"火"可以组成火炉、火柴、火锅、焰火、炮火、火车、发火等。

9. 动词语义理解　呈现一张动作图画，向患者解释动词的意义，并要求患者做该动作。如患者无法完成该动作，治疗师做动作，患者根据动作信息从 4～6 个词中选 1 个正确的词，这几个词分别为靶词、与靶词语义相近的动词、与靶词语义无关的动词、与靶词动作相反的动词、与靶词字形或字音相近的字词。

三、阅读与朗读治疗

1. 词语与图片或实物匹配　呈现 1 个词、1 张靶图和 1～5 张干扰图。患者读词语后，找出相匹配的图。

2. 读短语填空　给出未完成的短语，如"猫抓＿（海洋、老鼠、狗）"，患者从备选词中选出恰当的词。

3. 同义词选择　如"美丽的同义词是＿（漂亮、强大）"，患者从备选词中选出恰当的词。

4. 反义词选择　如"高的反义词是＿（胖、长、矮）"，患者从备选词中选出恰当的词。

5. 形容词的阅读理解　如治疗师给出一句话，"把东家气得干瞪眼"。让患者朗读后找出正确的理解：东家睁大了眼睛、东家瞪着眼睛、东家一点办法也没有（√）。

6. 语句内词语范畴判断　如他养了（猫√、狗√、鸡、鸭），词语范畴是宠物。患者从句子中找词语相关的事物。

7. 读短或长句回答是否问题　呈现 1 个文字句子，如"10 比 4 少吗"，患者作出回答。

8. 找错　要求患者找出语句中的语义和句法错误,可使患者在寻找错误时认真阅读和分析语句。找错作业示例:①我去厕所买菜;②你把眼镜穿上;③去游泳池打乒乓球;④中国是北京的首都。

9. 执行文字指令　文字指令从简单的作业开始,如躯体动作、操作桌上的实物。如果患者错误理解了介词所表示的各种空间关系,执行文字指令作业将会使这些错误暴露出来。如:①把花插到花瓶里;②把花插到花瓶里,再放到桌子上;③把花插到花瓶里,再把花瓶放到桌子上的盘子里。

10. 短篇或长篇文章　呈现1短篇或长篇文章和3～5个多选题,阅读后回答多选题。如:扬名,我是海泉,我刚把火车票取回来。我订的是3月5日,也就是明天13次列车的票,火车从上海发车的时间是晚上7:30。在火车上睡觉,第二天早上7:15到北京。你不用去火车站接我,我东西不多,自己坐出租车回去就行了。明天见!

患者回答如下问题:

(1)留言者是谁?①海泉;②扬名;③阳泉;④海明。

(2)订的是哪天的火车票?①1月5日;②2月5日;③3月5日;④4月5日。

(3)列车车次是多少?从哪里到哪里?①13次,从北京到上海;②13次,从上海到北京;③14次,从北京到上海;④14次,从北京到上海。

(4)火车发车时间是什么时候?①早7:30;②晚7:30;③早7:15;④晚7:15。

(5)火车到站时间是什么时候?①早7:30;②晚7:30;③早7:15;④晚7:15。

(6)留言的最后一句话是什么?①你不用去火车站接我;②你去火车站接我;③明天见;④我自己坐出租车回去。

四、书写训练治疗

1. 临摹　①临摹圆形、方形等形状及简单笔画的字;②临摹系列数字,目的是改善自动语序的书写能力;③临摹患者自己的姓名、地址、电话号码、家庭成员的姓名等。

2. 抄写　根据患者阅读理解受损的程度来设计抄写的作业内容和方式。准备一些印有文字的图片;呈现给患者描摹或抄写的线条、图形、数字、文字。患者先看图片及图中的文字,然后抄写。

3. 延迟抄写　将一个字呈现5秒后,移开。患者根据记忆书写该字,最好从简单到复杂。

4. 部件组合　将一个字的数个部件拆开,如"患",拆开为"串"和"心",让患者将部件组合成一个字,并写出。

5. 同音字、近音字书写　给患者看一个字,如"马",让他尽可能多地写出含有"马"的其他字,如"吗""码""妈""骂""蚂"等。

6. 完形书写　提供一个偏旁或部首,让患者尽可能多地书写具有该偏旁或部首的字。

7. 短句书写　当患者有一定的字词书写能力后,可进行短句书写,逐步增加句子长度和语法难度。

8. 视觉记忆书写　将字词呈现数秒,然后移开,患者根据记忆写出字词。训练的字词笔画开始要简单,选用常用词,然后逐步增加字词的笔画和长度,并缩短呈现时间。

9. 语句完成　要求患者根据语句的内容,在没有提示的情况下,将未完成的语句书写完整。书写的内容可以是名词、动词、形容词等,也可以是短语。

10. 语句构成　治疗师提供数个词语,患者将这些词语扩展为结构完整的语句。

五、常用治疗方式

1. 一对一治疗　是失语症的主要治疗方式，每日 1~2 次（可根据患者的身体状况定次数），每次 25~30 分钟（根据患者的疲劳度和注意力集中情况适当调整时间）。

2. 家庭参与　因患者每日最多的训练时间 30~60 分钟，多数时间是由家属、护工陪伴，所以陪伴者参与训练尤其重要。

3. 小组治疗　小组治疗起源于第二次世界大战后，大量的颅脑损伤患者从战场返回，由于缺少专业治疗师，故建立了小组治疗。目前，美国、加拿大等国家继续保留小组治疗形式。因为这种治疗形式可使患者在语言和言语技能方面发生更大改变，并可帮助患者进行心理调节，有利于其回归社会。

4. 小组心理治疗　小组心理治疗很重要。患者常常因为突发的某种疾病而不能正常与人沟通，会对病情变化感到意外，对疾病转归及治疗不了解，加之家庭、经济等因素的影响，患者产生焦虑情绪，常表现为烦躁、易激动、发脾气，不配合检查和治疗。小组心理治疗可以帮助失语症患者宣泄情感，增进人与人之间的了解，还可以减少患者的孤独感。心理小组为患者创造适当的情景，小组成员在共同活动中彼此交往，相互帮助，从而产生一些人际关系，增加患者之间的自信与人交往的能力，并能改善行为模式，解决生活中的各种问题。治疗内容包括讨论、专题演讲、艺术展览等。

六、失语症计算机评估与训练系统的应用

随着计算机应用的普及化，应用计算机对失语症进行评估与训练的程序技术已经相当成熟，大大提高了治疗师的工作效率，是一种功能完善、操作简易灵活的检查与训练工具。计算机评估系统不仅可以明确失语症产生的根本问题，及言语损害的具体途径和模块，还可以通过对不同时期的病程进行重复测验，来预测言语功能的恢复潜能，为治疗师下一步的言语康复明确目标，为进一步的言语治疗及研究提供可靠的依据。此外，它也增加了治疗过程的趣味性，能够提高患者的治疗积极性、配合度，从而提高治疗师的临床治疗效率。

计算机训练系统有其局限性，因为失语症的发生机理、病程变化错综复杂，广泛存在个体的差异性，故不能单纯通过程序进行智能选择和应对。从治疗的灵活性及个性化诊疗方案来说，计算机训练系统也不能完全替代一对一的训练形式，更不能用于患者失语症治疗的全过程，所以在整个失语症康复周期中，人工训练仍然是最主要的途径，存在不可替代性。总体来说，计算机评估与训练系统仅是一种辅助治疗的方式，需要有经验的言语治疗师在进行一对一指导的同时，利用计算机评估与训练系统对患者进行治疗。

七、注意事项与禁忌证

（一）注意事项

1. 要有针对性　治疗前要对患者进行标准失语症评定，掌握患者是否存在失语症、失语症的类型和严重程度，以明确治疗方向；治疗的方案要目标明确，重点突出。

2. 综合训练，注重口语　失语症患者大多为听、说、读、写均不同程度受损，所以需要进行综合训练，但随着治疗的深入，要逐步把重点放在口语训练上。对一些重度患者要重视阅读和书写的训练，阅读和书写的改善对口语具有促进作用。

3. 因人施治，循序渐进　可从患者残存功能入手，逐步提高其语言能力。制订治疗方案时，

应根据患者情况个别对待,明确运动强度。治疗内容要适合患者的文化水平和兴趣,强度由小渐大、时间由短渐长、动作内容由简渐繁,要逐步增加刺激量,使患者逐步适应。

4.适当应用反馈机制,注意调整患者的心理反应 当治疗取得进展时,要及时适当地鼓励患者,使其坚定信心。患者精神饱满时,可适当增加难度;情绪低落时,应缩短治疗时间或做些患者感兴趣的训练或暂停治疗。

5.对存在多种语言障碍的患者,要区分轻重缓急 有的患者除了失语症,可能还伴有构音障碍。在这种情况下,要注重患者在进行理解训练,命名、找词训练及组句训练的同时,也要适当进行构音器官的运动训练和发音清晰度的训练。

6.主动参与 治疗活动内容要有一定趣味性和挑战性,尽可能调动患者主动训练的积极性,使患者主动配合。

7.持之以恒 需要坚持按疗程长期训练,尽量不随意中断,以免影响治疗效果。

8.定期调整 应密切观察病情,看是否有不良反应,是否已达到治疗要求,对不能达到要求者要查明原因。对患者要定期复查,以观察有无改善;对功能改善不明显者,也应查明原因,调整治疗措施。

9.家庭指导和语言环境调整 医院的训练时间有限,要经常对患者家属进行必要指导,使其配合治疗,以取得更好的治疗效果。另外,要让患者的家庭营造一个适当的语言环境,以利于患者语言的巩固和应用。

（二）禁忌证

如果患者出现以下状况时,应暂时停止言语训练。

1.全身状态不佳。

2.意识丧失。

3.重度痴呆。

4.严重认知障碍。

5.拒绝训练、无训练动机患者。

6.经过一段时间的系统言语训练后,已经达到相对静止状态(称为平台期)。

八、预后影响因素

大量的临床对照研究证实了言语治疗的积极作用。目前大多数学者肯定言语治疗是有效的,并认为其效果不是自发恢复的结果,而且证明了由专业人员进行的言语治疗才能有效。言语训练应每周至少5～6次,根据患者的情况每日可安排1～2次训练,每次训练时间25～30分钟。尽管发病3～6个月是失语症恢复的高峰期,但发病2～3年后的患者经过训练,症状也会有不同程度的改善。当然其恢复的速度明显较早期康复慢,如果能接受长期和强化训练,预后相对较好。

失语症的预后与以下因素有关:

1.发病年龄 发病年龄越年轻,预后越好。

2.训练时机 开始训练的时间越早越好。

3.病情轻重程度 病情轻者预后好。

4.原发病、病灶部位和大小 脑外伤比脑卒中的预后好;脑出血比脑梗死的预后好,病灶范围小者预后较好;单一病灶者比复发、多发病灶者预后好;病灶部位为脑分水岭与皮质下比外侧裂损伤的预后好。

　　5. 失语症类型　布罗卡失语症（Broca aphasia）、经皮质运动性失语症、传导性失语症、命名性失语症比其他类型失语症预后好；以表达障碍为主比以理解障碍为主者预后好。

　　6. 并发症的有无　无并发症者预后好。

　　7. 利手关系　左利手或双利手者比右利手者预后好。

　　8. 智力　智商高者比低者预后好。

　　9. 性格　外向性格者预后好。

　　10. 训练的积极性和对恢复的期望　积极训练者预后好，迫切要求恢复者预后好。

（黄丽萍）

第十章

构音障碍康复评定与治疗

构音障碍是指构音器官结构异常，神经、肌肉功能障碍所致的言语障碍，以及虽不存在上述结构及功能障碍的言语障碍，不包括失语症、儿童语言发育迟缓、听力障碍所致的发音异常。临床表现以咬字不清，发音不准，发声、音量、音调、速率、节律异常，以及鼻音过重甚至完全不能说话等为主要特征。

狭义的构音障碍（dysarthria）是指神经病变、与言语相关的肌肉麻痹、收缩力减弱或运动不协调所致的言语障碍，病因常见于脑卒中、脑性瘫痪、脑外伤、重症肌无力、帕金森病、多发性硬化等。运动障碍是其病理基础。本章所讨论的是运动性构音障碍的评定与治疗。

第一节　康　复　评　定

一、常用构音评定量表评估

近年来，中国语言康复专业工作者先后编制了一些适合汉语构音特点的构音障碍评价法。目前临床常用的是中国康复研究中心构音障碍评定法和河北省人民医院康复中心修订的改良 Frenchay 构音障碍评定法。构音功能评定包括口部运动功能评定和构音能力评定两个部分，每个部分均包括主观评定和客观测量。通过这些评定项目，可以对患者的构音功能进行综合评价，找出构音障碍的原因，确定构音障碍的类型，根据评定结果，制订科学的康复方案。

通过构音器官的结构和感觉、运动检查，确定构音器官是否存在形态异常和感觉、运动障碍。需要结合基本资料、病史、听觉检查、影像学资料、实验室检查、构音评价才能作出诊断。检查用具包括笔式手电筒、叩诊锤、压舌板、长棉棒、鼻息镜、秒表、指套、录音设备等。在观察安静状态下构音器官的同时，通过指示和模仿，嘱其做粗大运动并对以下方面作出评价。包括：明确各构音器官的结构是否存在异常，找出构音器官哪个部位存在运动障碍，判定是中枢性、周围性或失调性，确认运动范围、速度、节律、协调性是否存在异常，判定异常程度。做每项检查前应向患者解释检查目的，按检查表和构音器官检查方法的要求记录。

（一）中国康复研究中心构音障碍评定法

中国康复研究中心语言康复专业工作者参照日本构音障碍检查法并结合汉语普通话的特点编制了构音障碍评定法。该评定法由构音器官检查和构音检查两部分组成。

1. 构音器官检查　通过检查构音器官的形态结构和粗大运动来确定构音器官是否存在形态结构异常和运动功能障碍。检查内容包括呼吸、喉、面部、口部肌肉、硬腭、腭咽机制、舌、下颌、反射9个大项（表10-1）。

表 10-1 构音器官检查记录表

	Ⅰ. 呼吸		
1. 呼吸类型：胸腹__胸__腹__		2. 呼吸频率：__次 /min	
3. 最长呼气时间：__秒		4. 快呼气：能__不能__	
	Ⅱ. 喉功能		
1. 最长发音时间__秒			
2. 音质、音调、音量			
a. 音质异常__	b. 正常音调__	c. 正常音量__	d. 总体程度 0 1 2 3
嘶哑__	异常高调__	异常音量__	气息声 0 1 2 3
震颤__	异常低调__	异常过低__	无力声 0 1 2 3
			费力音 0 1 2 3
			粗糙声 0 1 2 3
e. 吸气时发声			
3. 音调、音量匹配			
a. 正常音调__	单一音调__	b. 正常音量__	单一音量__
	Ⅲ. 面部		
a. 对称__不对称__	b. 麻痹（R/L）__	c. 痉挛（R/L）__	d. 眼睑下垂（R/L）__
e. 口角下垂（R/L）__	f. 流涎__	g. 怪相__	扭曲__抽搐__
h. 面具脸__	i. 口式呼吸__		
	Ⅳ. 口部肌肉		
1. 噘嘴	2. 咂唇	3. 示齿	4. 唇力度
a. 缩拢范围正常__	a. 力量正常__	范围正常__	正常__
缩拢范围异常__	力量减弱__	范围减小__	减低__
b. 对称缩拢__	b. 口角对称__		
不对称缩拢__	口角不对称__		
	Ⅴ. 硬腭		
a. 腭弓正常__	高窄腭弓__	b. 新生物__	c. 黏膜下腭裂__
	Ⅵ. 腭咽机制		
1. 大体观察	2. 软腭运动	3. 鼓颊	4. 吹
a. 正常软腭高度__	a. 中线对称__	鼻漏气__	鼻漏气__
软腭下垂（R/L）__	b. 正常范围__	口漏气__	口漏气__
b. 分叉腭垂（R/L）__	范围受限__		
c. 正常扁桃体__	c. 鼻漏气__		
肥大扁桃体__	d. 高鼻腔共鸣__		
d. 节律性波动或痉挛__	低鼻腔共鸣__		
	鼻喷气声__		
	Ⅶ. 舌		
1. 外伸	2. 舌灵活度		3. 舔唇左右侧
a. 正常外伸__	a. 正常速度__	c. 灵活__	活动充分__
偏移（R/L）__	速度减慢__	笨拙__	活动不充分__
b. 长度正常__	b. 正常范围__	扭曲__	
外伸减少__	范围减小__		

Ⅷ. 下颌			

1. 下颌张开闭合

a. 正常下拉__	b. 正常上抬__	c. 不平稳扭曲__	d. 下颌关节杂音__
异常下拉__	异常上抬__	张力障碍性运动__	膨出运动__

2. 咀嚼范围：正常__减小__

Ⅸ. 反射			

1. 角膜反射__	2. 下颌反射__	3. 眼轮匝肌反射__	4. 呕吐反射__
5. 缩舌反射__	6. 口轮匝肌反射__		

2. 构音检查

（1）构音检查是以汉语普通话语音为标准音，结合构音类似运动，对患者的构音水平及其异常的运动障碍进行的系统评价。检查时用单词检查图卡 50 张记录表，详见表 10-2，检查用品包括压舌板、卫生纸、消毒纱布、吸管、录音机、鼻息镜。检查内容包括会话、单词检查、音节复述检查、文章水平检查、构音类似运动检查及结果分析 6 个部分。

表 10-2　单词检查

1	2	3	4	5	6	7	8	9	10
踢足球	穿衣	背心	布鞋	草帽	人头	围巾	脸盆	热水瓶	牙刷
11	12	13	14	15	16	17	18	19	20
茶杯	火车	碗筷	小草	大蒜	衣柜	沙发	手电筒	自行车	照相机
21	22	23	24	25	26	27	28`	29	30
天安门	耳朵	台灯	缝纫机	电冰箱	书架	太阳	月亮	钟表	母鸡
31	32	33	34	35	36	37	38	39	40
歌唱	女孩	熊猫	白菜	皮带	短裤	划船	下雨	摩托车	擦桌子
41	42	43	44	45	46	47	48	49	50
知了	绿色	黄瓜	牛奶	西红柿	菠萝	扫地	开车	圆圈	解放军

（2）中国康复研究中心的构音障碍评定法内容更为全面系统，易于发现患者的错误发音和错误方式。同时，该评定法还设计了构音类似运动检查，能为康复治疗提供明确的指导。但缺乏量化评分，不利于科研工作中量化的统计分析。

（3）构音检查结果分析：将患者构音器官运动及构音障碍的表现进行分析归纳，见表 10-3。

表 10-3　常见构音异常

错误类型	举例		说明
省略	布鞋［buxie］	物鞋［wuxie］	
置换	背心［beixin］	费心［feixin］	
歪曲	大蒜	类似"大"中"d"的声音，并不能确定为置换的发音	
破裂不充分	"b、p、d、t"等音爆破减弱		
边音化	普遍地将辅音发成"l"		
口唇化	普遍地将辅音发成"b、p、f"的音		

错误类型	举例	说明
无声音化		发音时部分或全部音只有构音器官的运动但无声音
声门破裂音		发某些辅音时，声音似从咽喉部强挤出，重症可能会完全省略掉摩擦和爆破的动作
上齿龈化		普遍地将辅音发成"d、t、n"音
卷舌音化		将辅音普遍发成"zh、ch、sh、r"的音
腭化构音		发音时舌在硬腭和软腭前部形成卷曲气流从舌腭之间的空隙通过，发"g、k、c"音较常见
齿间音化		发音时，舌尖位于上、下颌切牙（前牙）之间，多发于"z、c、s、zh、ch、sh"，听起来像咬着舌头说话的感觉
舌口唇化		普遍地将辅音发成"d、t、b、p、f"的音
有声音化		可发声或有嗓音，几乎形不成具体的构音，含糊不清
鼻音化	怕（pa）	那（na），普遍将非鼻音声母和韵母发成鼻音
非鼻音化		把"m、n"的音发成其他非鼻音的声母或韵母
硬腭化		普遍地将辅音发成类似"zh、ch、sh"和"j、q、x"音
鼻腔构音		发音时软腭振动形成软腭摩擦音，气流逸出鼻腔，常见把"gu"发成"ku"
软腭化		齿背音、前硬腭音等发成类似"g、k"的音
齿背化		普遍地将辅音发成"z、c、s"的音
摩擦不充分	发（fa）	摩擦不充分而不能形成清晰的摩擦音
破裂音化		普遍发音表现为爆破现象，类似于"b、p"的爆破表现
不送气音化	踏（ta）	大（da），将普遍将送气音发成不送气音
送气音化	大蒜（dasuan）	踏蒜（tasuan），普遍将不送气音发成送气音

（二）改良 Frenchay 构音障碍评定法

由河北省人民医院康复中心修订。该方法能为临床诊断分型、动态观察病情变化和疗效提供客观依据，并对治疗预后有指导意义。改良 Frenchay 构音障碍评定法在构音器官功能检测方面分级较细，评分简便，能为诊断及疗效判定提供量化的客观依据，亦可用于科研统计，在国内应用广泛。包括反射、呼吸、唇的运动、颌的位置、软腭的运动、喉的运动、舌的运动、语言 8 大项，每项又分为 2～6 个分项，共分为 29 个项目，详见表 10-4。

表 10-4　改良 Frenchay 构音障碍评定法

项目	分项目
反射	1. 咳嗽；2. 吞咽；3. 流涎反射
呼吸	1. 静止状态；2. 言语时
唇的运动	1. 静止状态；2. 唇角外展；3. 闭唇鼓颊；4. 交替动作；5. 言语时
颌的运动	1. 静止状态；2. 言语时
软腭的运动	1. 反流；2. 软腭抬高；3. 言语时
喉的运动	1. 发声时间；2. 音高；3. 音量；4. 言语

项目	分项目
舌的运动	1. 静止状态；2. 伸舌；3. 上抬；4. 两侧运动；5. 交替运动；6. 言语时
言语	1. 读字；2. 读句子；3. 会话；4. 速度

结果判定：

1. 分级　以上每个分项目按严重程度分为 a 至 e 五级：a 级为正常，b 级为轻度异常，c 级为中度异常，d 级为明显异常，e 级为严重异常。

2. 评定指标　29 个分项目中评定为 a 级的项目数量与总项目数量的比值，即 a 级项数 / 总项数。根据这个指标来评定构音障碍的严重程度。

二、语音清晰度测试

采用残疾人分类分级标准（国际）中的语音清晰度测试方法，可以评价患者的语音清晰度。语音清晰度测试适用于构音障碍的初次评价及言语治疗和训练的效果评估。该方法易于操作，简单省时（表 10-5、表 10-6）。

表 10-5　测试用图单词（第一组）

1	2	3	4	5	6	7	8	9	10
白菜	菠萝	拍球	飞机	毛巾	头发	太阳	电话	脸盆	萝卜
11	12	13	14	15	16	17	18	19	20
牛奶	公鸡	火车	黄瓜	气球	西瓜	浇花	树叶	唱歌	照相机
21	22	23	24	25					
手绢	自行车	扫地	碗	月亮					

表 10-6　测试用图单词（第二组）

1	2	3	4	5	6	7	8	9	10
苹果	拍球	冰糕	沙发	门	太阳	弹琴	电视	女孩	绿色
11	12	13	14	15	16	17	18	19	20
脸盆	蝴蝶	喝水	看书	汽车	熊猫	浇花	茶杯	唱歌	照相机
21	22	23	24	25					
手绢	擦桌子	扫地	牙刷	碗					

三、语音声学仪器检测

1. 发声空气力学检测　常用于检测发声障碍和运动性构音障碍的发声功能，指标主要有最长发声时间、音调、音量、平均气流率。

2. 鼻流量检测　是鼻腔共鸣障碍的主要测量指标。鼻流量是鼻腔声压级（n）占输出声压级的百分比，输出声压级是口腔声压级（o）和鼻腔声压级（n）之和，可用下列公式表示：$[n/(n+o)] \times 100\%$。其主要作用是反映鼻腔共鸣功能是否异常。研究表明，运动性构音障碍患者的鼻流量显著高于健全人，鼻流量测定时发元音"i"及非鼻音句与鼻音化主观判定之间具有一致性，可作为客观指标来判定运动性构音障碍患者鼻音化情况。

3. 多维嗓音发声分析系统（MDVP）　MDVP 是一种以计算机为基础的多参数嗓音发声分析系统。它可以对嗓音进行迅速而标准的评价，是发声障碍特征的评价工具之一。它可以分析持续发音或任一言语样本基频、平均基频、持续时间、频率微扰商、平滑频率微扰商、振幅微扰、振幅峰值变异、谐振比等大量参数。这些参数也为国内计算机语音频谱分析噪音的常参数。这样可以把患者的声音特点、发音部位、发音方法视觉化，以便及时为临床诊治及康复提供有效客观指标，从而进一步提高言语治疗的效果。

综上所述，在构音障碍的评定工作中应尽可能综合使用上述评定方法，使评定结果更加客观准确，并能监测构音障碍康复进程中的治疗成效。

第二节 言 语 治 疗

言语的发生受神经和肌肉控制，身体姿势、肌张力、肌力和运动协调的异常都会影响言语的质量。言语治疗应从改变这些状态开始，促进言语的改善。

按评定结果选择治疗顺序。一般情况下，按呼吸、喉、腭和腭咽区、舌体、舌尖、唇、下颌运动的顺序逐个进行训练。要分析这些结构与言语产生的关系，决定治疗从哪一环节开始及治疗的先后顺序。构音器官评定所发现的异常部位，便是构音运动训练的出发点，多个部位的运动障碍，要从有利于言语产生的几个部位同时开始构音运动训练；随着构音运动的改善，可以开始构音训练。一般来说，训练均应遵循由易到难的原则。总之，治疗方案的设计应以异常的言语表现为中心，兼顾各种不同类型构音障碍的特点。

一、放松训练

通过身体各部位不同方向的紧张与放松交替运动，构音器官达到松弛状态。取放松体位，闭目，精力集中于需要放松的部位，包括足、腿、臀的放松，腹、胸和背部的放松，肩、颈、头的放松。这些活动不必严格遵循顺序，可根据患者的情况，把更多的时间花在某一部位的活动上。患者在治疗室学会放松技巧后，可在家中继续练习。

二、呼吸训练

呼吸的气流是发声的动力，必须在声门下形成一定压力才能发声从而构音。呼吸气流的量和呼吸气流的控制是发声的基础，也是语调、重音和节奏的重要先决条件。因此建立规则的可控制的呼吸能为发声、发音动作和节奏练习打下坚实的基础。训练包括呼吸训练（图10-2）、上肢运动增加肺活量（图10-1）、协调呼吸动作训练、增加气流训练。

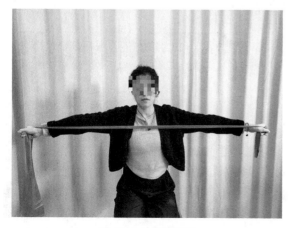

图 10-1　上肢运动

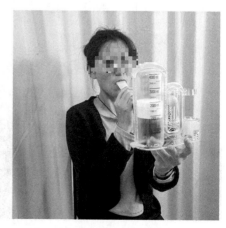

图 10-2　呼吸训练

三、构音器官感觉运动治疗

构音器官相关神经肌肉的损害都可影响运动性言语的质量。最常见的损害是发音动作和发音肌群的损害,这是构音障碍治疗的重要部分。发音动作的改善是发音准确的前提,口面部构音器官运动训练对言语是至关重要的。构音器官感觉运动治疗包括下颌运动治疗、唇运动治疗、舌运动治疗、软腭抬高治疗。

(一)下颌运动治疗

构音障碍患者可能出现以下几种下颌异常运动模式,包括下颌运动受限、下颌运动过度和下颌分级控制障碍。

1. 下颌运动受限的治疗　在构音障碍的治疗过程中,要先解决下颌运动受限问题,即先通过治疗技术打开下颌,再解决侧偏问题。针对下颌上下运动受限的治疗方法有咀嚼法、高位抵抗法和高低位交替抵抗法(图10-3、图10-4)。

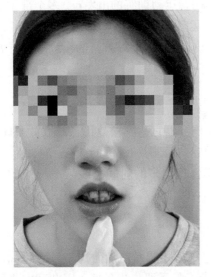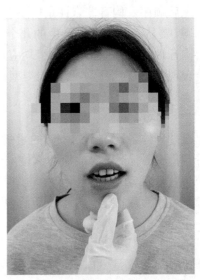

图10-3　高位抵抗法　　　　　　　图10-4　高低位交替抵抗法

2. 下颌运动过度的治疗　在构音障碍的治疗中,更多进行下颌上下运动过度的治疗,如低位抵抗法(图10-5)、侧向控制法(图10-6)和前位控制法。

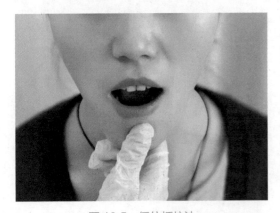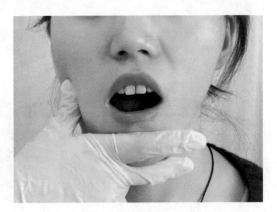

图10-5　低位抵抗法　　　　　　　图10-6　侧向控制法

3. 下颌分级控制障碍的治疗 主要是针对下颌控制不稳的患者,其目的是促进下颌精细分级控制,使下颌在不同位置保持稳定。主要包括低位控制法、大半开位控制法、小半开位控制法和高位控制法。

（二）唇运动治疗

构音障碍患者可能出现多种唇异常运动模式。唇运动障碍的治疗目的是促进唇感知及运动正常化,为唇声母和唇韵母的构音奠定良好的生理基础。

1. 增强唇感知觉的治疗 主要有协助指压法（图 10-7）、自助指压法、振动法和吸吮法（图 10-8）。

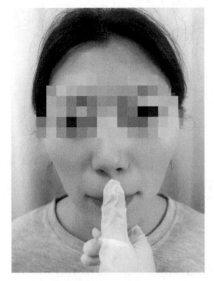

图 10-7 协助指压法

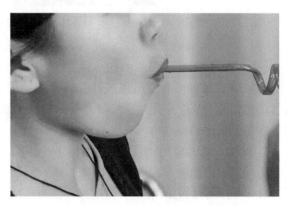

图 10-8 吸吮法

2. 提高唇肌肌力的治疗 主要包括按摩面部法（图 10-9）、抵抗法、对捏法（图 10-10）、脸部拉伸法、唇部拉伸法,以增强唇肌肌力。

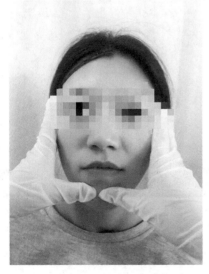

图 10-9 按摩面部法

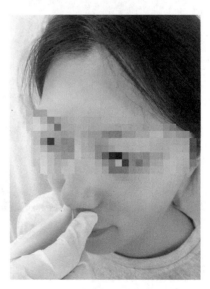

图 10-10 对捏法

3. 促进唇运动的治疗 包括展唇、唇闭合等运动训练，如夹住吹哨管、吹泡泡、杯子进食、模仿大笑、发"i"、发咂舌音、出声吻、唇夹住压舌板法（图 10-11）等。

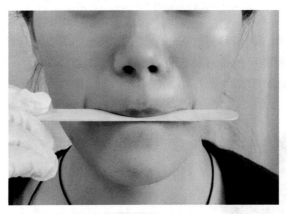

图 10-11 唇夹压舌板法

（三）舌运动治疗

构音障碍患者可能会出现多种舌异常运动模式，舌运动障碍的治疗通过触觉刺激技术提高舌的感知觉，提高舌肌力量和促进舌后侧缘的稳定，抑制舌的异常运动模式，从而建立舌在构音中的正常运动模式。

1. 增强舌感知觉的治疗 包括向上刷舌尖法、横向刷舌尖法、前后刷舌尖法、后前刷舌尖法和后前刷舌侧缘法等。

2. 提高舌肌肌力的治疗 包括推舌法（图 10-12）、挤舌法、侧推舌尖法、下压舌尖法、上推舌体法、侧推舌体法、下压舌体法（图 10-13）、左右两半上抬法。

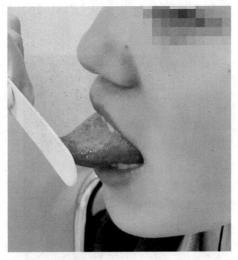

图 10-12 推舌法

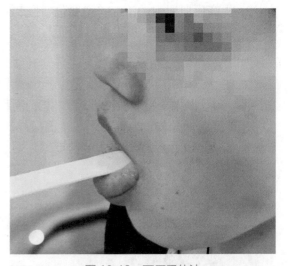

图 10-13 下压舌体法

3. 促进舌运动的治疗 包括刷舌后侧缘法、舌前伸运动（图 10-14）、舌尖伸展、舌尖舔嘴角（图 10-15）、发"w、u、d、k、j、z"等。

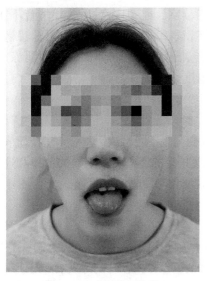
图 10-14　舌前伸运动

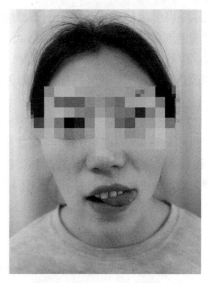
图 10-15　舌尖舔嘴角

（四）软腭抬高治疗

软腭运动障碍、腭咽闭合不全导致将非鼻音发成鼻音称为鼻音构音，构音清晰度明显降低。

1. 常采用"推撑法"，让患者把两手放在桌面上向下推或推治疗师的手，在用力的同时发"a"音（图 10-16）。

2. 采用引导气流通过口腔的方法，如吹纸、吹蜡烛、哨子等，可以用来集中和引导气流；发舌根音"卡"也可促进腭咽闭合（图 10-17）。

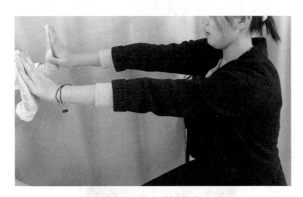
图 10-16　推撑法

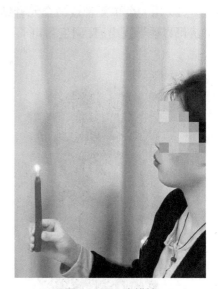
图 10-17　吹蜡烛

四、发音训练

包括发音启动训练、持续发音训练、音量控制训练、音高控制训练、鼻音控制训练、减慢言语速度训练、音辨别训练等。患者经过构音器官运动训练后，要尽量记住并保持动作，先做无声发音,再引出目标发音。在评估时有些患者能够正确读字、词,但在对话时单辅音不正确,应把重点放在发单音训练上,然后再逐渐过渡到练习字、词、词组、语句朗读。可让患者朗读散文、诗歌等,有助于控制言语速度。语言的节奏训练包括重音与节奏训练、语调训练,可使患者改善说话方式,能够自主地控制说话,提高说话清晰度。

五、音韵训练

由于构音器官运动障碍,很多患者的言语缺乏重音变化,言语时缺乏抑扬顿挫,而表现出音调、音量单一及节律的异常。在节律的训练时,可以使用节拍器,设定不同的节律和速度随节奏发音,纠正患者发音节律;可用乐器让患者随音乐的变化训练音调和音量。

六、声带运动训练

1. 声带过分内收可导致费力音,改善费力音的训练目的是让患者获得轻松的发声方式。

(1)可以用打哈欠的方式,让患者处在一种很放松的打哈欠状态时诱导发音,先让患者打哈欠并伴随呼气,成功后,在打哈欠的呼气相教患者发出词和短句。

(2)训练患者发"喝"音,由于此音是由声带外展产生的,可克服费力音。

(3)头颈部放松训练是指头部从前到后慢慢旋转同时发声,喉部放松训练可以使声带及周围结构放松,降低说话的费力程度(图10-18)。

(4)咀嚼训练可以使声带放松,训练患者咀嚼时不发声到逐渐发声,再利用这些运动使患者说出单词、短句和进行交流。

2. 声带闭合不充分引起气息音,因此,改善气息音的主要训练途径是在发声时关闭声门。

(1)应用发元音法(图10-19)。

(2)用一个单元音或二合元音结合辅音和另一个单元音发音,如"ama""eima"等,用这种方法可以诱导说出词、词组和句子。

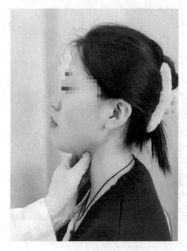

图10-18 喉部放松训练

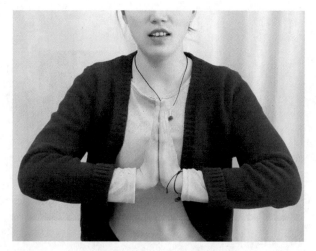

图10-19 发元音法

七、交流辅助系统的应用

交流辅助系统的种类很多,最简单的有用图片或文字构成的交流板,通过板上的内容来表达各种意愿。为患者设计交流板并不是一件简单的工作,治疗人员要有多方面的知识,必要时还要请其他专业人员参加设计和制作,使交流板上的内容适合患者的水平。需要对患者的运动功能、智力、语言进行全面评定,充分利用残余功能。要对患者如何使用交流辅助系统进行训练,随着患者交流水平的提高,及时调整和增加交流板上的内容。

(王萍芝)

第十一章

语言发育迟缓康复评定与治疗

语言发育迟缓是指儿童语言发育过程虽遵循正常发育顺序，但落后于正常发育速度，未达其年龄相应水平，但不包括听力障碍、智力障碍或全面发育迟缓而引起的语言发育迟缓及构音障碍等其他语言障碍类型。国外报道，学龄前儿童语言发育迟缓发生率为9%～20%。有学者将仅有语言发育迟缓的18～24月龄儿童定义为"晚说话儿童（late talker）"，这类儿童有一种特定的临床特点，他们表达性语言延迟可能是短暂性的，针对4岁以前语言发育大幅度落后于同龄人的儿童，建议使用语言发育迟缓诊断。约60%的儿童在4～7岁能够赶上发育正常儿童，但是临床上仍然推荐长期随访这些儿童，这是因为到了小学高年级，这些儿童大部分会出现叙事和阅读有关的学习困难。

第一节　康复评定

目前在国际上尚无统一的评定检查方法，有围绕语言发育水平进行的，也有围绕智力和整体发育水平进行的，每种检查方法各有利弊，需要临床综合运用。根据语言发育迟缓儿童的特点，建议分别从物体操作、语言发育能力、语言发育相关能力及交流态度等方面进行评定。

适应证：1.5～6.5岁的语言发育迟缓儿童；生理年龄超过6.5岁但言语发育未超出此年龄段水平的儿童；学龄前的儿童获得性失语症也可以参考应用。

设备与用具：评定量表或专项评定工具包括汉语版语言发育迟缓检查法（S-S法）、皮博迪图片词汇测验（PPVT）、格塞尔言语发育评定分量表、韦氏儿童智力量表第四版、韦氏学前儿童智力量表等。评定使用工具包括各类实物、图片、镶嵌板等。

注意事项：①评定前要收集患儿的病史及相关专业情况、家庭环境、养育及康复史等；②评定应在安静、宽敞、安全、儿童喜爱的房间中进行，避免干扰；③根据患儿的情况，事先进行评定内容（包括用具）和顺序的准备；④评定前应向家属说明评定目的、要求及主要内容，并取得同意；⑤评定要在融洽的氛围中进行，评定过程中注意观察患儿的状态，是否合作、疲劳等；⑥评定中要记录患儿反应的正误，同时也要记录患儿的原始反应；⑦患儿状态不佳、不能配合检查时，不得勉强继续检查。

一、物体操作评定

（一）定义

对言语尚未获得并对事物及事物状态的概念尚未形成的儿童，观察其操作物体的表现，评价其对事物及其事物间关系的理解能力。

（二）操作方法及步骤

1. 延迟反应　用小玩具引起患儿的兴趣后用毛巾将玩具盖住，观察其能否掀开毛巾找出玩具。

2. 形状辨别　利用镶嵌板让患儿辨别图形。

3. 积木　利用积木堆高、并列、搭隧道。

4. 描线　乱点、画垂直线、画圆等。

5. 投小球　检查者将小球逐一给予患儿并令其放入面前的小盒子或杯子里。

（三）评定标准

1. 是否存在与发育年龄不相符的无目的操作行为，如舔咬、敲打物品等可疑表现。

2. 是否能通过操作行为表达自己的要求。

二、语言发育能力评定

采用汉语版语言发育迟缓检查法（S-S 法）进行评估，该方法也是国内使用最多的评估方法。

（一）定义

观察患儿对符号和指示内容及其相互关系的理解和表达，评定其语言发育水平。

（二）操作方法及步骤

1. 第一阶段，对事物、事态理解困难阶段　此阶段对物品的抓握、舔咬无目的性，例如拿起铅笔不能书写而是舔咬等。

2. 第二阶段，事物的基础概念阶段　能够根据物品的用途大致进行操作，对于事物开始理解及概念化。

（1）技能型操作：事物、配对事物、镶嵌板。

（2）匹配：用物品去匹配示范项，如将积木放入玩具箱内。

（3）选择：他人出示某种物品作为示范项，儿童从几个选择项中将与示范项有关的物品选出。

3. 第三阶段，事物的符号阶段　符号形式与指示内容关系开始分化的阶段。

（1）手势符号：可用手势符号理解及表达事物。

（2）言语符号：可用言语符号理解及表达事物，如象征性符号的幼儿语、任意性符号的成人语。

4. 第四阶段，主要句子成分阶段　能将某事物、事态用2～3个词组合成句子。

（1）两词句：包含了属性（大、小）+ 事物、属性（颜色）+ 事物、主语 + 宾语、谓语 + 宾语四种形式。

（2）三词句：包含了属性（大、小）+ 属性（颜色）+ 事物、主语 + 谓语 + 宾语两种形式。

5. 第五阶段，句子结构阶段　能理解三词句表现的时态和语态。

（1）主动语态：如乌龟追小鸡。

（2）被动语态：如小鸡被乌龟追。

（三）评定标准

以汉语版语言发育迟缓检查法（S-S 法）为例，评定标准如下所示：

1. 实测阶段低于实际年龄水平阶段可诊断为语言发育迟缓，各阶段与年龄的关系见表11-1。

2. 按言语符号与指示内容的关系分为ABC三个群　原则上适用于实际年龄3岁以上儿童。

（1）A 群（言语符号未掌握）：言语符号理解差，言语符号与指示内容相关检查低于3-1阶段。

（2）B 群（言语表达困难）：言语符号理解可，但表达困难，词句理解高于4-1阶段。

（3）C 群（比实际年龄落后）：言语发育落后于实际年龄，言语符号与指示内容相关检查高于3-2阶段。

表 11-1　符号与指示内容的关系及各年龄可通过阶段

言语特征	阶段	年龄 / 岁
言语符号	3-2	1.5～2.0
主谓、动宾	4-1	2.0～2.5
主谓宾	4-2	2.5～3.5
语序规则	5-1	3.5～5.0
被动语态	5-2	5.0～6.5

3．根据上述言语符号与指示内容的关系分群确立训练目标。

（1）A 群训练目标：获得言语符号，建立初步的交流关系。先建立符号理解再形成基础性概念，重点是首先导入手势语、幼儿语等象征性较高的符号。

（2）B 群训练目标：获得与理解水平相一致的语言表达能力。此时言语表达训练应与理解性训练共同进行，还要将语言符号的水平进一步提高。重点是将手势语、口语作为有意义的符号实际应用，在表达基础形成的同时从手势符号向言语符号过渡。

（3）C 群训练目标：扩大理解与表达的范围。要进行提高理解方面的训练，同时也要进行表达、基础性过程等各个侧面的平衡训练，还要导入符合水平的文字学习、数量词学习、提问与回答方面的训练。

三、语言发育相关能力评定

（一）定义

对患儿语言发育相关的模仿、记忆、辨别等能力水平的评价方法。

（二）操作方法及步骤

1．模仿　言语模仿。

2．记忆　听觉记忆广度检查。

3．辨别　图形和声音的辨别检查。

（三）评定标准

根据模仿言语的正误率、听觉记忆单位广度、视觉听觉辨别的准确率进行评分。

四、交流态度评定

（一）定义

评价患儿在日常生活中与他人的交流反应和态度。

（二）操作方法及步骤

1．对他人行动的注视　有无视线跟踪。

2．视线交流　有无情绪的表达。

3．对他人的指示、问候、招呼的反应。

4．向他人表达意愿　引导儿童表达，观察表达意愿及表达形式。

5．感情起伏的表现　观察言语刺激后儿童感情变化。

6．提问 - 回答关系　针对各年龄提问，观察儿童的反应。

7．特征性言语　无意义的言语。

（三）评定标准

按照交流态度，可分为交流态度良好（Ⅰ群）和交流态度不良（Ⅱ群）两群。

第二节　言语治疗

一、训练原则

1. 充分进行病因分析　对患儿的病因进行充分的分析，如听力障碍、智力低下、沟通交流障碍等。针对不同的病因采取不同的治疗措施，并应用综合康复训练方法。

2. 以评定的语言阶段为训练出发点　根据患儿语言发育迟缓评定的结果确定训练的出发点，设定训练目标、方法和内容。

3. 改善和丰富患儿的语言环境　要求家长和其他家庭成员改善和丰富患儿所处的不适当的语言环境，以便患儿处于良好的语言环境中。训练可在有人际互动的任何环境中进行，以确保训练效果的持续性。父母在儿童言语训练过程中是主要的参与者，因此治疗师应指导家长与患儿交流时使用适当的语速，正确发音，同时指导家长把儿童的言语训练内容融入日常生活并加以应用，以便保持训练效果。

二、训练目标

训练的最佳目标是希望患儿语言发育能达到正常水平，但通常因儿童的情况不同而目标不同，一般包括以下三种目标：

1. 改变或消除儿童的基本缺陷，使之达到正常水平。

2. 改善儿童的异常情况，根据其语言学上的基本缺陷，教会其特别的语言行为，使其尽量正常化。

3. 根据儿童的能力，提供补偿性的策略来学习语言及沟通技能。

三、训练技巧

治疗师运用技巧引发儿童的适当反应，对于儿童的反应，治疗师也要有适当的处理技巧，才能有效促进儿童的能力及学习动机。处理技巧包括以下几个方面：

（一）示范与提示

儿童缺乏反应或反应不当时，应予以示范，帮助其达到治疗要求。若儿童仍反应不正确，可予以口语或手势的提示，降低困难度；若多次示范提示后均不会，治疗师应考虑自己所采用的方法是否适用于该儿童，可改变治疗方案，增加儿童的学习兴趣。

（二）扩展与延伸

扩展是在儿童讲话的同时，治疗师予以语言回应，保留了儿童讲话的主要内容，将儿童不足的话语补充起来。如儿童说："吃饭。"治疗师可说："对，弟弟吃饭。"儿童往往会自然而然部分或完整地重述治疗师的话。扩展的同时，治疗师也可就儿童所说的主题延伸其内容，如前例，治疗师可说："对，弟弟累了。"也就是除了对儿童的口语给予适当赞同外，还要让他注意到两句话的关联，以便更有效地增进其能力。

（三）说明

当儿童正在进行某种活动时，治疗师可予以相关的说明。如儿童在玩玩具，治疗师可问："你在做什么呢？"儿童答："车车。"治疗师可给予扩展说："对，你在玩车车呀！"进而说："车车跑得很快哦,很好玩对不对呀?"对尚无口语的儿童亦可从旁解释他目前正在做的事情,使其理解语言的用途。

（四）鼓励

鼓励可使儿童乐于学习、勤于学习。鼓励儿童的行为大致分为以下两种方式：

1. 物质鼓励　即对儿童的反应给予物质上的鼓励,如吃东西、玩玩具等。

2. 精神鼓励　即对儿童的反应给予精神上的鼓励,如口头的称赞、贴星星等。

根据儿童的个性喜好,选择鼓励方式,二者可同时应用。但在治疗中使用过分吸引儿童的玩具或食物作为增强物,反而容易造成干扰,从而中断治疗,可在治疗结束时使用。增强物的呈现方式及时间均应有周全的考虑。

（五）增进互动沟通的技能

言语治疗促进儿童认知、理解与表达能力,最重要的是要使儿童成为有效的沟通者,达到学以致用的目标。一般的策略如下所示：

1. 详细记录和分析儿童日常的作息、喜恶与能力,了解其在何时何地可能会有哪些常规活动与反应。其他人有计划地说话及行动,以便影响其反应,或引出预期的行为。

2. 安排儿童在较自然的情境中,使用已学得的语句。

3. 随时注意儿童,引起儿童的注意后再说话,多进行眼神接触,并注意其开始沟通的表现。

4. 与儿童谈当下的事情,询问有意义的问题,使儿童能理解并继续沟通行为,允许有停顿及思考时间。

5. 时时自然地给予儿童说明、描述,多以不同的方式示范新的词语或词句,并要求其模仿练习。

6. 儿童使用新的词语或词句时,予以鼓励赞许,并可适当地扩展,使其能进步到较高的语言阶段。

7. 儿童以非口语行为沟通时,也要立即给予反应,并用词句来说明解释,使其了解语言沟通并乐于沟通。

8. 多利用系列性图片看图说话、复述故事,开展故事接龙、角色扮演等活动。还可以运用眼神接触、轮流发言、维持话题等技巧进行练习。

9. 以鼓励代替矫正,使孩子有时间自己进行修正,同时也可增强孩子的自尊心、自信心、成就感,对训练更加有兴趣。

四、训练方式

（一）符号形式与指示内容关系的训练

1. 第一阶段的训练　此阶段的儿童对外界的刺激尚不能充分理解,训练时要利用各种方法及玩具等教具,使儿童能充分注意外界人与物的存在。

（1）注意力的训练：在儿童经常接触的环境中,给予足够的感官刺激,鼓励和引导儿童用多种感官去认识周围的事物。如用能发出声音的微型玩具车先引起儿童的注视,然后训练其持续注意能力。

（2）对事物持续记忆的训练：建立事物恒存的概念,如将儿童正在玩的玩具藏起,让其寻找。

（3）促进视线接触的游戏：如举高、逗笑等,通过游戏,增加儿童与他人的视线接触,促进意识传递方法的学习。

（4）事物的操作：学习对外界的事物进行某种操作而引起变化的过程。从触摸、抓握等单一的操作发展到敲、拿出等复杂的操作，可利用积木等玩具进行，最初可进行帮助。

2. 第二阶段的训练　此阶段的儿童要训练其对日常事物的基本理解，具有事物的匹配、选择能力，并能听懂事物的名称和要求。

（1）事物基础概念的学习训练：通过模仿让儿童懂得日常用品的用途。训练应与家庭指导同时进行，让儿童能做到操作场面的扩大，即在训练室、家庭等均能随时进行训练。

（2）多种事物的辨别学习训练

1）以形式特性为基础的操作课题：通过分类游戏，学习认识事物的外部属性，如将不同颜色、大小的小球分组。

2）以功能特性为基础的操作课题：即认识事物的特性和用途，建立事物类别的概念，如将混放的人物、水果图片分开。

3. 第三阶段的训练　此阶段为事物的符号形式形成阶段。训练顺序为：手势符号的训练、改善理解力的训练、口语表达训练。

（1）手势符号的训练：适应证为中度到重度语言发育迟缓，言语符号的理解与表达尚未掌握的儿童，或言语符号理解尚可，但表达不能的儿童。因手势符号比言语符号更容易理解、掌握和操作，故可作为媒介，逐渐向获得言语符号过渡。

1）状况依存手势符号的训练：训练重点是培养儿童能够注意手势符号的存在。训练在日常的情景及游戏中促进和强化。如在分别的情况下，挥挥手表示"再见"，先让儿童看着手势，令其模仿，然后从模仿逐渐过渡到自发产生阶段。

2）表示事物的手势符号训练：训练重点是理解手势符号和事物的对应关系。利用玩具娃娃训练事物的对应关系。在儿童面前放帽子、鞋、手套等可穿戴在玩具娃娃身上的事物作为选择项，训练者拍打玩具娃娃的头部，再拍打训练者自身的头部，然后说"帽帽"，促使儿童选择帽子。训练中必须先让儿童充分注意手势符号的存在，再到儿童单纯根据训练者的手势符号进行选择。如果儿童选择正确，要给予玩具娃娃相应部位的实际操作（戴帽子）进行正反馈强化，并进一步促进手势模仿；选择错误时，要拍打玩具娃娃的相应部位，促使儿童修正。

3）利用手势符号进行动词和短句训练：在日常生活中根据儿童的行为，训练者在给予言语刺激的同时给予手势符号，并让儿童模仿，渐渐将此手势固定下来作为此行为及要求的手势符号。如儿童学习"吃苹果"，训练者拿着吃苹果的图片，先做"吃"的动作，再做"苹果"的手势，让儿童模仿，将短句的顺序固定。

（2）改善理解力的训练：以日常生活中接触较多的物品（水杯、衣服等）、食物和交通工具等儿童感兴趣事物的词汇为主，从早期已学会手势符号的词汇开始，逐渐向言语符号过渡。如在儿童面前放 3～4 种物品的图片，训练者说物品的名称，让儿童选择，进行理解训练，可增加图片的数目或物品的类别，从而提高训练的难度。

（3）口语表达训练：对能模仿言语的儿童，应促进其主动进行口语表达。口语表达要与理解水平相适应，一般来说，语言理解先行于口语表达。训练的基本顺序是从口语模仿到主动表达，再进一步到生活中应用。训练过程中可用手势符号及文字符号作为辅助形式，逐渐发展到单纯用言语表达。当言语符号获得困难时，可考虑使用代替性交流手段。

1）事物名称的口语表达：以儿童可理解的词汇为前提，从易于构音或单音节词开始练习（如妈妈 mama 等），先让其模仿发音，然后逐渐增加词汇，并促进儿童主动发出有意义的言语符号。

2）词句的口语表达：有些儿童早期对句子成分不能全部用成人语表达,可用手势语＋成人语(例如:"吃"的手势符号＋"苹果"成人语)的组合训练,逐渐过渡到用言语符号来表达完整的句子。

3）文字符号的辅助作用：已形成文字学习的儿童有时使用文字符号作为发出信号的媒介,尤其是文字符号有助于想起音节。对照图片,让儿童写出文字,然后一边用手势一边指着文字,促进其用言语发出信号,逐渐做到不看文字也能用言语表达。

4）代用性交流手段：有明显运动障碍时,应考虑除言语符号外的代用性交流手段,如文字板、交流板等。

4.第四阶段的训练　此阶段的儿童主要训练内容为扩大词汇量,学习内容从名词到动词、形容词、量词、时间代词、介词等;并通过把已学过的词组成词句,从不完整句到主谓句、主谓宾句、简单修饰句等形式进行训练。

（1）扩大词汇量的训练

1）名词的分化学习：目的是促进常用词汇同一范畴的分化学习。如把各种青菜的图片放在一起,让儿童进行分类学习。

2）动词的学习：采用简单动作游戏和图片进行。训练程序为:操作的模仿—体态语符号的理解—言语符号的理解—言语符号的表达—自发表达。

如学习动词"吃":①儿童吃东西时,训练者在旁边做体态语(用手拿并放入口中)和说成人语"吃",让儿童模仿体态语和诱导言语表达;②训练者做"吃"的体态语,儿童将面前的饼干放入口中;③训练者发出成人语"吃",训练儿童用体态语来表达;④训练者做体态语,并询问"我在做什么呀",鼓励儿童用言语表达;⑤反复训练,鼓励儿童在日常的生活中用言语(成人语)来表达要求。

3）形容词的学习：多采用游戏和图片进行。训练程序为:分类—言语符号的理解—言语符号的表达—自发表达。

如学习词汇"红色""绿色":①在儿童面前放红色和绿色的卡片数张,让儿童分类,每拿起一张卡片,训练者用成人语说卡片的颜色,让儿童模仿发音;②通过游戏来促进和强化,训练者说卡片的颜色,让儿童选择并模仿发音;③训练者指着卡片问"这是什么颜色",要求儿童用言语表达;④反复训练,鼓励儿童在日常生活中用言语(成人语)来形容事物。

（2）语句训练

1）名词句的学习：句型是事物的属性＋事物名称,选用大小、颜色等事物特征对比明显的实物、模型、镶嵌板、图片等。训练程序为:确定构成名词句的各词语是否理解—能理解表示名词句的图(图片仿照)—名词句的理解。

如学习"大、小＋事物名称":选用不同大小的鞋和帽子图片数张,在儿童面前放同一事物不同大小的两张图片。训练者问"哪个是大的""哪个是小的",让儿童选择,用同样方法确定儿童理解事物的名称。

2）两词句的学习：句型是动作主＋动作(主语＋谓语)。训练程序为:确定构成两词句的各词汇是否理解—能理解表示两词句的图—两词句的理解—表达。

具体训练与名词句的学习基本相同,最后一项是训练者与儿童交换位置,儿童用言语发出指令,训练者选择相应的图片。

3）三词句的学习：句型是动作主＋动作＋对象(主语＋谓语＋宾语)。训练程序为:确定构成三词句的各两词句是否理解—能理解表示三词句的图(图片仿照)—三词句的理解—表达。

训练方法基本与上述相似。三词句的理解可从 1/4 选择逐渐过渡至 1/8 选择，并注意图片放置的顺序。

（3）语法训练：可逆句的学习。训练程序为：明确显示句子的内容—排列句子成分的位置—表达。

如学习句子"猫洗熊猫"：①在儿童面前放一张"猫洗熊猫"的大图，让儿童注意观察大图中拿刷子的动物；②训练者将小图按"猫""刷子""熊猫"的顺序从左到右排列，并让儿童注意主语的位置，然后让儿童练习排列顺序；③儿童说出句子。

在此基础上学习有连词、介词等的句子，并鼓励儿童在日常生活中应用已学习的句子，多看简单的图片、多做练习、多听故事。

5. 第五阶段的训练　此阶段的儿童主要学习组词成句的规则，能理解和自己说出被动句。训练程序为：明确显示句子的内容—排列句子成分的位置—表达。

如学习句子"兔子被乌龟追"，训练方法基本与可逆句的学习相同。当儿童出现错误时要及时给予提示并改正，反复训练，直至儿童能自己排列、理解并说出被动句式。

（二）文字训练

对于语言发育迟缓的儿童，将文字符号作为语言形成的媒介是一种非常有效的学习方法，还可以作为言语的代用手段。

1. 适用情况

（1）音声语言的理解与表达发育均迟缓的儿童。

（2）音声语言的理解好而表达困难的儿童（如 B 群儿童）。

（3）既有以上原因，又伴有构音障碍、说话清晰度低下的儿童。

（4）轻度或临界全面发育迟缓，学龄前到低年级的病例。

2. 文字训练程序

（1）文字形的辨别训练：为掌握文字符号，必须能够辨别字形。

1）几何图形的辨别：作为基础学习，必须先能够辨别各种几何图形（10 种以上）。

2）单字字形的辨别：让儿童先学习单个文字，如从数个文字中选出指定的单个文字。最初要选择相似性低的字，以后逐渐向相似性高的字过渡。

3）单词水平的辨别：最初选择字形及字数相似性低的单词，让其先看字长，然后从 2 个字长的单词中选出某个单词，逐渐再进行相似性高的文字辨别训练。

（2）文字符号与意义的结合训练：当儿童能辨别 1～2 个音节词后可进行此阶段的训练，以文字符号与图片意义相结合为目的。训练顺序如下：

1）字 - 字匹配训练：即文字单词的匹配，给儿童一张文字单词图片，桌面放数张文字单词卡，将文字单词图片与文字单词进行匹配。

2）字 - 图选择训练：给儿童数张文字单词，桌面放一张文字单词上面有相应图片的卡片（示范项），进行文字单词的选择。

3）字 - 图匹配训练：给儿童一张文字单词，桌面放数张图片，将文字单词与图片进行匹配。

4）图 - 字匹配训练：给儿童一张图片，桌面放数张文字单词，将图片与文字单词进行匹配。

（3）文字符号与音声的结合训练：用音声语言进行文字单词的选择，在儿童面前放数张文字单词卡，训练者用音声语言说，并让儿童指出相应的单词。然后进一步让儿童指着卡片的每一个文字与训练者一同朗读，促进音声言语的表达。

选择词汇时，从言语能够理解和构音正确的词汇开始，选择项从音形、文字、文字数、意义等容易辨别的开始进行组合。

（4）文字符号与意义、声音的构造性对应结合：可将图片与相应的文字连线，并读出文字。

（三）交流训练

根据儿童语言发育的水平选用合适的训练项目。可利用符号形式与指示内容关系的各个阶段训练内容，促进儿童发挥其理解、表达及向他人传递信息的作用。交流训练应随时随地进行，充分引导儿童主动交流。

交流训练适用于全部患儿，特别是发育水平低和交流态度有障碍的语言未学习儿童，以及存在语言理解和表达发育不平衡的儿童。

1. 语言前阶段儿童的训练　此阶段的训练目的是促进视线的接触，主要是抚爱行为。训练者可利用快乐反应来进行抚爱行为形成的训练。如大运动的玩法（举高等）、小运动的玩法（吹气等）、游戏等各种儿童表现快乐反应的活动，在上述活动中训练者要尽量和儿童的视线对视。例如，当训练者要举高儿童时，先做向上举的夸大动作，然后当儿童要求被举高时，让其先做举手或向上的姿势再将其举高。反复进行这样的游戏，儿童慢慢学会用目光注意他人，用姿势来表达要求。

2. 单词水平阶段儿童的训练　此阶段儿童的交流训练具体方法如下所示。

（1）事物的操作：用容易引起儿童兴趣的玩具，让其能很快理解操作和结果，如鼓槌敲鼓等。

（2）交换游戏：儿童与训练者一起做训练或游戏时，可交换原来所处的位置，即改变发出信号者和接收信号者，或交换玩具，让儿童学习"请给我"的动作和将物品传递给对方。注意要训练儿童能够保持持续的交流态度，无论是长距离或长时间的情况下均能完成所要求的动作。

3. 语句水平阶段儿童的训练　此阶段的交流训练主要是在训练、游戏和日常生活中，训练双方交换使用身体动作或音声符号来表达自己的要求。如利用系列性图片轮流看图说话、角色扮演等活动。

（四）家庭环境调整

1. 家庭环境调整对儿童语言发育的重要性　儿童语言的发育、发展与环境和家庭密不可分。儿童出生后，妈妈在养育他的同时不停地调整并丰富自然声响，并将这些自然声响变成有意义的刺激；妈妈与他不断用言语交流，用视觉、味觉、触觉等去刺激他，儿童也用自己的方式来向妈妈传达信息。如果儿童脱离了后天的语言环境，其语言发育会受到很大的影响，甚至终生无法像健全人一样获得语言，典型的例子如"狼孩"。

2. 语言发育迟缓儿童家庭养育环境的特殊要求　儿童的家庭养育环境与语言发育有密不可分的联系，单纯依靠言语训练是达不到预期效果的，应把言语训练融入家庭环境中。要求在儿童家庭环境中，充分利用所有时间所有人来强化，注意家庭成员的全面参与，并鼓励儿童参与社会活动，多与同龄儿童一起交流。

3. 如何改善和调整儿童的家庭养育环境

（1）改善家庭内外的人际关系：让儿童生活在和谐、温暖和健康的家庭生活环境中。

（2）培养儿童健康的性格、良好的兴趣和交流态度：要养成儿童有事一定要商量的良好习惯，而不是用哭闹等不良的手段来达到一定的目的。

（3）改善对儿童的教育方法：当发现儿童存在语言问题，一定要带儿童到专业医疗机构检查，诊断语言障碍的类型和程度，制订相应的训练计划；在家里也要遵循计划进行训练，做到言语训练和家庭环境改善同步进行。

（4）帮助儿童改善周围的生活环境：儿童长大一点后，会进入社会环境。语言发育迟缓儿童在与其他儿童交往时常会受到嘲笑，这会导致其对交流产生厌恶和恐惧，严重者可出现心理障碍；而儿童间的游玩可促进语言的互相学习。因此，学校老师应参考言语治疗师的建议，给语言发育迟缓儿童更多的注意和关心，同时教育其他儿童用爱心去帮助他人，让他们在团结、和谐的氛围中更好地发展语言和其他能力。

（五）其他训练方式

1. 口部运动治疗技术的应用　口部运动治疗是指利用触觉和本体促进技术，遵循运动功能发育原理，促进口部的感知正常化，抑制口部异常运动模式，建立口部正常运动模式的过程。口部运动治疗包括口部感知觉障碍治疗和口部运动障碍治疗。

（1）口部感知觉障碍治疗：目的是促进患者口部触觉感知正常化及患者对触觉反应正常化。包括感知觉超敏治疗和感知觉弱敏治疗，对敏感性混合的患者采用两种治疗方法来促使感知觉正常化。常用的触觉刺激技术主要有冷刺激、热刺激、触摸法、食物刺激法、视觉的反馈法及刷皮肤法。

（2）口部运动障碍治疗：适用于伴有口面肌功能障碍、构音障碍等问题的语言发育迟缓儿童。包括下颌运动治疗、唇运动治疗和舌运动治疗。①下颌运动治疗：主要包括下颌运动受限、下颌运动过度、下颌分级控制障碍和下颌转换运动障碍等问题，常采用下颌抵抗法、下颌控制法、下颌分级控制法和下颌自主运动治疗法等进行治疗。②唇运动治疗：主要针对唇肌张力过高和唇肌张力过低造成圆唇运动、展唇运动、圆展交替、唇齿接触等出现运动不足或缺乏，导致双唇音或唇齿音构音不清而进行的治疗，主要采用肌张力过高治疗法、肌张力过低治疗法、促进唇运动的自主控制法、自主训练治疗法。③舌运动治疗：主要针对舌前后运动范围受限、舌精细分化运动发育迟缓、舌尖运动发育不良、舌两侧运动发育不良、舌肌张力低下、舌肌张力过高、口部触觉敏感性障碍、器质性问题、口部习惯问题等进行治疗，促进舌的感知觉正常化，扩大舌的运动范围，促进舌基本运动模式的形成，提高舌运动的灵活性和稳定性，从而为准确构音奠定较好的生理基础。

2. 听觉统合训练的应用　该训练通过让患儿聆听一组经过调制和过滤的音乐，来矫正听觉系统对声音处理失调的现象，刺激脑的发育，有利于损伤脑组织的修复及发育，从而达到提高患儿声音语言理解能力、改善听觉处理障碍、矫正行为紊乱及缓解情绪失调的目的。适用于伴有情感障碍、行为异常、听觉整合能力异常、注意力不集中的语言发育迟缓儿童。

3. 言语训练系统／软件的应用　具体的训练内容包括唤醒、学词语内容、学词组内容、学句子内容、学短文等内容。它是一种根据个体语言学习的规律，专为语言障碍患儿使用的语言康复设备。适用于智力发育迟缓、脑性瘫痪、孤独症和学习困难等导致的语言发育迟缓或语言障碍患者。

4. 经颅超声 - 神经肌肉刺激治疗仪的应用　它是建立在低剂量超声治疗和神经肌肉电刺激疗法联合应用基础上的一种技术。利用超声波和神经肌肉电刺激疗法两项物理治疗技术，实现对脑中枢和外周神经肌肉的同步治疗。经颅超声 - 神经肌肉刺激治疗仪能有效地刺激信息的传输、反馈和新信息中心的形成，从而促进神经通路的重新建立和神经功能的康复。

（邵伟波）

第十二章

口吃康复评定与治疗

口吃（stuttering）是一种语言流畅性障碍，其特征是音节或单词的重复或延长，或者是打乱讲话节奏的犹豫或停顿。口吃有两种表现形式，一种属于显性口吃，例如重复一个单词的开头音节，或者一个单词在发音时似乎被卡住了；另一种属于隐蔽行为，例如回避特定的词语或情景。此外，还常伴随身体的紧张与不必要动作，如眨眼、点头等。目前，口吃发病机制尚不完全清楚，可能与中枢语言功能异常、运动功能异常、言语感知缺乏、心理功能障碍等相关。

按照起病原因的不同，口吃可细分为发育性口吃、神经源性口吃和精神源性口吃。其中，发育性口吃最为常见，占所有口吃病例的 80% 以上，是儿童期发病，以字或音的重复、拖延、停顿为特征的言语流畅性障碍，起病年龄常为 2～5 岁，具有一定的自然恢复率。神经源性口吃通常继发于神经系统相关疾病，例如脑外伤、脑卒中或其他原因所致颅脑损伤。精神源性口吃比较罕见，常继发于心理或精神创伤后，或伴随精神疾病史者，患者常常表现为快速重复起始的发音。

在美国、欧洲、非洲及澳大利亚等地区口吃的患病率约为 1%，目前我国关于口吃数量的报道相对较少，根据口吃 1% 的患病率，估计中国约有 1 300 万的口吃患者。口吃被认为是医学领域最特殊、最"奇怪"的疾病之一，严重影响患者的社会交流，还会影响其获得就业的机会或者使已就业人员失业。早期发现口吃并积极干预至关重要。

第一节 康复评定

通过详细询问病史和进行评定，可以初步了解口吃的严重程度，制订康复训练计划，确定训练目标，评价康复疗效。

一、结构评定

口吃是一种神经发育障碍性疾病，具体发病机制尚不清楚，越来越多的研究将口吃原因归结于大脑。神经影像学研究发现口吃患者的大脑解剖和功能与言语流利者有所不同，主要表现在：①左侧弓状束或上纵束部分的白质完整性异常；②左额叶下皮质激活不足；③双侧额下区、颞叶皮质和补充运动区等脑区灰质体积异常，提示口吃可能存在广泛的神经异常。另外，研究还发现，在发育性口吃者中，左半球语言网络涉及外侧运动前区皮质和初级运动皮质的缺陷，从口吃中恢复过来的患者，可能存在左内侧运动前区皮质、小脑等区域的代偿。

二、功能评定

（一）口吃严重程度评估

口吃严重程度评估（severity rating，SR）以数字 0～9 代表口吃的严重程度，其中 0 代表无口吃，1 代表极其轻微的口吃，9 代表极其严重的口吃。其有助于口吃患者简便、快速地了解口吃严重程度。可采用口吃严重程度评定量表 - 第四版（SSI-4），从口吃发生频率、持续时间、身体伴随动作及讲话自然度四个行为维度评估患者的口吃严重程度。

（二）口吃音节百分比

口吃音节百分比（percentage of stuttered syllables，SS%）（口吃发生频率）是对包含明确口吃的语音样本中口吃音节比例的测量，它被认为是确定口吃严重程度的金标准，SS%=（口吃音节总数 / 说出音节总数）×100%。通过这种方法评估口吃严重程度等级见表 12-1。

表 12-1　口吃音节百分比评估口吃严重程度标准

口吃音节百分比 /%	严重程度等级
1～4	非常轻微
5～11	
12～23	轻微
24～40	
41～60	中度
61～77	
78～88	严重
89～95	
96～99	非常严重

注：我国每个汉字都是单音节，故口吃音节百分比可按口吃字数百分比计算。

第二节　康复治疗

口吃对社交、个人、家庭、教育、职业等领域均有影响，早期积极康复干预对口吃患者至关重要。

一、早期干预

口吃儿童早期干预至关重要，口吃持续的时间越长，自然恢复的可能性越小，并且早期干预可防止口吃进一步发展。父母在早期发现儿童口吃后，应该使用柔和的语气与孩子进行交流，允许孩子用自己的节奏说话。同时，父母可通过给孩子阅读来示范正确流畅的言语。

二、直接疗法

直接疗法主要侧重于与口吃患儿合作，直接对患儿进行行为矫正，利德科姆（Lidcombe）疗法是直接行为矫正干预的代表。其建立于澳大利亚，主要针对 6 岁以下学龄前儿童设计，主要通过专业言语治疗师对口吃患儿父母进行培训，学习如何观察儿童的口吃行为、进行严重程度的评价及使用语言的权变刺激。权变刺激是指在对口吃患者进行言语矫正时使用的干预方法。其父母通过使用语言的权变刺激来增加或强化儿童的流利性语言产出。

父母在第 1 次就诊时接受 SR 评分和利德科姆疗法的培训，并在往后的治疗中不断练习，最后发展为自然谈话。

（一）治疗方案

家长需要对患儿进行每日 1 次以上的 SR，以反映孩子当日的言语情况。例如，一次 SR 可用作常规评估，而另一次 SR 可在口吃最严重的时刻进行。此外，父母可以在每日发生的特定情况下使用补充 SR，如晚餐、洗澡时间和购物。定期将记录的 SR 评分发送给医师。首次治疗时临床医师须为家长进行 SR 培训，练习识别口吃时刻的数量，讨论口吃时刻的类型。一种方法是以临床医师基于临床经验的判断作为 SR 评分的标准，家长可以从记录或实时语音样本中给出 SR 评分；另一种省时且有效的语音采样方法是让父母在日常生活中的一次或多次对话里对孩子进行音频或视频记录，并让临床医师和父母在就诊开始时收听录音并考虑 SR 评分。

（二）治疗阶段

分为两个阶段，第一阶段，大部分时间父母在家中进行治疗，每周进行 1 次预约就诊，就诊时父母和孩子需要同时到场。第二阶段，父母逐渐撤出语言的权变刺激，监控口吃的变化，治疗师则协助家长因需调整计划。第一阶段的治疗目标是让患儿能够与人交谈时不口吃或几乎不口吃，第二阶段的目标是不口吃或几乎不口吃持续很长一段时间。

1. 第一阶段治疗

（1）评估患儿口吃情况：一种方法是父母和 / 或临床医师与孩子交谈，直到出现明显的口吃。另一种方法是父母和临床医师收听孩子在日常生活中交谈的录音。临床医师记录并进行 SR。

（2）临床医师检查父母使用 SR 的情况。

（3）讨论前 1 周的进展：临床医师根据前 1 周每日的 SR 评分来重点讨论前 1 周的口吃严重程度和治疗效果。讨论主题通常包括以下内容：①是否按计划进行练习，多久进行 1 次，持续多长时间？②在练习过程中，如何使用言语权变刺激降低口吃严重程度？③在自然对话中，父母使用言语权变刺激的频率有多高？④在练习或自然对话中使用了什么样的言语权变刺激？⑤练习会在一日的哪些时段进行？⑥在自然对话中，孩子和父母说话时在做什么？⑦自然对话中的言语权变刺激发生在哪里？⑧在自然对话中，发生言语权变刺激的时间有多长？⑨在这些对话中，孩子说了多少话？⑩家长认为在这周里有没有什么事情做得特别好？

（4）家长演示练习会：一种方法是家长向临床医师演示在前 1 周如何按照上次门诊预约的计划进行言语权变刺激的。另一种方法是临床医师听前 1 周给孩子进行口头权变刺激的记录。临床医师需检查家长的练习是否符合以下要求：①孩子很喜欢练习；②父母可以准确地识别出无口吃和口吃的言语；③练习课程的结构适当，以达到较低的口吃严重程度；④练习环节的结构合理；⑤言语权变刺激适合孩子；⑥大多数言语权变刺激是为了不口吃；⑦言语权变刺激是多种多样的。

（5）家长和临床医师讨论偶尔无口吃的情况：临床医师询问家长对偶尔无口吃的表述。

（6）计划下周的治疗改变：内容包括以下 4 方面。①练习期间获得较低口吃严重程度的技巧；②练习期间使用的活动；③练习期间言语权变刺激的类型和频率；④在自然对话中应何时何地提供言语权变刺激。临床医师进行试验，然后向家长展示未来 1 周治疗程序的变化。随后，家长演示更改的程序，临床医师向家长提供反馈。

（7）结束就诊：临床医师总结下周的计划，并邀请家长提出问题供讨论，以结束预约。

2. 第二阶段治疗

（1）需要 1 周内连续 3 次就诊都满足以下 2 个标准：①家长在门诊预约前 1 周记录的 SR 评分为 0～1 分，其中至少有 4 个为 0 分②临床医师在出诊期间进行的 SR 为 0～1 分。在第二阶段，临床医师可能会指导家长更频繁地记录 SR，且就诊间隔时间越来越长。2 次就诊首先相隔2周,其次相隔4周,然后相隔8周,最后1～2次预约相隔16周。这个时间表通常需要1年或更长时间。在进入第二阶段后,父母系统地撤回言语权变刺激,要注意的是,若出现不按规定执行第二阶段治疗计划的情况,可能使儿童有复发并加重的风险。

(2)第二阶段治疗任务:典型的第二阶段就诊时间为30分钟。在就诊开始时,临床医师获得家长上周的SR,并与家长讨论自上次就诊以来所有的典型SR,特别是讨论如何应对SR的波动。然后,在与孩子进行对话或听孩子的一段或几段录音后,临床医师分配一个SR,并检查家长是否同意这个分数。临床医师和家长讨论自上次预约以来在自然对话中通常使用的言语权变刺激数量。如果孩子达到了目标,那么临床医师就会安排进入第二阶段的下一个阶段。如果孩子没有达到这些目标,就不建议进入下一阶段,临床医师应作出以下安排:①安排下周的就诊,并就儿童日益严重的口吃提出管理建议;②安排回到第二阶段门诊预约序列的较早阶段;③在极少数情况下,让儿童回到第一阶段。第二阶段继续,直到儿童达到持续治疗目标约1年。在第二阶段结束后,如果出现父母不能有效处理的复发,建议父母联系临床医师。

三、间接疗法

间接疗法主要指与口吃患儿父母进行合作,并不直接要求患儿改变他们的言语。间接疗法以基于需求和能力模型为核心,该模型认为,当儿童的社会环境对言语流利性的要求超过儿童对流利性言语的认知、运动或情感能力时,就会发生口吃。该治疗一直持续到儿童最终不再出现不流畅言语为止,治疗目的是实现沟通需求与儿童的运动、语言、社会情感和/或认知技能和能力之间的新平衡。

佩林亲子互动疗法(Palin parent-child interaction therpy,PCIT)分为3个阶段。第1阶段,每周6次基于临床的课程,提供个性化的治疗。其中可能包括的互动策略:①父母控制自己的焦虑情绪;②使用舒缓、柔和的语气与孩子谈话;③允许孩子用自己的节奏保持交谈,将孩子的受挫体验保持在最低限度;④父母可以通过就寝时的阅读来示范缓慢流利的言语,增加孩子的亲密感;⑤帮助孩子建立信心;⑥降低孩子的完美主义倾向。父母的配合程度、对自身的情绪调节、与患儿的互动及对患儿的行为管理都相当重要。在就诊时父母可以描述口吃对孩子生活质量的影响、人际沟通的困难、自己在生活中对孩子口吃的反应、自我的感受和处理影响的策略,父母通过观察亲子互动的视频记录来确定这些策略,并在家中短时间、有规律的一对一游戏时间内练习这些策略。父母双方与他们的孩子一起参加,每周进行游戏3～5次,共6周。第2阶段为巩固期,父母继续实施PCIT 6周。在此期间,他们每周复诊并与临床医师讨论进展。这种治疗的主要重点是改变父母的态度和与孩子的互动。在父母和治疗师的密切监督下,以家庭为基础有组织地练习课程。第3阶段,根据父母的进展报告和就诊时正式重新评估作出进一步的临床决定。

四、流畅塑造法

流畅塑造法是在治疗过程中建立流畅的言语表达,并将其泛化到日常生活当中,主要通过言语治疗师来建立流畅的言语表达。内容主要包括:①速度控制,延长所说的每个音节,减慢说话速度;②呼吸节律,用放松自然的呼吸节律代替错误的呼吸节律,避免一口气说完等不正确的呼吸节律;③轻松的话语起始,说话时第一个字放轻松发音,轻松呼吸和吐气,发音器官轻轻接触,降低气道阻力;④话语持续,每次呼吸并吐出一个字,每次呼吸放轻松,用连续的动作和发音器官轻松的接触,使得字与字轻松流畅地吐出;⑤合理地断句,当表达一句话时,通过合理地断句使语言表达更加流畅,例如:长江是中国最长的河流,可断句为"长江—是中国—最长的河流"。当成功建立流畅的言语表达后,对口吃患者进行追踪,使流畅的言语持续存在,再逐步将所学的流畅性表达技巧应用到日常生活当中。

五、延迟听觉反馈

延迟听觉反馈(delayed auditory feedback,DAF)是一种语言应用原理,指当说话者稍微晚一点听见自己的声音时,会对其大脑语言区脑波有一定干涉作用,从而影响其语言行为。有研究发现,当口吃者跟随另外一个人重复阅读时,他的说话变得流畅起来,这种现象被称为"合声效应"。通过技术的手段,让口吃者在说话时,以稍微延迟一些的声音,听见自己说话的声音,从而创造出有另外一个人在与自己说话的幻觉,进而像"合声效应"一样,增加口吃者的语言流畅性。

六、呼吸训练

声音产生过程是先由大脑发出想要发声的指令,然后由神经将该指令传递至咽喉部肌肉群与胸肺部肌肉群,再由胸肺部肌肉群带动胸廓作出扩张与收缩的动作;空气流由胸部肺内流经咽喉部位时,由于咽喉部肌肉群收紧与放松的动作,空气流振动产生共鸣,于是人们就听到了发出的声音。口吃者的呼吸器官、肺活量一般正常,但口吃者说话时常常出现呼吸紊乱、呼吸方式不当、呼吸和发音不协调、言语产生的发音和呼吸的动力机制出现问题。采用符合发音规律的呼吸疗法,如练习呼吸操、进行呼吸和发音的协调训练、结合言语训练和系统脱敏,能取得良好的效果。

七、心理疗法

口吃者普遍存在社交焦虑、孤独和低自尊等心理障碍。研究发现,口吃者对口吃存有恐惧心理,主要表现为逃避与外界的言语交流,心理障碍的加重会使口吃者症状恶化,又反作用于心理障碍,形成一种恶性循环。在心理治疗中,治疗师强调行为、认知和情绪的治疗,如承认口吃,允许口吃,敢于开口说话,进行放松训练或系统脱敏(按照说话情境的焦虑等级逐渐进行言语训练)。另外,心理学上的森田疗法可明显改善口吃者焦虑、抑郁的情绪,缓解其心理压力,使口吃症状明显减轻,是预防和控制口吃复发的重要手段。

八、药物治疗

目前改善口吃的药物主要有多巴胺受体拮抗剂、抗抑郁药、抗焦虑药和抗精神病药。其相关研究为小样本研究,药物对改善口吃的疗效有待进一步验证,且长期口服药物具有一定依赖性,故用药物治疗口吃并非口吃治疗的最佳选择。

九、其他治疗

有研究指出神经电刺激、远程疗法及团体治疗等对口吃也具有一定疗效,但缺乏多中心、大样本研究,后期有待进一步研究。

(赵振彪)

第十三章
偏瘫康复评定与治疗

偏瘫（hemiplegia）又称半身不遂，是指以一侧上、下肢运动功能障碍为主要表现的一组症状或体征，主要表现为一侧肢体瘫痪，可伴有半身感觉障碍、失语症、失认、失用及视野缺损等症状。引起偏瘫的疾病主要包括脑血管疾病、脑外伤、脑血管畸形、脑肿瘤、脑变性病或脑性瘫痪等，其中最常见的是脑血管疾病。随着医疗水平提高、康复技术发展，越来越多脑血管疾病患者被挽救生命的同时可能遗留偏瘫等一系列症状，导致患者日常生活能力下降，给家庭带来巨大的经济负担。

第一节　康　复　评　定

一、结构评定

（一）定位评估

脑损伤部位不同，引起偏瘫症状也不相同。额叶大脑皮质损伤常引起对侧偏瘫，身体各部位在此有各自对应的功能区，呈"倒人状"排列，头部在下，足在上，因此损伤部位不同，引起的上下肢偏瘫症状也有侧重；内囊后肢前 2/3 为皮质脊髓束通过，其中支配上肢者靠前，支配下肢者靠后，因此内囊部位损伤也可引起上下肢偏瘫轻重程度不同；基底神经节是锥体外系统的中继站，与大脑和小脑协同调节随意运动、肌张力、姿势和复杂的行为活动有关；脑干白质中有锥体束、锥体外传导通路、深浅感觉传导束等通过，因此脑干病变的特点是常表现为交叉瘫，具体表现与损伤的脑神经相关。

（二）视诊

站位、坐位、步行姿势，是否使用支具，肢体远端（手/足）有无肿胀、萎缩或畸形。

（三）触诊

肩关节有无半脱位，有无疼痛，皮肤温度，肢体肿胀。

（四）肢体围度及长度测定

评定偏瘫侧有无肌肉萎缩，测量时应左右对比。

1. 肢体围度测定

（1）上肢围度：受检者取坐位或站立位，上肢自然垂于体侧。上臂围度测量部位在肱二头肌肌腹或上臂最隆起处，一般在用力屈肘和上肢下垂放松时各测量 1 次。前臂围度测量部位在前臂最粗处。

（2）下肢围度：受检者取仰卧位，放松肌肉，分别测量大腿围度和小腿围度。大腿围度测量部位是从髌骨上缘向大腿中段量一距离（一般取髌骨上极向上 10cm），然后测量其周径；小腿围度测量部位在小腿最粗处。

2. 肢体长度测定

（1）上肢长度：受检者取坐位或站立位，上肢自然垂于身体一侧。上肢相对长度为第 7 颈椎至中指尖的距离，绝对长度为肩峰至中指尖的距离；上臂相对长度为肩峰到尺骨鹰嘴的距离，绝对长度为肩峰到肱骨外上髁的距离；前臂相对长度为肱骨内上髁到尺骨茎突的距离，绝对长度为尺骨鹰嘴到尺骨茎突，或桡骨头到桡骨茎突的距离。

（2）下肢长度：受检者取仰卧位，骨盆摆正。下肢相对长度为脐至内踝尖的距离，绝对长度为髂前上棘到内踝尖的距离；大腿相对长度为髂前上棘到股骨外侧髁的距离，绝对长度为股骨大转子顶点到膝关节外侧平面的距离；小腿绝对长度为胫骨平台内侧上缘到内踝尖的距离，或腓骨头到外踝下缘的距离。

（五）影像学表现

1. CT　脑出血可表现为肾形、圆形、椭圆形或不规则形高密度影，伴有周边水肿和占位效应。脑梗死发病 24 小时内 CT 扫描可阴性，以后出现边缘模糊稍低密度区，与闭塞的血管供血区相一致（楔形或扇形）。脑肿瘤 CT 密度不均匀，增强扫描呈不规则强化或不规则环形强化，并随肿瘤恶性程度增高而递增。

2. MRI　可根据脑出血时期不同，含氧血红蛋白变化，T_1WI、T_2WI 呈现不同的信号变化。脑梗死早期 T_2WI 可呈高信号。脑肿瘤 MRI 同样表现为信号不均匀。

3. 计算机体层血管成像（CTA）/ 磁共振血管成像（MRA）/ 数字减影血管造影（DSA）　主要通过血管检查明确有无血管畸形、动脉瘤等，如脑动静脉畸形、烟雾病、血管瘤等。

二、功能评定

（一）运动功能评定

上运动神经元损伤后出现联合反应、共同运动和异常运动模式等，偏瘫患者常用的评定量表有修订的 Brunnstrom 偏瘫运动功能评价（表 13-1）、Fugl-Meyer 运动功能量表（表 13-2）、偏瘫手功能分级评定表（表 13-3）等。修订的 Brunnstrom 偏瘫运动功能评价来源于 Brunnstrom 提出的偏瘫患者恢复六期理论。在 I 期，患侧肌肉处于弛缓状态，肌张力消失；在 II 期，患侧出现肌张力、痉挛和联合反应，患者在主动活动时出现不伴有关节活动的轻微肌肉收缩；在 III 期，患者可随意引起不同程度的共同运动或其组成成分，痉挛明显达到峰值；在 IV 期，共同运动模式被打破，出现分离运动，痉挛减轻；在 V 期，分离运动进一步改善，可以完成较难的功能性活动，痉挛明显减轻；在 VI 期，共同运动模式完全消失，痉挛基本消失或轻微可见，协调运动、运动速度大致正常。Fugl-Meyer 运动功能量表是在此基础上进一步精确量化而来的，能够对偏瘫患者的肢体功能作出准确全面的定量评定，与患者的日常生活活动所需的功能紧密结合，能够直观且快速地反映患者的异常运动模式。

表 13-1　修订的 Brunnstrom 偏瘫运动功能评价

分期	上肢	手	下肢
I 期	弛缓，无任何运动	弛缓，无任何运动	弛缓，无任何运动
II 期	出现痉挛 出现联合反应，不引起关节运动的随意肌收缩	出现轻微屈指动作	出现痉挛 出现联合反应，不引起关节运动的随意肌收缩
III 期	痉挛加剧，可随意引起共同运动或其成分	能全指屈曲，钩状抓握，但不能伸展，有时可由反射引起伸展	痉挛加剧 1. 随意引起共同运动或其成分 2. 坐位和立位时髋、膝可屈曲

续表

分期	上肢	手	下肢
Ⅳ期	痉挛开始减弱,出现一些脱离共同运动模式的运动 1. 手能置于腰后 2. 上肢前屈90°(肘伸展) 3. 肩0°,屈肘90°前臂能旋前、旋后	能侧方抓握及拇指带动松开,手指能半随意、小范围伸展	痉挛开始减弱,开始脱离共同运动出现分离运动 1. 坐位,足跟触地,踝能背屈 2. 坐位,足可向后滑动,使其背屈大于0°
Ⅴ期	痉挛减弱,共同运动进一步减弱,分离运动增强 1. 上肢外展90°(肘伸展,前臂旋前) 2. 上肢前平举并上举过头(肘伸展) 3. 肘呈伸展位,前臂能旋前、旋后	用手掌抓握,能握圆柱状及球形物,但不熟练 能随意全指伸开,但范围大小不等	痉挛减弱,共同运动进一步减弱,分离运动增强 1. 立位,髋伸展位能屈膝 2. 立位,膝伸直,足稍向前踏出,踝能背屈
Ⅵ期	痉挛基本消失,协调运动大致正常,Ⅴ期动作的运动速度达健侧2/3以上	能进行各种抓握、全范围地伸指,可进行单指活动,但比健侧稍差	协调运动大致正常。下述运动速度达健侧2/3以上 1. 立位,伸膝位髋外展 2. 坐位,髋交替地内、外旋,并伴有踝内、外翻

表 13-2 Fugl-Meyer 运动功能量表

上肢(最高分66分)

坐位	Ⅰ上肢反射活动(4分)	
	A 肱二头肌反射 B 肱三头肌反射	0分:不能引出反射活动 2分:能够引出反射活动
	Ⅱ屈肌共同运动(12分):让患者用患侧上肢触摸同侧耳	
	肩关节上提 肩关节后缩 外展(至少90°) 外旋 肘完全屈曲 前臂充分旋后	0分:完全不能进行 1分:部分完成 2分:无停顿充分完成
	Ⅲ伸肌共同运动(6分):让患者用患侧上肢触摸健侧膝部。注意避免患者借助重力替代主动运动、旋转胸部或摆动患肢	
	肩关节内收/内旋 肘关节伸展 前臂旋前	0分:完全不能进行 1分:部分完成 2分:无停顿充分完成
	Ⅳ伴有共同运动的活动(6分)	
	A 手触腰椎,让患者手后伸摸腰椎棘突	0分:没有明显活动 1分:手必须超过髂前上棘 2分:能顺利进行

B 肩关节屈曲 90°（肘关节 0°时）	0 分：肩屈曲开始时就出现肩外展或肘关节屈曲 1 分：肩关节外展及肘关节屈曲发生在较晚时间 2 分：能顺利充分完成
C 在肩关节 0°，肘关节 90°时前臂旋前旋后运动	0 分：不能主动将肩关节和肘关节置于正确的位置或前臂完全不能旋前旋后 1 分：能主动将肩关节和肘关节置于正确位置，并且前臂能做有限的旋前旋后运动 2 分：完全旋前、旋后活动自如
V 分离运动（6 分）	
A 肩关节外展 90°，肘关节完全伸展，前臂旋前	0 分：肩关节一开始外展即出现肘关节屈曲或前臂的旋前位发生偏移 1 分：肩关节只能部分外展或在外展过程中出现肘关节屈曲或前臂不能保持在旋前位 2 分：顺利完成
B 肩关节屈曲 90°～180°，肘关节完全伸展，前臂中立位	0 分：肩关节一开始屈曲时肩立即外展或肘关节屈曲 1 分：在肩屈曲过程中，出现肘关节屈曲或肩关节外展 2 分：顺利完成
C 在肩关节屈曲 30°～90°，肘关节完全伸展位时前臂旋前旋后	0 分：前臂旋前旋后完全不能进行或肩肘位置不正确 1 分：能在要求肢位下部分完成旋前、旋后 2 分：顺利完成
VI 正常反射活动（2 分）：只有第 V 期得 6 分，本项目评分才计入总分	
肱二头肌反射 指屈肌反射 肱三头肌反射	0 分：至少 2 个反射明显亢进 1 分：1 个反射明显亢进或至少 2 个反射活跃 2 分：反射活跃不超过 1 个并且无反射亢进
VII 腕稳定性（10 分）	
A 肘屈曲 90°、肩关节 0°、前臂完全旋前位（必要时检查者协助保持该位置），腕背屈	0 分：患者不能背屈腕关节达 15° 1 分：可完成腕背屈 15°，但不能抗阻力 2 分：有些轻微阻力仍可保持腕背屈 15°
B 肘屈曲 90°、肩关节 0°、前臂完全旋前位（必要时检查者协助保持该位置），腕关节交替屈伸	0 分：不能随意运动 1 分：患者不能完成在全关节范围内屈 / 伸腕活动 2 分：完成全关节范围内屈 / 伸腕活动
C 肩屈曲 30°、肘伸展、前臂旋前位（必要时检查者协助保持该位置），腕背屈 15°的腕关节稳定性	0 分：患者不能背屈腕关节达 15° 1 分：可完成腕背屈 15°，但不能抗阻力 2 分：有些轻微阻力仍可保持腕背屈 15°
D 肩屈曲 30°、肘伸展、前臂旋前位（必要时检查者协助保持该位置），屈伸腕	0 分：不能随意运动 1 分：患者不能完成在全关节范围内屈 / 伸腕活动 2 分：完成全关节范围内屈 / 伸腕活动

E 腕环形运动(肢体位置无特殊要求)	0分:不能进行 1分:活动费力或不完全 2分:流畅完全的环形运动
Ⅷ手(14分)	
A 手指共同屈曲:让患者屈曲手指	0分:不能屈曲 1分:能屈曲但不充分 2分:(与健侧比较)能完全主动屈曲
B 手指共同伸展:起始位为手指主动或被动完全屈曲位,让患者伸指	0分:不能伸展 1分:能够放松主动屈曲的手指(能够松开拳) 2分:(与健侧比较)能充分主动伸展
C 握力1(钩状抓握):掌指关节伸展,近指间关节和远指间关节屈曲,钩住一定重量的物体,检测抗阻握力	0分:手指不能保持钩状 1分:能保持钩状,但握力微弱 2分:能够抵抗相当大的阻力抓握
D 握力2(侧捏):四指伸直位时,拇指内收(在拇指和示指之间夹一张纸)	0分:手指不能保持正确位置 1分:能捏住一张纸,但不能抵抗轻拉力 2分:可捏住一张纸,且能抵抗轻拉力
E 握力3(对捏):拇、示指指腹相对,捏住一支铅笔	
F 握力4(圆柱状抓握):拇、示指指腹相对,握住一个圆柱状物体	
G 握力5(球形抓握):抓握球形物体,如网球	
Ⅸ协调性与速度(6分):指鼻试验(闭眼快速重复5次)	
A 震颤	0分:明显震颤 1分:轻度震颤 2分:无震颤
B 辨距不良	0分:明显的或不规则辨距障碍 1分:轻度的或规则的辨距障碍 2分:无辨距障碍
C 速度	0分:较健侧慢6秒 1分:较健侧慢2~5秒 2分:两侧差别小于2秒

下肢(最高分34分)

仰卧位	Ⅰ反射活动(4分)	
	跟腱反射 膝腱反射	0分:无反射活动 2分:反射活动
	Ⅱ共同运动(14分)	
	A 屈肌共同运动(6分):让患者最大限度地屈髋、屈膝与踝背曲	
	髋关节屈曲 膝关节屈曲 踝关节背曲	0分:不能进行 1分:部分进行 2分:几乎与对侧相同

	B 伸肌共同运动（8分）：起始位为完全的屈肌共同运动位置，让患者伸髋、膝和踝，施加阻力以消除重力的易化作用，髋关节内收也施加阻力。髋内收可和伸髋结合在一起评价	
	髋关节伸展 髋关节内收 膝关节伸展 踝关节跖屈	0分：没有运动 1分：有一点力量 2分：几乎与对侧力量相同
坐位	Ⅲ联合的共同运动（4分）	
	A 膝关节屈曲大于90°：坐位，腿悬于床边	0分：无自主活动 1分：膝关节能从微伸位屈曲，但不超过90° 2分：膝关节屈曲大于90°
	B 踝背屈：坐位，腿悬于床边	0分：不能主动背屈 1分：不完全背屈 2分：正常背屈
站位	Ⅳ分离运动（4分）	
	A 膝关节屈曲：站位，髋关节0°位	0分：在髋关节伸展位不能屈膝 1分：髋关节不屈，膝能屈曲但不能达到90°或在屈膝过程中出现髋关节屈曲 2分：膝关节屈曲达90°或90°以上且没有出现屈髋
	B 踝背屈：站位，髋关节0°位	0分：不能主动活动 1分：能部分背屈 2分：能充分背屈
坐位	Ⅴ正常反射（2分）：只有第Ⅳ期得4分，本项目评分才计入总分	
	膝部屈肌腱反射 膝反射 跟腱反射	0分：2～3个明显亢进 1分：1个反射亢进或至少2个反射活跃 2分：不超过1个反射活跃且没有反射亢进
仰卧位	Ⅵ协调/速度（6分）：跟膝试验，以患侧足跟碰健侧膝盖5次，以尽可能快的速度连续进行	
	A 震颤	0分：明显震颤 1分：轻度震颤 2分：无震颤
	B 辨距不良	0分：明显的或不规则辨距障碍 1分：轻度的或规则的辨距障碍 2分：无辨距障碍
	C 速度	0分：较健侧慢6s 1分：较健侧慢2～5s 2分：两侧差别小于2s

表 13-3 偏瘫手功能分级评定表

动作	完成
Ⅰ 健手在患手的帮助下剪开信封	
Ⅱ 患手在空中拿住钱包,健手从钱包中取出硬币,包括拉开、拉上拉链	
Ⅲ 患手拿伞,在空中垂直支撑 10s 以上	
Ⅳ 患手用未经改造的大剪指甲刀(长约 10cm)剪健侧手指甲	
Ⅴ 患手系健侧衬衫袖口的纽扣	

注:实用手 A,即 5 个动作均能够完成;实用手 B,即 5 个动作只能完成 4 个;辅助手 A,即 5 个动作只能完成 3 个;辅助手 B,即 5 个动作只能完成 2 个;辅助手 C,即 5 个动作只能完成 1 个;废用手,即 5 个动作均不能完成。

（二）感觉功能评定

感觉分为躯体感觉、内脏感觉和特殊感觉,其中躯体感觉康复评定是最重要的部分,包括浅感觉、深感觉和复合感觉。

1. 感觉功能检查反应　偏瘫患者常见的感觉功能检查反应有正常、减低或减退、消失。

2. 感觉功能评定设备　大头针;测试管及试管架;棉花、纸巾或软刷;常见物,如钥匙、钱币等;感觉丧失测量器,纸夹和尺子;形状、大小、重量相同的物件;不同质地的布;定量感觉测试仪。

3. 评定方法

（1）浅感觉评定:浅感觉是受外在环境的理化刺激而产生,包括皮肤及黏膜的触觉、痛觉、温度觉和压觉。

1）触觉:嘱偏瘫患者闭目,评定者用棉签等轻触偏瘫患者的皮肤,询问其有无轻痒感觉及接触次数。评定时应比较两侧对称部位,以适当的刺激频率、相同刺激强度和无规律的刺激速度进行刺激。评定偏瘫患者四肢触觉时,刺激的走向应与长轴平行;评定胸腹部触觉时,刺激的方向应与肋骨平行。按面部、颈部、上肢、躯干、下肢的顺序进行评定。

2）痛觉:嘱偏瘫患者闭目,评定者先用大头针针尖在偏瘫患者健侧正常皮肤区域刺激数下,然后再以均匀力量轻刺患侧检查皮肤部位,询问偏瘫患者有无痛感及刺激部位,与健侧比较。

3）温度觉:包括温觉和冷觉。嘱偏瘫患者闭目,用分别盛有冷水（5～10℃）和热水（40～45℃）的两支试管,交替、随意地接触皮肤 2～3 秒,询问偏瘫患者感觉"冷"或"热"。

4）压觉:嘱偏瘫患者闭眼。评定者用拇指或指尖压在皮肤表面,为了刺激深感受器,压力大小应足以使皮肤下陷,并请偏瘫患者描述感觉。

（2）深感觉评定:深感觉是深部组织的感觉,包括运动觉、位置觉、振动觉。

1）运动觉:评定者在一个较小范围内被动活动偏瘫患者的肢体,让偏瘫患者说出肢体运动的方向。评定者可轻握偏瘫患者手指或足趾的两侧,上下移动 5° 左右,询问偏瘫患者移动的方向,如感觉不明确可增加活动幅度或再评定较大关节,以了解其减退的程度。

2）位置觉:嘱偏瘫患者闭目,评定者将其患侧肢体移动并停放到一定的位置,询问偏瘫患者患侧肢体所放位置,或嘱偏瘫患者用其健侧肢体模仿移动到相同位置。位置觉测定方法还包括闭眼后进行指鼻试验、跟 - 膝 - 胫试验、站立、行走步态等。

3）振动觉:嘱偏瘫患者闭眼,可用 128Hz 或 256Hz 的音叉振动后放在骨突处（如尺桡骨茎突、手指等），询问偏瘫患者有无振动感觉及持续时间。评定时应注意身体上、下、左、右对比。

（3）复合感觉评定：复合感觉涉及大脑的整合，在浅感觉和深感觉均为正常的情况下才需要进行评定，包括皮肤定位觉、两点分辨觉、实体觉、图形觉及其他大脑皮质感觉等。

1）皮肤定位觉：嘱偏瘫患者闭目，用棉签、手指等轻触偏瘫患者的皮肤，让其指出触碰部位。正常误差手部<3.5mm，躯干部<1cm。

2）两点分辨觉：嘱偏瘫患者闭眼，通过两角规、叩诊锤刺激患者的皮肤，评估时两点间距逐渐缩小，测定偏瘫患者可感觉的最小间距。

3）实体觉：嘱偏瘫患者闭目，将偏瘫患者熟悉的日常物品置于其手中，询问偏瘫患者物品名称和特性。先评定患侧，再评定健侧。

4）图形觉：嘱偏瘫患者闭目，在偏瘫患者手上画一个图形（圆、三角形或正方形）或数字，询问患者所画的图形或数字。

5）其他大脑皮质感觉：重量识别觉（识别重量的能力）及对某些质地（如软和硬，光滑和粗糙）的感觉。

（4）定量感觉测试：定量感觉测试（quantitative sensory testing，QST）是一种测定引起某种特定感觉所需要刺激强度的技术，主要通过测定皮肤的温度觉和振动觉来定量化评估感觉神经功能。

（三）肌张力评定

肌张力是指肌肉组织在静息状态下的一种不随意的、持续的、微小的收缩，是被动活动肢体或按压肌肉时所感觉到的阻力。肌张力异常几乎在所有中枢神经系统功能障碍的患者中都存在，其本质原因是抑制肌张力过高的锥体束受损。

1. 常用的评定方法

（1）肌张力检查：包括采集病史、视诊检查、触诊检查、反射检查等。

（2）手法评定：被动运动检查可发现肌肉对牵张刺激的反应，以发现是否存在肌张力过高，肌张力过高是否为速度依赖、是否伴有阵挛，并与挛缩进行比较和鉴别。

（3）功能评定：对痉挛或肌张力异常是否干扰坐、站立及移行等功能和日常生活活动能力进行评定，具体包括是否有床上活动、转移、行走和生活自理能力的损害及其程度等。

（4）生物力学评定：钟摆试验、屈曲维持试验、便携式测力计方法、等速装置评定方法等。

（5）电生理评定：表面电极肌电图、H反射、F波反应、紧张性振动反射、屈肌反射等。

2. 手法肌张力评定标准

（1）弛缓性肌张力评定标准：其严重程度可分为轻度、中 - 重度两级评定，见表 13-4。

表 13-4 弛缓性肌张力的分级

级别	评定标准
轻度	肌张力降低；肌力下降；将肢体置于可下垂的位置上并放开时，肢体只能保持短暂的抗重力，旋即落下；仍存在一些功能活动
中 - 重度	肌张力显著降低或消失；肌力 0 级或 1 级（徒手肌力检查）；把肢体放在抗重力体位，肢体迅速落下，不能维持规定肢位，不能完成功能性动作

（2）痉挛评定标准：通过被动运动某一关节时所感受的阻力进行分级评定。常用的分级方法为改良阿什沃思量表（改良 Ashworth 量表）（表 13-5）。

表 13-5　改良 Ashworth 量表

级别	评定标准
0 级	无肌张力增加
1 级	肌张力轻微增加,受累部分被动屈伸时,关节活动度(ROM)之末时出现突然卡住,然后呈现最小的阻力或释放
1⁺ 级	肌张力轻度增加,表现为被动屈伸时,在 ROM 后 50% 范围内出现突然卡住,然后均呈现最小的阻力
2 级	肌张力较明显增加,通过 ROM 的大部分时肌张力均较明显增加,但受累部分仍较容易被移动
3 级	肌张力严重增高,进行被动关节活动度(PROM)检查有困难
4 级	僵直,受累部分被动屈伸时呈现僵直状态,不能活动

(四)关节活动度评定

关节活动度(range of motion,ROM)指一个关节从起始端到终末端的运动范围。主动关节活动度(active joint range of motion,AROM)的测定需要患者在无辅助的情况下主动收缩肌肉完成。被动关节活动度(passive joint range of motion,PROM)的测定需要评估者辅助患者被动完成。

1. 关节活动度评定的工具　用于测量的工具包括量角器、带刻度的尺子、电子测角器等。

2. 测量步骤

(1)患者取舒适体位(卧位或坐位或站位),关节处于解剖位。

(2)向患者解释测量过程和测量的原因以取得患者的配合,并鼓励患者随时提出问题。

(3)暴露将要测量的关节。观察患者的面部表情、身体姿势、功能活动、皮肤状态等。

(4)触诊骨骼和软组织,注意畸形或异常,确定测量关节的骨性标志。

(5)借助患者的体位、体重及测量者所施加的外力,稳定测量关节的近端关节。

(6)被动活动该关节以了解可能的活动范围和有无抵抗感。

(7)使关节处于起始位。

(8)量角器的轴心对准关节轴,固定臂与构成关节的近端骨平行,活动臂与构成关节的远端骨平行,避免采用使角度针偏离角度计的运动方向。

(9)测量主动关节活动度,主动运动过程中如出现关节活动度受限,检查者继续被动运动该关节,如果被动运动时较容易达到该关节正常运动范围终点,提示主动关节活动度受限。如果患者能够完成全关节活动范围的运动且无疼痛不适等症状,一般来说无须测量被动关节活动度。

(10)测量被动关节活动度,在运动末时体会运动终末感的性质,如被动运动不能达到该关节正常运动范围的终点,提示被动关节活动度受限。

(11)测量结束后移走量角器,让患者的肢体处于休息位,并做好记录。

3. 关节活动度功能评定表　记录关节活动度的方法有多种,常用关节正常关节活动度(表 13-6)、关节活动度测量结果记录表(表 13-7)。

表 13-6 正常关节活动度

关节	活动度	关节	活动度
颈椎		腕	
屈曲	0°~60°	掌屈	0°~90°
伸展	0°~50°	背伸	0°~70°
侧屈	0°~50°	尺偏	0°~55°
旋转	0°~70°	桡偏	0°~25°
胸、腰椎		髋	
屈曲	0°~80°	屈曲	0°~125°
伸展	0°~30°	伸展	0°~15°
侧屈	0°~35°	外展	0°~45°
旋转	0°~45°	内收	0°~45°
肩		内旋	0°~45°
屈曲	0°~180°	外旋	0°~45°
后伸	0°~50°	膝	
外展	0°~180°	屈曲	0°~150°
水平外展	0°~40°	踝	
水平内收	0°~130°	背屈	0°~20°
内旋	0°~90°	跖屈	0°~45°
外旋	0°~90°	内翻	0°~35°
肘		外翻	0°~25°
屈曲	0°~150°		
旋后	0°~90°		
旋前	0°~90°		

表 13-7 关节活动度测量结果记录表

姓名_____年龄_____性别_____住院号_____
记录时间_____AROM/PROM_____检查者_____
诊断_____
功能障碍表现_____

左			关节	活动度	右		
3	2	1			1	2	3
			颈椎				
			屈曲	0°~45°			
			伸展	0°~45°			
			侧屈	0°~45°			
			旋转	0°~60°			
			胸、腰椎				
			屈曲	0°~80°			

续表

左			关节	活动度	右		
3	2	1			1	2	3
			伸展	0°～30°			
			侧屈	0°～40°			
			旋转	0°～45°			
			肩				
			屈曲	0°～170°			
			后伸	0°～60°			
			外展	0°～170°			
			水平外展	0°～40°			
			水平内收	0°～130°			
			内旋	0°～70°			
			外旋	0°～90°			
			肘和前臂				
			屈曲	0°～135°/150°			
			旋后	0°～80°/90°			
			旋前	0°～80°/90°			
			腕				
			掌屈	0°～80°			
			背伸	0°～70°			
			尺偏	0°～30°			
			桡偏	0°～20°			
			手指				
			掌指关节屈曲	0°～90°			
			掌指关节过伸	0°～15°/45°			
			近指间关节屈曲	0°～110°			
			远指间关节屈曲	0°～80°			
			外展	0°～25°			
			拇指				
			掌指关节屈曲	0°～50°			
			指间关节屈曲	0°～80°/90°			
			外展	0°～50°			
			髋				
			屈曲	0°～125°			
			伸展	0°～30°			
			外展	0°～40°			
			内收	0°～35°			
			内旋	0°～45°			
			外旋	0°～45°			
			膝				
			屈曲	0°～135°			

续表

左			关节	活动度	右		
3	2	1			1	2	3
			踝				
			背屈	0°～15°			
			跖屈	0°～50°			
			内翻	0°～35°			
			外翻	0°～20°			

注：AROM，主动关节活动度；PROM，被动关节活动度。

（五）协调与平衡功能评定

平衡是人体保持稳定的能力或保持重心落在支撑面内的能力。协调是人体产生平滑、准确、有控制的运动能力。

1. 平衡的种类与评定方法

（1）平衡种类：人体平衡可分为静态平衡和动态平衡两类，或三个平衡等级。静态平衡又称一级平衡，指人体在无外力作用下，在睁眼和闭眼时维持某姿势稳定的过程。自动态平衡又称二级平衡，指在无外力作用下从一种姿势调整到另外一种姿势的过程，在整个过程中保持平衡状态。他动态平衡又称三级平衡，指人体在外力的作用下（包括加速度和减速度），当身体质心发生改变时，迅速调整质心和姿势，保持身体平衡的过程。

（2）平衡评定方法：评定方法有 Fugl-Meyer 平衡量表、Berg 平衡量表、Bobath 平衡功能评定等（表 13-8～表 13-10）。

表 13-8　Fugl-Meyer 平衡量表

评定内容	分数	评定标准
支持坐位	0分	不能保持平衡
	1分	能保持平衡，但时间短，不超过 5min
	2分	能保持平衡超过 5min
健侧展翅反应	0分	被推动时，无肩外展及伸肘
	1分	健肢有不完全反应
	2分	健肢有正常反应
患侧展翅反应	0分	被推动时，患肢无外展及伸肘
	1分	患肢有不完全反应
	2分	患肢有正常反应
支持站立	0分	不能站立
	1分	完全在他人帮助下站立
	2分	1人帮助下站立 1min
无支持站立	0分	不能站立
	1分	站立少于 1min 或身体摇摆
	2分	站立平衡，多于 1min

续表

评定内容	分数	评定标准
健肢站立	0分	维持平衡少于1~2s
	1分	维持平衡4~9s
	2分	维持平衡多于9s
患肢站立	0分	维持平衡少于1~2s
	1分	维持平衡4~9s
	2分	维持平衡多于9s

注：Fugl-Meyer平衡量表主要适用于偏瘫患者的平衡功能评定。此法对偏瘫患者进行7个项目的检查，每个检查项目都分为0~2分三个级别进行记分，最高分14分，最低分0分。少于14分，说明有平衡障碍，评分越低，表示平衡障碍越严重。检查支持坐位时双足应着地。检查健侧展翅反应时，检查者从患侧向健侧轻推患者至接近失衡点，观察患者有无外展健侧上肢90°，以伸手扶持支撑面的展翅反应。

表 13-9 Berg 平衡量表

姓名：_____ 性别：_____ 年龄：_____ 测评员：_____ 诊断：_____

测评项目		评分标准	第一次评定得分 年 月 日	第二次评定得分 年 月 日	第三次评定得分 年 月 日
1. 从坐到站	4分	不用手扶能够独立地站起并保持稳定			
	3分	用手扶着能够独立地站起			
	2分	几次尝试后自己用手扶着站起			
	1分	需要他人少量的帮助才能站起或保持稳定			
	0分	需要他人中等或大量的帮助才能站起或保持稳定			
2. 独立站立	4分	能够安全站立2min			
	3分	在监视下能够站立2min			
	2分	在无支持的条件下能够站30s			
	1分	需要若干次尝试才能无支持地站立达30s			
	0分	无帮助时不能站立30s			
3. 独立坐	4分	能够安全地保持坐位2min			
	3分	在监视下能够保持坐位2min			
	2分	能坐30s			
	1分	能坐10s			
	0分	没有靠背支持不能坐10s			
4. 从站立到坐	4分	最小量用手帮助安全地坐下			
	3分	借助于双手能够控制身体的下降			
	2分	用小腿的后部顶住椅子来控制身体的下降			
	1分	独立地坐，但不能控制身体下降			
	0分	需要他人帮助坐下			
5. 床-椅转移	4分	稍用手扶就能够安全地转移			
	3分	绝对需要用手扶着才能够安全地转移			
	2分	需要口头提示或监视才能够转移			
	1分	需要一个人的帮助			
	0分	为了安全，需要两个人的帮助或监视			

测评项目	评分标准		第一次评定得分 年 月 日	第二次评定得分 年 月 日	第三次评定得分 年 月 日
6. 闭目站立	4分	能够安全地站10s			
	3分	监视下能够安全地站10s			
	2分	能站3s			
	1分	闭眼不能达3s，但站立稳定			
	0分	为了不摔倒而需要两个人的帮助			
7. 双脚并拢站立	4分	能够独立地将双脚并拢并安全站立1min			
	3分	能够独立地将双脚并拢并在监视下站立1min			
	2分	能够独立地将双脚并拢，但不能保持30s			
	1分	需要别人帮助将双脚并拢，但能双脚并拢站15s			
	0分	需要别人帮助将双脚并拢，双脚并拢站立不能保持15s			
8. 站立位上肢向前伸	4分	能够向前伸出>25cm			
	3分	能够安全地向前伸出>12cm			
	2分	能够安全地向前伸出>5cm			
	1分	上肢可以向前伸出，但需要监视			
	0分	在向前伸展时失去平衡或需要外部支持			
9. 站立位时从地上拾物	4分	能够轻易且安全地将鞋捡起			
	3分	能够将鞋捡起，但需要监视			
	2分	伸手向下达2~5cm且能独立地保持平衡但不能将鞋捡起			
	1分	试着做伸手向下做捡鞋动作时需要监视，但不能将鞋捡起			
	0分	不能试着做伸手向下捡鞋的动作，或需要帮助以免失去平衡摔倒			
10. 站立位转身向后	4分	能从左右侧向后看，体重转移良好			
	3分	仅从一侧向后看，另一侧体重转移较差			
	2分	仅能转向侧面，但身体的平衡可以维持			
	1分	转身时需要监视			
	0分	需要帮助以防失去平衡或摔倒			
11. 转身一周	4分	在≤4s内安全地转身360°			
	3分	在≤4s内仅能从一个方向安全地转身360°			
	2分	能够安全地转身360°但动作缓慢			
	1分	需要密切监视或口头提示			
	0分	转身时需要帮助			
12. 双足交替踏台阶	4分	能够安全且独立地站立，在20s内完成8次			
	3分	能够独立站立，完成8次的时间>20s			
	2分	无须辅助器具在监视下能够完成4次			
	1分	需要少量帮助能够完成>2次			
	0分	需要帮助以防止摔倒或完全不能做			

续表

测评项目	评分标准		第一次 评定得分 年　月　日	第二次 评定得分 年　月　日	第三次 评定得分 年　月　日
13. 双足前后 站立	4分	能独立将双脚一前一后地排列（无间距） 并保持30s			
	3分	能独立将一只脚放在另一只脚前方（有间 距）并保持30s			
	2分	能够独立地迈一小步并保持30s			
	1分	向前迈步需要帮助，但能够保持15s			
	0分	迈步或站立时失去平衡			
14. 单足站立	4分	能够独立抬腿并保持时间＞10s			
	3分	能够独立抬腿并保持时间5～10s			
	2分	能够独立抬腿并保持时间≥3s			
	1分	试图抬腿，不能保持3s，但可维持独立 站立			
	0分	不能抬腿或需要帮助以防摔倒			

注：共14个项目，每个项目最低分为0分，最高分为4分，总分56分。根据所代表的活动状态，将评分结果分为三组。0～20分，平衡能力差，只能坐轮椅。21～40分，平衡能力可，能辅助步行。41～56分，平衡能力好，能独立行走。＜40分，预示有跌倒的危险。

表 13-10　Bobath 平衡功能评定

级别	名称	评分标准
Ⅰ级	静态平衡	被测试者在不需要帮助的情况下能维持所要求的体位（坐位或立位）
Ⅱ级	自动态平衡	被测试者能维持所要求的体位，并能在一定范围内主动移动身体重心 后仍能维持原来的体位
Ⅲ级	他动态平衡	被测试者在外力干扰下移动身体重心后仍能恢复并维持原来的体位

2. 协调障碍常见类型和评定方法

（1）常见类型：根据中枢神经系统不同病变的部位，可以将其分为小脑共济失调、基底节共济失调、脊髓后索共济失调 3 种。

（2）评定方法：根据偏瘫患者的运动缺陷，常选用不同运动缺陷时的协调试验方法等，见表 13-11。

表 13-11　不同运动缺陷时的协调试验方法

运动缺陷	评定方法
Ⅰ. 轮替运动障碍	指鼻试验 交替指鼻试验和指指试验 前臂旋转试验 膝关节屈伸试验 变速走
Ⅱ. 辨距不良	指示准确 画圆或横"8"字试验 跟 - 膝 - 胫试验 走标记物

运动缺陷	评定方法
Ⅲ.动作分解	指鼻试验 指-他人指试验 交替跟-膝、跟-趾试验 趾-他人指试验
Ⅳ.意向性震颤	在功能活动中观察,接近靶目标时缺陷加重 交替指鼻和指指试验 对指试验 指-他人指试验 趾-他人指试验
Ⅴ.静止性震颤	在静止时观察受试者 在活动时观察受试者,活动时缺陷减轻或消失
Ⅵ.姿势性震颤	观察正常的站立姿势
Ⅶ.运动徐缓	走路中观察手的摆动 变化速度和方向行走 突然停止后再走 观察受试者功能活动
Ⅷ.姿势紊乱	上、下肢固定或保持在某一位置 在坐或站位上出其不意地使之脱离平衡 改变站姿(双足正常站位变换为一足在另一足前方) 单足站
Ⅸ.步态紊乱	直线走 侧方走、倒退走 正步走 变速走 环形走

(六)步态功能评定

偏瘫患者在行走时,由于骨盆后缩、膝关节屈曲不充分,患侧产生提髋,下肢外旋、外展"划圈",同时伴有足内翻、跖屈,分为提髋型、膝过伸型、瘸拐型、划圈型。

步态评定分为定性分析与定量分析。定性分析常用的方法有四期分析法、RLA目测步态分析法等。定量分析常用评价步态参数、步态分析系统、足底压力系统、动态肌电图、超声定位步态分析仪、电子测角器等。尽管越来越多的单位应用步态分析系统和表面肌电图等方法,但目前最常用的评估手段仍然是临床定性分析。

三、日常生活活动能力评定

(一)基础性日常生活活动评定

基础性日常生活活动(basic activities of daily living,BADL)是指患者在家中或医院里每日所需的基本运动和自理活动,如坐、站、行走、穿衣、进食、保持个人卫生等活动。其评定结果反映的是偏瘫患者较粗大运动功能,适用于较重的残疾患者日常生活能力评估。

1.改良巴塞尔指数评定 改良巴塞尔指数(modified Barthel index,MBI)(表 13-12)评定

分级标准：0～20分，极严重功能缺陷；21～45分，严重功能缺陷；46～70分，中度功能缺陷；71～99分，轻度功能缺陷；100分，日常生活活动完全自理。MBI是脑卒中患者使用最为广泛的BADL评定方法，反映患者在穿衣、进食、个人卫生等自理活动及转移活动方面的自理能力。

表13-12　改良巴塞尔指数(MBI)评定 单位：分

项目	自理	监督提示	稍依赖	尝试但不安全	不能完成	得分
进食	10	8	5	2	0	
洗澡	5	4	3	1	0	
修饰	5	4	3	1	0	
更衣	10	8	5	2	0	
控制大便	10	8	5	2	0	
控制小便	10	8	5	2	0	
如厕	10	8	5	2	0	
床椅转移	15	12	8	3	0	
行走	15	12	8	3	0	
上下楼梯	10	8	5	2	0	

2. 功能独立性评定　功能独立性评定量表(FIM)可为评定者提供偏瘫患者残疾程度和康复记录，主要评估偏瘫患者的实际残疾程度和活动能力(表13-13)。

FIM根据偏瘫患者的依赖程度进行1～7分评定(1分代表完全依赖，即患者活动中＜25%为主动用力；2分代表最大帮助，即患者活动中25%～49%为主动用力；3分代表中度帮助，即患者活动中50%～75%为主动用力；4分代表少量帮助，即患者活动中75%以上主动用力；5分为提供准备帮助与监护；6分为有条件的独立；7分为完全独立)。

表13-13　功能独立性评定量表

		项目		评估日期
运动功能	自理能力	1	进食	
		2	梳洗修饰	
		3	洗澡	
		4	穿裤子	
		5	穿上衣	
		6	上厕所	
	括约肌控制	7	膀胱管理	
		8	直肠管理	
	转移	9	床、椅、轮椅间	
		10	如厕	
		11	盆浴或淋浴	
	行走	12	步行/轮椅	
		13	上下楼梯	

项目				评估日期
认知功能	交流	14	理解	
		15	表达	
	社会认知	16	社会交往	
		17	解决问题	
		18	记忆	

（二）工具性日常生活活动评定

工具性日常生活活动（IADL）是指人们在社区中独立生活所需的高级技能，如交流和家务劳动等。评估结果反映了精细运动功能，适用于较轻的偏瘫患者。

1. 功能活动问卷 功能活动问卷（functional activities questionnaire，FAQ）（表 13-14）评分越高表明社会活动能力越重，是评定偏瘫患者在家庭和社会活动中独立功能能力的量表，包括算账能力、工作能力等 10 个项目。正常标准为 <5 分，≥5 分为异常。FAQ 是目前 IADL 量表中效度较高的，且项目较全面，在 IADL 评定时提倡首先使用。

表 13-14 功能活动问卷

项目	正常或从未做，但能做（0分）	困难，但能单独完成或从未做（1分）	需帮助（2分）	完全依赖他人（3分）
1. 每月平衡收支的能力，算账的能力				
2. 患者的工作能力				
3. 能否到商店买衣服、杂货或家庭用品				
4. 有无爱好，会不会下棋和打扑克				
5. 能否做简单的事，如点炉子、泡茶				
6. 能否准备饭菜				
7. 能否了解近期发生的事情（时事）				
8. 能否参加讨论和了解电视、书和杂志的内容				
9. 能否记住约会的时间、家庭节日和吃药				

2. Frenchay 活动指数 Frenchay 活动指数包括做饭、洗碗、洗衣服、处理简单的家事等。根据偏瘫患者实际活动的频率，每项得分 0～3 分。总分 0 分为社会生活能力完全丧失；1～14 分为社会日常生活能力重度障碍；15～29 分为中度障碍；30～44 分为接近正常；47 分及以上为完全正常（表 13-15）。

表 13-15　Frenchay 活动指数

项目	说明	第一部分——过去 3 个月			
		从来没有	1周 少于1次	1周 1~2次	大部分 时间
准备正餐（并非只是简餐）	需要参与计划、准备与烹饪主餐有关的大部分活动，不仅仅是做简餐或加热已准备好的食物	0	1	2	3
清洗餐具	必须清洗全部的餐具并完成必要的步骤，如洗、擦和放置，而非偶尔冲洗一件	0	1	2	3

项目	说明	从来没有	3个月内 1~2次	3个月内 3~12次	至少1周 1次
洗衣服	计划洗衣及干衣，用机洗、手洗或洗衣店洗。完成必要的步骤，如放入、取出、晾挂、折叠	0	1	2	3
轻体力家务活	除尘、擦拭、熨烫、整理小物件或床单	0	1	2	3
重体力家务活	所有重体力家务活，包括整理床铺，清洁地板、炉灶和窗户，吸尘，移动椅子等	0	1	2	3
商店购物	无论购物数量多少，应在计划与购买常用品中扮演重要角色。必须到商店去，而不仅是推购物车	0	1	2	3
参与社交活动	可包括去银行或去邮局，外出去公园、寺庙/教堂、电影院、剧院、茶馆/酒吧、与朋友聚餐等。到目的地后，患者必须主动参与包括由患者发起的在家中的社交活动，例如被邀请的家人或朋友，他们来访的目的不是照看，而是参与活动	0	1	2	3
户外步行超过15min	持续步行至少 15min（其间允许为调整呼吸而短暂停顿），约走 1.5km。如果步行距离足够，也可包括步行去购物	0	1	2	3
参与嗜好的活动	需要一定程度的主动参与和思考，如在家栽花种草、针织、画画、游戏、运动等（不仅是看电视中的运动节目）。可以是脑力活动，例如阅读专业杂志，进行股票交易或逛街	0	1	2	3
驾车/骑车或乘坐公共汽车	需要驾车/骑车（而不只是乘客），或独立搭乘公共汽车/长途汽车并乘车外出	0	1	2	3

项目	说明	第二部分——过去 6 个月			
		从来没有	6个月内 1~2次	6个月内 3~12次	至少每周 1次
外出旅游或开车兜风	乘长途汽车、火车，或驾车/骑车去某地游玩。不是常规的社交性外出（如购物或拜访当地朋友）。患者必须参与计划与决策。不包括由机构组织的旅游，除非患者可以自主决定是否参加，旅游的重点是为了快乐	0	1	2	3

续表

项目	说明	从来没有	轻度	中度	重度
园艺或庭院的劳动	轻度：偶尔除草或清扫路径 中度：经常除草，拔草，修剪等 重度：所有必需的劳动，包括挖掘	0	1	2	3
维修汽车或房屋 修理小家电	轻度：修理小物件，换灯泡或插头 中度：大扫除，挂画，常规的汽车/自行车保养 重度：粉刷/装饰，所有必需的保养	0	1	2	3

项目	说明	没有	6个月内1次	2周少于1次	2周1次
读书	是整本书籍，不是期刊、杂志或报纸。可以是有声读物	0	1	2	3

项目	说明	没有	每周少于10h	每周10~30h	每周多于30h
有薪工作	患者从事有报酬的工作，而不是志愿性的工作。工作时间是以6个月为基础的平均数。 例如：在过去6个月内，只工作了1个月，每周18h，可记录为每周最多10h	0	1	2	3

四、社会参与能力评定

（一）生活质量评定

生活质量评定是指针对偏瘫患者进行主观感受和对社会、环境体验的评定。

1. 医疗结局研究简表健康调查量表（medical outcomes study short form 36，MOS SF-36） 是含有36个条目的健康调查问卷。内容包括躯体活动功能、躯体功能对角色功能的影响等8个领域。MOS SF-36是目前世界上公认的具有较高信度和效度的普适性生活质量评价量表。

2. 世界卫生组织生存质量测定量表-100（World Health Organization quality of life-100，WHO-QOL-100） 是WHO组织20余个国家和地区共同研制的跨国家、跨文化的普适性量表。该量表由生理、心理等6个领域的24个小方面和一个总的健康状况构成。每个小方面由4个条目构成，分别从强度、频度、能力、评价4个方面反映同一特质。

（二）社会功能评定

1. 社会生活能力评定 评估偏瘫患者参与各种社会活动的情况，包括工作、社交及参与各种娱乐活动等能力。

（1）社会生活能力概况评定问卷：社会生活能力概况评定问卷是一个简易的评定量表，供使用者针对偏瘫患者的社会生活能力进行简单快速的评定（表13-16）。

（2）社会功能缺陷筛选量表：社会功能缺陷筛选量表（social disability screening schedule，SDSS）由10个项目组成，每项的评分为0~2分（表13-17）。0分为无异常或仅有不引起抱怨或问题的极轻微缺陷；1分为确有功能缺陷；2分为严重功能缺陷。该量表涉及职业和工作、婚姻职能、父母职能、社会性退缩等。询问时间平均为5~8分钟。总分数越高，社会功能缺陷越严重。

表 13-16　社会生活能力概况评定问卷

项目	评分标准
1. 上学或上班情况与患病前大致相同	是：20分 否：0分
2. 参加社交活动（访亲探友等）	从不参加：0分 极少参加：5分 正常参加：10分
3. 参加社团活动（工会、联谊会、学会等）	从不参加：0分 极少参加：5分 正常参加：10分
4. 与别人进行打扑克、下象棋、参观旅行、打球、看球赛等文体活动	从不参加：0分 极少参加：5分 正常参加：10分
5. 与别人一道看电视、谈话、听音乐、逛公园、散步、购物等业余消遣活动	从不参加：0分 极少参加：5分 正常参加：10分

注：该问卷评定的最高得分为60分，最低得分为0分。分级判断标准为：0分，社会生活能力重度障碍；5~20分，社会生活能力中度障碍；25~40分，社会生活能力轻度障碍；45~55分，社会生活能力基本正常；60分，社会生活能力正常。

表 13-17　社会功能缺陷筛选量表

项目	内容	1分	2分
职业和工作	指工作和职业活动的能力、质量和效率，遵守劳动纪律和规章制度，完成生产任务，在工作中与他人合作等	水平明显下降，出现问题，或需减轻工作	无法工作，或工作中发生严重问题。可能或已经被处分
婚姻职能	仅评已婚者。指夫妻间相互交流，共同处理家务，对对方负责，相互间的爱、支持和鼓励	有争吵，不交流，不支持，逃避责任	经常争吵，完全不理对方，或夫妻关系濒于破裂
父母职能	仅评有子女者，指对子女的生活照顾，情感交流，共同活动，以及关心子女的健康和成长	对子女不关心或缺乏兴趣	根本不负责任，或不得不由别人替她照顾孩子
社会性退缩	指主动回避和他人交往	确有回避他人的情况，经说服仍可克服	严重退缩，说服无效
家庭外的社会活动	指和其他家庭及社会的接触和活动，以及参加集体活动的情况	不参加某些应该且可能参加的社会活动	不参加任何社会活动
家庭内活动过少	指在家庭中不干事也不与人说话的情况	多数日子至少每日2小时什么都不干	几乎整日什么都不干
家庭职能	指日常家庭活动中应起的作用，如分担家务，参加家庭娱乐，讨论家事务等	不履行家庭义务，较少参加家庭活动	几乎不参加家庭活动，不理家人
个人生活自理	指保持个人身体、衣饰、住处的整洁，大小便习惯，进食等	生活自理差	生活不能自理，影响自己和他人

续表

项目	内容	1分	2分
对外界的兴趣和关心	了解和关心单位、周围、当地和全国的重要消息和新闻	不太关心	完全不闻不问
责任心和计划性	关心本人及家庭成员的进步,努力完成任务,发展新的兴趣或计划	对进步和未来不关心	完全不关心进步和未来,没有主动性,对未来不考虑

2. 就业能力评定　就业能力是衡量偏瘫患者社会功能的一个重要部分。偏瘫患者进行康复后,存在不同程度运动功能障碍、失语症、抑郁或其他问题,会增加治疗和护理的负担。身体和心理健康问题严重阻碍偏瘫患者的社会参与,如重返工作,直接影响个人和家庭的生活质量。偏瘫患者就业前均需要进行就业能力的评定,从行走或活动、手功能、协调、耐力等方面进行全面评定。

第二节　物　理　治　疗

一、物理因子疗法

(一)电疗法

1. 低频电疗法　具有兴奋神经肌肉的作用,对于脑卒中弛缓性瘫痪期的患者能够起到预防肌肉萎缩,改善肌张力低下,刺激感觉神经与运动神经的作用。临床上常用的低频电疗法有神经肌肉电刺激疗法、功能性电刺激疗法、痉挛肌电刺激疗法。

(1)神经肌肉电刺激疗法:可引起肌肉节律性收缩,改善血液循环,促进神经细胞兴奋和传导功能的恢复,可使肌纤维增粗、肌肉的体积和重量增加。电极放置:①板状电极固定法;②滚动电极法;③运动点刺激法。10~15min/次,1次/d,15~20次为1个疗程。

(2)功能性电刺激疗法:通过一定强度的低频电流刺激治疗偏瘫患者足下垂,使踝关节(又称距小腿关节)背屈,帮助站立和行走。4组功能性电刺激表面电极分别粘贴在偏瘫侧下肢的股四头肌、腘绳肌、胫骨前肌和腓肠肌的运动点上,输出参数为30Hz,脉宽0.3毫秒,最大耐受刺激(20~30mA),刺激强度以出现关节运动而不引起疼痛为宜。20min/次,1次/d,20~30次为1个疗程。

(3)痉挛肌电刺激疗法:用于中枢神经系统病变所致的痉挛性瘫痪,可使痉挛肌抑制而松弛。10~20min/次,1次/d,20~30次为1个疗程。

2. 中频电疗法

(1)干扰电疗法:可兴奋运动神经和骨骼肌,治疗和预防偏瘫后肌肉萎缩。采用四个电极或四联电极,治疗时务必使病灶部位处于两路电流交叉的中心,可以选择固定法、移动法或吸附固定法,电流强度一般以患者耐受量为宜。20~30min/次,1次/d,10次为1个疗程。

(2)调制中频电疗法:通过兴奋神经肌肉,预防和减轻肌肉萎缩和骨质疏松,电流强度一般为 $0.1~0.3mA/cm^2$,15~20min/次,1次/d,10~15次为1个疗程。

3. 高频电疗法　多用于偏瘫后各种关节和肌肉水肿疼痛的治疗。根据康复处方调节剂量大小、时间和疗程:①急性炎症早期、水肿严重时应采用无热量,5~10min/次,水肿减轻后改用微热量,8~12min/次;②亚急性炎症用微热量,10~15min/次;③慢性炎症和其他疾病用微热量或温热量,15~20min/次。1次/d,10~20次为1个疗程。

（二）光疗法

光疗法是通过各种光辐射能作用于人体以治疗和预防疾病的方法，其包括红外线、可见光、紫外线及激光疗法。其中红外线疗法是应用波长在 760nm～400μm 的红外线治疗疾病；紫外线疗法应用波长在 180～400nm 的紫外线治疗疾病。在偏瘫患者治疗方法中以红外线疗法为主，其可缓解偏瘫患者的肌张力，改善局部血液循环，促进水肿和炎性物质消散，同时还有镇痛作用。治疗多采用直接照射法，将灯头移至照射部位正上方，垂直治疗面照射，功率500W 以上，灯距应在 50cm 以上；功率 250～300W，灯距在 30～40cm；功率 200W 以下，灯距在 20cm。小部位选择小功率，大部位选择大功率，病灶深选择短波红外线，病灶浅选择长波红外线。治疗时间为 15～30 分钟，1 次 /d，15～20 次为 1 个疗程。

（三）超声疗法

超声疗法可以改善细胞膜通透性，加速血液循环，改善组织营养，促进炎性物质和水肿的消散，松解粘连和软化瘢痕。用于改善偏瘫后肢体水肿、肌肉关节疼痛和粘连。治疗剂量常用中小剂量，连续式为 0.5～1.2W/cm²，脉冲式为 1.0～2.0W/cm²。治疗时间每次 5～10 分钟，大面积移动时可适当延长为 10～15 分钟。移动速度一般为 2～3cm/s。治疗中注意添加耦合剂，保持超声探头与皮肤紧密接触。1 次 /d，10～15 次 1 个疗程。超声疗法设备见图 13-1。

（四）体外冲击波疗法

体外冲击波疗法具有解痉作用，能有效地缓解偏瘫患者后期肌张力过高状态，改善肢体运动功能。治疗时参数设置：次数 2 000 次（常规），频率 6～10Hz，压强 0.1～0.35MPa（1MPa＝10bar），频次 1 次 /5～7d。体外冲击波疗法设备见图 13-2。

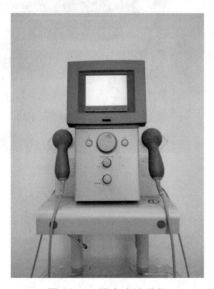

图 13-1　超声疗法设备

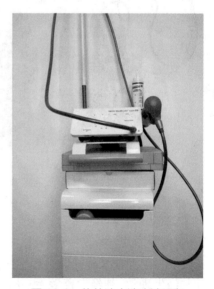

图 13-2　体外冲击波疗法设备

（五）生物反馈疗法

生物反馈疗法可帮助偏瘫患者重建神经肌肉控制，对进一步改善运动功能至关重要；同时，其在盆底肌康复方面应用广泛，可辅助进行盆底肌的收缩和放松训练，对偏瘫患者盆底肌痉挛、尿潴留等有一定的治疗作用，可改善患者对大小便的控制。根据康复处方暴露出需要刺激的主动肌，把电极片固定在主动肌表面，设置刺激时间或者刺激总次数，根据患者耐受调节合适的刺激强度。10～20min/ 次，1 次 /d，10～20 次 1 个疗程。

（六）水疗法

水疗法是以水为媒介，利用不同温度、压力和溶质达到预防、保健及康复的作用。水疗法的方法多种多样，包括蝶形浴、步行浴、气泡浴、涡流浴、药物浴、水中运动疗法等。其主要治疗效应为促进运动及感觉功能恢复、调节肌张力、缓解疼痛、改善血液循环等。10～30min/次，1次/d，15～20次1个疗程。

（七）非侵入性脑刺激技术

1. 经颅直流电刺激（transcranial direct current stimulation，tDCS）　利用恒定、低强度直流电（1～2mA）调节大脑皮质神经元活动，促进肢体功能恢复。阳极电极放置于损伤侧初级运动皮质（M1）区，阴极电极放置于对侧肩部、眼眶上或非损伤侧M1区。治疗时间是15～30分钟，1次/d，10～20次为1个疗程（图13-3）。

2. 经颅磁刺激（transcranial magnetic stimulation，TMS）　是一种利用高强度时变的脉冲磁场作用于中枢神经系统（主要是大脑），通过在大脑皮质内产生的感应电流，调节皮质神经细胞的动作电位，促进偏瘫患者肢体功能恢复（图13-4）。临床中常应用的是重复经颅磁刺激（repetitive transcranial magnetic stimulation，rTMS）。高频刺激受累侧运动皮质或低频刺激健侧运动皮质，强度为80%～120% RMT，时间为20分钟，1次/d，20次为1个疗程，Ⅱ、Ⅲ级证据。

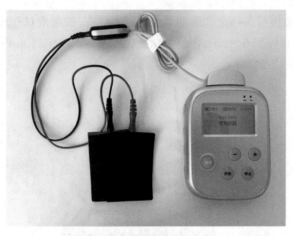
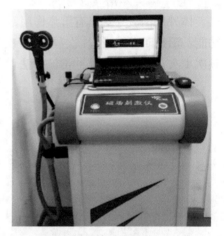

图13-3　经颅直流电刺激　　　　　　　　　　　图13-4　经颅磁刺激

二、运动疗法

（一）神经发育学疗法

神经发育学疗法又称神经生理学疗法，是通过总结临床经验再加上理论证明，逐渐形成的以应用神经生理学、神经发育学为基本原理和法则，可改善脑损伤后肢体运动功能障碍的一类康复评定与治疗技术，又称应用神经生理学法则的促进技术或易化技术。其典型代表为博巴斯技术（Bobath技术）、布伦斯特伦技术（Brunnstrom技术）、鲁德技术（Rood技术）、本体促进技术（PNF）等。

1. Bobath技术　通过治疗师对身体关键点的手法操作、反射性抑制、促进姿势反射及刺激固有感受器和体表感受器等，达到控制运动障碍，促进功能性活动的目的。现代Bobath技术发展为影响张力性姿势、诱导姿势模式及活动性负重、改善核心稳定及任务解决型方法等治疗技术。

2. Brunnstrom技术　弛缓期通过对健侧肢体施加阻力引出患侧肢体的联合反应或共同运

动,以及利用本体感受性刺激和局部皮肤刺激,促进较弱的肌肉收缩,出现痉挛后再用抑制共同运动的模式。例如利用紧张性迷路反射及紧张性颈反射等抑制性技术来抑制痉挛,促进随意运动,最后与日常生活活动能力结合。

3. Rood 技术　主要应用促进技术和抑制技术。促进技术通过刺激皮肤、本体感觉等来诱发肌肉反应,包括触觉刺激、温度刺激、挤压关节、快速地牵张肌肉、轻叩及特殊感觉刺激来促进肌肉的活动。抑制技术主要利用挤压关节、对肌腱附着点的加压、持续的牵张及温度刺激等达到降低肌张力、抑制痉挛的目的。

4. 本体促进技术　主要应用挤压、牵张、抗阻等本体感觉刺激,结合视觉刺激及治疗师的口令。螺旋、对角线性的运动模式是本体促进技术的基本特征。

（二）肌肉牵张训练

牵张技术是运用外力拉长短缩或挛缩的软组织,做关节活动范围内轻微超过软组织阻力的运动,以恢复关节周围软组织的伸展性、降低肌张力、改善关节活动范围的技术,包括被动牵张、主动牵张和神经肌肉抑制技术。对于偏瘫患者肌张力增高和肌肉痉挛导致的关节活动受限,可以通过缓慢持续的牵张来降低肌张力,保持肌肉的静息态长度,改善或者重新获得软组织的伸展性;同时也可以结合抗痉挛矫形器来降低肌张力。对于肌张力低下的肌群,通过适当静态牵张延长肌肉,可以直接或间接反射性地提高肌肉的兴奋性,增强肌力。姿势异常或制动等使肌肉、肌腱的弹性回缩力和伸展性降低,而导致肌肉萎缩,可通过牵张刺激肌肉内的感受器即肌梭,来调节肌张力和改善肌力。被动牵张同时配以轻手法按摩,放松软组织,利于组织修复并缓解治疗反应。

（三）关节活动度训练

利用各种方法维持和恢复组织粘连或肌肉痉挛等多种因素导致的关节功能障碍的运动治疗技术,称为关节活动技术,包括手法技术,利用设备的技术,利用患者自身体重、肢体位置和强制运动的训练等。分为主动关节活动、主动助力关节活动和被动关节活动三种类型。偏瘫患者在不加重病情和疼痛的情况下,应尽早进行关节活动。活动范围应尽可能接近正常最大限度的活动。从单关节开始,逐渐过渡到多关节、多方向运动。

（四）肌力训练

肌力训练是指在康复过程中,通过主动或被动运动的方式,采用不同的肌肉收缩形式来恢复或增强肌力的训练。肌力训练在临床中具有防治各种肌肉萎缩、促进神经损伤后肌力恢复、矫治关节畸形、维持关节稳定等重要意义。此外,肌力训练也是预防运动损伤、提高平衡和协调能力的基础。肌力训练使人体的相对力量增加,提高肌肉的收缩速度和爆发力。肌力训练是增强肌力的主要方法,有多种技术,如传递神经冲动训练、助力训练、主动训练及抗阻训练等。偏瘫患者在肌力训练过程中要注意肌张力与运动模式的异常。

（五）体位转移训练

体位转移即人体姿势转换和位置移动的过程,如翻身、床上移动、站起与坐下等。偏瘫患者的体位转移包括:①床上转移,如床上翻身、平移,卧位到床边坐位;②卧位与床边坐位互相转移;③坐位与立位之间的互相转移;④床与轮椅之间的互相转移;⑤轮椅与马桶间的互相转移等。在保证安全的前提下,尽量减少患者转移时的帮助。被动转移作为最后选择的方法。相互转移的两个平面的物体应稳定,给患者的指令要简单、明确,首选最安全、最容易的方法。

（六）平衡训练

平衡是身体所处的一种姿势状态,并能在运动或受到外力作用时自动调整并维持姿势的一种能力。平衡训练是一种直接有效的治疗方法，按偏瘫患者的体位可以分为仰卧位训练、前臂支撑下的俯卧位训练、肘膝跪位训练、双膝跪位训练、半跪位训练、坐位训练、站立位训练。训练时通过改变支撑面的大小、性质，从睁眼到闭眼，从静态到动态，逐渐增加训练的复杂性。同时，平衡训练也可以结合一些新的技术，如虚拟现实技术下平衡训练、康复机器人辅助下平衡训练。

（七）协调训练

协调是人体产生平滑、准确、有控制的运动的能力。运动的质量包括一定的方向和节奏、适当的力量和速度，准确地达到目标等方面。协调训练与平衡训练的方法基本相同，二者的区别在于侧重点不同。平衡训练侧重于身体重心的控制，以粗大动作、整体动作训练为主；协调训练侧重于动作的灵活性、稳定性和准确性，以肢体远端关节的精细动作、多关节共同运动的控制为主，同时强调动作完成过程的质量。具体的训练方法主要包括轮替动作的练习和定位的方向性动作练习两个方面。

（八）步行训练

步行训练是矫治异常步态，提高步行转移能力的有效手段。偏瘫步态即典型的划圈步态，表现为下肢伸肌张力过高，左右骨盆高低不对称。迈步时通过身体带动骨盆向前摆动，膝关节不能屈曲而划圈迈出患腿。矫治方法：①手法牵张股四头肌、腘绳肌、小腿三头肌、内收肌等。特别是小腿三头肌肌张力较高的患者，应鼓励其经常靠墙站斜板，主动牵张小腿三头肌；②半桥运动等躯干肌力训练；③强化步行分解训练；④靠墙蹲马步训练；⑤退上退下台阶训练及侧方上下台阶训练；⑥膝关节屈伸控制性训练等。

第三节　作业治疗

一、手及上肢功能康复训练

（一）关节活动度的改善

1. 软组织牵张　评估明确组织粘连的位置后，将牵张力作用于目标部位，缓慢轻柔地牵张关节，例如牵张手内在肌、手指屈肌、手指伸肌等。

2. 关节松动治疗　利用相应手法松动各个关节，例如远端桡尺关节、桡腕关节、腕中关节、腕骨间关节、腕掌关节、掌骨间关节、掌指关节、拇指腕掌关节、近指间关节和远指间关节等。

3. 肌腱滑动训练　①指浅屈肌腱滑动练习；②指深屈肌腱滑动练习；③勾拳练习；④直角握拳练习；⑤复合握拳练习；⑥兰花指练习等。

4. 肩关节活动度　利用肩关节训练器、上肢抬举训练器、肩梯、肩轮、滚筒、轨道式斜板等辅助器械可有效改善肩关节活动度。

5. 肘关节活动度　利用手功率自行车、打乒乓球、上下抖绳子、拖地板、擦桌子、投篮球等可以有效改善肘关节活动度。

6. 腕关节活动度　①屈伸腕练习；②桡偏和尺偏练习；③多维度活动训练；④前臂旋前或旋后训练。

（二）增强手部肌力的作业治疗

抗阻运动可由作业治疗师徒手施加阻力，也可选用橡皮泥、变形球、弹力治疗带、橡皮筋网、弹簧夹及手功能训练器进行。同时积极进行患者熟悉的日常活动，如拧洗脸毛巾、端刷牙杯子、切菜等，均可以起到增强手部握力、腕关节屈伸及尺桡偏的肌力的作用。

（三）协调性、灵活性作业治疗

包括肩、肘、腕关节的粗大运动与掌指、指间关节的精细运动。①上肢的粗大运动练习可选择叠衣服、推移物品、擦拭窗户、拾取物品并放置、双手太极拳运动等；②手的精细运动练习可选用9孔插板游戏、串珠子游戏、打绳结、拧螺丝、拾豆子等；③双手配合的协调性训练需要双手的紧密配合，以达到增强双手协同性的目的，可选择滚珠迷宫、双手互抛沙包、转动方向盘练习、空竹运动、鼓类乐器、触屏类弹奏游戏等。

（四）水肿的控制

1. **体位摆放** ①适当抬高肿胀的肢体，使腕关节背伸，手部位置高于腕部和肘部，肘部位置高于肩部；②避免侧卧位压迫患侧肢体，引起局部回流障碍；③坐位及行走必要时可采用三角巾悬挂患肢，避免手下垂或随意甩动。

2. **压力治疗** ①根据水肿范围适当选用压力指套或手套，压力控制在20～30mmHg；②水肿范围较大时可选用空气波压力治疗仪，肌腱损伤尚未愈合或骨折尚未稳定的暂不宜使用气压治疗。

3. **运动功能贴布** 多采用爪形贴，即从一端开始沿着纵轴把贴布均匀剪开成6～8条，称为"爪"，另一端留2～3cm不剪，称为"锚"。将锚贴在水肿部位的近侧，并从锚向爪的方向以约10%的拉伸度贴于肿胀的皮肤上，锚与爪呈扇形散开。每48～72小时后更换或清除。

4. **治疗性作业活动** 在基础病情允许的情况下，尽早开始主动运动，启动肌肉泵的作用，减轻水肿。例如：抓握海绵球，把小物件从低位捡起转移至高位的盒中，把半张废纸抓握成纸团，握拳、放松，腕关节反复屈伸等简单的活动。

（五）计算机技术的运用

可选择的智能康复系统包括上肢机器人、力学传感智能训练系统、运动捕捉和评估系统等。

二、感觉重塑训练

（一）感觉脱敏训练

感觉脱敏训练包括：①宣传教育，可减轻患者恐惧心理，有意识地加强锻炼敏感区。②感觉脱敏训练技术，包括增加敏感区的使用与逐渐增强敏感区的刺激强度；5～10min/次，2～4次/d，每周训练3～5日。

（二）感觉再教育

①早期感觉再教育，当手掌可以感觉到30Hz的振动觉时即可开始早期感觉再教育阶段；②后期感觉再教育，当患者指尖恢复256Hz振动觉后，患者即可进入后期感觉再教育阶段，后期感觉再教育的目的是提高患者手的触辨觉即触觉感悟，涉及对多种物体大小、形状、质地和材料的鉴别等训练；③感觉再训练的方法，包括温度觉训练、刺激定位训练、刺激识别训练、质地觉训练、实体觉训练、功能性感觉能力训练等。10～15min/次，2～4次/d，每周训练3～5日。

三、日常生活活动训练

1. **自我照顾训练** ①穿衣，包括穿不同样式的上衣、裤子及鞋袜等；②修饰，包括刷牙、洗脸、梳头等；③进食，包括使用餐具或改进后的餐具进食各种性状的食物；④大小便管理，包括如厕转移、如厕、如厕后清洁等；⑤洗澡，包括准备衣物、转移至浴室、清洗身体等。

2. **转移活动训练** 人体从一种姿势转换到另一种姿势及身体移动到不同地方的位置变化，是一个人做到生活独立的基本前提；包括床上翻身、卧坐转移、床椅转移、坐站转移等。

3. 工具性 ADL 训练　家务活动如烹饪、打扫地板、洗衣等训练；社会生活如使用电话、购物、使用交通工具训练等。

四、娱乐休闲活动训练

休闲娱乐活动训练方案：①艺术性活动，包括音乐、绘画、舞蹈、戏剧、书法、诗歌等；②园艺活动，包括花木种植、花木欣赏等；③体育活动，包括乒乓球、桌球、射击、飞镖、游泳、太极拳、八段锦、五禽戏等；④游戏活动，包括棋牌类游戏、拼图、迷宫、套圈、电脑游戏及大型互动游戏等。

五、职业康复

（一）职业训练

1. 工作重整　针对工作对身体功能的要求而重建服务对象的神经、肌肉、骨骼功能（肌力、耐力、活动性、柔韧性、运动控制）和心血管耐力的训练。

2. 工作能力强化训练　①工作强化训练；②工作模拟训练；③工具模拟使用训练；④工作行为训练；⑤现场工作强化训练。

3. 职业培训　①基础文化培训；②专业技能培训；③职业道德培训。

（二）重返工作

1. 工作环境的配合　①降低工作强度；②调整工作程序与步骤；③调整工作及休息的时间；④使用辅助性工具或设备；⑤应用人体工效学原理对工作场所中的物品及工具进行适当调整或改造。

2. 就业辅助　伤残者若能返回原工作岗位，康复人员可以提供必要的支持以协助他们回到原有岗位。如若面对伤残遗留下的问题不能返回原有岗位的，康复人员可与雇主协商是否有工作职务调整或工作再设计的可能，协助其重返工作岗位。如因某些原因不能重返岗位，可建议他们尝试选择其他工作。

3. 心理及行为转变　①生活规律的调整；②生活角色的改变等。

六、环境调适改造

环境调适改造的基本要求是建立无障碍环境，包括物质、信息和交流环境的无障碍。无障碍环境包括患者的生活环境、居家环境、交通出行环境、就业环境、文体环境、宗教环境、公共环境等。环境调适改造过程中，需进行标准化的环境评估，并结合政府的统一标准与患者个体的具体需求，对与患者相关的各类环境进行无障碍改造。

第四节　康复辅助器具

一、矫形器

在偏瘫患者的康复治疗中，矫形器（orthosis）可以预防和纠正关节挛缩与畸形，促进患者手功能和步行能力的恢复。

（一）腕-手矫形器

使用各种固定性腕-手矫形器（wrist-hand orthosis，WHO）可以预防和抑制由肌力不平衡引起的屈指、拇指内收、屈腕等上肢畸形。锥状休息位腕-手矫形器（图 13-5A）可保持手指、手掌、手腕在休息位，适用于偏瘫迟缓期。掌侧抗痉挛腕-手矫形器（图 13-5B）和背侧抗痉挛

腕 - 手矫形器（图 13-5C），可将拇指与手掌撑开置于最大外展位，并持续牵张腕指关节痉挛的屈肌群，适用于偏瘫引起的痉挛手。

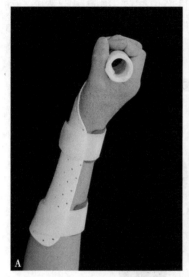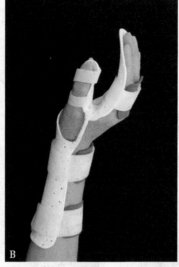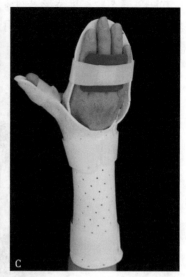

图 13-5　腕 - 手矫形器

A. 锥状休息位腕 - 手矫形器；B. 掌侧抗痉挛腕 - 手矫形器；C. 背侧抗痉挛腕 - 手矫形器。

（二）肘矫形器

偏瘫患者的上肢在痉挛期时，常因屈肌张力增高导致肘关节伸展困难，动态肘矫形器（elbow orthosis，EO）（图 13-6）可根据肌张力的变化，始终将肘关节锁定于最大伸展位，以降低屈肘肌群肌张力。

（三）肩矫形器

肩关节半脱位及疼痛是脑卒中后常见的上肢并发症，肩矫形器（shoulder orthosis，SO），如肩关节半脱位吊带（图 13-7）适用于偏瘫迟缓期。当偏瘫患者站立或转移时，配戴肩关节半脱位吊带支持无力的偏瘫手臂是最佳方法。

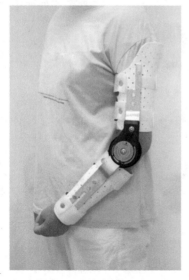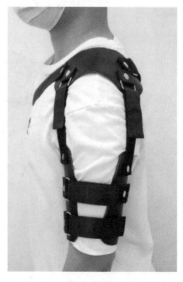

图 13-6　动态肘矫形器　　　　　　　　图 13-7　肩关节半脱位吊带

（四）踝 - 足矫形器

配戴踝 - 足矫形器（ankle foot orthosis，AFO）是目前临床上改善脑卒中患者步行能力的主要方法。静态踝 - 足矫形器（图 13-8A）适用于偏瘫患者迟缓期良肢位摆放，预防跟腱挛缩。动态踝 - 足矫形器（图 13-8B）适用于存在足下垂、足内翻、足趾屈曲、膝屈曲和膝过伸等异常步行模式的偏瘫患者。

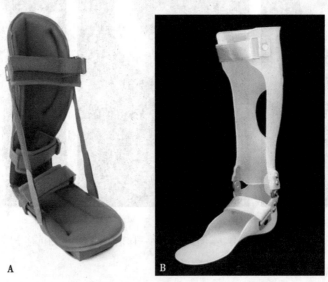

图 13-8　踝 - 足矫形器
A. 静态踝 - 足矫形器；B. 动态踝 - 足矫形器。

（五）矫形鞋垫

矫形鞋垫（orthopedic insole）（图 13-9）可以刺激偏瘫侧下肢足底的本体感觉和深层感觉，纠正下肢生物力线，从而提高偏瘫患者平衡功能及步行能力。矫形鞋垫适用于脑卒中恢复期存在轻度足内翻的患者。

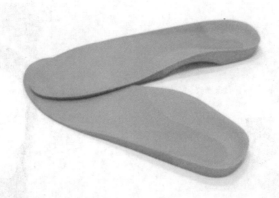

图 13-9　矫形鞋垫

二、轮椅

轮椅（wheelchair）是偏瘫患者代步常用的辅助工具，偏瘫患者可借助轮椅进行身体锻炼和参与社会活动。在轮椅的选配上,偏瘫患者宜采用单侧驱动轮椅。只要认知能力正常,有单手控制能力,单侧驱动电动轮椅是不错的选择(图 13-10)。

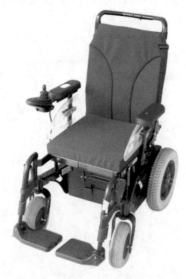

图 13-10 轮椅

三、助行器

助行器(assistive device for walking)能扩大偏瘫患者的支撑面积,增加站立和步行时的稳定性,减少他人的扶助,降低跌倒风险。

(一)手杖

偏瘫患者利用手杖(cane)步行,能提高平衡能力,增加步行效率。常用的有单足手杖(图 13-11A)、四足手杖(图 13-11B),手杖的长度为站立位地面到股骨大转子的高度。

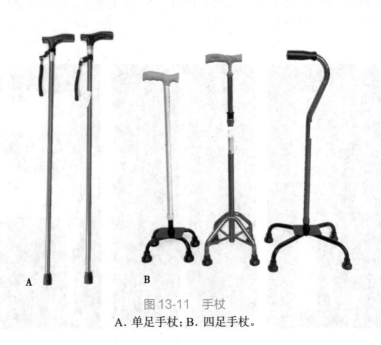

图 13-11 手杖
A. 单足手杖;B. 四足手杖。

（二）步行器

步行器（walking orthosis）又称步行架（walker frame），在所有助行器中，步行器（图 13-12）的支持力和稳定性最大。但其移位不容易，所以行走速度最慢。适用于早期站立位支持及使用手杖不稳定的偏瘫患者。

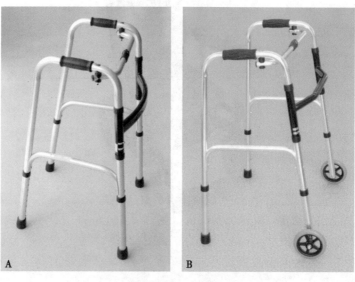

图 13-12　步行器
A. 固定式步行器；B. 两轮式步行器。

四、自助具

使用自助具（self help device）可提高偏瘫患者日常生活自理能力，树立患者的自信心。适合偏瘫患者使用的自助具包括梳洗修饰类自助具、穿着类自助具、洗澡自助具、取物自助具和餐饮类自助具等日常生活自助具（图 13-13）。

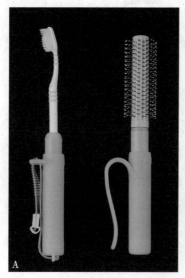 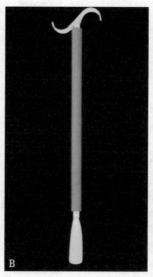 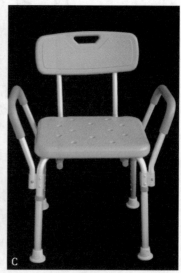

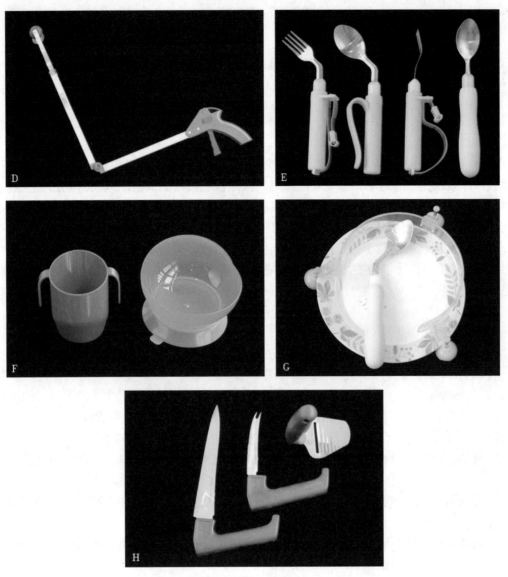

图 13-13　自助具

A. 掌持式牙刷、梳子；B. 穿衣棍；C. 沐浴椅；D. 折叠式取物器；E. 掌持式／加粗柄叉子、勺子；
F. 双柄杯、带吸盘碗；G. 带吸盘碟子；H. "L"字形刀、刨。

（夏文广）

第十四章

截瘫康复评定与治疗

截瘫（paraplegia）指由胸腰骶尾段脊椎管内脊髓和／或周围神经损伤，导致的胸及以下躯干和肢体部分或完全的运动和感觉功能障碍。按照神经损伤的部位不同，截瘫分为上胸段、下胸段、腰段及骶尾（圆锥和马尾神经）脊髓损伤等；按照损伤的程度不同，截瘫分为完全性和非完全性截瘫。造成截瘫的原因可分为外伤性（交通事故、高空坠物等）和非外伤性（炎症、肿瘤等）；在原发性损伤的基础上，由于处理不当或延误治疗等可造成继发性损伤。我国截瘫患者年患病率较高，以青壮年为主，男性多见。截瘫患者应尽早进行康复治疗，可减少并发症，获得更好的功能恢复。

第一节 康复评定

一、截瘫损伤的评定

（一）临床评定

1. **一般检查**　通过观察患者的一般情况如神志、面容、表情、皮肤黏膜的状态，以及肌肉萎缩、肢体短缩、压疮等，了解患者目前的基本状态，并进一步进行体格检查。

2. **辅助检查**　结合脊柱 X 线片、CT、脊髓 MRI、神经电生理检查等，评定损伤的程度和范围。

3. **腱反射**　截瘫患者易出现双侧下肢腱反射异常，包括膝反射和跟腱反射，需准确评定，并分析原因。

4. **病理反射**　病理反射的检查通常包括巴宾斯基（Babinski）征、奥本海姆（Oppenheim）征、戈登（Gordon）征及查多克（Chaddock）征等。

（二）截瘫损伤神经平面的确定

神经平面是指身体双侧有正常运动和感觉功能的最低脊髓节段。截瘫运动损伤平面与感觉损伤平面通过检查关键肌的徒手肌力和关键感觉点的痛觉（针刺）和轻触觉来确定（表 14-1）。由于身体两侧的损伤水平可能不一致，评定时须同时评估身体两侧的感觉和运动平面，并做好记录，通过运动平面及感觉平面来确定损伤神经平面。

表 14-1　截瘫损伤神经平面的确定

平面	关键肌	关键感觉点
T_1	指外展肌群（小指展肌）	肘前窝内侧（尺侧），肱骨内上髁近端
T_2		腋窝顶部
T_3		锁骨中线第 3 肋间
T_4		锁骨中线第 4 肋间（两乳头连线）

平面	关键肌	关键感觉点
T_5		锁骨中线第5肋间（在$T_{4\sim6}$的中点）
T_6		锁骨中线第6肋间（剑突水平）
T_7		锁骨中线第7肋间（在$T_{6\sim8}$的中点）
T_8		锁骨中线第8肋间（在$T_{6\sim10}$的中点）
T_9		锁骨中线第9肋间（在$T_{8\sim10}$的中点）
T_{10}		锁骨中线第10肋间（平脐水平）
T_{11}		锁骨中线第11肋间（在$T_{10\sim12}$的中点）
T_{12}		锁骨中线腹股沟韧带中点
L_1	髋屈肌群（髂腰肌）	T_{12}与L_2之间的1/2处
L_2	膝伸肌群（股四头肌）	大腿前内侧，腹股沟韧带中点和股骨内侧髁连线中点处
L_3	踝背伸肌群（胫骨前肌）	膝上股骨内髁处
L_4	趾长伸肌群（拇长伸肌）	内踝尖
L_5	踝跖屈肌群（腓肠肌和比目鱼肌）	足背第3跖趾关节处
S_1		足跟外侧
S_2		腘窝中点
S_3		坐骨结节或臀下皱襞
$S_{4\sim5}$		肛门1cm范围内，皮肤黏膜交界处外侧（作为1个平面）

（三）截瘫损伤程度

1. **完全性截瘫**　在脊髓损伤平面以下的最低位骶段，感觉功能（肛门皮肤黏膜交界处感觉及肛门深感觉）、运动功能（直肠指检时肛门外括约肌的自主收缩）完全丧失。

2. **不完全性截瘫**　脊髓损伤后，损伤平面以下最低位骶段（$S_{3\sim5}$）仍有感觉或运动功能保留。

3. **脊髓休克**　球海绵体肌反射是判断脊髓是否脊髓休克是否结束的指征之一，但有少部分人不出现该反射，脊髓圆锥损伤时也不出现反射。另一指征是损伤水平以下出现任何感觉、运动或肌肉张力升高和痉挛。

4. **美国脊柱损伤协会（ASIA）病损分级（ASIA impairment scale，AIS）**　完全与不完全性损伤的确定对截瘫患者的诊治和预后有重要的意义（表14-2）。

表14-2　美国脊柱损伤协会（ASIA）病损分级

级别	临床表现
A：完全性损伤	骶段（$S_{4\sim5}$）无感觉或运动功能
B：不完全性损伤	神经平面以下包括骶段有感觉功能，但无运动功能
C：不完全性损伤	神经平面以下有运动功能，大部分关键肌肌力<3级
D：不完全性损伤	神经平面以下有运动功能，大部分关键肌肌力≥3级
E：正常	感觉和运动功能正常

二、躯体功能评定

（一）肌力评定

主要检查患者 10 对关键肌（表 14-1），采用徒手肌力评定（MMT）测定肌力。

（二）肌张力评定

截瘫患者肌张力的评定临床上常用改良 Ashworth 量表。

（三）关节活动度评定

截瘫患者损伤后由于卧床、肌张力等因素的影响，往往出现下肢关节的活动受限，严重时还可出现关节挛缩，影响关节运动功能。临床上常使用量角器、皮尺和电子量角器等进行测量，包括主动关节活动度评定和被动关节活动度评定。

（四）平衡功能评定

早期截瘫患者坐位平衡能力的评定可采用脊髓损伤受试者的平衡测试。对于具有站立平衡能力的患者，通常采用 Berg 平衡量表。对于能采取坐位的脊髓损伤患者，可采取脊髓损伤受试者的平衡测试（表 14-3）。

表 14-3　脊髓损伤受试者的平衡测试

平衡障碍等级		评定标准
V	正常	能对抗各个方向的用力推，并保持平衡
Ⅳ	优	轻推能保持平衡，用力推则不能保持平衡
Ⅲ	良	两上肢向前上方举时能保持平衡，轻推则不能保持平衡
Ⅱ	尚可	能采取坐位，但手不能上举，不能抗推
Ⅰ	差	能在极短时间内采取坐位，但不能维持
0	不能	根本不能采取坐位

（五）步态功能评定

截瘫患者步态功能的评定既可以通过肉眼观察或采用步行运动指数（ambulatory motor index，AMI）进行定性评估，还可以采用足印分析法、三维步态分析系统等进行客观、定量评估。

（六）自主神经功能评定

截瘫患者除运动功能、感觉功能障碍外，还会引起自主神经系统功能障碍。临床采用 ASIA 和国际脊髓学会等国际组织共同制定的自主神经功能标准评定表（表 14-4）。

表 14-4　自主神经功能标准评定表

患者姓名：			
一般自主神经功能			
器官 / 系统	检查结果	异常情况	检查标记
心脏的自主神经调控	正常		
	异常	心动过缓 心动过速 其他心律失常	
	不详		
	不能评定		

血压的自主神经调控	正常		
	异常	静息收缩压低于 90mmHg	
		直立性低血压	
		自主神经反射异常	
	不详		
	不能评定		
排汗的自主神经调控	正常		
	异常	损伤平面以上排汗增多	
		损伤平面以下排汗增多	
		损伤平面以下排汗减少	
体温调节	正常		
	异常	体温升高	
		体温降低	
	不详		
	不能评定		
支气管 - 肺系统的自主神经和躯体神经调控	正常		
	异常	不能随意呼吸, 完全需要呼吸机支持	
		随意呼吸受损, 部分需要呼吸机支持	
		随意呼吸受损, 不需要呼吸机支持	
	不详		
	不能评定		

解剖学诊断:(圆锥上　圆锥　马尾)

下尿路、肠道和性功能

器官 / 系统		评分 / 分
下尿路		
需要排空膀胱的感知		
防止漏尿(尿失禁)的能力		
膀胱排空方式(说明)		
肠道		
需要排便的感觉		
防止漏便(大便失禁)的能力		
随意肛门外括约肌收缩		
性功能		
性唤起(勃起或润滑)	心理性	
	反射性	
性高潮		
射精(限于男性)		
月经来潮(限于女性)		

评分标准: 2 分 = 正常功能, 1 分 = 神经功能下降或改变, 0 分 = 完全丧失控制 NT = 由于先前存在或伴发的问题, 不能评定

受伤日期_____评定日期

检查者

（七）心肺功能评定

截瘫患者脊髓损伤后，往往会伴随身体素质的下降，影响其生活质量，造成相关并发症的出现。所以，对于患者心肺功能的评定可从以下方面进行：①胸廓的活动度、对称性；②辅助呼吸肌的使用情况、紧张度评价；③横膈活动度的评价；④呼吸数、呼吸速度、呼吸节奏等。同时，心肺运动试验、曲柄测力计、卧式四肢训练器、上肢功率自行车、四肢联动设备、肺部超声、神经电生理检查等也可对心肺功能进行综合评估。

（八）神经源性膀胱及直肠功能评定

1. 神经源性膀胱功能评定　除需要一系列的体格检查（如运动功能检查、感觉功能检查、神经反射检查等），以及尿常规、尿培养、肾功能等泌尿系统辅助检查外，采用（影像）尿流动力学检查技术可以提供较全面、客观的评定依据。传统的神经源性膀胱的分类包括感觉麻痹性膀胱、运动麻痹性膀胱、反射性膀胱、无抑制性膀胱；现在常采用膀胱功能分类、尿流动力学分类及尿流动力学和功能分类（表14-5～表14-7）。

表14-5　神经源性膀胱功能分类

项目	逼尿肌反射亢进	逼尿肌无反射
膀胱容量	<300ml	>300ml
顺应性	低	增高
稳定性	不稳定	稳定
活动性	有抑制性收缩	没有抑制性收缩
感觉	无或过敏	无
膀胱内压	高	无
主动收缩	无或不持久	无
残余尿量	无或<150ml	300～400ml（或更多）

表14-6　神经源性膀胱尿流动力学分类

分类	括约肌功能
逼尿肌反射亢进	括约肌协调正常 外括约肌不协调 内括约肌不协调
逼尿肌无反射	括约肌协调正常 外括约肌痉挛 内括约肌痉挛，外括约肌去神经

表14-7　神经源性膀胱尿流动力学和功能分类

失禁	A	由膀胱引起
		无抑制性收缩
		容量减少
		正常（由认知、运动等原因引起）
	B	由流出道引起
		膀胱颈压下降
		外括约肌压下降

潴留	A	由膀胱引起
		逼尿肌反射消失
		容量大/顺应性高
		正常（因认知、运动等原因引起）
	B	由流出道引起
		高排出压伴低尿流率
		内括约肌协调不良
		外括约肌协调不良
		括约肌过度活跃（括约肌或假性括约肌协调不良）
潴留和失禁		由膀胱引起，无抑制性收缩合并逼尿肌活动下降

2. 神经源性肠道功能评定　根据骶反射是否存在，临床上分为上运动神经元病变导致的肠道功能障碍和下运动神经元障碍导致的肠道功能障碍。

（九）疼痛评定

截瘫患者疼痛一般分为三类，即伤害性疼痛（如肌肉骨骼疼痛、内脏痛等）、神经病理性疼痛（如损伤水平以下的自发痛、诱发痛等）及原因不明疼痛。疼痛评定常用工具包括数字分级评分法（numerical rating scale，NRS）、视觉模拟评分法（visual analogue scale，VAS）、简式 McGill 疼痛问卷等。

三、心理评定

截瘫损伤后患者会产生感知觉、情感和性格等方面的变化。抑郁或焦虑反应对患者的影响较大。可采用观察法、访谈法等进行评定，也可采取抑郁自评量表和汉密尔顿焦虑量表等进行评定。

四、日常生活活动能力评定

截瘫患者多采用 MBI，同时也采用功能独立性评定量表进行功能独立性评定。

五、社会参与能力评定

对于截瘫患者社会参与能力的评定，多采用生活满意度评定或生存质量问卷等。

第二节　物理治疗

一、截瘫损伤康复目标

对于完全性损伤，截瘫损伤平面确定后康复目标基本确定（表 14-8）。对于不完全损伤，不确定因素较多的病例，则需要参照康复目标并根据患者实际情况制订可行的康复目标。

表 14-8　截瘫患者不同损伤平面的康复目标及需要支具

损伤平面	康复目标	需要支具类型
$T_{2\sim4}$	ADL 自理，轮椅活动支具站立	手动轮椅、骨盆长支具、双拐
$T_{5\sim8}$	ADL 自理，应用支具进行治疗性步行	手动轮椅、骨盆长支具、双拐

损伤平面	康复目标	需要支具类型
$T_{9\sim12}$	ADL 自理,应用长下肢支具进行治疗性步行	轮椅,长下肢支具、双拐
L_1	ADL 自理,家庭内支具功能性步行	轮椅,长下肢支具、双拐
L_2	ADL 自理,社区内支具功能性步行	轮椅,长下肢支具、双拐
L_3	ADL 自理,肘拐社区内支具功能性步行	短下肢支具、洛夫斯特德拐
L_4	ADL 自理,可驾驶汽车,可不需要轮椅	短下肢支具、洛夫斯特德拐
$L_5\sim S_1$	无拐,足托功能步行及驾驶汽车	足托或短下肢支具

注:ADL,日常生活活动,包括吃饭、如厕、洗漱等。

二、截瘫康复处方

对于完全性损伤,截瘫的康复处方按照不同损伤平面的功能障碍进行个体差异化选择;对于不完全性损伤,根据患者的实际损伤水平情况,参照同水平的完全性截瘫制订可行性的康复处方(表 14-9)。

表 14-9 截瘫患者不同损伤水平康复处方选择

损伤水平	损伤程度	功能障碍	康复处方
上胸段($T_{2\sim6}$)	完全性损伤	日常生活活动基本独立,轮椅上独立,部分肋间肌与上腹部肌肉瘫痪,自主神经过反射	物理因子疗法(功能性电刺激疗法、水疗法、经颅磁刺激)、运动疗法、呼吸训练、矫形器等
	不完全性损伤	损伤水平以下可能有部分关键肌正常	可针对患者保留的肌群进行针对性训练(保留屈髋肌群可进行治疗性步行)
下胸段($T_{7\sim12}$)	完全性损伤	肋间肌无瘫痪、躯干肌部分麻痹、转移活动较为容易	物理因子疗法(功能性电刺激疗法、水疗法、经颅磁刺激)、运动疗法,呼吸训练、步行训练($T_{6\sim8}$ 摆至步,$T_{9\sim12}$ 摆过步)
	不完全性损伤	可能有部分关键肌正常	根据患者功能选择合适步行训练(保留伸髋肌群可进行治疗性站立训练)
$L_{1\sim2}$	完全性损伤	躯干基本正常,髋关节周围肌群部分正常,以下平面瘫痪	四点步态、轮椅上起立、上下楼梯、安全跌倒和爬起训练、矫形器、物理因子疗法(功能性电刺激疗法、水疗法、经颅磁刺激)、运动疗法、呼吸训练等
	不完全性损伤	可能有伸膝肌群功能保留	物理因子疗法(功能性电刺激疗法、水疗法、经颅磁刺激)、运动疗法、矫形器等,根据患者功能情况可选 $L_3\sim S_1$ 完全损伤水平的训练
$L_3\sim S_1$	完全性损伤	能够独立完成屈髋、伸膝,足廓清障碍	下肢肌力训练、双拐练习四点步态、手杖行走训练等
	不完全性损伤	能够独立完成屈髋、伸膝,足廓清障碍	下肢肌力训练、双拐练习四点步态、手杖行走训练等
脊髓圆锥($S_{2\sim5}$)	完全性损伤	不出现下肢瘫,肛门会阴部感觉缺失呈鞍状分布,可出现真性尿失禁	功能性电刺激疗法、神经源性膀胱治疗等

损伤水平	损伤程度	功能障碍	康复处方
马尾神经损伤	完全性损伤	步态不稳,膝关节以下肌群受累,足廓清障碍呈"涉水步态",尿便失禁,损伤平面以下感觉功能障碍、性功能障碍	神经源性膀胱与直肠的治疗、功能性电刺激疗法、经颅磁刺激、矫形器、手术、药物等
	不完全性损伤	受损神经根支配区的运动与感觉功能障碍,排尿功能减退、部分直肠功能丧失、性功能障碍	神经源性膀胱与直肠的治疗、功能性电刺激疗法、经颅磁刺激、矫形器、手术、药物等

三、物理因子疗法

(一)功能性电刺激疗法

1. 操作流程 ①辅助步行:对于不同损伤平面的截瘫患者,针对不同下肢肌肉麻痹,将表面电极置于瘫痪肌群上,按照正常步行时序,步行中进行功能性电刺激诱发肌肉收缩,辅助行走。②辅助呼吸:将表面电极置于肋间肌神经的运动点上,进行功能性电刺激并匹配患者的呼吸节律。③尿潴留:可采取植入电极刺激逼尿肌,使其收缩,并达到一定强度,克服尿道括约肌的压力,使尿排出。④肌力辅助训练:针对患者肌力不足肌群进行辅助电刺激,促进肌肉收缩,完成更大强度的主动或抗阻训练。

2. 禁忌证 心脏起搏器者、意识不清者、骨关节挛缩畸形者、下运动神经元损伤对功能性电刺激疗法无反应者。

(二)水疗法

1. 截瘫患者运动种类 ①水中步行:患者双手握住双杠在水中训练,然后过渡到独立行走,需要增加阻力则加快步行速度。②平衡与协调训练:Ⅰ级平衡训练利用水的浮力降低训练难度;Ⅱ级平衡训练利用水的波动干扰患者,增加训练难度;Ⅲ级平衡训练则是利用水的阻力进行。协调训练,利用水的浮力早期进行特定活动,后期利用水的阻力增加训练难度。③肌力训练:1~2级肌力,利用浮力助力训练,或利用浮力进行抗重力训练,3级以上利用水的阻力进行抗阻训练。④心肺功能训练:利用水的静水压和水的密度,使患者在进行呼吸运动时要比在空气中克服更大的阻力,通过调整浸入水中深度和运动速度来调节强度。⑤心理:通过水的温度刺激、机械刺激、化学刺激来增加感觉输入,减轻各种异常感觉,提高患者各项功能,从而改善截瘫患者焦虑抑郁等负面心理。⑥痉挛:借助温水浴、涡流气泡浴的温暖缓解及水流和气泡对皮肤、肢体的刺激作用,可以有效缓解截瘫患者的下肢痉挛情况。

2. 训练流程 治疗前先检查设备是否完好,截瘫患者站立其中,通过平衡杠等保持姿势。水温根据不同训练目的进行选择,水面不超过患者乳头水平。

3. 禁忌证 ①绝对禁忌证:精神紊乱、恐水、皮肤传染病、癫痫、严重的心功能不全、严重的动脉硬化、身体极度虚弱及各种出血症者。②相对禁忌证:血压过高或过低患者,可酌情进行治疗,大小便失禁患者排空后进行治疗。

(三)经颅磁刺激

1. 操作流程 截瘫患者处于舒适的仰卧位下进行治疗。测定静息运动阈值(RMT),将线圈放置于颅骨表面脑区投射处、脊柱各节段如骶尾处等给予刺激。使用完成后,放在吊架上,不可随意放置。特别小心各类金属以避免线圈损坏。在无治疗时间段,切记要关机,开机时必须有人在旁。

2.禁忌证　头颅内有金属、有心脏起搏器、耳蜗植入、颅内高压者等;有癫痫病史或家族癫痫病史者。

3.注意事项　需要经过专业培训后的医务人员进行操作,严禁体内有金属者在一旁,治疗室门口贴警示牌,治疗过程中注意患者不良反应;仪器可能会产生火花,治疗室内无易燃易爆物品,治疗过程中会有"啪啪"的仪器噪声,治疗过程中避免靠近耳部或者佩戴耳塞。15～20次为一疗程,每周3～5次。连续2个疗程效果不佳更改治疗方案。

四、运动疗法

运动疗法的选择可根据截瘫患者的损伤平面、训练地点、功能水平选择相对应的项目,形成个性化的运动处方。

(一)床旁康复训练

1.良肢位摆放　仰卧位时,头下放薄枕,膝关节、踝关节下放置软垫,尽量在足部放置架子将被子撑起,防止造成足下垂。足底可垫垫子但避免刺激足中间部。侧卧位时,下肢略屈曲并垫软垫,背部用长靠垫维持侧卧位。

2.关节活动度训练　截瘫患者在治疗师辅助下或者采用关节训练恢复器(continuous passive motion,CPM)进行下肢各关节的主被动活动训练,以患者能够耐受的范围为主。各关节训练10分钟以上。

3.残存肌力训练　截瘫患者双下肢功能丧失,需要双上肢肌肉更加强大以达到补偿下肢的目的。在保持脊柱稳定的前提下,可以进行床旁哑铃、弹力带等上肢抗阻训练。遵循超量恢复原则,以患者耐受为主。

4.翻身及坐起训练　翻身过程中保持头、颈、胸椎、腰椎保持一条直线且无旋转。坐起训练从抬高床头30°开始,根据患者的耐受程度,每次训练15～30分钟;逐渐抬高床头,直到床头90°后患者能保持坐位2小时不出现头晕、恶心等症状。然后过渡到端坐位(屈髋屈膝各90°,双足着地,床边坐位),辅助训练者从各个方向给予患者给患者推力,破坏患者的坐位平衡。

5.血管运动神经调节重建　患者长期卧床及脊髓损伤导致自主神经功能障碍,出现血压回流障碍、直立性低血压,尤其是第5胸髓以上损伤时,内脏大神经断离导致血管运动神经麻痹而出现顽固性低血压综合征,其症状有冷汗、眩晕、颜面苍白、耳鸣、晕厥、呼吸困难等。①逐渐增加坐位训练;②在深呼吸训练的同时行上肢上举运动,对于促进腹部、下肢静脉环流有益;③穿戴腹带;④损伤平面以下肢体穿戴弹力袜;⑤肢体按摩。

(二)治疗室康复训练

1.肌力加强训练　卧位时可采用举哑铃、俯卧支撑等;坐位时可采用倒立架、支撑架等。对于使用低靠背轮椅者,需要进行腰腹肌肌力训练。步行训练前需要训练腹肌、髂腰肌、腰背肌与下肢各关键肌等。

2.肌肉与关节牵张训练　肌肉与关节的牵张训练能有效缓解不完全性截瘫患者下肢肌肉痉挛,脊髓损伤后肌肉痉挛患者应尽早进行该训练。每日进行一次下肢各关节与肌群牵伸,强度以患者耐受且痉挛缓解为主。

3.垫上移动训练　训练开始必须利用支撑台加强手指肌力,待手指支撑力足够后取出支撑台。首先练习简单地向后移动,然后向前移动训练。为避免压疮,可在臀部和足跟部加用保护垫。

4. 垫上翻身坐起训练 ①用肘支撑坐起：仰卧位将头抬起，头颈部屈曲的同时肩部伸展与内收，使肘呈支撑位，用单侧肘移动体重并伸展对侧肘，手撑在后方承重，另一侧肘亦伸展，用两手支撑。②翻身坐起：抓住物理治疗（PT）床沿或上肢用大力气向翻身侧摆动并翻身，翻身侧肘支起，然后转动躯干，对侧手再支撑于床面，体重过渡到支撑于床面的手上，用另一侧肘伸展坐起。

5. 斜台站立训练 由于血管的交感神经系统广泛麻痹，截瘫患者容易发生血在下肢和腹部脏器潴留，导致直立性低血压。斜台站立训练可以明显改善直立性低血压。①训练步骤：斜台平放，患者平躺在斜台上，上肢戴上血压计，量血压，将患者固定在斜台上。②注意事项：开始时腹部及下肢须使用腹带及弹力袜，使斜台倾斜 15°（头高脚低），观察血压变化，5 分钟后无异常则可再增加 15°，直到保持 30 分钟为止。训练过程如发生面色苍白、头晕、虚汗、哈欠、意识模糊等低血压表现或者血压计显示血压改变较大，应立即将斜台平放或者头低脚高位。每日 2 次，强度循序渐进。

6. 站立及步行训练

平衡杠内站位保持训练：①双侧使用长下肢支具，膝关节伸展锁住，长下肢支具踝关节要达到跖屈 5°～10°，而背屈无制动；②平衡杠内立位训练，髋关节伸肌群不起作用，骨盆后倾，髋关节伸展，右前方的韧带成分将髋关节伸展并锁住。在此姿势下进行放手平衡训练（如无平衡杠也可靠墙站立训练，但要注意保护）。

平衡杠内步行训练：①四点步行，左手出前方，骨盆提肌起作用抬高右腰部，右下肢摆出着地，然后右手、右下肢，将此动作反复练习；②二点步行，用左手、右足承重，躯干向右前方倾斜，右手与左足同时出向前方；③拖地步行，经常保持骨盆后倾，髋关节伸展，身体前倾，双手移向前方，然后双下肢在地面上拖动向前方移动；④摆至步，体重压在前方双手上，抬起身体，双下肢离开地面向前摆，在双手位置稍后方落地；⑤摆过步，体重加在前方的双手上，努力抬起身体，双下肢离地，摆至双手稍前方位置，髋关节与躯干伸展而落地。

7. 轮椅训练 ①抬小脚轮动作训练：操作者双手紧握驱动轮猛向前转动，由于反作用，轮椅向后仰，前脚抬起，前倾身体，患者用力握住后轮使轮椅停住，找到平衡；下降时则顺序相反（训练中须有人保护）。②拖重物训练：底下贴有毛毡等易滑动材料的箱子，装上哑铃或沙袋等，用绳子系在轮椅的横杆上，以增强心肺功能。

（三）心肺康复训练

1. 气道管理 在不影响损伤脊髓范围内变换病床高低及角度，坚持每日进行翻身、叩背，鼓励患者咳嗽、咳痰，防止分泌物在气道内潴留。痰液较多时，可以叩击排痰，使手掌呈圆形如杯状，含空气，活动腕关节，规律性叩击，配合自主咳嗽将痰液咳出。

2. 胸廓放松训练 从上而下，治疗师手法松解患者肋间肌，然后截瘫患者主动进行上肢的内收外展运动配合患者呼吸节律，增加胸廓延展性。

3. 呼吸模式选择 胸段截瘫患者以腹式呼吸训练为主，腰段以下可鼓励进行胸式呼吸训练。

4. 腹式呼吸训练 鼓励患者做深呼吸，指导患者从缓慢的、放松的膈肌呼吸（腹式呼吸）开始，逐渐过渡到手法施加阻力于患者膈肌上，或在患者上腹部放置沙袋等，锻炼呼吸肌的负荷能力。沙袋可从 500g 开始，酌情增减重量，一般不超过 2 000g。

5. 缩唇呼吸训练 嘱患者先缓慢深吸气，再让患者吹笛子样呼气，切记使患者保持放松，不可使患者腹肌代偿收缩。

6. 有氧耐力训练　进行轮椅训练、站立与步行训练、水疗法等增强心肺功能。

第三节　作业治疗

对于截瘫患者，在脊柱稳定性得到确认后积极开展作业治疗。早期以体位摆放、心肺功能训练、膀胱与直肠训练、维持关节活动度的作业疗法为主。恢复期以辅助器具的使用和生活自理能力训练为主，包括穿衣、吃饭、洗漱、上厕所等日常生活活动训练，训练中根据患者的损伤水平及程度设计不同的导向性任务，鼓励患者自己完成。训练难度以能够让患者完成但需一定努力为宜。此外，截瘫患者上肢功能不受影响，应尽早进行适宜的职业训练。

第四节　康复辅助器具

一、矫形器

对于早期截瘫患者，胸腰段选择可塑形的硬质矫形器，稳定后再更换软性矫形器。对于下肢，根据损伤平面及功能水平选择矫形器，肢体保持中立位，防止关节挛缩。

胸髓损伤患者上半身基本正常，但腰背平面以下肌肉瘫痪，腰背部矫形器可帮助直立躯干，增加肺活量；使用髋-膝-踝-足矫形器帮助训练站立和行走。腰髓损伤患者上半身躯干平衡功能正常，使用髋-膝-踝-足矫形器和拐杖可完成日常大部分动作。下腰髓损伤患者上肢功能正常，腰方肌、髂腰肌正常，髋关节活动正常，使用膝-踝-足矫形器。骶髓损伤患者足部分功能受损，可以使用踝-足矫形器和足托。在功能训练时，选择截瘫步行矫形器可以改善患者行走能力和生活质量，其效果得到国际上公认（表14-10）。

表 14-10　截瘫不同损伤水平步行矫形器的选择

截瘫损伤水平	无助动步行矫形器	助动型步行矫形器
$T_{1\sim5}$	运用骨盆带长下肢支具及腋拐进行站立训练	应用助动型步行矫形器及肘拐进行站立或治疗性步行
$T_{6\sim10}$	应用骨盆带长下肢支具及腋拐进行治疗性步行	应用助动型步行矫形器及肘拐进行治疗性或家中功能性步行
$T_{11\sim12}$	应用长下肢支具及腋拐进行治疗性或家中功能性步行	应用助动型步行矫形器及肘拐进行社区功能性步行
L_1	应用长下肢支具及腋拐进行家中功能性步行	应用助动型步行矫形器及肘拐进行社区功能性步行
L_2	应用长下肢支具及腋拐室内或社区功能性步行	应用助动型步行矫形器及肘拐进行社区功能性步行
$L_{3\sim4}$	应用短下肢支具及肘拐进行社区功能性步行	不需要助动型步行矫形器
$L_5\sim S_1$	应用足托及单拐进行社区步行	
S_2	社区步行	

二、下肢步行机器人

对于胸髓及以下损伤的截瘫患者，自身恢复能力有限，选择下肢外骨骼可为患者提供站立、行走和承重能力。应用外骨骼机器人辅助行走系统可以持续提高其行走能力,提升截瘫患者的幸福感。

三、轮椅

对于截瘫患者,由于肢体功能丧失,轮椅是必备日常生活辅助器具,可以促进日常生活活动能力改善与生活质量提高。轮椅选择需综合考虑患者自身功能和需求及日常生活环境等。一般情况下,胸髓损伤患者选择轻质普通手动轮椅,腰髓及以下者选择手动轮椅或运动轮椅。

（一）轮椅前倾训练

患者双肘支撑在扶手上,身体前倾训练;患者双肘支撑在大腿上,身体前倾训练;患者一手钩住同侧扶手,身体前倾,另一手向下摸脚训练。

（二）轮椅上功能训练

患者一手钩住同侧轮椅扶手,身体向另一侧轮椅倾斜,同时伸手取物;随后通过屈曲钩住侧手肘关节将身体拉回。

（三）轮椅驱动训练

平坦路面上前进时,双手从身体稍后方握住轮环,两侧均匀用力向前驱动,若能同时用力前屈头和肩部,可增加其驱动力。后退动作与此相反。此外,还包括上下坡训练、转弯训练、轮椅向后安全跌倒训练、后轮平衡训练、跨越障碍训练等。

（四）预防跌倒

轮椅训练都有翻倒危险,截瘫患者在练习前应先练习安全跌倒。当轮椅翻倒时,患者腿的冲击力可能会引起膝关节碰到脸上,应立刻扭转头部和用手迅速抓住一侧轮子,另一只手快速通过腿抓住对侧扶手或坐垫,这只上肢就挡住了大腿,防止膝关节撞击脸部。

（五）跌倒后坐起训练

患者跌倒后,将轮椅扶好,刹车刹住闸,臀部坐于坐垫上,双腿挂于坐垫边缘,双手通过拉轮椅前部将躯干提起,后一侧一手撑地,另一手抓住对侧轮椅扶手,通过撑地手将臀部向上、向前推动,使轮椅朝立位转动,支撑手缓慢前移,直到轮椅转到直立位。

第五节　心　理　治　疗

不完全性截瘫患者的心理康复宜早期开展,从而使患者能够主动配合,积极地进行康复训练。有针对性、长期的心理干预策略能提高患者的生活质量(表 14-11)。

表 14-11　截瘫患者不同心理阶段的治疗重点

心理阶段	治疗重点
震惊恐惧心理	与患者积极沟通宣教,取得家属支持
否认理想心理	耐心讲解,引导患者正视截瘫
消极抑郁心理	理解同情,积极主动与其交流
悲观绝望心理	安慰鼓励,给予诚挚的安慰与劝解
积极求知心理	采取积极的治疗措施,精神上鼓励,生活上关怀,增强患者康复信心

第六节　神经源性膀胱与肠道治疗

一、神经源性膀胱

脊髓损伤患者的排尿障碍可导致膀胱高压（贮尿期 > 40mmH$_2$O），膀胱高压可导致尿潴留或尿失禁，严重影响患者的生活质量。

（一）留置导尿

在脊髓损伤早期及脊髓休克期，患者需要静脉输液且出现尿潴留时，需要留置导尿管持续膀胱引流。病情稳定停止输液后可改用间歇性导尿或同时训练反射排尿。留置导尿期间定期更换导尿管和尿袋，保持尿道口的清洁。

（二）间歇性清洁导尿

每 4～6 小时导尿一次，要求每次导尿膀胱容量不超过 500ml。患者每日的液体输入量必须控制在 2 000ml 以内，且每小时 125ml 左右。每两周复查尿常规及细菌计数，如发现尿内脓细胞或白细胞 > 10 个 /HP，应当使用抗菌药，必要时改为留置导尿。对于长期需要间歇性清洁导尿患者，需要对患者或家属进行自行导尿的培训。

（三）反射性排尿

每次导尿前，配合各类的辅助手段进行膀胱训练，建立排尿反射机制。寻找刺激排尿反射的触发点，如叩击耻骨上区、摩擦大腿内侧、扩张肛门等。导尿次数根据排尿恢复情况逐渐减少，残余尿量少于 100ml 以下时，可停止导尿。

（四）口服药物

抗毒蕈碱药物为一线用药，可以使逼尿肌压力下降，增加膀胱容量。α 受体阻滞剂可以降低膀胱出口压力、改善逼尿肌及括约肌协同失调。

（五）电刺激或神经调节

无创的经皮神经电刺激或膀胱内电刺激、盆底肌电刺激、脊髓电刺激等都具有较好的前景。

（六）手术

适用于药物治疗或其他康复治疗无效的患者。手术的目标包括保持膀胱充足的容量、降低逼尿肌压力、提高尿道阻力等。

（七）保护肾功能

脊髓损伤后的神经源性膀胱可能会伴随终身，定期复查肾功能显得尤为重要。在损伤的急性期，每 3～6 个月进行一次肾功能检查，膀胱、输尿管、肾脏超声检查，以后每年进行一次。

二、神经源性肠道

脊髓损伤致骶髓的副交感神经中枢失去高级中枢调控，造成肠道蠕动减弱，大便不易排出，导致便秘。截瘫患者的严重便秘主要是缺乏胃结肠反射、结肠蠕动减慢及直肠的排便反射消失使水分过多被吸收而导致的。

1. 排便反射训练　每日让患者有较长时间的坐位，增加腹压，给予适当的刺激或手指刺激，如按压肛门部及下腹部。

2. 排便安排　根据患者伤前排便习惯安排定时排便。

3. 饮食　调整患者饮食习惯，增加含有纤维的食物。

4. 药物　可借助缓泻剂、灌肠、口服乳果糖等。

第七节 压 疮 治 疗

压疮是局部皮肤长时间受压力、受摩擦力、剪切力作用后,受力部位发生血液循环障碍而引起皮肤和皮下组织缺血、坏死的病变。对于脊髓损伤患者等长期卧床者,压疮好发部位有骶尾部、足跟、股骨大粗隆、枕外隆凸、坐骨结节等骨隆突处,也可以发生于身体任何软组织受压部位,包括夹板、矫形器、矫形固定物压迫的部位。

一、压疮的评定

(一) 国际 NPUSP/EPUAP(2016)压疮分类系统

1. I期压疮 皮肤完整,局部出现指压不变白的红斑,在深色皮肤表现可能不同。指压变白的红斑或者感觉、温度或硬度改变可能早于皮肤可视性变化。其中,皮肤颜色变化不包括紫色或栗色改变,它们可能提示深部组织压疮。

2. II期压疮 部分皮层缺损伴真皮层外露。创基是有活性的、粉色或红色、湿润,也可表现为完整或破损的浆液性水疱。脂肪及深部组织没有外露,也没有肉芽组织、腐肉或焦痂。此期损伤通常是局部不良的微环境、骨盆和足跟部位皮肤受到剪切力所致。此期压疮不能用于描述失禁性皮炎、皮肤皱褶处皮炎等潮湿环境相关性皮肤损伤,医用胶黏剂相关性皮肤损伤,或皮肤裂伤、烧伤、擦伤等创伤性创面。

3. III期压疮 皮肤全层缺损,脂肪组织外露,通常可见肉芽组织或创缘内卷,局部也可有腐肉和/或焦痂。组织损伤的深度因解剖部位而异,脂肪组织丰富的部位可能创面会更深。可能会出现潜行腔隙和窦道,没有筋膜、肌肉、肌腱、韧带、软骨和/或骨的外露。如果腐肉或焦痂覆盖住组织缺损的范围,就是不可分期的压疮。

4. IV期压疮 全层皮肤和组织缺损形成的溃疡,伴有可见或可触及的筋膜、肌肉、肌腱、韧带、软骨或骨外露,局部也可有腐肉和/或焦痂。通常伴有创缘内卷、潜行腔隙和/或窦道。溃疡深度因解剖部位而异。如果腐肉或焦痂覆盖住组织缺损的范围,就是不可分期的压疮。

5. 不可分期的压疮 虽然有全层皮肤和组织缺损,但是由于局部有腐肉和/或焦痂覆盖,缺损程度难以确定;如果清除了腐肉和/或焦痂,就能明确是III期或是IV期压疮。足跟或缺血肢体的稳定焦痂(干燥、黏附紧密、完整、无红斑或波动感)不应该被软化或清除。

(二) 布雷登压疮危险因素预测量表

布雷登压疮危险因素预测量表是为评估患者发生压疮的所有危险因素和判断其发生危险的程度,并采取相应的护理措施,提高压疮预防的有效性及护理质量而设计的评定量表。该量表总分为23分,分数越低,发生压疮的危险性越高。

结果判断标准:总分≤12分,为压疮发生高度危险;13~14分有中度危险;15~16分有轻度危险,年龄≥70岁者分值提升至15~17分为轻度危险;≥18分者继续观察(表14-12)。

表 14-12 布雷登压疮危险因素预测量表

项目	1分	2分	3分	4分
感觉	完全受限	非常受限	轻度受限	未受限
潮湿	持续潮湿	潮湿	有时潮湿	很少潮湿
活动能力	限制卧床	可坐椅子	偶尔行走	经常行走

续表

项目	1分	2分	3分	4分
移动能力	完全无法行动	严重受限	轻度受限	未受限
营养	非常差	可能不足	足够	非常好
剪切力和摩擦力	有问题	有潜在问题	无明显问题	—

二、压疮的治疗

(一)微波治疗

微波促进压疮愈合作用是较显著的,它通过微波的热效应和非热效应起作用。微波的热效应可使局部组织血管扩张,血流加快,组织细胞通透性升高,改善局部组织营养代谢而促进组织再生;而微波的非热效应则可抑制细菌细胞。

(二)磁疗法

磁疗法的作用是增加组织血液循环,增强组织通透性,使炎性产物及时排除,水肿减轻,组织酸中毒改善,提供给创面更多的营养物质和氧,有利于加速创面愈合;另外,在炎症早期及时消炎消肿能有效减少成纤维细胞的聚集和分化成熟,减少后期瘢痕增生的可能。

(三)气溶胶生物电理疗

气溶胶能直接增加创面表面供氧,促进表皮干细胞增殖,从而加速创面愈合,还可减少创面渗出及肿胀。

(四)中药治疗

中药有清热燥湿、祛腐生肌等作用。与其他药物相比,中药药源广、取材方便、价格低、利于患者接受,并且适用于重度压疮。

(五)西药治疗

目前局部治疗压疮的西药较多,主要治疗原则是杀菌消炎。

(六)加强营养支持

压疮患者往往伴有营养不良。补充足够的营养物质有助于改善全身及局部创面的微环境,防止创面营养物质过度流失,注意营养成分的比例要均衡。

(七)抗感染治疗

压疮患者的伤口容易出现细菌感染,可根据药物敏感试验结果合理选择抗生素进行全身抗感染治疗,局部外用碘伏、杀菌纱布等抗菌抑菌制剂等,保持局部创面清洁,可控制压疮的范围,促进愈合。

(八)心理治疗

医护人员应对患者及家属耐心宣教,消除陌生感;应向患者耐心讲解病情及治疗方案,增强患者战胜疾病的信心。

(九)护理干预

保持皮肤清洁、干燥;保持良好的营养状态;避免长时间皮肤受压。对已形成压疮者,采用生理盐水敷料创面覆盖是有效和经济的治疗方法。

(武 亮)

第十五章

四肢瘫康复评定与治疗

四肢瘫是指颈段脊髓损伤造成的神经功能障碍，表现为双上肢、双下肢和躯干部分或完全性运动感觉障碍，分为完全性四肢瘫与不完全性四肢瘫。完全性四肢瘫是颈段脊髓的横贯性损伤，在脊髓休克终止后，损伤平面以下仍没有任何感觉、运动的恢复。不完全性四肢瘫是颈段脊髓的不完全损伤，脊髓功能可有不同程度的恢复，包括前脊髓综合征、脊髓中央综合征、脊髓半切综合征和后脊髓综合征四种特殊类型。四肢瘫临床表现为四肢和躯干不同程度瘫痪、二便障碍。由于颈段脊髓损伤会导致不同程度的呼吸肌失神经支配，引起呼吸肌功能丧失或减退，四肢瘫患者常出现呼吸肌无力，无法产生有效咳嗽，从而导致肺和气道分泌物积聚、肺炎等呼吸系统并发症。

四肢瘫的损伤原因可分为外伤性（交通事故、运动损伤、高处坠落、暴力砸伤、刀伤枪伤等）和非外伤性（脊髓炎、肿瘤、血管破裂、血栓栓塞等）两类，其中以交通事故及高处坠落导致颈段脊髓损伤最为常见。流行病学调查显示，外伤性脊髓损伤患者发病概率在全球可达 0.195‰，且呈逐年上升趋势；外伤性颈段脊髓损伤在外伤性脊髓损伤中占比高达 75%；完全性四肢瘫在颈段脊髓损伤中占比约为 35%。颈段脊髓损伤导致四肢瘫是临床较为常见且极具破坏性的一种损伤类型，具有高致死率、高致残率的特点，给患者、家庭和社会造成巨大的经济负担。

第一节　康复评定

四肢瘫的康复评定是基于"国际功能、残疾和健康分类（ICF）"的基本理念，主要对结构与功能、日常生活活动能力、社会参与能力进行康复评定。

由于四肢瘫病程较长，症状易反复，应进行动态长期评估。具体评定流程包括：初期评定→确定功能障碍情况→针对主要功能障碍进行康复治疗→中期评定→修正治疗方案进一步治疗→中期再评定→再修正再治疗→中期再评定→……→末期评定。

一、结构评定

（一）病史采集

详细采集病史，了解致伤因素、暴力程度、受伤机制、损伤时间，明确初始暴力接触部位、神经功能障碍的演变过程和治疗的经过及效果；询问有无意识障碍和逆行性遗忘等脑损伤的表现。

（二）体格检查

1. 视诊　观察有无颈部肿胀、皮下出血及颈椎后凸畸形，检查头皮、颜面部、后枕部有无外伤。有无颈椎外固定矫形器，有无异常姿势，四肢及躯干有无肿胀、肌肉萎缩、关节畸形；有无气管切开及呼吸运动模式；有无留置导尿管；皮肤情况、有无压疮等。

2. 触诊　触诊包括颈部、四肢及躯干有无疼痛；四肢关节有无活动受限；胸廓扩张度等。触诊各个棘突及棘突间隙，判断有无棘突间隙空虚感，并检查有无颈前区压痛；依据 ASIA 标准进行神经功能检查，并使用 AIS（Frankel 方法）对脊髓损伤神经功能障碍进行分级，常规行肛门感觉及肛门外括约肌检查。在应用 ASIA 标准的同时，对患者应进行全面详细的神经学体格检查，尤其是肌力检查，不应局限于关键肌；需要行反复多次神经学检查以了解神经功能演变的过程，在转运、搬动、牵引、闭合复位后重复进行神经学检查。神经学检查重复的频率应根据患者的情况个体化制订，但伤后前 3 日每日至少应进行 1 次。

3．叩诊　使用叩诊锤叩击患者四肢肌腱，观察腱反射是否正常。肺部叩诊有无异常。

4．听诊　听诊肺部呼吸音，有无异常呼吸音；心脏节律、心率、心音，有无杂音及心包摩擦音等。

（三）影像学检查

当存在神经功能障碍时，应根据 MRI 观察脊髓、神经根状态及脊髓有无持续性压迫。MRI 检查中受损脊髓节段出现连续性中断，移位，可见到混杂的异常信号，蛛网膜下腔正常形态消失，周围软组织肿胀等。

由于 MRI 可提高椎间盘及脊柱韧带损伤筛查的灵敏度，当 X 线及 CT 检查怀疑有椎间盘韧带复合体损伤时，应根据 MRI 检查进一步确定。最终确定颈椎损伤形态分为无损伤、压缩损伤、爆裂骨折、牵张损伤、旋转损伤、剪力损伤；还可采用 Allen 分型进行分类。

二、功能评定

（一）感觉功能评定

检查身体两侧各自的 28 个皮节的关键感觉点。每个关键感觉点要检查 2 种感觉，即针刺觉和轻触觉，并按 3 个等级分别评定打分：① 0 分表示感觉缺失；② 1 分表示感觉障碍（部分障碍或感觉改变，包括感觉过敏）；③ 2 分表示感觉正常；④ NT 表示无法检查。因此，正常时一侧感觉总分是轻触觉 56 分，针刺觉 56 分，两侧总分是 112 分 + 112 分 = 224 分。除对这些两侧关键感觉点进行检查外，还要求做肛门周围感觉检查，感觉分为存在或缺失（即在患者的总表上记录有或无）。鞍区存在任何感觉，都说明患者的感觉是不完全性损伤。

针刺觉检查时常用一次性安全针，轻触觉检查时用棉花。在针刺觉检查时，不能区别钝性和锐性刺激的感觉应评为 0 级。

感觉平面指身体两侧针刺觉和轻触觉功能正常的最低脊髓节段。确定感觉平面时，须从 C_2 节段开始检查，直到针刺觉或轻触觉少于 2 分。

（二）疼痛评定

采用视觉模拟评分法（VAS）。具体方法是在纸上画一条 10cm 长的横线，横线的一端为 0 分，表示无疼痛；另一端为 10 分，表示最严重的疼痛；中间部分表示不同程度疼痛。患者根据疼痛的自我感觉，在横线上标记出疼痛程度的具体位置。0 分表示无疼痛；1～3 分表示能忍受的轻度疼痛；4～6 分表示中度疼痛，但不影响睡眠；7～10 分表示重度疼痛，影响睡眠。

（三）运动功能

1．肌力评定　主要采用代表脊髓有关节段神经运动功能肌肉的徒手肌力评定（MMT）进行检查。运动检查必查项目为检查身体两侧各自 10 个肌节中的关键肌，检查顺序为从上而下。两侧分别按 0～5 级评分。对于无法检查的肌群用"NT"表示。除对以上这些肌肉进行两侧检查外，还要检查肛门外括约肌，以直肠指检感觉括约肌收缩情况评定为存在或缺失。如果肛门外括约肌存在自主收缩，则患者的运动损伤为不完全性。

运动平面指具有正常运动功能或完整脊神经支配的最低脊髓节段。确定运动平面时，代表该平面的关键肌肌力须等于或高于 3 级才可认为该平面的神经支配完整，同时其上一节段所支配的关键肌肌力必须是 5 级。

2. 肌张力评定　四肢瘫患者损伤平面以下会出现不同程度的肌张力增高。临床上评定肌张力常采用改良 Ashworth 量表。

3. 关节活动度评定　根据测量部位选择适当的关节角度测量尺进行主动关节活动度及被动关节活动度的评定。

（四）损伤水平和程度评定

1. 损伤水平判定　采用 2019 版美国脊柱损伤协会（ASIA）病损分级进行脊髓神经功能损伤水平及分级评定。

2. 损伤程度评定　根据 ASIA 标准，损伤程度的评定以最低骶节（$S_{4\sim5}$）有无残留功能（骶部保留）为准，残留感觉功能时，刺激肛门皮肤与黏膜交界处有反应或刺激肛门深部时有反应；残留运动功能时，直肠指诊时肛门外括约肌有随意收缩。

（五）呼吸功能评定

1. 通气功能评定　主要采用肺功能测定。通气指标包括：①用力肺活量（FVC）、最大自主通气量（MVV），反映肺通气功能；②呼气流量峰值（PEF），反映咳嗽能力；③第 1 秒用力呼气容积（FEV_1）和一秒率（FEV_1/FVC, $FEV_1\%$），评估通气时气道有无阻塞和阻塞程度。

2. 膈肌功能评定　可采用测定膈神经传导时间、X 线检查膈肌活动度、测量跨膈压、超声测量膈肌厚度和活动度等方法评估膈肌功能。

3. 呼吸肌肌力评定　可通过压力测定装置对最大吸气压或最大呼气压进行测定。最大吸气压是功能残气位、气道阻断下的最大吸气口腔压，主要反映吸气肌的综合吸气力量。最大呼气压是肺总量位、气道阻断下的最大呼气口腔压，可评估呼气肌肌力。

（六）肠道功能评定

可采用高分辨率肛门测压方法。通过压力感受器对肛管直肠的压力变化进行探测，可检测肛门外括约肌收缩功能，量化评估肛管的排便功能，观察直肠肛门反射情况，了解排便协调性等。

（七）泌尿功能评定

1. 膀胱尿压测评系统　主要对四肢瘫患者膀胱的残余尿量、膀胱灌注量、排尿感进行系统的观察和研究，可以准确地估测出膀胱的功能情况。

2. 便携式膀胱扫描仪测定法　将扫描仪放置在耻骨上区域，通过测定膀胱直径及尿液量来获得膀胱内所残留的尿液量。

（八）心理评定

四肢瘫患者会产生一系列心理变化，一般要经历五个不同的心理过程：①震惊期；②否认期；③抑郁或焦虑期；④对抗独立期；⑤适应期。其中抑郁或焦虑期对患者的影响最大。

1. 抑郁评定常用的量表　贝克（Beck）抑郁问卷（BDI）、抑郁自评量表（SDS）、抑郁状态问卷（DSI）、汉密尔顿抑郁量表（HAMD）等。

2. 焦虑评定的量表　焦虑自评量表（SAS）、汉密尔顿焦虑量表（HAMA）。

三、日常生活活动能力评定

（一）改良巴塞尔指数

改良巴塞尔指数包括修饰、洗澡、进食、如厕、穿衣、大便控制、小便控制、上下楼梯、床椅转移、行走 10 项内容，依据是否需要帮助及帮助的程度分为完全依赖、最大帮助、中等帮助、最小帮助、完全独立 5 个等级进行评分，总分为 100 分（表 13-12）。

（二）功能独立性评定量表

功能独立性评定量表（FIM）相比较其他针对功能障碍人士设计的日常生活能力评定量表，FIM 更全面、客观地反映患者 ADL 能力的评定方法。评定者在 FIM 评定过程中，更多的是注意被评定患者实际上能做什么，而不是病人可能或应该做到什么程度。在量表内容上，FIM 增加了认知功能评定板块。FIM 最高分为 126 分（运动功能评分 91 分，认知功能评分 35 分），最低分 18 分。126 分代表完全独立；108～125 分代表基本独立；90～107 分代表有条件的独立或极轻度依赖；72～89 分代表轻度依赖；54～71 分代表中度依赖；36～53 分代表重度依赖；19～35 分代表极重度依赖；18 分代表完全依赖。

（三）四肢瘫功能指数评定

四肢瘫功能指数（quadriplegia index of function，QIF）是针对四肢瘫患者的功能评定量表，具体评测项目包括转移、梳洗、洗澡、进食、穿衣、坐轮椅、床上活动、直肠功能、膀胱功能和护理知识测试 10 方面内容，各大项又含若干小项，依据自理程度、是否需辅助器具及需要他人帮助的量，采用 5 级计分制，每项最高 4 分，最低 0 分。根据各大项的权重系数得出各大项的得分，总分为 0～100 分（表 15-1）。

表 15-1　四肢瘫功能指数（QIF）

Ⅰ. 转移 16 分（各单项之和除以 2）	Ⅳ. 进食 24 分（各单项之和乘 0.75）	Ⅵ. 轮椅活动 28 分（各单项之和）	Ⅸ. 直肠功能 24 分（得分最高乘 6）
床—轮椅	用杯子/玻璃杯喝水	转弯（直角）	完全控制：
轮椅—床	使用勺子	后退	A：厕所
轮椅—坐式便器	使用叉子	刹闸	B：便盆
坐式便器—轮椅	倒出饮料/水	粗糙地面上驱动轮椅	使用栓剂：
轮椅—汽车	打开瓶盖/罐头	驱动轮椅上斜坡	A：厕所
汽车—轮椅	涂抹面包	在轮椅上移动和调整姿势	B：便盆/床/垫上
轮椅—淋浴/浴盆	准备简单食物	保持坐位平衡	用手指抠：
淋浴/浴盆—轮椅	使用适宜的设备	Ⅶ. 床上活动 20 分（各单项之和）	A：厕所
Ⅱ. 梳洗 12 分（各单项之和）	Ⅴ. 穿脱衣服 20 分（各单项之和除以 2）	仰卧—俯卧	B：便盆
刷牙/处理义齿	穿室内上衣	卧位—长坐位	用手指或机械刺激：
洗/梳头发	脱室内上衣	仰卧—侧卧位	A：厕所
剃须/处理月经带	穿室内裤子	侧卧—侧卧	B：便盆/床上
Ⅲ. 洗澡 8 分（各单项之和除以 2）	脱室内裤子	长坐位保持平衡	Ⅹ. 护理知识测验 20 分（由患者作答选择题，根据做对的题数进行计分）
洗/擦干上半身	穿室外上衣×1.5	Ⅷ. 膀胱功能 28 分（得分最高乘 7）	皮肤护理
洗/擦干下半身	脱室外上衣×1.5	自主排空：	关节活动
洗/擦干脚	穿脱袜子	A：厕所	自主神经反射过度控制
洗/擦干头发	穿脱鞋	B：便盆	上呼吸道感染
（如果患者在床上洗澡，必须获得所有需要的东西）	扣纽扣	间歇性导尿	获得别人的帮助
		反射性膀胱	尿道感染
		留置导尿	深静脉血栓
		回肠替代膀胱术后	饮食与营养
		挤压排尿	药物
			矫形器或其他器械

注：QIF 分数 =（总分 /200）×100。

四、社会参与能力的评定

四肢瘫患者由于功能障碍重，影响日常活动、工作、社会交往及休闲娱乐，严重降低患者生活质量，需要进行活动参与、生活质量评定，可采用功能活动问卷（FAQ）、Frenchay 活动指数、世界卫生组织生活质量 -26 量表（WHO-QOL-26）、健康调查量表 36（SF-36）等。

第二节　物　理　治　疗

严重的高位脊髓损伤患者可因呼吸循环系统功能衰竭而当场死亡，相对较轻者也会因高位瘫痪引起呼吸功能障碍、长期卧床等并发症，导致严重后果。有学者提出早期康复治疗应与疾病治疗同时进行，患者进入重症监护病房 24 小时后即评估患者生理功能，如生命体征稳定就应实施早期康复治疗，包括：保持正常体位，预防压疮；加强呼吸训练，预防肺部感染；肢体被动运动，预防关节挛缩和肌肉萎缩；主动运动训练，维持和增强残存的肌力等。

一、物理因子治疗

（一）低频电疗法

1. 神经肌肉电刺激疗法（NMES）　主要用于防止肌肉的失用性萎缩。神经肌肉电刺激参数为调制频率 50Hz，强度调整范围为 10%～40% 最大容量收缩；15～40min/ 次，1～2 次 /d。

2. 功能性电刺激疗法（FES）　主要用于缓解肌肉痉挛，增加肌力，提高关节活动度，也可应用于盆底肌群、呼吸肌，刺激肌肉产生节律性收缩运动，从而改善二便功能、呼吸功能。刺激频率为 0～100Hz，强度为 0～100mA，动态可调，每次治疗前根据患者的耐受阈选择初始刺激强度。

（二）重复经颅磁刺激

利用磁脉冲磁场峰值强度及静息运动诱发电位阈值强度，利用仪器"8"字线圈对大脑初级运动皮质进行刺激，可改善四肢瘫患者的运动功能，也可有效缓解脊髓损伤后患者的神经性疼痛和肌肉痉挛。

（三）高压氧治疗

高压氧治疗可提高脊髓损伤节段的血氧含量，提高血氧分压，增加肺氧弥散量，提高组织氧储量。如果患者全身情况许可，应尽早进行。具体方法：在早期，可每日用 2 个大气压高压氧治疗 2 小时，一日进行 2～3 次，2 次间隔时间约 6 小时，连续治疗 10 日，主要适用于完全性脊髓损伤和较严重的不完全性脊髓损伤。

（四）气压治疗

四肢瘫患者由于肢体运动及感觉功能障碍，肌肉的泵作用减弱，血流速度减缓，发生下肢深静脉血栓形成（deep venous thrombosis，DVT）的风险较高，且随着下肢瘫痪程度的增加而增加，早期应积极进行 DVT 的预防治疗。气压治疗主要通过间歇压缩肢体来挤压下肢的静脉丛，增加腿部静脉血流量，促进下肢血液循环，预防血栓形成。每次气压治疗时间为 20 分钟，频次为 1～2 次 /d，可每日进行，压力为 60～80mmHg（1mmHg＝0.133kPa），并依据治疗过程中患者的舒适性及耐受程度，动态调整压力大小。

二、运动疗法

（一）关节活动度训练

应每日进行全范围各生理轴向关节活动度训练。由近端过渡到远端，每个关节被动活动 5~10 次，每日训练 2 次。要注意在骨折固定期间，头、颈部活动时，双肩牵拉应避免。为了维持关节功能活动，应注意良肢位摆放；尽早采用功能性夹板保持肢体在一定功能位，避免软组织挛缩。

（二）肌力训练

1. 急性期康复　在患者病情稳定后应强调双侧上肢肌群活动，可避免脊柱的不对称及旋转。训练方式：①双侧徒手抗阻活动；②双侧本体促进技术（PNF）模式；③使用沙包及哑铃的渐进性抗阻训练。训练重点应放在三角肌前部、肩袖肌、肱二头肌、斜方肌下部，如果患者有主动活动，应注意训练桡侧腕长伸肌、肱三头肌、胸大肌肌力。为防止对骨折部位的影响，早期应避免肩胛及肩部肌肉的抗阻训练。

2. 恢复期康复　重点是获得姿势控制和平衡能力。训练方式：①尽早对患者非瘫痪肌肉进行循序渐进的抗阻训练，增强肌力；②翻身训练；③起坐训练、坐位平衡训练；④电动轮椅或普通轮椅训练。

（三）器械训练

1. 直立训练　为了防止直立性低血压，采取渐进性适应最有效。常用方法：①利用摇床，逐步抬高床头角度，维持时间逐步延长；②利用斜板或电动斜床，逐步让患者处于直立位。站立初期，双下肢可采用弹性绷带包扎或穿弹力袜，可加速下肢静脉淋巴回流。

2. 减重支持训练（partial weight support，PWS）　PWS 是利用悬吊装置不同程度地减少上半身体重对下肢的负荷。不完全性四肢瘫早期进行减重训练的目的是促进感觉反馈对步行动作的调节作用，通过减轻身体负重提高步行能力。

（四）呼吸训练

1. 呼吸训练

（1）呼吸肌训练：先从腹式呼吸开始，逐渐过渡到对膈肌进行抗阻训练；同时训练残存的胸锁乳突肌、斜方肌，补偿胸式呼吸；每日 2~3 次，20~30min/ 次。通过深呼吸训练、助咳、被动的手法牵引等，可以维持或改善胸壁的运动幅度。也可通过手法振动和叩击患者胸背部，将分泌物咳出体外。也可利用呼吸训练器针对性地进行吸气肌或呼气肌训练。

（2）缩唇呼吸训练：用鼻深吸气后，缩唇状态下用口深呼气，吸呼气时间比为 1∶（2~3），如此反复，每次 10 分钟，每日 2~3 次。此项训练也可用吹气球、吹纸片或吹蜡烛来代替，随着功能的恢复，逐渐增加蜡烛和口部的距离。

（3）舌咽式呼吸训练：主要采用辅助呼吸肌来提高肺活量。患者利用面部和颈部肌肉，采用啜吸或吞食的方法反复吸入少量气体。在原始呼吸肌无功能的情况下，采用舌咽式呼吸技术，可渐进性地吸入足够的气体，长期坚持还可维持肺的顺应性及预防肺不张。

（4）气体转移训练：这一技术是改善胸廓扩张的方法。具体方法：嘱患者最大程度吸气后关闭声门、放松膈肌，允许气体从下胸部转移至上胸部。

2. 排痰训练

（1）体位引流：主要利用重力促进各个肺段内积聚的分泌物排出，不同的病变部位采用不同的引流体位，目的是使此病变部位的肺段向主支气管垂直引流。引流频率视分泌物多少而定，分泌物少者，每日上午、下午各 1 次，痰多者每日引流 3～4 次，以餐前进行为宜，每次引流一个部位，时间 5～10 分钟。

（2）手法治疗：主要采用胸部叩击、振动，即利用外力使附着在支气管壁上的黏稠浓痰松动，从而易于脱离支气管壁。

（3）咳嗽训练：训练步骤可分五步。第一步，先进行深吸气，以达到必须吸气容量；第二步，吸气后要有短暂闭气，使气体在肺部得到最大分布，同时气管到肺泡的驱动压尽可能保持持久；第三步，关闭声门，当气体分布达到最大范围后再紧闭声门，以进一步增强气道中的压力；第四步，通过增加腹压来增加胸膜腔内压，使呼气时产生高速气流，对腹肌受损的四肢瘫患者，可通过治疗师或患者自己用手在腹部加压来实现；第五步，声门开放，当肺泡内压力明显增高时，突然将声门打开，即可形成肺内冲出的高速气流，促使分泌物移动随咳嗽排出体外。

（五）水疗法

水疗对脊髓损伤的最大治疗价值在于可以让患者进行许多陆地上无法完成的运动训练，并加强治疗效果。对于瘫痪患者，浮力明显减轻脊柱重力轴向压力和剪切力，水中阻力控制运动速度，还可以借助训练器具设计动作，从而提高安全活动范围。

一般而言，水疗康复的介入时间在伤后或术后 4 周以后，此时患者生命体征稳定，症状不再进展，并且通常已经进行了一定时间的基础性康复治疗。需要强调的是，对于水疗过程中的危险因素，要进行全面仔细的专科评定，如伤口与皮肤完整性、骨折愈合情况（尤其要重视脊柱骨折和多发性骨折）、造瘘及切口情况、二便控制能力、心肺功能情况、压疮的严重程度、下肢深静脉血栓及血管内斑块的严重程度、危险意识、自我保护意识、攻击倾向等并发症和心理问题。

根据目前国内水疗法现状，推荐的治疗参数为：水温 33～38℃（运动成分多的项目水温偏低，浸浴成分多的项目水温偏高），每次 20～40 分钟，每周 2～5 次，每个疗程 20 次，持续 1～3 个疗程。

第三节　作业治疗

一、良肢位摆放

（一）仰卧位

头部及上肢体位：头下枕一薄枕，将头两侧固定。四肢瘫患者双侧肩胛下垫薄枕使双肩向前，确保双肩不后缩。双上肢放在身体两侧的软枕上，肘伸展，用毛巾卷将腕关节保持 30°～45°背伸位，手指自然屈曲，有条件可使用手功能位矫形器。

下肢体位：双侧髋关节伸展但不旋转，在双下肢之间放枕头以保持髋关节轻度外展，防止髋关节屈曲、内收挛缩，并可防止股骨内侧髁和内踝受压。膝关节伸展，膝下可放小枕头以防止膝关节过伸。双足底可垫枕以保持踝关节背屈，预防足下垂，有条件可使用踝 - 足矫形器。足跟下放小软垫以防止出现压疮。

（二）侧卧位

双肩均需向前伸。下方上肢的肘关节屈曲，前臂旋后；下肢髋、膝关节伸展。上方上肢伸展位、置于胸前枕头上，腕关节自然伸展，手指自然屈曲；下肢髋、膝关节屈曲位，肢体下垫软枕与下方肢体分开，踝关节自然背屈，踝关节下垫一软枕以防止踝关节跖屈内翻。背部用长枕支持以保持侧卧位。注意四肢瘫患者双手应取功能位。

二、ADL 训练

1. 卧床训练　以手部肌力训练为主,还需充分锻炼未瘫痪的屈肘及伸肘等上肢各肌肌力,进而练习依靠自己的臂力弯曲下肢及翻身、上下轮椅。

2. 坐位训练　①依靠上肢的肌力,完成起坐训练。②坐位平衡训练,注意避免诱发继发脊柱侧凸。③坐位时的基本生活活动功能训练,如进食、修饰、穿脱衣物等日常生活活动。④根据手部功能及轮椅的自动活动功能决定能否驱动轮椅进行活动。

3. 膀胱训练　应加强定时夹闭导尿管训练,给予间歇性导尿,改善膀胱功能,促进尿液排出,减少泌尿系统感染。

4. 排便功能训练　四肢瘫患者由于骨盆内脏神经与脑的联系中断,便意消失,排便不能很好完成,甚至发生粪便梗阻。为帮助结肠内粪便的移动,可以脐为中心按摩腹部辅助排便,从身体及精神上刺激排便,建立排便反射。

三、治疗性作业活动训练

四肢瘫患者大都不具备手的抓握功能,因此需要借助自助具完成进餐动作。自助具还可用于完成刷牙、写字、击键等动作,但患者至少必须具备肘关节的屈曲功能才可进行。C_5 损伤患者利用辅助器具可自己进食,C_6、C_7 损伤患者经训练可独立完成。训练用的餐具(如碗、盘)应具有防滑、防洒功能。根据患者的经济情况选用头控、颌控、手控或气控的环境控制系统开关电灯、开关窗帘、看电视、打电话等,以提高患者的生活质量。

根据患者个体特征和兴趣爱好制订特定治疗计划,通过音乐、工艺、陶艺等作业活动来提高患者精细运动技能,从而使患者更具社会性,能从事创造性工作,同时有助于治疗焦虑抑郁等心理问题。

四、环境改造及适应性训练

加宽患者家中过道的宽度以便轮椅行进与转向;房间之间应平顺,无障碍;厕所使用带扶手的坐式便器,在厕所里较低位置加装警铃以防患者摔倒无法站起;在浴室的墙上加装坐浴椅方便患者洗浴;有条件的话可以将楼梯改造成较低坡度的斜坡,方便轮椅通行等。

五、职业康复

在患者病情基本稳定后,基于患者现存的功能和之前从事的职业进行针对性的职业培训,使其重返原来岗位或从事新的职业。

第四节　康复辅助器具

四肢瘫患者必需的代替步行的工具是轮椅、助行架、悬吊系统等;对于长期卧床患者,选择良好的床垫和坐垫对预防压疮极有帮助,垫子的性能要使承重面积尽量增大,同时方便皮肤散热、透气,常用的有海绵垫、充气垫和均压坐垫,床垫也应选用均压床垫;吃饭、排泄、洗脸、梳头、穿衣、脱衣等是日常生活中最重要的活动,四肢瘫患者在进行日常生活活动时可使用适当的日常生活辅助器具,并经过康复训练,逐渐减少他人帮助。

一、日常生活辅助器具适配

1. 进食、饮水辅助器具　万能袖带、腕支具式勺叉、掌套式勺叉、粗柄勺叉、防滑碗盘、U形柄水杯、吸管式杯子等。

2. 穿戴辅助器具　系扣自助具、拉链辅助器具等。

3. 梳洗辅助器具　洗脸毛巾套、粗柄梳、剃须刀夹持器等。

4. 洗浴辅助器具　淋浴椅、防滑垫等。

5. 如厕辅助器具　坐便椅、带扶手坐式便器、轮椅坐式便器等。

6. 防压疮辅助器具　防压疮床垫、坐垫等。

7. 步行替代器具　普通轮椅或电动轮椅、助行架等。四肢瘫患者一般情况下需选择电动轮椅。

不同损伤平面患者的轮椅选择：① C_4 及其以上平面损伤的所有患者建议使用电动轮椅。② C_5 损伤的患者也应选择使用电动轮椅，特别是长距离旅行者；电动轮椅包括舌控、颏控、颊控、气控、手控、带呼吸机、可倾斜靠背、头托、手托板等类型，可供不同的患者选择。③ $C_{6\sim7}$ 损伤患者可选择标准普通轮椅，患者所使用的轮椅都应配备一个防压疮坐垫，临床上最常使用的是标准普通轮椅。

不同损伤平面的四肢瘫患者康复辅助器具适配见表 15-2。

表 15-2　不同损伤平面的四肢瘫患者康复辅助器具适配

损伤平面	康复辅助器具适配
C_4 及以上	高靠背电动轮椅、悬吊系统、生活自理辅助器具（防滑碗盘、吸管式杯子、淋浴椅、防滑垫、轮椅坐式便器、防压疮床垫、坐垫等）、口／头操纵杆控制自动化环境控制系统等
C_5	高靠背电动轮椅、生活自理辅助器具、气控式环境控制系统等
C_6	普通手动轮椅或手控式电动轮椅、生活自理辅助器具（万能袖带等）、按键式环境控制系统等
C_7	普通手动轮椅、生活自理辅助器具等

二、信息交流辅助器具

包括口、头操纵杆，环境控制系统，书写辅助器等。

第五节　传统康复治疗

四肢瘫属中医学"痿证"范畴，其发生因外伤而致。本病病位在脊髓，与肾经、督脉关系密切。四肢瘫的中医病机是脊髓受损，筋骨失养。

1. 毫针针刺　治疗四肢瘫选穴以舒筋通络，益肾充髓为主。取督脉及下肢足三阳经穴为主，主穴包括环跳、委中、阳陵泉、足三里、悬钟、丘墟、冲阳；配穴：经脉瘀阻配合谷、膈俞；肝肾亏虚配肝俞、肾俞。

2. 皮肤针　取督脉背腰段、足太阳经和瘫痪肢体的手足三阳经。每次选 2～3 经，按循行部位叩至皮肤潮红为度。

3. 电针　在督脉或瘫痪肢体选取 2～3 组穴位。针刺得气后接通电针仪,以断续波中度刺激,以肌肉轻微收缩为度。

4. 穴位注射　取脊柱上下两旁的夹脊、肾俞、血海、足三里、三阴交、腰俞。每次选 2～3 组穴位,选用维生素 B_1、维生素 B_{12} 注射液,或当归、人参、丹参、黄芪、红花注射液等,常规穴位注射。

第六节　心 理 治 疗

四肢瘫患者通常会经历震惊期、否认期、抑郁或焦虑期、对抗独立期、适应期等心理阶段,医护人员应了解各期特点并配合心理工作者,共同帮助患者尽快进入适应期。

一、疾病知识教育

向患者及照顾者普及四肢瘫的相关知识,了解疾病的发病原因及发展过程,了解自身疾病情况,有助于增强患者依从性,减轻心理负担。

二、心理治疗

心理治疗是指受过专业训练的心理治疗者在一定的治疗程序中通过与患者的不断交流,在构成密切治疗关系的基础上运用心理治疗的有关理论和技术,使患者产生心理、行为甚至生理的变化;促进患者对自我状态有更好的认知,消除或缓解四肢瘫患者由于疾病症状和功能受限所带来的心身症状的心理干预过程。具体手段包括小组活动、一对一咨询、认知强化、情绪管理、心理疏导等。

1. 震惊期　由于震惊期患者情感麻木、行为反应被动,心理治疗者应用更关切和友好的语言和患者交流,使患者心理获得更多的支持和安慰。此阶段应多采用否认的防御机制,即治疗者根据具体情况,收集一些对患者病情恢复有利的信息,从而缓解患者对病情的极度恐惧,使心理早日进入下一个阶段。

2. 否认期　否认期患者由于害怕残疾,往往坚信自己的病能好,他们经常向治疗者表达类似的想法,并且不愿听相反的意见。因此,治疗者要尊重患者,认真倾听他们的想法,不要批判,不要把自己的意见强加给对方,避免与他们发生争执。在良好的医患关系基础上,当患者的情绪相对平静后,心理治疗者应有计划、有策略地向患者渗透病情,使患者在不知不觉中逐步接受自己的病情和残疾。心理治疗者要实事求是地宣传康复知识,强调康复对其病情的重要性和意义,并让患者相信康复能帮助他们更好地恢复病情,劝导他们尽早接受康复。

3. 焦虑或抑郁期　由于患者行为被动,对生活绝望,多数患者往往不愿与人接触,对心理治疗比较敏感,有的甚至拒绝与心理治疗者接触。因此,心理治疗者需要主动对患者进行心理干预,及时了解患者的心理状况,帮助患者尽早渡过该期。大部分患者在抑郁阶段会有自杀意念和自杀倾向,所以预防自杀应是此阶段心理治疗的重点。心理治疗者要根据患者的情况,及时与医师、护士和患者的家人沟通,加强对患者的保护。患者往往看不到自己的价值,对残疾生活过分悲观。心理治疗者必须帮助患者积极面对病情或残疾的现实,客观合理地评价面临的各种问题,发现存在的价值和优势,增强患者生活的信心。

4. 对抗独立期　心理治疗者在与患者交往和治疗过程中,要有意识地去发现患者在认知、情绪和行为等心理方面取得的进步,并及时反馈给患者。

　　随着患者心理状态的改善和良好医患关系的建立,患者已经比较愿意讨论自己的残疾和以后生活中面临的困难,希望有人对他提出建议。因此,必须帮助患者建立的一个比较合理的认知模式,让他们学会应对各种问题的策略和方法。这样不仅有利于调整心理平衡,而且可以提高他们适应环境的能力。及时消除患者的自卑和恐惧心理,对于帮助他们早日适应患病后的家庭和社会生活至关重要。

　　5. 适应期　患者需要带着一定的功能障碍或残疾重新面对家庭和社会生活。因此,要帮助患者学习一些人际交往的技巧,以便更好地适应家庭和社会生活。需要从专业的角度,对患者回归家庭后的生活进行必要的指导。特别是对那些生活可能不能完全自理,需要别人照顾的患者,以及一些害怕回归社会的患者,需要在出院前根据具体情况重点进行指导和治疗。当患者的心理进入适应期阶段后,要帮助患者认识到参与社会的重要性,在不影响身体的情况下,鼓励他们参与社会生活。

(刘　楠)

第十六章

截肢康复评定与治疗

第一节　截肢的概述

一、定义

截肢是指将没有生命和功能或因局部疾病而严重威胁生命的肢体全部或部分截除的手段,包括截骨(肢体截除)和关节离断(从关节分离)两种。

截肢的目的是将已失去生存能力、危及患者生命安全或已丧失生理功能的肢体切除。截肢也是一种重建与修复性手术,其目的是尽可能保留残肢和残肢功能,并通过残肢训练和安装假肢,代替和重建已切除肢体的功能,使患者早日回归社会。

二、截肢的病因及发生率

截肢是为挽救或延长伤病员的生命而不得已采用的手术,有时也会因为部分肢体完全丧失功能,截除后安装假肢可更有利于恢复功能而截肢。截肢的原因是多种多样的,常见的截肢原因如下:

（一）严重创伤

在我国以严重创伤(如交通事故及高处坠落伤)最为多见,且严重创伤截肢患者的例数呈逐年增长趋势,目前截肢手术仍然是骨科处理严重肢体外伤的一种重要方式。近年来,由于技术水平的提高伴随着康复技术的应用,很多严重外伤肢体得以存活,并恢复一定的功能,截肢的发生率已明显降低。只有当肢体的血液供应受到不可修复的破坏,或者组织严重损害导致肢体功能无法合理重建时,才考虑截肢。

（二）严重感染

当发生已经危及生命的肢体感染,如气性坏疽感染,发展快且肌肉损害广泛,或发生严重毒血症时,应考虑截肢;另外,也包括采用了各种治疗仍不能控制,反而出现扩散趋势,甚至危及患者生命的感染,如慢性骨髓炎、化脓性关节炎等。

（三）肿瘤

肢体原发性恶性肿瘤未发现有远处转移者,一旦确诊应尽早截肢,以免延误手术时机。有些恶性肿瘤虽已发生转移,但若因破溃感染和病理骨折而产生剧痛,截肢术可以减轻患者痛苦。继发性恶性肿瘤如继发性软骨肉瘤,需要考虑肿瘤的部位、大小和破坏程度等具体情况,可作局部截除或整个肢体截除。某些肢体的良性肿瘤对组织的破坏范围很大,即使行局部切除也只能残留一个无功能的肢体时,可考虑截肢术。

（四）血液循环障碍

周围血管疾病导致的肢体缺血坏死,常见于合并或不合并糖尿病的血栓闭塞性动脉炎。发病过程中肢体局部尤其是远端缺血缺氧导致神经末梢坏死,皮肤的敏感性受到损害,遭受外伤没有明显疼痛感,伤口感染等,严重阻碍了疾病的治疗过程;供给肢体营养的主要血管因本身已病变或栓塞，引起肢体发生坏疽者，应予以截肢。糖尿病足是非外伤性下肢截肢最常见的原因，糖尿病足的截肢率为18.5%，占非创伤性下肢截肢手术90%以上，每年截肢人数超过100万。

（五）神经损伤或疾病

神经损伤后，感觉障碍的肢体出现神经营养性溃疡，常常继发感染或坏死，且很难治愈。长时间的溃疡也可能发生癌变或继发畸形，使得肢体功能完全丧失，此时可以考虑截肢。如先天性脊髓脊膜膨出所致的脊髓拴系综合征，可造成下肢神经部分麻痹，足逐渐发生马蹄内翻畸形。

（六）小儿先天性发育异常

肢体先天畸形在儿童时期的截肢手术需要非常慎重。只有明确肢体无功能或者畸形的肢体已成为累赘、预计截肢以后可以安装假肢并且可获得较好功能的情况可考虑截肢，否则就应该观察肢体生长发育的情况，到成年以后再根据具体情况作出是否需要截肢的选择。上肢畸形几乎不适合在婴幼儿时期进行截肢手术；与此相反，下肢畸形可能需要早期进行截肢手术，以利于假肢的安装和训练站立及行走。

（七）畸形

肢体经过病变或创伤，发生明显畸形或功能很差时，可考虑将无用肢体早日截除。

第二次全国残疾人抽样调查数据显示，肢体残疾在残疾人总数中占的比例可达到29.07%，与既往调查结果相比，无论是残疾人总数还是其所占总人口的比例，都有不同程度的增长。在肢体残疾患者中，下肢截肢者约占85%，而左右侧肢体的截肢比例大致相等。

在欧美国家中，下肢截肢起因于动脉硬化和糖尿病等血液循环疾病占总截肢数的70%～80%，有的甚至达到90%。在日本占主导地位的截肢原因则是血栓闭塞性脉管炎。北美洲、欧洲患者的血液循环障碍原因有50余种，其中动脉粥样硬化引起的血液循环障碍约占50%，糖尿病占45%，位居第三的为脉管炎。

三、截肢的适应证

总体来说，截肢的适应证为无法修复的骨及软组织严重挤压伤，包括热缺血超过6小时的挤压伤，或无法修复的血管损伤。相对适应证是那些因病程迁延导致无法获得与个人、社会学方面及经济负担等相符的骨及软组织来进行再植或重建的损伤。截肢虽然有总的适应证，但是对每一个病例、每一个肢体的具体情况都要进行更全面、更细致周密的考虑，才能作出最后的选择。

（一）不可修复的严重创伤或创伤后遗症

一些严重损伤，使肢体皮肤、肌肉、神经、血管等软组织严重损伤，骨骼粉碎或缺损，以致损伤无法修复；一些外伤诊断明确，可以立即进行截肢手术；伤肢的血液供应受到不可修复的破坏或组织结构损害到无法保留的程度。

（二）肢体坏死

血管损伤后肢体血液循环障碍造成的肢体坏死，常见的有血栓形成、肢体血运障碍未及时发现和妥善处理造成的肢体坏死，以及烧伤、冻伤后肢体坏死。

（三）严重感染

威胁患者生命的急性感染，如常见的气性坏疽及非气性坏疽性感染，当用药物和切开引流仍不能控制感染的蔓延，以致威胁患者生命时；某些慢性感染，如慢性骨髓炎长期反复发作，引起广泛破坏和肢体严重畸形、功能障碍，甚至诱发癌变者。

（四）肢体无功能

断肢再植尤其是高位断肢再植，神经功能已无法修复；肢体外伤虽然经过手术修复，但无实用功能，且无进一步功能再造的条件，也不能通过矫形器补偿功能，给患者生活和工作带来不良影响，并且不如截肢后安装假肢的代偿功能好。

（五）不可矫正的严重畸形

外伤后肢体严重畸形，且不具备手术矫治的条件；尤其是下肢的严重畸形，患者失去站立和行走能力，截肢后配戴假肢可以改善功能者。

（六）不可修复的神经损伤

如脊髓拴系综合征、坐骨神经损伤等，不能进行神经修复，患足严重畸形，功能障碍，足部皮肤溃疡，久治不愈，或感染骨髓炎者。

（七）恶性肿瘤

如骨肉瘤等。

四、截肢的原则（平面选择）

应该先对患者截肢后的康复能力作出比较符合实际的评估，要从年龄及全身状态等方面考虑，即截肢后是否能配戴假肢，能否进行配戴假肢后的康复训练，能否恢复独立活动和生活自理。

选择截肢平面时务必要从病因与功能水平两方面来考虑。病因方面，是指要将全部病变、异常和无生机组织切除，在软组织条件良好、皮肤能达到满意愈合的最远部位进行截肢；功能水平方面，是指在这个部位截肢可以获得最佳的功能。以往为了安装适合的假肢，需要在特殊部位进行截肢。近年来，随着假肢全面接触式接受腔的应用和精良的假肢装配技术，截肢部位的选择与以往有了显著改变，所以截肢平面主要是以手术需要来决定。

一般的原则是在达到截肢目的的前提下，尽可能地保留残肢长度，使其功能得到最大限度发挥。

（一）上肢截肢部位的选择

上肢假肢与下肢假肢的代偿功能完全不同，上肢的主要功能是完成人的日常生活活动和劳动，手具有非常灵巧的功能和协调能力，可以从事精细的作业，并且又是非常重要的感觉器官和与他人交流的器官。

因此，在施行上肢截肢之前一定要慎之又慎，经过外科判断和实际情况认为必须截肢时，则要尽量保留肢体长度。

1. 肩部截肢　应尽可能保留肱骨头，而不进行肩关节的离断，这样可以保留肩部的外形，有利于假肢接受腔的适配、悬吊、稳定和配戴，有助于假手的肘关节与手钩的活动。

2. 上臂截肢　上臂截肢要尽量保留长度，因上臂假肢的功能取决于残肢的杠杆力臂长度、肌力和肩关节活动度。长残肢有利于对假肢的悬吊和控制，因此，应尽量保留残肢长度。患者的假肢肘关节绞锁装置位于接受腔远端大约 3.8cm 处，为了美观起见，假肢的肘关节应与健侧肘关节在同一个水平上。因此，在进行肘上截肢时截骨的水平应该至少在肘关节线近端 3.8cm 处，为安装这个装置保留足够的空间。经过肱骨髁截肢的假肢装配和功能与肘关节离断是相同的，当条件准许通过肱骨髁水平截肢时就不要在肱骨髁上部位进行截肢，这是因为肘关节离断假肢在各个方面都要优于上臂假肢。

3. 肘部截肢　如果可以保留肱骨远端，肘关节离断是理想的截肢部位。

4. 前臂截肢　很短的残端也要保留，即使仅有 4～5cm 长，也比肘关节离断或肘上截肢更可取,尽量保留患者自己的肘关节。残肢越长,杠杆功能越大,旋转功能保留也越多,前臂远端呈椭圆形有利于假手旋转功能的发挥。

5. 腕部截肢　优于前臂截肢,因保留了前臂远端的下尺桡关节,从而保留前臂全部的旋转功能。

6. 腕掌关节离断　桡腕关节的屈伸运动被保留,此运动可以被假肢应用,因此,腕掌关节离断是可以选择的截肢部位。

7. 手掌与手指截肢　以尽量保留长度为原则,尤其是拇指。当多手指需要截肢时要尽量保留手的捏、握功能。

（二）下肢截肢部位的选择

以保留较长残肢为基本趋势,但小腿截肢除外。

1. 半骨盆切除　假肢的悬吊功能差,所以髂嵴对接受腔的适配及悬吊非常重要,坐骨结节有利于负重,应根据条件设法保留髂嵴和坐骨结节。

2. 髋部截肢　保留股骨头和颈,应在小转子下方截肢,而不做髋关节离断。它有助于接受腔的适配和悬吊,增加假肢的侧方稳定性,增加负重面积。

3. 大腿截肢　尽量保留残肢长度,即使是短残肢也应保留。

4. 大腿远端截肢　应尽量保留残肢长度,距离股骨髁关节面 5cm 以内的截肢均可以安装膝关节离断假肢。

5. 膝关节离断　是理想的截肢部位,它提供了极好的残肢端负重。股骨髁的膨隆有助于假肢悬吊,长残肢对假肢的控制能力强。大腿假肢的主要负重部位是在坐骨结节,体重力线通过坐骨结节的前外侧,引起骨盆前倾,同时伴有腰前凸加大,当断端负重时,力线接近正常。由于残肢末端负重,当站立或行走时其信息传递是直接的,而不是经过接受腔间接传递,反作用力被残肢末端感觉,容易获得假肢膝关节的稳定性,对假肢控制有利。因此,膝关节离断假肢的代偿功能要明显优于大腿假肢。

6. 小腿近端截肢　只要能保留髌韧带附着,在胫骨结节以下截肢即可安装小腿假肢,膝关节的保留对下肢功能是极其重要的,其功能明显优于膝关节离断假肢。

7. 小腿截肢　以中下 1/3 交界为佳,一般保留 15cm 长的残肢就能够安装较为理想的假肢。小腿远端因软组织少、血运不佳,故不适合在此部位进行截肢。通常因周围血管病而进行的小腿截肢一般不应该超过膝关节下 15cm 的水平。

8. 赛姆截肢　为理想的截肢方式。虽然截肢平面相当于踝关节离断,但残肢被完整、良好的足跟皮肤所覆盖,稳定、耐磨、不易破溃,故残肢端有良好的承重能力,行走能力良好,有利于日常生活活动。赛姆截肢功能明显优于小腿假肢,所以踝关节离断是不可取的。

9. 足部截肢　同样要尽量保留足的长度,也就是尽量保留前足杠杆力臂的长度,这在步态周期中静止时相的末期使前足具有足够的后推力。当前足杠杆力臂的长度缩短时,将对快步行走、跑和跳跃造成极大的障碍。

五、截肢平面与功能丧失的关系

（一）上肢截肢平面与功能丧失的关系

上肢截肢平面与整个手指、全手、整个上肢、整个人的功能丧失关系见表16-1。

（二）下肢截肢平面与功能丧失的关系

下肢截肢平面与整个足趾、全足、整个下肢、整个人的功能丧失关系见表16-2。

表 16-1　上肢截肢平面与功能丧失的关系　　　　　　　　　　　　　　　单位：%

上肢截肢平面	功能丧失百分比			
	整个手指	全手	整个上肢	整个人
肩关节离断			100	60
肘关节离断			100	57
全部 MP		100	90	54
拇指 MP	100	40	36	21.6
示指 MP	100	20	18	10.8
中指 MP	100	20	18	10.8
环指 MP	100	10	9	5.4
小指 MP	100	10	9	5.4
拇指 IP	50	20	18	10.8
示指 PIP	80	16	14.4	8.6
中指 PIP	80	16	14.4	8.6
环指 PIP	80	8	7.2	4.3
小指 PI	80	8	7.2	4.3
示指 DIP	45	9	8.1	4.9
中指 DIP	45	4.5	4	2.4
环指 DIP	45	4.5	4	2.4
小指 DIP	45	4.5	4	2.4

注：MP，掌指关节；IP，指间关节；PIP，近指间关节；DIP，远指间关节。

表 16-2　下肢截肢平面与功能丧失的关系　　　　　　　　　　　　　　　单位：%

下肢截肢平面	功能丧失百分比			
	整个足趾	全足	整个下肢	整个人
半侧骨盆切除			100	50
髋关节离断			100	40
大腿截肢（距坐骨结节 7.6cm 以内）			90	40
大腿截肢			90	36
膝关节离断截肢			90	36
小腿截肢（距股骨内髁切迹 7.6cm）			70	36
小腿截肢		100	70	28
赛姆截肢		75	53	28
利斯佛朗（Lisfranc）截肢		30	21	14
皮果罗夫（Pirogoff）截肢		30	21	8
姆趾跖趾关节切除	100	18	13	5
姆趾趾间关节切除	75	14	10	4
第 2～5 趾 PIP 切除	80	2	1	0
第 2～5 趾 DIP 切除	45	1	1	0

注：PIP，近节趾间关节；DIP，远节趾间关节。

六、截肢后残肢的处理

截肢既是破坏性手术，又是重建与修复手术。为了截肢后获得较为理想的残肢，获得假肢的良好适配，并且能使假肢发挥最佳代偿功能，从完成截肢手术一直到安装好假肢，对残肢的术后处理是非常重要的。

（一）正确放置残肢体位

手术后合理的体位摆放对避免发生关节挛缩十分重要，可避免引起肌力不平衡，发生关节挛缩、残肢肿胀等问题；尤其是下肢截肢后残肢体位的摆放，如膝上截肢，髋关节应伸直且不要外展；膝下截肢时，膝关节应伸直位。

（二）硬绷带包扎的应用

硬绷带包扎是指截肢手术后用石膏绷带作为主要材料缠绕在医用敷料包扎好的残肢上，可以有效地预防血肿发生和减少肿胀，促进静脉回流，固定肢体；对施以肌肉固定和肌肉成形术者将有利于肌肉组织愈合，使残肢尽早定型，为尽早安装正式假肢创造条件。手术后 48 小时或 72 小时将石膏固定暂时去除，打开敷料，拔除引流，换药后重新包扎并应用石膏夹板固定。硬绷带包扎应用的时间与截肢手术的方法有关，在没有应用残端肌肉固定和肌肉成形的残肢，一般应用 2 周，到伤口拆线后为止；在应用残端肌肉固定和肌肉成形的残肢，一般应用硬绷带包扎 3 周，以使肌肉组织愈合。

（三）手术后即刻临时假肢的应用

从 20 世纪 80 年代开始，对临时假肢的安装采取了更加积极有效的方法，临时假肢的安装是在手术台上完成的，称为截肢术后即装临时假肢。由于接受腔的压迫限制了残肢肿胀，加速了残肢定型，减少了幻肢痛，术后尽早离床，可减少卧床并发症，对患者心理也起到鼓舞作用。

（四）弹性绷带的应用

为了减轻残肢肿胀和避免过多的皮下脂肪沉积，使残肢尽早定型成熟，弹性绷带的正确使用非常关键。弹性绷带的压力是从远端向近端逐渐递减。凡是穿戴假肢的患者，只要是脱掉假肢期间，残肢就要用弹性绷带包扎。

（五）残肢的运动训练

在不影响残肢手术效果的情况下应该尽早地进行残肢运动训练。小腿截肢患者应该尽早进行股四头肌的等长收缩训练，大腿截肢者应该尽早进行臀大肌和内收肌的等长收缩训练，前臂截肢者要进行屈伸肘肌和肩关节周围肌肉的训练。这是预防关节挛缩、防止畸形的重要措施，也为尽早穿戴假肢创造有利的条件。

（六）保持良好的皮肤情况

截肢后有无感染、溃疡、窦道及与骨残端粘连的瘢痕都会影响后续的假肢安装及功能训练。每日睡前进行皮肤的清理，用低刺激性消毒剂对擦伤、压迫发红皮肤进行擦拭，用无菌纱布覆盖，保持干燥，防止感染；用中性肥皂清洗，并用毛巾擦干，不留残余。针对合并溃疡创面的情况，临床上多采用清创换药对症处理。而对于保守治疗无效的慢性创面，可行局部皮瓣或植皮手术覆盖。创面若出现皮肤坏死的情况，小面积坏死可进行敷药处理，大面积坏死则需要进行游离植皮或皮瓣移植等手术处理。残端皮肤缺损患者经负压封闭引流（VSD）技术＋游离植皮术，能改善创面炎症反应，促进创面修复，是目前比较常用的改善皮肤情况的方法。

（七）残端的脱敏

为了消除或减轻截肢后的不良身体和心理的反应，采用脱敏的手段，包括轻柔按摩、轻拍、振动、恒压，以及在敏感区域应用各种织物，有利于缓解术后疼痛及焦虑抑郁情绪。

（八）残肢的塑形

残肢的塑形对于接受腔的适配尤为重要，截肢术后，往往采用医用弹性绷带包扎塑形。同时，压力疗法是临床康复中常用的重要技术，对截肢患者的残端塑形具有显著疗效。

（九）疼痛管理

疼痛会对截肢者造成灾难性的影响，它可能对康复计划和假肢的使用、生活质量、重返工作岗位，以及活动和社会生活产生不利影响。截肢患者围手术期应开始进行有效的疼痛控制。因此，应在术前、术后48小时给予有效镇痛。术后时期可能产生多种潜在的疼痛，疼痛控制需要早期、积极地介入。在治疗幻肢痛和残肢痛时，多学科方法是必不可少的，在这些病理的治疗中，已经使用了多种治疗方法，包括各种药物治疗、物理治疗、行为治疗及介入手术治疗。

七、截肢后常见并发症及处理

（一）创口未愈合

如果创口愈合不佳，可能会导致下肢假体安装延迟。创口愈合依赖于充分的组织灌注、良好的创口护理和充足的营养。敷料应保持清洁，每日更换。创伤性截肢后，通常会有较大的开放性伤口，可能需要进行皮瓣移植术，而且伤口可能在创伤过程中被污染，需要密切观察和细致的创面护理。在血管损伤的患者中，可能会发生创面边缘坏死，因此需保持清洁，防止任何创伤导致伤口开裂。如有明确的坏死组织，应考虑清创处理。伤口负压治疗和高压氧治疗对创口的愈合也有一定的疗效。充足的营养在创口的愈合中至关重要，有研究显示，当给营养不良的患者补充营养时，营养充足的患者愈合残肢伤口的人数是对照组的2倍。

（二）水肿

减少术后水肿对促进创面愈合、减少术后疼痛、塑形假肢安装具有重要意义。截肢术后产生的水肿对手术创口产生了张力，并且拉伸了神经末梢，引起疼痛。水肿使伤口绷紧从而影响愈合，并且持续的肿胀使残肢呈球状，这种形状妨碍了假肢的安装，导致功能恢复延迟。有效的残肢端压缩修整可以使以上问题得到改善。

最常用的方法是在残肢上进行弹性绷带包裹，但是弹性绷带必须每4～6小时更换一次，以保证对残肢产生持续有效的压力。如果弹性绷带在运动过程中使用不当或移位，有可能会变成止血带，造成压力损伤及肢体缺血。使用弹力袜套是比较好的选择，其对残肢末端可以产生分级和递增压力。当使用任何弹性敷料时，应密切监测骨性突起，因为压力会集中在突出的骨区域，导致皮肤破损。硬质敷料比单纯的软性敷料更有利于胫骨段的截肢患者，坚固的敷料包扎有助于保护残肢不受任何外力创伤的伤害，例如跌倒后它能提供良好的保护以减少水肿。通过硬质敷料可以进行部分负重训练，以帮助肢体脱敏建立耐压能力。不可拆卸的硬质敷料是一种石膏，应用于完全伸展的残肢直到大腿中部。这种类型的石膏有助于防止膝关节屈曲挛缩，并可在术后立即使用，但不可拆卸的硬质敷料无法检查创口。可拆卸的硬质敷料（RRD）是一种特制的石膏材料，需要用弹力袜套或大腿袖固定。RRD的优点是使用后可以随时检查创面和按摩残肢。建议的治疗方案是在手术后立即使用不可拆卸的硬质敷料，在3～6日之后改用RRD，直至水肿消退和伤口痊愈。

（三）关节挛缩

关节挛缩是肢体丧失患者康复过程中常见的并发症，在下肢截肢术后，预防髋关节和膝关节挛缩至关重要。应教育患者取正确的体位。患者不应将枕头放在膝盖下，因为这可能导致膝关节屈曲挛缩。为了防止髋关节外展挛缩，枕头不应该放在两腿之间，应避免将残肢悬吊在床边或轮椅上。可在轮椅或椅子下方安装膝关节延伸板，以促进膝关节伸展。如果膝关节存在屈曲挛缩，可以在患者卧床时使用膝关节固定支具来维持膝关节伸展。应指导患者每日俯卧几次，每次 10～15 分钟，以防止髋关节屈曲挛缩。

（四）疼痛

明确术后肢体疼痛的病因对成功控制疼痛具有重要意义。神经纤维的损伤和残肢神经的持续刺激导致手术切口和残肢疼痛及术后水肿。这可能与神经断端钠离子通道不稳定或传出神经元（运动神经元或交感神经元）对传入纤维（痛觉感受器）的刺激有关。这种急性疼痛可通过静脉注射或肌内注射阿片类药物得到快速改善，肠外阿片类药物通常可以在术后 3 日内使用，后续可沿用预定剂量的口服阿片类药物，并逐渐停用。

即使在术后和残肢愈合后，截肢患者的疼痛发生率仍然很高，残肢痛概率可达到 68%，幻肢痛高达 80%。残肢痛是中枢致敏的一种表现，它是异位痛的一种形式，是周围神经疾病来源的自发痛及中枢神经疾病来源的继发性疼痛，或两者兼有。自发性残肢痛表现为疼痛、灼烧痛或者抽动样疼痛，而继发性疼痛可以表现为放电样或放射性的疼痛，疼痛局限于残肢。幻肢痛的症状通常表现为锐痛、灼烧样痛、刺痛、电击或痉挛样痛。在截肢后的几周到几个月里，疼痛的频率和强度会逐渐下降。截肢后疼痛可能会严重干扰睡眠或显著降低患者的生活质量。

治疗幻肢痛和残肢痛的首选方法是脱敏治疗，对残肢按摩、轻拍、拍打、包裹和摩擦常常会减少这种不适感觉。如果脱敏治疗效果不佳，而且疼痛明显干扰生活质量，应考虑药物治疗。在临床实践中通常用于治疗截肢后残肢痛及幻肢痛的两大类药物是抗抑郁药和抗惊厥药。米氮平是一种有效的抗抑郁药和抗焦虑药，属于选择性 5- 羟色胺和去甲肾上腺素再摄取抑制剂（SNRIs），可以用于治疗幻肢痛，因为它没有抗胆碱能的副作用，同时可以改善睡眠。文拉法辛和度洛西汀也是 SNRIs 型药物，可能对神经痛的治疗有一定价值。许多抗惊厥药已被用于治疗神经性疼痛，加巴喷丁是使用较广泛的治疗神经性疼痛药物，且副作用最小。其他用于治疗神经性疼痛的抗惊厥药包括奥卡西平、托吡酯、左乙拉西坦和普瑞巴林，但目前疗效并不确切。抗惊厥药也可以与抗抑郁药联合使用，以最大限度地缓解疼痛。

（五）心理障碍

肢体缺失对患者情感的影响是巨大的，康复治疗中不应该忽略这一点。截肢患者产生严重心理问题的风险很高，据统计，在肢体缺失患者中，抑郁症的患病率为 21%～35%。康复团队应通过给予患者预后方面的鼓励、提供疾病的宣教材料、将患者的具体目标纳入康复计划等方式，帮助患者进行心理疏导；也可以采用组织截肢小组群的方式，通过分享经历来改善患者情绪。建议患者在专业心理医师的指导下进行评估，评估应该包括对情绪、疼痛、其他压力来源、应对技能、既往的心理问题、酒精和药物使用、身体形象和性生活问题评估。当发现存在临床抑郁症、焦虑症或适应障碍时，应启动一项综合治疗计划，根据需要进行认知行为心理治疗和药物干预。

（六）皮肤问题

截肢患者经常出现皮肤问题，下肢截肢患者中常见的皮肤问题是过度压力、剪切力或两者兼有导致的压疮。压疮最常见于骨隆起部位。引起压疮的原因有错误地配戴假肢、袜子和衬垫的褶皱、袜子的厚度太大等，造成过大的压力。易受压部位需要进行压力缓解，套筒边缘需要修圆润，不要对软组织造成过度压力；同时必须检查患者的步行姿态，因为异常的步态姿势可能导致过度的压力和剪切力，造成皮肤破溃。应避免使用体积较大的伤口敷料，因为当肢体在假肢内时，它们会对创面施加额外的压力而加重损害。

八、截肢的康复程序

截肢术后的早期康复管理至关重要，康复治疗团队应尽快介入。康复治疗团队应重点关注患者的自我护理、床上移动、转移能力、轮椅技能、步行能力、患者和家属的宣教。截肢患者的康复原则包括关节活动度的训练、早期活动训练、辅助医疗设备评估及正确的康复服务计划。

1. 应先指导患者取正确的体位，以预防关节挛缩。患肢的关节活动度训练是体位的重要辅助，必须加强训练常见容易挛缩部位的肌肉，特别是膝关节和臀部的伸肌群。其他需要加强的下肢重要肌肉群包括髋关节内收肌群和外展肌群。下肢截肢患者需要依赖于他们的上肢来辅助活动，因此需要加强上肢肌群的肌力训练，主要包括手腕部肌群、肘伸肌群和肩胛稳定肌群。应尽早实施有氧运动训练，因为这是增加耐力的必要条件。

2. 早期活动有利于早期功能改善，同时可以减少卧床并发症。通常前期的活动包括床上活动、床上转移、床至椅子的转移或床至轮椅的转移。随着患者逐渐恢复，训练应越来越侧重于站立负重和平衡杠内的平衡练习及跳跃练习，并且逐渐可以使用助行器或拐杖。如果伤口没有并发症，早期部分负重可以在离床后即刻开始。对于戴有硬质敷料的胫段截肢患者，可通过轮椅上的固定带对石膏托部分施压以进行部分负重训练。当患者可以进行平衡杠训练时，可以通过可调节高度的椅子来承重。术后即刻假肢也可用于早期负重，承重后须密切监测伤口抗压情况，这一点对因血管疾病而截肢的患者或感觉受损的患者尤其重要。

3. 对辅助器具和辅助医疗设备进行评估是重要的。根据患者的生活情况配置辅助器具及设施，如把手、长把手、海绵垫、梳妆棒和穿袜器，以协助日常生活活动。带有长柄的镜子可以帮助患者较为方便地监测残肢的情况。对于经股骨及双侧截肢的患者，轮椅上坐位会使截肢患者的重心变高且更靠后，所以后轮应该调整到椅背的后部，并且应该放置防倾器，以减少向后倾翻倒和头部受伤的风险。

4. 需要在术后早期制订持续康复服务计划。较年轻的单侧截肢患者通常可以在出院回家后使用拐杖进行门诊康复训练。老年人和功能不全的患者和多肢截肢者通常需要住院康复后才能出院回家。这些患者一般可以在术后第3～7日入住康复病房，在结束引流及药物控制疼痛后，进行全面的康复治疗计划。早期关键问题是伤口愈合、水肿控制、心理调节和疼痛控制。临时假肢安装和假肢步态训练通常可以在手术后3～6周内开始，一般来说，患者可以在开始使用临时假肢训练的1个月内恢复独立行走能力（可能需要辅助设备）。残肢在术后的6～8个月内继续存在收缩，在此期间需要对残肢进行持续监测，以确保设备适合。残肢不再收缩后，患者就可以安装新的假肢。整个康复周期为12～18个月，其间患者需要定期进行截肢门诊的就诊。

第二节　康 复 评 定

一、全身状况评定

（一）躯体状况评定

通过询问患者，查阅病历了解患者一般情况，如年龄、性别、截肢平面、截肢原因等。其中，截肢原因是需要重点关注的内容，如截肢原因为外伤，大多数为年轻患者，基础疾病较少，截肢后通过康复训练效果较好；如截肢原因为糖尿病、肿瘤等疾病，大多数为中老年患者，基础疾病较多，截肢后通过康复训练效果较差。

（二）心理评定

截肢患者特别是因外伤需要截肢的患者易产生心理障碍，表现为情绪波动大、焦虑、抑郁等心理问题，须进行相关心理评定。

二、残肢的评定

（一）残肢皮肤情况

残肢皮肤异常会影响假肢穿戴。因此需要注意残肢出现的皮肤瘢痕、溃疡、窦道，是否有开放性损伤、松弛、肿胀、皱褶、粘连等。此外，还须关注残肢皮肤的感觉、血液循环情况等。

（二）残肢畸形

残肢的体位放置不当或制动时间较长，可能引起关节挛缩或畸形。大腿截肢较易出现髋关节屈曲外展畸形，小腿截肢较易出现膝关节屈曲畸形或腓骨外展畸形。如畸形明显，安装假肢会导致假肢负重生理力线不良或假肢接受腔不适配，并且在使用假肢步行时出现步态异常，因此不宜安装假肢。

（三）残肢外形评定

现代的假肢接受腔要求残肢残端能够全面接触和全面负重，传统的圆锥形残肢残端不能够满足这些要求。因此，残肢外形以圆柱形为最佳，可以减少因血液循环差而引起的并发症。

（四）残肢长度评定

1. 上臂残端长度　测量从腋窝前缘到残肢末端的长度并记录，以肩峰下 16～24cm 为佳。

2. 前臂残端长度　测量从尺骨鹰嘴沿尺骨到残肢末端的长度并记录，以肘下 2～18cm 为佳。

3. 大腿残端长度　测量从坐骨结节沿大腿后面到残肢末端的长度并记录，以 25cm 为佳。

4. 小腿残端长度　测量从膝关节外侧间隙到残肢末端的长度并记录，以 15cm 为佳。

（五）残肢围度评定

残肢围度评定是为了评估残端肿胀的程度和判断假肢接受腔对于残肢是否合适。

1. 上臂残端围度　从腋窝到残肢末端每隔 2.5cm 测量一次并记录。

2. 前臂残端围度　从尺骨鹰嘴到残肢末端每隔 2.5cm 测量一次并记录。

3. 大腿残端围度　从坐骨结节到残肢末端每隔 5cm 测量一次并记录。

4. 小腿残端围度　从胫骨外侧髁到残肢末端每隔 5cm 测量一次并记录。

（六）残肢关节活动度评定

残肢关节活动度受限将影响上下肢的运动功能，并且影响假肢的安装、配戴和使用。因此，应使用关节角度尺对上肢肩关节及肘关节、下肢髋关节及膝关节进行关节活动度测量，并且和正常关节活动度进行比较，评估是否存在关节僵硬挛缩。

（七）残肢肌力评定

残肢肌力的大小影响假肢的配戴和使用，应用徒手肌力评定（MMT）或肌力评定器械对残肢肌力进行评定。上肢关键肌为肩关节周围肌肉、肱二头肌、前臂腕伸肌等，下肢关键肌为髂腰肌、臀大肌、臀中肌、股四头肌、腘绳肌等。尤其是下肢关键肌，是站立和步行的主要肌群，如肌力小于 3 级，会出现明显的异常步态，影响假肢的装配使用。

三、假肢装配对截肢的要求

假肢装配前,截肢后的残肢应满足以下条件。

1. 具有合适的长度,满足假肢使用时力矩及杠杆力的要求。

2. 残肢关节应无挛缩畸形,满足运动的关节活动度要求。

3. 残肢的主要肌力在 3 级以上。

4. 残肢残端的软组织覆盖良好。

5. 残肢没有因骨刺、神经瘤等引起的疼痛。

6. 残肢外形为圆柱形,残端可以全面负重。

四、假肢的评定

假肢的评定包括临时假肢评定和正式假肢评定。

(一)临时假肢评定

临时假肢由石膏或高分子材料制作而成,包括术后即刻安装临时假肢和普通临时假肢。术后即刻安装临时假肢的接受腔压迫残肢,可以减少残肢肿胀,加速残肢定型,减少并发症。普通临时假肢一般在截肢术后 3 周手术拆线,伤口愈合良好时安装。评定内容如下:

1. 接受腔评定　检查接受腔和残肢在穿戴时是否松紧适合、全面接触、全面承重,局部受力部位是否有压迫、疼痛,是否有关节活动受限。

2. 对线评定　包括工作台对线、静态对线、动态对线。工作台对线是指假肢制作时接受腔和假足的对线。静态对线是指患者配戴假肢进行站立位检查,观察生理力线是否正常,有无身体向前或向后倾倒。动态对线是指患者配戴假肢步行,观察生理力线是否正常,是否有步态异常。

3. 悬吊能力评定　观察患者步行时假肢是否出现唧筒现象,即假肢上下窜动。此外可以通过拍摄 X 线片来判断,患者取站立位,分别在残肢负重前、负重后拍摄 X 线片,通过测量残端皮肤与接受腔底部之间的距离来判断假肢的悬吊能力。评定标准:优为 <1cm;良为 1~1.5cm;尚可为 1.5~2cm;差为 >2cm。

4. 残肢皮肤评定　观察穿戴临时假肢后患者残肢皮肤是否出现红肿、破损、硬结、疼痛、局部肿胀等。

5. 步态评定　观察患者步行时是否存在异常步态,并分析其产生的原因。常见的异常步态有假肢膝关节不稳、假脚拍地、踵扭转、腰椎过度前凸、外展步态、躯干侧倾、外甩、内甩、提踵异常、划弧步态、踮脚步态、步幅不均、膝撞击、摆臂异常等。

(二)正式假肢评定

正式假肢由耐久性强的材料制作而成,是残肢定型完成后装配的假肢,可以满足患者长期使用的要求。除临时假肢评定内容外,还需增加以下评定内容:

1. 上肢日常生活活动能力评定　见表 16-3。

2. 下肢日常生活活动能力评定　见表 16-4。

3. 假肢部件和整体质量评定　组成假肢的零部件和装配完成后的整体质量评定,保证患者的假肢质量可靠,使用舒适,代偿良好。

表 16-3　上肢日常生活活动能力评定表

	动作	得分 / 分
1	穿脱上衣	
2	穿脱假肢	
3	穿脱袜子	
4	系扣子	
5	翻书页	
6	穿针	
7	钥匙的使用	
8	书写	
9	用筷子进食	
10	削水果皮	

注：共 10 项，100 分，能独立完成每项计 10 分，不能完成计 0 分。

表 16-4　下肢日常生活活动能力评定表

	动作	得分 / 分
1	站立	
2	上楼梯	
3	下楼梯	
4	粗糙地面行走	
5	手拐的使用	
6	单拐的使用	
7	双拐的使用	
8	迈门槛	
9	平地前行 5m	
10	平地后退 5m	

注：共 10 项，100 分，能独立完成每项计 10 分，不能完成计 0 分。

五、穿戴假肢后的功能评定

穿戴假肢后的整体功能评定见表 16-5。

表 16-5　穿戴假肢后整体功能评定表

评级	整体功能情况
Ⅰ级	完全康复，仅略有不适感，日常生活活动完全自理，恢复原工作，照常参加社会活动
Ⅱ级	部分康复，仍有轻微功能障碍，生活能自理，但不能恢复原工作，需更换工种
Ⅲ级	完全自理，生活能完全自理，但不能参加正常工作
Ⅳ级	部分自理，生活仅能部分自理，相当部分需要依靠他人
Ⅴ级	仅外观、美容改善，功能无改善

第三节　康复治疗

一、截肢术前的康复训练

术前康复训练是截肢康复的一部分，其中物理治疗必不可少，它可以改善全身功能低下，提高应用假肢和进行日常生活活动的能力，主要以减轻疼痛、预防并发症、心理治疗为主。物理治疗师对患者进行术前综合评价时，要先认真查阅病历记录，进行身体功能检查时要客观、准确。训练内容包括综合的临床评价、关节活动度训练、肌力训练、心理干预；通过运动能力检查（关节活动度、肌力和感觉），并预测潜在的功能状态、生理功能检查、身体测量及皮肤检查与健侧对照，以便截肢后评估比较。

（一）关节活动度训练

截肢者术前截肢原因不同，尤其是年老及长期患血管病截肢者，由于局部疼痛、长时间卧床,很容易造成关节活动受限,术前预防关节活动受限尤为重要。当发生了关节活动受限或挛缩时,采用适度被动牵张性手法,注意牵张性疼痛以患者能耐受为度。大腿截肢的患者术后容易出现髋关节屈曲、外展畸形;小腿截肢的患者术后容易出现膝关节屈曲挛缩。因此,术前要围绕上述的关节问题进行关节活动度训练。

（二）肌力训练

为了术后残肢更好地控制假肢,不但要进行患肢局部肌力训练,而且要进行增强健侧肌力的训练。下肢截肢者术后早期要进行拄拐步行训练,为此有必要术前进行增强上肢肌力的训练。

（三）心理干预

康复对象都存在着不同程度的心理障碍,严重者甚至影响日常生活活动和就业能力。必须通过教育、指导和学习减轻恐惧,使患者充分发挥功能上的潜力和个人的主动性,学习新的技能和生活方式,以最佳的心理状态迎接手术治疗,逐步提高生活自理能力及自我功能独立性,最大限度地完成日常生活自理。

二、使用假肢前的康复训练

康复计划的主要步骤包括防治手术后疼痛、水肿,预防挛缩,保持关节活动度和肌力,塑造残肢,早期活动等,治疗者应为患者个人及家人提供日常生活活动教育和社会心理支持。术后第一日开始需要进行床上辅助移动训练,如翻身、坐起、上床、下床、进出轮椅、轮椅操作、腋拐使用、如厕、洗漱等日常生活动作,根据截肢者病情尽早给予指导并鼓励其采用合适的转移方法。截肢者转移动作完成以后,开始进行起床、穿衣等动作的练习。

（一）上肢使用假肢前的康复训练

1. 良肢位摆放　保持合理的体位,避免残肢长时间处于同一位置,造成关节挛缩,不利于后期假肢的装配,同时要注意防止压疮的产生。

2. 减敏感训练　有些患者因残肢端的神经瘤或神经的问题而变得过度敏感,应使用减敏感法,减轻皮肤的敏感性。患者幻肢痛也可借助镜像治疗、超声疗法、电疗法、冰敷、推拿等方法来减轻疼痛。

3. 关节活动度训练　截肢后由于屈侧肌肉肌力比伸侧肌肉强,截肢后残肢常呈屈曲姿势,若不能维持好关节活动度,容易造成屈曲挛缩。关节活动度训练以主动运动为主,早期可由治疗师辅助进行。上肢关节活动还应注意肩胛胸廓关节的主动与辅助训练,可采取坐位下进行肩胛骨外展、内收等运动。训练过程中应注意在无痛范围内进行,不宜频繁变换体位。

4. 肌力训练　术后要早期进行肌肉的收缩练习,对于最靠近截肢部位的关节可进行一定的等长收缩训练,周围其他关节若无疼痛就要尽早活动。上肢截肢患者应注意强化肩部的肌肉力量,肩部肌肉萎缩可能造成肩关节囊的松弛,还会导致肩痛及肩关节脱位。除了要对残肢进行肌力训练,健肢和躯干的力量也要增强,患者身体的协调性及平衡能力训练也需要进行,这有助于患者更好地使用假肢及更充分地发挥其功能。

5. 日常生活活动训练　截肢术后早期,可进行一些日常生活活动能力的练习,如吃饭、穿衣、转移、如厕等。上肢截肢若截除的为利手,可训练另一只手的灵活度和力量,用好手进行一些日常生活活动的练习。下肢截肢则须进行一定的负重训练和转移等技巧的训练。

（二）下肢使用假肢前的康复训练

1. 髋关节活动度训练

（1）髋关节的伸展:大腿截肢术后,有些截肢者由于习惯舒适的姿势,易造成髋关节屈曲和外展畸形,应早期进行髋关节运动。训练时截肢者俯卧位,治疗师可一手置于截肢者臀部,另一手置于大腿残端后侧,截肢者主动将患侧大腿抬高;如有髋关节屈曲畸形时,治疗师可将髋关节被动抬高至正常活动度。

(2)髋关节的内收、外展:截肢者采取仰卧位,被动或主动进行患侧肢体内收外展运动,如关节有挛缩发生,治疗师可一手固定对侧骨盆,另一手置于残肢,被动将髋关节向内收方向运动,扩大关节活动度。

2. 膝关节活动度训练 小腿截肢术后易出现膝关节屈曲畸形,应在术后第二日开始进行膝关节活动度训练。如有膝关节挛缩时,治疗师采用牵张手法扩大关节活动度,训练时采取的手法要轻,不要产生疼痛。在训练中可采取以下三种体位:

(1)坐位:截肢者坐床边,将残肢膝关节伸直。

(2)俯卧位:截肢者取俯卧位主动伸直膝关节。如有膝关节挛缩,治疗师一手置于截肢者臀部,另一手放置残肢向前下方施加力量,使膝关节尽量伸展。

(3)仰卧位:截肢者取仰卧位主动将膝关节伸展,如有关节挛缩,治疗师一手置膝关节上部,另一手置于膝关节下部,用力保持膝关节充分伸直。

3. 肌力训练

(1)髋关节肌力强化训练

1)仰卧位:①双手将健侧膝关节屈曲抱住,残肢伸直贴床加强臀大肌主动伸展力量训练;②双腿之间放置枕头,用力挤压枕头加强内收肌力量。

2)侧卧位:健侧在下面,残肢侧向后伸,治疗师一手置于截肢侧髋关节处,另一手置于残肢末端实施水平后伸阻力。训练过程中要适当抗阻以防止骨盆的代偿运动。

3)俯卧位:治疗师位于患者肢体外侧,一手放置在臀下部实施固定,另一手放置在残肢末端实施向下的阻力,训练过程中要适当抗阻以防止躯干代偿。

(2)膝关节伸展肌力强化训练:小腿截肢者容易出现膝关节屈曲挛缩,训练中以膝关节伸展运动为主(训练肌群为股四头肌),采用等张运动和等长运动训练方法。

1)仰卧位:截肢者取仰卧位,治疗师一手放在膝关节上,另一手放在膝关节下,让截肢者膝关节充分伸展。

2)坐位:截肢者取坐位,治疗师一手放在膝关节上,另一手放在膝关节下,让截肢者膝关节充分伸展。膝关节下部用力以保持膝关节尽量伸直。

4. 塑造残肢 圆柱形是理想的残肢形状。不正确的包扎位置会导致远端水肿积累、皮肤脱落和非正常塑形(如哑铃形)。频繁治疗手术和创伤的位置会产生斑块状的感觉损伤,须治疗团队监督以防止压疮。皮肤愈合后,将用收缩器或硅胶套或二者同时使用来替代包扎物。截肢术后2周残肢伤口基本愈合,为减轻肿胀,促进残肢皱缩定型,解决的办法是在残肢缠绕弹性绷带,以改善静脉和淋巴回流,有效定型残肢。弹性绷带包扎残肢的基本原则:远端紧、近端较松的方法;残肢末端呈"8"字形缠绕;避免中间部位缠绕过紧,妨碍淋巴静脉回流;每4小时可以改缠绕一次,夜间可持续包扎。

(1)大腿残肢弹性绷带的正确包扎方法

1)第一种方法:见图16-1。

2)第二种方法:见图16-2。

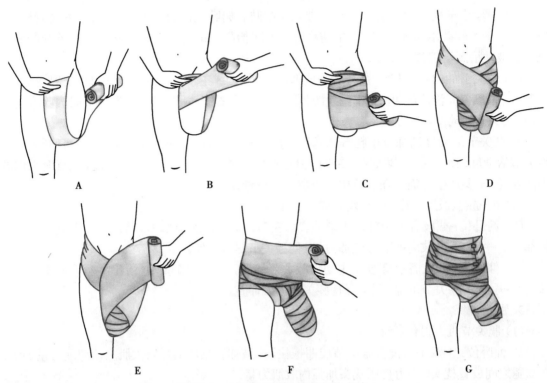

图 16-1　大腿残肢弹性绷带包扎方法一

A. 从前方腹股沟处开始，完全绕过残肢末端到后方臀大肌沟，至少缠绕两层；B. 在后方折返后，从内侧向外侧缠绕数次，以防止向下滑脱；C. 从残肢底部向上方"8"字形缠绕，残肢近端松，远端紧；D. 为了更好地固定，可绕过对侧髋关节上方，在残肢外侧交叉缠绕；E. 从骨盆斜向下的穗状绷带至少要缠绕两次，以覆盖会阴部位突出的肌肉；F、G. 最后绕过腰部，缠绕后应给人以整齐、舒适的感觉。

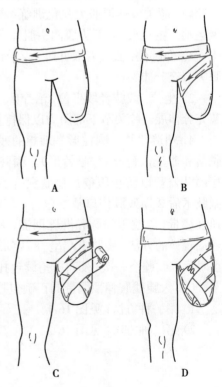

图 16-2　大腿残肢弹性绷带包扎方法二

A. 从股骨大转子开始，经腹部向腰部缠绕；B. 沿腹股沟缠绕；C. "8"字形缠绕残肢末端；D. 继续缠绕，最后在残肢前方结束包扎。

（2）小腿残肢弹性绷带的正确包扎方法

1）第一种方法（对角包扎法）：见图16-3。

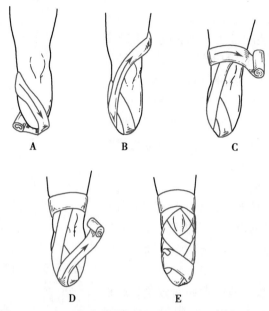

图16-3 小腿残肢弹性绷带包扎方法——对角包扎法

A. 从膝前方开始，向残肢对角缠绕；B. "8"字形包扎残肢末端，沿髌骨缘向膝上方缠绕；C. 膝上环形缠绕一圈；D. 从后方向前方对角线缠绕残肢末端；E. 继续缠绕，最后在残肢前方结束包扎。

2）第二种方法（折返包扎法）：见图16-4。

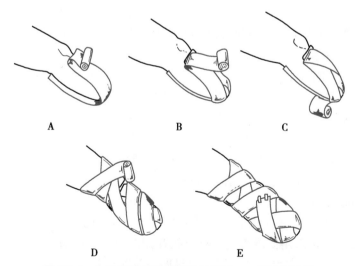

图16-4 小腿残肢弹性绷带包扎方法——折返包扎法

A. 前方从髌骨下方开始，后方到腘窝，至少往返两次；B. 从后方折返绷带，然后由内向外环绕数次，以防绷带滑脱；C. "8"字形环绕残肢末端；D. 从残肢末端向近端缠绕，一直绕到股骨髁上；E. 最后在残肢前方结束包扎。

3）第三种方法（环形起始包扎法）：见图 16-5。

截肢后，由于残肢肌力不平衡，很容易发生关节挛缩。大腿截肢者容易出现髋关节屈曲、外展畸形。小腿截肢者容易出现膝关节屈曲畸形。关节挛缩发生后，会对假肢的设计、装配带来不利影响。关节挛缩应早预防，理想的大腿截肢后功能位应该是仰卧位时髋关节保持伸展、内收位，侧卧位时以患侧在上方的卧位，以髋关节内收为宜，还可采取俯卧位的睡觉姿势。大腿截肢者术后应注意把残肢伸平（髋后伸），尽量向身体中间并拢（髋内收）的位置。小腿残肢的正确肢位应当是保持膝关节的伸直位。

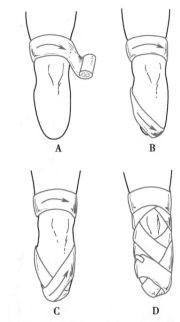

图 16-5 小腿残肢弹性绷带包扎方法——环形起始包扎法
A. 从膝上方开始，缠绕大腿一圈；B. 从残肢后方向前方缠绕；C. "8"字形环绕残肢末端；D. 避开髌骨缠绕，最后在残肢前方结束包扎。

（三）术后肺功能训练

对截肢者尤其是高龄体弱者，截肢手术除了造成肢体创伤，还对肺功能影响很大。根据肺功能状况，物理治疗师要为截肢者进行肺功能训练。训练方法如下：

1. 全身放松训练　教会截肢者如何做全身放松训练，尤其是上肢截肢者。由于疼痛，颈、肩、面部肌肉的高度紧张，患者会出现不协调运动。截肢者仰卧在床上，放松全身的肌肉，治疗师指导其按照示范的吸气和呼气时肌肉收缩和放松的方法进行练习。

2. 吸气和呼气训练　指导截肢者学会用鼻子吸气、用口呼气的自然换气方式。在每次吸气时要充分吸满，治疗师可用手在截肢者上腹部尽量向上方挤压，使腹部鼓起来完成吸气动作。呼气时，鼓励截肢者慢慢用口呼气，同时治疗师的拇指与四指分开放在截肢者肋弓上，协助完成呼气动作。

3. 呼吸肌肌力增强训练　根据截肢者的状况选择徒手方法或在腹部放置沙袋的训练方法。

（四）日常生活活动训练

在活动恢复过程中，应注重识别发生在基础性日常生活活动中的异常姿势位置。在适当的时候使用自适应设备，一只手也可完成日常生活活动。截肢者从独立完成基本卫生进展到更独立高效地完成家务活动。必要时对手的主导性进行再训练，尤其是自适应的键盘控制训练。上肢及手功能的重复训练可以锻炼肌肉的强度，包括用螺丝、螺母或镊子进行精细动作的练习，下肢进行重复的神经肌肉本体感觉镜像练习，来改善日常生活活动中异常姿势的位置。如果患者病情稳定，应开始进行不使用假肢的卧床活动、转移和步态训练。

（五）临时性假肢的应用

临时性假肢是由临时性残肢接受腔与其他假肢部件构成的简易肢。临时性的残肢接受腔多用石膏绷带制作，也可以用低温塑化板材直接在残肢上塑形。前者便于修改、价格便宜，后者重量轻、价格贵。临时性假肢主要用于术后早期假肢安装。

1. 装配时间　我国传统的假肢安装方法是截肢术后待伤口愈合、拆线后，出院回家等待残肢消肿，自然定型，一般需等待半年后才能装配假肢。为了帮助截肢者早日康复，目前多主张早期安装临时性假肢。一般的临时性假肢在截肢术后 2 周，伤口愈合良好且拆线后，即可安装。

2. 应用临时性假肢的方法　穿用临时性小腿假肢时，一般在残肢上先套用 2～3 层残肢棉线袜，然后将残肢棉线袜的远端由腔的底部穿出，再将残肢拉入接受腔。随着残肢消肿、变瘦需要增加袜套层数。穿用大腿临时性假肢时，先用光滑的绸布包裹残肢，拉穿入残肢接受腔。为了减少拉穿时的摩擦阻力，应在残肢皮肤表面和接受腔内壁涂敷一些滑石粉。随着大腿残肢逐渐消肿、变瘦，可以在石膏腔的内壁上涂石膏。对残肢不理想的截肢者，特别是老年人、妇女、儿童，为了减轻假肢重量和使残肢更容易适应接受腔，可以使用低温塑化板材或某些医用塑料绷带，或使用制作正式假肢的塑料制作临时性假肢的接受腔。

3. 使用临时性假肢的优点　可以早日下地预防关节挛缩畸形，改善全身情况，预防长时间卧床引起的并发症；可以早日进行使用假肢的站立、步行训练，缩短康复时间；截肢康复协作组的成员通过对临时性假肢的使用观察、修改可以制订出更符合实际的正式假肢处方；可以促进残肢早日定型，早日定制正式假肢。临床上一般将穿用临时性假肢 2 周后，残肢的周长测量无变化或残肢不再需要增加袜套，接受腔也不需要再增石膏，视为残肢定型，即可以定制正式假肢了。

三、上肢假肢的穿戴和使用训练

无论上肢假肢设计制作得多么灵巧，如果没有自身的主观努力，或者缺乏必要的康复训练，很大一部分截肢者也不会或者不习惯使用它。上肢截肢者配戴假肢进行康复训练对发挥假肢的代偿功能有十分重要的意义。上肢假肢的康复训练指导人员，除指导患者训练外，还应该做好患者的心理康复工作，充分调动患者自身的积极因素，增强截肢者使用假肢的信心，使其逐步熟练地掌握控制使用假肢的方法与技术，为日后不断扩大假肢的使用范围创造条件；通过训练使截肢者体会到假肢为其日常生活和工作带来的方便，增加其回归家庭、回归社会的信心。

（一）上肢假肢穿脱训练

1. 索控式前臂假肢的穿脱训练　配戴假肢时，应先穿上残肢套，将残肢穿入接受腔后再穿上健侧肩背带。相反，脱下假肢时，先脱下健侧的肩背带，再将残肢从接受腔中脱出。

（1）单侧前臂截肢者穿脱假肢的训练：单侧前臂截肢者完全可以自行穿脱假肢。配戴时先用健手将肩背带调整到适合的松紧度，一端连接于肘吊带上，另一端连接在牵引带上，再将残肢伸进接受腔。健肢伸入肩背带的套环内，接着做几个耸肩动作，使肩背带套于健侧腋下，且使肩背带交叉点处于背部正中，有皮上鞘的，系好上鞘的皮带即可。脱假肢时，先将肩背带脱下，然后将残肢从臂筒内抽出。

（2）双前臂截肢者穿脱假肢的训练：第一次穿脱假肢时，应由假肢师或治疗师帮助。先将假肢的固定牵引装置调整到适合的松紧度，连接好，然后放在便于截肢者配戴的地方；配戴时，截肢者背向假肢站立，双臂后伸，将两侧的残肢分别伸入左、右接受腔内。然后抬起双臂，像穿衣服一样，借助于假肢的固定牵引装置，将整个假肢悬挂在截肢者的双肩上。检查各部分的位置适合后，系好上鞘的带子即可。脱假肢的顺序与配戴时相反。

（3）注意事项：如果残肢的软组织较多、残肢较短小，则在穿脱假肢时也可不解开上鞘的带子。这样可以简化穿脱，使双侧截肢者可更方便地自行完成假肢的穿脱。

2. 索控式上臂假肢的穿脱训练

（1）单侧上臂截肢者穿脱假肢的训练：单侧上臂截肢者完全可以自行穿脱假肢。配戴时，先用健手将假肢的固定牵引装置按试好的松紧度连接好，然后将残肢伸入假肢的接受腔内，将肩锁带置于残侧肩上,再将胸部带套在对侧腋下即可。脱假肢的顺序与配戴时相反。如果是采用上臂"8"字肩带,则和前臂假肢的穿脱方法相同。

(2)双上臂截肢或一侧上臂一侧前臂截肢的截肢者穿脱假肢的训练:穿脱假肢同双前臂截肢者。开始时应由假肢师或治疗师帮助穿脱。之后,除胸廓带和牵引带的松紧必要时需请他人帮助调节外,截肢者可以自行完成穿脱假肢。

3. 肌电假肢的穿脱训练　因没有索控系统,穿脱肌电假肢比索控式假肢容易得多。但是要注意,必须保证假肢接受腔内的电极与皮肤具有良好的接触,否则可能导致因肌电信号不好而不能控制假肢。

（二）上肢假肢使用训练

在对患者进行假肢使用训练时,可以考虑从指令、任务类型、反馈类型、练习量或任务的呈现方式等因素来促进运动学习和技能的获得。训练内容主要包括假肢的控制、假肢的重复使用、双上肢或双手的技能训练等。

1. 索控式上肢假肢的使用训练

（1）操纵索控式上肢假肢的五种基本动作训练

1）肩胛骨外移控制训练:双侧肩胛骨离开脊柱外移的动作,常与双侧肩关节前屈动作联合用于控制假手的开手(图16-6)。

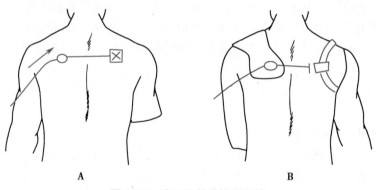

A **B**

图 16-6　肩胛骨外移控制训练

A. 双侧肩胛骨外移;B. 控制假手的开手。

2）升肩控制训练:残肢一侧肩部升高,对侧肩部保持静止,由此产生牵引位移操纵肘关节开锁。常在上臂假肢的三重控制系统中用于控制肘关节的开锁和闭锁(图16-7)。

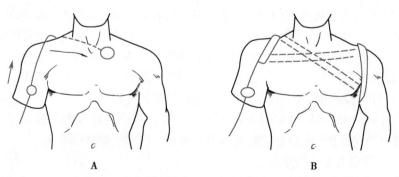

A **B**

图 16-7　升肩控制训练

A. 残侧肩升高对侧肩静止;B. 牵引操纵肘关节开锁。

3）肩关节屈曲控制训练：残肢侧肩关节前屈，对侧肩部保持静止，由此产生牵引位移操纵屈肘。常在上臂假肢的三重控制系统中用于控制屈肘（图 16-8）。

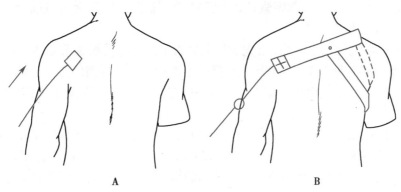

图 16-8 肩关节屈曲控制训练

A. 残侧肩前屈对侧肩静止；B. 牵引操纵屈肘。

4）肩关节后伸控制训练：肩关节后伸运动实际上是一个由残肢侧肩关节的后伸与同侧肩胛骨围绕胸廓前移的组合动作（图 16-9）。

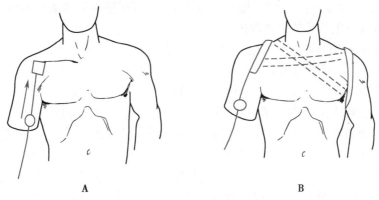

图 16-9 肩关节后伸控制训练

A. 残侧肩关节后伸；B. 同侧肩胛骨围绕胸廓前移。

5）前臂旋前旋后控制训练：直接用前臂的旋前旋后动作控制腕离断假肢和长残肢前臂的旋腕功能。也可利用前臂残余的旋前、旋后动作触动微动开关控制电动假手。

（2）索控式前臂假肢的开闭手训练：前臂假肢的手部开闭有两种方式。一种是不屈肘开手，适用于远离躯干的工作；另一种是屈肘开手，适用于近体工作。

1）不屈肘开手：健肢侧肩部作为支点静止不动。残肢侧做屈上臂、屈肩、沉肩，配合残肢前伸，肩背带拉动牵引索，打开假手。

2）屈肘开手：先屈肘，健肢侧肩部作为支点静止不动。残肢侧做屈上臂、屈肩、沉肩，配合残肢前伸，使肩背带拉动牵引索，完成开手动作。屈肘开手的力源主要依靠屈肩和屈臂动作。

在训练手部开闭动作时，可先在职业训练台上进行，然后再逐渐增加水平移动训练，并变换其他高难度的动作，直到截肢者熟练掌握开闭手的动作。一般从最易抓握的物体开始训练，再逐步训练抓握形体大、不易抓握的物体，如圆木、积木、乒乓球、玻璃球等。还可以采用插柱板进行训练，训练截肢者插大小和形状各异的插柱，以此提高训练兴趣，熟练手部动作。

（3）索控式上臂假肢的使用训练：与索控式前臂假肢相比，索控式上臂假肢的结构较为复杂。操纵、使用索控式上臂假肢有一定的难度。因此操纵假肢的屈肘、开手、闭手训练就显得尤为重要。截肢者只有在熟练掌握索控式上臂假肢的操纵方法后，才能准确、无干扰地完成各种独立的动作或某一联合动作。

1）双重索控系统的使用训练：首先训练截肢者前屈上臂使肘关节屈曲，后伸上臂锁住肘关节；其次训练在锁住肘关节后，前屈上臂操纵手部动作。最后训练控制假肢动作的协调性。通过反复练习，截肢者掌握使用双重索控系统的操作方法，并使控制假肢所需的身体动作减少到最低限度。

2）三重索控系统的使用训练：让截肢者处于站立位或坐位。训练截肢者下沉肩胛带，将肩关节向后伸，以此来控制肘关节锁。外展双侧肩胛带，控制开手。前屈肩关节控制屈肘。训练时，要逐个动作单独训练，然后再训练各动作的协调性。为了增强截肢者训练的兴趣，可采用抓握一些物体的方法。

2. 肌电上肢假肢的使用训练　残肢状况的好坏直接影响假肢功能的发挥。截肢者的残肢情况、关节活动度、肌力条件、肌电信号的状态都是影响肌电假肢功能十分重要的因素，特别是肌电信号的状态更是至关重要。因此，在装配肌电假肢前，要对截肢者进行充分的残肢训练，准确检测肌电信号源位置。

（1）肌电信号检测定位：使用专用的肌电测试仪，对截肢者残肢表面肌电信号进行测试，在残肢表面上寻找肌电信号较好的部位。

（2）常用的信号部位和控制方法：常用的双通道前臂肌电假肢的肌电信号多来自前臂伸肌群和屈肌群，可以控制开手和闭手。带有肌电分平信号的前臂肌电假手通常用屈肌、伸肌的低电平信号控制开手、闭手；应用其高电平信号控制腕关节的旋前、旋后。上臂截肢后要求的动作多，而信号来源少，肌电假肢装配困难很多，不得不经常应用混合控制方法。常将双通道上臂肌电假肢的电极放在残余的肱二头肌、肱三头肌部位，应用患肢的屈肘、伸肘动作信号控制假肢的闭手和开手动作。肘关节的屈肘和伸肘动作依靠索控方式完成。有的肌电假肢利用两组肌肉同时收缩作为转换开关信号，通过控制转换开关分别控制假手和肘、腕关节的运动。

（3）肌电信号源的训练：训练以生物反馈疗法为依据进行。通过反复启发、诱导和训练，患者感觉到肌电发放水平在随着意识控制患肢动作而发生相应的变化，从中悟出要领，建立起联系。①模拟开手或闭手时患肢的动作，进行控制肌肉收缩的自我意识训练；②利用指示灯的亮灭来定性地鉴定肌电是否引出；③将电极与肌电测试仪相连，可以定量地测定肌电发放水平；④用电极直接控制假手手头，让截肢者在训练中能直观看到假手的动作，提高截肢者训练的兴趣。

（4）肌电假肢的使用训练：肌电假肢训练主要有三个目的，即减少误动作、增强随意控制能力、提高力度控制水平。肌电假肢使用训练有如下特点：①肌电假手由于去除了索控系统，截肢者不再用自身关节运动牵拉牵引索开手，使得手的应用空间增大了很多。需要注意加强截肢者在尽可能大的空间范围应用假手的训练。②由于肌电假手控制随意性好，应注意训练快速闭手、取物与开手、放物功能。某些带有手指感觉的肌电假手应当注意训练捏取软的物体。③减少使用中错误动作的训练。某些假手的动作可能引起电极的接触不良而不能引出正确的信号，不能开手或由于干扰信号过大引起错误动作。如果反复出现某种固定的错误动作，则需要从接受腔的装配上检查原因或注意回避某种动作。

在掌握了基本控制动作之后，开始高级动作练习，主要包括以下内容：①力度控制，如握持杯子、拿起鸡蛋；②精确控制，如使用汤匙、写字、拿钥匙开门等；③协同控制，假肢和健肢协同配合，如完成穿衣、拧毛巾、切菜等日常生活动作。

近年来，越来越多的学者将虚拟现实技术应用到假肢的使用训练中。基于虚拟现实的游戏可以作为上肢截肢患者康复训练的补充方法，尤其对于肌电假肢，此类游戏可以更好地提高患者使用假肢的协调性和控制能力。

3. 截肢者脱下假肢后的体育娱乐训练

（1）利手交换训练：对健侧手臂进行利手交换训练。提高健侧手臂的运动能力、灵活性和协调性，使健侧手臂起到代偿作用，尽快适应日常生活。

（2）残肢训练：如果前臂残端较长，可以将打乒乓球、羽毛球的拍子用弹性绷带与残端固定后进行练习。如果是上臂截肢可以在残端上绑缚沙袋进行体操训练。

（3）跑步训练：上肢截肢者由于一侧截肢，在跑步时会产生不平衡，所以在跑步时要努力加大残端摆动的幅度；如果残端较短，还要用肩摆动和腰的扭动使其躯干平衡。

4. 上肢假肢实际使用训练　先是日常生活训练，包括穿脱衣服、个人卫生、饮食、开关门、开关电器、拿笔写字、打电话等，然后过渡到学习、工作性训练。日常生活项目的训练不仅会使截肢者掌握一些实际使用假肢的方法，也是截肢者扩大假肢用途的一种过渡。日常生活训练内容大部分列为双臂截肢者的必修课。单臂截肢者可选择部分双手活动项目进行训练。通过这些训练，截肢者基本上可以达到日常生活自理和从事一些简单的工作。

（1）在装配假肢的同时选用合适的自助具：双上臂截肢者可将生活套袖套在残肢上，再卡上勺子或笔，即可进食或写字。用假手吃饭不能用筷子，只能用弯成合适角度的勺子或叉子。梳头时应当使用大一点的梳子等。

（2）动作要适应假肢的结构特点：如转动收音机旋钮或打开水龙头时，由于假手指难以完成扭转动作，需利用假手指的推、拨动作来实现。

（3）要充分利用假手的被动装置：如打电话拨号码时，要将假手（主手）的小指和环指被动地处于完全屈曲位。举杯喝水或穿袜子时要使假手的腕关节被动地处于掌屈位。而写字时，要使假手被动地处于旋前约 15°、掌屈约 35°，小指与环指被动地处于完全屈曲的状态。

（4）注意双手的配合动作：如打开牙膏时，用辅助手拿住牙膏的下部，用主手拨转牙膏盖。

（5）为使用假手提供方便：如将衣服扣子（尤其是内衣）改用拉锁，以简化穿衣动作。牙膏盖、肥皂盒盖不要扣得很紧，以便于推开。

（6）职业前训练：根据患者的职业及对患者目前情况的评定，有针对性地进行一些工作强化训练、工作模拟训练、职业培训等内容，使患者能够更好地适应工作岗位，回归工作和社会。

5. 上肢假肢使用训练的期限　一般而言，截肢后首次安装上肢假肢的单侧前臂截肢者需要 50～60 小时的训练时间。单侧上臂截肢者、双侧前臂截肢者需要 70～80 小时的训练时间。双侧上臂截肢者需要 100～120 小时的训练时间。训练应分阶段进行，每日训练两次，每次 2 小时。训练期间，中间休息 10～15 分钟，以免造成过度疲劳。对已养成不正确习惯的截肢者，训练花费的时间更长。

截肢者经过专门的假肢使用训练，回到家庭和社会中，功能训练并没有最终结束，需要进一步巩固。巩固训练应做到以下 4 方面：①训练人员定期追踪服务，指导截肢者正确掌握和使用日常生活活动中所遇到的各种专门工具和特殊物件；②帮助截肢者制订进一步使用假肢的计划，达到熟练技巧和扩大假肢在日常生活和劳动方面应用的目的；③继续进行残肢的功能训练；④截肢者定期复查，及时纠正假肢的缺陷。

6. 上肢假肢的保养与维护　上肢假肢没有自身修复功能,应在发生故障之前进行必要的保养和维护。

(1) 接受腔的保养与维护:接受腔直接与皮肤接触。在穿用假肢时,接受腔内壁会被汗和污物弄脏,残肢在潮热的环境中会产生湿疹、溃疡。一方面要清洁保养接受腔,保持清洁干燥;另一方面要清洁保养残肢。在接受腔内的皮肤,由于压迫、摩擦、温度的变化,会出现皮肤色素沉着、磨破、感染、水疱、滑囊、过敏性皮炎等。因此要增强皮肤的抵抗力,预防皮肤疾病。每日清洗残肢,保持残肢的清洁和干燥。

(2) 连接件的保养与维护:壳式上肢假肢的日常维护只需擦拭表面,避免弄脏衣服。如果出现裂纹,应找专业人员解决。

(3) 装饰性手套的保养与维护:装饰性手套在使用中易出现变脏、变色、变质等问题,应注意正确使用,加强养护。使用时谨防锐器划破手套,切忌与墨水、油性彩笔、油垢、油漆等接触;污染后用皂液或洗衣粉清洗;不用脏手或染色布触摸假手部件;不使用假肢时,注意放在清洁、通气的地方保管;不要放在日光直射、高(低)温、湿度高的环境内。

(4) 索控式上肢假肢的保养与维护:①假手若出现指钩破损、歪斜及旋转轴松动时,应及时更换或修理;若出现操控不良,应及时采取措施排除。②索控系统的索套与钢丝间的摩擦常出现油污时,宜尽早更换零件。③索控系统拉伸不灵活时,待查明原因后,再注入少量润滑剂。④钢索接头和索环连接部松动时需更换部件或修理。⑤背带部分易被汗水弄脏,金属连接件因生锈发生故障,应使用不易生锈材料。

(5) 肌电上肢假肢的保养与维护:①特别注意电极、电线、旋转结构及微型开关部位的保养,避免水、潮湿的空气进入,保持电极表面清洁。②按使用说明书正确保养和维护机械部件。发现不正常时送专业人员拆卸修理。③注意保养和维护假肢的电器元件。电池电压不应低于额定电压。④要避免碰撞、跌落、挤压、高温、潮湿及与酸碱物质接触。⑤不用假肢时应关闭电源。

四、下肢假肢的穿戴和使用训练

在假肢安装和配戴方面,需要对患者的功能情况进行详细的评估,包括全身状况、其他肢体评定、残端情况等,做好安装假肢前、后肌力及穿戴临时假肢的平衡训练。我们需要对安装假肢后的适合性进行检查,检查内容包括功能、舒适、外观三方面。原则上配戴假肢后,截肢者骨盆应处在同一水平,假肢过长过短都会引起骨盆倾斜、脊柱侧凸和步态异常。因此,下肢检查主要包括站位、坐位和步行三种不同情况下残肢与接受腔是否对位、假肢的长度是否合适、穿戴后是否有不适或疼痛、步行功能是否正常,以及使用后有无皮肤磨损现象。我们要对患者进行健康宣教:①加强残端皮肤的自我护理指导,防止残端肿胀、磨烂、磨泡等常见问题产生;②假肢的配戴依据循序渐进的原则,分段穿用、逐渐增加穿用时间以逐渐适应;③保持正常体位,以正确方式坚持锻炼,坚持使用假肢,注意安全,防止再度损伤;④根据患者自身的功能情况和生活环境选择合适的假肢。

(一) 小腿假肢使用训练

1. 小腿假肢穿脱训练

(1) 穿假肢训练:先在残肢上套一层薄的尼龙袜保护残肢,然后套两层棉线袜,再套上软的内接受腔。在软接受腔的外面再套一层尼龙袜,然后按顺序提示穿戴假肢:截肢者取端坐位,残肢膝关节取屈曲位,将假肢接受腔套在残肢上,截肢者站立后检查假肢与肢体中轴对线是否合适,即完成穿戴。

（2）脱假肢训练：截肢者取坐位，双手握住假肢，将假肢向下拽，将残肢拉出即可。

2. 小腿假肢使用训练（单侧）

（1）平行杠内站立训练

1）躯干挺直，稍向前倾，双腿均匀承重站立在平行杠内练习站立（可在双足底分别放置体重计，用于了解双腿承重的情况）。

2）重心侧方交替移动，挺胸抬头。

3）假肢单腿站立承重，保持骨盆水平位，将健侧足稍抬起，维持3秒。

注意事项：健肢向前迈一步，重心转移到健肢；假肢腿膝关节屈曲的瞬间膝关节用力向前摆动伸展，足跟触地；两腿交替地在平行杠内步行，后期不需要双手扶杠。

（2）平行杠外步行训练：小腿截肢者残肢比较理想，无并发症，接受腔也很适合，经一段时间步行训练，会练出很好的步态。后期尽量能到室外，如公共场所、不平的路面、台阶、坡道上行走。要与截肢者进行交流，使截肢者杠外步行训练充满信心。

（二）单侧大腿假肢使用训练

1. 大腿假肢穿脱训练

（1）穿假肢训练：截肢者取坐位，将滑石粉涂在残肢上，假肢放置在健肢旁边，将接受腔阀门打开；然后截肢者站立，将丝绸布缠在残肢上，将残肢垂直伸入接受腔，随着丝绸布从孔内拉出，将残肢向接受腔插入，直到截肢者感觉到残肢完全接触接受腔底部，再将丝绸布全部拉出；最后盖上阀门，拧紧。截肢者双腿平行站立，调整身体，检查假肢是否穿着合适，如不合适，需要重穿一次。

（2）脱假肢训练：截肢者取坐位，将接受腔的阀门打开，取下假肢。

2. 单侧大腿假肢使用训练

（1）平行杠内站立训练

1）平行杠内站立训练：双手扶平行杠，双腿同等负重，挺胸抬头，体会假肢负重的感觉。

2）重心侧方移动训练：双腿分开20cm站立在平行杠内，手扶杠，双下肢交替负重。

3）重心前后移动训练：健肢向前迈一步，挺胸抬头，双目平视前方，躯干向前移动到假肢足跟抬起为止，躯干向后移动到健侧足尖抬起为止。注意身体的左右平衡。

4）假肢腿独立站立训练：平行杠内站立，重心移向假肢侧负重，健侧膝关节屈曲抬起，以每次站立5～10秒为标准。注意躯干不能侧屈。还可将健肢抬起放在假肢腿前方，进行增加臀中肌肌力和骨盆水平移动的训练。

5）平行杠内假肢迈步动作训练：平行杠内站立，健肢向前迈一步，重心移向健侧，假肢腿迈一大步，足跟在健侧足尖前面。

6）假肢负重健侧迈步训练：平行杠内站立，重心移向假肢侧，健肢向前迈一大步，假肢足跟抬起、足尖负重，假肢膝关节进行屈曲伸展训练。

（2）平行杠内步行训练

1）健肢向前迈一步，重心向前移到健肢上。

2）假肢膝关节屈曲，同时摆动小腿向前使膝关节伸展。

3）假肢膝关节充分伸直，同时健肢的重心移到足尖。

（3）平行杠外步行训练：已掌握平行杠内基本的步行训练后，患者可到平行杠外独立练习步行。最初可借助手杖练习步行。平行杠外独立练习顺序如下：

1）步行时重心移向假肢侧，治疗师可采用对骨盆和肩抵抗的方法使重心移向假肢侧，健迈步要大,带动假肢侧髋关节充分伸展。

2)为了更好地控制假肢的使用,加强髋关节内收、外展肌群的力量,可在地面上画一条直线,让患者沿着直线走。

3)为了更好地掌握步行的速度,可携带节拍器控制步速,也可在地面上画出间隔相同的脚印进行步幅的训练。

4)以上步行能力基本掌握的同时可以进行健肢侧和假肢侧的交叉步行训练。

(4)上下台阶步行训练

1)上台阶步行训练:健肢先上一层台阶,假肢腿轻度外展迈上一层台阶,假肢腿瞬间负重时健肢迈上一层台阶。注意早期可扶扶手,逐渐过渡到独立上台阶。

2)下台阶步行训练:假肢腿先下一层台阶,躯干稍向前弯曲,重心前移,接着健侧足下台阶。

(5)上下坡道步行训练:上下坡道分为直行和侧行,基本方法相似,侧行比较安全。

1)上坡道步行训练:健肢迈出一步,步幅稍大一些,假肢向前跟一步,身体稍向前倾。为了防止足尖触地,假肢膝关节屈曲角度稍大。假肢的步幅要比健肢小,防止膝关节突然屈曲,残端压力应压向接受腔后壁。

2)下坡道步行训练:假肢侧先迈一步,防止假肢膝关节突然折屈,注意残端后伸,假肢迈步时步幅要小;迈出健肢时,假肢残端压向接受腔后方,健肢在前尚未触地时,不能将上身的重心从假肢移向前方。

(6)跨越障碍物步行训练

1)横跨:健侧靠近障碍物侧方,假肢腿负重,健肢越过障碍物;然后,健侧负重,假肢向前方抬高并跨越障碍物。

2)前跨:面对障碍物站立,假肢负重,健侧跨越障碍物;健侧负重,身体充分向前弯曲,假肢髋部后伸,然后向前摆动跨越障碍物。

(7)摔倒后站起的训练:患者摔倒后调整姿势,坐在地面上,将假肢腿放在健肢下方,双手触地变成侧坐位,然后屈曲健肢,双手支撑上半身旋转躯干,最后用力支起双上肢和健侧,假肢移向前方并站起。

(8)拾物动作训练:健肢先向前屈曲迈一步,然后假肢膝关节在伸直状态下,健侧膝关节屈曲,腰部低下拾起物品。

(三)双侧大腿假肢使用训练

1. 双侧大腿截肢者穿脱假肢训练

(1)穿假肢训练:截肢者取坐位,将滑石粉涂在残肢上,双假肢放在手可以够着的地方,将接受腔阀门打开;将丝绸布缠绕在一侧残肢上,将残肢伸到接受腔阀门处,边拉丝绸布边将残肢向接受腔底部伸入,直到截肢者感觉残肢完全接触接受腔底部,将丝绸带拉出,扣上阀门;手扶平行杠站立,检查、调整假肢与肢体中轴对线是否合适。

(2)脱假肢训练:截肢者取坐位,打开一侧假肢的阀门,将假肢取下,另一侧操作相同;同时,检查残肢皮肤有无红肿、擦伤,如果有以上情况,需及时处理。

2. 双侧大腿假肢使用训练 截肢术后为了预防挛缩和残端肥胖应尽早加强肌力及平衡感觉训练,尽早穿临时短假肢训练。

(1)在一个较低的平行杠内,双腿穿上训练用的可调节长度和对线的短桩肢进行前后移动训练。

治疗师在患者后面,轻轻将患者向前向后移动,让患者适应在这种移动状态下的站立。训练中患者身体保持直立。患者也可以自己手扶平行杠从一侧移向另一侧,为步行做准备。

(2)平行杠内站立训练:双大腿假肢负重站立训练顺序如下所示。

1)平行杠内双手扶杠站立,双腿同时负重,挺胸、抬头体会假肢负重感觉。

2)重心侧方移动训练:双腿分开20cm站立在杠内,双手扶杠,骨盆水平位左右移动。

3)重心前后移动训练:平行杠内双手扶杠站立,一侧假肢腿向前迈一步,躯干前后移动。移动的标准为躯干向前移动时后面的假肢足跟抬起,躯干向后移动时前面的假肢足尖抬起,注意左右平衡。

4)一侧假肢腿独立站立负重训练:平行杠内站立,双手扶杠,重心移向一侧假肢腿,另一侧假肢腿抬起,以每次训练单腿站立5~10秒为标准;还可将一侧假肢腿放在另一侧假肢腿前方,交替进行。

(3)平行杠内步行训练:平行杠内站立,双手扶杠,一侧假肢腿向前迈一步,重心向前移动,对侧假肢膝关节屈曲,然后充分向前迈一步。

(4)平行杠外步行训练:有了在平行杠内步行的基础后,可进行室外四点步行训练。初期可用步行器,逐渐过渡到用双腋拐杖或手杖步行。

(5)上台阶训练:双大腿截肢的患者在上台阶时一般一侧使用肘拐,另一侧扶扶手。站在台阶前,一侧手使用肘拐上台阶,另一侧手扶扶手;将身体重心移向扶扶手侧,对侧腿迈上台阶,同时双手支撑起身体,另一侧腿迈上台阶。

(6)下台阶训练:双大腿截肢的患者下台阶时一般采用侧向方法。患者面对楼梯扶手,双手扶扶手站立,重心移向台阶上方;靠近台阶侧假肢腿外展迈下台阶,身体随之移动向下方,躯干屈曲,双上肢扶扶手伸展下移,另一侧假肢腿从身体前迈下台阶。

(7)摔倒站起的训练:摔倒后患者调整姿势成俯卧位,双上肢和假肢用力把身体支撑起来,然后双上肢慢慢逐渐向假肢足的方向移动,同时双上肢移动与双假肢接近到能平站起位置的地面上,一手扶地面,另一手斜拄拐杖,最后双手拄拐杖站立。

(四)髋关节离断假肢使用训练

1.髋关节离断假肢穿脱训练

(1)穿假肢的程序:髋关节离断截肢者在独立完成穿脱假肢前必须建立单腿站立平衡能力;截肢者靠墙站立或一手扶物品,另一手抓住假肢接受腔;骨盆伸到接受腔内;骨盆与接受腔紧紧接触在一起;将肩吊带与假肢吊带固定好。

(2)脱假肢的程序:截肢者靠墙站立或扶物品站立;将假肢吊带与肩吊带松解开;一手扶住假肢接受腔,将身体向健侧倾斜,脱下假肢;检查残肢皮肤有无红肿、擦伤,如有,应及时处理。检查中可用镜子照残肢的下面。

2.髋关节离断假肢步行训练　髋关节离断假肢步行训练与大腿假肢步行训练有些内容相同,不同之处在于髋关节离断截肢者利用骨盆的动作将假肢摆出,画弧步态比较常见,膝关节的屈曲少,稳定性好。

(1)平行杠内的训练

1)平行杠内站立训练:平行杠内双腿同等负重站立,挺胸抬头,训练平衡能力。

2)重心前后移动训练:平行杠内双手扶杠站立,假肢腿向后迈一步,躯干前后移动,移动的标准为躯干向前移动时后面的假肢足跟抬起,躯干向后移动时前面的健侧足尖抬起,注意左右平衡。

3）假肢腿摆出训练：将假肢腿向后退半步站立，重心完全放在健肢的足趾部，然后急速摆动假肢侧骨盆，向前摆出下肢假肢，使假肢足跟在健侧足正前方落地。

4）健肢摆出训练：健肢向后退半步站立，一边将重心移向假肢，一边摆出健肢。注意足跟先触地。

5）前进步行训练：平行杠内双手扶杠，反复进行 2）～4）的动作训练。注意双手扶杠的位置不要靠前，否则身体前屈，假肢难以摆出，逐渐减少手扶力量。最后双手不扶杠步行。

（2）平行杠外的训练：经过一段时间的平行杠内平衡训练、假肢迈步的训练、健肢迈步的训练后，可用拐杖在平地保持一定速度步行。治疗师应及时纠正异常步态，尽量使步幅相同。尽早到户外不同的地面上行走，如草地、碎石地等，鼓励截肢者建立行走的信心和勇气。

五、穿戴假肢的日常注意事项

1. 残肢的保护　避免划伤残肢，若残肢处有伤口应及时治疗，防止出现感染；在不穿戴假肢时，应尽量通过缠绕弹性绷带，预防残肢肿胀和脂肪沉积的问题。

2. 残肢皮肤的管理　残肢处若有瘢痕应注意使用软衬套，减少瘢痕部位与接受腔的挤压和摩擦；残肢皮肤常会出现潮湿的问题，应注意经常清洗残肢和残肢袜套，保持残肢皮肤清洁干燥，防止残肢皮肤出现汗疱疹、毛囊炎、溃疡、皮炎等问题，一旦发现皮肤问题应及时治疗。

3. 体重与体能　日常假肢的接受腔都较为适配，若体重增减超过 3kg 有可能引起接受腔过紧过松问题。肥胖者残肢近似半球形，不利于对假肢的控制，所以配戴假肢者应注意体重的稳定。常规使用假肢需要消耗较多体能，要注意能量的稳定摄取，尤其是糖尿病患者，尽量避免出现低血糖。

4. 接受腔的调整　使用假肢时要注意残肢承重处的皮肤颜色和疼痛问题，若出现异常发红或者疼痛，应及时就医，咨询是否需要调整接受腔。

5. 假肢的维护　要注意保持残肢套和接受腔的清洁，若接受腔出现裂缝或有异物附着应及时处理；假肢所有组件要保证无松动、磨损等问题，应经常检查、检修；对于下肢假肢尤其注意鞋跟是否磨损严重，若有明显缩短应及时更换或维修。

（顾旭东）

第十七章

智力障碍康复评定与治疗

　　智力障碍（intellectual disorder，ID）是指在发育时期内智力明显低于同龄儿童正常水平，同时伴有社会适应能力缺陷的发育障碍性疾病。智力障碍并非一个独立的疾病，而是一种综合征。它没有单一的病因，也没有一致的疾病过程，它仅仅表示各种因素造成大脑发育受阻，个体智力和适应功能低于某个水平的后果。智力障碍病因广泛，包括任何干扰大脑发育及功能的情况，其中主要病因是遗传异常与代谢障碍，病因可能涉及产前、产时或产后。

　　根据《精神障碍诊断与统计手册》第 5 版（DSM-5）中关于智力障碍相关诊断描述，智力缺陷是指经过临床评定和个体化、标准化智力测验确认的智力功能缺陷，如推理、问题解决、计划、抽象思维、判断、学业学习和从经验中学习的能力缺陷。社会适应能力缺陷是指未能达到个人独立性和社会责任方面的发育水平和社会文化标准。同时符合智力缺陷及社会适应能力缺陷，才可以诊断为智力障碍。

　　需要注意的是，在 DSM-5 中对 5 岁以下存在多个功能领域未能达到预期发育水平的婴幼儿，临床不诊断为智力障碍，而诊断为全面发育迟缓（GDD），这一类婴幼儿需要在一段时间后进行再评定。

　　目前研究显示，智力障碍的重要危险因素包括母亲受教育程度低、母亲年龄较大和贫困；其他危险因素有男性、低体重儿、多胎、家里第二个或之后出生的儿童、父亲大于 40 岁生育的后代等。因智力障碍轻重不同，危险因素也略有差异。

　　由于研究设计、诊断方法、疾病严重程度及人群特征各异，智力障碍患病率在不同研究中差异很大。据国外相关文献报道，一般人群智力障碍患病率约为 1%，其中轻度智力障碍约占85%。智力障碍患病率也因年龄和性别而异，学龄儿童和男性的患病率最高。男性智力障碍诊断率比女性高 20%～30%，但性别差异随着智力障碍加重而减小。在不同人群间，轻度智力障碍比重度智力障碍患病率变化更大，具体变化取决于一些环境因素，例如母亲受教育水平、受教育途径或获得医疗保健的机会与途径。我国 2001 年 0～6 岁残疾儿童全国抽样调查结果显示，儿童智力障碍患病率 0.93%。2006 年第二次全国残疾人抽样调查显示，全国智力障碍患病率为0.42%。智力障碍患者通常伴有躯体和神经系统疾病，其中 15%～30% 合并癫痫发作，20%～30% 存在运动障碍，10%～20% 存在感觉障碍，智力障碍越严重，相关躯体障碍比例就越高。

　　智力障碍比较常见，且需要来自家庭、学校、社区和职业环境等广泛支持服务，已成为重要的公共卫生问题。

第一节　康复评定

　　智力障碍临床诊断主要在于早期进行常规发育和行为筛查，如果筛查试验提示发育迟缓，则需进行综合性发育行为的临床评定与康复评定。其中，临床评定主要包括重点病史采集和全面体格检查、神经发育评定，康复评定主要包括智力功能和适应性行为评定。

一、临床评定

（一）筛查

在 9 月龄、18 月龄及 24 月龄或 30 月龄就诊时，应进行常规发育和行为筛查；在 18 月龄和 24 月龄就诊时，应进行孤独症谱系障碍（ASD）筛查。此外，每当父母或医师担忧儿童发育情况时，也应采用已验证的筛查工具进行筛查。其目的是尽早发现可能存在的发育迟缓或智力障碍，以便及时转诊接受早期干预，以及评定儿童需求并提供相应支持。筛查工具的稳定性、灵敏度和特异度各异，常用的筛查工具普遍适用于识别智力障碍儿童，但专门针对智力障碍儿童和青少年而设计的工具也可考虑。

如果筛查试验提示发育迟缓，则需进行临床评定。在整个评定过程中，必须采用熟练专业的沟通方式并保证充足的交谈时间，以便询问出父母担忧的问题并传达足够的信息，使他们能够在充分了解情况的基础上共同作出知情决策。如发现遗传病，应提供相应的遗传咨询。

（二）病史

评定时必须采集详细的病史，包括三代家族史，以便判断出可能的病因，发现合并症或相关病症。20%～30% 的智力障碍患者可经病史采集和体格检查发现病因。

病史内容应包括：用药史；生长曲线；患儿发育进展、停滞或倒退的相关信息；既往发育、心理和精神病学评定结果；患儿的语言发育情况；躯体病史，如癫痫发作、共济失调或肌无力、感染、先天异常等；产前、产时和产后问题，包括母亲孕期饮酒或其他环境暴露；既往新生儿期病史、代谢情况、甲状腺功能、铅和铁检测情况、视力和听力筛查结果；既往神经影像学检查结果；三代家族史，评定有无神经发育障碍、遗传病、自然流产、死产、新生儿死亡、血亲联姻；患儿生活质量、参与社区/娱乐活动情况、交友情况、家庭心理社会需求和患儿父母的压力/抑郁情况；睡眠质量及有无睡眠问题；针对性筛查询问，评定有无常见合并症，如 ASD 和注意缺陷多动障碍（ADHD）；需特别留意有无虐待和忽视，尤其是对缺乏语言表达能力的儿童和女性青少年。

（三）体格检查

1. 一般体格检查　测量身高、体重和头围，包括生长速度和使用专门针对智力障碍综合征患儿的生长曲线。小头/大头畸形和身材矮小/高大是重要的生长指标，有助于评定综合征型智力障碍。

2. 神经系统评定　在神经系统检查的基础上，详细观察儿童的行为，包括注意力、冲动性、活动、情感、社交技能、交流能力和心境。

3. 神经发育评定　包括对智力功能和适应功能进行临床和标准化评定，以确定智力障碍的诊断。

全面发育迟缓和/或智力障碍儿童的感觉受损风险较高，13%～50% 智力障碍患者有视力障碍，15%～20% 有听力障碍。因此，视觉和听觉评定是初始评定中至关重要的一部分，包括全面眼科检查和听力测定，后者首选脑干听觉诱发电位。同时对言语、语言和交流能力进行正式评定，包括家庭语言环境和语言流畅度。

二、康复评定

（一）标准化智力测试

智力功能标准化测试对测量结果与相应年龄的预期表现有良好的比较作用。最常用的标准化儿童智力测试工具是韦氏智力量表,其他常用工具见表 17-1。在不同工具及相同工具的不同版本中,测试条目及评分特点存在差异,推荐优先采用综合性检测工具进行全面智力障碍初始诊断,而非经过验证的简要工具,后者可用于已确诊智力障碍的儿童。对于智力障碍的一些遗传学病因,如唐氏综合征、脆性 X 染色体综合征,可使用病因特异性评定工具。

表 17-1 智力障碍或全面发育迟缓的儿童和青少年的常用评定量表

常用评定量表	适用年龄
2 岁以下的婴幼儿	
认知和适应性测试	
贝利婴儿发展量表(Bayley 婴儿发展量表)第 4 版(Bayley-4,2019)	16 日龄到 42 月龄
格里菲斯儿童发展量表第 3 版(Griffiths Ⅲ,2015)	出生至 5 岁 11 个月
自适应测试	
文兰适应行为量表第 3 版(Vineland-3,2016)	出生至 90 岁
适应性行为评定系统第 3 版(ABAS-3,2015)	出生至 89 岁
学龄前	
智力测试	
韦氏幼儿智力量表第 4 版(WPPSI-Ⅳ,2012)	2 岁 6 个月至 7 岁 7 个月
斯坦福 - 比奈智力量表,第 5 量表,第 5 版(SB-5,2003)	2 岁至 85 岁
差异能力量表第 2 版(DAS-Ⅱ,2007)	2 岁 6 个月至 17 岁
考夫曼儿童成套评价测验第 2 版(K-ABC-Ⅱ,2004)	3 岁至 18 岁
雷特国际行为量表第 3 版(Leiter-3,2013)	3 岁至 75 岁
自适应测试	
文兰适应行为量表第 3 版(Vineland-3,2016)	出生至 90 岁
诊断性适应行为量表(DABS)	4 岁至 21 岁
适应性行为评定系统第 3 版(ABAS-3,2015)	出生至 89 岁
学龄期及以后	
智力测试	
韦氏幼儿智力量表第 4 版(WPPSI-Ⅳ,2012)	2 岁 6 个月至 7 岁 7 个月
斯坦福 - 比奈智力量表,第 5 量表,第 5 版(SB-5,2003)	2 岁至 21 岁以上
韦氏儿童智力量表第 5 版(WISC-Ⅴ,2014)	6 岁至 16 岁 11 个月
差异能力量表第 2 版(DAS-Ⅱ,2007)	2 岁 6 个月至 17 岁
考夫曼儿童成套评价测验第 2 版(K-ABC-Ⅱ,2004)	3 岁至 18 岁
雷特国际行为量表第 3 版(Leiter-3,2013)	3 岁至 21 岁以上
非语言智力测试第 4 版(TONI-4,2010)	6 岁至 89 岁 11 个月
韦氏成人智力量表第 4 版(WAIS-Ⅳ,2008)	16 岁至 90 岁 11 个月
自适应测试	
文兰适应行为量表第 3 版(Vineland-3,2016)	出生至 90 岁
诊断性适应行为量表(DABS)	4 岁至 21 岁
适应性行为评定系统第 3 版(ABAS-3,2015)	出生至 89 岁

（二）适应功能评定

应采用经验证的可靠标准化工具来评定适应功能。最常用的适应功能评定工具是文兰适应行为量表（Vineland adaptive behavior scale，VABS）。该量表可评定个体从出生到 90 岁的社交技能。该测试是针对主要照顾者和其他熟悉孩子的人，包含沟通、日常生活技能、社会化及运动技能 4 个部分，VABS 也用于有行为障碍和身体障碍的儿童。

其他标准化工具包括美国智力和发育障碍协会（American association on intellectual and developmental disabilities，AAIDD）的诊断性适应行为量表（diagnostic adaptive behavior scale，DABS），可提供概念、社交和实用领域评分及总评分，适用于出生到 89 岁人群，该测试对于确定最大限度地提高独立功能和生活质量所需的支持强度和类型非常有帮助。适应性行为评定系统第 3 版（adaptive behavior assessment system，3rd edition，ABAS-3），从儿童出生起就可采用，可提供概念、社交和实用领域的适应功能评分，以及一般适应功能综合评分。DABS 和 ABAS-3 均能识别 DSM-5 定义的单个领域显著适应功能缺陷。

第二节　康复治疗

对于智力障碍患者，在完善其相关专业评定的基础上，应尽早开展全面的康复训练。总体训练原则：①早期筛查、早期评定、早期诊断、早期干预、早期康复；②制订个体化康复方案；③家庭、学校及社会三者共同参与，全面康复。

对部分内分泌疾病、染色体病、遗传代谢病等所导致的智力障碍可通过特殊饮食疗法和激素替代疗法等进行原发病治疗。目前尚未发现能够提高智力水平的特效药物。

一、物理治疗

相对于智力而言，智力障碍儿童的运动系统发育较好。但智力障碍儿童在发育早期主要表现为大运动发育方面较同龄儿有不同程度的落后，同时其保护性伸展反应、反应性平衡、运动协调性等也常常落后于同龄儿童。因此，物理疗法也是必要的，尤其是在发育早期。应系统性评定智力障碍儿童的大运动发育水平及运动障碍，应用物理治疗进行针对性训练，以改善其运动发育水平。

二、作业治疗

作业治疗的主要目的是最大限度地提高认知水平，减轻认知障碍对学习生活的影响。治疗目标根据儿童年龄、智力障碍程度及社会适应能力设定。

（一）轻度智力障碍者

IQ 为 50～69，在儿童期重点发展读、写、计算、生活自理、日常家务、乘车、购物、社会规划等；在青少年期则重点进行职业培训，学会一定的非技术性或半技术性职业技能，使得成年后能独立生活、自食其力。

（二）中度智力障碍者

IQ 为 35～49，重点培养生活自理能力，学会生活自理和部分自理，在他人指导照顾下进行简单劳动。

（三）重度、极重度智力障碍者

重度患儿 IQ 为 20～34，极重度患儿 IQ<20，则仅以学习独立进食和简单卫生习惯为主要训练内容。

三、感觉统合训练

感觉统合训练是指基于儿童神经发育需要，引导对感觉刺激做适当反应的训练。训练内容包含了听知觉、前庭平衡觉、本体感觉、触觉及视知觉等多感官刺激的全身运动。其目的不在于增强运动能力，而是影响其神经系统发育，促进大脑感觉组织功能，形成高效协调的中枢神经协调工作机制。在训练中同时给予儿童前庭、肌肉、关节、皮肤触摸、视、听、嗅等多种刺激，并将这些刺激与运动相结合。

四、言语治疗

言语障碍是智力障碍儿童最为常见的临床表现之一，也是智力障碍的重点康复内容。言语治疗是指基于系统的语言能力评定，并根据诊断结果和所确定的语言功能异常类别，确定康复目标，选择合适的康复内容和康复手段进行干预，并及时监控康复训练的效果。可以采用语音、语义、语法、语用的分类方式进行训练。

（一）语音训练

语音清晰度差、言语不连贯、音韵异常是智力障碍儿童常见语音问题。智力障碍儿童语音障碍的原因可能与发音器官缺陷、听觉系统障碍或不良社会心理因素等有关。康复内容包括：①言语呼吸功能调整；②构音器官训练，包括下颌、唇、舌、软腭的活动度和协调性训练；③音素听辨和模仿训练，语音康复训练过程中智力障碍儿童需要掌握针对不同音素的听辨和模仿能力，才能在构音训练过程中通过模仿、纠错、改进发音的方式循环学习清晰的语音。

（二）语义训练

智力障碍儿童理解的词汇随年龄的发展而发展，其发展规律与正常儿童相似，但发展速度落后于正常儿童。此阶段训练的主要目的是将其所了解的及想要表达的内容转化成简单的语言符号（词语），并用言语的方式表达出来。同时，通过词汇训练帮助其扩大词汇量，学习多种类别的词语，加深对常用词汇的词义理解。康复训练的主要内容包括学习常见名词（如有关称谓、人体部位、食物、衣物、餐具、洗漱用品、玩具、常见动物、交通工具等名词）和常见动词（如有关肢体动作、常见活动的动词）。训练时，康复治疗师应充分考虑儿童的需求、兴趣及能力水平，选择适当词汇，反复给予刺激；引导儿童理解简单语言，激发其表达语言的兴趣，鼓励其多用口语形式来回答问题。

在这一阶段，儿童可能达到的语言或与语言相关的一般认知目标或参考认知目标：①发展语言理解能力，能在一些语音和实体之间建立联系；②发展核心词汇，继续扩充词汇量，并增加词语的种类；③能够表达简单的单、双音节词语，并结合手势和环境来交流；④增加对各种符号的理解。

（三）语法训练

智力障碍儿童理解句法结构的顺序与正常儿童基本一致，但智力障碍儿童获得这些结构的时间要晚于正常儿童。汉语儿童语法发展的特点有：①从不完整句到完整句；②从独词句到简单句；③从单句到复句；④从松散到逐步严谨；⑤从无连词到有连词；⑥从无修饰句到修饰句。智力障碍儿童在连词的使用上较为单一，还存在频繁的词性误用现象。

1. 词组理解与表达阶段目标　让儿童掌握一些生活中的常见词组，初步认识词组成分间的语义关系，能够用两个或两个以上的词顺畅地与人交流（包括口语与非口语交流形式）。

康复训练的主要内容：①在掌握一定数量常见词语的基础上，学习一些简单的词组形式，包括动宾词组、主谓词组、偏正词组、并列词组、介宾词组五类；②对所学词组进行表达训练；③对一些难学词语进行拓展训练；④让基础较好的儿童进一步学习较难的词组结构。

2. 句子理解与表达阶段目标　通过对儿童进行日常语言中的常见句式和常见语句的康复训练，帮助他们在一定程度上理解语义之间的关系，进一步熟悉汉语的语法结构，如基本句式和常见句型的语法结构等；让其习得一定的句子表达模式，提高语言理解和表达能力。

康复训练的主要内容：①学习主语、谓语和宾语的基本句式；②学习较难词组形式；③学习把字句、被字句、是字句、比较句、给字句等常用句式；④进行句式练习和句子成分的替代训练；⑤对决定句子结构的某些抽象词（如把、被、是、比和给等）进行拓展训练；⑥对所学句式进行表达训练。

3. 短文理解与表达阶段目标　①掌握大部分的语法知识；②增加复杂语法结构的理解和使用能力；③有限地理解词语之间的抽象关系，有较丰富的语义知识；④在语法结构和语义知识的基础上建立语言体系；⑤发展阅读和书写技能；⑥能知道如何用语言表达问候、提要求、描述事件等。

康复训练的主要内容：①学习有两个或两个以上从句的较复杂句子；②学习用正确的方式实现句子之间的过渡；③学习用两个或多个句子连贯地表述事件或传达意图；④学习用一个或多个句群较连贯和完整地表达自己的意图。

（四）语用训练

在前语言阶段，智力障碍儿童非语言交流技能的发展就开始落后于普通儿童，随着年龄的增长，智力障碍儿童在会话的发起、维持和修补上都存在一定缺陷。对于围绕主题的叙事、有时间线索或者空间线索事件的描述上存在混乱，在正确识别社交语境和不同语境下语用的技能方面都存在缺陷。

在前语言阶段就可以通过以下训练内容来发展智力障碍儿童的听觉注意力，提高对外界语音和环境信号的感知，培养非语言交流技能：①诱导儿童产生无意识交流；②训练其通过不同音调、音强和音长的哭叫声或眼神向外界表达他们的生理需要和情感；③培养听觉敏锐度，使其对语音敏感，关注主要照顾者的言语声，能辨别一些语调、语气和音色的变化；④引导发出一些单音节，逐渐发出连续的音节；⑤培养交际倾向，对成人的声音刺激能给予动作反馈，初步习得一些最基本的交际规则；⑥能理解一些表达具体概念的词。

在智力障碍儿童具备了一定的语义、语法技能储备了以后，可以进行以下训练：①不同语境的社交对话练习；②通过书面提示等社交脚本教学；③围绕主题的交流训练；④复述和自主概括小篇章故事情节的训练；⑤按照时间线索描述自己一日活动，培养次序认知和表述。

五、传统康复

传统康复在智力障碍儿童康复治疗中有其独特优势，常用的治疗方法如下：

（一）中药/中成药

根据患儿体质及辨证论治，选择益智类中药或中成药，能配合服药者均可使用；根据患者需要，选择中药自煎或中药颗粒冲剂，根据患者具体情况拟定个体化处方。

（二）针刺疗法

1. 头针　靳三针（四神针、智三针、颞三针、定神针），伴语言障碍者配伍国际标准化头针定位的语言一、二、三区，情绪心理行为障碍者配伍情感区，癫痫者配合四神聪透百会、玉枕透天柱；每次留针 40～50 分钟，每日 1 次，每周治疗 5 次，15 次 1 个疗程，治疗 3～6 个疗程。

2. 揿针　属于皮内针，是针刺法的一种，是将针具刺入皮内，固定后留置一定时间，针埋入皮下后，可产生持续而稳定的刺激，以达到防治疾病的目的。辨证取穴：心肝火旺证加心俞、肝俞、风池、太冲；肾精不足证加肾俞、肝俞、太溪、照海；痰蒙心窍证加脾俞、足三里、丰隆、劳宫；心脾两虚证加心俞、脾俞、三阴交；每次留针 1 日，休息 1 日。

（三）小儿推拿

小儿推拿是通过对患儿体表穴位、经络进行刺激，达到防治疾病的目的。开窍手法：开天门、推坎宫、揉太阳、揉耳后高骨各 50 次。益智手法：拿五经，用五指分别轻按小儿头部中间的督脉、两侧膀胱经、胆经，左右共 5 条，依次由前额轻轻点按至后脑勺，操作 5～10 次。通督手法：依次揉按督脉诸穴，重点按揉水沟、印堂、神庭、囟会、百会、风府、哑门、大椎、神道、命门、腰阳关，各 1 分钟；继续予以捏脊 10 次；再辅以擦督脉，以透热为度；以上通督手法重复 3 次。关窍手法：拿肩井 10 次；以上手法在每次治疗中可融合使用或选择 2～3 种使用，隔日 1 次，15 次 1 个疗程。

（四）耳穴贴压

用胶布将药丸准确地粘贴于耳穴处并给予适度的揉、按、捏、压，使其产生酸、麻、胀、痛等刺激感应。此为非侵入性操作，药丸可留于耳穴处数日，以持续刺激耳穴，起到重要的辅助治疗作用。可选择心、肾、肝、脾胃、肺、内分泌、缘中、神门等耳穴；夏天留置 1～3 日，冬天留置 3～7 日，双耳可交替贴压，每日按压 3～5 次，10 次为一个疗程。

六、特殊教育

特殊教育是智力障碍儿童的主要康复训练手段，由学校老师、家长、康复治疗师等共同参与及实施。根据智力障碍儿童病情严重程度不同，按照正常儿童的发育，有目的、有计划、有规律地开展针对性的教育，特别是日常生活化情境的融入。特殊教育的最终目标是提高智力障碍儿童生活自理能力水平，尽可能减少其参与学校、参与社会的受限程度。

（一）轻度智力障碍者

可以在特殊学校接受教育，也可以在普通学校随班就读。循序渐进地训练其日常生活技能、基本劳动能力、回避危险和处理紧急事件的能力。训练目标为日常生活基本自理，成年后回归正常生活。

（二）中度智力障碍者

部分可以在特殊学校接受教育。训练重点为生活自理能力和部分社会适应能力。训练目标为掌握简单的卫生习惯和基础性日常生活活动能力，可以表达基本需求和愿望。

（三）重度、极重度智力障碍者

主要是训练基础性日常生活活动能力，尽可能减少陪护人员的工作。

七、音乐疗法

音乐疗法作为智力障碍儿童学习的一门重要学科，有助于智力障碍儿童注意力培养，提升社交技能，提高运动能力，改善儿童情绪，合理利用业余时间，从而促进其身心综合发展。

八、家庭教育

家庭早期教育对智力障碍儿童未来发展有很大的作用，儿童社会交往活动首先从与父母的交往开始，他们与父母的交往频率最高，学习的第一个老师就是家长。家庭教育的作用学校教育不能替代,所以在任何时候也不能忽视家庭教育的力量。在家庭教育中,父母要努力寻找帮助智力障碍儿童的方法,了解他们的需要,挖掘他们的潜能,帮助他们找到正确的生活方式。家庭教育总的原则就是尽早进行干预,加强日常生活技能训练、耐心了解孩子的兴趣和需要、创造条件让孩子与外界尽可能多交流、正确认识自己的孩子。

九、社会适应性功能训练

社会适应性功能受概念性、社会性、实用生活技能三种基本技能的影响。其中,概念性技能主要包括数字、金钱、时间的理解能力,以及阅读和沟通能力。社会性技能包括理解和遵守社会规则和习俗,与他人融洽相处;遵守法律,并发现他人的动机,以避免受害和欺骗。实用生活技能是进行日常生活活动所需的技能,包括喂食、洗澡、穿衣、职业技能和导航等技能。

此外,教育支持和个人教育计划(individual education program, IEP)作为一种智力障碍康复治疗与特殊教育的基本原则和方法,其本质是对智力障碍者个性的尊重、差异的认同。IEP具有个别性、整体性、教育性、合作性、程序性和科学性等特征,通过具体的治疗与教育课程得以实现,其最终目的是提高智力障碍个体的社会适应功能。近年来,IEP在世界范围内被广泛采用,被视为智力障碍患儿特殊教育系统与特殊教育课程发展的核心,不同国家和地区对IEP书面材料的内容规定和呈现格式均略有不同。

(陈　捷)

第十八章

认知障碍康复评定与治疗

认知障碍疾病是一种以获得性、持续性认知功能损害为核心，并导致患者日常生活和工作能力减退、行为改变的综合征。认知障碍疾病按严重程度分为轻度认知障碍（mild cognitive impairment，MCI）和痴呆两个阶段。MCI 是认知正常到痴呆发病的中间阶段，患者表现为轻度认知损伤，尚未达到痴呆诊断标准，日常生活能力未受影响。临床表现以记忆力减退、注意力不集中、日常生活能力下降，甚至出现精神行为异常为主要特征。按照病因，认知障碍分为阿尔茨海默病源性痴呆（Alzheimer disease，AD）及轻度认知障碍（AD-MCI）、帕金森病源性痴呆（Parkinson disease with dementia，PDD）及轻度认知障碍（PD-MCI）、血管性认知障碍（vascular cognitive impairment，VCI）等。VCI 又可分为血管性痴呆（vascular dementia，VaD）及轻度认知障碍（VaMCI）等。认知功能损害是 AD 的核心症状，而 PDD 患者则是以姿势障碍、步态异常等锥体外系症状为主，认知功能损害为伴随症状。VCI 则表现为：①有卒中病史及卒中导致的一侧肢体无力、麻木、假性延髓麻痹、腱反射亢进、病理征阳性等定位症状体征。②认知损害发病突然，呈急性或亚急性起病，在多次卒中（包括短暂性脑缺血发作）或一次大面积脑梗死或脑出血后很快出现痴呆，或在经历数次小的脑梗死后痴呆逐渐发生（6 个月内），认知功能时好时坏呈波动性病程。③高级认知功能损害与病变部位有关。

认知障碍疾病的危险因素分为可干预和不可干预两大类。一项大规模全国性横断面研究显示，痴呆和 MCI 具有相似的危险因素，不可干预因素包括年龄、性别、痴呆家族史；可干预因素包括居住、文化程度低、独居、吸烟、高血压、高脂血症、糖尿病、心脏病、脑血管疾病。

AD 的主要病理学特征为 Aβ 沉积形成神经炎性斑块、tau 蛋白异常磷酸化形成的神经原纤维缠结以及神经元缺失和胶质细胞增生等。α 突触核蛋白和 Aβ 异常沉积继发的突触损伤及神经递质传递障碍在 PDD 及 PD-MCI 的发病机制中起重要作用。而各种病因的血管疾病导致的脑组织缺血、出血或递质环路损害是 VCI 发生的根本原因，病理基础主要包括大血管缺血性、小血管缺血性、低灌注性、出血性、混合或联合性 5 个类型。

认知障碍多见于中老年患者，国内的一项大型流行病学调查显示，经年龄性别标准化的痴呆总患病率约为 6.0%，AD 为 3.9%，VaD 为 1.6%，其他痴呆为 0.5%。据此估算中国≥60 岁成年人约有 1 507 万人患有痴呆：983 万人患有 AD，VaD 392 万人，其他类型痴呆 132 万人；MCI 总体患病率 15.5%，约 3 877 万人。

全球痴呆的年龄标准化患病率为 682.5/10 万，导致的 DALY 位列第 23 位，年龄标准化 DALY 率为 338.6/10 万。我国痴呆的年龄标准化患病率为 788.3/10 万，导致的 DALY 位列第 15 位，年龄标准化 DALY 率是 368.5/10 万，均高于全球平均水平。

随着我国人口老龄化、慢性疾病患者数量的增加，认知障碍发病率的逐年上升必将给患者、家庭和社会带来巨大的经济压力。

第一节 康复评定

通常根据患者病史采集、临床症状、体格检查、神经心理学评估、体液检查和影像学检查明确诊断。基于 ICF 的基本理念,主要对结构与功能、日常生活活动能力、社会参与能力进行康复评定。

一、结构评定

MRI:AD-MCI 最常见的脑局部变化是海马和内嗅皮质的萎缩。PDD 表现为多个脑区皮质萎缩(如额叶、颞叶、顶叶、岛叶等)及皮质下结构萎缩(如海马、杏仁核等)。VCI 表现为脑室周围和大脑深部组织(尤其是内囊膝部和前肢、放射冠前部、半卵圆中心前部)的弥漫性缺血性白质改变,尾状核、苍白球、丘脑等深部灰质核团和内囊、放射冠、额叶白质的多发腔隙性梗死。CTA 或 MRA:VCI 常表现为责任血管的中重度狭窄或闭塞。

二、功能评定

(一)认知功能

认知评估能够客观地反映认知功能是否有损害,以及其损害程度、认知损害的特征和变化,以尽早发现认知功能问题,给予早期干预。常用的评估量表有简易精神状态检查量表(MMSE)、画钟测验(CDT)、蒙特利尔认知评估量表(MoCA)等。

1. MMSE 是国内外最普及、最常用的痴呆筛查量表,灵敏度好,易操作。该量表包括时间定向力、地点定向力、瞬时记忆、注意力及计算力、延迟记忆、语言、视空间 7 个方面,共 30 项。每项回答正确计 1 分,回答错误或不知道计 0 分,总分范围为 0~30 分。总分 27~30 分为正常;<27 分为认知障碍,其中 21~26 分为轻度,10~20 分为中度,0~9 分为重度。测试成绩与文化水平密切相关,正常界值划分标准为:文盲 >17 分,小学 >20 分,初中及以上 >24 分。

(1)操作指导语及记分方法

1)时间定向力和地点定向力(最高 10 分):①首先询问日期,之后再针对性地询问其他部分,如"您能告诉我现在是什么季节吗",每答对 1 题得 1 分;②请依次提问,如"您能告诉我,我们在什么省市吗(在什么区县? 在什么街道? 在什么地方? 在第几层楼)",每答对 1 题得 1 分。

2)瞬时记忆(最高 3 分):测试者告诉受试者将会问几个问题来检查他的记忆力,然后清楚、缓慢地说出 3 个相互无关的物品名称(如皮球、国旗、树木),约 1 秒说 1 个。测试者说完 3 个物品的名称之后,要求受试者重复一遍,答对 1 个得 1 分。如果受试者没能完全记住,测试者可以重复,但重复的次数不能超过 5 次。如果 5 次后仍未记住这 3 个名称,那么对于回忆能力的检查就没有意义了(请跳过"延迟记忆"检查)。

3)注意力和计算力(最高 5 分):要求受试者从 100 开始减 7,之后再减 7,一直减 5 次(即 93、86、79、72、65)。答对 1 题得 1 分,如果前次错了,但下一个答案是对的,也得 1 分。

4)延迟记忆(最高 3 分):让受试者重复一遍"瞬时记忆"检查时提到的 3 个物品名称。正确重复 1 个得 1 分,最高 3 分。

5)语言(最高 8 分):①命名能力(0~2 分),拿出手表卡片或实物给受试者看,要求他们说出这是什么,之后拿出铅笔问他们同样的问题。②复述能力(0~1 分),要求受试者注意测试者说的话并重复一次,注意只允许重复一次,这句话是"四十四只石狮子",只有复述正确、咬字清楚才能计 1 分。③三步命令（0～3 分），给受试者一张空白的纸，要求受试者按指令去做，注意不要重复或示范；只有按正确顺序做的动作才算正确，每个正确动作计 1 分。④阅读能力（0～1 分），拿出一张写有"闭上您的眼睛"的卡片给受试者看，要求受试者读出来，并按要求去做。只有确实闭上眼睛才能计 1 分。⑤书写能力（0～1 分），给受试者一张白纸，让他们自发地写出一个完整的句子；句子必须有主语、动词，并有意义；注意不能给予任何提示。语法和标点的错误可以忽略。

6）视空间（最高 1 分）：在一张白纸上画有交叉的 2 个五边形，要求受试者照样准确地画出来；评分标准：五边形需画出 5 个清楚的角和 5 个边；同时，2 个五边形交叉处形成菱形。线条的抖动和图形的旋转可以忽略。

（2）评估时注意事项

1）测试者要经过专业培训。

2）测试环境要安静，避免干扰，使老年人感到舒适。

3）测试者需考虑到老年人的视力和听力，因为视力不良或听力缺损常会影响评估结果。测试场所应必备老视眼镜、放大镜、助听器等。

4）老年人和照料者分开问诊，以免发生冲突。

5）测试者的语言应使老年人充分理解，尽量按照指导语进行，严格打分，保持一致性。

6）测评过程中应不断鼓励和表扬老年人，当老年人感到完成某项检查较困难时，测试者应避免给予其过多压力。

7）检查没有时间限制。

2. MoCA 是针对轻度认知障碍进行快速筛查的评定工具。评定的认知领域包括视空间与执行功能、命名、记忆、注意、语言、抽象、延迟回忆和定向力。完成 MoCA 需要大约 10 分钟。量表总分 30 分，≥26 分为认知功能正常。操作指导语及记分方法如下：

1）视空间与执行功能（最高 5 分）

A. 交替连线测验（0～1 分）："我们有时会用'123……'或汉语的'甲乙丙……'来表示顺序。请您按照从数字到汉字并逐渐升高的顺序画一条连线。从这里开始（指向数字'1'），从'1'连向'甲'，再连向'2'，并一直连下去，到这里结束（指向汉字'戊'）"。

B. 复制立方体（0～1 分）："请您照着这幅图在下面的空白处再画一遍，并尽可能精确"。

C. 画钟表（0～3 分）："请画出一个钟表表盘，把数字标在正确位置上，并请把指针标于 11 点 10 分的位置"。正确 1 步得 1 分，最高 3 分。

2）命名（最高 3 分）：自左向右指着图片问受试者："请您告诉我这个动物的名字"，每答对 1 个得 1 分，最高 3 分。

3）记忆（不计分）："这是一次记忆力测验。在下面的时间里我会给您读几个词，您要注意听，一定要记住。当我读完后，把您记住的词告诉我。回答时想到哪个就说哪个，不必按照我读的顺序说"。把受试者回答正确的词在第一次的空栏中标出。当受试者回答出所有的词，或再也回忆不起来时，把这几个词再读一遍，并向受试者说明："我把这些词再读一遍，请您努力去记并把记住的词告诉我，包括您在第一次已经说过的词。"把受试者回答正确的词在第二次的空栏中标出。第二次结束后，告诉受试者一会儿还要让他回忆这些词："在检查结束后，我会让您把这些词再回忆一次。"

4）注意（最高 6 分）：①数字顺背广度（0～1 分），"下面我说一些数字，您仔细听，当我说完时您就跟着照样背出来。按照每秒 1 个数字的速度读出这些数字"，回答正确得 1 分。②数字倒背广度（0~1分），"下面我再说一些数字，您仔细听，但是当我说完时您必须按照原数倒着背出来。按照每秒1个数字的速度读出这些数字"，回答正确得1分。③警觉性测试（0~1分），"下面我要读出一系列数字，请注意听。每当我读到1的时候，您就拍一下手。当我读其他的数字时不要拍手"，错误数≥2个不得分。④连续减7（0~3分），"现在请您做一道计算题，从100中减去一个7，然后从得数中再减去一个7，一直往下减，直到我让您停下来为止"，如果需要，可以再向受试者讲一遍，4~5个正确得3分，2~3个正确得2分，1个正确得1分，全部错误为0分。

5）语言（最高3分）：①句子复述（0~2分），"现在我要对您说一句话，我说完后请您把我说的话尽可能原原本本地重复出来：我只知道今日张亮是来帮过忙的人""现在我再说另一句话，我说完后请您也把它尽可能原原本本地重复出来：狗在房间的时候，猫总是躲在沙发下面"，正确重复1句得1分，最高2分。②词语流畅性（0~1分），"请您尽可能快、尽可能多地说出您所知道的动物名称。时间是1分钟。请您想一想。准备好了吗？开始"，正确数≥11个得1分。

6）抽象（最高2分）："请您说说橘子和香蕉在什么方面相类似"，如果受试者回答的是一种具体特征（如都有皮或都能吃等），那么只能再提示一次，"请再换一种说法，它们在什么方面相类似"，如果受试者仍未给出准确回答（水果），则说"您说的没错，也可以说他们都是水果"，但不要给出其他任何解释或说明。在练习结束后，说"您再说说火车和自行车在什么方面相类似"，当受试者回答完毕后，再进行下一组词，"您再说说手表和尺子在什么方面相类似"，不要给出其他任何说明或启发。每答对1个得1分，最高2分。

7）延迟回忆（最高5分）："刚才我给您读了几个词让您记住，请您再尽量回忆一下，告诉我这些词都有什么"，正确回忆1个得1分，最高5分。对未回忆正确的词，给予分类提示；如果仍未回忆正确，给予多选提示，"我向您说出三个词语，其中有1个词是我给您读过的，请您指出来"；分类提示和多选提示均不计分。

分类提示和多选提示：①面孔，身体的一个部位，鼻子、手掌、面孔；②天鹅绒，一种纺织品，棉布、天鹅绒、涤纶；③教堂，一种建筑物，医院、学校、教堂；④菊花，一种花，菊花、玫瑰、向日葵；⑤红色，一种颜色，红色、蓝色、绿色。

8）定向力（最高6分）：请首先询问日期，再依次提问"您能告诉我，我们在什么城市，在什么地方"，每答对1题得1分，最高6分。日期多1日或少1日都算错误，不给分。

3. CDT　徒手画钟表是一项复杂的行为活动，除了空间构造技巧外，还涉及记忆、注意、抽象思维、设计、布局安排、运用、数字、计算、时间和空间定向概念、运作的顺序等多种认知功能。CDT操作简单、省时，不受文化程度限制，易被老年人接受。该测验有多种评定方法，其中，0~4分法简单、敏感和易行，痴呆确诊率可达75%。

（1）操作指导语：测试者指定一个时间，采用下列指导语，"请画出一个钟表表盘，把数字标在正确位置上，并用时针和分针把时间标在8点20分的位置"。

（2）评分方法：①画出封闭的圆计1分；②数字位置正确计1分；③12个数字无遗漏计1分；④时针和分针位置正确计1分。总分4分为认知功能正常，3分为轻度认知障碍，2分为中度认知障碍，0~1分为重度认知障碍。

（二）运动功能和感觉功能

认知障碍患者除认知功能受损外，常伴有感觉运动功能障碍；尤其是VCI患者，可表现为偏瘫、偏身感觉障碍、肌张力异常。常使用Brunnstrom分期进行运动功能的评估；肌张力使用改良 Ashworth 量表;步行功能可选择功能性步行分级进行整体步行能力评估,使用 RLA 目测步态分析法进一步评定步态;或者借助三维步态分析系统进行更详细的评估。感觉功能使用 Fugl-Meyer 感觉量表进行评估。

(三)平衡功能

包括 VCI 在内的认知障碍患者,伴有或随着病情发展,出现行走不稳、平衡能力下降。可使用 Fugl-Meyer 平衡量表、Berg 平衡量表评估平衡能力,必要时使用动静态平衡测试系统等进行定量评估分析。

(四)言语、吞咽功能

伴有失语症、吞咽障碍的认知障碍患者,可选用波士顿诊断性失语检查、西方失语成套测验、汉语失语成套测验、汉语标准失语症检查等进行失语检查;选用洼田饮水试验、反复唾液吞咽试验进行吞咽功能检查,必要时进行吞咽造影录像检查或纤维内镜吞咽功能检查。

三、日常生活活动能力评定

(一)Barthel 指数

Barthel 指数包括 10 个评估项目,即进食、洗澡、修饰、穿衣、大便控制、小便控制、如厕、床椅转移、平地行走、上下楼梯。该量表适用于评估基础性日常生活活动能力。

(二)日常生活活动量表

日常生活活动量表(ADL 量表)由 Lawton 和 Brody 于 1969 年编制,评定受试者的日常生活活动能力。基于照料者提供的有效和可靠信息,该量表对照料者观察到的受试者过去 4 周内的特定举动和行为的实际表现进行评估。ADL 量表有众多版本,本节所用的是 E Yu 和 W Liu 修订后的 ADL 量表。ADL 量表由 20 个项目组成,内容包括 2 部分:一部分是躯体生活自理能力,包括吃饭、穿衣、定时如厕、梳洗、行走和洗澡;另一部分是工具性日常生活能力,包括打电话、购物、做家务、做饭、洗衣、使用交通工具、服药、处理自己的钱财。

1. 评分标准 1 分代表自己完全可以做;2 分代表有些困难,自己尚能完成;3 分代表需要帮助;4 分代表根本没法做。当患者从来不做但是能够胜任时,评定为 1 分;从来不做且做起来有困难,但不需要别人帮助,或者在进行活动时需要照料者口头提醒和指导时,评定为 2 分;从来不做但做起来需要帮助,或者通过他人给予的一定程度身体上的协助来进行活动时,评定为 3 分;从来不做也无法完成时,评定为 4 分。

2. 结果判定 评分范围为 20~80 分。评定的结果总分≤26 分为完全正常,>26 分提示有不同程度的功能下降。

3. 评估注意事项

(1)评估员必须亲自参与受试者的 ADL 访谈,不能由照料者自行完成填写。

(2)实施访谈时不应有受试者在场。

(3)评估员必须向照料者朗读指示,指明将要询问过去 4 周内完成的活动。指示照料者对其最常观察到的功能水平进行评价。

(4)如果对受试者的表现水平仍然存在疑问,则对受试者表现稳定的最高水平进行评价。

四、社会参与能力评定

认知障碍影响患者工作学习、社会交往及休闲娱乐,需要评估其社会参与能力和生活质量;量表评估可以采用健康调查量表 36(SF-36)和世界卫生组织生活质量测定量表简表(WHO-

QOL-BREF）。该量表测定个体最近2周的生活质量，由26个条目和3个附加问题组成，包括生理、心理、社会关系、环境4个领域和2个独立分析的条目。每个条目采用5级评分，其中3、4、26这3个条目为反向计分。每个领域的得分通过计算其所含条目的平均分再乘以4得到，各领域的得分范围为4～20分。将4个领域的得分相加，得到生活质量总分，总分范围为0～100分。得分越高，生活质量越好。

第二节　认知康复治疗

临床前阶段的提出将对认知障碍的关注前移到症状出现前，体现了"早发现、早诊断、早治疗"的优越性。针对MCI阶段的干预可能是延缓痴呆发生最为有效的策略。认知康复有望成为临床前阶段和痴呆风险人群的早期干预和预防手段。

一、认知康复的相关定义

认知康复是指通过医师和照料者协作，采用个体化干预手段或策略，帮助认知障碍患者维持或改善某些日常生活能力或社会功能。其干预对象主要为认知障碍导致日常生活能力或社会功能受损的患者。认知康复包括2种形式，即认知刺激和认知训练。认知刺激通常是指以团队活动或讨论的形式，采用非特异性的刺激，以改善认知障碍患者的整体认知功能或社会功能，主要针对轻中度痴呆患者。认知训练是指通过对不同认知域和认知加工过程的训练来提升认知功能，增加认知储备。认知训练可以针对记忆、注意和执行加工过程等1个或多个认知域开展训练。

认知训练作为改善MCI患者整体认知功能和多个认知域功能的治疗方案得到大多数专家共识的推荐。在《认知训练中国专家共识》中，推荐级别为Ⅰ级证据、A级推荐。但认知障碍的病因不同、严重程度有所差异，推荐级别也不同。在AD-MCI、脑卒中后认知障碍（PSCI）患者中的推荐级别为B级推荐、Ⅱa级证据；在PD-MCI患者中为B级推荐；在痴呆期AD患者中仅对认知训练进行了C级推荐。

认知训练适用于有意愿的个体，目的在于提高认知功能和认知储备。认知训练方案应个体化，给予适合的训练强度和充足的训练量以保证训练效果（A级推荐）。在训练剂量上，基于健康老年人和Cog-VACCINE的研究，每次训练时间不短于30分钟，每周3～5次训练，总训练时间在20小时以上（Ⅰ级证据）。训练内容包括处理速度、注意力、知觉、远期记忆、工作记忆、计算、执行、推理和解决问题等方面难度递增的任务。

认知训练可以采用纸笔或计算机辅助的训练形式。计算机辅助认知训练形式在AD-MCI患者中推荐级别为Ⅰ级证据、A级推荐；在PD-MCI和PSCI中均为Ⅱ级证据、B级推荐。训练方式上，一对一的训练效果较好，居家训练要加强家属或照料者协助，或采用互联网远程康复系统。

二、认知康复的实施

（一）单项认知域康复治疗

按照DSM-5中神经认知障碍的主要六项认知障碍进行单项认知域康复治疗。

1. 复合性注意训练　可采用的方法包括Stroop测验、视觉追踪、数字或字母划消测验、数字顺背/倒背或间隔跳背、双色比色板拼接、拼图游戏、棋牌游戏等，如一只手画圆、一只手画方。此外，还可进行计时完成任务，如把信件等在单位时间内进行分拣、把积木在单位时间内搭成某种形状等。

2. 执行功能训练　把各种卡片按照动物、植物、交通工具、家禽、家畜等进行归类图片分析、排序、场景分类。

3. 学习和记忆训练　观看老照片并回忆过去经历的事件进行远期记忆训练；重复拨过不久的电话号码、刚刚从菜市场买回来的蔬菜名称进行短期记忆训练。

4. 言语训练　在言语训练中，选择方法时需要考虑到患者的情况，如失语症的分类、严重程度、病程、相关障碍、交流环境等。如果是为了为改善语言功能则可以采用 Schuell 刺激法、模块模型法、认知加工法、神经语言法、强制性诱导失语症治疗、旋律音调疗法、计算机辅助治疗；如果是为了改善日常生活交流能力，训练方法主要采用功能性交际治疗，如交流效果促进法；此外，还可以进行各种代偿手段的训练，包括手势语训练、画图训练、交流板训练；既可以一对一训练，也可以采用小组形式进行。

5. 感知性运动训练　进行搭积木、手工编制、画图等训练；也可进行孔明锁、魔方、九连环等益智游戏；给玩偶搭配衣服。

6. 社交认知训练　训练患者识别不同的情绪，利用图片或小视频引导患者回答"那个母亲为什么流泪""大家为什么鼓掌"。

（二）多认知域、多模态康复治疗

多个专家共识推荐在认知训练基础上增加有氧训练、怀旧疗法等训练项目，或与虚拟现实、经颅磁刺激和经颅直流电刺激等神经调控技术相结合，进行认知域、多模态干预，在《认知训练中国专家共识》中为 I 级证据、A 级推荐。

1. 怀旧疗法（reminiscence therapy，RT）　怀旧疗法的主要目标是建立认知记忆成分和促进个人或人际交往。怀旧疗法被推荐作为认知障碍患者的综合干预方法，可以改善患者的认知、抑郁、日常生活活动和生活质量；参数为 30～60min/ 次，每周 1～2 次，为了使治疗有效，持续 8～12 周。患者以三五成群的小组或团体形式进行，常借助有形的物品（如 1 张老照片，1 个老物件，家庭成员或亲朋好友熟悉的物品、歌曲或事件）；也可借助个性化数字记忆书、移动应用程序和计算机辅助程序。

2. 音乐疗法　AD 相关的专家共识推荐将音乐疗法作为改善 AD 患者认知功能、心理和行为的治疗方案。音乐疗法分为 2 种方式：一种是主动的，患者积极参与音乐制作过程；另一种是接受或被动的，患者聆听音乐，通常是为了放松或改变情绪。2 种方式既可单独使用，也可混合使用。主动音乐干预对整体认知功能有积极影响，干预参数为 30～60min/ 次、每周 2 次、持续 4～12 周；患者在组织下唱歌、演奏乐器；干预者主要以音乐治疗师为主。进行被动聆听的音乐治疗时，选择患者熟悉或喜欢的音乐。

3. 虚拟现实（virtual reality，VR）　VR 是一种用于实现认知和运动功能康复相结合的技术，被推荐用于改善认知障碍患者的认知功能、情绪和运动功能。患者通过多感官通道的高端计算机界面进行实时模拟和交互的准现实体验。VR 训练中以任务为导向。VR 训练参数为 30～60min/ 次，每周 2～3 次，持续 4～12 周。通过选择互动设备个人计算机显示器、键盘 / 鼠标、头戴式设备、运动追踪器、触摸屏或环绕式屏幕等进行低沉浸、半沉浸或完全沉浸类型的训练。

4. 经颅直流电刺激（tDCS）　tDCS 对神经元膜电位进行阈下调制及改变大脑皮质兴奋性，从而调控神经功能。在 PD-MCI 和 PSCI 患者中被推荐用于改善整体认知功能和注意力及执行功能，推荐等级为中等强度。治疗参数为电刺激强度 1～2mA，20～30min/ 次，1 次 /d，每周 3～5 次，持续治疗 2～4 周。刺激部位：多为双极法，阳极刺激左侧背外侧前额叶区或左前颞叶，阴极刺激右眼眶上区域。也可选择阳极刺激双侧颞叶，阴极放在颅外的三角肌或胸大肌。

刺激电极选用 5cm×5cm～5cm×7cm，颅外电极规格为 5cm×7cm～6cm×10cm。

5. 重复经颅磁刺激（rTMS） rTMS 以节律性和重复性形式提供系列脉冲，调节神经活动和皮质兴奋性。rTMS 既可作为神经调控技术，也可作为神经刺激技术。在认知障碍的治疗中，利用高频刺激兴奋认知功能相关脑区的活动，从而改善认知功能。在 AD-MCI 患者中，rTMS 治疗有助于改善整体认知功能、情景记忆和语言功能，推荐级别为 IIb 级证据、B 级推荐；在 PD-MCI 患者中，rTMS 用于改善整体认知功能和执行功能，B 级推荐。刺激参数为高频 10～20Hz，80%～120% RMT，2～4 周，10～20 节，每节 1 600～2 000 个脉冲。作用部位为单侧（或双侧）背外侧前额叶区或楔前叶。

第三节 运动治疗

一、运动疗法

运动疗法包括被动活动、牵张运动、辅助活动、抗阻训练、耐力训练、平衡协调训练、步行训练等。

二、体育锻炼

体育锻炼以有氧运动为主。大多数专家共识推荐将有氧运动作为 MCI 的预防和治疗手段。至少每周进行 1 次中至高强度的体力活动可降低痴呆的发病风险。定期有氧运动可提升 MCI 患者的整体认知功能，多与认知训练相结合；在《认知训练中国专家共识》中为 I 级证据、A 级推荐。在 AD-MCI 患者中推荐级别为 B 级推荐、IIa 级证据；在 PSCI 中为 C 级推荐、IIa 级证据。有氧运动的训练程序包括准备阶段—训练阶段（≥30 分钟）—放松阶段，≥40min/（次·d）、每周 3～5 次（最少隔日 1 次），持续 3 个月，中等强度［患者自觉有点儿费力或心率达到靶心率（最大心率＝220－年龄）］。运动形式包括快走、慢跑、骑自行车、乒乓球、羽毛球、跳舞、太极拳、八段锦、瑜伽等。对于 PD-MCI 患者，推荐进行卧式运动踏车（B 级推荐）或跑步机训练（C 级推荐）来改善整体认知功能和执行功能；推荐跳探戈舞来改善视空间功能和整体认知功能（C 级推荐）。

第四节 精神康复治疗

针对精神行为症状的康复方法有环境治疗、感官刺激治疗、行为干预、音乐治疗、舒缓治疗、芳香疗法、宠物疗法、认知刺激治疗等多种形式，其中芳香疗法和宠物疗法近年来得到越来越多的关注。

一、芳香疗法

AD 相关的专家共识推荐使用芳香疗法（aromatherapy）作为患者精神行为障碍的康复方法。芳香疗法是利用芳香植物的纯精油，通过蒸发吸入、喷洒、浸泡贴片、皮肤按摩等方式，控制和激活自主神经系统及神经内分泌系统来调节躯体活动，以起到镇静的作用，从而提高生活质量。常用的方式为通过蒸发器或喷雾器进行扩散，或通过按摩涂抹（包括穴位按摩）、贴片等；常用的是薰衣草、橘子、柠檬香水（或精油）。按摩涂抹的方案为涂抹香水或精油到手臂或面部，并轻轻按摩 1～2 分钟，每日 2 次，持续 4～12 周。

二、宠物疗法

宠物疗法（animal-assisted therapy，AAT）又称动物辅助治疗，是指在治疗过程中使用经过训练的动物，被推荐用于治疗 AD 患者的精神行为障碍，如攻击、抑郁症状。干预的持续时间从 6 周到 6 个月，每次治疗时间 10～90 分钟，频率为每周 1～2 次；每次治疗的患者人数为 3～10 人；多以狗或马作为治疗性动物。

第五节 作业治疗

以任务为导向的作业疗法是改善患者日常活动和参与能力的主要方法，如进行穿脱衣服的训练、参与家务活动，包括完成购物、洗衣服、整理床铺、扫地、擦桌柜等活动，既可在实际生活中进行，也可通过虚拟现实训练系统进行。鼓励患者进行有益的体育活动和社交活动，参加适宜的聚会、外出旅游等。

认知障碍的患者要进行早期、正规、系统、全面的康复，以减轻功能障碍，延缓病情，增加社会参与能力及提高生活质量。康复治疗应遵循早期、个体化和循序渐进的原则，在医院和社区由康复治疗师实施，居家患者可由照料者在医护人员指导下或借助远程康复系统进行居家康复。

（王宏图）

第十九章

创伤后应激障碍康复评定与治疗

创伤后应激障碍（post traumatic stress disorder，PTSD）是指个体受到异常强烈的灾难性刺激或精神创伤后，数日至半年内出现的与创伤有关的侵入性症状、回避、负性情绪与认知，以及警觉性增高症状等精神障碍。强奸、虐待、暴力袭击、绑架、重大交通事故等人为事件，以及强地震、海啸等严重自然灾害，均可诱发创伤后应激障碍。

个体在经历严重的创伤刺激后会出现惊恐等严重心理反应和急性应激障碍（acute stress disorder，ASD），通常在伤后 1～2 周内恢复正常，但部分个体会发展成 PTSD。PTSD 的诊断标准需要满足以下条件。

1. 在接触实际的或被威胁的死亡、严重的创伤或性暴力后引起的精神障碍。包括：直接经历创伤事件；目睹发生在他人身上的创性事件；获悉亲密的家庭成员或亲密的朋友身上发生了创伤事件；反复经历或极端接触创伤事件令人作呕的细节。

2. 患者表现非常痛苦，或导致社交、职业或其他重要功能方面的损害。

3. 需排除由某种物质（如药物、酒精）的生理效应或其他躯体疾病原因引起的精神障碍。

4. PTSD 包括 4 个核心症状，即与创伤事件有关的侵入性症状、回避症状、认知和心境方面持续的负性改变、警觉性增高症状。以下任何 1 种情况持续时间需超过 1 个月。

（1）在创伤事件发生后，存在以下 1 个（或多个）与创伤事件有关的侵入性症状：①创伤事件反复的、非自愿的和侵入性的痛苦记忆；②反复做内容和 / 或情感与创伤事件相关的痛苦的梦；③分离性反应（如闪回），个体的感觉或举动好像创伤事件重复出现（这种反应可能连续出现，最极端的表现是对目前的环境完全丧失意识）；④接触象征或类似创伤事件某方面的内在或外在线索时，产生强烈或持久的心理痛苦；⑤对象征或类似创伤事件某方面的内在或外在线索，产生显著的生理反应。

（2）创伤事件发生后，开始持续地回避与创伤事件有关的刺激：①回避或尽量回避关于创伤事件或与其高度有关的痛苦记忆、思想或感觉；②回避或尽量回避能够唤起关于创伤事件或与其高度有关的痛苦记忆、思想或感觉的外部提示（人、地点、对话、活动、物体、情景）。

（3）与创伤事件有关的认知和心境方面负性改变，在创伤事件发生后开始或加重，具有以下 2 项（或更多）情况：①无法记住创伤事件的某个重要方面（通常是由于游离性遗忘，而不是诸如脑损伤、酒精、毒品等其他因素所致）；②对自己、他人或事件持续放大的负性信念和预期；③由于对创伤事件的原因或结果有持续性的认知歪曲，导致个体责备自己或他人；④持续性的负性情绪状态（如害怕、恐惧、愤怒、内疚、羞愧）；⑤显著地减少对重要活动的兴趣或参与；⑥与他人脱离或疏远的感觉；⑦持续地不能体验到积极情绪。

（4）与创伤事件有关的警觉或反应性有显著的改变，在创伤事件发生后开始或加重，具有以下 2 项（或更多）情况：①激惹的行为和愤怒的爆发（在很少或没有挑衅的情况下），典型表现为对人或物体的言语或身体攻击；②不计后果或自我毁灭的行为；③过度警觉；④过分的惊跳反应；⑤注意力有问题；⑥睡眠障碍。

除以上表现外还可能出现伴随症状,包括人格解体和现实解体的分离症状及延迟性表达(即6个月后才符合诊断标准)。

但6岁及以下的儿童PTSD与成人的临床表现不完全相同,有些症状是儿童所特有的。不同之处表现为:儿童的创伤性经历主要体现在目睹创伤事件发生在父母或者主要照料者身上;创伤再体验表现为做可怕但不能识别的梦,玩与创伤有关的游戏,在游戏中重演特定的创伤;认知上的负性改变表现在显著地减少对玩耍的兴趣及参与。以上的障碍会导致患儿出现明显的痛苦,还会导致与父母、同胞、同伴或其他照料者的关系或学校行为方面的损害。

PTSD在不同国家、不同职业、不同年龄、不同性别、不同文化背景下发病率各有不同。研究表明,在高收入发达国家,大多数成年人至少经历过一次潜在创伤事件,而在德国及韩国只有1/3或更少的成年人发生过终生创伤暴露;但在发展中国家,由于国家应对灾害的能力有限,减灾的能力也相对较低,创伤事件及相关的PTSD问题可能会更加严重。女性PTSD的发病率较男性高,约2倍以上。PTSD在一些特殊人群中发病率会更高,退伍军人和其他接触创伤风险较高的职业(如警察、消防队员、急救医务人员)中较高。

第一节 康复评定

一、结构评定

PTSD是明确有脑功能损害的严重精神疾病,但目前常规的颅脑CT、MRI检查,并不能进行有效的评估及诊断。目前,针对PTSD研究的神经影像学手段主要有正电子发射体层成像(PET)、单光子发射计算机断层成像(SPECT)、功能性磁共振成像(fMRI)测定方法等。研究发现PTSD患者的海马与海马旁回、杏仁核、内侧前额叶(包括前扣带回、前额叶眶回、前额中部皮质等脑区)在fMRI上有一定的异常表现。虽然PTSD在以上神经影像学检查中有一定表现,但结构方面的评估还有待进一步研究。

二、功能评定

(一)心理功能

对于临床医师,采用心理测验量表进行评估可以帮助评估PTSD最常见的灾难创伤暴露经历形式,了解被干预者对这些创伤的主观困扰。在评估中,评估者应流露出一种自然的态度,访谈的过程应该是支持性的、非耻辱的。通过这种方式询问创伤,常常可以得到更全面和完整的创伤史、创伤反应及症状。

PTSD的评估量表主要通过访谈和量表两种评估方式,访谈也都是采用量表的结构化形式,而量表又分为简易筛选、评估和自评量表,目前常见的量表如下所示。

1. PTSD筛查量表　创伤后应激障碍筛查量表(PCL-5)是美国国家创伤后应激障碍中心推荐的,是目前诊断PTSD常用的量表之一(表19-1)。虽然不能帮助自我诊断,但是可以更直截了当地描述PTSD的症状。

该量表中如果某问题≥2分(中等或更严重),则认为该问题的症状存在;然后遵循DSM-5的诊断规则要求,至少以下症状应同时存在。问题1~5中有1个问题≥2分;问题6~7中有1个问题≥2分;问题8~14中有2个问题≥2分;问题15~20中有2个问题≥2。如果同时满足上述条件,且PCL-5得分≥33分,表示被测试者PTSD症状可能较严重,但不能对其作出诊断,需要专业医师进一步评估确诊。

表 19-1　创伤后应激障碍筛查量表

单位: 分

在过去几个月中,以下情况困扰您的严重程度	完全没有	有一点	中等	相当严重	极度严重
1. 重复出现与该创伤事件相关的令人不安、不愉快的记忆	0	1	2	3	4
2. 重复梦到令人感到不安的压力事件	0	1	2	3	4
3. 突然感觉到或经历该压力事件,仿佛又实际上演 1 遍(如同自己确实又回到当下并重新经历 1 次)	0	1	2	3	4
4. 当某些事让你想起该压力事件时,会感到非常沮丧	0	1	2	3	4
5. 当某些事让你想起该压力事件时,会有强烈的生理反应(如心跳加速、呼吸困难、流汗)	0	1	2	3	4
6. 想逃避跟该压力事件有关的回忆、想法或感受	0	1	2	3	4
7. 想避开会让你想起该压力事件的外在事物(如人、地点、对话、活动、物品或情况)	0	1	2	3	4
8. 无法顺利回忆起该压力事件的重要内容	0	1	2	3	4
9. 对自己、其他人或这个世界有强烈的负面看法(如产生下述的想法: 我很糟糕,我有严重的问题,没有人值得信任,这个世界只有危险)	0	1	2	3	4
10. 对于该压力事件或其后续影响,责怪自己或其他人	0	1	2	3	4
11. 有像是害怕、恐惧、愤怒、罪恶感或羞愧等负面感受	0	1	2	3	4
12. 对过往喜爱的活动失去兴趣	0	1	2	3	4
13. 希望跟其他人保持距离或断绝往来	0	1	2	3	4
14. 无法顺利体验正面的感受(如无法获得幸福感或对亲近的人无法有爱的感觉)	0	1	2	3	4
15. 会有举止急躁、暴怒或带侵略性的行为	0	1	2	3	4
16. 从事风险过高的行为或做会伤害自己的举动	0	1	2	3	4
17. 变得"过于警戒"或处处提防或处于戒备	0	1	2	3	4
18. 感到神经过敏或容易受惊吓	0	1	2	3	4
19. 无法集中注意力	0	1	2	3	4
20. 不易入眠或睡不好	0	1	2	3	4

2. 创伤后应激障碍自评量表(PTSD-SS)　PTSD-SS 由 24 个条目构成,理论上可划分为对创伤事件的主观评定(条目 1)、反复重现体验(条目 2、3、4、5、17、18、19)、回避症状(条目 6、8、9、10、13、16、21、22)、警觉性增高(条目 7、11、12、15、20、23)和社会功能受损(条目 14、24)5 个部分(表 19-2)。每个条目根据创伤事件发生后的心理感受分为没有影响到很重 1～5 级评定,累计 24 个条目得分为 PTSD-SS 总分,得分越高,PTSD 越重。

表 19-2　创伤后应激障碍自评量表

单位：分

条目	得分				
1. 灾害对精神的打击	1	2	3	4	5
2. 想起灾害恐惧害怕	1	2	3	4	5
3. 脑子里无法摆脱灾害发生时的情景	1	2	3	4	5
4. 反复考虑与灾害有关的事情	1	2	3	4	5
5. 做噩梦，梦见有关灾害的事情	1	2	3	4	5
6. 灾害后兴趣减少了	1	2	3	4	5
7. 看到或听到与灾害有关的事情时担心灾害再度发生	1	2	3	4	5
8. 变得与亲人感情疏远	1	2	3	4	5
9. 努力控制与灾害有关的想法	1	2	3	4	5
10. 对同事（学）、朋友变得冷淡	1	2	3	4	5
11. 紧张过敏或易受惊吓	1	2	3	4	5
12. 睡眠障碍	1	2	3	4	5
13. 内疚或有罪感	1	2	3	4	5
14. 学习或工作受影响	1	2	3	4	5
15. 注意力不集中	1	2	3	4	5
16. 回避灾难发生时的情景或活动	1	2	3	4	5
17. 烦躁不安	1	2	3	4	5
18. 出现虚幻感觉似灾害再度发生	1	2	3	4	5
19. 心悸、出汗、胸闷等不适	1	2	3	4	5
20. 无原因的攻击冲动行为	1	2	3	4	5
21. 悲观失望	1	2	3	4	5
22. 遗忘某些情节	1	2	3	4	5
23. 易激惹、好发脾气	1	2	3	4	5
24. 记忆力下降	1	2	3	4	5

3. 事件影响量表（impact of event scale，IES）　由 Horowitz 等编制，IES 为 2 因素模型。量表对回避症状和闯入症状进行了集中评定，可用来区分创伤后不同时段不同的应激反应。该量表效度良好，和临床访谈 PTSD 诊断一致性较高，也可以作为良好的筛查工具，识别出个体是否需要进行治疗。IES 修订版（impact of event scale-revised，IES-R）有 3 个因素，分别为闯入症状、回避、高唤起，共有 22 个条目，信度和效度良好（表 19-3）。其中，条目 1、2、3、6、9、14、16、20 为闯入症状，条目 5、7、8、11、12、13、17、22 为回避内容，条目 4、10、15、18、19、21 为高唤醒内容。0～8 分为亚临床；9～25 分为轻度；26～43 分为中度；44～88 分为重度，分数越高，程度越重。

表 19-3　事件影响量表修订版

单位: 分

条目	从没	很少	有时	常常	总是
1. 任何形式的相关回忆, 都会再次激发情绪反应	0	1	2	3	4
2. 我会因与那件事有关的画面很难入睡或一觉睡到天亮	0	1	2	3	4
3. 别的东西也会让我想起那件事	0	1	2	3	4
4. 我感觉我易受刺激、易怒	0	1	2	3	4
5. 当想起那件事或回忆它的时候, 我需要压抑我的激动	0	1	2	3	4
6. 即使我不愿想起那件事时, 也会想起它	0	1	2	3	4
7. 我感觉那件事好像不是真的, 或者从未发生过	0	1	2	3	4
8. 我设法远离一切能引起那些回忆的东西	0	1	2	3	4
9. 有关的画面会浸入我的脑海	0	1	2	3	4
10. 我感觉紧张, 易被惊吓	0	1	2	3	4
11. 我努力不去想那件事	0	1	2	3	4
12. 虽然我知道我的感觉仍受那件事的影响, 但我并不理会	0	1	2	3	4
13. 我对那件事的感觉似乎很麻木	0	1	2	3	4
14. 我发现我无论是做事还是感觉, 都好像又回到那个事件中	0	1	2	3	4
15. 我难以入睡	0	1	2	3	4
16. 我因那件事而有强烈的情感爆发	0	1	2	3	4
17. 我试着把那件事从我的记忆中消除	0	1	2	3	4
18. 我感觉自己难以集中精力	0	1	2	3	4
19. 那段记忆可以引起我躯体上的反应, 如: 出汗、呼吸困难、眩晕和心跳	0	1	2	3	4
20. 梦到过那件事	0	1	2	3	4
21. 我发现我自己非常小心谨慎、专注或者反应灵敏	0	1	2	3	4
22. 我努力不谈到那件事	0	1	2	3	4

4. 简明 PTSD 评分问卷　简明 PTSD 评分问卷(short posttraumatic stress disorder rating interview, SPRINT)的评估项目不仅包含核心 PTSD 症状, 还包含躯体不适、对刺激的易感性和功能损害等相关状况, 一共有 8 个项目。其中 4 项对应 PTSD 的 4 大核心症状, 即闯入性回忆、回避、麻木和高唤醒; 另外 4 项涉及躯体不适感、应激易感性和社会功能受损。每项均采用 5 级评分, 0 分代表"几乎没有", 4 分代表"极度", 量表最高分为 32 分。整个访谈过程需要 5～10 分钟。SPRINT 的内部一致性、信度效度高, 是评定 PTSD 严重情况和改善状况的有效工具。

5. 埃森创伤问卷　埃森创伤问卷(Essen trauma inventory, ETI)是由埃森大学医院心身科编制的一个自评问卷, 其特点是涉及分离症状。ETI 设计的目的是针对临床 ASD 和 PTSD 的筛查, 提供经济且有效的筛查量表。ETI 经过因素分析, 得出 3 因素结构(闯入症状、回避症状和分离症状), ETI 亦有较高的效标效度。

6. 简明症状问卷　简明症状问卷(brief symptom inventory, BSI)是将 90 项症状自评量表

（SCL-90）进行简化后的版本，对个体进行自评相关的创伤后应激症状的评估，分为5级评分，存在52项条目，9个因子，还有一个严重程度的评分。该量表应用广泛，如研究癌症患者的PTSD状况可应用该量表。

7. 创伤史调查问卷　创伤史调查问卷（trauma history questionnaire，THQ）是个自评问卷，最早是用来搜集个体经历的创伤事件历史信息的问卷，后演化为今日的自评问卷。创伤史问卷不仅可应用在如自然灾害、躯体攻击、犯罪、性虐待及丧亲等创伤事件中，而且可以用来评估癌症意外导致的创伤事件的PTSD症状，信度良好。

（二）精神状态

PTSD患者常表现出明显抑郁、焦虑症状，并且患者常具有一定人格特点的基础。这些评估内容对PTSD的严重程度、社会功能损害程度及预后具有非常重要的临床意义。

1. 汉密尔顿抑郁量表　汉密尔顿抑郁量表（Hamilton depression scale，HAMD）是临床上评定抑郁状态的应用最为普遍的量表。HAMD大部分项目采用0～4分的5级评分法：0分代表无、1分代表轻度、2分代表中度、3分代表重度、4分代表很重。少数项目评分采用0～2分的3级评分法：0分代表无、1分代表轻～中度、2分代表重度。对于24项版本，总分大于35分，可能为严重抑郁；21～35分，可诊断为抑郁；8～20分可能有抑郁；小于8分，则没有抑郁。

2. 汉密尔顿焦虑量表　汉密尔顿焦虑量表（Hamilton anxiety scale，HAMA）是临床上最常用的焦虑评估量表。包括14个反映焦虑症状的项目，主要涉及躯体性焦虑和精神性焦虑两大类。HAMA所有项目采用0～4分的5级评分法，各级的标准为：0分代表无症状；1分代表轻微；2分代表中等；3分代表较重；4分代表严重。HAMA总分为0～56分，如总分大于29分，可能为严重焦虑；22～29分，肯定有明显焦虑；15～21分，肯定有焦虑；8～14分，可能有焦虑；小于8分，则没有焦虑。

3. 明尼苏达多相人格问卷　明尼苏达多相人格问卷（Minnesota multiphasic personality inventory，MMPI）是目前应用最广泛的人格测验工具。它包括566道题目，其中1～399题是与临床量表有关的题目，一般临床上采用399道题目来评估。主要包括以下10个临床量表。

（1）疑病：对身体功能的不正常关心。

（2）抑郁：与忧郁、淡漠、悲观、思想及行动缓慢有关。

（3）癔症：依赖、天真、外露、幼稚及自我陶醉，并缺乏自知力。

（4）精神病态：病态人格（反社会型人格障碍）。

（5）男性化-女性化：高分的男性表现敏感、爱美、被动、女性化；高分的女性看作男性化、粗鲁、好攻击、自信、缺乏情感、不敏感；极端高分考虑同性恋倾向和同性恋行为。

（6）偏执狂：偏执、不可动摇的妄想、猜疑。

（7）精神衰弱：紧张、焦虑、强迫思维。

（8）精神分裂：思维混乱、情感淡漠、行为怪异。

（9）轻躁狂：联想过多过快、观念飘忽、夸大而情绪激昂、情感多变。

（10）社会内向：高分者内向、胆小、退缩、不善交际、屈服、紧张、固执及自罪；低分者外向、爱交际、富于表现、好攻击、冲动、任性、做作、在社会关系中不真诚。

（三）认知功能

目前许多研究都发现PTSD患者存在记忆、注意、执行功能等方面的认知功能损害，在临床上也发现许多患者在临床症状减轻或缓解后仍然存在认知功能的损害。因此，认知功能的评定对PTSD的严重程度、治疗和预后评估有重要的意义。

1. 记忆

（1）逻辑记忆-即刻和延迟：采用韦氏记忆量表中的逻辑记忆测验。检查者讲述一段具有逻辑性的故事后，要求受试者立刻和30分钟后分别尽可能完整地重复故事内容，主要反映受试者的言语记忆能力，最高分为23分。

（2）视觉记忆-即刻和延迟：检查者分别向受试者呈现两幅图各10秒，然后要求受试者立刻和30分钟后分别准确画出图形。主要测试受试者的视觉记忆功能、注意、运动功能，最高分25分。

2. 注意

（1）Stroop测验：采用Trenarry等修订的版本，包括彩色文字的阅读（Stroop-C）和彩色文字颜色的阅读（Stroop-CW），各含112个字，分别记录完成正确数、错误数、错误纠正数。主要评定注意、色彩知觉、抗干扰能力，主要反映左额叶功能。

（2）划痕测验（trail making test，TMT）：包括A和B部分，A为1到25无序排列的阿拉伯数字，要求受试者尽快按从小到大的顺序用笔连接起来，要求连接时笔不能离开纸面，连接错误立即纠正。B为1到13无序排列的阿拉伯数字和一到十二无序排列的汉字数字，要求从小到大，按照先连阿拉伯数字再连汉字数字的顺序进行连接，如1→一、一→2、2→二等。划痕测验主要测试空间知觉、运动速度和协调性、注意和概念追踪功能力，反映额叶功能。划痕测验A反映了原始的知觉运动速度，划痕测验B除知觉运动速度外还反映了概念和注意转换的效应。

3. 执行功能

（1）汉诺塔：采用3木块和4木块移动操作手工版，要求受试者根据一定的规则将木块从原始图形移动为目标图形。共包括12个测试，前6个测试为3个木块，后6个测试为4个木块，难度递增。规则为：①每次只能移动1个木块；②大木块不能放在小木块上面；③木块只能在手上或柱子上。每个任务有6次操作机会，连续2次成功（移动次数在20次以内）方可进行下个任务，连续2次失败则终止测验。记录每次计划时间、执行时间和总分数，总分最高为72分。主要测试计划性调整能力、空间知觉、工作记忆、认知弹性和干扰抑制，与额叶功能有关。

（2）威斯康星卡片分类测验修订版（WCST）：共由4张刺激卡和48张反应卡组成，受试者参照刺激卡对反应卡进行分类，分类顺序为颜色、形状、数目、颜色、形状、数目。检查者只给予受试者正确或错误的评定，但不告诉分类规则，连续6次某类分类正确后转入另一种规则。记录分类正确数、错误数、持续错误数、非持续错误数和分类个数。主要测定分类、概念形成、选择性记忆和知觉转移的能力，持续错误数和分类个数，主要反映额叶功能。持续错误数反映了概念形成、校正的利用和概念的可塑性等方面的问题。

三、日常生活活动能力评定

PTSD患者的日常生活活动能力可采用MBI进行评定。

四、社会参与能力评定

PTSD患者的社会参与能力可采用世界卫生组织残疾评定量表2.0（WHO-DAS 2.0）、世界卫生组织生存质量测定简表（WHO-QOL-Bref）、健康调查量表36（SF-36）或健康调查量表12（SF-12）等进行评定。

WHO-DAS 2.0是一个包含36个条目的量表，用于评估18岁及以上成年人的残疾。它可以评估 6 个领域的残疾,包括理解和沟通、出行、自我照顾、与他人相处、生活活动(如家务、工作/学校)及参与社会。

该量表主要询问有关健康/精神卫生状况所致的困难。健康状况包括疾病、其他可能是短期或长期持续的健康问题、损伤、精神或情绪问题,以及酒精或毒品问题,对患者 30 日中从事下列活动的困难程度进行评估。

第二节　心理治疗

PTSD 的治疗方法主要以心理治疗为主,可采取支持性心理治疗、暴露疗法、眼动脱敏与再加工治疗、应激接种训练、认知处理疗法、认知疗法、叙事暴露疗法、短程折衷心理治疗等各种形式的心理治疗,如果患者有较为严重的情感障碍与精神症状则需要借助于药物治疗。

一、支持性心理治疗

支持性心理治疗是基础性的心理治疗模式,是临床实践中最常使用的心理治疗形式。主要是供给支持,善用患者当下的资源和能力,协助患者渡过危机,有效地应对困难和挫折。对 PTSD 的治疗和康复起到相当重要的作用,可以帮助患者正确认识疾病,树立自我战胜疾病的信心,提高应对技能,学会自我治疗的某些方法,尽快改善症状和防止反复,提高药物治疗的效果,巩固疗效,促进康复。

支持性心理治疗依据应激与挫折的一般观念发挥疗效。个人对应激的反应与适应是一个多因素共同综合作用的过程,可以从应激源的严重程度、个人的感受与认知评价、社会支持系统的资源、应对的潜能与方法技巧等多方面着手,减轻应激源的负荷,调整对压力的感受与看法。建议选择适合的方法提供相应的心理支持,帮助患者应对挫折,旨在帮助个人重建最佳的功能水平。其基本要素是治疗关系、倾听、允许情感的释放、解释、鼓励及说服等。

支持性心理治疗不一定要由专业人士提供。自助小组也可为某些患者及家属提供有价值的支持。这种支持有时比医师提供的支持更为有效,因为有时提供者经历过与患者相同的问题。如患者有严重的焦虑或者睡眠障碍,则可短期使用药物对症干预。

治疗者要帮助患者认识具有的应对资源,并同时学习新的应对方式。治疗中不仅要注意 PTSD 的症状,还要识别与处理好其他并存的情绪。及时治疗对良好的预后具有重要的意义。在疾病急性期应给予支持性或疏导性心理治疗,使患者的情感得到疏泄或释放,使情绪稳定下来,对缓解症状有很大的帮助。此时不宜采用让患者回忆创伤事件的认知疗法或暴露疗法。这些疗法可能会使患者在不适宜的情况下再次体验到创伤经历,有可能加重病情。

二、暴露疗法

暴露疗法是指暴露焦虑激发刺激或其他使焦虑减少的方法,包括倾诉、想象、现场、延长、直接等方法。某些暴露疗法的治疗阶段是从最焦虑内容开始的,而另一些则从中等焦虑内容开始的。随着暴露疗法的进行,个体面对刺激内容的焦虑会逐渐改变,一直持续到焦虑减少为止。通过不停地自我暴露于恐吓刺激中,焦虑逐渐减少,伴随的逃避和回避行为也逐渐减少。

在想象暴露疗法中,当事人直接面对他们的创伤记忆,包括在延长的时间段(如 45~60 分钟)里和紧张的情况下,当事人详细讨论创伤,由治疗师提示遗漏的细节;其他形式的想象暴露疗法还包括治疗师根据所搜集到的信息在暴露疗法开始前会提供给当事人 1 个场景。暴露疗法的持续时间和阶段次数各不相同,多数暴露疗法并非仅有暴露,而是包括诸如心理学教育和放松训练之类的成分。

延长暴露是一种有效的暴露治疗计划。该计划通过 2 个主要的延长暴露流程去帮助PTSD 患者处理情绪上的创伤体验:①现实暴露,通常被作为家庭作业,即患者渐渐靠近其想回避的与创伤相关的安全情境,因为这些情境是创伤提示物;②对创伤事件的记忆进行想象暴露,具体做法是首先在会谈中处理创伤体验,然后大声叙述创伤记忆,接着是完成家庭作业,听他们叙述创伤记忆的录音。

延长暴露包括 2 个次要的步骤:①关于创伤性质和创伤反应的心理教育,该心理教育把一个清楚的解释和暴露疗法结合起来;②控制呼吸的训练。

目前针对 PTSD 的延长暴露计划一般由 8~15 个人组成,每次会谈 90 分钟。在第 1 次会谈中,医师提供关于 PTSD 的详细理论,并解释 PTSD 的 2 个关键维持因素。第 1 个因素是对与创伤有关的想法和意象的回避,以及对创伤提示物的回避。尽管回避对于短期内减少焦虑是有效的,但是它会通过阻止情绪加工和消化创伤记忆来维持 PTSD 的存在。第 2 个因素是无益且常是错误的认知和信念,它们会在创伤唤醒之后产生。延长暴露的目标是提供获得正确信息的机会进而改变错误的认知,通过想象暴露和现实暴露,这些正确信息能够否定错误的认知和信念。

三、眼动脱敏与再加工治疗

眼动脱敏与再加工(eye movement desensitization and reprocessing,EMDR)治疗是一种整合的心理疗法,它建构了加速信息处理的模式,帮助患者迅速降低焦虑水平,诱导积极情绪,唤起患者对内的洞察、观念转变、行为改变及加强内部资源,使患者能够达到理想的行为和人际关系改变。最常用方法是想象暴露,总共包含 8 个阶段,该疗法强调储存记忆的生理网络和大脑信息加工系统在治疗过程中所起到的作用(表 19-4)。

表 19-4　眼动脱敏与再加工(EMDR)治疗 8 个治疗阶段

阶段	目的	程序
病史采集	获取背景资料,判断来访者是否适合 EMDR 治疗	完成标准化的病史报告和与诊断相关的心理测量
	根据三叉治疗流程,从来访者生活事件中确定加工目标	回顾选定的标准 通过提问或者治疗技术(如漂浮、情感扫描)来确认作为病因的过去事件,现有诱发刺激和未来需求
准备	为来访者准备 EMDR 加工的目标	与症状表现有关的心理教育 运用隐喻等技巧促使来访者处于稳定状态及获得自我掌控感(如安全房间)
评估	通过刺激记忆来接近 EMDR 加工的目标	诱发当前所持有的意象、消极信念、想要的积极信念、当前的情绪,以及躯体感觉和测量基线
脱敏	把体验朝适应性解决方案进行加工(无痛苦)	标准化的合并眼动准则(频率和色调):允许同时出现的领悟、情绪、躯体感觉和其他记忆
资源植入	增强与积极认知网络的联结	增强想要的积极信念的有效性,并将其充分整合到记忆网络中

阶段	目的	程序
身体扫描	完成对任何与目标相关残余困扰的加工	集中注意力并且加工任何残余的躯体感觉
结束	确保在每个 EMDR 会谈间期来访者的稳定性	如果有需要,运用自我控制技术 简要介绍会谈间期的期望和行为报告
再评估	确保治疗结果的保持状况和来访者的稳定性	治疗效果的评价 根据社会准则进行综合评价

EMDR 治疗的总体目标是通过帮助患者对负面生活经历进行再加工,使个体恢复到良好的心理状态。这可以使患者的情绪、认知、躯体感觉和行为自发地发生改变。

同时,连续进行双侧注意刺激(视觉、听觉或触觉)可以使患者在意识上产生联结,继而通过促进这种内部产生的联结来推动信息加工系统。这种刺激方法要求患者跟着光或治疗师的手指进行来回地水平扫视,与此同时追踪患者的内在反应。大约在 30 秒之后,治疗师停止双侧刺激并且要求患者简单报告他们的体验,以确保加工正在进行。

相对于暴露疗法需要将注意力不断地保持在原始事件上,或者尝试重新解释创伤经历,EMDR 患者被鼓励去"让一切已发生的发生"及简单地注意到意识里出现的事物。目标是尽可能在较少的临床闯入情况下,激发大脑内部的信息加工系统,使其自发地产生适当的联结。这种联结构成了一种加速学习的过程,进而会发展成适应性的心理解决方案。

四、应激接种训练

应激接种训练作为一种焦虑干预治疗,主要是一系列学习和训练应对困难的技巧,包括基于信息、苏格拉底式讨论、认知重组、问题解决、放松训练、行为复述、自我监控、自我指导、自我强化和改变环境情景等,进行应激接种训练,治疗与创伤相关的各种焦虑。

应激接种训练分为 3 个阶段。第 1 阶段:概念阶段,在这个阶段,应和先患者建立良好的关系,并且一起重新思考问题的正解;接下来要让患者学习一些 PTSD 的有关知识,以简单的语言让个体能够理解他的恐惧和焦虑来源、创伤性质和创伤后的反应;然后通过引导自我发现等过程,患者可以认识到认知和情绪在恐惧、焦虑形成中的作用。第 2 阶段:技术获得和付出阶段,教会患者各种应对技巧,如肌肉放松、呼吸控制、自信心培养、角色扮演、培育积极认知活动及自我对话等。第 3 阶段:应用和完成阶段,这个阶段将治疗情境中发生的改变迁移到现实生活中,让个体暴露于模拟的应激场景,练习应对技巧的使用。当熟练掌握了各种应对技巧以后,开始练习较为困难的行为,作为一个家庭作业来进行训练。通过学习这些新技巧来处置这种焦虑,从而减少回避和焦虑。

五、认知处理疗法

认知处理疗法(cognitive processing therapy,CPT)是一种循证的、专门用于治疗 PTSD 的人工认知行为疗法,系统地解决了创伤后的关键主题。认知处理疗法一般以个体、团体或混合的形式实施,并需要进行 12 次以上会谈。

认知处理疗法的实施按阶段进行治疗。第 1 阶段(在治疗前):临床医师将对 PTSD 症状进行评估,并考虑通常需要优先治疗的主要病症(自杀、行凶意图)和潜在的干扰病症,如躁狂、精神失常和物质依赖。第 2 阶段(第 1～3 次会谈):由有关 PTSD 的教育构成,从认知理论角度出发,探讨思维、情绪在身心和谐中所扮演的角色。第3阶段(第4~5次会谈):会对实际的创伤事件进行处理,允许来访者回顾创伤事件的记忆,目的是发现阻碍来访者恢复的固着点并表达与创伤记忆相关的自然情绪。第4阶段(第6~7次会谈):临床医师在采用苏格拉底式提问挑战固着点的过程中开展对来访者的救助。这一过程还需要一些临床工具(一系列工作表)作为辅助,这些工具可以帮助来访者在家中(会谈间期)克服固着点带来的严峻挑战。第5阶段(第8~12次会谈):通常强调过渡的重要性,即过渡到更加明确地关注那些被过渡顺应的固着点。个体在这一时期的创伤主题是安全感、信任、力量与控制、自尊和亲密关系。第5阶段同时也包括"面向未来",并将注意力集中在阻止症状复发上,尤其是对准那些可能会妨碍治疗效果维持的固着点。它结合了认知疗法和暴露疗法的一些方法。

六、认知疗法

认知疗法是以创伤为中心的认知治疗方法,最初用于抑郁的治疗,然后进一步发展为治疗焦虑的方法。认知疗法能够处理对创伤和/或其后遗症的过度负面评价,并纠正创伤记忆中的任何干扰,它是对一个事件的解释,而不是事件本身决定了情绪状态。这些错误的或者没有帮助的解释,往往被看作是个体的极端错误反应。而认知疗法的目的就是要修正这种想法,质疑这些被认为不准确的或没有帮助的想法,用更合逻辑的或有意义的想法替换它们。

治疗从有关创伤反应的心理教育开始,重点是对焦虑情绪的管理、暴露和认知重建。通常需要最多12次的每周会谈,每次会谈持续60~90分钟。另外,可以加入最多3次的每月强化会谈,平均会谈次数为10次。

七、叙事暴露疗法

叙事暴露疗法是一种短期的个人干预,侧重于将创伤暴露嵌入称为时间线的自传体背景中。它是鉴于创伤记忆表征的结构、创伤治疗的病因学目标将冷热记忆联结起来,同时聚焦于最容易被唤起的经历。因此,在叙事暴露疗法中,患者在治疗师的帮助下,按照时间顺序来构建自己聚焦于创伤经历的生命故事。通常情况下,要预先设定好会谈次数,会谈次数一般为4~12次,1次90分钟,会谈中零散的碎片式创伤记忆需要被串起来变成一个连续的叙事故事。共情、积极倾听、一致性及无条件积极关注是治疗师行为和态度的重要组成部分。

在想象中,暴露于过去的创伤并不是最终目的,直到相关的情绪特别是患者的恐惧有明显下降才表示治疗有效。叙事暴露疗法要点如下:

1. 要主动按时间顺序重建自传体/情景记忆。

2. 充分暴露于"热点",激活恐惧情绪;然后通过具体叙述和想象创伤事件的方式来修复情绪网络(即学会把创伤记忆和条件性情绪反应分开,明白触发线索和创伤记忆的联结只是暂时的)。

3. 患者会对时间、空间、生活情境(包含习得反应时的初始情境和之后条件反应)的再现产生生理上的、感知上的、认知上的、情绪上的反应,要对这些反应进行有意义的联结及整合。

4. 重评行为和模式(即认知歪曲、自动化思维、信念和反应),通过再加工消极的、恐惧的创伤事件重新去解释创伤事件的意义。

5. 重复体验那些积极经历给予的(心理)支持,调整基本假设。

6. 通过明确的人权取向"作证"满足患者对被认可的需要,让患者重获尊严。

八、短程折衷心理治疗

短程折衷心理治疗（BEPP）是专门为 PTSD 而开发的。与其他创伤聚焦心理治疗方法相比，BEPP 聚焦于强烈情绪的表达（如起源于创伤事件的悲伤和愤怒），以及看重创伤事件如何改变了个体的生活。BEPP 有 3 个核心主题，分别是接纳情绪、理解情绪背后的含义、面对创伤事件及其后果的可怕现实。

BEPP 的方案由每周 1 次（45 分钟）、共 16 周的会谈组成。会谈的顺序与结构如图 19-1 所示。

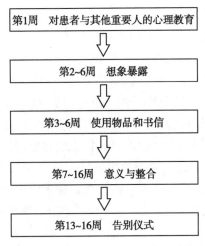

```
第1周  对患者与其他重要人的心理教育
           ⇩
第2~6周  想象暴露
           ⇩
第3~6周  使用物品和书信
           ⇩
第7~16周  意义与整合
           ⇩
第13~16周  告别仪式
```

图 19-1　BEPP 会谈的顺序与结构

九、其他心理治疗

（一）情感和人际调节技能训练叙事疗法

情感和人际调节技能训练（skills training in affective and interpersonal regulation，STAIR）叙事疗法是循证的心理治疗方法。这种治疗方法将传统 PTSD 创伤聚焦于工作（叙事疗法）与解决日常生活中各类问题的技能训练中。其理论基础为：①情绪调节及建立关系的能力对于维持良好社会功能的作用；②从更广阔的视角来考虑社会联结和情绪调节。STAIR 叙事疗法的主要目标就是减轻 PTSD 的症状，同时改善或恢复患者的情绪调节和人际关系技巧，从而提高患者的社会功能。

（二）自信训练

过度自信的反应和放松一样可抑制恐惧，一些自信训练也被用来帮助个体理解想法、情绪和行为之间的联系，并用于改进其错误思维模式。通过自信训练和角色扮演强调创伤带来的人际问题并帮助当事人更好地处理人际关系，在与人谈起他们的经历，要求社会支持时或纠正误传时变得自信而不是被动或盛气凌人。

（三）心理健康教育

PTSD 的心理健康教育是针对患者的症状心理特征，对患者及患者家属进行宣传、讲解和答疑的过程，在 PTSD 的治疗中通常与其他的治疗方法相结合。

通过健康教育，患者和家属对自己病情（躯体症状和精神症状）有全面的了解，掌握疾病的识别、治疗、护理、症状管理及应对策略，提高治疗依从性。心理健康教育可以个体和团体的形式开展。应对策略包括解决问题策略与缓和情绪策略：前者用来改善不利境遇，使其应激强度减低；后者则是改变自己对应激性境遇的反应。

第三节 物 理 治 疗

PTSD 物理治疗常与心理治疗联合进行，目前可采用生物反馈疗法、经颅磁刺激及改良电休克治疗等方法，但缺乏高质量的临床研究。

一、生物反馈疗法

生物反馈是指通过电子仪器设备反映出个体没有觉察到的一些心理生理过程，并使其能够被有意识地控制，可以帮助患者意识到身体功能的变化，例如肌紧张、皮肤温度、脑电波、皮肤电反应、血压和心率等。PTSD 患者可以借助此方法的反馈，起到自我调节及放松的作用，可采用肌电反馈、皮肤电反馈、皮肤温度反馈、脑电反馈等方法对 PTSD 患者进行治疗。

以肌电反馈为例。记录肌电信息的电极安放部位因人因病而异，既可安放在全身各部位或易放松的部位，也可按照解剖位置和根据体表标志放在靶肌肉的肌腹上。电极间距离愈大，所接受的电信号范围也愈大，但过大易影响精确度。生物反馈训练是在指导语的引导下进行的，可选择患者喜欢的信息显示方式呈现反馈信息。在采用生物反馈疗法的过程中，必须贯彻心理治疗的原则，尤其要建立良好的医患关系，而不是把生物反馈仪当成理疗仪器去使用。每次训练之前先测出患者的肌电基准水平值，加以记录以便参考并作为疗效观察的依据。放松目标宜循序渐进，适度加强，以免造成过度的挫折影响训练进程。施治者注意调节反馈信号，调节阳性强化的阈值，使阈值调整恰当，使患者获得自控生物指标的阳性信号占 70%，阴性信号占 30% 左右。当阳性信号达 90% 以上甚至 100% 时，提高阈值的标准要求；当阳性信号只在50% 左右时，降低阈值标准的要求，使训练循序渐进。

另外，在进行生物反馈训练的同时还可以结合放松疗法进行训练。通过对肌肉进行反复"收缩""放松"的循环对照训练，使患者觉察到什么是紧张，从而更好地体会什么是放松的感觉。这种方法不仅能够影响骨骼肌系统，还可以使大脑处于低唤醒水平。

患者在诊室中学会的放松体验需在家中自行练习，20min/ 次，2～3 次 /d。让患者学会在脱离了仪器和特定训练环境的条件下也能够自我放松，最终取代生物反馈仪。仪器监测与反馈只是初步帮助自我训练的手段，而不是治疗的全过程，要每日练习并持之以恒，才会有良好效果。后期延续性治疗为 20～30min/ 次，2 次 / 周，48 周为 1 个疗程。

二、经颅磁刺激

经颅磁刺激（TMS）是一种无痛、无创的现代治疗技术；通过在大脑外部对神经元细胞进行重复刺激的电生理技术，利用一定时间变化的磁场在脑内电磁场产生感应电流，以此刺激提高大脑细胞的兴奋性，从而影响脑内多种神经递质代谢和电活动。

TMS 对皮质兴奋性的影响主要取决于刺激频率，高于 5Hz 的 TMS 可以增高皮质的兴奋性，用于治疗皮质兴奋性减低的症状，如抑郁症。与高频刺激不同，低于 1Hz 的刺激则可以抑制皮质的兴奋性，如治疗 PTSD 患者警觉性增高，可根据 PTSD 患者的主要症状选择适合的刺激频率。近年来，关于 TMS 治疗 PTSD 的研究越来越多。

三、改良电休克治疗

电休克治疗（electroconvulsive therapy，ECT）是用短暂适量的电流刺激大脑，引起患者意识丧失、皮质广泛性脑电发放和全身性抽搐，以达到控制精神症状的一种治疗方法。目前已对传统电休克治疗进行改良，即在电休克治疗前加用静脉麻醉药和肌肉松弛药，使患者抽搐明显减轻和无恐惧感，称为改良电休克治疗（modified electro-convulsive therapy，MECT）或无抽搐性电休克治疗。有研究表明，MECT 对改善 PTSD 合并抑郁和难治性 PTSD 有一定效果，但缺乏大样本及国内循证医学证据，有待进一步研究。

此外，社区康复被认为是 PTSD 治疗的另一领域，它侧重于社会水平上的分析和旨在缓和社会危机的一种干预方式。社区康复在临床精神病学中的预防作用，不仅关注 PTSD 等精神疾病的治疗，还包括个体的发展失调、自杀犯罪等与疾病相关的社会问题。

PTSD 社区康复是指让 PTSD 患者在社区得到治疗，克服疾病所导致的各种功能缺陷，达到躯体功能、心理功能、社会功能和职业功能的全面恢复，回归社会。

（蒋宛凌　陈　林）

第二十章

精神活性物质所致障碍康复评定与治疗

世界卫生组织国际疾病分类（ICD）-11 中，物质使用所致障碍指使用精神活性物质而导致的各种精神障碍的统称，包括有害使用方式、依赖、中毒戒断、精神病性障碍、情感障碍等。精神活性物质（psychoactive substance）又称物质（substance）、成瘾物质、药物，是指能够影响人类情绪、行为，改变意识状态，并有导致依赖的一类化学物质。成瘾行为是指成瘾后表现出的一系列心理、行为表现。吸烟、酗酒是常见的成瘾行为。

成瘾的特征一般包括：一种不可抗拒的力量强制性地驱使人们使用该成瘾源，并不择手段地去获得它；有加大剂量或频率的趋势；对该成瘾源的效应产生精神依赖，并一般都产生身体依赖；对个人和社会都产生危害。成瘾是由社会、心理、生物等多种因素所造成的。

在 ICD-11 中，精神活性物质所致障碍分为 17 个类型（表 20-1）。非精神活性物质使用所致障碍（6C4H），又称行为成瘾，主要包括赌博障碍与游戏障碍。

表 20-1　ICD-11 精神活性物质所致障碍

编码	名称
L1-6C4	物质使用或成瘾行为所致障碍
L2-6C4	物质使用所致障碍
6C40	酒精使用所致障碍
6C41	大麻使用所致障碍
6C42	合成大麻素使用所致障碍
6C43	阿片类物质使用所致障碍
6C44	镇静、催眠或抗焦虑药使用所致障碍
6C45	可卡因使用所致障碍
6C46	兴奋剂（包括苯丙胺、甲基苯丙胺或甲卡西酮）使用所致障碍
6C47	合成卡西酮使用所致障碍
6C48	咖啡因使用所致障碍
6C49	致幻剂使用所致障碍
6C4A	尼古丁使用所致障碍
6C4B	挥发性吸入剂使用所致障碍
6C4C	MDMA 或相关药物（包括 MDA）使用所致障碍
6C4D	分离性药物[包括氯胺酮和苯环利定（PCP）]使用所致障碍
6C4E	其他特定的精神活性物质（包括治疗药物）使用所致障碍
6C4F	多种特定的精神活性物质（包括治疗药物）使用所致障碍
6C4G	未知或未特定精神活性物质使用所致障碍

注：MDMA，3,4- 亚甲基二氧甲基苯丙胺；MDA，4,5- 亚甲基二氧基苯丙胺。

阿片类物质主要指任何天然的或合成的、对机体产生类似吗啡效应的一类物质。阿片类物质依赖综合征是一组认知、行为和生理症状群，包括躯体依赖和心理依赖。阿片类物质戒断综合征包括主观症状和客观体征，常见药物有吗啡、海洛因等。阿片类物质使用所致障碍包括人格改变、情感障碍、睡眠障碍、性功能障碍等。此外，由于不洁注射，还可继发感染，传播肝炎、艾滋病、梅毒等。

酒精使用所致障碍主要表现为急性酒精中毒、酒精依赖及酒精所致的精神障碍和躯体损害。

第一节 康复评定

康复评定是对精神状况、认知、情感、意志行为、抑郁焦虑等情感障碍、人格特征、社会适应性、戒断动机等进行评定。常用的量表有艾森克人格问卷（EPQ），成人版适用于 16 岁及以上成人测试，儿童版适用于 7～15 岁儿童，还可应用汉密尔顿焦虑量表和汉密尔顿抑郁量表等。

酒精使用障碍筛查量表（AUDIT）和酒精依赖戒断综合征评定量表（CIWA-Ar）可对酒精相关问题及戒断症状评定，并可指导用药剂量（表 20-2、表 20-3）。

表 20-2 酒精使用障碍筛查量表

请阅读下列问题并仔细回答。正式开始前，按照当地习惯举例解释"含酒精饮品"，如啤酒、白酒、红酒等。请按照标准杯计算使用量，并选出符合的选项。

1. 您每隔多久会饮用含酒精饮品？ 0分：从未有过（跳至问题9、10） 1分：每月1次或更少 2分：每月2～4次 3分：每周2～3次 4分：每周4次或更多	4. 最近1年内，您有多久一旦开始饮酒就难以停下来？ 0分：从未有过 1分：每月不足1次 2分：每月1次 3分：每周1次 4分：几乎每日
2. 您1日会饮用多少含酒精饮品？（1标准杯＝14g纯酒精） 0分：1～2标准杯 1分：3～4标准杯 2分：5～6标准杯 3分：7～9标准杯 4分：10标准杯或者更多	5. 最近1年内，您是否有因为饮酒而耽误正事的情况出现？ 0分：从未有过 1分：每月不足1次 2分：每月1次 3分：每周1次 4分：几乎每日
3. 您每隔多久会一次性饮用6标准杯或者更多？ 0分：从未有过 1分：每月不足1次 2分：每月1次 3分：每周1次 4分：几乎每日 （如果问题2和3总分等于0，跳至问题9、10）	6. 最近1年内，您是否在宿醉后第2日早晨醒来时需要饮酒？ 0分：从未有过 1分：每月不足1次 2分：每月1次 3分：每周1次 4分：几乎每日

7. 最近 1 年内,您是否在饮酒后感到内疚或懊悔?

0 分:从未有过

1 分:每月不足 1 次

2 分:每月 1 次

3 分:每周 1 次

4 分:几乎每日

8. 最近 1 年内,您是否有过因为醉酒而忘记饮酒时发生的事情?

0 分:从未有过

1 分:每月不足 1 次

2 分:每月 1 次

3 分:每周 1 次

4 分:几乎每日

9. 是否有人因为您醉酒而受到伤害?

0 分:没有

1 分:只在 1 年之前有过

2 分:最近 1 年有过

10. 是否有关心过您的亲戚、朋友或是医师,建议您减少饮酒?

0 分:没有

1 分:只在 1 年前有过

2 分:最近 1 年有过

总得分( )

表 20-3 酒精依赖戒断综合征评定量表

请记录评分时间_____年_____月_____日_____时_____分

一、恶心和呕吐

问:您是否感到胃里恶心?您吐过吗?

综合观察所见评分:

0 分,没有恶心和呕吐

1 分,轻微恶心,没有呕吐

4 分,间断恶心和干呕

7 分,经常恶心,频繁干呕和呕吐

二、震颤

双臂伸直,手指展开

通过观察评分:

0 分,没有震颤

1 分,看不到震颤,但用手指能感觉到

4 分,中度震颤,患者双臂伸平时能看到

7 分,重度,即使双臂不伸直时也看到震颤

三、出汗

根据观察评分:

0 分,看不到出汗

1 分,少量出汗,但手掌潮湿

4 分,前额明显看到汗珠

7 分,大汗淋漓

四、触觉障碍

问:您是否感觉到皮肤瘙痒、针刺、灼烧或麻木感,或者皮肤上或皮肤底下像有虫子爬?

综合观察所见评分:

0 分,没有

1 分,非常轻微的瘙痒、针刺、灼烧、麻木或虫爬感

2 分,轻度瘙痒、针刺、灼烧、麻木或虫爬感

3 分,中度瘙痒、针刺、灼烧、麻木或虫爬感

4 分,中度严重的幻触(又称触幻觉)

5 分,重度严重的幻触

6 分,极为严重的幻触

7 分,持续的幻触

五、听觉障碍

问:您感到周围有奇怪的声音吗?它们刺耳吗?

这些声音令您很不舒服吗?

您对这些声音感到害怕吗?

您听到什么让您心神不宁,打扰您的声音了吗?

您听到一些您知道不存在的声音了吗?

综合观察所见评分:

0 分,不存在声音

1 分,非常轻度刺耳或可以引起恐惧

2 分,令人感到轻度刺耳或恐惧轻微

3 分,令人感到中度刺耳或恐惧

4分,中度严重的幻听

5分,严重的幻听

6分,极为严重的幻听

7分,持续的幻听

六、视觉障碍

问:您感到眼前的光线比以前看到的亮吗?

与您以前看到的相比,您感到颜色有什么不同吗?

您看到的这些东西使您的眼睛不舒服吗?

您看到什么让您心神不宁的东西了吗?

您看到一些您知道不存在的东西了吗?

综合观察所见评分:

0分,不存视幻觉

1分,极轻微地感觉到不适

2分,轻度的不适

3分,中度的不适

4分,中度严重的幻视(又称视幻觉)

5分,重度严重的幻视

6分,极为严重的幻视

7分,持续的幻视

七、焦虑

问:您感到紧张吗?

综合观察所见评分:

0分,没有焦虑,比较放松

1分,轻微焦虑

4分,中度焦虑,检查者能看到患者的焦虑

7分,类似于严重谵妄或急性分裂样反应的急性惊恐状态

八、激越

通过观察评分:

0分,正常行为

1分,比正常行为稍有过分

4分,中度的心神不安或坐立不安

7分,在交谈的绝大部分时间里来回走动,或行为粗鲁,经常观察到患者来回走动

九、头痛、头胀

问:您感觉到头不舒服吗?

您是不是感到头部有像带子绑着一样的紧箍感?

(本条目不评定头晕或头重脚轻、视物模糊的感觉。但是要评定头胀的严重程度)

0分,不存在

1分,极轻微

2分,轻度

3分,中度

4分,中度严重

5分,严重

6分,非常严重

7分,极为严重

十、定向力和感觉的清晰度

问:今日是几月几日?您现在在哪里?我是谁?

0分,完整定向力,能够进行连续加法

1分,不能够进行连续加法,对日期也不确定

2分,时间定向错误但错误不超过2日

3分,时间定向错误且错误超过2日

4分,地点或人物定向错误

总分:

注:总分最高不会超过67分。

第二节　心 理 治 疗

　　物质使用所致障碍是一种慢性、复发性、复杂性的脑部疾病,其发生发展与生物、心理、社会学因素有关。对物质使用所致障碍需要采取预防为主、早期干预与治疗康复的三级防治模式。治疗和康复是一个长期的过程,包括针对急性脱毒、预防复发、社会心理康复三个密切联系的阶段,采取生物、心理和社会的综合干预模式;治疗不只是针对精神活性物质使用问题,而是应该采取整体治疗理念,改变维持物质使用相关的认知行为模式及家庭社会环境。

　　物质使用所致障碍具有复杂的生物、心理与社会学机制,可以导致心理、家庭、职业及社会功能损害,心理社会干预是成瘾治疗的重要环节。心理社会干预主要针对依赖、复吸等心理社会因素进行较长期的心理社会干预,以达到尽早帮助患者认识其危害、积极配合治疗、建立良

好的医患关系、使各种治疗顺利进行、提高患者自信心与治疗效果的目的；能进一步帮助患者提高各种心理技能，矫正其心理行为问题，预防复发，建立健康生活方式，很好地融入家庭及社会。

1. 认知行为疗法　主要目的是改变导致适应不良行为的认知方式；改变行为方式；帮助患者应对急性或慢性渴求；促进患者社会技能。

2. 时间管理　时间管理是患者康复过程的基本环节。有效的时间管理应根据患者兴趣爱好及生活实际，制订详细的日常活动计划，帮助患者逐步形成健康的生活方式。

3. 情绪管理　情绪管理有助于预防复发，针对酒精依赖所致的、可能会导致复发的焦虑、抑郁、愤怒等不良情绪，给予心理治疗。

4. 压力管理　压力管理是避免复发的有效手段之一。帮助患者了解生活中压力，学习应对策略及压力管理技术。

5. 预防复发　基于认知行为疗法，帮助患者增加自控能力以避免复吸。基本方法为：讨论对吸毒、戒毒的矛盾心理；找出诱发渴求、复吸的情绪及环境因素；找出应对内外不良刺激的方法，打破重新吸毒的恶性循环。

6. 家庭治疗　家庭成员间的不良关系是造成吸毒成瘾、治疗后复吸的主要原因。家庭治疗包括：指导家庭成员如何正确面对和帮助患者康复，营造良好的家庭环境，鼓励家庭成员支持和督促患者积极进行康复治疗。

7. 社会干预　社会干预主要是针对家庭和社区等方面的问题，应用各种措施来改变家庭和社会环境，为患者的康复提供环境支持，以建立健康的家庭社会生活方式，提高其社会参与能力，达到回归社会的目标。社会干预是治疗药物依赖的重要环节，应渗透于治疗的各阶段，不同程度的物质使用所致障碍及不同治疗阶段，可选择不同的心理社会干预方法，如治疗早期以动机强化治疗为主；治疗中后期以认知行为疗法预防复发为主；回归社会后则以家庭社会干预为主，帮助患者建立健康的生活方式，有效提高其社会参与能力。

（商晓英）

第二十一章

抑郁障碍康复评定与治疗

抑郁障碍是以显著而持久的心境低落为主要临床特征,且心境低落与其处境不相称的一组疾病的总称,伴有不同程度的认知和行为改变,可有幻觉、妄想等精神病性症状。我国各省市也开展过许多抑郁障碍患病率调查,得到的患病率从 0.2% 到 6.9% 不等,可能由于调查周期、调查地点、诊断标准和样本人口统计学特征的差异所导致的。近年来,该病的患病率逐年增高,其造成的疾病负担在所有精神疾病负担中的比例最大。WHO 预测,到 2030 年抑郁障碍将超越冠心病成为全球第一大疾病负担。

抑郁状态(depressive state)又称情绪低落(hypothymic depression),是临床常见的一种病理状态,以精神活动普遍抑制或迟钝为其主要特点。抑郁状态症状复杂,形式多样,轻重不一,可发生于多种精神疾病,主要见于情感障碍的抑郁障碍、更年期抑郁障碍、反应性抑郁状态、精神分裂症等。

目前,抑郁障碍的发病原因尚不完全清楚。从危险因素来看,阳性家族史、生活事件、人格缺陷等因素的联合作用可使个体发生抑郁障碍的危险性显著增高。此外,该疾病与遗传、神经分化、神经内分泌、神经影像、神经电生理、应激事件等因素相关。

第一节 康复评定

根据患者的病史、躯体检查、精神症状、神经系统检查、辅助检查及实验室检查来明确诊断。抑郁障碍患者的精神康复评定内容包括个人生活自理能力、家庭职能、社交能力及职业技能。通常使用量表来评估抑郁障碍的治疗效果。①临床治疗有效:指抑郁障碍症状减轻,汉密尔顿抑郁量表 -24 项(HAMD-24)减分率至少达 30%,或者蒙哥马利 - 艾森贝格抑郁评定量表(MARDS)减分率达到 50% 以上。②临床治愈:指抑郁障碍症状完全消失时间 >2 周,HAMD-24<8 分或者 MARDS<10 分,并且社会功能恢复良好。如果患者抑郁障碍症状完全缓解时间超过 6 个月,则认为达到临床痊愈(recovery)。

一、结构评定

随着神经影像学的研究增多,功能影像学研究提示,最显著的脑区变化涉及内侧前额叶皮质、扣带回前部、杏仁核、海马、丘脑与下丘脑等脑区。因此,临床上多采用功能性磁共振成像(fMRI)来了解抑郁障碍患者大脑区域功能的受损情况,同时也用其排除脑部器质性病变。

二、功能评定

(一)感觉功能

严重的抑郁障碍患者可出现幻觉等精神病性症状。精神科医师可采用阳性与阴性症状量表(positive and negative syndrome scale,PANSS)来评定精神分裂症的阳性、阴性和一般精神病理学症状。严重程度分为 5 类。该量表评分越高,精神症状越重。

1．轻度　1 种或 2 种清晰但不经常出现的幻觉,或若干模糊异常的知觉,不引起思维或行为的扭曲。

2．中度　幻觉频繁出现但并不持续,患者的思维和行为仅受到轻微影响。

3．偏重　幻觉频繁出现,可能涉及一种以上感觉系统,导致思维扭曲和 / 或妨碍行为,患者可能对这些体验给予妄想性解释并出现情绪反应,偶尔也可出现语言反应。

4．重度　幻觉几乎持续存在,严重妨碍思维和行为,患者对这些幻觉信以为真,频繁的情绪和语言反应导致功能障碍。

5．极重度　患者对幻觉几乎全神贯注,幻觉实质上支配患者的思维和行为,幻觉被赋予固定的妄想性解释,并引起语言和行为反应,包括对命令性幻听的服从。

（二）运动功能

运动行为症状的评定,包括对患者的行为进行家属询问、跟踪性评论与量表评估。

患者有时还有可能存在激越状态,表现为检查时有些心神不宁,或明显的心神不宁或小动作多、不能静坐;检查中出现起立或搓手、咬手指、扯头发、咬嘴唇等行为。在检查问诊时,医师应当注意其激越的状态,避免伤人与自伤。

临床上评估其抑郁障碍的严重程度通常采用汉密尔顿抑郁量表 -24 项。该量表是临床上评估成人抑郁障碍症状应用最为广泛的他评工具。

也可使用蒙哥马利 - 艾森贝格抑郁评定量表、抑郁自评量表（self-rating depression scale,SDS）、90 项症状自评量表（symptom check list 90,SCL-90）、青少年自杀意念量表等评估患者的抑郁程度。

（三）言语功能

对于重度抑郁障碍的患者,临床上可见患者主动言语减少,语速明显减慢,语音变低,严重者甚至无法正常与他人交流。可使用汉密尔顿抑郁量表 -24 项评估,该量表评分越高,提示其抑郁障碍症状越重。

（四）认知功能

认知功能异常是抑郁障碍患者最常见的主诉,例如难以忘记过去的糟糕经历,注意力下降,反应时延长,注意事物不能持久,导致学习、工作效率下降。另外还有患者表现出抽象概括能力下降、学习能力降低及言语流畅性变差。对此功能的评价可根据对患者家属的询问、对患者的观察及量表评估进行。

临床评估中较常使用的量表有简易精神状态检查量表（MMSE）,其他还包括数字符号替换测试、Stroop 测验、Rey 听觉语言学习测试、连线试验、简单反应时、选择反应时、字母 - 数字排序测试、数字划消测验、知觉障碍问卷等。

（五）情绪功能

1．抑郁情绪　参见前文"运动功能"。

2．焦虑情绪　对于合并有焦虑情绪的抑郁障碍患者,我们还需要评估其焦虑的情绪反应。临床上常用的量表有汉密尔顿焦虑量表 -14 项（Hamilton anxiety scale 14,HAMA-14）,该量表是临床上评估成人焦虑症状应用最为广泛的他评工具;也可以使用焦虑自评量表（self-rating anxiety scale,SAS）、90 项症状自评量表等量表评估患者的焦虑程度。

三、日常生活活动能力评定

（一）基础性日常生活活动评定

患者需要在督促或命令下才能被动地完成某些行为。实际上患者有能力完成，但不主动去做，这种情况称为始动性缺乏。这种缺乏既与疾病性质有关，也与环境有关。

始动性可分为两类，第一类为自我服务性行为及个人生活行为方面的始动性，包括日常起床、洗漱、穿衣、整理床铺及进餐等行为，可以用"每日始动性评定表"进行评定。

（二）工具性日常生活活动评定

第二类始动性代表的是较高水平行为的始动性，包括交友、书信往来、与亲友联系、求职活动、外出购物及运用各种设施等。评定始动性的目的是为患者制订一个切实可行的康复计划，并针对评定中发现的问题，在康复训练中给予矫正；特别是对慢性衰退患者，要注意设置实际的生活技能训练内容，以增强患者的主动性和自觉性，使他们不仅能在自我服务性行为方面获得改善，而且能注意加强社交活动始动性的训练，防止精神衰退的加重。

四、社会参与能力评定

根据病情严重程度，抑郁障碍可影响患者工作、社会交往及休闲娱乐，降低患者生活质量，需要进行职业、生存质量评定，可采用社会交际量表对患者的谈话技巧进行定量评定，并对人际交往行为进行评估。经过一段时间的社交技能训练后可采用社交技能训练进展记录表对社交活动和独立生活技能状况及训练后的收效情况进行总结比较。

职业技能评定可分为两个层次：①基本职业技能评定，包括是否遵守劳动纪律，个人卫生及衣着，工休时间的利用，对批评或表扬的态度，能否听从指挥、忠于职守、帮助同事、与别人交谈、主动提出要求等。②专业技能的评定，一般由专业技术人员评定。

第二节　药　物　治　疗

药物治疗仍然是治疗抑郁障碍的主要手段。主张合理化个性用药，从最小有效剂量开始，尽量根据个体的症状、使用后的不良反应情况及症状的改善情况针对性地选用药物；同时依据症状逐渐调整用药，以提高患者治疗的依从性。用药的原则是尽可能单一用药，足量、足疗程治疗。

抗抑郁药分为第一代和第二代药物及中药。

1. 第一代抗抑郁药　　包括三环类抗抑郁药（TCA）（盐酸阿米替林、氯米帕明）、单胺氧化酶抑制剂（MAOI）和四环类抗抑郁药。

2. 第二代抗抑郁药

（1）选择性 5- 羟色胺再摄取抑制剂（SSRI）：盐酸氟西汀、盐酸帕罗西汀、盐酸舍曲林、马来酸氟伏沙明、氢溴酸西酞普兰、草酸艾司西酞普兰。

（2）选择性 5- 羟色胺和去甲肾上腺素再摄取抑制剂（SNRI）：盐酸文拉法辛、盐酸度洛西汀。

（3）5- 羟色胺 2A 受体拮抗剂及 5- 羟色胺再摄取抑制剂（SARI）：奈法唑酮。

（4）去甲肾上腺素和特异性 5- 羟色胺能抗抑郁药（NaSSA）米氮平。

（5）去甲肾上腺素与多巴胺再摄取抑制剂（NDRI）：安非他酮。

（6）选择性 5- 羟色胺再摄取激动剂：噻奈普汀。

3. 中草药　圣约翰草提取物、舒肝解郁胶囊和巴戟天寡糖胶囊等。

在使用药物之前必须排除药物禁忌证，做好常规体格检查，神经系统检查，血常规、血生化和心电图检查。给药方法、剂量、时间按患者个体情况而定。对于药物不良反应，结合临床研判并积极处理。

第三节　物 理 治 疗

一、物理因子疗法

（一）改良电休克治疗

1. 治疗前准备　详细的体格检查；获取知情同意；治疗前 8 小时停止药物、禁食禁水 4 小时以上；准备急救药品与器械；治疗前 15～30 分钟注射阿托品 0.5～1.0mg；排空大小便，取出活动义齿，解开衣带、领扣，取下首饰等物品。

2. 操作方法　在麻醉师参与下施行，治疗前肌内注射阿托品 0.5mg。按患者年龄、体重给予 1% 硫喷妥钠 1.0～2.5mg/kg 诱导患者入睡；待患者出现哈欠、角膜反射迟钝时，给予 0.2% 氯琥珀胆碱（司可林）0.5～1.5mg/kg 静脉注射，观察肌肉松弛程度。当腱反射消失或减弱，面部、全身出现肌纤维震颤，呼吸变浅，全身肌肉放松（一般约为给药后 2 分钟）时，即可通电 2～3 秒。观察口角、眼周、手指、足趾的轻微抽动，持续 30～40 秒，为 1 次有效的治疗。一般从每日 1 次过渡到隔日 1 次，或者一开始就隔日 1 次，1 个疗程 6～12 次。

（二）经颅电刺激

经颅电刺激（TES）治疗包括经颅直流电刺激（tDCS）、经颅交流电刺激（tACS）、经颅随机噪声刺激和经颅脉冲电刺激。

tDCS 作用部位位于背外侧前额叶皮质，通过头皮电极将连续的低振幅电流传输到指定的皮质区域，产生去极化和超极化作用，引起相应大脑皮质兴奋性发生变化。tDCS 具有易携带、易操作、低成本和低副反应等优点。每日给予患者 2mA 直流电刺激 20 分钟，每周治疗 5 日，整个治疗持续 2 周。

tACS 是将周期性的交变弱电流作用于特定脑区，以此来调节不同脑区的皮质兴奋性。可给予患者 10Hz tACS 治疗，连续 5 日，每日进行 40 分钟治疗。

（三）磁休克

磁休克（magnetic seizure therapy, MST）与电休克疗法（ECT）一样，是一种非侵入性技术，但 MST 是一种比 ECT 更集中的干预。它以前额叶皮质为目标，不产生通过大脑深层结构的电流。

（四）经颅磁刺激

1. 重复经颅磁刺激（rTMS）　经颅磁刺激（TMS）技术是一种利用脉冲磁场作用于中枢神经系统，改变皮质神经细胞的膜电位，使之产生感应电流，影响脑内代谢和神经电活动，从而引起一系列生理生化反应的磁刺激技术。rTMS 是 TMS 治疗抑郁障碍常用的治疗方式。rTMS 可分为低频（≤ 1Hz）和高频（> 5Hz），高频刺激是兴奋性的，导致神经去极化，而低频刺激则抑制神经放电。

2. θ 短阵快速脉冲刺激（TBS）　可给予患者较短的间歇性 TBS（iTBS）治疗，每周治疗 5 日，持续 4～6 周。TBS 因其较短的疗程和神经可塑性诱导而具有潜在的优势。

3. 深部经颅磁刺激（dTMS）　dTMS 采用的是一个不同的线圈结构（H 线圈），能够刺激位于目标脑区更深的神经元通路；dTMS 对重度抑郁发作疗效更好，且在维持治疗期间仍保持稳定疗效。

二、运动疗法

（一）医疗体操

医疗体操是运动治疗中最常见的简单方法。其根据患者的个体特点，包括患者所能耐受的运动方式、速度、动作的幅度，以及其身体的灵活性、肌肉的力量等，进行循序渐进的训练。

（二）有氧训练

有氧训练是指以提高人体吸入、输送和利用氧气的能力为目标的训练，从而达到提高机体有氧代谢能力的目的。有氧训练的方法简便、患者易掌握。该训练可提高患者的心脏准备功能和肺部的氧气交换功能，增加机体的携氧能力，促进机体有氧的分解代谢与合成代谢，增加肌肉的收缩力。其运动方式包括长跑、散步、游泳、自行车比赛、球类比赛、跳绳、健身操等多种形式。有氧运动作为一种正性刺激，有利于缓解抑郁情绪。

（三）民族运动形式

包括武术、太极拳、八段锦、五禽戏等，以及拔河、跳绳、踢毽球等应用器械的训练方式。

（四）运动指导

由专业的康复治疗师指导，运动频率每周不少于 3 次，每次持续 30～40 分钟，运动后心率达到最大心率的 60%～80%；运动干预持续 6 周，根据个人耐受情况选择。

第四节　心理治疗

临床在治疗抑郁障碍患者时常采用药物治疗，同时配合流程化心理治疗，可有效促进恢复。流程化心理治疗包括个体治疗和团体治疗。除流程化心理治疗外，心理治疗还包含婚姻家庭治疗、精神动力学治疗、认知行为疗法、自杀预防与危机干预等。

一、个体治疗

全面了解患者的一般资料，包括症状、治疗史等，进行初步评估；了解患者的成长史，并将个体潜能充分发挥出来；询问患者的家族史，并发掘系统优势，尊重患者感受，并询问患者成长环境，才能从不同角度寻找解决方案，以便由家属与患者进行良好互动。探讨疾病的焦点问题，明确治疗目标，构建解决方案。向患者讲述治疗成功的案例，帮助患者树立自信心。组织患者开展交流会，由经验丰富的护理人员主持，分享日常生活中的治疗经验和护理经验，给予鼓励与支持，使患者正视现实、积极面对。

二、团体治疗

由多人组成团体进行治疗，团体治疗共 4 次，由患者及家属共同参与。

1. 第 1 次团体治疗　向患者讲述疾病有关知识，使患者能够对自身情绪与身体之间的关系有所认识。

2. 第 2 次团体治疗　向患者讲述管理情绪方案，组织患者学习情绪的管理方法，并讲解情绪疗法，使患者充分认识到认知对行为与情绪的影响，有助于患者管理自身情绪。

3. 第 3 次团体治疗　采用萨提亚沟通模式，以家庭为单位，指导患者体验亲情、和谐沟通。

4. 第 4 次团体治疗　以体验沟通为基础,构建家庭模式,提升患者沟通质量。

三、婚姻家庭治疗

婚姻家庭治疗以促进良好的配偶关系为目标,重点为发现和解决夫妻之间的问题,治疗原则是积极主动、兼顾平衡、保持中立、重在调试和非包办。家庭治疗是以家庭为对象实施的团体心理治疗,旨在改善家庭的应对功能,帮助患者及家属面对抑郁发作带来的压力,并防止复发。其特点为不着重于家庭成员个人的内在心理分析,将焦点放在家庭成员的互动关系上,从家庭系统角度解释个人的行为与问题,个人的改变有赖于家庭的整体改变。

四、精神动力学治疗

精神动力学治疗(psychodynamic psychotherapy)是在经典的弗洛伊德精神分析治疗方式上逐步改良和发展起来的一类心理治疗方法,根据治疗时程可简单分为长程疗法和短程疗法两大类。目前推荐用于治疗抑郁障碍的精神动力学治疗主要为短程疗法。实施要点:在治疗师较少参与的前提下,让患者自由联想和自由畅谈,通过谈话中的某些具体实例去发现线索和问题;从中选择患者认可的某个需重点解决的焦点冲突,通过治疗让患者自我感悟和修通,对该问题和冲突达成新的认识,同时学会新的思考或情感表达方式。

五、认知行为疗法

(一) 概念

在医师指导下,帮助患者学会渐进性肌肉放松的方法和要领,掌握全身肌肉主动放松的客观体验,使患者通过一定的肌肉紧张和松弛训练程序,有意识地控制自身的心理活动,降低大脑皮质唤醒水平,以达到消除紧张、焦虑情绪的目的,促使患者的功能恢复。

(二) 治疗过程

分为治疗初始阶段、治疗中间阶段和治疗最后阶段,共 8 次,每周治疗 1 次,每次 1 小时,疗程 8 周。由接受过专门认知行为疗法培训的治疗师参与治疗。

1. 第 1 次　建立信任的治疗关系与联盟,保证患者的合作和积极参与;在此基础上评估患者的基本情况,包括生活经历、重要生活事件;了解患者在生活中的最基本信念、假设、期望、规则和态度。

2. 第 2 次　帮助患者认识到认知行为疗法的基本原理,为患者制订治疗计划,安排治疗日程设置;用结构方式教患者评估自身的自动想法,每次治疗后布置家庭作业,监测自动想法。

3. 第 3 次　帮助患者察觉他的现实生活正在发生什么事情,其消极信念、自动想法、想象和行为如何使他自己易患抑郁并使得抑郁持续存在;使患者逐步进入认知治疗过程。

4. 第 4 次　和患者一起分析患者的功能障碍性思维活动并进行修正,使患者逐步认识到情景—自动想法—情感反应之间的关联。

5. 第 5 次　讲解自动想法,识别并矫正自动想法。

6. 第 6 次　识别并矫正中间信念,使认知概念化。

7. 第 7 次　识别、检验并矫正核心信念,建立新的认知模式。

8. 第 8 次　进行总结以巩固强化治疗效果,并教会患者做自己的治疗师,在以后的生活工作中从自己崭新的理解中受益。

六、自杀预防与危机干预

自杀行为是抑郁障碍最严重的症状和最危险的后果之一，所以对于抑郁障碍患者的自杀预防及危机干预工作，必须用整体、系统、层次化的视角来审视自杀预防工作，选取各种适合的防范手段。

自杀预防的策略和方法包括：科普宣传、生死教育；重点区域和特定自杀方式的预防；减少模仿效应；精神卫生与自杀预防；重大创伤事件后及时有效的干预。

对于有自杀想法或行为的抑郁障碍患者，及时的心理危机干预是必要的。

（一）心理危机干预方法

1. 建立社会支持系统　这是做好心理干预的一个重要措施。对患者来说，家庭亲友的关心与支持可极大地缓解患者心理压力，使其产生被理解感和被支持感。

2. 认知干预　应提高患者认知水平，纠正其不合理思维，正视病情、疏泄情感、重建信心、获取支持，积极面向未来，投入生活与工作，减少或远离创伤，以提高应对生理、心理的应激能力。

3. 提供积极的应对方法　理解、支持、安慰，给予希望和传递乐观精神，可使其看到光明前景，有效地应对危机。强制休息、鼓励患者积极参与各种体育活动，可有效地转移注意力，给当事人提供宣泄机会，有助于疏导当事人自我毁灭的强烈情感和压抑的负性情感。

（二）心理危机干预的常用技术

1. 支持性的心理干预技术　这项技术包括认真地聆听、细心地陪伴、适当地疏导、无条件地接纳、由衷地尊重、深切地理解、充满爱意地同情，这些心理学专业训练最基本的技能对患者的心理康复很重要。

2. 稳定化技术　在创伤治疗的最初阶段，稳定化技术必不可少，而且在后续的治疗当中，这种技术也很常用。稳定就是要在一个人的内心创伤和积极体验之间找到一个平衡点。

稳定化技术内容包括了躯体的稳定化、社会性方面的稳定化、心理的稳定化和治疗计划、心理教育。

3. 保险箱技术　保险箱技术是一种很容易学会的负面情绪处理技术，也是靠想象方法来完成的。它是将所面对的一些负性事件和情绪放入想象的容器中，以减轻这些负性事件和情绪对自己的影响。

保险箱技术早先被设计作为严重的心理创伤掌控技术，它可以用来有意识地对心理创伤进行处理，从而使自己在比较短的时间内从痛苦的情绪中解脱出来。它通过对心理上的创伤性材料"打包封存"，来实现个体正常心理功能的恢复。但事实上，这一技术不仅可以用于严重心理创伤的处理，还能有效地处理平时一般的压力和情绪困扰。

在保险箱技术的练习中，可以将给患者带来负面情绪的东西锁进一个保险箱，而钥匙由他自己掌管，并且可以让他自己决定是否愿意及何时打开保险箱的门，重新触及那些带来负面情绪的压力以及探讨相关的事件。

第五节　健 康 教 育

抑郁障碍患者接受健康教育能提升其认知训练护理依从性，改善其精神病性症状、认知功能和生活质量，健康教育时间为3个月。

（一）针对性指导

不同患者的症状、情绪和病情等存在一定差异，医护人员须对每位患者进行针对性宣教。特别是初次入院的患者，受其症状等因素影响不承认自身患病，此时应由责任护士给患者和家属分阶段介绍患者的发病原因、疾病症状、治疗方法、用药后副反应和应对措施等；对存在困难的患者及时提供帮助，以维护良好的护患关系。

（二）发放健康宣传资料

住院中期患者疾病症状会有明显减轻，对自身疾病存在一定认知，可以为患者和家属发放精神病相关知识手册，使其自行阅读。

（三）随机指导

责任护士在每日查房和开展治疗操作期间，须进行宣教；若观察到患者存在错误的行为，须及时纠正，并向其提供心理干预，疏导其存在的负面情绪。

（四）集中宣教

积极组织患者和家属在固定时间段内进行集中宣教，每周2次，可以采取专家讲座、观看专题片及病友交流会等方式，使其掌握更多疾病和治疗的知识。除此之外，沟通学习交流期间，医护人员要掌握患者心理情绪和家庭状况，予以合理的心理支持。患者和患者之间、患者和家属之间、护患之间经常交流及互动，使患者感觉到自身被关心和支持，增强治疗信心。

（五）家属交流及沟通

在家属探视期间，医护人员应告知家属患者住院期间表现、具体的治疗进度、发生或者可能发生的问题，引导患者家属采取正确方式为患者提供关怀和帮助，建立和谐氛围，引导家属督促、协助和指导患者用药和接受认知训练。

（六）院后指导

嘱咐患者和家属应坚持使用药物、定期复诊，服药期间禁止随意加减、漏服或者停服药物，指导家属学会简单观察、识别及判断患者病情复发的方法。另外，应为患者提供相应的出院带药资料，包含药物使用剂量、用药时间、用药方法、禁忌及副反应等，嘱其维持充足的睡眠，适当参与娱乐活动，以提升交往能力。

（张桂青）

第二十二章
人格障碍康复评定与治疗

人格障碍（personality disorder）是指个体人格特征明显偏离正常且根深蒂固，形成了较为固定的反映个人生活和人际关系的异常行为模式。由此，患者遭受痛苦和/或使人遭受痛苦，或给个人、社会带来不良影响。人格障碍通常开始于儿童期、青少年期或成年早期，并一直持续到成年乃至终生。少数人成年后有一定程度的缓和。

人格障碍患病率的资料较少。1982 年和 1993 年我国部分地区精神疾病的流行病学调查结果显示人格障碍的患病率均为 0.1‰。目前国外所进行的调查结果显示，人格障碍的患病率在 2%～10%。从得到的有限资料来看，我国人格障碍的患病率明显低于西方国家，这可能是中西方对人格障碍的理解和诊断工具的不一致及文化差异造成。

该疾病的病因及发病机制尚不明确，但与其他精神障碍一样可能与生物、心理、社会等多种因素的互相作用有关。

第一节　康复评定

人格障碍主要依据病史进行诊断，应尽可能从多方面采集病史资料，包括患者本人对其自身人格特征的描述、患者对其既往不同场合行为表现的解释、患者亲朋好友对患者的评价等；进行精神检查（临床晤谈对患者行为的观察）、躯体及神经系统检查，必要的实验室、辅助检查及心理测试等；同时参照人格障碍的诊断要点及诊断标准。该疾病各临床类型的诊断应首先符合人格障碍的诊断，再按照各临床类型的特征进行分类诊断。

一、结构评定

一般认为人格障碍是在大脑先天性缺陷的基础上，遭受环境有害因素影响而形成的，如围生期或婴儿期营养不良、轻微脑损伤等。脑电图研究表明，人格障碍患者的双亲中，脑电图异常率较高。50% 人格障碍患者的脑电图有慢波出现，与儿童脑电图近似。因此，有学者认为人格障碍是大脑发育成熟延迟的表现。

二、功能评定

（一）运动行为功能

人格障碍各临床分型运动行为表现不同。社交紊乱型人格障碍、情绪不稳型人格障碍、被动-攻击型人格障碍会出现攻击行为；表演型人格障碍患者会有夸张言行；强迫型人格障碍患者会有冲动闯入；依赖型人格障碍患者会有过分依赖行为。

临床诊断可根据与患者晤谈、跟踪观察、询问亲属及量表等方式来判断。评估量表可使用国际人格障碍检查（international personality disorder examination, IPDE）、DSM-5 人格障碍晤谈工具（personality disorders interview tool, PDI-V）、人格障碍诊断问卷第 4 版加强版（personality disorder diagnosis questionnaire，PDQ-4＋)、明尼苏达多相人格问卷(Minnesota multiphasic personality inventory，MMPI)、艾森克个性问卷(Eysenck personality questionnaire，EPQ)。

MMPI 适用于年满 16 岁、初中以上文化水平及没有能够影响测验结果的生理缺陷的人群。它是迄今应用极广、颇富权威的一种纸 - 笔式人格测验，既可以了解受试者的个性特征，也可以对精神科诊断起到一定的提示作用。该问卷由 14 个量表构成，其中包括 10 个临床量表、4 个效度量表。中国标准：总分 60 以上为轻度异常，70 以上为严重异常，被视为可能有病理性异常表现或某种心理偏离现象。

（二）言语功能

人格障碍患者根据分型的不同，表现出不同的言语行为，如缺乏热情和幽默感、具有攻击意味、夸张言辞、言语敏感等特点。

临床诊断可根据与患者晤谈、跟踪观察、询问亲属及量表等方式来判断。评估量表可使用 IPDE、DSM-5 PDI-Ⅴ、PDQ-4＋、MMPI、EPQ。EPQ 主要反映受试者的人格维度倾向，如内 - 外倾向、精神质、神经质和受试者的掩饰性。

（三）认知功能

人格障碍患者的认知随着疾病临床分型、严重程度而表现不同。

1. 偏执型人格障碍　以猜疑和偏执为特点，对他人对自己的"忽视"而深感羞辱，满怀愤恨，容易记仇，总认为别人不怀好意，自我评价过高，给人得理不饶人的感觉。

2. 分裂样人格障碍　以情感冷漠为特点，对于批评表扬无动于衷，对他人对他的看法等漠不关心，无视公认的社会常规及习俗等。

3. 反社会型人格障碍　以不遵守社会规范和漠视或侵犯他人权利为特点，缺乏责任感，无视社会规范与义务，常常违法乱纪，无内疚感等。

4. 边缘型人格障碍　以极不稳定的情绪、行为、人际关系和自我形象为特点，自我形象、目的及内心的偏好常常是模糊不清的或者扭曲的，缺乏持久的自我同一性。

5. 表演型人格障碍　以过分的感情用事、夸张言行吸引他人的注意为特点。容易受他人或环境的影响，对自己的外观容貌过分计较，以自我为中心，自我放任。

6. 强迫型人格障碍　以过分的谨小慎微、严格要求与完美主义及内心的不安全感为特征，刻板固执，不合情理地坚持要求他人严格按自己的方式行事，对别人做事很不放心。

7. 回避型人格障碍　以对拒绝极其敏感和社会回避为特征，常常感到紧张、提心吊胆、不安及自卑。

8. 依赖型人格障碍　以过分依赖，害怕被抛弃和决定能力低下为特征，请求或顺从他人为自己生活中大多数重要事情做决定，依附他人，过分顺从他人意志，处处委曲求全，总以为自己无依无靠，没有能力。

9. 自恋型人格障碍　表现为妄自尊大，夸大自身的优越感，常把利用他人视作理所当然。

10. 被动 - 攻击型人格障碍　以消极被动方式来掩饰其强烈的敌意与攻击行为。

临床诊断可根据与患者晤谈、跟踪观察、询问亲属及量表等方式来判断。评估量表可使用 IPDE、DSM-5 PDI-Ⅴ、PDQ-4＋、MMPI、EPQ。IPDE 是一个半定式检查表，要求检查者为精神科的医师或临床心理学家，旨在帮助检查者判断受试者有无人格障碍及人格障碍的类型。其判断标准与 ICD-10 和 DSM-Ⅲ-R 两套诊断系统相配套。

三、日常生活活动能力评定

（一）基础性日常生活活动评定

人格障碍患者对于日常起床、洗漱、穿衣、整理床铺及进餐不存在始动性缺乏。

（二）工具性日常生活活动评定

人格障碍患者在交友、书信往来、与亲友联系、求职活动、外出购物及运用各种设施方面存在一定的问题，如不能保持长久人际关系，不愿意与人交往，会有冲动行为、依赖行为等。

四、社会参与能力评定

详情参见第二十一章第一节。

第二节　药物治疗

药物治疗目标并非改变患者的整个人格模式，而是缓解患者出现的应激和情绪反应。抗精神病药可改善患者的认知，可用于偏执型及分裂样人格障碍；心境稳定剂能稳定患者波动的情绪及缓解其冲动行为，抗抑郁药能改善患者低落的情绪，也可以改善强迫型人格障碍的强迫思维与行为；抗焦虑药可缓解患者的焦虑，同时也可用于回避型或强迫型人格障碍。药物治疗属于对症治疗，剂量宜偏小，用药时间宜短，不主张长期应用和常规使用。

强迫型人格障碍可以用氯米帕明 25～50mg/d，分裂样、反社会型人格障碍用利培酮 1～2mg/d，冲动型及偏执型用丙戊酸钠 0.2～0.4g/d。不同类型的人格障碍在不同康复阶段均加用舒必利 0.1～0.2g，每日 2 次，药物治疗时间控制在 90～150 日。

用药前必须排除禁忌证，做好常规体格检查、神经系统检查、血常规、血生化和心电图检查。给药方法、剂量、时间按患者个体情况决定。对于药物不良反应，结合临床研判并积极处理。

第三节　心理治疗

人格障碍患者一般不会主动求医，常在与环境及社会发生冲突而感到痛苦时才"无奈"就诊。医师应关心患者，建立良好医患关系，帮助患者认识个性缺陷，树立改造个性缺陷的信心，鼓励其改变原有的行为模式，建立良好的行为模式，并对其出现的积极变化予以鼓励和强化。

心理治疗的目标并非试图在短期内改变患者的人格模式，而是帮助患者寻求一种与自己人格特征冲突较小的生活环境和生活方式。心理治疗既可减少患者与周围环境冲突所产生的痛苦，又可减少患者给周围环境带来的问题，防止人格障碍给患者带来的负面影响（如酗酒、吸毒等），如可以让强迫型人格障碍患者从事工作环境宽松、紧张程度不高、责任较小的工作，可以对边缘型人格障碍患者采用以沙盘游戏为主的心理分析治疗。

第四节　认知行为疗法

认知行为疗法是一组通过改变思维和行为的方法来改变不良性认知，消除不良情绪和行为的短程治疗方法。它是一组治疗方法的总称，这组方法强调认知活动在心理或行为问题的发生和转归方面起着非常重要作用，在治疗过程中既采用各种认知矫正技术，又采用行为疗法，故称为认知行为疗法。

认知行为理论认为，个人的行为和情绪由自我教导性语言所控制，如进行自我教导训练，对于认知缺陷者可以采用重复的适应性自我对话，目的在于建立起积极的信念或适应性认知，使其融入患者自己的信念系统，从而成为支配患者的行为准则。认知行为疗法的重点就是改变人们对自己所说的（清楚的或不清楚的），能引起人们无效行为和情感障碍的内部语言。建立求助的动机，在此过程中，要认识适应不良性认知-情感-行为类型。患者和治疗师对其问题达成认知解释上意见的统一，对不良表现给予解释并且估计矫正所能达到的预期结果，患者自我监测思维、情感和行为，治疗师给予指导、说明和认知示范等。

1. 适应不良性认知的矫正　在此过程中，使患者发展新的认知和行为来替代适应不良性认知和行为，治疗师指导患者广泛应用新的认知和行为。

2. 处理日常生活问题的过程　此阶段用新的认知对抗原有的认知，让患者练习将新的认知模式用到社会情境之中，取代原有的认知模式；可让患者先用想象的方式来练习处理问题，或模拟在一定的情境下或在一定条件下让患者以实际经历进行训练。

3. 改变有关自我的认知　在此过程中，作为新认知和训练的结果，要求患者重新评价自我效能及自我在处理认识和情境中的作用；在练习过程中，让患者自我监督行为和认知。

4. 针对冲动情绪进行的治疗　让患者检查自己情绪产生的原因，并写出来；对情绪进行合理性分析并找出错误的认知；与情绪质辩，要求患者针对不合理之处，用事实、常理予以驳斥，并对冲动情绪进行"危害分析"；获得合理性反应，逐步克服情绪冲动状态，接受现实，树立自信。

第五节　精神分析治疗

精神分析又称深层心理学或心理动力学，而心理动力学更涵盖了精神分析发生发展更广泛的含义，是探索精神世界中潜意识的科学，也是迄今为止在心理学范畴中影响最大的学说。精神分析着重对个人内在矛盾所引发的冲突加以分析，通过持续的个人接触，帮助澄清患者潜意识中影响其生活的部分，并对分裂部分与被确认的自我部分进行整合。如潜意识中的负罪感会让人表现为压抑、工作障碍或自虐，甚至严重的抑郁，精神分析可澄清内在不确认的、能导致精神障碍有关症状的部分，将患者潜意识的动机提高到被认识的层面，使患者得以解脱。

对于边缘型人格障碍患者，进行精神分析治疗时可遵循以下原则：①选择一个居先的主题，包括紧急状况或通常状况，在患者纷乱的临床相中选择切入点，进行澄清、面质和解释；②保持治疗的支持性框架，限定设置和限制症状的继发性获益；③保持技术上的中立性和限制见诸行为；④在解释歪曲真实的幻想前，从治疗师与患者在交流中通常共享的真实中进行干预；⑤分析移情中的正、负面以避免仅看到移情中的某一面（正或负），以帮患者整合正负性情感；⑥系统地分析进入移情中的原始防御（这个策略增强了自我，但在短程治疗中要加以限制，因患者难以在短时期内收回他正在投射的内容）；⑦始终保持对反移情的清醒并将从反移情中学到的东西整合进解释的过程。治疗每周1次，每次1小时，持续近9个月。

第六节　家庭治疗

家庭治疗对患者家庭环境起到改善作用，既增进了患者及家属之间的相互理解、交流及亲密程度，提高了相互表达情感的能力，又减少了家庭成员间的矛盾及控制。

以强迫型人格障碍患者的结构式家庭治疗为例。初次访谈后，邀请患者及家庭成员参加治疗性会谈，每次由治疗师及协同治疗师共同进行 1 小时左右的治疗，每个家庭平均进行 4次，治疗间隔 2～7 日，每次治疗均进行录像。治疗前后用家庭环境量表中文版（该量表分为10 个分量表，分别评价 10 个不同的家庭社会特征，即亲密度、情感表达、矛盾性、独立性、成功性、知识性、娱乐性、道德宗教观、组织性、控制性）对患者及每位家庭成员进行评价，并用耶鲁 - 布朗强迫量表对患者进行评价（总分为 40 分，0～7 分为亚临床，8～15 分为轻度，16～23分为中度，24～31 分为重度，32～40 分为极重度）。治疗后依据回放录像记录患者家庭在每次治疗中的现场表现，并调查患者及家庭对治疗的满意度，同时调查周围病友在患者进行家庭治疗后所观察到的变化。

第七节　健 康 教 育

人格障碍一旦形成就很难治疗，所以预防至关重要。人格障碍形成于个体早年，因此，强调儿童早期教育，从幼年开始培养健全的人格对人格障碍发生的预防有十分重要的意义。良好的家庭教养方式，父母给予子女充分的关爱和呵护，避免家庭矛盾和破裂，为儿童创造良好的生活居住学习和人际环境，使儿童远离精神创伤，可很大程度上避免人格的不良发展。当儿童出现情绪或行为问题时，应及时了解、关心、矫正，不能漠不关心或任其发展，必要时应寻求专业医师的帮助。在患者入院治疗后可采取的健康教育方法参见第二十一章第五节。

（张桂青）

第二十三章

精神分裂症康复评定与治疗

精神分裂症（schizophrenia）是一组病因、临床表现、治疗反应及病程不同的疾病。多起病于青壮年，常有感知、思维、情感、行为等多方面的障碍和精神活动的不协调，思维障碍是其核心表现，并以精神活动的不协调或脱离现实为特征，对患者的影响通常是严重且持续的。该疾病是最常见的重性精神病之一，但本质特征尚未明确。临床研究表明该病的发生与遗传因素、神经发育、神经生化、感染和免疫因素、心理社会因素等有一定关系。

精神分裂症可见于各种文化和地理区域中，其发病率与患病率在世界各国大致相同，终生患病率约为 1%。总体上，男女患病率大致相等，性别差异主要体现在首发年龄和病程上。2012 年启动的中国精神卫生调查结果表明，18 岁及以上城乡社区常住 6 个月以上的居民中精神分裂症的 12 个月患病率为 5.59‰，同时发现，无论城乡，精神分裂症的患病率均与家庭经济水平呈负相关。由于该疾病常起病于成年早期，其明显的功能损害和慢性化病程造成巨大的医疗资源消耗、患者本人及家属的劳动生产力损失。

第一节　康　复　评　定

根据患者病史、精神症状、体征等明确疾病诊断。精神障碍康复的 3 项基本原则是功能训练、全面康复与回归社会，针对生活技能和社会心理功能、药物自我管理能力、就业行为能力、就医能力进行康复评定。

一、结构评定

研究表明，精神分裂症患者的颞叶、额叶及边缘系统（海马、杏仁核及海马旁回）存在脑组织萎缩和细胞结构的紊乱。CT 及 MRI 发现精神分裂症患者存在脑室扩大和脑沟、脑回增宽，这些变化在疾病早期甚至治疗之前就已经存在，提示可能是神经系统发育异常。正电子发射体层成像（PET）研究表明，精神分裂症患者在测试状态如进行威斯康星卡片分类测验（由额叶完成的活动）时，并不会出现额叶活动的增强，提示患者存在额叶功能低下。

二、功能评定

（一）感觉功能
幻觉可采用阳性与阴性症状量表（PANSS）进行评定。

（二）运动功能
行为症状的评定即对患者的行为进行家属询问、跟踪性评论。

精神分裂症患者可表现为单调重复、杂乱无章或缺乏目的性的行为，可以是单个肢体的细微运动或涉及躯体和四肢的粗大动作，也可以表现为仪式化的行为（作态），但旁人无法理解。有的患者表现为扮鬼脸，发出幼稚愚蠢的傻笑或声调，脱衣、脱裤等；有的患者表现为意向倒错，吃一些不能吃的东西或伤害自己的身体。有的患者可表现为紧张症行为，即表现为紧张性木僵和紧张性兴奋交替出现或单独发生。紧张性木僵表现为运动抑制，轻者动作缓慢、少语少动（亚木僵）；重者终日卧床，不语不动，肌张力高，有时出现蜡样屈曲；可出现被动服从，主动性违拗，模仿动作和模仿言语。紧张性兴奋者表现为突然发生不可理解的冲动行为，言语内容单调刻板，行为无目的性；发病年龄早且以行为紊乱症状为主要表现者常与明显的思维障碍有关，也常预示较大的社会功能损害和恶化性病程。

（三）言语功能

言语功能可采用阳性与阴性症状量表（PANSS）进行评定，该量表评分越高，精神症状越重。

1. 轻度　交谈显示很少有主动性，患者的回答简短且不加修饰，需要会谈者给予直接的和引导性的问题。

2. 中度　交谈缺乏自然流畅，显得不顺畅或停顿，经常需要引导性的问题以诱导出充分的反应和交谈的进程。

3. 偏重　患者表现出明显缺乏自发性及坦率，回答会谈者提问时仅用1个或2个简短的句子。

4. 重度　患者的反应仅局限于几个单字或短语，以回避或缩短交谈，如"我不知道""我没空说"，使交谈发生严重困难，且毫无效果。

5. 极重度　语言的交流更多局限于偶然的呓语，使交谈无法进行。

（四）认知功能

认知功能评定包括定向力、注意力、记忆、智能4个方面，可通过对患者进行观察、提问、量表评估来判定。

1. 观察、提问部分

（1）定向力：提问包括自我定向，如姓名、年龄、职业，以及对时间（特别是时段的估计）、地点、人物及周围环境的定向力。

（2）注意力：观察评定是否存在注意减退或注意涣散，有无注意力集中方面的困难。

（3）记忆：评估瞬时记忆、近期记忆和远期记忆的完好程度，以及是否存在遗忘、错构、虚构等症状。

（4）智能：根据患者的文化教育水平适当地进行提问，包括一般常识、专业知识、计算力、理解力、分析综合能力及抽象概括能力，必要时可进行专门的智能测查。

2. 量表评估

（1）韦氏成人智力量表（WAIS）：适用于16岁以上人群。包括11个分测验，分言语量表和操作量表2个部分。言语量表部分包括知识、领悟、算术、相似性、数字广度、词汇6个分测验；操作量表部分包括数字符号、图画填充、木块图、图片排列、图形拼凑共5个分测验。分数越高，智商越高。

（2）简易精神状态检查量表（MMSE）：是最常用的认知筛查工具，评分越低，认知功能越差。

三、日常生活活动能力评定

详情参见第二十一章第一节。

四、社会参与能力评定

详情参见第二十一章第一节。

第二节 药 物 治 疗

精神分裂症的药物治疗应系统规范,强调早期、足量、足疗程。一旦明确诊断应及早开始用药。药物应达到充分治疗剂量。按照出现的时间顺序和药理学作用特点,抗精神病药分为第一代抗精神病药和第二代抗精神病药。

第一代抗精神病药(FGAs):又称镇静剂、传统抗精神病药、典型抗精神病药、多巴胺受体拮抗剂。其主要药理作用为阻断中枢多巴胺 D 受体,治疗中可产生锥体外系不良反应和催乳素水平升高。代表药为氯丙嗪、氟哌啶醇等。第一代抗精神病药可进一步分为低、中、高效价三类。低效价类以氯丙嗪为代表,镇静作用强,抗胆碱能作用明显,对心血管和肝脏毒性较大,锥体外系不良反应较小,治疗剂量较大;中效价类和高效价类分别以奋乃静和氟哌啶醇为代表,抗幻觉妄想作用突出,镇静作用较弱,对心血管和肝脏毒性小,锥体外系不良反应较大,治疗剂量较小。

第二代抗精神病药(SGAs):又称非传统抗精神病药、非典型抗精神病药、新型抗精神病药等。SGAs 在给予治疗剂量时,较少产生锥体外系不良反应,但少数药物可出现催乳素水平明显升高。SGAs 按药理作用可分为四类:① 5- 羟色胺和多巴胺受体拮抗剂(SDAs),如利培酮、奥氮平、喹硫平、齐拉西酮、哌罗匹隆、布南色林、鲁拉西酮等;②多受体作用药(MARTAs),如氯氮平;③选择性多巴胺 D_2/D_3 受体拮抗剂,如氨磺必利;④多巴胺受体部分激动剂,如阿立哌唑。

用药前必须排除禁忌证,做好常规体格检查、神经系统检查、血常规、血生化和心电图检查。给药方法、剂量、时间按患者个体情况决定,结合临床研判病积极处理药物不良反应。

第三节 物 理 治 疗

(一)物理因子疗法

1. 改良电休克治疗 具体参见第二十一章第三节。

2. 重复经颅磁刺激 重复经颅磁刺激(rTMS)是指定位在同一脑区部位给予重复的磁刺激。rTMS 可以通过兴奋一种局部神经环路从而易化或抑制与认知功能相关的网络,对药物治疗效果不佳的精神分裂症患者的认知功能损害可能具有治疗干预作用。研究表明,rTMS 对精神分裂症幻听、阴性症状及认知功能均有改善作用。

rTMS 的频率从 1～20Hz 不等,低频刺激(≤1Hz)可以降低神经元的兴奋性,高频刺激(10～20Hz)可以提高神经元的兴奋性。与 MECT 不同,rTMS 不需要麻醉,一般不诱发癫痫,不引起定向障碍和认知损害。为确保安全,应注意合理选择参数及加强临床观察。每次治疗通常持续 30 分钟,每周治疗 5 次,每个疗程 2～4 周。

3. 计算机认知矫正治疗 计算机认知矫正治疗(computerized cognitive remediation therapy,CCRT)可将计算机信息技术与认知康复、神经心理学理论相结合,是一种新型神经心理训练疗法。该治疗系统包含 6 个治疗模块,即注意警觉、认知灵活、工作记忆、前瞻记忆、计划执行、情绪管理;每个模块包括 4～6 项练习,每项分为 8～24 个矫正任务。每次治疗 45 分钟,每周治疗 5 次,持续 2 个月。

4. 团体生物反馈疗法

(1)构建团体关系:由 1 名治疗师组织 21 名精神分裂症患者组成 1 个团体,在治疗开始前向患者介绍团体生物反馈疗法、目的及意义，组织团体成员进行自我介绍，增加团员间的相互了解，并设定整个团体的治疗计划及目标。

（2）评估：治疗前由治疗师对患者进行标准压力评估，让患者在静息状态下用最快的速度报出电脑屏幕上字体的颜色，以此评估患者的压力。

（3）技能训练：由治疗师指导患者学习呼吸训练（腹式呼吸、胸式呼吸）、肌肉放松训练（呼吸引导放松训练、肌肉松弛训练、渐进式放松训练）、冥想训练（自由冥想、瑜伽冥想），并播放舒缓、轻松的音乐使患者放松情绪。

（4）团体治疗：患者取舒适坐姿，将团体生物反馈仪的信号采集器戴在额头上，将心率变异性传感器夹于左侧耳部，将电脑与团体无线接收器连接；根据提示进行心灵拔河、赛艇或心房相映、春暖花开等治疗。每次治疗 45 分钟后，治疗师组织 15 分钟的小组讨论，由团员讲述自身存在的焦虑、睡眠障碍等问题，讨论如何克服这些问题，并由治疗师进行总结。每周治疗 5 次，疗程 2 个月。

（二）运动疗法

1. 医疗体操　具体参见第二十一章第三节。

2. 有氧训练　具体参见第二十一章第三节。

3. 民族形式运动　包括武术、太极拳、八段锦、五禽戏等，以及拔河、跳绳、踢毽球、球等应用器械的训练方式。研究表明，八段锦可缓解精神分裂症患者临床症状，改善精神状态，对改善睡眠质量有促进作用，临床应当关注。

4. 运动时间　30～40min/ 次，4～5 次 / 周。运动持续时间至少维持 20 分钟，大运动量隔日 1 次，间隔少于 3 日；若运动间隔时间超过 3 日，运动效果不佳。中等运动量 1 次 /d。运动强度大者，其运动持续时间可适当缩短。

第四节　作 业 治 疗

康复治疗师以每周 5 日作为阶段、每日 0.5～1 小时为 1 次课程进行授课，以 10 周作为治疗周期。

1. 日常生活活动训练　先对患者进行 1 日的跟踪调查，发现其日常生活行为中的隐藏问题，在常规训练中解决隐藏问题。而常规日常生活活动训练包括让其形成合理作息时间，定期辅助其整理个人形象（如理发、刮胡子），安排其洗澡时间、换洗衣物周期等内容，先指导，然后引导，最后让其能够自我主动完成。

2. 社交活动训练　前期可以采用情景模拟做游戏的形式，设定诸如与家人游戏、上街买菜、接待客人等具有社会交往和交流的活动训练。同时，进行一些娱乐活动训练，如组织病友之间进行游戏，而这个游戏训练要在康复治疗师的参与下完成。这类训练的重点是培养患者参加群体活动，扩大社会交往，达到提高生活情趣，促进身心健康的目的。训练内容安排应根据患者的病情、兴趣爱好、受教育程度、躯体健康状态等确定，包括一般性娱乐与观赏活动，如听音乐、看电视、看演出等；带有学习和竞技的参与性活动，如歌咏、舞蹈、体操、球类、书画等。

3. 学习能力训练　对患者进行疾病相关知识、药品相关知识、护理相关技巧等的讲解，让其学习并进行考核。考核方式为情景模拟，让其通过互相沟通对话的形式，展现所学到的内容。

4. 社会技能训练　为了让患者能够在未来更好地回归社会，在康复护理过程中要增加相应的社会技能训练，增强患者的心理承受能力，鼓励患者能够勇敢地面对工作生活中的各种问题。

第五节　认知行为疗法

精神分裂症的认知行为疗法是在药物治疗的基础上改变患者的非适应性思维和行为模式，以减轻症状及相关问题给患者情绪、心理社会功能等方面带来的负面影响，使患者生活得更好。理想情况下，精神分裂症患者的认知行为疗法至少应开展10次，时间应超过6个月。

在对精神分裂症患者开展认知训练的过程中，往往需要遵循重复训练、循序渐进及个体化等关键性原则，针对特定的认知功能布置具体任务，从而达到激发内在动机，在学习过程中最大限度地提高患者的主动性，实现改善精神分裂症患者认知功能的最终目标。

1. 认知矫正治疗　认知矫正治疗（cognitive remediation therapy，CRT）是一种针对精神分裂症患者认知缺陷的神经心理训练方法，综合了言语强化、无误学习、个性化指导等多种认知治疗技术，CRT 通常包含认知转换模块、工作记忆模块和计划模块三个部分，分别针对认知灵活性、信息编码存储和转换、信息组织和排序能力进行强化训练。患者需要在治疗师的指导下循序渐进地完成由易到难的认知作业，进而提高解决问题和处理信息能力、改善认知功能。

2. 认知增强治疗　认知增强治疗（cognitive enhancement therapy，CET）是一种包含了神经心理训练和社会认知小组治疗的小团体性认知干预方法。神经心理训练通过计算机软件完成，一般从最基础的注意力练习开始，依次进行记忆任务训练和问题解决。社会认知小组治疗的结构式课程则关注精神分裂症患者个人的再社会化练习；其主要内容包括心理教育、认知练习及作业反馈，通过在练习中设置模拟的现实生活问题，要求患者尝试团体分工互助、多角度问题分析、综合运用各种认知能力解决问题，进而提高患者的家庭及社区生活适应能力。CET的缺陷在于治疗周期过长（一般长达 18 个月），需要占用大量的时间和人力资源，同时也导致患者治疗依从性下降。这意味着对治疗师的要求提高，需要治疗师在开展训练过程中给予患者更多的鼓励与支持，强化其参加治疗的动机，最终获得康复。

3. 社会认知及交互训练　社会认知及交互训练（social cognition and interaction training，SCIT）是专门针对精神分裂症患者及其他精神疾病患者而产生的一种规范的关于社会功能康复的团体心理治疗方法，由美国北卡罗来纳大学 Penn 等研发设计。SCIT 旨在改善精神分裂症患者情绪知觉、心理理论、归因方式能力，特别适用于存在幻觉、妄想状态的精神分裂症患者。SCIT 包括三个治疗阶段：第一阶段主要通过情绪面孔识别等方式，帮助患者正确利用各种社会性线索，提高个人情绪识别能力；第二阶段主要聚集于患者错误的归因模式，包括提供各种社会场景及认知策略，纠正错误归因，学习利用当前信息去提升对社会情境的理解能力；第三阶段则侧重于帮助患者将第一、第二阶段所学应用到日常生活中。Penn 等研究发现，SCIT 可以有效改善社会和情感认知，以及暗示和归因方面功能，对精神分裂症患者的认知灵活性、亲密性需求及社会关系方面功能也有所提高，且能够明显减少攻击行为。

第六节　职　业　治　疗

职业治疗师针对个体按阶段制订适合患者兴趣、体力、能力、脑力及生活工作所需要技能的康复计划，包括自理能力训练、家庭功能训练、服药依从性训练、体能训练、社交能力训练、工疗、农疗等项目，改善患者的社会功能，使者能够回到社会工作中。职业治疗通常每周 5次，每次 2 小时，住院治疗 8 周。

第七节 心 理 治 疗

心理治疗是精神分裂症治疗的一部分,不但可以改善患者的精神症状,提高自知力,增强治疗的依从性,也可改善家庭成员间的关系,促进患者与社会的接触。

一、小组心理治疗

小组心理治疗由1名心理治疗师负责,另1名工作人员协助;每周5次,每次2小时,其中每次正规治疗1小时,自由活动1小时。

1. 第1周 治疗师先向大家进行自我介绍,然后请小组成员逐一介绍相互认识和交朋友。向患者讲解参加康复治疗的意义,培养信心与希望。可以用已康复出院的典型病例启发大家,让患者认识到只要坚持服药,主动参加系统康复治疗,疾病是可以控制和康复的。

2. 第2周 即阅读治疗。治疗师针对患者存在的共性问题有目的地选择一些散文、诗歌、报刊供患者阅读,读后讨论,最后写出读后感。

3. 第3周 即书画治疗。应用书法、简笔画等,鼓励患者动手、动脑,每次下课前请患者展示自己的作品,周末举行书画作品赛。

4. 第4周 即作业治疗。开展编织、叠纸、布贴画、木制玩具制作;自由活动可在科内的音乐、舞蹈、棋牌、体疗等治疗室内进行。

第5~8周和第1~4周的程序相同,内容可适当调整。小组心理治疗是以集体为对象而施以的一种治疗,通过人际互动引发许多特殊的集体反应机制,有利于改善不良情绪、思维方式、行为。

二、绘画心理治疗

成立绘画心理治疗小组,包括精神科的医师、主管护师和心理治疗师,选择参与过专业训练的护师作为小组组长,采用合理的干预手段。绘画内容需要根据患者的接受程度确定,重点锻炼患者的思维能力、记忆力、语言表达能力、手眼脑协调能力、注意力、写作能力等。要注意保证难度适中,有趣味性,能够调动患者的参与度,将提高患者的成就感和积极性作为治疗原则。

绘画课程一般分为融入阶段、表达阶段和畅想阶段。每个阶段要进行2周训练,每周进行1次,每次课程在90分钟左右,课程全程需要6周时间。

1. 第1周 主题是构建团队,绘画内容为自我介绍,是为了患者与治疗人员之间相互了解,提高团队意识。

2. 第2周 主题是自我表达,表达内容包括开场介绍、自画像等,旨在促进医护人员与患者之间的沟通交流,获得患者的信任。

3. 第3周和第4周 主题是情感表达,第3周内容包括诉说自己的心情,通过绘画的方式帮助患者表达和释放情绪。第4周内容为泥塑表达和自由绘画,促进患者与家属和其他成员的交流。

4. 第5周 主题是畅想未来,表达自己的理想家庭和梦想,通过畅想表达自己对未来生活的希望,让家属了解患者真实的想法和愿望,提高患者对未来生活的信心。

5. 第6周 主题是新的旅程,通过绘画来加深成员之间的感情,提高患者康复的信心。

第八节 健 康 教 育

精神分裂症患者接受健康教育能提升其治疗的依从性，改善其精神病性症状、认知功能和生活质量，健康教育时间为 3 个月。采取的健康教育方法参见第二十一章第五节。

（张桂青）

第二十四章

颈痛康复评定与治疗

颈痛（neck pain）是指从上项线到 T_1 棘突区域，位于颈部解剖区域的疼痛或不适，伴或不伴有上肢疼痛。在发达国家，颈痛的年发病率、终生发病率分别为 37.2% 和 48.5%，是仅次于腰痛、抑郁、其他肌肉骨骼疾病的第四大致残原因。颈痛风险因素包括精神因素、遗传、睡眠问题、吸烟、肥胖、久坐；既往颈痛、创伤和背痛史及健康状况不佳；运动、工伤中尤以赛车驾驶、摔跤和冰球运动风险最高；职业因素中以办公室／计算机工作、体力劳动、医护人员、司机、飞行员风险高；同时，工作要求高、社会满意度低和支持差、既往颈痛史是颈痛复发最强危险因素。

导致颈痛的因素包括脊柱小关节综合征或骨关节炎、肌筋膜炎、椎间盘病变、外伤、肿瘤、感染、斜颈、颈部挥鞭伤等。其中，由明确的病因如严重的颈椎骨折脱位、感染、结核、肿瘤等引起的具有严重颈部病理改变（如脊柱骨折脱位、脊髓损伤等）的颈痛称为特异性颈痛；除此之外的大多数无明确病因和严重病理改变的颈痛称为非特异性颈痛，它主要是指脊柱小关节综合征或颈椎骨关节炎、肌筋膜炎等引起的力学性颈痛；与椎间盘突出、椎管狭窄、颈神经根病等有关的颈痛称为神经性颈痛；部分患者力学性颈痛和神经性颈痛同时存在，称为混合性颈痛。

一、颈痛分型

（一）依据病因病理分类

1. 力学性颈痛　是指由力学因素（如拉伤、劳损、扭伤、压迫）引起的颈痛，如颈椎小关节综合征、颈肩背肌筋膜炎、颈肌劳损等。

2. 神经性颈痛　以颈神经根压迫或刺激及由此引起的临床表现为特征的颈痛，包括急性颈椎间盘突出症、椎间孔狭窄、颈椎管狭窄、脊髓病。

3. 混合性颈痛　力学性颈痛和神经性颈痛同时存在。

需注意的是，颈痛分类前需通过筛查"红旗征"排除特异性颈痛。特异性颈痛患者须立即转专科诊治，以免引起严重后果甚至危及生命。

（二）颈痛相关疾病分类

2000—2010 年颈部和颈痛骨与关节十年特别工作组的颈痛相关疾病（neck pain-associated disorders，NAD）分类，依据临床特征和对患者日常生活的影响将颈痛分为 4 级，其中 I 级和 II 级包括与创伤有关的颈痛（以前称挥鞭或与挥鞭有关的疾病）、与工作有关的颈痛（基于患者对发病原因或发作情况的陈述分类的疼痛），其标准如下：

I 级：无明确病理改变，颈痛基本不会影响日常生活。

II 级：无明确病理改变，但颈痛对日常生活活动有很大影响。

III 级：无明确病理改变，但存在神经系统症状，例如腱反射减弱、肌力下降或感觉障碍。

IV 级：存在主要结构病理改变。

该分类也包含了损伤／疾病对日常生活的影响，同时提示了颈痛的程度，有助于临床治疗尤其是康复治疗决策。

（三）美国物理治疗学会骨科学分会（APTA）基于ICF的诊断分类

1. 颈痛伴活动受限 指以颈痛同时伴随颈活动受限为特征的颈痛。颈痛特点为中央或单侧颈痛，有时可伴肩带或上肢牵涉痛；一般与颈肌拉伤、颈肌劳损、颈背肌筋膜炎、颈椎小关节综合征有关。康复评定可见：颈椎活动受限，主动/被动颈椎活动度末端颈痛重现；颈椎/胸椎节段活动受限；激惹受累颈椎或胸椎节段或颈部肌肉重现颈痛和牵涉痛；亚急性或慢性颈痛患者可能存在颈、肩胛-胸壁肌力量与运动控制不足。

2. 颈痛伴协调障碍 指以伴颈部运动协调障碍为特征的颈痛，常与创伤或挥鞭伤、颈椎不稳有关。临床表现为肩带或上肢牵涉痛、眩晕、恶心、头痛、注意力难以集中或记忆困难、精神错乱等非特异性脑震荡相关症状，对力、热、声、气味或光刺激敏感。康复评定可见压痛及肌筋膜触发点、颅颈屈曲测试阳性、颈屈肌耐力测试阳性、颈部肌肉力量及耐力不足、颈部活动范围内出现颈痛且在活动范围末端加重、感觉运动障碍、肌肉激活模式改变、本体感觉下降、姿势平衡或控制改变、激惹颈椎受累节段导致颈痛和牵涉痛重现。

3. 颈痛伴头痛 指以伴头痛为特征的颈痛，与颈源性头痛有关。颈源性头痛是由颈椎结构紊乱引起的、常伴颈痛的头痛。主要表现为非持续性、单侧颈痛及牵涉性头痛，颈部活动或持续姿势能够激发或加重头痛。康复评定可见颈椎屈曲旋转测试阳性；激惹受累上颈椎节段重现头痛；颈椎活动度减小；上颈椎节段活动受限；颈部肌肉力量、耐力、协调性不足。

4. 颈痛伴放射痛 指以伴上肢放射痛为特征的颈痛，常与神经根型颈椎病有关。临床表现为颈痛伴受累肢体放射痛，上肢麻木、肌力下降。康复评定结果为受累神经根支配的上肢感觉异常、肌力下降、反射减弱或消失；椎间孔挤压试验、颈椎牵引试验、臂丛神经牵拉试验阳性，Valsalva动作，正中神经张力测试、桡神经张力测试等阳性。

二、颈痛分期

依据持续时间及疼痛激惹程度，颈痛可分为以下三期。

1. 急性期 颈痛持续时间在1个月以内，疼痛高度激惹，在休息时或关节活动开始到活动范围中间、组织抵抗出现之前即出现疼痛。

2. 亚急性期 颈痛持续时间1～3个月，疼痛中度激惹，在关节活动范围中间出现，到关节活动范围末加重，可有组织抵抗。

3. 慢性期 颈痛持续3个月以上，疼痛激惹程度低，在持续的关节末端活动或位置加剧，组织明显抵抗。

如果各期颈痛持续时间和颈痛激惹程度不一致，需根据临床经验综合判断。颈痛急性发作、症状严重时，可短期口服非甾体抗炎药，外用非甾体抗炎药或活血化瘀药，以减轻疼痛，如布洛芬、洛索洛芬、塞来昔布等，应用时需了解患者是否患有胃肠道疾病。对于严重颈痛伴放射痛，症状重，严重影响生活、工作、训练的患者，可在超声引导下行神经根、小关节小剂量糖皮质激素局部注射，且一般不在C_6以上部位注射，不经椎间孔注射类固醇。

第一节　康复评定

一般依据患者病史、临床症状、体征和影像学检查明确疾病诊断；基于ICF的基本理念，主要对结构与功能、日常生活活动能力、社会参与能力进行康复评定。

一、结构评定

1. 视诊　观察患者颈椎、上胸椎曲度，肩关节及肩胛骨的位置，明确是否存在头前伸、圆肩、驼背、双肩不等高等异常姿势。

2. 触诊　颈椎棘突、椎间隙、椎旁肌、肩胛间区是否存在压痛。

3. 影像学检查　非特异性颈痛一般无须影像学检查。X线检查是首次发作颈痛的基础影像学检查，X线检查结果正常、无神经学体征或症状的患者不需要进一步影像学检查。而对于存在明确的创伤史，出现严重或进行性神经功能缺损的患者，须行X线或CT检查；外伤性脊髓病、持续性颈/腰痛和具有神经根病或椎管狭窄征象的患者首选MRI检查；神经根病患者在行硬膜外类固醇注射或手术时须行CT检查。

（1）X线：颈椎曲度变直、椎体前后缘可见骨质增生、椎间隙变窄、椎间孔变窄双侧不对称等征象。

（2）CT：一般对怀疑脊柱骨折脱位、肿瘤患者进行CT检查。

（3）MRI：可见椎间盘变性、膨出、不同程度的突出，终板炎等改变。

（4）筛查"红旗征"："红旗征"是指提示特异性颈痛，即比一般肌肉骨骼疾病更严重的病理情况的征象和症状。常见的"红旗征"包括：提示骨折或脱位的重大创伤史、炎性关节病史（如类风湿关节炎、强直性脊柱炎）；提示恶性肿瘤或癌症的不明原因的进行性体重减轻或消瘦、夜间或休息痛等症状；提示感染的发热，红细胞沉降率、C反应蛋白、白细胞计数升高；提示中枢神经系统疾病的肌张力增高、腱反射亢进、病理征阳性、共济失调、意识状态改变、大小便失禁、新发的严重头痛、视觉丧失、畏光、声音恐怖症等。对存在"红旗征"的患者，须立即转诊至相关专科，进一步明确诊断，进行专科治疗，以免延误病情。

二、功能评定

（一）疼痛程度

可采用数字分级评分法（NRS）或视觉模拟评分法（VAS）评定。

（二）运动功能

1. 颈椎关节活动度　包括颈屈曲、伸展、侧屈、旋转活动度，使用关节角度尺测量；观察并记录活动过程中是否有疼痛出现及疼痛出现的时机、与关节活动度的关系（如活动过程中出现疼痛，或关节活动度的终末端出现疼痛）。颈椎关节活动度测量如下：

（1）颈椎屈曲

1）体位：患者取端坐位或直立位。

2）关节角度尺摆放：固定臂与地面垂直。移动臂为外耳道与鼻尖的连线。轴心为两臂交点。

3）运动方式：矢状面运动。屈颈使下颌贴近胸部。

4）参考值：0°～60°。

（2）颈椎伸展

1）患者体位、关节角度尺摆放同"颈椎屈曲"。

2）运动方式：矢状面运动。仰望天花板使头背侧靠近胸椎。

3）参考值：0°～70°。

（3）颈椎侧屈

1）体位：患者取端坐位或直立位。

2）关节角度尺摆放：固定臂沿胸椎棘突与地面垂直。移动臂以枕外隆凸为标志点与后头部中线一致。轴心与 C_7 棘突一致。

3）运动方式：冠状面运动。向侧方屈颈使耳向肩部移动。

4）参考值：$0° \sim 45°$。

（4）颈椎旋转

1）体位：患者取仰卧位或坐位。

2）关节角度尺摆放：固定臂与地面平行或与两侧肩峰连线平行。移动臂在头顶与鼻尖连线一致。轴心为头顶中心点。

3）运动方式：头部处于中立位然后向左或向右进行旋转。

4）参考值：$0° \sim 60°$。

2. 椎间关节活动　患者俯卧，检查者利用拇指沿着棘突施加一个由后向前的有振幅的力，感受其与邻近节段间的活动，并询问是否存在疼痛；采用相同方法逐一触诊各颈椎棘突。

3. 颈椎屈曲旋转测试　患者仰卧，检查者双手从头部两侧固定患者双侧下颌和枕部使其颈椎屈曲，然后目测或量角器测量 $C_{1 \sim 2}$ 被动旋转活动范围。小于 $32°$，或较对侧下降 $10°$ 为阳性。一般健康人为 $39° \sim 45°$，颈源性头痛者为 $20° \sim 28°$。

4. 颈椎肌力及耐力评定

（1）浅层肌肉肌力：主要包括颈伸肌、颈屈肌、颈旋转肌、颈侧屈肌肌力，采用徒手肌力评定，有条件者可采用器械方法测定。徒手肌力评定方法如下：

1）颈部伸展：主动肌为头后大直肌、头后小直肌、头半棘肌、颈半棘肌、头夹肌、颈夹肌。协同肌为斜方肌上部、肩胛提肌、头上斜肌、头下斜肌、头最长肌、多裂肌。检查方法如下：

A. 体位：俯卧位（0～5级）。

B. 手法：①3级肌力评定，患者取俯卧位，颈部伸出床沿，双上肢放于身体两侧，嘱患者伸展颈部，保持头中立位，但不抬起下颌；②4、5级肌力评定，体位同①，检查者固定下颌，在顶骨上方施加阻力，嘱患者进行颈部抗阻伸展运动。③0～2级肌力评定，患者取俯卧位，颈部完全由床面支撑，双手置于身体两侧，检查者双手触摸颈部和枕骨底部，嘱患者尝试进行颈部伸展运动。

2）颈部屈曲：主动肌为胸锁乳突肌、颈长肌、头长肌、前斜角肌。协同肌为中斜角肌、后斜角肌。检查方法如下所示。

A. 体位：仰卧位（0～5级）。

B. 手法：①3级肌力评定，患者取仰卧位，颈部贴于床面，双手置于身体两侧，检查者固定患者胸部，嘱患者颈部进行屈曲运动，将下颌靠近胸口；②4～5级肌力评定，患者体位同①，检查者固定患者胸部，在前额处施加阻力，嘱患者颈部进行屈曲运动，将下颌靠近胸口；③0～2级肌力评定，患者取仰卧位，颈部贴于床面，检查者双手触摸胸锁乳突肌，嘱患者进行颈部屈曲运动。

3）颈部侧屈：主动肌为斜方肌、胸锁乳突肌、斜角肌、颈夹肌、头夹肌、肩胛提肌。协同肌为竖脊肌、颈最长肌、多裂肌、横突间肌。检查方法如下：

A. 体位：侧卧位（3～5级），仰卧位（0～2级）。

B. 手法：①4、5级肌力评定，患者取侧卧位，颈部贴于床面，双手置于身体两侧，检查者固定患者胸部，在耳郭处施加阻力，嘱患者进行颈部侧屈运动，将耳郭靠近肩部；②3级肌力评定，体位同①，嘱患者进行颈部侧屈运动；③0～2级肌力评定，患者取仰卧位，颈部贴于床面，检查者双手触摸斜方肌或胸锁乳突肌，嘱患者进行颈部侧屈运动。

4）颈部旋转：主动肌为胸锁乳突肌、斜方肌、斜角肌、肩胛提肌。协同肌为头最长肌、头夹肌、颈夹肌、多裂肌、回旋肌、头后大直肌。检查方法如下：

A．体位：仰卧位（3～5级）；坐位（0～2级）。

B．手法：①3级肌力评定，患者取仰卧位，颈部贴于床面且转向左侧，嘱患者头部转向另一侧；②4～5级肌力评定，患者取仰卧位，颈部贴于床面且转向左侧，检查者面对患者头部站立，一手在耳郭上方施加阻力，嘱患者头部转向另一侧；③0～2级肌力评定，患者取坐位，头颈部保持中立位，检查者站立在正前方，双手触摸胸锁乳突肌，嘱患者将颈部从一侧旋转到另一侧。

（2）深层肌肉耐力：主要测试颈深屈肌耐力。方法：患者仰卧，双膝屈曲，双足置于床上，下颌最大程度向后回缩并保持等长收缩；令患者抬起头颈直到头离开床面 2.5cm，同时保持下颌回收，贴近胸骨；记录其保持此姿势的时间（检查者注意观察患者颈部皮肤褶皱并将一只手置于患者枕骨下方，在皮肤褶皱分散或患者枕骨碰到测试手时给予言语指令，如"收紧下巴"或"保持头上抬"；当颈部皮肤褶皱消散，下颌无法保持收紧或患者头接触检查者的手超过1秒时，测试终止）。一般健康人平均值（38.95±26.4）秒，颈痛者平均值（24.1±12.8）秒。

5．颈屈肌运动控制　采用颅颈屈曲测试：患者仰卧，舌抵于上腭，双膝屈曲，头颈保持中立位（必要时在枕骨下垫毛巾）。生物反馈压力仪置于颈椎正下方，气囊充气到 20mmHg，指导患者做轻柔点头动作使气囊压力逐级增加进行测试（22mmHg、24mmHg、26mmHg、28mmHg、30mmHg），每级保持10秒，每级之间休息10秒。测试时，触诊其颈部，确保不激活胸锁乳突肌等颈浅层肌肉。如果在某测试值（如22mmHg）处无法维持10秒，则重新测试，如果该测试值3次测试均不能维持10秒，则停止测量，记录该测试值前能维持10秒的测试值。正常的反应是压力逐级增长到26～30mmHg，每级保持10秒。异常反应包括无法完成 6mmHg 的压力增长，无法保持10秒，利用颈浅层肌肉完成颅颈屈曲，或下颌突然运动或颈部后伸抵抗压力设备。

（三）神经功能

除感觉、肌力、肌张力、腱反射、病理征等常规检查外，神经功能评定还应进行以下特殊测试。

1．椎间孔挤压试验（Spurling试验）　患者取坐位，头偏向患侧，检查者用双手重叠放于头顶向下施加大约 7kg 的压力；诱发或加剧症状者为阳性，提示颈神经根刺激。

2．臂丛神经牵拉试验　患者取坐位，检查者一手置于患侧颞部，另一手握患腕，向相反方向牵拉；如诱发出原有症状或上肢放射痛为阳性，提示颈神经根刺激。

3．颈椎牵引试验　患者取仰卧位，检查者双手分别从下方和前方固定患者枕骨及下颌，将颈部屈曲至舒适的位置，逐渐施加牵引力，达到约 14kg，患者上肢和肩胛症状减轻或消除为阳性。

4．Valsalva动作　患者取坐位，深吸气后闭气2～3秒，再缓慢呼出，诱发出原有症状为阳性。

5．坍塌检验（slump试验）　患者以疲惫的方式坐在检查床边，下颌后缩并尽量贴于胸骨上窝，小腿垂于床沿。指导患者在颈、胸、腰屈曲状态下（骶骨不能后倾），依次伸膝、背屈踝，观察是否出现症状（上/下肢放射痛）；然后让患者颈后伸，胸、腰椎回到中立位，或者下肢回到起始位（跖屈踝、膝关节屈曲），观察症状是否减轻或消失，来判断硬脊膜张力。

6．正中神经张力测试　患者仰卧，引导患者依次完成以下的动作：肩胛骨下降、肩外展

90°，同时屈肘、前臂旋后、手指伸直、肩外旋、伸肘、伸腕，然后颈向对侧屈，再向同侧侧屈。当出现以下现象之一时，测试为阳性：患者出现全部或部分症状；测试两侧上肢的感觉不同，或双侧上肢肩关节活动相差超过10°；颈向对侧侧屈时症状加重，向同侧时症状减轻。

7. 尺神经张力测试　患者仰卧，患肩外展内旋90°，检查者立于患侧，一只手呈"八"字形握住患者的手，另一只手固定于患者颈肩交界处；身体及远端的手控制上肢呈肩外展90°、肩外旋、屈肘、前臂旋前、腕背伸。如出现与平常一致的熟悉症状为阳性。

8. 桡神经张力测试　患者仰卧，检查者坐于患侧或立于头侧，并将患肩置于治疗床边，患者头面向并紧贴检查者的躯干；检查者用躯干（臂部）压住其肩峰处，下压肩胛带，一手置于肘关节，控制上肢呈肩稍外展60°～90°、肩内旋，屈肘，前臂旋前，另一手控制患肢做伸肘、前臂旋前、腕掌屈、尺偏动作，并询问患者是否出现平常所感到的熟悉的不适症状。如未出现症状，嘱患者颈向对侧侧屈，再次询问患者是否感觉神经张力并出现平常所感到的熟悉的不适症状，如出现，为阳性。

（四）情绪评定

1. 抑郁症状初筛　通过2个问题初筛是否存在抑郁症状：①在过去的1个月中，你经常感觉到低落、抑郁或无助吗？②在过去的1个月中，你经常在工作中感觉到兴趣或快乐减少吗？患者对这2个问题回答"是"或"否"分别计1分或0分，然后将回答"是"的数目相加，得分范围是0～2分。得分是1分或者2分者为阳性，提示患者存在抑郁症状的可能性，需进一步进行以下测试。

2. 疼痛灾难事件　采用疼痛灾难化问卷（PCS）来评定，该问卷包括13项可能与疼痛相关的不同想法和感受；患者使用5分制利克特（Likert）量表对与感觉疼痛有关的思想和感情陈述进行评定（0分代表没有，5分代表全有），分数越高，疼痛越剧烈。

三、活动评定

可以采用自我报告的残疾程度来评定颈痛对活动的影响。颈椎功能障碍指数（neck disability index，NDI）为常用颈椎功能障碍患者自评量表，评定内容包括颈痛和相关症状（2项）、其对日常生活活动能力的影响情况（7项），以及1项关于注意力的评定。每项得分为0～5分，最终以各项分之和除以总分（50分）的百分比显示；评定标准：4分及以下（≤8%）表示没有功能障碍，5～14分（10%～28%）表示轻度功能障碍，15～24分（30%～48%）表示中度功能障碍，25～35分（50%～70%）为严重功能障碍，高于35分（>70%）为完全功能障碍。一般治疗后NDI得分至少改变3.5分才有临床意义。

四、社会参与评定

社会参与可采用健康调查量表36（SF-36）进行评定。SF-36包括生理功能、生理职能、躯体疼痛、总体健康、活力、社会功能、精神健康、情感职能8个维度。其评定方法是患者依据最近1个月的自我感觉或实际情况，按照问卷条目逐条打分，形成8个维度的原始分；然后利用标准公式计算各维度标准得分，标准公式为：（实际得分－该维度可能最低得分）/（该维度可能最高得分－该维度可能最低得分）×100。通过各维度得分分别评定各维度健康状况；其中生理功能、生理职能、躯体疼痛、总体健康反映躯体健康，活力、社会功能、精神健康、情感职能反映精神健康；将各维度得分相加计总分，总分反映总体健康状况，低于480分为差，480～640分之间为中，大于640分为好。

第二节　物理治疗

一、物理因子疗法

物理因子疗法有助于减轻疼痛、缓解肌肉紧张。对颈痛患者可酌情选用下列治疗方法。

1. 超短波疗法　电极在颈后、背后并置（颈痛伴放射痛者电极为颈后、上肢并置），剂量为无热量至微热量，10min/次，1次/d，10～15次为1个疗程。需注意的是，急性期宜选用无热量，亚急性期和慢性期采用微热量至温热量；恶性肿瘤、活动性出血、植入心脏起搏器、局部金属异物者禁止使用。

2. 中频电疗法　选择止痛处方，电极在颈部、背部痛区并置，感觉阈，20min/次，1次/d，5～10次为1个疗程。

3. 磁疗法　颈后并置，20min/次，1次/d，10～15次/疗程。

4. 颈椎牵引　仰卧位或坐位，头稍前倾15°，采用颈颌带牵引，牵引重量一般从4～6kg开始，逐渐增大到10kg；牵引方式为持续式或间歇式，每次20分钟，每日1次。

需要注意的是，颈椎不稳、脊髓型颈椎病、颈椎及周围组织肿瘤、感染等疾病，脊髓受压严重及牵引后症状加重者禁止牵引；神经根型和交感神经型急性期、颈椎失稳症、脊髓型硬膜受压或脊髓轻度受压暂时不用或慎用。

此外，还可选择红外线、磁振热等治疗方法。对于颈肩背肌筋膜炎，冲击波治疗具有较好疗效。

二、手法治疗

1. 脊柱手法治疗和关节松动术　依据颈痛分类，选择相应的脊柱整复手法或关节松动术进行治疗。具体包括快速低幅手法（整复）、Maitland技术、Mulligan技术及Mckenzie技术；治疗部位可选择颈椎、上胸椎或肋骨。需要注意的是，手法强度及剂量视患者激惹度而定，治疗过程中应随时观察治疗后的反应，并进行相应的调整。

2. 软组织手法　根据评定结果，采用传统软组织手法、激痛点技术或肌肉能量技术放松紧张的肌肉，如斜方肌上部、肩胛提肌、枕下肌、胸大肌、胸小肌等；采用促进技术激活肩胛固定肌、前锯肌、斜方肌中下部等。

3. 神经动力学技术　对于神经性颈痛，可依据评定结果，进行硬脊膜滑移或松动，正中神经、桡神经或尺神经滑移或松动术。

三、运动疗法

运动疗法不仅有助于缓解症状，还是恢复功能、防止复发的关键。因此，运动康复技术不仅是治疗的必要成分，而且是患者日常锻炼的重要成分。这类患者常存在肩胛提肌、斜方肌上部、斜角肌、胸大肌、胸小肌过度激活，颈深屈肌、斜方肌下部、前锯肌、肩关节外旋肌抑制。因此，应对过度激活的肌肉进行抑制、放松，然后对上述抑制的肌肉进行激活训练。

1. 调整姿势　保持正确姿势是防治颈痛的前提。日常生活中注意纠正头部前伸、驼背等姿势，保持下颌收紧、头顶向天花板的姿势，保持颈中立位。

2. 拉伸训练　对于紧张的胸大肌、胸小肌、斜方肌上部、肩胛提肌等可进行拉伸训练。

3. 颈稳定性训练　根据评定结果，进行颈部、肩胛胸壁稳定性训练，具体包括颈深屈肌耐力训练，颈肌肌力训练，斜方肌中下部、前锯肌耐力训练。肌力及肌耐力训练遵循肌力训练、肌耐力训练原则，注意个体化原则。

4. 神经滑移或松动训练　神经张力测试、slump 试验阳性者，可进行神经滑移或松动训练。神经滑移方法基本同康复评定部分中的相应神经张力试验测试方法，急性期 3 次 /d, 15 个 / 次；后期 3 次 /d, 30 个 / 次。

第三节　作业治疗

一、认知行为教育

1. 患者教育　包括颈痛风险因素、预后及治疗的预期目标、有效预防途径、自我管理方法等的教育和指导。

2. 认知行为疗法　对于颈痛伴协调障碍、颈痛伴头痛的患者须进行疼痛认识、管理教育，以改善其对疼痛的认知和管理。

3. 心理治疗　对于存在心理与情感障碍的患者，应进行心理治疗。

二、日常生活活动训练

1. 改善基础性日常生活活动能力　在日常生活活动中进行保持颈深屈肌激活状态、维持颈中立位的训练，逐步进阶到适应正常的日常生活活动训练；每次治疗时间 20～30 分钟，1～2 次 /d, 3～5d/ 周。

2. 改善工具性日常生活活动能力　在家务活动（如烹饪、洗衣和打扫卫生等）、社会生活（如购物、使用交通工具等）中进行保持颈深屈肌激活状态、维持症状最轻的颈中立位及正常姿势训练，逐步进阶到正常无痛的工具性日常生活活动训练；每次治疗时间 20～30 分钟，1～2 次 /d, 3～5d/ 周。

第四节　不同类型颈痛康复

一、颈痛伴活动受限

（一）急性期

首选上胸椎快速低幅手法治疗（整复），或采用颈椎手法治疗和 / 或关节松动术、肌肉能量技术。配合颈和上胸椎关节活动度训练（可酌情采用 Mckenzie 或 Mulligan 自我运动训练）、肩胛 - 胸壁活动和控制训练，保持正常生活，进行适宜的体育活动。重度疼痛者可配合短期使用外用或口服非甾体抗炎药，或磁疗法、短波疗法、激光疗法等物理因子疗法。

（二）亚急性期

首选颈和肩胛 - 胸壁耐力训练，配合上胸椎快速低幅手法治疗，或颈椎关节松动术。

（三）慢性期

首选综合康复治疗，即酌情联合应用下述治疗方法：胸椎快速低幅手法和 / 或颈椎关节松动术、颈肩胛 - 胸壁的复合运动（包括颈肩胛 - 胸壁的肌肉拉伸训练、肌力和肌耐力训练，Mckenzie 或 Mulligan 的颈自我运动训练，颈运动控制训练）、有氧训练、躯干肌耐力训练；配合针灸、物理因子疗法（低能量激光疗法、超声疗法、重复经颅磁刺激、经皮神经电刺激疗法）或间歇牵引及认知疗法；注意加强患者教育，保持正常活跃生活方式。

二、颈痛伴协调障碍

（一）急性期

1. 加强患者教育，指导患者尽快恢复正常、无痛的伤前活动；尤应鼓励患者争取在病后2～3个月内恢复。

2. 使用颈围（尽量缩短使用时间）。

3. 姿势和颈部移动训练，以减少疼痛和改善颈部关节活动。

4. 密切监测患者病情进展及恢复情况，识别恢复慢、可能慢性化的患者，以及需要更集中的康复和早期疼痛教育方案的患者。

（1）对可能存在持续颈痛、恢复慢的患者，进行手法治疗、关节松动术结合运动疗法（如力量、耐力、灵活性、姿势、协调、有氧和功能训练）等的综合康复治疗。

（2）对演变成慢性风险低的患者，给予早期活动建议、运动疗法等教育，进行包括力量和/或耐力结合或不结合协调训练的综合康复治疗，还可配合经皮神经电刺激疗法（TENS）等物理治疗。

（二）亚急性期

1. 患者教育。

2. 综合训练 - 主动颈椎活动度训练、小负荷静力性力量训练；指导下训练 - 主动颈椎活动度训练或拉伸，力量、耐力、神经肌肉训练（包括姿势、协调、稳定性要素）。

3. 配合手法治疗（颈椎松动或整复）。

4. 配合物理因子疗法（冰敷、热敷、TENS）。

（三）慢性期

1. 患者教育重点是安慰和鼓励患者，告知预后，指导疼痛管理技能。

2. 综合康复治疗包括颈椎关节松动术结合个体化、循序渐进的亚极量康复训练（包括颈胸区域的力量、耐力、灵活性和协调性训练）、认知行为疗法及 TENS 等物理治疗。

3. 神经肌肉训练，必要时结合前庭康复、眼 - 头 - 颈协调训练。

4. 物理因子疗法，如 TENS 等。

三、颈痛伴头痛

（一）急性期

进行 $C_{1～2}$ 关节松动术，配合 $C_{1～2}$ 的自我滑动训练。

（二）亚急性期

采用颈椎快速低幅手法治疗（整复）和关节松动术，$C_{1～2}$ 的自我滑动训练。

（三）慢性期

采用颈或颈胸结合处的快速低幅手法治疗（整复）和/或关节松动术，结合肩带和颈部伸展、力量和耐力训练，颈、肩胛 - 胸壁区域神经肌肉训练，颈运动控制训练。

四、颈痛伴放射痛

（一）急性期

1. 手法治疗　颈椎侧向滑移关节松动术、神经松动手法治疗。

2. 运动疗法　颈椎稳定性训练。

3. 物理因子疗法 低能量激光疗法、TENS 等。

4. 可短期使用颈托。

5. 药物 必要时短期外用或口服非甾体抗炎药,配合肌肉松弛药。

（二）慢性期

1. 采用机械间歇式颈椎牵引。

2. 手法治疗 颈椎和胸椎关节松动术或手法治疗（整复）。

3. 运动疗法 颈肩部肌肉拉伸训练、力量训练、神经滑移训练,鼓励参与工作和锻炼。

4. 作业治疗 患者教育,鼓励参加工作与锻炼。

（叶超群）

腰痛是指肋骨下缘至臀部下缘之间的区域，包括腰、腰骶、骶髂、臀部等部位的疼痛或不适，伴或不伴有下肢疼痛。腰痛的点患病率为 11.9%，月患病率为 23.3%；且其患病率随年龄增长而增加，7~10 岁儿童腰痛患病率为 1%~6%，青少年为 18%，40~69 岁人群患病率最高，达 28%~42%。腰痛是世界范围内活动受限和工作缺勤的首要原因，造成巨大的经济负担。另外，造成活动受限的腰痛经常复发，复发率在 24%~33% 之间。腰椎小关节综合征、腰背肌筋膜炎、腰椎间盘突出症、腰椎椎弓峡部裂、腰椎管狭窄症、骶髂关节综合征、腰椎骨折、感染、结核等均可引起腰痛；其中腰椎骨折、脱位、感染、结核、肿瘤及转移瘤等严重的病理所致腰痛须转诊至专科治疗，病情稳定后才可进行康复治疗，康复时需特别注意。

一、腰痛分类

（一）依据病因和病理分类

1. **伤害感受性腰痛**　主要指损伤、炎症或力学因素等伤害性刺激引起的腰痛，包括力学性腰痛（即力学刺激来源的伤害性输入引起的腰痛，被运动、活动、姿势、压力诱发，休息时减轻）、炎性腰痛（由炎症刺激诱发，如感染、强直性脊柱炎、类风湿关节炎）。其中，脊柱肿瘤/转移瘤、结核、感染、骨折、强直性脊柱炎、类风湿关节炎等引起的腰痛因其原发病或病因及病理明确，且需专科诊治，又称特异性腰痛，其他伤害感受性腰痛则为非特异性腰痛。

2. **神经性腰痛**　主要指与腰椎间盘突出症、髓核和椎管狭窄刺激神经根有关的腰痛，一些癌症转移瘤和带状疱疹也可引起神经性腰痛。

3. **伤害可塑性腰痛**　主要与中枢敏感化有关，也可伴随力学性和神经性腰痛，呈慢性过程。

（二）美国物理治疗学会骨科学分会（APTA）依据 ICF 的分类

1. **腰痛伴活动受限**　主要与急性腰扭伤、腰肌劳损、腰背肌筋膜炎、腰椎小关节综合征、骶髂关节综合征等有关。

（1）临床表现：腰中央或单侧腰、臀部或大腿疼痛，腰椎活动受限。

（2）康复评定：腰椎主动活动度下降，主动/被动地下段胸椎、腰椎或骶髂部活动度末端出现疼痛或症状重现；腰椎椎间活动下降伴疼痛；在亚急性或慢性阶段，存在一种或多种下列情况：胸廓与相关节段活动受限，腰椎与相关节段活动受限，腰椎-骨盆或髋关节及相关附属活动受限，核心稳定性和核心肌力及运动控制下降。

2. **腰痛伴协调障碍**　主要与腰椎不稳有关。

（1）临床表现：反复发作的腰痛和腰椎过度活动，常伴下肢牵涉痛；腰痛在腰椎主动或被动活动的起始到中间阶段出现，终末活动和固定姿势时加剧。

（2）康复评定：腰椎活动过程中出现疼痛、压痛（激发受累腰椎节段或压迫肌筋膜触发点），终末活动时疼痛加剧；核心和骨盆区域的肌力和肌耐力减弱，腰部屈伸活动中腰椎-骨盆运动协调障碍，俯卧位稳定性试验阳性。亚急性或慢性期可能存在腰椎活动度过大，胸椎和/或腰

椎 - 骨盆 / 髋关节活动度不足,脊柱或骨盆区域肌力与肌耐力下降,各种活动中可出现运动协调障碍。

3. 腰痛伴牵涉痛　常与平背和椎间盘源性腰痛有关。

(1)临床表现:腰痛伴臀部和下肢痛,腰椎屈曲运动和坐位时加重,腰椎前凸减小、后伸受限,可伴躯干侧向偏移;特定姿势可使疼痛范围缩小(向心化)或扩大(外周化),腰椎节段性测试可诱发症状再现,腰椎活动度减小而其邻近节段(下胸椎、腰椎 - 骨盆 / 髋关节)活动度增加。

(2)康复评定:疼痛向心化(即在特定的姿势或进行重复的运动下,腰痛和下肢痛分布范围向近心端缩小、疼痛程度减轻)、腰椎节段性测试诱发症状再现、椎间活动度减小而其邻近节段活动度增加。

4. 腰痛伴放射痛　常与腰椎间盘突出症、腰椎神经根病、梨状肌综合征等有关。

(1)临床表现:腰痛伴下肢放射痛,或下肢感觉异常(按皮节分布)、麻木和无力。

(2)康复评定:slump 试验、直腿抬高试验、坐骨神经张力测试阳性,还可能出现与神经根分布相关的区域感觉异常、肌力或反射减弱。

5. 腰痛伴认知和情感障碍　主要与慢性腰痛有关。

(1)临床表现:腰痛,对于腰痛感觉无助、多虑和悲观,伴抑郁、焦虑、恐惧回避信念、疼痛灾难化等情况。

(2)康复评定:可表现为抑郁症状初筛阳性;疼痛灾难化问卷和恐惧回避信念问卷评分增高,行为与过度焦虑或恐惧人群一致,认知与反刍、悲观、无助人群一致。

6. 腰痛伴全身痛　主要与慢性腰痛和 / 或相关下肢痛有关,全身痛与其他损伤类疾病无关。

(1)临床表现:剧烈疼痛,疼痛泛化,伴有沮丧、避痛信念出现。

(2)康复评定:同前文"腰痛伴认知和情感障碍"。

二、腰痛分期

腰痛依据持续时间及疼痛激惹程度分为三期。

(一)急性期

腰痛持续时间在 1 个月以内,疼痛高度激惹,在休息时或关节活动开始到活动范围中间、组织抵抗出现之前即出现疼痛。

(二)亚急性期

腰痛持续时间在 1～3 个月,疼痛中度激惹,在关节活动范围中间出现,到关节活动范围末加重,可有组织抵抗。

(三)慢性期

腰痛持续 3 个月以上,疼痛激惹程度低,在持续的关节末端活动或位置加剧,组织明显抵抗。

如果各期腰痛持续时间和腰痛激惹程度不一致,需根据临床经验综合判断。对于急性腰痛且疼痛程度重者,可短期使用非甾体抗炎药或弱阿片类物质来缓解疼痛;可应用肌肉松弛药缓解疼痛和肌紧张状态。症状重且明显影响患者生活、工作,或因特殊任务需立即训练或工作者,可超声引导下行小关节、神经根、硬膜外或骶管注射类固醇类激素。

第一节　康 复 评 定

一、结构评定

(一)视诊

观察患者的姿势,腰椎、腰椎 - 骨盆的位置,是否存在骨盆前 / 后倾、腰椎后凸、腰椎侧弯等异常姿势。

(二)触诊

胸 - 腰段、腰椎棘突、椎间隙、椎旁肌、臀部、骶髂关节等部位是否存在压痛、触痛。

(三)影像学检查

影像学检查的选择和依据参照第二十四章。

(四)筛查"红旗征"

腰痛"红旗征"包括提示腰椎骨折脱位的创伤史,提示腰椎感染、肿瘤或圆锥马尾损伤的征象,如发热、血白细胞及 C 反应蛋白升高、夜间痛、进行性消瘦、下肢感觉 / 肌力障碍、大小便障碍等。

二、功能评定

(一)疼痛程度

可采用 NRS 或 VAS 评定。

(二)运动功能

1. 关节活动度　包括腰椎、髋关节活动度。腰椎屈曲、伸展、侧屈、旋转活动度可以利用关节角度尺按照通用方法进行测量,观察并记录活动过程中是否有疼痛出现及出现时机、与关节活动度的关系(如活动过程中出现疼痛,或关节活动度的终末端出现疼痛)。关节活动度测量方法如下:

(1)腰椎活动度

1)腰椎屈曲

体位:患者取直立位。

关节角度尺摆放:固定臂为通过 L_5 棘突的垂直线;移动臂为 C_7 棘突与 L_5 棘突连线的平行线;轴心为 L_5 棘突。

运动方式:矢状面运动。检查时应注意固定骨盆,防止髋关节屈曲。也可测量 $C_7 \sim S_1$ 之间直立位与屈曲位距离的差。

参考值:$0° \sim 80°$,或 $C_7 \sim S_1$ 之间直立位与屈曲位距离的差约 10cm。

2)腰椎伸展

患者体位、关节角度尺摆放:同"腰椎屈曲"。

运动方式:矢状面运动。固定骨盆的同时向后伸展脊柱。

参考值:$0° \sim 30°$。

3)腰椎侧屈

体位:患者取立位,颈椎、胸椎、腰椎无屈曲、伸展及旋转。

关节角度尺摆放:固定臂为髂嵴连线中点的垂直线;移动臂为 C_7 棘突与 L_5 棘突连线;轴心为 L_5 棘突。

运动方式：冠状面运动。检查时应固定骨盆，防止向侧方倾斜。

参考值：0°～35°。

4）腰椎旋转

体位：患者取坐位。为防止影响躯干的旋转，不得使用带靠背的椅子。

关节角度尺摆放：固定臂为双侧髂嵴上缘连线的平行线；移动臂为双侧肩峰连线的平行线；轴心为头顶部中点。

运动方式：检查者双手置于患者骨盆的髂前上棘，固定骨盆，防止其旋转。在水平面上以垂直轴为轴，完成最大限度地胸腰椎左、右旋转运动。

参考值：0°～45°。

（2）髋关节活动度

1）髋关节屈曲

体位：患者取仰卧位，躯干无侧屈，髋关节无内收、外展、内旋、外旋。

关节角度尺摆放：固定臂通过大转子，与躯干腋中线平行；移动臂为股骨纵轴；轴心为大转子。

运动方式：沿冠状轴的矢状面运动。先完成膝关节伸展的抬腿动作，然后做膝关节屈曲、抬腿动作。

参考值：0°～125°。

2）髋关节伸展

体位：患者取俯卧位，躯干无侧屈，髋关节无内收、外展、内旋、外旋。膝关节伸展，双足放在检查床沿外。

关节角度尺摆放：固定臂通过大转子，与躯干腋中线平行；移动臂为股骨纵轴；轴心为大转子。

运动方式：矢状面运动。检查时应固定骨盆以防出现前倾和旋转。

参考值：0°～15°。

3）髋关节外展

体位：患者取仰卧位，髋关节无屈曲、伸展、旋转。膝关节伸展位。

关节角度尺摆放：固定臂为两侧髂前上棘连线；移动臂为股骨纵轴（髂前上棘与髌骨中心连线）；轴心为髂前上棘。

运动方式：沿矢状轴做冠状面运动。

参考值：0°～45°。

4）髋关节内收

体位：患者取仰卧位，髋关节无屈曲、伸展、旋转，膝关节伸展位，对侧下肢呈外展位。

关节角度尺摆放：固定臂为两侧髂前上棘连线；移动臂为股骨纵轴（髂前上棘与髌骨中心连线）；轴心为髂前上棘。

运动方式：冠状面运动。

参考值：0°～45°。

5）髋关节内旋、外旋

体位：患者取端坐位，髋关节屈曲90°，无外展及内收；膝关节屈曲90°置于检查床边缘。将毛巾卷成圆筒状，置于股骨远端。双手固定于检查床边缘。

关节角度尺摆放：固定臂为通过髌骨中心的垂线，与地面垂直；移动臂为胫骨纵轴；轴心为髌骨中心。

运动方式：水平面运动。

参考值：0°～45°。

2.椎间关节活动度　患者俯卧，检查者利用拇指沿着棘突施加一个由后向前的有振幅的力，感受其与邻近节段间的活动，并询问是否存在疼痛，采用相同方法逐一触诊各腰椎棘突。

3.躯干肌耐力

（1）躯干屈肌：患者背靠楔形垫呈 50°屈曲位，双上肢交叉于胸前，髋、膝关节均维持 90°；检查者固定患者足趾，然后将楔形垫后撤 10cm，请患者尽可能维持该体位；当患者背部的任何部位触及后方的支撑物时终止，记录持续时间。正常躯干屈肌和伸肌耐力的比值为 0.77（青年男性为 0.84，青年女性为 0.72）。另外还可采取下列方法测试：患者仰卧，双下肢伸直，检查者将其下肢抬高至骶骨恰好离开检查床的位置，要求患者腰背部紧贴桌面，然后主动缓慢放下下肢。放下的过程中，观察是否存在因骨盆前倾造成的腰背部离开桌面。如果男性髋关节屈曲角度大于 50°，女性大于 60°时出现骨盆前倾为阳性，提示腰痛可能性大。

（2）躯干伸肌：患者俯卧，双手置于腰背部或两侧，要求患者伸展腰椎并将胸部抬离桌面约 30°，并维持此姿势至力竭，记录其维持时间。

（3）腹内斜肌、腹外斜肌：患者侧卧，髋关节中立位，屈膝 90°，肘关节置于上半身体侧。要求患者尽力将骨盆抬离桌面，脊柱保持中立位无晃动，并尽力维持该姿势至力竭，记录其维持时间。

（4）腹横肌：患者俯卧，将压力传感器置于腹部，加压至 70mmHg 为准线维持腹壁收缩固定，保持骨盆与脊柱静止，维持 10 秒，正常呼吸；记录压力减少的最大数值。

（5）髋外展肌：患者侧卧，双膝伸直，手臂放松，上肢置于胸部，手置于腹部；要求患者下肢伸直外展上肢维持正常力线，记录其维持时间。

（6）髋伸肌：患者仰卧，屈膝 90°，双足置于床上，指导患者将骨盆抬离床面，同时肩、髋、膝处于同一直线上。患者尽力维持该姿势至力竭，记录其维持时间。

（7）腰椎稳定性：通过俯卧位腰椎稳定性测试进行评定。患者俯卧于检查床上，下肢及足顺着床边缘着地，在此体位下对腰椎各棘突逐一触诊按压，观察是否诱发疼痛；然后，令患者抬高下肢，再次逐一对腰椎各棘突触诊按压。如患者在初始体位测试时疼痛，而在抬高下肢测试时疼痛减轻为阳性；如果患者在初始体位测试时疼痛，而在抬高下肢测试时疼痛无减轻为阴性。此外，在检查过程中如未诱发疼痛也为阴性。

4.异常活动

（1）屈曲疼痛弧：患者在做屈伸运动过程中，未到达终末位置，即出现疼痛，为阳性。

（2）失稳：患者在屈伸运动过程中，偏离正常水平面的矢状面运动，为阳性。

（3）高尔征：患者髋关节在从屈曲位置逐渐伸直的过程中，需要用手扶物承担部分负载帮助完成整个动作，为阳性。

（4）逆向腰骶骨盆节律：如果患者从弯腰位置返回时，突然屈膝伸髋，前移骨盆，返回站立姿势，为阳性。

（三）神经功能

除了下肢感觉、肌力、肌张力、腱反射、病理征、直腿抬高试验等常规检查方法外，还须进行 slump 试验和下肢神经张力测试。

1.slump 试验　见第二十四章第一节。

2.坐骨神经张力测试　患者仰卧，双下肢伸直；检查者站于患侧，一手置于患侧膝部保持膝关节伸直,另一手放在患侧踝后方,抬起患侧下肢并令患侧踝关节背屈,如引发由腰延伸至下肢坐骨神经支配部位的症状(腰痛伴患侧下肢放射痛)或原症状再现;然后令患者踝跖屈,放下患侧下肢后症状减轻或消失,为阳性。

3. 股神经张力测试　患者取健侧卧位,患侧在上,检查者立于患者身后并用两前臂环抱患者颈胸交界处和骶骨相向施压让躯干产生更大的张力,然后让患者维持此姿势(即侧躺屈背姿势)并用双手抱住腱侧膝呈屈髋屈膝位;检查者一手置于骨盆上方维持稳定,另一手握上方下肢的膝部使髋关节后伸,询问是否诱发大腿前方麻木、疼痛或原有症状出现,如症状出现后使患侧髋恢复原位则症状消失,为阳性。

4. 腓总神经张力测试　患者仰卧,双下肢伸直,检查者站于患侧,一手置于患侧膝部使膝保持伸膝位,另一手放在患踝后方施加压力使踝关节跖屈和内翻;如诱发出原有症状或腓总神经支配区麻木(小腿外侧),患侧下肢回到初始位后症状消失,为阳性。

（四）情绪评定

先进行抑郁症状初筛,结果阳性者需进行疼痛灾难事件、恐惧回避信念评定;抑郁症状初筛和疼痛灾难事件评定详见第二十四章第一节。

恐惧回避信念采用恐惧回避信念问卷(Fear-Avoidance Beliefs Questionnaire,FABQ)进行评定,该问卷包括16项有关体力活动(如弯腰、提物品、走路、开车等)和工作对颈腰痛影响的描述;患者利用Likert量表对其体力活动(5项)和工作(11项)对疼痛影响的信念进行评定(0分完全不同意,6分完全同意),得分越高表明恐惧回避信念水平越高。此问卷能够预测慢性颈痛、慢性腰痛的发展,残疾及复工情况。

三、活动评定

活动可采用自我报告的功能障碍程度来评定,即Oswestry功能障碍指数(Oswestry disability index,ODI)。ODI包括10个项目,其中8项与日常生活有关,2项与疼痛有关。患者依据自身情况对每个项目进行打分(0~5分),最终以各项得分之和除以总分(50分)的百分比表示;评定标准为<20%功能正常,21%~40%为轻度功能障碍,41%~60%为中度功能障碍,61%~80%为严重功能障碍,81%~100%完全功能障碍。

也可采用Roland-Morris功能障碍问卷(Roland-Morris disability questionnaire,RDQ)来评定患者活动。该问卷包括坐、立、行、睡眠、社交等24个问题,通过评定腰痛对其的影响来评定患者活动受限及治疗期间的变化情况。

四、社会参与评定

生活质量可以采用健康调查量表36(SF-36)进行评定。

第二节　物　理　治　疗

一、物理因子疗法

1. 腰椎牵引　牵引重量从60%体重开始,逐渐增到相当于自身体重或增减10%左右的重量。牵引方式为持续式或间歇式,每次20~30分钟,1次/d。需注意的是,患者腰痛急性发作期腰腿痛剧烈时一般不行牵引,待疼痛减轻后再行牵引治疗。

2. 可酌情选择超短波疗法、微波疗法、低频调制中频电疗法、干扰电疗法、半导体激光疗法。

3. 冲击波疗法 对于腰背肌筋膜炎,可采取冲击波疗法。

二、手法治疗

1. 关节松动 根据评定结果,选择 Maitland、Mulligan 或 McKenzie 技术对紊乱的腰椎小关节、骶髂关节进行调整。

2. 软组织治疗 使用传统软组织手法、激痛点技术、肌肉能量技术来松解紧张的胸腰骶部筋膜,患侧腰方肌、髂腰肌、梨状肌等。

3. 神经滑移或松动术 依据评定结果进行硬脊膜、坐骨神经、股神经、腓总神经滑移或张力松动术。松动方法基本同测试方法,急性期15个/次、3次/d,恢复期30个/次、3次/d。

三、运动疗法

1. 调整姿势 腰痛患者可出现骨盆前倾、腰椎生理曲度减小、腰椎侧弯等异常,在进行运动疗法之前,需调整姿势,使脊柱处于中立位。

2. 抑制过度激活的肌肉 根据患者情况、评定结果,指导患者利用泡沫轴或肌肉拉伸训练抑制相应部位紧张的或过度激活的肌肉,其中最常见的是髂腰肌、腰方肌、梨状肌、腘绳肌。

3. 核心稳定性及力量训练 包括腹横肌、多裂肌激活训练,循序渐进的核心稳定性训练,核心力量及髋外展肌肌力训练。

核心稳定性训练从静态稳定性训练开始,基本训练包括卷腹、亡虫式、骨盆桥、侧桥、鸟狗式、仰卧抬腿,一般每日训练1次,2~3组/次,10~15个/组。根据情况,3~4周后可进阶到动态稳定性训练,具体包括扶腿卷腹/举腿卷腹/交替触膝卷腹/足跟点地亡虫式/弹力带亡虫式、动态骨盆桥/动态单腿骨盆桥、侧桥动态支撑/侧桥单腿外展、四点支撑跪姿鸟狗式/两点跪姿鸟狗式/站姿鸟狗式、仰卧卷腹抬腿。随患者稳定性改善可逐步进阶到高级阶段,即在泡沫轴、瑞士球上进行上述训练。

4. 神经松动 根据评定结果,进行硬脊膜、坐骨神经、股神经等张力松动训练。

第三节 作 业 治 疗

一、认知行为教育

1. 患者教育 包括腰痛风险因素、治疗的预期目标、有效预防途径、自我管理方法等教育,尤其是行为指导、姿势调整、保持脊柱中立位、科学运动、疼痛应对技能指导。

2. 认知行为疗法 对于腰痛伴全身痛、腰痛伴认知和情感障碍的患者需进行疼痛认识、管理教育,以便改善其对疼痛的认知和管理。

二、日常生活活动训练

1. 改善基础性日常生活活动能力 进行在日常生活活动中激活核心稳定性训练、在维持脊柱中立位下的日常生活活动训练,逐步进阶到正常的日常生活活动中自动维持核心激活训练;每次治疗时间20~30分钟,1~2次/d,3~5次/周。

2. 改善工具性日常生活活动能力 在家务活动、社会生活中进行保持核心激活状态、维持脊柱在疼痛最轻的脊柱中间活动度位置训练,逐步进阶到正常无痛的工具性日常生活活动训练;每次治疗时间20~30分钟,1~2次/d,3~5次/周。

第四节　不同类型腰痛康复

一、腰痛伴活动受限

（一）急性期

1. 加强患者教育，鼓励患者恢复积极生活方式。

2. 手法治疗　腰椎快速低幅手法治疗，或腰椎关节松动术，必要时配合肌肉能量技术，以改善腰椎 - 骨盆节段活动度。

3. 运动疗法　可酌情采用 Mckenzie 或 Mulligan 自我运动训练、关节活动度训练、双下肢股后肌群拉伸训练，以改善腰椎、腰椎 - 骨盆、髋关节灵活性。

4. 其他　重度疼痛可配合短期外用或口服非甾体抗炎药，或使用磁疗法、短波疗法、激光疗法等物理因子疗法。

（二）亚急性期

1. 加强患者教育，保持正确姿势和活动方式。

2. 手法治疗　可采用关节松动术、肌肉能量技术等软组织手法，改善腰椎 - 骨盆节段及髋关节活动度。

3. 运动疗法　包括腰部竖脊肌、腘绳肌拉伸训练，关节活动度训练，核心稳定性和核心力量训练，神经肌肉训练，以改善脊柱及髋关节活动度、核心稳定性以及预防复发。

二、腰痛伴协调障碍

（一）急性期

通过姿势教育、短期使用腰围、动态神经肌肉再训练使脊柱处于症状最小化的中立位，鼓励保持积极生活方式；进行能使相应的脊柱结构维持中立、能减轻症状的姿势或运动。

（二）亚急性期

通过神经肌肉再教育及训练改善（肌肉）动态稳定性，在功能性活动中使受累腰骶结构维持在症状较轻的中段活动度位置；通过手法治疗与运动疗法改善胸椎、肋骨、腰椎 - 骨盆或者髋关节的灵活性；加强躯干或骨盆区域的肌力和肌耐力训练；进行适应性训练，即加强日常生活、家庭生活训练来保持脊柱在中立、症状减轻的姿势下工作；加强工作训练以帮助重返社会 / 工作。

（三）慢性期

通过神经肌肉再教育提升（肌肉）动态稳定性，在居家、职业或休闲活动中使相应的腰骶部结构保持在症状较轻的中段活动度位置；采用手法治疗和运动疗法恢复或改善胸椎、肋骨、腰椎 - 骨盆或髋关节活动度；加强核心、腰椎 - 骨盆区域的肌力和肌耐力；在疼痛管理计划中启动重返社会工作训练以帮助重返社会 / 工作。

三、腰痛伴牵涉痛

急性期通过治疗性训练、手法治疗或牵引促进中心化，改善腰椎伸展活动度；进行能够促进中心化姿势的患者教育；进阶至亚急性和慢性腰痛伴协调障碍的干预策略。

四、腰痛伴放射痛

（一）急性期

1. 患者教育　包括疼痛认知教育，尤其是减轻神经根或神经紧张度和压力的姿势教育。

2. 手法或机械牵引　手法治疗可酌情采用腰椎关节松动术（如腰椎侧方滑动）、软组织手法、神经滑移术，以改善神经根或神经周围软组织、神经活动，降低神经紧张度和压力。

3. 运动疗法　酌情进行无痛的神经活动度训练以改善硬脊膜和外周神经的活动度。

4. 药物治疗　疼痛严重时可短期外用或口服非甾体抗炎药，配合肌肉松弛药；有条件者可在超声引导下进行神经根阻滞。

5. 短期使用腰围。

（二）亚急性期

1. 手法治疗　酌情采取关节松动术、软组织手法、神经滑移或松动术来松解关节和周围的软组织，以改善神经或神经根的活动受限。

2. 运动疗法　采用中等范围到最大范围的神经灵活性和 slump 训练以改善硬脊膜和周围神经的灵活性。

3. 手法或机械牵引。

（三）慢性期

1. 加强患者教育，尤其是疼痛管理技术指导。

2. 手法治疗　酌情采用关节松动术、软组织手法、神经滑移术改善胸腰椎活动度和下肢神经活动度。

3. 运动疗法　包括脊柱灵活性训练、下肢神经滑移训练、核心稳定性训练及神经肌肉训练。

五、腰痛伴认知和情感障碍

通过患者教育、认知行为疗法解决患者的特定问题（例如抑郁、恐惧回避信念、疼痛灾难化）。

六、腰痛伴全身痛

通过患者教育与咨询解决患者的特定问题（例如抑郁、恐惧回避信念、疼痛灾难化）；可进行低强度的长时间（有氧）运动、肌耐力训练、核心稳定训练。

（叶超群）

第二十六章

中轴型脊柱关节炎康复评定与治疗

中轴型脊柱关节炎（axial spondyloarthritis，axSpA）是一种主要累及骨盆和中轴骨骼的慢性炎性风湿类疾病，以骶髂关节炎、脊柱关节炎、肠炎，以及前葡萄膜炎、银屑病和炎症性肠病等关节外表现为特征，主要表现为炎性背痛、中轴骨结构和功能障碍、活动受限和潜在畸形。根据 X 线片上是否出现明确的骶髂关节结构改变，它可分为非放射学中轴型脊柱关节炎（non-radiographic axSpA，nr-axSpA）和放射学中轴型脊柱关节炎（radiographic axSpA，r-axSpA）（又称强直性脊柱炎）。强直性脊柱炎（ankylosing spondylitis，AS）以 X 线片上明确的骶髂关节特征性变化、背部和骶髂关节的疼痛和僵硬为特征，并随病情进展逐渐出现脊柱关节破坏、融合，乃至脊柱畸形，使脊柱、胸廓活动受限；约 5% AS 患者在发病后 1 年丧失劳动力，45% 患者在 10 年内出现严重关节功能障碍，不仅对患者终身生活质量和劳动力带来明显影响，而且增加家庭和社会经济负担。研究显示，东南亚成年人 axSpA 患病率为 20/ 万，亚洲 AS 患病率为平均 16.7/ 万，全球 AS 患病率 0.1%～1.4%；5.1% 的 nr-axSpA 患者 5 年内进展到 AS，19% 在 10 年时进展到 AS，并且除脊柱融合和骶髂关节病变外，nr-axSpA 和 AS 临床特征、疾病负担相似。

第一节　康复评定

一、结构评定

（一）视诊

观察有无脊柱畸形及畸形程度。

（二）触诊

脊柱、骶髂关节、椎旁肌、臀部是否有压痛、肌紧张。

（三）影像学检查

1. X 线检查　最常用，主要拍摄骶髂关节的正斜位和腰椎的正侧位片。稍早期可见骶髂关节硬化、局限性侵蚀，但关节间隙无改变；后期为中度或进展性骶髂关节炎，伴有关节面侵蚀硬化、关节间隙增宽或变窄、部分强直；晚期骶髂关节完全性关节强直，脊柱融合，呈竹节样改变。后期还需拍摄髋关节 X 线片。

2. CT 检查　CT 检查比 X 线检查灵敏，拍摄的部位和 X 线检查一致。CT 主要表现为软骨（如关节的软骨）及骨组织表面的破坏，甚至出现虫噬样改变。

3. MRI 检查　目前最灵敏的检查方法，主要表现为关节表面水肿、滑膜增生，甚至骨的侵袭破坏，是早期诊断的依据之一。

4. 肌骨超声检查　主要针对脊柱外的关节，可表现为关节水肿，肌腱、肌肉附着点的水肿，滑膜的增生。

二、功能评定

（一）疼痛、晨僵、肿胀

依据国际脊柱关节炎协会（Assessment in Spondyloarthritis International Society，ASAS）/ 类风湿临床试验结局评定（outcome measures in rheumatology clinical trials，OMERACT）核心集，对于物理治疗和药物治疗 axSpA 患者的评定应包括疼痛、疲劳、晨僵及对患者总的评定，推荐用 0～10 分制 VAS 或 NRS。

（二）脊柱活动度

ASAS 推荐脊柱活动度采用胸廓扩张度、枕骨 - 墙距（OWD）、腰椎侧屈活动度、改良 Schober 试验、颈椎旋转度，或 Bath 强直性脊柱炎计量学指数（BASMI）来评定。

1. 胸廓扩张度 请患者将手放在头上或头后，测量其最大吸气与最大呼气末第四肋间水平胸围差值；要求以厘米（cm）为单位，精确到 0.1cm，测量两次，并记录两次中的较好成绩。

2. OWD OWD 和耳屏 - 墙距（TWD）均反映胸椎后伸活动，但耳屏 - 墙距易其受头的位置影响。OWD 测量方法是让患者站立，足跟和臀部贴墙，髋膝伸直，双手置于体侧，请患者收住下颌并尽力将头向后贴墙，测量枕骨与墙之间的距离，要求精确到 0.1cm，测量两次，记录成绩较好者。

3. 腰椎侧屈活动度 患者站立，足跟和臀部贴墙，髋膝伸直，肩向后，双手置于体侧，让患者尽可能向右侧屈，左足 / 足跟不离地，右膝不弯曲，足跟、臀和肩保持贴墙；患者直立和侧屈时中指与地面的距离差为侧屈距离；采用相同方法测另一侧。

4. 改良 Schober 试验（腰椎屈曲） 直立位标记 L_5 棘突（髂嵴最高点连线下第一个棘突）及其上方 10cm 处，然后让患者在保持双膝伸直的状态下尽可能弯腰，测量两个标记点间距离的变化值。

5. 颈椎旋转度 患者仰卧，头中立位，前额水平（如需要枕头或泡沫轴保持该体位，须记录以进一步评定）；将重力测试仪置于前额，患者尽力旋转头，确保颈无屈曲、侧屈，左右旋转均需测定。如没有重力测试仪，则患者肩贴墙，请患者旋转头如上方法，测试者调节量角仪的臂使其平行头的矢状面。

6. BASMI BASMI 有 3 个版本，即 BASMI-2（表 26-1）、BASMI-10、BASMI-Lin；评定内容均包括腰椎侧屈活动度、耳屏 - 墙距、腰椎前屈活动度、最大内踝间距和颈椎活动度 5 项，每项得分为 0～2 分，总分为 5 项得分之和；其中，腰椎侧屈活动度、耳屏 - 墙距和颈椎活动度取右侧和左侧的平均值。BASMI-10 每个项目的得分范围在 0～10 分，总分为 5 项得分之和的平

表 26-1 BASMI-2 评分标准

项目	轻度（0分）	中度（1分）	重度（2分）
腰椎侧屈活动度 /cm	>10	5～10	<5
耳屏 - 墙距 /cm	<15	15～30	>30
腰椎前屈活动度 /cm	>4	2～4	<2
最大内踝间距 /cm	>100	70～100	<70
颈椎活动度 /°	>70	20～70	<20

注：各项实测数据参照表 26-1 标准计分；各项评分之和为 BASMI-2 评分，取值范围 0～10 分，0 分最好，10 分最差。

均值，各项分均为实测值换算而来，3 个版本测量值的换算计分方法不同。其中 BASMI-10 和 BASMI-Lin 均较 BASMI-2 具有更好的灵敏度和信度，且 BASMI-Lin 灵敏度高于 BASMI-10。BASMI-Lin 较 BASMI-10 的主要优势在于其在计算机方面用于临床试验评定的实用性，并且其灵敏度及信度更高。目前 BASMI-2 多用于临床，另外 2 个版本多用于研究。

（三）疾病活动性评定

疾病活动性有助于指导临床治疗决策、康复治疗方法选择，ASAS 推荐采用强直性脊柱炎疾病活动评分（ankylosing spondylitis disease activity score，ASDAS）对其进行评定。ASDAS 包括腰痛、周围关节疼痛 / 肿胀、晨僵持续时间、患者对疾病活动的整体评定，红细胞沉降率（ESR）或 C 反应蛋白（CRP），共 5 个部分内容。其中，第 1～3 部分评定方法同"（一）疼痛、晨僵、肿胀"；患者对疾病活动的整体评定采用 Bath 强直性脊柱炎总体评定（Bath ankylosing spondylitis global score，BAS-G），即请患者依据过去 1 周（或半年）疾病对自身总体状况的影响程度在 VAS 量表上滑动卡尺至能反映影响程度的数字处；然后加权计算 ASDAS。具体计算公式如下：

ASDAS-CRP：$0.121 \times$ 总腰痛 $+ 0.110 \times$ BAS-G $+ 0.073 \times$ 周围关节疼痛 / 肿胀 $+ 0.058 \times$ 晨僵持续时间 $+ 0.579 \times \ln(\mathrm{CRP}+1)$。

ASDAS-ESR：$0.113 \times$ BAS-G $+ 0.293 \times \sqrt{\mathrm{ESR}} + 0.086 \times$ 周围关节疼痛 / 肿胀 $+ 0.069 \times$ 晨僵持续时间 $+ 0.079 \times$ 总腰痛。

三、活动评定

axSpA 患者活动采用脊柱关节炎健康评估问卷（health assessment questionnaire for spondyloarthropathies，HAQ-S）评定。HAQ-S 是一个自我报告形式的用于评定 axSpA 日常生活活动能力的问卷，由健康评估问卷（HAQ）和 5 项反映 axSpA 特征的与脊柱活动障碍相关的特定活动组成，具体内容包括 HAQ 的 8 个类别（穿衣、站起、进食、步行、个人卫生、伸手取物、差事和杂务，以及 2 个用于疼痛和僵硬评定的 10cm VAS 量表）和另外 5 项针对 axSpA 患者的项目（驾驶汽车、使用后视镜、携带重物、长时间坐着、在办公桌前工作）。答案选项及分数包括 0 分（能做到且无困难）、1 分（能做到，但有点困难）、2 分（能做但困难很大）、3 分（做不到）。由于评定需花费较长时间、缺乏分级标准、受访者回答负担等，临床使用 HAQ-S 受到限制，目前仅支持其用作研究工具。

四、社会参与评定

评定方法主要有强直性脊柱炎生活质量量表（AS quality of life scale，AS QOL）、ASAS 健康指数（ASAS health index，ASAS HI）、健康调查量表 36（SF-36）。

（一）AS QOL

AS QOL 用于评定 AS 对患者健康相关生活质量的影响，内容包括疾病对睡眠、情绪、动力、应对问题 / 事情、日常生活、独立性、人际关系和社会生活的影响等 18 项内容，每项回答为是（1 分）或否（0 分）。总分是各个项目得分的总和，总分取值范围为 0～18 分，得分越高反映与健康相关的生活质量受到更大损害。

（二）ASAS HI

ASAS HI 是基于 ICF 核心分类组合开发的针对 AS 患者的健康指数，包含疼痛、情感功能、睡眠、性功能、活动能力、自我照顾、社区生活和就业等 17 个项目，涵盖了 ICF 核心分类组合的大部分；评定方法为以自我报告的形式评定 17 个健康问题，所有问题答案均为"我同意"(1 分)或"我不同意"(0 分)；ASAS HI 得分为各项目评分之和，计分范围为 0~17 分。依据其判断功能分类：正常为≤4 分；中度功能障碍为 >4~>8 分；严重功能障碍为≥8 分。ASAS HI 提供了代表 AS 患者的所有不同功能水平的总分，其项目代表 AS 患者的总功能范围，且各项目是一维的，相互独立。

（三）健康调查量表 36

广泛应用于风湿性疾病的评定，并能反映 axSpA 患者的躯体健康和精神健康状况。但相对于 AS QOL、ASAS HI，其测试更耗时，分数需转换，较为烦琐，故推荐 AS QOL 或 ASAS HI。

第二节　物理治疗

一、物理因子疗法

物理因子疗法具有改善血液循环、消肿解痉、消炎镇痛等作用，可用于 axSpA 疾病活动期或疼痛程度重时，作为药物、运动治疗的辅助治疗。

1. 超声疗法　可采用疼痛部位移动法，治疗强度为 0.5~1.5W/cm²，速度为 1~2cm/s，10~15min/ 次；如果疼痛范围较小，则选择固定法，治疗强度在 0.4~0.5W/cm²，每次治疗时间为 5~10 分钟。1 次 /d，10~15 次为 1 个疗程。

2. 低能量激光疗法　功率 50mW，波长 850nm，直径 1mm，15~20min/ 次，1 次 /d，5d/ 周，治疗周期 3~4 周。

3. 经皮神经电刺激疗法　频率 50~100Hz，15~30min/ 次，1 次 /d，治疗周期 2~4 周，具有缓解急、慢性疼痛的效果；频率 3~10Hz 的高强度电刺激可加强镇痛效果。

4. 冷疗法　可采用冰袋局部冷敷，10~20min/ 次。有条件者可采用全身冷冻疗法，即穿泳衣、戴手套、袜子及口罩，去除首饰，保持全身干燥，依次进入 -10℃、-60℃冷冻室各 30 秒，然后进入 -110℃冷冻室 3 分钟，一般 1 次 /d，1 个疗程 8~10 次，结合运动疗法。冷疗法可有效降低疾病活动性，具有较好的消炎止痛、降低肌肉张力、缓解肌肉痉挛的作用。

5. 短波疗法　急性期给予无热量或微热量（Ⅲ级、Ⅳ级），慢性病期给予温热量（Ⅲ级、Ⅳ级），15~20min/ 次，1 次 /d，1 个疗程 15 次。

6. 水疗法　可酌情选择普通水疗法、矿泉浴和水中运动疗法；尤其是游泳、水中力量训练、水中功能性训练，40~60min/ 次，5~7 次 / 周。

二、运动疗法

运动疗法是康复治疗的核心，具有减轻症状、控制疾病活动、维持和改善机体功能、提高生活质量等作用。axSpA 患者运动疗法的核心是有氧训练、力量训练、灵活性训练和神经肌肉训练。姿势教育、呼吸训练是运动疗法的重要组成部分；适应性改良的普拉提、太极拳、瑜伽也可有效改善患者疾病、减轻症状、促进功能恢复，可作为基础运动的替代或结合应用。对于晚期存在脊柱融合的 AS 患者，需进行特定的本体促进技术、脊柱伸展训练、渐进性力量训练、功能性运动训练及有氧训练。

新近研究结果显示，高强度间歇运动更有助于控制 axSpA 患者的病情、减轻症状、改善功能。可依据患者情况，安排高强度的有氧运动（跑步）和稍低强度的间隙运动（快走）交替进行，也可在此基础上增加肌力训练，如强度为 90%~95% 最大心率的步行 / 跑步 4 分钟，然后以 70% 最大心率为强度主动休息 3 分钟,重复 4 次;随后进行 20 分钟的主要肌肉群抗阻训练;3 次 / 周,40～60min/ 次,一般至少 12 周。

对于进展或晚期 AS 患者,由于其存在脊柱融合、骨质疏松,禁忌进行高速或剧烈抗阻运动,尤其是躯干过度屈曲 / 旋转等严重挑战平衡、姿势稳定性或心肺功能(尤其在非控制性环境)的运动,以及对抗性运动、武术、赛车、游乐场地骑行等高冲击力锻炼 / 体育活动;邻近关节强直时,避免脊柱或周围关节过度活动。全髋关节置换术后,避免肢体末端活动度过大过多。

(一)有氧训练

有氧运动是 axSpA 患者的主要运动治疗法,多采用快走、慢跑、水中运动、游泳、踏车等训练方式,尤其是游泳、水中运动,能避免运动时地面反作用力对脊柱的冲击,被大多数指南所推荐,但主要适用于环境、经济条件许可的患者。有氧运动的强度为 50%～90% 最大心率或 50%～80% 最大摄氧量,45～60min/ 次(10 分钟热身训练,5～10 分钟放松运动),5～7 次 / 周。

(二)力量训练

对于年轻的早期无伴脊柱融合、骨质疏松的 axSpA 患者,可选择全身大肌群的抗阻训练,尤其是背肌、肩胛胸壁稳定肌、核心部位肌力训练;对于活动或脊柱融合的 axSpA 患者可采取背肌静力性训练;后期或晚期合并脊柱融合、骨质疏松的 axSpA 患者以渐进性力量训练为主。抗阻负荷可采取外部器械(如弹力带、哑铃、器械等)给予,也可采取自身体重作为负荷;运动强度依据患者疾病活动和功能评定结果决定,疾病活动期采用中小强度,稳定期采用大强度,训练每周 2～3 次,每次 8～10 组肌群,每组肌群训练 2～3 组,每组重复 10～15 个。运动强度以 RM(是指在一定负荷下,能进行动作的最大次数)的百分比表示,也可用自觉疲劳程度表示,一般自觉疲劳程度需达 11～13 分。

(三)灵活性训练

1. 脊柱、四肢关节活动度训练 包括脊柱关节活动度训练,即颈、腰的前屈、后伸、侧屈、旋转训练,以及四肢关节活动度训练,1～2 次 /d,每次各关节、轴位均训练 5～10 次。尤其是脊柱背伸训练,每日要多次进行。

(1)上半身旋转训练:双足分开同肩宽站立,双手叉腰,保持双膝、足朝前,身体向左侧旋转尽力向后看,维持 5 秒;放松后相同方法训练对侧,双侧各训练 5 次。

(2)下半身旋转训练:仰卧屈膝双足置于地面,双手置于头后,维持背部及双手贴近地面并使双下肢向一侧旋转至侧卧于地面,维持 5 秒,双侧各重复 5 次。

(3)俯卧背伸训练:俯卧,双手置于身体两侧,眼看向前方,向前上方抬起一侧上肢和向后上方抬起对侧下肢使足离开地面,保持膝盖伸直,维持 5 秒,双侧各重复 5 次。

(4)俯卧撑起训练:俯卧,双手置于双肩下方,双上肢向上推,抬起上半身,保持髋部和下肢接触地面。

2. 拉伸训练 包括胸腹、腰背臀、四肢肌群的拉伸,每个拉伸维持 15～30 秒,每次重复拉伸 2～4 个,每日进行 3～4 次。也可将拉伸训练融入有氧训练和力量训练的准备活动和放松活动中各 10 分钟。

(四)呼吸训练

1. 胸式深呼吸训练

(1)仰卧,双膝屈曲,双足平放在地面,双手置于胸部两侧肋骨上,通过鼻子吸气、口呼气;吸气时手给予阻力使肋骨抗阻向外扩张,然后充分呼气,重复 5 次。

（2）把手放在胸前上部，通过鼻子深吸气、口呼气；吸气时手给予阻力使肋骨抗阻向外扩张，然后充分呼气，重复训练5次。

2. 膈肌呼吸训练

（1）仰卧或坐位，双手置于双侧肋弓，通过鼻子吸气、口呼气；吸气时手给予阻力使肋骨抗阻向外下方活动，然后充分呼气，重复5次。

（2）仰卧或坐位，双手置于上腹部给予适当阻力，通过鼻子吸气、口呼气；吸气时膈肌抗阻向下外活动使腹部膨隆，然后充分呼气，重复5次。

上述训练每日至少进行2次，每次各重复训练5次。

（五）神经肌肉训练

1. 平衡训练　遵循平衡训练原则，包括坐位站起训练、站立位坐下训练、下蹲训练、站立位平衡训练；站立位平衡训练从双足站立到单足站立训练，从平地站立训练到BOSU球、平衡垫上站立训练，身体侧倾、跨步训练等。具体项目依据对患者的康复评定结果进行选择。

2. 神经肌肉控制训练　包括核心部位控制训练、髋关节控制训练、踝关节控制训练等。核心部位控制训练可采取基本的臀桥、鸟狗训练，逐渐进展到健身球上臀桥、鸟狗训练；训练时强调动作的质量而不是数量。

3. 姿势训练　靠墙站立，肩、背、臀贴墙，使头尽量往后接近墙，维持5秒，重复10次；另外，还需进行骨盆倾斜训练、核心部位控制训练；脊柱灵活性和核心部位稳定性是基础。

第三节　作业治疗

一、日常生活活动训练

（一）改善基础性日常生活活动能力

包括体位转移训练，使用助行器、手杖的步行和上下楼梯训练；洗澡、出入浴盆、上厕所等日常生活活动训练；每次治疗时间20～30分钟，1～2次/d，3～5d/周。

（二）改善工具性日常生活活动能力

包括家务活动，如烹饪、洗衣和打扫卫生等训练；社会生活技巧，如购物、使用交通工具等训练；个人健康保健、安全意识、环境设施及工具的使用训练等；每次治疗时间20～30分钟，1～2次/d，3～5d/周。

（三）环境改造及适应性训练

调整患者日常生活和工作活动的环境，如调整办公室的工作椅和桌子以保持正确姿势，驾驶时使用宽后视镜和棱镜以限制脊柱运动等。

二、认知行为教育

（一）患者教育

多部axSpA管理指南一致建议，患者教育和定期运动应成为axSpA最佳治疗的基石，持续存在于整个治疗过程，以帮助患者正确认识疾病、加强自我管理。因此，一旦诊断确立，应立即开始对患者进行系统的、形式多样的、可长期获得的个体化教育，以增强患者的自我管理能力。教育内容应包括疾病知识、药物治疗作用与副作用，物理因子疗法、运动疗法、关节保护、控制体重、合理安排日常生活活动、改造家居环境、合并症的监测（骨质疏松、跌倒）及戒烟。教育方式应灵活、实用、方便患者获得教育知识，如集中讲授、录像、数字通用光盘（DVD）、教育手册、随访电话、运动提醒物等均有助于教育的落实。最新研究显示，多媒体、网络等形式的教育更有助于提高患者的治疗依从性和满意度。

（二）体重控制

控制体重有助于减轻心肺负担，以及脊柱、髋、膝关节负荷，需通过合理饮食和科学运动控制适宜体重。

（三）能量节约技术

保持正确姿势、体位，避免长时间保持同一姿势，以减轻对某个关节的负荷；工作或活动的强度不应加重或产生疼痛；更换工作程序，以减轻关节应激反应。

第四节　康复辅助器具

辅助装置或适应性支具是康复工程学中重要的治疗手段。对于 axSpA 患者，适当使用辅助装置或适应性支具，可保护受累关节并节约能量。

1. 助行器　对于存在脊柱融合、骨质疏松、髋关节炎的 axSpA 患者，使用拐杖、手杖甚至助行架，有助于减轻疼痛、改善平衡、防止跌倒。因此，应对患者进行助行器的使用训练。

2. 脊柱、髋部保护支具　AS 晚期脊柱融合、骨质疏松患者易发生跌倒而产生骨折，因此，应指导患者选择和使用合适的髋部、脊柱保护支具。

（叶超群）

第二十七章

膝骨关节炎康复评定与治疗

膝骨关节炎（knee osteoarthritis，KOA）是由增龄老化、炎症、感染、创伤或其他因素引起的以膝关节软骨变性或破坏、关节边缘骨赘形成为特征的慢性骨关节病，临床表现以膝关节肿胀、疼痛、功能受限和/或关节畸形为主要特征。基于大样本人群队列研究，众多的危险因素被认为与 KOA 发生相关，主要包括超重/肥胖、性别、吸烟、年龄、关节外伤史、职业暴露、遗传、种族、高负荷活动及运动、骨赘、低骨密度、股四头肌无力、关节间隙变窄、半月板切除、髌骨软化等。

KOA 以中老年患者多见，全球症状性 KOA 发病率为 10%～12%，在所有非传染病的残疾负担占比中位列第 10 位，已成为第 4 大致残性疾病，致残率高达 53%，伤残调整生命年为 960 万人年。调查研究显示 2020 年 OA 患者约 5.95 亿，相当于全球人口的 7.6%；自 1990 年以来，OA 总病例增加了 132.2%；预计到 2050 年，膝关节、手关节和髋关节 OA 病例将增加 74.9%、48.6% 和 78.6%。与全球趋势一致的是，我国症状性 KOA 的患病率为 8.1%，伤残调整生命年为 197 万人年。随着我国人口老龄化进展、运动人口的增加，KOA 发病率的逐年上升趋势将给患者、家庭和社会带来巨大的经济负担。

第一节 康复评定

通常根据患者病史搜集、临床症状、体征和影像学检查明确疾病诊断。基于 ICF 的基本理念，主要对结构与功能、日常生活活动能力、社会参与能力进行康复评定。

一、结构评定

（一）视诊

病变关节有无红肿、畸形或者手术瘢痕。

（二）触诊

病变关节有无皮肤温度升高、关节积液、皮下结节或骨性膨大。

（三）肢体围度及长度测定

评定病变关节侧与健侧肢体大小是否一致，具体方法如下：

1. 肢体围度测定 见表 27-1。

表 27-1 肢体围度测定方法

测量部位	测量体位	测量点
大腿周径	仰卧位，下肢稍外展，膝伸展	大腿中央部、髌骨上缘及上方 5cm、10cm、15cm、20cm 处
小腿最大周径		小腿最粗的部位
小腿最小周径		内、外踝上方最细的部位

2. 肢体长度测定 见表 27-2。

表 27-2 肢体长度测定方法

测量部位	测量体位	测量点
大腿长度	仰卧位,双下肢对称伸展	股骨大转子到膝关节外侧关节间隙的距离
小腿长度		膝关节外侧间隙到外踝的距离

（四）影像学表现

1. X 线 可见股骨内外侧髁和胫骨平台关节面致密硬化、关节面不平整、关节边缘骨赘形成,胫骨髁间嵴增生变尖,关节间隙狭窄,关节腔内出现游离体等。

2. CT 可见关节软骨边缘处骨赘,软骨下骨板硬化、骨赘形成、骨质疏松,关节内游离体,关节间隙变窄,软组织肿胀等。

3. MRI 可见不同程度的软骨损伤改变,软骨下骨骨髓充血、水肿等变化,半月板变形、破损及消失;其内信号异常,表现为片状、类圆形高 T_2WI 信号,不同程度的关节积液等。

二、功能评定

（一）感觉功能

疼痛评定可采用视觉模拟评分法（VAS）。0 分表示无疼痛;1～3 分表示能忍受的轻度疼痛;4～6 分表示中度疼痛,但不影响睡眠;7～10 分表示重度疼痛,难以忍受,影响睡眠。

（二）运动功能

1. 关节活动度评定方法

（1）膝关节伸展

体位:患者取俯卧位。

关节角度尺摆放:固定臂为股骨纵轴;移动臂为腓骨头与外踝连线;轴心为股骨外侧髁。

运动方式:足跟远离臀部方向的运动。

参考值:0°。

（2）膝关节屈曲

患体位、关节角度尺摆放:同"膝关节伸展"。

运动方式:矢状面运动。在防止髋关节的旋转、屈曲、外展的基础上,完成足跟靠近臀部方向的运动。

参考值:0°～135°。

2. 肌力评定方法

（1）徒手肌力评定

1）膝关节屈曲:主动肌为股二头肌、半腱肌、半膜肌;辅助肌为缝匠肌、股薄肌、腓肠肌。检查方法如下:

体位:俯卧位（0 级、1 级、3～5 级）、侧卧位（2 级）。

手法:①0 级、1 级、3～5 级肌力评估,患者取俯卧位,双下肢伸展,足伸出检查台外,从膝关节屈曲 45°开始。检查者固定屈膝肌腱,在踝关节处施加阻力,患者进行膝关节屈曲运动,检查股二头肌时应使小腿外旋;检查半腱肌、半膜肌时应内旋小腿。②2 级肌力评定,患者取侧卧位,非检查侧肢体呈屈髋屈膝位于下方,检查者站在患者后面,双手托起被检查侧下肢离开台面,嘱患者完成膝关节屈曲动作。

2)膝关节伸直:主动肌为股四头肌,包括股直肌、股中间肌、股内侧肌、股外侧肌。运动范围为0°~135°(过伸展可达−10°)。检查方法如下:

体位:坐位(3~5级),侧卧位(2级),仰卧位(0级、1级)。

手法:① 3~5级肌力评定,患者取坐位,双小腿自然下垂,双手握住检查台边缘以固定躯干,身体稍后倾。检查者一手垫在膝关节下方保持大腿呈水平位,另一手握住其踝关节上方向下施加阻力,嘱患者完成伸展膝关节运动。② 2级肌力评定,患者取侧卧位,非检查侧肢体呈屈髋屈膝位于下方,检查者双手托起被检查侧下肢离开台面,保持髋关节伸展,膝关节屈曲90°。嘱患者完成伸膝动作。③ 0级、1级肌力评定,患者取仰卧位,伸直膝关节,在髌韧带上方可触摸肌腱或股四头肌,有肌肉收缩为1级,无肌肉收缩为0级。

(2)等速肌力评定:具有较高的客观性、准确性、可重复性及灵敏度,能够进行多个功能动作的肌力测试、多种形式下的等速肌力评定(向心收缩、离心收缩、持续被动运动、模拟闭链运动),提供多种数据分析(力矩、功、功率、爆发力等)。

(三)平衡功能

1. 静态平衡　主要是指维持身体处于某种姿势的能力。其检测主要采用力台技术,评定参数主要为重心移动类型、重心摆动范围,根据偏移距离显示重心位置。

2. 动态平衡　主要评估在运动中能够维持平衡和姿势稳定的能力。反映人体的随意运动控制功能。检测仍采用力台技术,评定参数主要为稳定极限、调整反应时重心摆动轨迹及范围等指标。

三、日常生活活动能力评定

(一)基础性日常生活活动能力评定

采用MBI进行评定。

(二)工具性日常生活活动能力评定

采用工具性日常生活活动(IADL)量表评定。

四、社会参与能力评定

KOA导致关节结构异常、功能障碍及活动受限,可影响患者工作、社会交往及休闲娱乐,降低生活质量,需要进行职业、生活质量评定,如采用SF-36、西安大略和麦克马斯特大学骨关节炎(OA)指数(WOMAC)进行评定。其中,WOMAC评分量表总共有24个项目,从疼痛(5个项目)、僵硬(2个项目)和关节功能(17个项目)3个方面来评估膝关节结构与功能情况。

第二节　物　理　治　疗

物理治疗具有改善局部血液循环、消炎止痛、防治关节软骨退变及改善关节功能的作用。

一、物理因子疗法

(一)低频电疗法

1. 经皮神经电刺激疗法　绝大多数临床指南中推荐将经皮神经电刺激疗法作为缓解KOA疼痛的物理因子疗法方案,其循证等级为Ⅰa级。经皮神经电刺激参数为频率50~100Hz,每次治疗 30~60 分钟,每日 1~2 次,1 个疗程 2~4 周,具有缓解急、慢性疼痛的效果,频率 3~10Hz 的高强度电刺激可加强镇痛效果。

2. 神经肌肉电刺激疗法 主要用于防止肌肉的失用性萎缩。神经肌肉电刺激参数为调制频率 50Hz,强度调整范围为 10%~40% 最大容量收缩,每次 15~40 分钟,每日 1~2 次。

(二)短波疗法

具有改善血液循环,消炎、消肿和镇痛的作用。短波疗法参数:急性病例剂量宜小(Ⅰ级、Ⅱ级),慢性病例剂量宜大(Ⅲ级、Ⅳ级)。每次治疗 30~60 分钟,每日 1~2 次。

(三)超声疗法

普通治疗性超声可在膝关节局部缓解疼痛,改善组织粘连,促进关节软骨外基质生成。在急性 / 亚急性疼痛时,应选用脉冲波,通断比 1∶2、2∶3、1∶3、2∶5、1∶5,可根据肿胀及疼痛情况进行选择,应用剂量应在 $0.5\sim1.0\text{W/cm}^2$ 的范围内,2~5min/ 次,每日 1 次;慢性疼痛时,应选用连续波,应用剂量为 1.0W/cm^2 以上,5~12min/ 次,2~3 次 / 周。

聚焦低频脉冲超声是指频率 <1MHz(占空比 <100%)的超声波,相较于普通治疗性超声具有更强的组织穿透能力,更容易在骨关节间隙形成治疗区,可有效缓解疼痛,并在一定程度和时间窗内改善关节功能与活动。频率选择 0.5~1MHz,应用剂量应为 $30\sim150\text{mW/cm}^2$,20min/ 次,每日 1 次,15~30 次为 1 个疗程。

(四)体外冲击波疗法

冲击波疗法参数:发散式体外冲击波,治疗强度 1.0~3.5bar(1bar = 100kPa),频率 4~11Hz,治疗脉冲数 2 500~3 000 次;聚焦式体外冲击波能流密度 $0.20\sim0.32\text{mJ/mm}^2$,频率 2~6Hz,治疗脉冲数 2 000~4 000 次。

(五)脉冲电磁场

脉冲电磁场(pulse electromagnetic field,PEMF)治疗 KOA 虽然已经积累了一些基础研究、临床研究和循证医学证据,具有缓解疼痛、改善关节活动功能的作用,但其效果目前尚无统一的结论。PEMF 治疗参数:单个波形为非对称性的准矩形波,磁感应强度 0.6~20mT,频率 8~35Hz,20~40min/ 次,1~2 次 /d,15~30 次为 1 个疗程。

(六)光疗法

1. 低能量激光疗法 功率 50mW,波长 850nm,直径 1mm,15~20 分钟,每日或隔日 1 次,每周 2 次,10~15 次为 1 个疗程。

2. 偏振红外线疗法 照射时距离以患者感到温热为准,探头距离皮肤 1~2cm,20~30 分钟,每日 1 次。

(七)冷疗法

部分临床指南推荐将冷疗法作为治疗 KOA 的物理因子疗法方案,其循证等级为Ⅰa 级。冷疗法参数:冰袋治疗时间应在 10~20 分钟内,冰块按摩每次 3~10 分钟。冷疗法可有效缓解肌肉酸痛及痉挛,在炎症急性期可以达到消肿止痛的作用。但对 KOA 患者的关节活动度及行走距离无明显改善。冷疗法操作方便,效果良好,不良反应少,推荐用于各级康复医疗机构。

二、运动疗法

(一)有氧运动

绝大多数临床指南均推荐将有氧运动作为 KOA 的干预方法,其循证等级为Ⅰa 级。有氧运动参数:45min/ 次(10 分钟热身训练,30 分钟中等强度有氧运动训练,5 分钟放松运动),2~

3 次 / 周,中等强度,心率达到 75% ×(220 - 年龄)。有氧运动多采用步行、健身跑、游泳、功率自行车及四肢联动训练等训练方式。

（二）肌力训练

绝大多数临床指南均推荐 KOA 患者进行股四头肌肌力训练,其循证等级为 Ⅰa 级。肌力训练参数:2～3 次 / 周,每次 2～3 组,每组重复动作 8～15 个;阻力大小可根据患者个体情况进行设定,根据文献资料,最高强度可达到 80% 1RM,最低强度为 10% 1RM,建议组间休息 0.5～1 分钟。推荐采用渐进性抗阻训练方式,主要训练的肌肉包括股四头肌、腘绳肌、髋外展肌与髋内收肌。训练的方式包括等长肌力训练、等张肌力训练、等速肌力训练等。

（三）神经肌肉训练

神经肌肉训练的目标是加强膝关节在负重位下的感觉运动控制,加强姿势控制,从而提高膝关节的功能性稳定。运动方案见表 27-3。

表 27-3 神经肌肉训练运动方案

动作设计	运动处方	训练时间 / 周
前后向运动		
1. 前后滑动	重复 6～10 次,共 3 组,每组之间休息 30～60s	1～3
2. 使用弹力带前后滑动		4～6
3. 前后跨步		7～9
4. 使用弹力带前后跨步		10～12
侧向运动		
1. 侧向滑动	重复 6～10 次,共 3 组,每组之间休息 30～60s	1～3
2. 使用弹力带侧向滑动		4～6
3. 使用弹力带和泡沫垫侧向滑动		7～9
4. 使用弹力带和泡沫垫,闭眼侧向滑动		10～12
髋关节肌肉强化		
1. 推墙	控制维持姿势 10～20s,重复 5 次,2 次用力之间短暂休息,共 2 组,每组之间休息 30～60s	1～3
2. 屈膝推墙		4～6
3. 红色弹力带螃蟹步	左右两个方向各 20～30 步	7～9
4. 黑色弹力带螃蟹步		10～12
膝关节肌肉强化		
1. 靠墙下蹲	重复 6～10 次,共 3 组,每组之间休息 30～60s	1～3
2. 靠墙下蹲,患肢承重更多		4～6
3. 座椅起立		7～9
4. 座椅起立,患肢承重更多		10～12
蹬阶梯		
1. 上台阶	重复 6～10 次,共 3 组,每组之间休息 30～60s	1～3
2. 负重 2kg 上台阶		4～6
3. 下台阶		7～9
4. 负重 2kg 下台阶		10～12

续表

动作设计	运动处方	训练时间/周
平衡训练		
1. 单腿站立	保持平衡1～2min	1～3
2. 跨步向前,单腿站立		4～6
3. 跨步向前,单腿站立同时上肢上举		7～9
4. 跨步向前,单腿站立于泡沫垫上		10～12

(四)牵张训练

目前尚无临床指南将牵张训练作为 KOA 推荐治疗方法。但是牵张训练可以有效改善膝关节周围软组织柔韧性,减轻由肌肉短缩等软组织因素所导致的关节压力增加、关节活动度受限等常见的 KOA 并发症。牵张训练参数:20～40s/次,重复5～10次/组,1～2组/d,3～5d/周。推荐采用轻柔、缓慢、持续的静态拉伸,主要以股四头肌、腘绳肌牵张为主。根据患者情况选择其他的牵张方式,如本体促进牵张技术、动态牵张技术。

(五)水疗

循证等级为 I b 级。水疗参数:2～3 次/周,50～60min/次,水温控制在 28～34℃。水中运动方式包括放松运动、关节活动度训练、被动牵引、抗浮力训练、步行再训练等。

第三节　作业治疗

一、治疗性作业活动训练

(一)缓解疼痛

棋牌类游戏、绘画、书法、泥塑、音乐等可以转移注意力,减轻疼痛,缓解症状;治疗时间20～30分钟,每日1～2次。

(二)改善关节活动度

采用悬吊系统进行膝关节屈曲、伸展、内收、外展运动;治疗时间20～30分钟,每日1～2次。

(三)增加肌力

可以进行功率自行车、脚踩缝纫机、足球等训练;治疗时间20～30分钟,每日1～2次。

(四)增加关节稳定性

工艺、园艺及治疗性游戏等训练;治疗时间20～30分钟,每日1～2次。

二、日常生活活动能力

(一)改善基础性日常生活活动能力

可以进行体位转移训练,使用助行器、手杖的步行和上下楼梯训练;洗澡、出入浴盆、上厕所等日常生活活动训练;治疗时间20～30分钟,每日1～2次。

(二)改善工具性日常生活活动能力

可以进行家务活动,如烹饪、洗衣和打扫卫生等训练;社会生活技巧,如购物、使用交通工具等训练;个人健康保健、安全意识、环境设施及工具的使用训练等;治疗时间20～30分钟,每日1～2次。

三、环境改造及适应训练

不适合的台阶、门槛,有瓜果皮、滑的路面,居室光线昏暗,通道不畅通,支撑物不稳定等,可能造成跌倒,因此家居环境改造尤为重要。可在过道安装扶手,在浴室使用浴椅、防滑垫,使用长柄取物器、穿鞋器等降低日常生活的难度,同时减少跌倒的概率。坐式便器高度应在0.45m以下,并于一侧或两侧装有扶手;洗手盆的高度应在0.75m以下;淋浴处应安装扶手,高度应在0.75m以下;扶手材料最好是不锈钢防滑的,水平安装的扶手方便肘关节在屈曲45°时推撑或拉,垂直安装的扶手可保持站立位的稳定,L形扶手则两者兼备;向上倾斜的扶手便于坐下时用手牵拉,向下倾斜的扶手便于起立时推撑。

公共交通工具应有供轮椅使用的起落架;超市和公园等的出入口应设有残疾人通道,斜坡的水平长度与高度比例不应大于1∶12,两侧扶手的高度在0.85~0.95m,斜坡的两端要有1.5m×1.5m的平整空间;公共场所内要有电梯,能到达各个楼层等。

四、认知行为教育

(一)疾病知识教育

向患者普及骨关节炎的相关知识,帮助其了解疾病的发病原因及发展过程,增强依从性,减轻其心理负担。

(二)体重控制

体重是下肢骨关节炎康复的重要指标之一,饮食管理和运动可一定程度减缓膝关节炎症,减轻关节负荷及膝内翻力矩,避免负重时膝关节及双脚承受过多压力。

(三)能量节约技术

避免同一姿势长时间负重;保持正确体位,以减轻对某个关节的负重;保持关节正常的对位对线;工作或活动的强度不应加重或产生疼痛;更换工作程序,以减轻关节应激反应。

第四节　康复辅助器具

辅助装置或适应性支具是康复工程学中重要的治疗手段。对于KOA患者,适当使用辅助装置或适应性支具,可保护受累关节并节约能量。根据膝关节内翻或外翻畸形情况,采用相应的矫形支具或矫形鞋,可以改变负重力线,平衡各关节面的负荷。采用助行器可以减少受累关节的负重。

一、助行器

国际骨关节炎研究学会(OARSI)指南指出,助行器可减轻KOA患者的疼痛,指导患者如何更好地使用手杖、拐杖等助行器,助行架或带轮子的助行器更适用于两侧膝关节病变患者。

二、护膝

OARSI指南指出,轻中度膝关节内外翻不稳的KOA患者采用护膝可有效减轻膝关节疼痛和关节不稳,减少跌倒的概率。

三、侧方楔形鞋垫

绝大多数临床指南推荐，胫、股骨内侧髁 KOA 患者使用侧方楔形鞋垫。使用规范的侧方楔形鞋垫可减轻膝关节疼痛并改善步行功能，尤其适用于有症状的胫、股骨内侧髁 KOA 患者。侧方楔形鞋垫通过改变足底压力中心来减小膝关节内翻力矩和内翻角，进而减小膝关节内侧负荷；有足弓支撑的楔形鞋垫可减少踝关节 / 距下关节复合体外翻，较无足弓支撑的楔形鞋垫更舒适；而踝关节 / 距下关节复合体自身的活动度决定足底压力中心转移的程度；膝关节支具与楔形鞋垫同时使用更有利于膝关节负荷外移，增加膝关节稳定，从而改善 KOA 患者步态。

（何成奇）

第二十八章

类风湿关节炎康复评定与治疗

类风湿关节炎（rheumatoid arthritis，RA）是一种以慢性进行性关节滑膜病变为特征的全身自身免疫性疾病。流行病学调查显示，RA 全球发病率为 0.5%～1%，我国患病率约为 0.42%，至 2018 年，患者总数约为 500 万。本病以女性多见，男女患病比为 1:4；可发生于任何年龄，发病高峰期在 30～50 岁之间。

RA 的病因不明，一般认为遗传和环境因素在其发病中具有重要作用。大量研究显示，人类白细胞抗原（HLA）表型与 RA 发病有着密切关系，RA 共同表位（QK/RRAA）基因见于 48%～87% 的患者。患者的骨质破坏、类风湿结节及血管炎等表现与 *HLA-DRB1**0401、*HLA-DRB1**0404 及 *HLA-DRB1**0101 亚型密切相关。环境因素中，EB 病毒、人类细小病毒 B19、巨细胞病毒、肝炎病毒及结核分枝杆菌等病毒及细菌感染可能是 RA 发病的主要诱因。内分泌因素也与 RA 发病有关，RA 患者体内雄激素及其代谢产物水平明显降低。此外，寒冷、潮湿、疲劳、外伤、吸烟及精神刺激等因素均可诱导 RA 发病。

RA 主要临床表现为以双手、双腕关节及足趾关节等小关节受累为主的对称性、持续性、侵蚀性多关节炎及晨僵，部分患者出现发热、贫血、皮下结节及淋巴结肿大等关节外表现。特征性病理表现是滑膜组织增生、血管翳和肉芽组织形成。患者血清中可出现类风湿因子（RF）及抗环瓜氨酸肽（CCP）抗体等多种自身抗体。

RA 病程迁延，如不给予及时治疗，最终会导致受累关节强直、畸形和功能丧失，严重影响生活质量。我国 RA 患者在病程 1～5 年、5～10 年、10～15 年及≥15 年的致残率分别为 18.6%、43.5%、48.1% 和 61.3%，随着病程的延长，残疾及功能受限发生率升高。RA 不仅造成患者身体功能、生活质量和社会参与度下降，也给患者家庭和社会带来巨大的经济负担。因而，早期诊断、早期治疗尤为重要，规范化的治疗可使绝大部分患者的病情得到缓解。

第一节　康　复　评　定

一、结构评定

（一）临床视诊

RA 临床视诊中最常见的结构异常是关节肿胀、关节畸形及类风湿结节。

1. 关节肿胀　常呈对称性，以双侧近指间关节、掌指关节及腕关节受累最为常见，主要是由关节腔积液、滑膜增生或组织水肿导致的。

2. 关节畸形　常出现于病程中晚期，常见于近指间关节、掌指关节及腕关节。滑膜增生、软骨破坏或关节周围肌肉萎缩及韧带牵拉引起关节半脱位或脱位，如远指间关节侧韧带向掌侧滑脱，可形成"纽扣花畸形"（图 28-1），表现为远指间关节过伸和近指间关节屈曲；远指间关节屈曲和近指间关节过伸则形成"天鹅颈畸形"（图 28-2）。

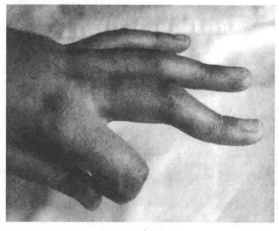

图 28-1　纽扣花畸形

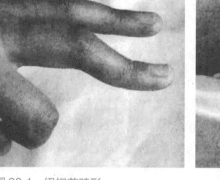

图 28-2　天鹅颈畸形

3. 类风湿结节　为 RA 特征性的皮肤表现,具有一定的诊断价值;多发于尺骨鹰嘴下方、膝关节及跟腱附近等易受摩擦的骨突起部位皮下,呈椭圆形或半球形,质地较硬,直径为数毫米至数厘米,不易移动,无压痛或触痛。

（二）影像学检查

1. X 线检查　是评估 RA 患者关节结构损害最常用的影像学工具。RA 早期 X 线表现为关节周围软组织肿胀及关节附近骨质疏松,随病情进展可出现关节面破坏、关节间隙狭窄、关节融合或脱位等结构异常。根据关节破坏程度可将 X 线改变分为 4 期（表 28-1）。

表 28-1　类风湿关节炎患者的 X 线分期表现

分期	X 线表现
Ⅰ期（早期）	X 线检查无骨质破坏性改变 可见骨质疏松
Ⅱ期（中期）	①X 线显示骨质疏松,可有轻度的软骨破坏,伴或不伴轻度的软骨下骨质破坏 ①可有关节活动受限,但无关节畸形 关节邻近肌肉萎缩 有关节外软组织病变,如结节或腱鞘炎
Ⅲ期（严重期）	①X 线显示骨质疏松伴软骨或骨质破坏 ①关节畸形,如半脱位,尺侧偏斜或过伸,无纤维性或骨性强直 广泛的肌肉萎缩,有关节外软组织病变,如结节或腱鞘炎
Ⅳ期（终末期）	纤维性或骨性强直 Ⅲ期标准内各条表现

注:①为各期标准的必备条件。

2. MRI　是检测早期 RA 病变最敏感的工具。MRI 可发现 RA 初期的滑膜增厚、骨髓水肿和轻度关节面侵蚀等结构异常。

3. 超声检查　超声检测关节结构损害的灵敏度高于常规放射学检查。高频超声能清晰显示关节腔、滑膜、滑膜囊、关节腔积液、关节软骨厚度及形态等;彩色多普勒血流成像和彩色多普勒能量图能通过检测关节组织内血流的分布来评估滑膜增生程度及炎症所处阶段。RA 的超声检查可早期发现关节滑膜增生、滑膜炎、腱鞘炎、肌腱病、关节腔积液、关节软骨退变及骨质破坏等结构异常。

二、功能评定

(一)感觉功能

1. 晨僵　晨僵是指患者清晨出现的关节部位发紧和僵硬感,这种感觉在活动后可明显改善。RA 的晨僵现象非常突出,可持续 1 小时以上。采用时钟计时法(具体到分钟)记录晨僵时间的长短,可作为评价 RA 病情活动和病变程度的指标。

2. 关节痛及压痛　多呈持续性、对称性,常见部位是近指间关节、掌指关节、腕关节,也可累及肘、膝、踝关节等。关节疼痛评价常采用患者自评方式进行。

(1)视觉模拟评分法(VAS):临床评定以 1~3 分为"轻度疼痛",4~6 分为"中度疼痛",7~10 分为"重度疼痛",>3 分建议采取干预措施。

(2)数字分级评分法(NRS):用数字计量测评疼痛的程度。数字范围为 0~10,0 代表"无痛",10 代表"最痛",患者选择一个数字来代表自觉疼痛程度。

(3)类风湿关节炎疼痛评估量表(RAPS):用来评估成人 RA 患者疼痛测评的特异性量表,包括 24 个条目,由生理、情感、感知判断力和认知力 4 个方面组成。它对 RA 疼痛方面的测评有较好的可靠性和有效性,可用于评估 RA 的疼痛及患者对疼痛治疗的反应。

(二)运动功能

1. 关节活动度评定　采用通用量角器或方盘量角器,对腕、肘、肩、髋、膝、踝关节等进行主动及被动关节活动度测量,评估的关节运动包括屈、伸、内收、外展、内旋、外旋、旋前及旋后。采用总主动活动度(total active motion,TAM)来评价手各关节的活动功能。

2. 肌力评定　采用徒手肌力评定、握力计法对手握力进行测定,采用非捏力计法对各手指捏力进行测定。

3. 肿胀程度评定

(1)肿胀程度分级

1)Ⅰ级:较正常皮肤肿胀,但皮纹存在。

2)Ⅱ级:较正常皮肤肿胀,但皮纹消失,皮肤温度稍高,但无张力水疱出现。

3)Ⅲ级:皮肤肿胀发亮,皮纹消失,皮肤温度明显增高,出现张力水疱。

(2)下肢肿胀评定:患者取仰卧位,下肢肌肉放松,用皮尺分别测量髌骨上缘 5cm、10cm 或 15cm 处大腿的周径及髌骨下缘 5cm 或 10cm 处小腿的周径。测量时皮尺松紧度适宜,以对皮肤不产生挤压为度。记录训练前后相同位置肢体周径的变化,以此评估下肢肿胀程度。

(3)手部肿胀评定:采用量筒溢水测量法,每次测定时间均为早上未活动之前,测量前于腕横纹处用笔画一条标记线,以便测定时观察;取体积 1 000ml 的量筒装 1 000ml 温水,将手泡进去,水面水平没及腕横纹处,静止 3 秒待水不会溢出时取出手,测出溢出水的体积,并记录下来。训练后再用同样的方法测同一只手溢出水的体积,两次记录的差值就是手肿胀的程度,每次测量 3 次,取平均值。

4. 疲劳程度评定

(1)数字分级评分法(NRS):可采用 NRS 评估 RA 患者疲劳程度,0 分表示无疲乏,1~3 分为轻度疲乏,4~6 分为中度疲乏,7~10 分为重度疲乏。

（2）自觉疲劳程度量表（rating of perceived exertion，RPE）：可采用 RPE 对患者运动时感受到的疲劳程度进行评分。该量表得分范围为 6～20 分，其中 6 分相当于"不费力"，20 分相当于"最大努力"。通常 >13 分者有明显呼吸困难和疲劳症状，≥17 分则需要终止运动。

5. 手灵巧度测定　采用 9 柱试验、普渡钉板测验或明尼苏达操作等级评估。

6. 6 分钟步行试验（six minutes walk test，6MWT）　用于评估 RA 患者的运动耐力。鼓励患者尽可能最大程度步行，记录其在 6 分钟内，在长 30m 的直走廊中走的最远距离。运动前后监测患者生命体征。试验过程中，每 2 分钟提示患者 1 次，每 60 秒鼓励患者 1 次，只要患者出现明显的症状如头晕、心绞痛、气短等就建议调整步伐或立即停止试验。

三、日常生活活动能力评定

（一）基础性日常生活活动能力评定

除常用的 MBI 外，国际上广泛采用斯坦福健康评估问卷残疾指数（HAQ-DI）来评估 RA 患者的身体功能及基础性日常生活活动能力。HAQ-DI 包括 20 个问题，分别反映患者穿衣与修饰、起身、进食、步行、个人卫生、取物、紧握、活动 8 个维度的功能，每个维度包括 2～3 个问题；每个问题评分为 0～3 分，0 分表示毫无困难，1 分为有一些困难，2 分为非常困难，3 分为不能完成，每个维度的最高得分计每个维度得分，各维度得分平均值为量表总分（0～3 分）。RA 患者穿衣与修饰、起身、步行及取物等功能受限最为常见。

（二）工具性日常生活活动能力评定

工具性日常生活活动（IADL）量表可对患者的 8 项活动进行评估，包括上街购物、使用交通工具、食物烹调、家务维持、洗衣、使用电话、服用药物和处理财务。不同活动的分值不同，总分为 24 分。得分越高，提示患者的 IADL 独立性越好。

四、社会参与能力评定

根据 RA 的病情变化，临床将其分为急性期、亚急性期和慢性期 3 个阶段。急性期 RA 处于高活动状态，关节重度肿胀、疼痛，关节功能障碍急剧加重到达高峰，患者活动及参与功能明显受限。亚急性期 RA 处于中等活动状态，关节情况已经基本稳定，但过度的关节活动会引起关节炎症状加重。慢性期 RA 处于低活动或临床缓解状态，关节肿胀、疼痛得到控制，或遗留不可逆的关节功能障碍。RA 患者的关节肿痛及畸形均会对患者的活动、工作、社交、休闲娱乐甚至心理状态造成不良影响，应全面评估。

在风湿领域目前最常用的和公认的量表有 SF-36、诺丁汉健康量表、质量量表（QWB）、Lee 功能清单、HAQ 和 MHAQ、AIMS、MHIQ、PET 等。前 3 个量表为普通生命质量量表，后 5 个量表则为关节炎专用量表。姜林娣等根据中国患者的实际情况，编制了中国人"类风湿关节炎生命质量自评量表"，该量表包含了生理、心理、社会、健康自我认识四个亚量表，共 29 条条目，经过临床试用显示具有较好的信度、效度。

第二节　物理治疗

RA 是一种严重致残疾病，炎症的加剧和缓解反复交替进行，康复治疗应根据疾病所处的不同时期而制订不同的康复方案。对于急性期患者，减少关节活动、避免负重是最重要的治疗原则；而对于亚急性期及慢性期的患者，应以维持关节活动度为目标，适当进行运动，预防和矫正畸形。多学科治疗在维持 RA 患者的功能方面非常有效。根据患者的症状及功能障碍，可能需要护理、物理治疗、作业治疗、社会工作、健康教育、临床心理学、职业康复、足踝外科和/或整形外科方面的多学科知识。

物理治疗是指使用包括声、光、电、冷、热、磁、力等物理因子进行治疗，针对人体局部或全身性的功能障碍，采用非侵入性治疗来恢复身体原有的生理功能。物理治疗在 RA 中的疗效存在争议，国际物理治疗指南建议使用超声疗法、经皮神经电刺激疗法（TENS）和低能量激光疗法来治疗 RA 患者。需要注意的是，能使关节腔内温度升高的治疗手段或处方容易造成炎症的扩散或加重，因此不能应用于活动性炎症期的 RA 患者。

一、物理因子疗法

（一）电疗法

1. TENS　TENS 有较好的镇痛作用，可减轻 RA 患者疼痛、关节僵硬及静息痛，急性期、亚急性期及慢性期 RA 均适用。可采用 100Hz 常规刺激方法，每日 30 分钟。选择的刺激参数以脉冲短、强度低、使患者舒适、不引起运动兴奋为宜。

2. 微波疗法　微波疗法有较好的抗炎作用，可改善 RA 患者晨僵时间、关节肿胀、关节压痛、平均握力及日常生活活动能力等。采用微波治疗机，频率为 915MHz 或 2 450MHz，最大输出功率为 150W；急性期采用 20～40W 小剂量无热量微波，亚急性期、慢性期使用 60～80W 中等剂量温热量微波，每次 15 分钟，每日 1 次。

3. 中频电疗法　中频电疗法有促进血液循环、镇痛、抗炎作用，能够缓解亚急性期、慢性期的关节肿胀、疼痛及晨僵。每次治疗 10～15 分钟，每日 1 次。

（二）超声疗法

超声波具有抗炎、消肿、止痛、促进组织修复，减少瘢痕、粘连的作用，常用于各种关节炎的治疗，可改善 RA 患者关节僵硬、肿胀、疼痛及日常生活活动。采用超声治疗机，频率 800kHz，声头直径 4.5cm，脉冲波；使用移动法，剂量为 1.0～1.25W/cm²，每日 1 次，每次 4～6 分钟，15 次为 1 个疗程。

（三）低能量激光疗法

激光对 RA 具有消炎、镇痛、调节免疫功效，可改善 RA 患者的疼痛、肿胀、晨僵，可作为药物治疗的辅助治疗，合用效果更佳。采用中低能量激光疗法，每次照射 10～15 分钟，每日 1～2 次。

（四）磁疗法

磁疗法具有对肌肉骨骼、神经病理性疼痛、炎性疼痛和风湿性疼痛的镇痛作用。磁疗不仅能减轻关节炎状态下的疼痛，改善肌肉骨骼系统的功能，而且能提供软骨保护，发挥抗炎作用。可采用旋磁治疗仪，双机头对置，每个部位治疗 15～30 分钟，每个疗程 15～20 次，急性期以采用小剂量、低强度、无热量磁场为宜。

（五）其他物理因子疗法

1. 冷冻疗法　冷冻疗法具有镇痛、抗炎、放松肌肉、收缩血管的作用，局部或全身冷冻疗法均能降低疾病活动评分、HAQ 评分，改善疼痛、晨僵、疲劳程度。在 RA 急性期可采用间隔喷射冷冻法，每次喷射 3～5 秒，间隔 0.5～1 分钟，每次治疗可反复喷 3～10 次。

2. 石蜡疗法　石蜡疗法具有温热效应和机械效应。一方面，温热效应可改善局部循环，使组织水肿吸收，排除炎症介质，从而消肿止痛；另一方面，石蜡在冷却过程中体积逐渐缩小，对皮下组织造成局部机械压迫，从而起到消除肿胀，松弛关节韧带、肌肉肌腱的作用。石蜡疗法能改善 RA 患者疼痛评分、压痛指数、肿胀指数、功能分级及晨僵时间。亚急性期、慢性期 RA 可选用石蜡疗法，每次 15～30 分钟，每日 1 次，15～20 次为 1 个疗程。

3. 水疗法　矿泉水全身泡浴，水温 38～40℃，每次 15～20 分钟，每日 1 次，连续 6 日，休息 1 日，每个疗程 20～24 次。水的浮力和温热作用可以松弛肌肉，缓解痉挛，改善肌肉关节疼痛和功能，泡浴后采用运动疗法，疗效更佳。

二、运动疗法

运动疗法包括关节的被动活动、主动活动及主动助力活动，肌肉的抗阻训练、耐力训练。目前，专家共识认为应针对 RA 患者特定的活动限制、参与限制和 / 或身体功能或结构损伤，进行提高有氧能力和肌肉力量的运动，结合关节活动度训练及提高协调性、稳定性和 / 或功能性的练习。

（一）运动训练

1. RA 患者进行运动训练的原则

（1）锻炼前做热身训练，结束时做放松运动。

（2）确定力量训练开始时的强度，测试一定负荷下，能进行动作的最大次数（RM），使用 1RM 来监测治疗过程中的强度。

（3）确定有氧训练的初始强度，并在治疗过程中使用心率和 / 或 Borg 评分来监测强度，逐渐增加训练强度到患者可能的最高水平。

（4）如果关节疼痛在运动后加重并持续 2 小时以上，需减少下次运动的强度。

（5）对于未经训练和 / 或关节疼痛和活动受限的患者，可以先进行 10 分钟的有氧运动，再进行肌力训练。

（6）如果锻炼导致关节疼痛加重，可以用相同的肌肉群和能量系统进行替代锻炼。

（7）在调整训练强度时，可以根据训练次数和重复次数、强度、训练时长、运动类型和休息时间进行调整，并与患者协商确定调整方案。

2. 运动处方　见表 28-2。

表 28-2　类风湿关节炎患者运动处方

项目	内容
运动频率	目标是患者最好每日锻炼，肌力训练 / 功能锻炼每周至少锻炼 2d，有氧训练每周至少锻炼 5d，每次至少 30min。采用 1～2 周指导下的运动疗法，辅以自主练习
运动强度	肌力训练：60%～80% 1RM，相当于 Borg 评分 14～17 分（对于不适应力量训练者，50%～60% 1RM，相当于 Borg 评分 12～13 分），2～4 组，每组 8～15 次，每组之间休息 30～60 秒 有氧训练：>60% 最大心率，相当于 Borg 评分 14～17 分（对于不适应有氧训练者，40%～60% 最大心率，相当于 Borg 评分 12～13 分）。确保在训练过程中逐步增加强度，并遵循训练原则
运动类型	肌力训练：选择主要针对膝关节和髋关节周围大肌肉群的运动（特别是屈伸膝关节肌肉和髋外展肌） ● 对双下肢进行练习 ● 选择负重下或使用设备进行关节锻炼。如果有膝骨关节炎或膝关节置换术后，最好避免膝关节机械负荷高的运动

续表

项目	内容
	有氧训练：
	• 选择关节负荷相对较低的活动，如步行、骑自行车、游泳、划船或交叉训练
	• 功能训练：选择患者日常生活中受到阻碍的活动（步行、爬楼梯、坐下和从椅子上起身、提起或打包物品）进行锻炼
	• 存在平衡、协调或神经肌肉控制障碍的患者，除了运动治疗，还可以考虑进行特定的平衡、协调或神经肌肉训练
	• 存在影响患者功能的肌肉短缩或关节活动受限时，可考虑在运动治疗之外进行主被动关节活动或肌肉牵张运动
运动疗程	目标为3～6个月的治疗期，在治疗期结束后辅以1个或多个随访疗程，以提高依从性
	鼓励患者在治疗结束后继续独立练习
一般注意事项	提供运动疗法，结合对独立完成的练习或活动的指导
	陪伴和鼓励患者克服特定的障碍，如疼痛、僵硬、疲劳和对病情恶化的恐惧
	对于手部有问题的患者，可以考虑为其制订一个特定的手部锻炼计划。可以将患者转介给具有特定专业知识的物理治疗师或作业治疗师
	如果在运动过程中出现严重的疼痛症状，可以在治疗前进行水疗
	可以通过远程医疗指导来支持患者进行或继续独立进行锻炼
	如果不需要治疗师的个别指导，可以进行团体运动疗法

（二）关节活动度训练

RA 患者急性期宜进行被动运动，可以逐渐过渡为辅助主动运动，疼痛明显者可以配戴矫形器或支架；运动顺序由小关节到大关节，每次训练时间 20 分钟，每日 2～3 次。亚急性期及慢性期以主动运动为主，逐渐过渡为抗阻运动，每次训练时间不超过 45 分钟。若训练后 24 小时内关节肿胀或疼痛加重，僵硬感增加，应减少运动量或改变运动方法。RA 稳定期，如关节周围肌肉、肌腱或关节囊有挛缩，在疼痛耐受范围之内，不应产生肌肉痉挛的原则下进行关节松动术，以改善关节活动度。

1. 手部关节活动度训练 采用手部强化牵张锻炼能够改善 RA 患者手功能。具体运动方式为掌指关节屈曲、肌腱滑动运动、手指屈伸、手指外展、腕关节旋转运动等自我牵张和关节松动方法，每日 5 次，每一步保持 5 秒，随后逐渐增加到每日重复 10 次及每一步保持 10 秒；同时使用弹性绷带完成腕部的背伸和掌屈、手指屈曲、握力、捏力训练等抗阻运动，每日重复 10 次。

2. 肩肘关节活动度训练

（1）患者双手向前平伸 5～10 秒；双手向上伸展，保持与地面垂直 5～10 秒；身体放松使双手、双臂及肩部在同一直线 5～10 秒；双手向前慢慢靠拢，恢复向前伸展状态，每组动作重复 10 次，每日 2 次。

（2）最大限度平伸与屈曲双肘关节 3 分钟，每日 2 次。

3. 髋关节活动度训练 患者取仰卧位，双腿伸直，如有挛缩变形者可以稍加以外力，以无痛为度，患腿屈髋屈膝，尽量屈至胸前，保持 10 秒后复原；在伸膝状态下髋外展，保持 5 秒后复原；保持伸膝状态下髋内旋外旋，每日 2 次，每次 10 分钟。

4. 膝关节活动度训练 患者取仰卧位，通过被动或主动屈伸受累膝关节进行抗阻训练，每次 3～5 分钟，每日 2 次。患者坐于床沿，双腿自然下垂，双足悬空，来回做钟摆运动，每次 3～5 分钟，每日 2 次。

5. 踝关节活动度训练 患者取坐位,踝关节分别做屈伸及旋转运动,每日 2 次,每次 10 分钟。

(三)患者教育及监督

患者教育对 RA 的管理至关重要,有助于提高 RA 的治疗效果。临床医师应帮助患者充分了解和认识 RA 的疾病特点与转归,增强其接受规范诊疗的依从性,提醒患者定期监测与随访,并建议 RA 患者调整生活方式。物理治疗师应向 RA 患者提供在日常生活中保持健康的体育活动行为的信息和建议,如帮助患者进行定期锻炼或进行体育活动,或参加社区中有指导的团体锻炼计划等。每周至少 5 日、连续 30 分钟的中等强度体育活动对于改善功能或提高生活质量是有效的。

第三节 作 业 治 疗

根据 RA 患者功能受限情况,结合患者兴趣爱好,制订与患者日常生活活动或工作学习有关的、有助于改善或预防功能障碍的作业训练方案,以此来维持关节活动度,改善患者协调和灵活度,并对 RA 患者进行日常生活活动训练,以提高患者的生活质量。作业治疗在炎症稳定后开始进行,主要包括日常生活活动训练以及手功能锻炼。

一、日常生活活动训练

日常生活活动训练包括进食、洗脸、穿衣、倒水、梳头、起床、如厕、写字、弯腰、躺下、行走及一些家务劳动训练。在训练中强调减少用力,使用坐式便器及推车、自助器辅助;避免一种静态姿势的持续时间超过 10 分钟;尽量用大关节替代小关节活动,减少小关节用力。

二、手功能锻炼

适度的手关节活动度训练对 RA 患者的康复是有益的,应纳入 RA 患者的常规治疗。手部强化训练有利于改善握力和关节功能,既能降低患者的手部晨僵时间,缓解关节胀痛程度,也有利于降低关节畸形失用。手功能性作业训练包括抓胶网、用胶粒插图形、练健身环、练健身球、泥塑等训练项目。

第四节 康复辅助器具

RA 患者可采用矫形器来保护受累关节,预防关节畸形,减少关节破坏。对于日常生活活动受限的 RA 患者,可采用一些生活辅助器具。腕 - 手矫形器对于 RA 常见的手部畸形如拇指掌指关节变形、尺侧偏斜、天鹅颈及纽扣花畸形起到保护和矫治作用,能够使其恢复功能位。在 RA 足踝病变中使用矫形器有助于减轻疼痛,提高前足底压力,降低残疾和活动受限,且副作用小。

第五节 关节内注射治疗

关节内注射治疗是 RA 治疗的重要组成部分,可有效控制滑膜炎,改善疼痛、被动关节活动度、疾病活动度评分及患者日常生活活动能力。

1. 糖皮质激素　起效迅速,缓解疼痛效果显著,在改善关节活动度方面为优先推荐。甲泼尼龙小关节注射剂量为 10～20mg,中大关节注射剂量为 20～40mg。每年注射治疗不超过 3次,注射间隔不短于 3 个月。

2. 甲氨蝶呤　与注射糖皮质激素相比,注射甲氨蝶呤在改善滑膜厚度及降低滑膜炎的多普勒信号方面更具有优势。甲氨蝶呤联合曲安奈德治疗 RA 关节滑膜炎效果更明显,起效更快,且不易复发。

3. 玻璃酸钠　能够改善 RA 患者关节功能,提升治疗效果,安全性较高,在早中期对缓解疼痛、改善关节功能具有一定优势。

（王　强）

第二十九章

大骨节病康复评定与治疗

大骨节病（Kashin-Beck disease，KBD）是一种以关节软骨和骺软骨坏死为主要改变的地方性变形性骨关节病。本病常呈对称性、多发性侵犯软骨内成骨型骨骼，导致软骨内成骨障碍、管状骨变短而继发变形性骨关节病。发病以 15 岁以下儿童青少年为主，临床以关节疼痛、增粗变形、肌肉萎缩、运动障碍为特点。KBD 具体病因及发病机制不明，可能是特殊环境、生物性致病因子及遗传因素共同作用的结果。

KBD 病理特点为关节损害从四肢向脊柱发展，损害的靶器官是发育中的软骨内成骨型骨骼的软骨，软骨细胞损害早于基质；软骨细胞终末分化障碍，软骨表层细胞的"去分化"或调控异常，Ⅱ型胶原合成减少，新合成Ⅰ型、Ⅲ型胶原中层软骨细胞过度凋亡；坏死的软骨细胞主要分布在软骨深层，相当于肥大软骨细胞层，但也可见于增殖层与肥大软骨细胞上层的移行带间；软骨细胞坏死的严重程度与软骨细胞分化成熟层的方向相反。

KBD 是对健康危害最严重的地方病之一，呈相对的地方性流行，主要分布在黑龙江、内蒙古、西藏等 14 个省、自治区、直辖市。由于 KBD 病因及发病机制尚不十分清楚，X 线检查对亚临床期和早期骺软骨、关节软骨病理改变不敏感，无法进行有效的早期诊断与干预；而中后期患者已经继发了不可逆的骨关节病和关节畸形等，严重影响生活和劳动能力，患者普遍劳动能力降低，生活能力减弱，因病致贫、因病返贫现象严重，日益成为影响病区经济发展的公共卫生问题之一。

第一节　康复评定

通常根据患者的临床症状、体征和影像学检查明确疾病诊断，根据 KBD 导致的功能障碍，主要对结构与功能、日常生活活动能力、社会参与能力进行康复评定。

一、结构评定

KBD 常常有肉眼所见的肢体畸形及骨关节的影像学改变。

（一）肢体畸形

早期 KBD 患者有对称性手指末节屈曲畸形、指节下垂。Ⅰ～Ⅲ度 KBD 患者均不同程度存在短指 / 趾畸形或短肢畸形和矮小畸形。

（二）影像学表现

当 KBD 出现影像学改变时，表明病变部位已经有明显的组织结构改变。

1. X 线　是目前诊断 KBD 的主要手段，X 线可以显示 KBD 患者关节间隙、骨关节面、关节软骨、骺软骨和骺板软骨的组织学改变。KBD 患者 X 线显示骺板软骨多发锯齿状凹陷、凹陷底部不同程度硬化，骺线锯齿状不整，关节间隙明显变窄，关节面可见凹凸不平、局限性吸收，骨端凹陷、硬化，或者刺状增生，跟骨短，距骨扁。

2．CT　能清楚显示关节面的硬化、凹陷，骨端的囊变及缺损，尤其能显示深部关节、脊椎关节有无椎管狭窄和关节内有无积液，对 KBD 的诊断是有力的补充。

3．MRI　对 KBD 分期及预后很有帮助，可清晰显示骨骺的形态，对评定结构较复杂组织（如脊柱等）的病变具有较大帮助。

二、功能评定

（一）人体形态学

1．身体姿势评估　KBD 患者姿势的对线发生改变常继发于关节畸形退变、肌力下降、肌肉萎缩、疼痛等。

可采用铅垂线进行观察或测量，分别从正面、侧面及后面观察。正常姿势时，铅垂线与一系列或若干个标志点在同一条直线上。

2．体格评估　包括身高、肢体长度及周径的测量。

（1）身高测量：患者取立正姿势，枕部、臀部、足跟 3 点紧靠标尺，头要正，双目平视，水平尺贴于头顶部正中所测得的数值为身高。

Ⅰ度、Ⅱ度 KBD 患者的身高通常略低于正常水平或与正常水平无异，Ⅲ度 KBD 患者表现为矮小畸形，身高一般不超过 130cm。

（2）肢体长度的测量

1）上肢长：患者取坐位或立位，上肢在身体两侧自然下垂，肘伸直，前臂旋后，腕关节中立位。测量肩峰外侧端到桡骨茎突或中指尖的距离。

2）上臂长：体位同"上肢长"，测量肩峰外侧端到肱骨外上髁的距离。

3）前臂长：体位同"上肢长"，测量肱骨外上髁到桡骨茎突或尺骨鹰嘴到尺骨茎突的距离。

4）下肢长：患者取仰卧位，骨盆水平，下肢伸展，髋关节中立位，测量髂前上棘到内踝的最短距离。

5）大腿长：体位同"下肢长"，测量股骨大转子到膝关节外侧关节间隙的距离。

6）小腿长：体位同"下肢长"，测量从膝关节外侧间隙到外踝的距离。

（3）肢体周径的测量

1）上臂周径：取肘关节用力屈曲和肘关节伸展两种体位，测量上臂中部、肱二头肌最大膨隆处的周径。

2）前臂周径：患者前臂在体侧自然下垂，分别测量前臂近侧端最大膨隆处和前臂远端最细处的周径。

3）大腿周径：患者下肢稍外展，膝关节伸展，测量髌骨上方 10cm 处，或从髌骨上缘起向大腿中段取 6cm、8cm、10cm 处的周径。

4）小腿周径：患者下肢稍外展，膝关节伸展，测量小腿最粗处和内外踝最细处的周径。

（二）感觉功能

疼痛评定：采用视觉模拟评分法（VAS）。0 分表示无疼痛；1～3 分表示能忍受的轻度疼痛；4～6 分表示中度疼痛，但不影响睡眠；7～10 分表示重度疼痛，难以忍受，影响睡眠。

（三）运动功能

1．关节活动度、肌力及肌耐力评定

（1）关节活动度评定：测量关节运动时所通过的运动弧度，分为主动关节活动度和被动关节活动度。对于 KBD 患者，重点关注膝关节活动度评定，测量时患者俯卧位，以量角器的圆心放置在股骨外侧髁,固定臂与股骨纵轴平行,移动臂为腓骨头与外踝的连线平行,嘱患者进行膝关节屈曲和伸展运动。正常膝关节活动范围:屈曲 0°～135°,伸展 0°。

(2)肌力评定:主要采用徒手肌力评定、等速肌力评定。

1)徒手肌力评定(MMT):见表29-1。

表29-1 徒手肌力评定标准

级别	评级标准
0	无可测知的肌肉收缩
1	可触及或可观察到肌肉有收缩,但无关节运动
2	去除肢体重力的影响,关节能活动到最大活动范围
3	抗肢体重力,关节能活动到最大活动范围
4	可抗轻度阻力,关节能活动到最大活动范围
5	可抗充分阻力,关节能活动到最大活动范围

2)等速肌力评定:是目前公认的评估肌肉力量及耐力的客观工具,具有较高的信效度及安全性。等速肌力评定可精确量化被测关节周围肌群肌力,对评价肌力有重要作用。通常选取低角速度(30°/s～60°/s)下的峰力矩进行最大肌力评定,选取高角速度(180°/s～300°/s)下的总做功进行肌肉耐力评定。

(四)平衡功能

1. 静态平衡 主要是指维持身体处于某种姿势的能力。其检测主要采用力台技术,评定参数主要为重心移动类型、重心摆动范围,根据偏移距离显示重心位置。

2. 动态平衡 主要评估在运动中能够维持平衡和姿势稳定的能力。反映人体的随意运动控制功能。检测仍采用力台技术,评定参数主要为:稳定极限、调整反应时重心摆动轨迹及范围等指标。

(五)步态分析

KBD 患者可因发育障碍导致的短肢、身材矮小,以及关节疼痛、关节畸形、肌力不足等原因出现步态不稳或异常步态,临床需对患者进行步态评估。

三、日常生活活动能力评定

(一)基础性日常生活活动(BADL)

采用 MBI 进行评定。

(二)工具性日常生活活动(IADL)

采用 IADL 量表进行评定。

四、社会参与能力评定

"山地藏族聚居区成年大骨节病患者功能量表(FSMAT-KBD)"针对四川藏族聚居区成年KBD 患者的生活和劳作习惯、文化背景,以及病变对患者多关节受累的影响而制定,针对性较强,全面评估了患者的全身功能状况。FSMAT-KBD 共 12 个条目,每个条目根据功能情况由高到低分为 4 个等级,该量表总分为 12～48 分,分值越高表示功能状况越好(表29-2)。

表 29-2　山地藏族聚居区成年大骨节病患者功能量表

单位：分

项目	评分标准			
	能完成，无困难	能完成，稍困难	能完成，很困难	不能完成
穿衣	4	3	2	1
洗脸	4	3	2	1
做饭	4	3	2	1
进食	4	3	2	1
捡牛粪	4	3	2	1
搬重物（10kg）	4	3	2	1
盘腿坐	4	3	2	1
深蹲	4	3	2	1
坐位起立	4	3	2	1
上下独木梯	4	3	2	1
行走距离	4（≥1 000m）	3（500m 左右）	2（＜200m）	1（不能行走）
行走辅助工具	4（双拐）	3（单拐）	2（单手杖）	1（不用）

第二节　物理治疗

目前对 KBD 的治疗原则，无论是非药物治疗（包括手术治疗），还是药物治疗，都属于对症处理。治疗应以缓解疼痛、改善功能和防治畸形为原则；选用能改善关节软骨功能和缓解疼痛的药物，以及改善疼痛和关节活动度的非药物治疗方法，严格掌握手术适应证。

在综合治疗的基础上，应积极进行康复治疗，康复治疗是贯穿治疗全过程的基本方法。同时，针对 KBD 患者的功能障碍问题，应制订综合康复策略，如调整产业结构、改善膳食构成、补硒、移民搬迁等综合措施。

KBD 的康复目标以止痛，改善关节活动度、肌力和肌耐力为主，此外还可改善 ADL 能力，提高劳动力，促进再就业，提高生活质量及最大限度地促进患者回归社会。康复治疗方法主要包括物理治疗、作业治疗、心理治疗、康复辅助器具及健康教育等；康复治疗适用于 KBD 早期、Ⅰ度、Ⅱ度及Ⅲ度的患者。

一、物理因子疗法

物理因子疗法以改善循环，消炎止痛，防治关节软骨破坏，改善关节活动度和预防关节畸形为目标。

（一）短波疗法

具有改善循环、消炎止痛的作用。方法是将电极并置于病灶关节两侧，微热量；每次 15 分钟，每日 1 次，10 次为 1 个疗程。

（二）调制中频电疗法

具有改善循环、消炎止痛、锻炼骨骼肌的作用。方法是将电极置于病灶关节痛点，强度以患者能耐受为度；每次 20 分钟，每日 1 次，15 次为 1 个疗程。

（三）偏振红外光疗法

具有显著改善循环和止痛的作用。方法是病灶部位照射；每部位、每次 15～20 分钟，每日 1 次，10 次为 1 个疗程。

（四）脉冲电磁场技术

脉冲电磁场（pulse electromagnetic field，PEMF）具有显著的止痛、改善骨代谢和阻止骨量减少、改善血液微循环和防治骨关节退变的作用。方法是全身或病灶部位治疗；每次 40 分钟，每日 1 次，10 次为 1 个疗程，一般治疗 3 个疗程。

（五）体外冲击波疗法

体外冲击波疗法有扩张血管、改善微循环、保护关节软骨及止痛的作用。方法是冲击波频率 10～15Hz，治疗压力 0.15～0.3MPa（1MPa＝10bar）；每个痛点冲击 1 000 次，每周 1～2 次，5 次为 1 个疗程。

（六）石蜡疗法

石蜡疗法具有镇痛解痉的作用，石蜡有热容量大、导热率低、散热慢的特点。临床可采用蜡饼法，每日 1～2 次，每次 20 分钟，10 次为 1 个疗程。

（七）红外线疗法

红外线照射可使局部温度升高，改善局部血液循环，促进滑膜炎症的吸收、消散，缓解肌肉的痉挛，加快关节软骨新陈代谢，帮助修复关节软骨。有研究表明，红外线可缓解 KBD 患者关节疼痛及提高功能。方法是暴露治疗部位，与红外线治疗灯距离 30cm，每次 20 分钟，每日 1 次，10 次为 1 个疗程。

（八）水疗法

水的温度可降低交感神经兴奋性，有助于减轻患者的疼痛。研究证明，水疗法结合运动训练可有效缓解 KBD 患者的疼痛，提高患者的功能及生活质量。方法是水温 33～36℃，进行水中运动；每日 1 次，每次 30 分钟，10 次为 1 个疗程。

二、运动疗法

运动疗法具有减轻 KBD 患者疼痛症状，维持和改善受累关节活动度，改善受累肢体肌力及整体耐力的作用。方法是根据病情选择主动等张运动、主动等长运动、渐进抗阻运动、被动运动和有氧耐力运动。如早期和 I 度 KBD 患者，多选用主动等张和等长运动，以维持关节活动度和缓解疼痛。II 度和 III 度 KBD 患者多选用被动运动、主动等长运动（一般选择在关节活动受限处进行）、渐进抗阻运动（一般选择受累肢体）和有氧耐力运动项目以改善关节活动度、肌力、肌耐力和整体体能。每日 1～3 次，每次 20 分钟，连续 4 周。

三、关节松动术

关节松动术具有止痛和改善关节活动度的作用，适用于 KBD 引起的疼痛和关节活动受限。方法是在病变部位实施手法操作；每部位、每次 20 分钟，每日 1～2 次，10 次为 1 个疗程。需要注意的是，操作中手法要平稳、有节奏，持续 30～60 秒。不同的松动速度产生的效应不同，小范围、快速可抑制疼痛；大范围、慢速可缓解挛缩。治疗疼痛时，用 I、II 级手法，手法操作应达到痛点，但不超过痛点；治疗僵硬时，手法操作应超过僵硬点。III 级手法用于治疗关节疼痛并伴有僵硬；IV 级手法用于治疗因周围组织粘连、挛缩而引起的关节活动受限。

第三节 作 业 治 疗

作业治疗的目标是减轻 KDB 患者疼痛症状,改善受累关节活动度,改善受累肢体肌力、肌耐力,改善患者心肺功能、心理功能、日常生活自理能力,恢复劳动能力。通过功能性作业、日常生活活动训练、适合患者能力的职业训练及适当环境改建等,提高患者生活质量,帮助其早日重返家庭和社会。

方法是根据病情,主要选择功能性作业、ADL 训练、职业训练及环境改建。ADL 训练每日1 次,每项作业项目 20 分钟,每周 5 次,连续 4 周。

第四节 康复辅助器具

KDB 康复中应用的康复辅助器具主要涉及矫形器和辅助器具,具有固定止痛、防止和矫正畸形的作用。方法是对可能发生畸形的手指及其他肢体量身定制矫形器、选择拐杖和轮椅,至少穿戴或使用 6 个月甚至终身。KDB 患者在早期使用矫形器可以缓解疼痛、防止手指屈曲畸形;在中后期,矫形器的应用可以防止关节畸形加重;下肢疼痛、行走困难的 KDB 患者使用拐杖或轮椅可以改善其步行功能和社会交往能力。

(何成奇)

第三十章

骨质疏松症康复评定与治疗

骨质疏松症（osteoporosis）是以骨量减少、骨组织显微结构破坏／骨强度下降，导致骨脆性增加、易于骨折为特征的一种全身性代谢性骨骼疾病。骨质疏松症可发生于任何年龄，但多见于绝经后女性和老年男性。骨质疏松症分为原发性和继发性两大类。原发性骨质疏松症包括绝经妇女骨质疏松症（Ⅰ型）、老年性骨质疏松症（Ⅱ型）和特发性骨质疏松症。继发性骨质疏松症是指由任何影响骨代谢的疾病和／或药物及其他明确病因导致的骨质疏松症。本章主要阐述原发性骨质疏松症（Ⅰ型、Ⅱ型）。

随着我国人口老龄化进程的加剧，骨质疏松症已成为最严重的公共健康问题之一。流行病学调查显示，我国 50 岁以上骨质疏松症的总患病率为 19.2%，其中女性为 32.1%，男性为 6.9%。骨质疏松症最严重的后果就是骨质疏松性骨折，骨折常见部位为髋部、脊柱和尺桡骨远端。骨质疏松性骨折危害巨大，是老年人致残率和致死率显著增加的主要因素。髋部骨折后 1 年内死于各种并发症者约占 20%，而存活者中残疾率达 50%。预计到 2050 年 50% 的髋部骨折将发生在以中国为主的亚洲国家。

骨骼的完整性由骨形成与骨吸收的动态骨重建过程所维持。当骨吸收大于骨形成而呈现骨重建负平衡造成骨丢失时，骨量逐渐减少，长期发生就会成为骨质疏松症。骨重建主要由成骨细胞和破骨细胞共同参与实施。绝经妇女骨质疏松症患者雌激素水平低下，对破骨细胞的抑制减弱，破骨细胞数量增加造成骨吸收增强。尽管此时成骨细胞介导的骨形成也会增加，但整体骨重建呈现活跃的负平衡，骨量减少。老年性骨质疏松症的发生机制，一方面是增龄带来的骨吸收大于骨形成，导致进行性骨丢失；另一方面是增龄、雌激素缺乏使免疫系统持续低度活化，多种炎症介质（肿瘤坏死因子 α、白介素 -1、白介素 -6、白介素 -7、前列腺素 E_2 等）刺激破骨细胞形成增加，并抑制成骨细胞，造成骨量减少。

骨质疏松症的形成是遗传因素与非遗传因素交互作用的结果。遗传因素主要影响骨骼的大小、骨量、骨结构和内部特征，其中峰值骨量的 60%～80% 由遗传因素决定。非遗传因素主要包含环境因素、生活方式、疾病、药物、跌倒等。骨质疏松症的危险因素包括不可改变因素与可改变因素。不可改变因素主要包括人种、增龄、女性绝经后、脆性骨折家族史；可改变因素主要是指不健康生活方式（吸烟、过度饮酒、咖啡及碳酸饮料摄入过多、制动、体力活动缺乏、低体重、饮食中营养失衡、蛋白摄入过多或不足、高钠饮食等）、影响骨代谢的相关疾病（风湿免疫性疾病、胃肠道疾病、神经肌肉疾病、内分泌系统疾病、慢性肾脏及心肺疾病等）及影响骨代谢的药物（糖皮质激素、抗癫痫药、抗病毒药、质子泵抑制剂、甲状腺激素等）。

第一节　康复评定

一、结构评定

(一)骨质疏松症风险评估

临床上推荐将国际骨质疏松基金会(International Osteoporosis Foundation, IOF)骨质疏松症风险一分钟测试题作为评估骨质疏松症风险的方法。对于亚洲绝经后女性人群,还可使用亚洲人骨质疏松筛查工具(osteoporosis self-assessment tool for Asians, OSTA)作为初筛手段。

对于骨质疏松性骨折风险评估,采用 WHO 推荐的骨折风险评价工具(fracture risk assessment tool, FRAX®)来预测患者的骨折风险。主要用于预测患者未来 10 年发生髋部骨折及主要骨质疏松性骨折的概率。一般来说,髋部骨折概率≥3% 或者任何重要的骨质疏松性骨折发生概率≥20%,就视为骨质疏松性骨折的高危患者,考虑开始给予治疗干预。

(二)影像及辅助检查

1. 双能 X 射线吸收法(dual energy X-ray absorptiometry, DXA)　DXA 是目前认知度和认可度最高的骨密度测量方法,骨质疏松症诊断是基于其测定的结果而进行的。DXA 主要测量部位为腰椎和股骨的近端(全髋或者股骨颈),也可选择非优势侧桡骨远端 1/3 进行测量。对于绝经后女性、50 岁及以上男性,DXA 测定的骨密度值同性别、同种族正常成人的骨峰值(T 值)相比降低 1 个标准差(T 值≥-1.0S)及以内属正常,降低 1~2.5 个标准差(-2.5S<T 值<-1.0S)为骨量低下 / 低骨量,降低大于等于 2.5 个标准差(T 值≤-2.5S)为骨质疏松症,符合骨质疏松症诊断标准同时伴有一处或多处脆性骨折为严重骨质疏松症。对于儿童、绝经前女性和 50 岁以下男性,DXA 测定的骨密度值降低与同性别、同种族、同年龄人骨密度值(Z 值)相比在 2 个标准差及以内(Z 值≤-2.0)为低骨量。

2. 定量 CT(quantitative computed tomography, QCT)　QCT 通常测量腰椎和 / 或股骨近端的松质骨骨密度。其测量结果不易受骨质增生退变、测量部位血管钙化及测量体位等因素的影响,常用于预测绝经后女性椎体骨折风险,也可用于骨质疏松症治疗的疗效观察。QCT 骨密度绝对值>120mg/cm³ 为骨密度正常,QCT 骨密度绝对值 80~120mg/cm³ 为低骨量,QCT 骨密度绝对值<80mg/cm³ 为骨质疏松症。相较于 DXA,QCT 价格较昂贵,患者接受的辐射剂量偏高。

3. 定量超声(quantitative ultrasound, QUS)　QUS 通常测量跟骨部位。目前主要用于骨质疏松症风险人群的初步筛查和骨质疏松性骨折的风险评估。QUS 主要参考设备厂家提供的信息,尚缺乏统一的筛查评判标准。

4. X 线侧位影像检查　胸腰椎 X 线侧位影像检查可作为评定骨质疏松症致椎体压缩性骨折的首选检查方法。基于该测量结果采用目视半定量判定方法(Genant 法)将椎体压缩性骨折分为Ⅰ、Ⅱ、Ⅲ度或轻、中、重度。

5. 骨代谢标志物　骨代谢标志物即骨转换标志物(bone turnover markers, BTMs),分为骨形成标志物(反映成骨细胞活性)和骨吸收标志物(反映破骨细胞活性)。推荐使用空腹Ⅰ型胶原 N 端前肽(P1NP)和空腹血清Ⅰ型胶原 C 末端肽交联(S-CTX),分别反映骨形成和骨吸收的灵敏度。

二、功能评定

（一）疼痛评定

疼痛是骨质疏松症患者就诊的主要临床症状，所以必须对疼痛进行评定。其疼痛通常在翻身、坐起及长时间活动后发生，夜间或负重活动时加重。应用广泛的是视觉模拟评分法（VAS）和数字分级评分法（NRS）。

（二）运动功能评定

肌力下降是老年人群出现骨质疏松症的重要原因之一，并且会增加老年人群的跌倒概率，因此有必要对骨质疏松症患者的肌力进行评定。主要评定的肌肉包括腰背肌、腹肌、三角肌以及股四头肌等。

（三）平衡功能评定

跌倒常导致骨质疏松症患者出现脆性骨折，其中平衡功能下降是最为主要的原因。因此需要对骨质疏松症患者的平衡功能进行评定。这对于预防跌倒，降低骨质疏松性骨折发生率、骨质疏松症致残率具有重大意义。评定方法通常采用量表法（Berg 平衡量表等）或者专业的平衡评定仪器。

（四）步态分析评定

骨质疏松症患者若出现椎体骨折或髋部骨折，常常有步态异常，因此，有条件者还应该进行步态分析。

（五）心理评定

由于长期疼痛，或者骨折后活动受限等，骨质疏松症患者易出现焦虑、抑郁情绪，严重者可发展为抑郁障碍等。因此，进行心理评定十分必要，使用最为广泛的是汉密尔顿焦虑量表、汉密尔顿抑郁量表。

三、日常生活活动能力评定

骨质疏松症会严重影响患者的日常生活活动能力。常采用 Barthel 指数进行基础性日常生活活动能力的评定，也常用功能活动问卷（FAQ）来评定患者的工具性日常生活活动能力，还可以使用 Oswestry 功能障碍指数（Oswestry disability index，ODI）进行评定等。

四、社会参与能力评定

骨质疏松症患者的疼痛、骨结构异常、功能障碍及活动受限可影响其职业、社会交往及休闲娱乐等社会参与活动。因此，需要对患者的职业活动、生活质量进行评定，常采用 SF-36、WHO-QOL-100 及中国人骨质疏松症简明生活质量量表（COQOL）。主要评定骨质疏松症患者近 1～3 个月的社会生活现状、工作、学习能力、社会交往及休闲娱乐活动。

第二节　物　理　治　疗

一、物理因子疗法

（一）脉冲电磁场

脉冲电磁场（pulse electromagnetic field，PEMF）通过产生特定频率、特定大小的脉冲电流，采用共振效应来改变人体生物电及生物磁场，从而改善骨代谢。脉冲电磁场具有减轻骨质疏松症患者急慢性疼痛、改善骨质和提高患者功能预后等作用，在骨质疏松症治疗中是国内外各级指南推荐的有效物理因子疗法。

目前常用脉冲电磁场的强度为 2mT、2.85mT 和 3.82mT。其中 3.82mT 强度的脉冲电磁场使用较为广泛。脉冲电磁场的频率选择多在 8～100Hz 之间的低频范围，每周 3～5 次，治疗时间通常为 40～60 分钟，疗程一般在 4～12 周甚至以上。

（二）全身振动疗法

全身振动疗法（whole body vibration，WBV）是一种非侵入性的物理治疗方法。它主要通过振动平台将机械应力按照一定的节律传导到全身，通过刺激神经肌肉系统来提高肌肉性能，最早用于健身运动等，现在已广泛应用于神经、肌肉、骨关节等相关疾病，包括骨质疏松症的治疗。振动诱发的机械信号可以增强骨骼肌肌力，增加骨量，改善平衡功能，具有成骨效应，能阻止肌少症和骨质疏松症的发生，并能减轻患者疼痛。全身振动训练可作为改善骨质疏松症患者骨密度、运动能力和相关功能参数的治疗手段。

目前，全身振动疗法常用的频率为 0.5～80Hz，其中 20～30Hz 频率较常用于骨质疏松症的治疗。通常选用加速度小于 1g（g=9.81m/s^2）的低强度振动刺激，一般为 0.3g，每周 3～5 次，通常治疗时间 4～10 分钟，一般疗程在 3～12 个月。

（三）低强度脉冲超声

低强度脉冲超声（low-intensity pulsed ultrasound，LIPUS）强度小于 3W/cm^2，能够进入且穿透生物组织，通过机械振动、温热效应在人体组织中产生相当高的热量，具有促进血液循环、加速代谢、缓解局部疼痛、提高肌肉运动能力等作用。低强度脉冲超声在治疗骨质疏松性骨折或骨折延迟愈合等方面应用较广泛，此外，还能够减轻骨质疏松症患者的疼痛症状。低强度脉冲超声在骨质疏松症治疗中的研究还不充分，是一种有前景的物理因子疗法。

低强度脉冲超声治疗骨质疏松症一般为每周 5 次，每次 20 分钟，疗程超过 6 周。

（四）针灸

作为一种传统疗法，针灸在骨质疏松症的临床治疗中应用广泛。针灸可以通过改善骨代谢平衡提高骨密度、改善疼痛、提高患者的日常生活活动能力及生活质量。

针灸分为针刺疗法和灸法。针刺主要采用针刺补泻手法，达到补肾、健脾和活血的目的。选穴以足三里、肾俞、脾俞、关元、太溪、三阴交、大椎、太白为主，配以痛处所属经脉络穴。针刺可每日 1 次，每次留针 20 分钟，10 日为 1 个疗程。灸法采用补肾填精、温阳壮骨、疏通经络等中药，选穴以大椎、大杼、肝俞、中脘、膻中、足三里、脾俞、肾俞、命门、神阙、关元等为主。灸法可每日 1 组穴，每穴灸 5 壮，15 日为 1 个疗程。

二、运动疗法

运动疗法可以增加肌力和耐力，在改善平衡、协调和日常生活活动能力及预防跌倒方面发挥积极作用。适当的应力刺激能够减少患者骨量的丢失、平衡骨代谢。运动是保证骨骼健康的成功措施之一。运动疗法主要包含肌力训练、有氧运动、平衡训练三项内容。

1. 肌力训练　渐进式抗阻训练和负重练习对肌肉和骨骼强度是有益的。肌力训练应加强核心稳定性，以提高躯干、骨盆、肘部肌群肌力及伸膝肌力为重点。包括负重抗阻运动、克服弹力带运动、使用力量训练器械等。

2. 有氧运动　包括快走、游泳、骑自行车、健身操、广场舞、瑜伽、爬楼梯、慢跑等。对于高龄老年人，推荐进行低强度日常活动及体育运动；对于慢性腰背疼痛的患者，开展对脊柱不增加负重和前屈负荷的伸展运动。

3. 平衡训练　平衡训练对预防骨质疏松症患者跌倒具有重要的意义。平衡训练一般从静态平衡到自动态平衡，再逐步到他动态平衡，逐步减小患者的支撑面。常用的平衡训练包括静态平衡训练、动态平衡训练和体位进行性平衡训练。传统太极拳运动、瑜伽、普拉提训练对于改善平衡功能、预防跌倒是有效的。平衡训练还可以借助平衡训练仪器进行。

运动所产生的成骨效应具有明显的部位特异性，尤其是负重和抗阻运动，承重部位骨量增加更明显，高强度低重复的运动对于骨量的提高作用更明显。运动处方应根据骨质疏松症患者个体情况按照 FITT-VP（frequency，intensity，time，types-volume，progressive）原则制订。运动前有充分热身，运动后有适当拉伸，一般建议运动频率为每周 3～5 次，强度以每次运动后有肌肉酸胀感和轻度疲乏感，休息后这种感觉在次日消失、不影响日常活动为度。对于所有骨质疏松症患者，运动中应该避免脊柱的过度前屈和大幅度旋转运动。

第三节　作业治疗

作业治疗能够提高患者的日常生活活动能力、社会参与能力，主要包括日常生活活动训练（转移、步行、上下楼梯等）、职业能力恢复性训练等。此外，日常起居环境的改进也是作业治疗的重要内容。避免使用过软沙发，座椅配备牢固的扶手；不宜使用过高、过窄的床铺，最好装有护栏；浴室增加扶手，并进行防滑处理等；日常起居活动区域（例如楼道、通道等）不宜堆放过多的物品，将楼梯改为坡道，以增加安全性；地面要保持平整，具有良好的防滑、防跌倒功能；保证照明条件，光线充足。

第四节　康复辅助器具

支具能有效控制脊柱畸形的发生，也可以固定和保护关节，并能起到缓解疼痛的作用。拐杖、助行器可帮助步行困难的患者支撑体重，保持平衡，减轻下肢负荷，降低跌倒频率，预防骨折的发生。

建议对跌倒风险较高的患者使用拐杖或髋部保护器；对骨质疏松性椎体骨折的急性期或亚急性期患者使用脊柱支撑支具。

第五节　健康教育

应该对骨质疏松症患者积极进行健康教育，包括让患者了解骨质疏松症的病因、风险及骨折的危险因素，了解用药常识及健康的生活方式。

健康的生活方式是健康教育的关键环节，包括以下内容：

1. 调整饮食结构　适当多食用鱼虾、牛奶、牛羊肉、豆类（含豆制品）及干果等高钙、优质蛋白质的食物，减少食用含钠多的食物，如酱油、蚝油、咸肉等。

2. 养成良好的日常习惯　坚持正确的起、坐、卧和转身的方法和姿势；多增加户外活动，每日充足光照 30～60 分钟；戒烟限酒，减少咖啡、浓茶及碳酸饮料的摄入。

3. 预防跌倒　在日常生活活动及运动中采取防止跌倒的各种措施，加强自身和环境的保护措施。

4. 控制体重　控制体重指的是不能盲目减肥,低体重患者肌肉量少,更易于发生骨质疏松症。体重指数(BMI)<19kg/m² 为骨质疏松症的临床危险因素之一。

健康教育还应该让患者了解康复目标与方法,以积极心态正确认识和面对骨质疏松症。

(王海明)

第三十一章

脊柱侧凸康复评定与治疗

脊柱侧凸（scoliosis）又称脊柱侧弯，是指脊柱向侧方弯曲并可伴有椎体旋转的三维异常结构。国际脊柱侧凸研究会（Scoliosis Research Society，SRS）对其定义如下，应用 Cobb 法测量站立位脊柱正位 X 线片，角度大于 10° 称为脊柱侧凸。脊柱侧凸可分为 3 类，即先天性、神经肌源性、特发性。其中，特发性脊柱侧凸（idiopathic scoliosis）最常见，约占总数的 80%，好发于青少年，又称青少年特发性脊柱侧凸（adolescent idiopathic scoliosis，AIS），尤以女性多见。流行病学研究显示，该病在全球范围内的发病率在 0.93%～12%。中国脊柱侧凸患病率的系统回顾和荟萃分析显示，中小学生总体患病率为 1.02%，而特发性脊柱侧凸总体患病率为 2.4%。其发病原因不明，可能与遗传、姿势不良和大脑皮质运动控制等方面的因素有关。早期多为功能性脊柱侧凸，如不及时矫正，到发育过程的晚期则形成结构性脊柱侧凸。结构性脊柱侧凸表现为椎体结构改变，伴有旋转结构固定的侧方弯曲。

脊柱侧凸不仅会造成身体外观异常、脊柱运动功能障碍或因骨盆倾斜而跛行，还会引起胸廓畸形，从而造成心、肺功能障碍。除此之外，脊柱侧凸可使脊神经对内脏的调节功能紊乱，可能出现消化不良、腹痛、痛经及发育不良等。严重的脊柱侧凸可压迫脊髓及神经，出现肢体无力、麻木、感觉异常及大小便异常，甚至造成截瘫。脊柱侧凸患者由于身体畸形及功能障碍，可出现个体活动受限、工作能力和生活质量下降，还可能存在严重的心理障碍，应早发现、早治疗。本章主要讨论特发性脊柱侧凸的康复评定与治疗。

第一节 康 复 评 定

必须在详细询问病史，进行体格检查、影像学检查、实验室检查和肺功能检查以排除其他原因所致的脊柱侧凸后，方能作出诊断。基于 ICF 的基本理念，主要对结构与功能、日常生活活动能力、社会参与能力进行康复评定。

一、结构评定

（一）体格检查

应从前方、后方和侧方仔细观察，注意乳房发育情况，胸廓是否对称，有无漏斗胸、鸡胸、肋骨隆起等。特发性脊柱侧凸患者常表现为脊柱外观畸形，棘突偏离中线，双肩高低不一，胸廓不对称，一侧腰部皱褶皮纹，从腹侧或背侧观察到"剃刀背"征，能发现脊柱旋转所致的肋骨或椎旁肌异常隆起；从侧方观察，常可见双侧肩胛骨高低不一致，脊柱前屈位时更明显。形态学测量包括：①双肩高度差异；②双侧髂前上棘高度差异；③侧凸角度最大的棘突偏离中线的距离；④臀沟偏离中线的距离；⑤双侧肩胛骨高度的差异；⑥两侧季肋角与髂骨间的距离；⑦双下肢长度。

此外，常用 Adam 前屈试验来筛查脊柱侧凸。其方法为患者面向检查者，嘱患者向前弯曲直至躯干与水平面平行,观察背部是否对称,一侧隆起说明肋骨及椎体旋转畸形。

（二）影像学表现

站立位全脊柱正、侧位 X 线片是诊断脊柱侧凸的基本方法,最为重要。借助 X 线片可以确定脊柱畸形类型和严重程度,了解病因,帮助选择治疗方法及判断疗效。X 线片诊断应包括畸形的部位、程度、柔软度及骨成熟度。

1. 脊柱侧凸角度的测量　最常用的方法为 Cobb 法,上端椎上缘延长线的垂线与下端椎下缘延长线的垂线相交所形成的角即为 Cobb 角（图 31-1）。Cobb 角既适用于治疗前的诊断,也适用于治疗后的疗效评定,在同一椎体上画线就能很清楚地测出治疗效果。

2. 脊柱侧凸旋转角度测量　在正位 X 线片上观察两侧椎弓根的位置,可粗略地观察脊柱的旋转程度。可根据旋转的严重程度分为 5 度,双侧椎弓根的位置正常,无旋转移位为 0 度（阴性）;最严重为 4 度,即右侧椎弓根旋转到椎体的左侧;如椎弓根位于中线上为 3 度（图 31-2）。

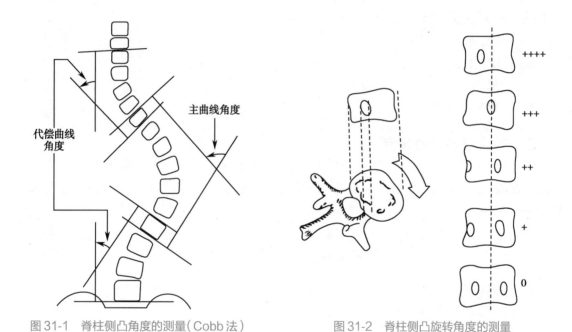

图 31-1　脊柱侧凸角度的测量（Cobb 法）　　　　图 31-2　脊柱侧凸旋转角度的测量

近年来,CT 开始被用于脊柱侧凸的测量和术前评价,可精确地测量脊柱的旋转,明确脊髓受压迫情况。

3. 脊柱柔软度　侧向屈曲位摄片可了解畸形的柔软度,从而估计可矫正的程度。脊柱牵引下的正、侧位 X 线片测量可反映脊柱侧凸阶段的柔软度,从而为手术或支具矫正侧凸提供依据。

4. 脊柱发育成熟度评定　即 Risser 指数,对判断脊柱侧凸发展趋势、确定治疗方案非常重要。保守疗法需持续到骨成熟为止。骨成熟度评定方法主要依据髂嵴骨骺的发育情况。Risser 指数将髂嵴分为 4 等份,骨化由髂前上棘向髂后上棘移动。判断标准:髂嵴骨骺未出现,0 度;骨骺移动 25%,1 度;骨骺移动 50%,2 度;骨骺移动 75%,3 度;骨骺移动到髂后上棘,4 度,但骨骺未与髂嵴融合;骨骺与髂嵴全部融合,5 度。Risser 指数为 5 度时,表示脊柱生长发育已结束。

二、功能评定

（一）运动功能评定

1. 脊柱活动度测量 应用量角器法测量颈椎及胸腰椎前屈、后伸、侧屈及旋转活动度，了解脊柱活动受限程度。

2. 肌力评定 应用徒手肌力评定或测力计法测量双侧背肌、腹肌及四肢肌力。

（二）心肺功能评定

患者可因胸廓畸形而影响心肺功能，需对患者的心肺功能进行评定。

（三）神经系统功能评定

对疑有脊髓和神经受压的患者，应详细评定患者的感觉、肌张力、深浅反射、病理反射、有无肌无力，以及鞍区感觉运动功能，确定有无脊髓及神经损伤并判定神经损伤的程度。

三、日常生活活动能力评定

（一）BADL

采用 MBI 评定。

（二）IADL

采用 IADL 量表评定。

四、社会参与能力评定

脊柱侧凸患者的身体畸形及功能障碍会不同程度地限制患者的工作选择和就业，导致个体活动受限、工作能力和生活质量下降，需要对其进行职业、生活质量评定，如采用健康调查量表 36（SF-36）。

第二节 物 理 治 疗

一、物理因子疗法

常用的物理因子疗法是侧方表面电刺激疗法。

（一）适用范围

轻度的原发性脊柱侧凸，侧凸角度 20°～40°，尤其是还有 2～3 年生长发育期的青少年。T_5 以上高位侧凸因可能影响睡眠者、有精神疾患或心理障碍者不宜使用，脊柱骨发育成熟的患者使用无效。

（二）仪器设备

单导联或双导联电刺激器。技术参数：矩形波单向系列脉冲式输出，波宽 200 毫秒，频率 25～50Hz，电流 50～80mA，刺激时间 6 秒，间断时间 6 秒。

（三）刺激位置

应根据脊柱正位 X 线片确定侧凸顶椎，再在侧凸侧找出与此顶椎相连的肋骨。在此肋骨与腋后线相交点作为放置电极板的中心参考点，在该点上、下方向 5～6cm 作好标志为电极板中心。同一组电极板的中心距离不能小于 10cm。

（四）刺激方法

1. 电极板的放置 胸椎侧凸，一般宜将刺激电极的阴极放在上方，阳极放在下方；腰椎侧凸,一般宜将阴极放在下方,阳极放在上方。

2. 刺激强度 一般为 50~80mA,肥胖者可适当加大,皮肤电阻小者宜小。在治疗初始适应性刺激强度为 30~40mA 开始,根据患者耐受程度进行适当调整;治疗第 1 日可进行 3 次,每次 30 分钟,第 2 日进行 2 次,每次 1 小时,第 3 日进行 1 次,每次 1 小时,以后每日延长 1 小时,直至每次连续治疗 8 小时,到骨发育成熟后停止。电刺激疗法可与矫形器联合应用,即白天戴矫形器,夜晚采用电刺激疗法。在治疗过程中应定期复查,在第 1 个月治疗结束后应进行详细检查,以确定治疗是否有效,以后每 3 个月复查 1 次。

二、运动疗法

运动疗法是脊柱侧凸常用的有效康复治疗方法之一,通过合理的处方,可以帮助改善侧方畸形和脊椎的旋转。运动疗法可以增强躯干肌力量和脊椎的稳定性,减少肌肉筋膜对脊柱三个平面活动的限制,改善呼吸肌控制能力,增加肺容量,加强协调性、脊柱的本体感觉和运动控制,在功能位上建立新的正确姿势模式,从而达到改善脊柱畸形,减少侧凸进展,延迟手术治疗时间的目的。运动疗法的效果主要取决于侧凸的柔韧性和患者的依从性。其中,以体操训练最为常用,涉及脊柱减重、侧移、旋转等多个动作。

（一）医疗体操

1. 姿势训练 目的是减少腰椎和颈椎前凸程度来伸长脊柱,如骨盆倾斜训练、姿势对称性训练等。

（1）骨盆倾斜训练:进行骨盆倾斜运动可以减少腰椎前凸。腹肌收缩可使骨盆前壁部上提,同时臀部和大腿后肌群收缩使骨盆后壁部下降。训练时患者仰卧,髋膝屈曲,下腰部贴紧治疗床面,并维持在此位置;然后平稳而有节奏地从床面提起臀部,同时注意下腰部不离开床面。当患者掌握上述方法后,继续伸直双下肢,直至双髋和双膝完全伸直。

（2）姿势对称性训练:患者通过意识控制,保持坐立位躯干姿势挺拔和对称;可在直立位做上肢外展、高举前屈,腰背部前屈、后伸,双足交互抬起,进一步在俯卧位锻炼腰背肌,在仰卧位锻炼腹肌及下肢肌。

2. 矫正侧凸 有意识地加强锻炼凸侧肌肉,减轻凹侧肌肉所产生的拮抗肌收缩反应。一般在卧位下运动,以消除脊柱的纵向重力负荷,放松脊柱各关节,增加脊柱活动度。矫正体操应与矫形支具结合使用以提高疗效。但在配戴矫形器或进行其他治疗期间都不能中断做操（如在配戴矫形器期间,每日有 1 小时可卸下,此时即可重点进行矫正体操）。

3. 改善呼吸运动 胸椎侧凸达 50° 以上且合并椎体旋转时,常会产生呼吸困难。呼吸练习应贯穿于所有的运动练习。可按下列步骤指导患者进行胸腹式呼吸:①患者仰卧,屈髋屈膝。②指导患者有意识地限制胸廓活动。③患者吸气时腹部应隆起,可用视觉或用手去检查,而且可在腹部加上一沙袋来加强这种腹部隆起。④患者呼气时腹部尽量回缩。⑤逐渐把胸腹式呼吸相结合,缓慢腹式吸气后(腹部隆起),胸廓完全扩张;随着呼气过程,腹部回缩,胸廓回复。⑥进行慢吸气和慢呼气锻炼,呼气时间为吸气时间的两倍。⑦胸腹式呼吸锻炼先在仰卧位进行,然后在坐位,最后在立位下进行。

4. 其他针对姿势与力量的训练方法,如转体动作、手扶肋木体侧屈、悬垂体侧摆、单杠单臂悬垂运动、单臂拉引橡皮筋、单臂上举哑铃运动、普拉提训练及一些瑜伽动作,可用于加强弱侧肌肉强度,增加紧缩结构的伸展度,提高腹肌肌力,促进弱侧胸、腰及髋部伸肌群的发展。根据实际情况决定患者进行姿势与力量训练的时间、频率及强度,建议由医师制订运动处方。

（二）牵引疗法

脊柱牵引在脊柱侧凸的治疗中应用较广，可分为无创牵引和有创牵引两类。无创牵引相对柔和，适用范围更广。常用方法有悬吊牵引，使用自身重力牵引仪、牵引床、牵引椅等。单纯纵向牵引如悬吊牵引、使用自身重力牵引仪等，难以矫正脊柱侧凸，但可以通过牵伸椎旁肌群和脊柱韧带连接结构而增加脊柱的可屈性，缓解由脊柱变形引起的局部疼痛和肌肉痉挛，减轻变形椎体对神经的压迫，防止或减缓脊柱侧凸的进一步加重。目前，部分牵引椅及牵引床能实现对脊柱侧凸的三维矫形治疗，并在此基础上改良支具实现三维固定以获得最佳疗效。有创牵引常用方法有颅骨-股骨髁上牵引、头盆环牵引等，只用于重度脊柱侧凸的术前准备治疗，效果明显，但对身体损伤较大。

（三）手法矫正

利用脊椎的棘突和横突作为杠杆进行脊椎矫正。通过临床医学检查，结合患者的实际情况找到脊柱侧凸的原发部位及矫正的关键点，运用力学原理，对侧凸加以适度矫正，调整脊椎的生物力学失衡。

第三节　矫形支具

矫形支具治疗是目前控制及矫正脊柱侧凸畸形的有效方法，其疗效与支具的类型、生物力学作用特点、患者的依从性等因素相关。

一、脊柱矫形器的作用

主要通过矫形器对侧凸畸形提供被动或主动的矫形力，使其得到最大程度矫正。

二、脊柱矫形器的生物力学原理

根据生物力学三点或四点矫正规律来矫正侧凸。根据侧凸程度不同，可以应用以压力为主的矫形器，或者应用以牵引力为主的矫形器；必要时两者可合并使用，其合力的效果更好，从而可选择应用不同类型的矫形器。

三、脊柱矫形器的适应证

1. Cobb 角为 20°～45°，且骨骼未发育成熟的特发性脊柱侧凸患者。
2. Cobb 角 >45° 需手术者，在术前穿戴矫形器可用于防止畸形进一步发展，为手术创造条件。

四、脊柱矫形器的穿戴要求及复查

1. 初始穿戴时，第 1 日穿 2～3 小时，随后逐渐增加穿戴时间，穿戴适应并调整到位后（1 周左右），则每日需穿戴 23 小时。

2. 初始穿戴 1 个月后复查，进行调整；以后每 3～6 个月复查 1 次，密切观察，随时调整，一直穿戴到骨龄成熟。

3. 停用矫形器的时机也非常重要。可逐渐减少穿戴时间，同时 X 线片检查观察脊柱变化。若确实无变化，方可脱下矫形器，但还要坚持治疗性锻炼。一般女孩穿到 18 岁，男孩穿到 20 岁。

给患者制订康复方案时，可根据患者脊柱侧凸的 Cobb 角大小、进展情况和发展趋势等状况，结合使用医疗体操、矫形支具治疗、牵引疗法和手法矫正等治疗方法。在治疗过程中，应设定好治疗方法的运用顺序，如 Cobb 角为 25°的侧凸患者，先使用手法矫正治疗，放松肌肉及矫正关节；然后使用医疗体操以激活相关肌群等；最后穿戴矫形支具以维持前面治疗产生的疗效；以此获得更好的治疗效果。

（李　哲）

第三十二章
下肢不等长、膝内翻、膝外翻康复评定与治疗

下肢不等长又称长短腿，是指人体下肢长短不齐。按照病因，下肢不等长可以分为结构性和功能性两大类。结构性下肢不等长是指下肢骨骼的实际长度发生改变，与遗传因素、病理因素、创伤等有关；功能性下肢不等长是由关节对位不正导致的，如骶髂关节错位、单侧扁平足、骨盆两侧高低不等、不良习惯、肌肉挛缩失衡，甚至双眼视力相差过大等。

膝内翻又称 O 形腿，是指当双腿自然伸直时，两足内踝并拢，两膝关节内侧之间不能相互靠拢。两侧股骨内侧髁之间的距离，常作为评估膝内翻严重程度的标准：当两侧股骨内侧髁之间的距离 <3cm 为轻度膝内翻；3～6cm 为中度膝内翻；>6cm 为重度膝内翻。

膝外翻又称 X 形腿，是指当双腿自然伸直时，两膝关节内侧相互靠拢，但是两足内踝不能并拢，存在很大的空隙。两足内踝之间的距离，常作为评估膝外翻严重程度的标准：当两足内踝之间距离 <3cm 为轻度膝外翻；3～6cm 为中度膝外翻；>6cm 为重度膝外翻。

儿童在 1.5 岁前以膝内翻为主要表现，可能与幼儿时期站立过早、缺钙导致骨质软化等有关；双下肢的受力不均匀、姿势异常、步态异常等也会发展成膝内翻。儿童在 3～4 岁时常出现膝外翻，6～7 岁后慢慢接近于正常腿型，或存在 5°左右的膝外翻。

绝大多数的膝内翻与膝外翻都是生理性的，随着儿童骨骼的发育会得到自发矫正。仅有少数的膝内翻与膝外翻属于病理性的，需要规范的评估和治疗。病理性因素包括：下肢疾病或者外伤导致的下肢应力改变，特发性膝内、外翻，继发于其他疾病，如佝偻病、黏多糖贮积症、脊髓灰质炎、胫骨内翻等。老年人群骨质疏松引起骨骼强度下降，造成一侧骨骼压缩变形，导致膝内翻发生。研究表明，腓骨对于胫骨平台的支撑作用极为重要，胫骨上端外侧关节面与腓骨头内侧关节面构成上胫腓关节，膝关节胫骨平台内侧承担了 60%～80% 的负重，一旦腓骨对胫骨平台外侧支撑力减弱，会加大膝内翻发生的概率。

最常见的病理性膝内翻是胫骨内翻，又称 Blount 病。该病由布朗特（Blount）于 1937 年发现并描述，是一种病因不明的疾病，通常发生在 2～5 岁的儿童，其特征是以前健康的儿童突然出现胫骨近端内翻畸形，并呈进行性加重。病理性膝内翻须及时进行干预治疗，早期干预治疗可以改善预后，并限制并发症的发展，如步态异常、膝关节不稳、骨关节炎、半月板撕裂、退行性关节疾病等。

第一节　康复评定

通常根据患者的临床症状、体征和影像学检查明确疾病诊断，主要从结构与功能、日常生活活动能力、社会参与能力，对下肢不等长、膝内翻、膝外翻进行康复评定。

一、结构评定

1. 下肢不等长测量　下肢相对长度测量是从髂前上棘至内踝尖的距离，测量 3 次取平均

值，双侧对比；下肢绝对长度测量从股骨大转子至外踝的距离。正常人双下肢长度存在一定程度的差别，一般在 2cm 的话，属于正常范围。

2. 膝内、膝外翻测量　主要采用简易测试法、体表测量法、X 线测量法。

（1）简易测试法：用游标卡尺对两侧股骨内侧髁之间的距离、两足内踝之间的距离进行测量。

膝内翻测量常态膝距和主动膝距。常态膝距：嘱受试者站立时双脚并拢，放松时股骨内侧髁之间的距离；主动膝距：嘱受试者站立时双脚并拢，双腿用力向内并拢时股骨内侧髁之间的距离。膝距平均值在 3 岁时超过 3.5cm，在 7～8 岁时逐渐减少到 2cm。如果常态踝距在 2～5cm，属于Ⅰ度膝内翻；常态踝距在 5～9cm，属于Ⅱ度膝内翻；常态踝距大于 9cm，属于Ⅲ度膝内翻。

膝外翻测量常态踝距和主动踝距。常态踝距：嘱受试者保持站立位，两膝关节靠拢，两踝关节放松时的两侧内踝之间的距离；主动踝距：嘱受试者保持站立位，两膝关节主动用力靠拢，两侧内踝之间的距离。踝距平均值在 3 岁时超过 3.5cm，在 7～8 岁时逐渐减少到 2cm。如果常态踝距在 2～5cm，属于Ⅰ度膝外翻；常态踝距在 5～9cm，属于Ⅱ度膝外翻；常态踝距大于 9cm，属于Ⅲ度膝外翻。该方法测量简易，但其缺点是精确度较低、干扰因素影响大，如受试者站姿、胫骨内外旋等均可影响测量值。

（2）体表测量法：在体表测量时，下肢力线是从髂前上棘通过膝关节中点的重力线。正常时，这条线通过第一、第二跖骨之间，如果偏向外侧通过第三、第四、第五跖骨时是膝内翻，如偏向内侧时则是膝外翻。

（3）X 线测量法：在站立位双下肢全长 X 线片上测定胫股角（tibiofemoral angle，TFA），来评价膝内翻、膝外翻的严重程度。胫股角是指通过测量股骨解剖轴与胫骨解剖轴在膝关节相交所形成的锐角。膝关节外翻角度正常值在 5°～7°，如果胫股角 >10°，定义为膝外翻。膝关节内翻角度参考值：男性 2.2°±2.7°，女性为 2.2°±2.5°。Keblish 根据 TFA 的大小将膝外翻畸形分为轻、中、重 3 度：①轻度，TFA<15°；②中度，TFA 为 15°～30°；③重度，TFA>30°。

膝外翻的 X 线分型：①股骨干型，即股骨干向内侧弓成角；②股骨、胫骨外上髁型，即股骨/胫骨外上髁小，而内上髁大，以股骨为主；③股骨、胫骨骨骺型，即股骨/胫骨骨骺破坏；④胫骨干型，即胫骨干向内侧弓成角，常伴胫骨外生骨疣；⑤软组织型，如脊髓灰质炎后遗症、髂胫肌束挛缩，骨骼改变不大；⑥混合型，即两种或两种以上骨骼改变。

二、功能评定

（一）感觉功能

疼痛评定可采用视觉模拟评分法（VAS）。

（二）运动功能

1. 关节活动度评定　分为主动关节活动度（AROM）和被动关节活动度（PROM），采用量角器测量为主。

2. 肌力评定　按照是否使用机械分为徒手肌力评定（MMT）和器械肌力评定；按照肌肉收缩的类型可分为等长肌力、等张肌力与等速肌力评定。

（三）平衡功能

1. 静态平衡　评估在站立位中维持身体处于某种姿势的能力，主要采用力台技术，评定参数主要为身体偏移距离、重心位置和摆动范围等。

2. 动态平衡　评估在运动中维持身体平衡和姿势稳定的能力,反映人体的随意运动控制功能,主要采用力台技术,评定参数主要为稳定极限、调整反应时重心摆动轨迹及范围等指标。

三、日常生活活动能力评定

ADL 评定的目的是确定长短腿、膝内翻、膝外翻是否影响患者独立及独立的程度,制订和修订治疗计划,帮助患者重返家庭及社区活动。

(一) BADL

常用的标准化 BADL 评定方法有 Barthel 指数、Katz 指数、PULSES 评定等。

(二) IADL

常用的标准化 ADL 评定方法有功能活动问卷等。

四、社会参与能力评定

下肢不等长、膝内翻、膝外翻导致关节结构异常、功能障碍及活动受限,可影响患者工作、社会交往及休闲娱乐,降低生活质量,需要进行职业、生活质量评定,如采用健康调查量表 36(SF-36)。

第二节　康复治疗

一、物理治疗

物理治疗具有调节下肢生物力线,改善肌群功能,纠正异常步态,改善平衡功能的作用,可采用的运动疗法包括拉伸训练、肌力训练、牵张训练、肌内效贴等。

二、作业治疗

向患者普及下肢不等长、膝内翻、膝外翻的相关知识、发病原因和特点,有助于增强患者依从性,减少心理负担;控制体重减轻关节负荷。

第三节　康复辅助器具

一、下肢不等长的辅助器具治疗

下肢不等长问题在人群中普遍存在,大约只有 10% 的人下肢长度完全相同,大约 70% 的普通人群存在高达 1cm 的肢体长度差异,但这种程度的差异没有临床意义,大多不需要治疗。目前普遍认为下肢长度差异 >2cm 时,需要康复辅助器具治疗,治疗方法包括鞋垫、高帮鞋或矫形器;当差异 >5cm 时,则可能需要考虑外科手术延长。对于生长期儿童,下肢不等长可能会引起或加重下肢生长异常、髋关节发育不良和脊柱侧凸等,应引起重视。

下肢不等长的康复辅助器具治疗以矫形鞋及鞋垫为主。

1. 原理　矫形原理为通过矫形鞋或鞋垫补足不等长的下肢,从而调整骨盆平衡,保证下肢力线及步态趋于正常。矫形鞋或鞋垫均需要根据双下肢全长 X 线片确定双侧下肢的长度差异,作为补足不等长的参考。

2. 制作流程　矫形鞋、鞋垫一般由专门的工厂定制。需要注意的是,鞋垫的补长高度有限,一般不超过 3cm,主要是由于鞋垫高度过高将无法放进普通的鞋子中,同时也会增加踝关节的不稳。

3. 适配

（1）矫形鞋或鞋垫是否符合处方要求；高度是否合适；鞋垫边缘是否光滑。

（2）患者穿戴后是否存在局部卡压或疼痛；两侧骨盆是否水平；下肢力线是否对称。

（3）患者穿戴后是否存在异常步态；步行时是否存在卡压或不适感；踝关节稳定性情况。

（4）取下矫形鞋或鞋垫后检查足底皮肤状况，是否有压红、擦伤、破皮；压力区域是否存在明显变色。

二、膝内翻的辅助器具治疗

在对膝内翻进行康复辅助器具治疗前，需先明确其是生理性的还是病理性的。对于轻、中度的病理性膝内翻，应积极治疗原发病。目前，临床上以保守治疗为主，多采用辅助石膏、矫形支具或夹板矫正固定，保证双下肢力线正常，从而逐渐矫正膝外翻畸形。

根据 Wolff 定律，治疗膝外翻畸形的关键在于重建下肢承重力线，维持双下肢力线的稳定，使关节应力之间保持平衡。根据 Hueter-Volkmann 定律，骺板在压力的作用下生长速率将减慢，膝 - 踝 - 足矫形器（KAFO）通过三点矫正的原理，给予膝关节内、外侧生长板一定的压力，辅助纵向牵伸力，恢复膝关节的应力平衡，从而达到下肢力线的纠正。但是，KAFO 限制了患者正常的日常生活活动，且持续时间较长，依从性差。

病理性膝内翻的康复辅助器具治疗主要包括可活动的铰链式 KAFO 及静态 KAFO。铰链式 KAFO 的优点是保证膝关节活动，满足患者白天的活动需求，同时又可用于夜间配戴；但其缺点是矫形器较笨重，穿戴矫形器会影响患者的步态模式，对运动发育造成影响。静态 KAFO 去除了膝关节铰链，整体更加轻便，但不适合白天配戴，主要用于夜间配戴，配戴时间建议不低于 8 小时。

（一）铰链式 KAFO

1. 原理 利用三点力原理，在膝关节内侧安装单侧膝铰链枝条，对股骨远端、胫骨远端及踝内侧施加恒定矫正力，通过拉带及压力垫对胫骨近端施加可调矫正力，形成三点系统（图 32-1）。

2. 制作流程

（1）评估测量：评估基本信息，测量大腿、小腿最宽处围度，内外髁、内外踝及踝上最窄处围度，画出双足轮廓。

（2）石膏绷带取型：使用脱色笔画出骨性标记（内外踝、第一跖骨头、第五跖骨头、第五跖骨底、足舟骨、腓骨头、内外侧髁等），双侧膝关节微屈，踝关节保持在中立位，用石膏绷带均匀缠绕取患肢石膏阴型，石膏绷带不少于三层，每层石膏绷带间衔接不少于二分之一。

（3）石膏修型：对石膏阴型进行调整，调整好对线后用石膏绷带密封灌型。脱模后描出骨性标记，根据受力原理削减石膏，搓出压力区，并对骨性标记区域及免荷区域添补适量石膏；检查石膏模型的对线、尺寸等信息是否符合要求，最后将石膏模型抛光、干燥。

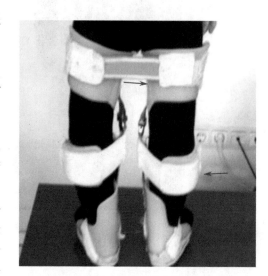

图 32-1 三点力示意图

（4）真空热塑成型：根据患者体重选择 3～5mm 聚丙烯板，测量石膏模型尺寸，预留 3～5cm 的搭接部分，剪裁相应大小的板材并放入烤箱加热；石膏模型上套一层贴合的纱套作为空气通道，将透明软化的板材取出并包裹在石膏模型上，注意踝关节处不要有褶皱，打开真空泵真空成型。

（5）切割打磨装配：模型完全冷却定型后，根据模型形状弯出内侧枝条形状，使其完全与模型贴合，注意膝关节铰链处与膝关节间留出空隙。将枝条定位、钻孔，画出标记和切割线，使用振动锯沿切割线切割并取下外壳，然后打磨、抛光、组装（图 32-2）。

3. 适配（图 32-3）

（1）矫形器检查：矫形器是否符合处方要求；矫形器边缘是否光滑；矫形器力线是否正确。

（2）站立位检查：矫形器大腿内外侧高度是否合适；矫形器大小、轮廓是否合适；患者是否感到局部卡压或疼痛；站立位力线是否正确；压力区域位置及大小是否合适；膝关节内侧与膝关节铰链处空隙是否合适。

（3）坐位检查：是否影响患者屈膝；屈膝角度是否合适；矫形器边缘高度是否合适；患者是否感到局部卡压或疼痛。

（4）步行检查：是否存在异常步态；步行时是否存在卡压或不适感，行走力线是否正确。

（5）取下矫形器后检查：检查全下肢皮肤状况，是否有压红、擦伤、破皮；压力区域是否存在明显变色。

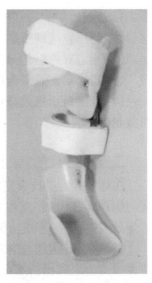

图 32-2　铰链式膝 - 踝 - 足矫形器组装

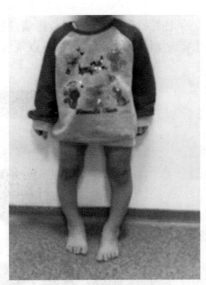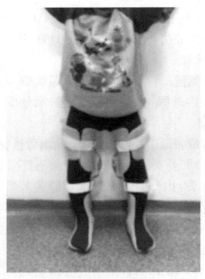

图 32-3　铰链式膝 - 踝 - 足矫形器适配

（二）静态 KAFO

1. 原理　利用三点力原理，对股骨远端、胫骨远端及踝内侧施加矫正力，对胫骨近端施加矫正力，形成三点系统（图 32-4）。

2. 制作流程 同铰链式 KAFO，但没有弯枝条及组装膝关节铰链部分（图 32-5）。

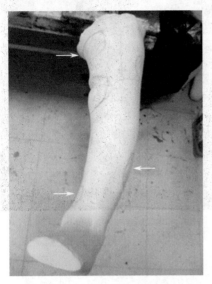

图 32-4 三点力示意图

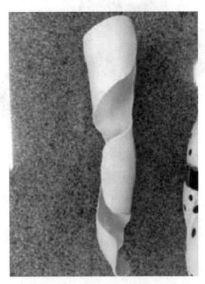

图 32-5 打磨、抛光

3. 适配

（1）矫形器检查：矫形器是否符合处方要求；矫形器边缘是否光滑；矫形器力线是否正确。

（2）卧位检查：矫形器大腿内外侧高度是否合适；矫形器大小轮廓是否合适；患者是否感到局部卡压或疼痛；穿戴后力线是否正确；压力区域位置及大小是否合适。

（3）取下矫形器后检查：检查全下肢皮肤状况，是否有压红、擦伤、破皮；压力区域是否存在明显变色。

三、膝外翻的辅助器具治疗

生理性膝外翻通常无须治疗就会自行缓解；而病理性膝外翻需先治疗其原发病，同时可配合矫形鞋垫调节下肢生物力线，改善足底受力。虽然生理性膝外翻大部分会自行缓解，但建议对伴有明显跟骨外翻的生长期儿童使用生物力学鞋垫以调整下肢力线，避免过度膝外翻造成其他下肢异常问题。

1. 原理 生物力学矫形鞋垫通过扫描患者足型并采集步行及站立位足底压力图；使用计算机辅助设计（CAD）软件分析异常的足底受力；通过增减鞋垫不同区域厚度，调整足部的支撑及免荷，从而实现对足底力学及下肢力线的调整。

2. 制作流程

（1）评估：患者基本信息、步态、膝关节内外翻角、跟骨外翻角、踝背屈角度、非负重及负重足弓高度、跖骨间关节活动度。

（2）二维扫描：用笔标记出第一跖骨头、第五跖骨头、第五跖骨底、舟骨对应足底的位置，若有足底疼痛，则还应标出疼痛区域，然后用二维扫描仪扫描患者足型（图 32-6、图 32-7）。

（3）足底压力扫描：使用压力板采集患者步行及站立位足底受力图（图 32-8、图 32-9），为保证数据更准确，步行板不宜过短。

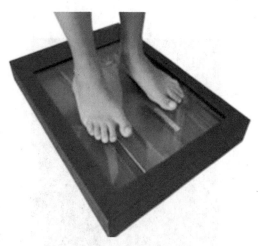

图 32-6　二维扫描仪

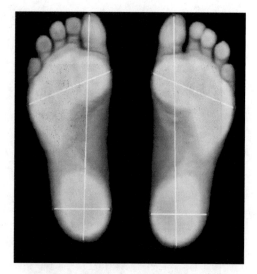

图 32-7　足型图

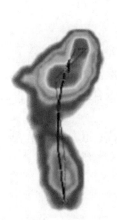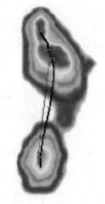

图 32-8　步行足底受力图

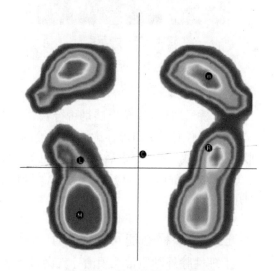

图 32-9　站立位足底受力图

（4）CAD 软件修型：将扫描数据导入 CAD 软件，软件通过使用动态数值将矫形师选择的基本参数叠加，自动生成足底与鞋垫的理想接触面积（图 32-10）。矫形师再根据需要选择受力及免荷区域（图 32-11），通过对鞋垫厚度进行调整，分散前足和后足的受力。

（5）雕刻输出：鞋垫设计好之后，导出雕刻数据，然后导入三维数控铣床，根据患者情况选择不同材料的模块，雕刻出成品鞋垫（图 32-12），雕刻完成后取出进行边缘打磨、抛光。

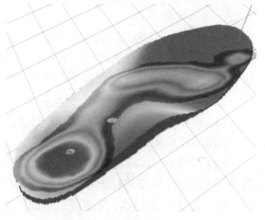

图 32-10　接触面示意图

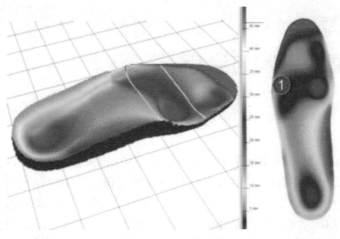

图 32-11　受力区域

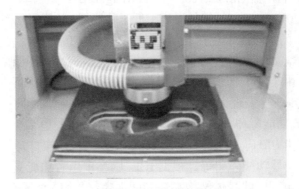

图 32-12　雕刻输出

3. 适配

（1）鞋垫检查：鞋垫是否符合处方要求；鞋垫边缘是否光滑。

（2）站立位检查：鞋垫内侧足弓高度、外侧边缘高度是否合适；鞋垫大小轮廓是否合适；患者是否感到局部卡压或疼痛；站立位力线是否正确。

（3）步行检查：是否存在异常步态；步行时是否存在卡压或不适感，行走力线是否正确。

（4）取下鞋垫后检查：检查足底皮肤状况，是否有压红、擦伤、破皮；压力区域是否存在明显变色。

（王　谦）

第三十三章

脑卒中康复评定与治疗

脑卒中（stroke）包括缺血性脑卒中和出血性脑卒中，以突然发病、迅速出现局限性或弥散性脑功能缺损为共同临床特征，是器质性脑损伤导致的脑血管疾病。其中缺血性脑卒中又称脑梗死（cerebral infarction，CI），是脑卒中最常见类型，占 70%～80%，根据脑组织发生缺血坏死的机制可分为脑血栓形成（cerebral thrombosis）、脑栓塞（cerebral embolism）和血流动力学机制所致脑梗死。脑血栓形成和脑栓塞均由脑供血动脉急性闭塞或严重狭窄所致，占全部急性脑梗死的 80%～90%。脑出血（intracerebral hemorrhage，ICH）是指非外伤性脑实质内出血，在我国占全部脑卒中的 20%～30%，虽然其发病率低于脑梗死，但其致死率却高于后者。

WHO 提出脑卒中的危险因素包括：①可调控的因素，如高血压、心脏病、糖尿病、高脂血症等；②可改变的因素，如不良饮食习惯、大量饮酒、吸烟等；③不可改变的因素，如年龄、性别、种族、家族史等。由于发生脑卒中时脑损伤的部位、范围和性质不同，在临床上可以表现为：①感觉和运动功能障碍，表现为偏身感觉（浅感觉和深感觉）障碍、一侧视野缺失（偏盲）和偏身运动障碍；②交流功能障碍，表现为失语症、构音障碍等；③认知障碍，表现为记忆力障碍、注意力障碍、思维能力障碍、失认等；④心理障碍，表现为焦虑、抑郁等；⑤其他功能障碍，如吞咽障碍、二便失禁、性功能障碍等。根据 ICF，脑卒中患者功能受损的程度可分为三个水平：①器官水平的功能障碍，即身体结构与功能的损害；②个体水平的功能障碍，即活动受限（指日常生活活动能力受限）；③社会水平的功能障碍，即参与局限（指参与社会生活的能力受限）。同时，环境因素与所有功能及其损害交互作用，对三个水平产生积极或消极的影响。

脑卒中是导致长期残疾的第三大原因，最新全球疾病负担研究显示，我国总体脑卒中终生发病风险为 39.9%，位居全球首位，据推测，我国年龄≥40 岁居民中的脑卒中人数约 1 318 万，每年 190 余万人因脑卒中而死亡。我国每年新增脑卒中病例约 200 万例，其中 70%～80% 的脑卒中患者因为遗留不同程度功能障碍而无法独立生活。近年来，随着临床诊疗水平提高，脑卒中急性期病死率大幅度下降，使得人群中脑卒中的总患病率和致残率明显升高，带来极大的社会经济负担。

第一节　康复评定

一、功能评定

（一）运动功能评定

1. 肌张力评定

（1）肌张力低下：弛缓性肌张力分级评定标准见表 33-1。

（2）肌张力增高：通过手法进行肢体被动运动检查可发现肌肉对牵张刺激的反应，以发现是否存在肌张力过高，肌张力过高是否为速度依赖、是否伴有阵挛，并与挛缩进行比较和鉴别。可利用改良 Ashworth 量表进行肌张力分级（表 13-5）。主要肌群肌张力评定具体操作见表 33-2。

表 33-1 弛缓性肌张力分级评定标准

级别	评定标准
轻度	肌张力降低;将肢体置于可下垂的位置并放开时,肢体只能保持短暂的抗重力,旋即落下;仍存在一些功能活动
中重度	肌张力显著降低或消失;把肢体放在抗重力肢位,肢体快速落下,不能维持规定肢位;不能完成功能性动作

表 33-2 主要肌群肌张力评定具体操作

项目	体位	检查法
颈屈伸、侧屈、旋转	取仰卧位,取出枕头,使颈部探出床边	检查者双手把持头部,做颈部的屈伸,左、右侧屈,旋转
腕关节掌屈、背屈	肘屈曲位放置体侧	检查者一手固定前臂,另一只手握住手掌,做腕关节的掌屈、背屈
前臂旋前、旋后	肘屈曲位,上肢放置于体侧	检查者一手固定肘部,另一手握住腕关节,做前臂旋前、旋后
肘关节屈伸	上肢伸展放置于体侧	检查者一手固定上臂,另一手握住前臂,做肘关节屈伸
肩关节外展	肘关节伸直,上肢置于体侧	检查者把持患者手腕和肘关节,做外展动作
踝关节背屈、跖屈	仰卧位,髋膝关节屈曲	检查者一手置于踝关节近端附近,另一手置于脚掌部做背屈、跖屈动作
髋、膝关节屈伸	仰卧位,下肢取伸展位	检查者一手控制踝关节,另一手放在被检者小腿后上部,做髋、膝关节屈伸
髋关节内收、外展	仰卧位,下肢伸展	检查者一手把持踝关节,另一手放在被检者的膝部,做髋关节内收、外展

2. 反射检查 直接用指尖或标准的反射叩诊锤轻叩,检查腱反射导致的肌肉收缩情况,注意是否存在腱反射亢进等现象。检查时患者要合作,肢体应放松;检查者叩击力量要均等。可分为 0～4 级,其中 0 级为无反应;1^+ 级为反射减退;2^+ 级为正常反射;3^+ 级为痉挛性张力过强、反射逾常;4^+ 级为阵挛。临床上常用的反射检查操作方法如下:

(1)肱二头肌反射:患者前臂屈曲 90°,检查者以左拇指置于患者肘部肱二头肌肌腱上,然后右手持叩诊锤叩左拇指指甲。正常反应:可使肱二头肌收缩,引出屈肘动作。

(2)肱三头肌反射:患者外展上臂,半屈肘关节,检查者用左手托住其上臂,右手用叩诊锤直接叩击鹰嘴上方肱三头肌肌腱。正常反应:可引起肱三头肌收缩,引起前臂伸展。

(3)桡骨膜反射:患者前臂置于半屈半旋前位,检查者以左手托住其腕部,并使腕关节自然下垂,随即以叩诊锤叩击桡骨茎突。正常反应:可引起肱桡肌收缩,发生屈肘和前臂旋前动作。

(4)膝跳反射:坐位检查时,患者小腿完全松弛下垂;卧位检查时,患者仰卧位,检查者以左手托起其膝关节使之屈曲约 120°,用右手持叩诊锤叩击膝盖髌骨下方的髌腱。正常反应:可引起小腿伸展。

(5)踝反射(跟腱反射):患者仰卧位,髋及膝关节稍屈曲,下肢取外旋外展位,检查者左手将患者足部背屈成直角,以叩诊锤叩击跟腱。正常反应:腓肠肌收缩,足向跖面屈曲。

3. 关节活动度评定

（1）测量方法：量角器的轴心对准关节轴，固定臂与构成关节的近端骨平行，活动臂与构成关节的远端骨平行。记录 ROM 测量的结果，应包括以下几个项目：关节的名称与左右（健侧／患侧）；关节强硬、强直或挛缩的位置；AROM 和 PROM；测量时的体位；测量过程中运动的方向及有无误差。

（2）关节活动度测量（以肩关节为例）

1）肩关节屈曲（0°～170°/180°）

体位：坐位或仰卧位（肱骨处于中立位）。

量角器摆放：固定臂与躯干（腋中线）平行；移动臂与肱骨平行；轴心为肱骨侧面的肩峰。

运动测量：矢状面运动，在避免躯干伸展和肩关节外展的情况下进行上肢抬向前上方的运动。

2）肩关节伸（0°～50°）

体位与量角器摆放：与肩关节屈曲测量方式相同。

运动测量：矢状面上肢向后上方运动，注意患者肩后伸时轴心的位置不变；运动时伴随有肩胛骨的轻微向上倾斜，避免肩胛骨的过度运动。

3）肩关节外展（0°～170°/180°）

体位：坐位或俯卧位（肱骨处于外旋位），肩关节屈曲、伸展均为 0° 位。

量角器摆放：固定臂与躯干（脊柱）平行；移动臂与肱骨平行；轴心为肩峰的后部。

运动测量：沿矢状轴运动。

4）肩关节水平外展（0°～30°）

体位：坐位，肩关节屈曲 90° 内旋，肘伸展，掌心向下。

量角器摆放：固定臂与肱骨长轴平行并与躯干垂直（呈水平位）；移动臂为肱骨长轴；轴心为肩峰顶部。

运动测量：肱骨沿垂直轴在水平面上向后移动。可能出现并应避免代偿的运动：躯干旋转或屈曲。

5）肩关节水平内收（0°～135°）

体位：坐位，肩关节外展 90° 内旋，肘伸展，掌心向下。

量角器摆放：与肩关节水平外展测量方式相同。

运动测量：上肢沿垂直轴在水平面上做跨中线运动。可能出现并应避免代偿的运动：躯干旋转。

6）肩关节内旋（0°～90°）

体位：坐位（肱骨紧靠躯干，肘关节屈曲 90°，前臂中立位并与身体的冠状面垂直），仰卧位或俯卧位均可。

量角器摆放：固定臂为通过肘关节，与冠状面垂直的线；移动臂为尺骨；轴心为尺骨鹰嘴。

运动测量：前臂在矢状面上向下肢的方向运动。可能出现并应避免代偿的运动：躯干屈曲，肘关节伸展，肩胛骨上抬、外展。

7）肩关节外旋（0°～90°）

体位、量角器摆放：与肩关节外展测量方式相同。

运动测量：前臂在矢状面沿冠状轴向头部方向运动。可能出现并应避免代偿的运动：躯干屈曲，肘关节伸展，肩胛骨下撤、内收。

4. 肌力评定

（1）徒手肌力评定（manual muscle test，MMT）：检查时要求受试者取特定的体位，分别在减重力、抗重力和抗阻力的条件下完成标准动作。检查者同时通过触摸肌腹，观察肌肉的运动情况、关节的活动范围及克服阻力的能力，来确定肌力的大小（表29-1）。

为了更加细致地评价肌力，有学者将表29-1中2、3、4、5级进一步划分为2$^-$、2、2$^+$、3$^-$、3、3$^+$、4$^-$、4、4$^+$、5$^-$、5。如测得的肌力比2、3、4、5级中的某级稍强时，可在该级的右上角加"+"号，稍差时则在右上角加"−"号，以补充分级的不足。

（2）肌力评定具体方法（以肩关节活动主要肌群为例）

1）肩关节屈曲：主动肌为三角肌前束、喙肱肌。

体位：坐位（3～5级），对侧卧位（1、2级）。

手法：3～5级肌力评估手法是受试者取坐位，上肢做前平屈动作。3级为上肢能抗重力做前平屈，4、5级为上肢前平屈时阻力加于上臂远端向下压；1、2级肌力评估手法是受试者取对侧卧位，悬起上肢（减重）主动前屈或触及三角肌前部感受是否收缩。

2）肩关节后伸：主动肌为背阔肌、大圆肌、三角肌后部。

体位：俯卧位（3～5级），对侧卧位（1、2级）。

手法：3～5级肌力评估手法是受试者取俯卧位，上肢做后伸动作。3级为上肢能抗重力后伸，4、5级为上肢做后伸动作，阻力加于上臂远端向下压；1、2级肌力评估手法是受试者取对侧卧位，悬起上肢（减重）主动后伸或触及相关肌肉感受是否有收缩。

3）肩关节外展：主动肌为三角肌中部、冈上肌。

体位：坐位（3～5级），对侧卧位（1、2级）。

手法：3～5级肌力评估手法是受试者取坐位，肘关节屈曲，上臂做外展动作。3级上臂能抗重力外展，4、5级上臂外展时阻力加于上臂远端向下压；1、2级肌力评估手法是受试者取仰卧位，悬起上肢（减重）主动外展或触及相关肌肉感受是否收缩。

4）肩关节内收：主动肌为三角肌中部、冈上肌。

体位：坐位（3～5级），对侧卧位（1、2级）。

手法：3～5级肌力评估手法是受试者取仰卧位，上臂做前平屈内收动作，3级上臂能抗重力做前平屈内收，4、5级上臂前屈内收时阻力加于上臂远端向外拉；1、2级肌力评估手法是受试者取坐位，悬起上肢（减重）能主动前平屈内收或触及相关肌肉感受是否收缩。

5）肩关节内旋/外旋：内旋主动肌为肩胛下肌、胸大肌；外旋主动肌为冈下肌、小圆肌。

体位：俯卧位（1～5级）。

手法：3～5级肌力评估手法是受试者取俯卧位，肩关节外展，前臂下垂于床沿外，做肩内、外旋动作；3级为无外加阻力时肩可做全范围的内、外旋动作，4、5级为阻力加于前臂远端同时做内外旋动作；1、2级肌力评估手法是受试者取俯卧位，肩可做部分范围的内、外旋动作或触及肩胛外缘肌感受是否收缩。

5. 偏瘫肢体运动功能评定　Brunnstrom分期参见第十三章第一节。

6. 步态评定

（1）Holden步行功能分级：共分为6级，以患者是否具有步行能力、是否需要帮助及地形复杂程度作为主要评判标准。6级为完全独立，在任何地形下可行走；0级为无行走功能。

（2）Hoffer步行功能分级：共分为4级，以借助助行器或矫形器在室内或室外行走时间长短作为主要评判标准，分级从高到低分为社区性行走、家庭性步行、非功能性步行、不能步行。

（3）三维步态分析：通过各种仪器及设备记录人体步行时肢体运动时间和空间变化规律，主要测定的参数有人体重心分析、廓清机制、步行时间 - 空间测定和肢体节段性运动。通过程序，可将采集的数据进行处理，模拟出患者的行走三维图像，使步态分析可视化。

（二）感觉功能评定

1. 浅感觉检查

（1）痛觉：被检者闭目，用大头针的针尖轻刺被检者皮肤，询问被检者有无疼痛感觉，两侧对比，近端和远端对比，并记录感觉障碍的类型（过敏、减退或消失）与范围。对痛觉过敏的患者要从正常部位向有障碍的部位检查，对痛觉减退的患者要从有障碍的部位向正常部位检查，这样可更准确地检测异常感觉的范围。

（2）触觉：被检者闭目，用棉签轻触被检者的皮肤或黏膜，询问有无感觉或被触次数。

（3）温度觉：被检者闭目，用两支玻璃试管或金属管分别装有冷水（5～10℃）和热水（40～45℃），交替接触患者皮肤，让其辨别冷热。

2. 深感觉检查

（1）运动觉：被检者闭目，检查者轻轻夹住被检者的手指或足趾两侧，向上或向下移动 5°左右，让被检者说出运动方向。

（2）位置觉：被检者闭目，检查者将其肢体摆成某一姿势，请其描述该姿势或用对侧肢体模仿。

（3）振动觉：检查者将振动着的音叉柄置于骨突起处，询问被检者有无振动并计算持续时间，比较两侧有无差别。检查时常选择的骨突部位有胸骨、锁骨、肩峰、尺骨鹰嘴、桡骨头、尺骨头、棘突、髂前上棘、大转子、腓骨头、内踝和外踝等。

3. 复合感觉检查

（1）皮肤定位觉：被检者闭目，检查者以手指或棉签轻触被检者皮肤，让被检者说出或用手指指出被触部位。

（2）两点分辨觉：①以钝脚分规刺激皮肤上的两点，检测被检者有无能力辨别，再逐渐缩小双脚间距，直到被检者感觉为一点为止，测其实际间距，与健侧对比。两点必须同时刺激，用力相等。② Moberg 法，将回形针掰开，两端形成一定距离，然后放在患者皮肤上让其分辨。正常范围一般为手指末节掌侧 2～3mm，中节掌侧 4～5mm，近节掌侧 5～6mm。7～15mm 为部分丧失，大于 15mm 为完全丧失。两点辨别距离越小，越接近正常值范围，说明该神经的感觉功能越好。

（3）实体觉：①被检者闭目，让其用单手触摸熟悉的物体并说出物体的名称、大小、形状、硬度、轻重等，两手比较。怀疑有实体觉障碍者，应先测功能差的手，再测另一手。②被检者睁眼，用一小布袋装入上述熟悉的物体，令其用单手伸入不透明袋中触摸，然后说出 1～2 种物体的属性和名称。

（4）体表图形觉：被检者闭目，检查者用笔或竹签在其皮肤上画图形（方、圆、三角形等）或写简单的数字（1、2、3 等），让被检者分辨；也应双侧对照。

以上深感觉、浅感觉及复合感觉功能评定结果可记录为：正常"0"；减弱"-1"；消失"-2"；轻度敏感"+1"；显著敏感"+2"。

（三）平衡 - 协调功能评定

1. Berg 平衡量表（Berg balance scale，BBS）　BBS 是目前使用最为普遍的平衡量表，共包括 14 项检测内容，包括：①坐—站；②无支撑站立；③足着地，无支撑坐；④站—坐；⑤床 - 椅转移；⑥无支撑闭眼站立；⑦双脚并拢，无支撑站立；⑧上肢向前伸；⑨从地面拾物；⑩站立位转身向后看；⑪转体360°；⑫双脚交替踏台阶；⑬双足前后位，无支撑站立；⑭单腿站立。每项评分0~4分，满分56分，得分高表明平衡功能好，得分低表明平衡功能差。

2. 三级平衡检测法　Ⅰ级平衡是指在静态不借助外力的条件下，患者可以保持坐位或站立位平衡；Ⅱ级平衡是指在支撑面不动（坐位或站立位）条件下，患者身体的某个或几个部位运动时可以保持平衡；Ⅲ级平衡是指患者在有外力作用或外来干扰的条件下，仍可以保持坐位或站立位平衡。

3. 协调测试　包括指-指试验、拇指对指试验、示指对指试验、指鼻试验、握拳试验、轮替试验、旋转试验、跟-膝-胫试验、拍膝试验及拍地试验等。上述检查主要观察动作的完成是否直接、精确，时间是否正常，在动作的完成过程中有无辨距不良、震颤或僵硬，增加速度或闭眼时有无异常。评定时还需要注意共济失调是一侧性及双侧性，何处部位最明显（头、躯干、上肢、下肢），睁眼、闭眼有无差别。

（四）言语功能评定

1. 失语症评定　西方失语成套测验（WAB）可以测试语言和非语言能力。评定的语言能力包括自发言语、听觉理解、复述、命名、阅读和书写。测试的非语言能力包括绘图、计算、结构能力、非言语智能和失用症等。

2. 构音障碍评定　Frenchay构音障碍评定法（第二版）（FDA-2）：FDA-2包括单词、句子和对话任务。其中单词任务包含116个语音平衡的单音节词和多音节词，随机抽取进行发音，任务的成绩按a~e五个等级进行评测，以反映正确识别单词的数量或识别单词难易程度的不同。句子任务包含50个句子（并没有具体说明是否应该阅读所有句子或只读一个随机样本），评测范围a~e从没有异常到完全无法理解。对话任务是基于大约5分钟的谈话，评测范围a~e按照"无异常"到"完全听不懂"的严重程度等级进行评测。

（五）认知功能评定

1. 成套认知功能评定

（1）简易精神状态检查量表（MMSE）：涉及6个认知领域的11个问题，包括定向力、记忆力、注意力和计算力、复述、语言能力（根据口头和书面的指令）、组织结构图形能力。

（2）蒙特利尔认知评估量表（MoCA）：MoCA主要用于轻度认知障碍的筛查，评定患者的注意力、执行能力、记忆力、语言能力、视空间结构能力、抽象思维能力、计算力和定向力等认知领域。

2. 单侧忽略评定

（1）等分线段法：为评定单侧忽略的首选方法，特点为代偿少，无其他感染因素，可定量。但本法无法确认单侧忽略的性质。

（2）行为忽略测试：包括删线段、删除字母、星星删除、人物临摹、等分线段、自发画图6项笔试测试，以及图号阅览、拨电话号码、看菜单、读文章、报时和定时、硬币分类、抄写地址和句子、查找地图、卡片分类9项行为测试，共15个项目。该测试能反映单侧忽略的各种临床表现，有效观察忽略对个体周围空间活动的影响，但不能鉴别个体忽略和个体外围忽略。

（3）单侧忽略的行为观测量表：医师通过观察患者完成10个检查项目来评定患者功能。这些项目包括洗刷左脸，穿左袖口或左边拖鞋，吃盘子左边的食物，清洁左边的嘴，自发向左注视，左侧来的刺激引起听觉注意，和左边的物体发生碰撞，向左侧偏行和找左侧熟悉的物品。每个项目以0（无）~3分（严重）计。同时，患者将完成一份与本量表一致的问卷，与医师的观察结果进行比较,可以评测患者对自己功能障碍的觉察力,这是目前唯一考虑到疾病失认的单侧忽略评定方法。

（六）吞咽功能评定

1. 筛查

（1）反复唾液吞咽测试（repetitive saliva swallowing test，RSST）：RSST 是一个筛选试验,要求患者在 30 秒内尽可能多地吞咽唾液,并通过喉的触诊来确定吞咽次数,若小于 3 次则判定为异常。

（2）饮水试验：通过饮用 30ml 水来筛查患者有无吞咽障碍及其程度,安全快捷。饮水试验筛查误吸的阳性检出率（40.00%）低于诊断吞咽障碍的阳性检出率（95.56%）。

2. 临床吞咽评定（clinical swallow evaluation，CSE）

（1）容积 - 黏度测试（volume-viscosity swallow test，V-VST）：主要用于吞咽障碍安全性和有效性的风险评定帮助患者选择摄取液体量最合适的容积和稠度。测试时选择的容积分为少量（5ml）、中量（10ml）、多量（20ml）稠度分为低稠度（水样）、中稠度（浓糊状）、高稠度（布丁状）,按照不同组合完整测试共需 9 口进食,观察患者吞咽的情况,根据安全性和有效性的指标判断进食有无风险。

（2）改良 Mann 吞咽能力评定（Mann assessment of swallowing ability，MASA）：改良 MASA 通过 12 个项目,即意识、合作度、呼吸、表达性言语障碍、听理解力、构音障碍、唾液、舌运动、舌力量、咽反射、咳嗽反射和软腭任务来进行评分,总分 100 分,总分≥95 分可尝试经口进食。使用该工具可以早期识别脑卒中患者的吞咽障碍,从而促进更快速地进行综合评定和干预。

3. 仪器评定

（1）吞咽造影录像检查（video fluoroscopic swallowing study，VFSS）：VFSS 是检查吞咽功能最常用的方法,被认为是吞咽障碍检查和诊断的金标准。该方法在 X 线下透视,可对整个吞咽过程进行详细的评定和分析,通过观察侧位及正位成像,可对吞咽不同阶段（包括口腔期、咽期、食管期）的情况进行评定,也能对舌、软腭、咽部和喉部的解剖结构和食团的运送过程进行观察。对怀疑有误吸的患者进行仪器评定,以验证是否存在误吸,并确定吞咽障碍的生理原因以指导治疗计划。Rosenbek 渗漏 / 误吸量表（PAS）是目前最为常用的吞咽定性分析方法,主要根据造影过程中食团进入喉、气道的深度及清除能力将渗漏误吸分为 8 个等级。

（2）吞咽纤维内镜检查（fiberoptic endoscopic evaluation of swallowing，FEES）：通过软管纤维喉镜,在监视器直视下观察患者基本自然状态下平静呼吸、用力呼吸、咳嗽、说话和食物吞咽过程中鼻、咽部、喉部各结构（如会厌、杓状软骨和声带等）功能状况;并通过进食色素食团来观察吞咽残留的位置及量,判断是否存在渗漏或误吸。

（七）心肺功能评定

1. 肺功能评定　肺功能评定是指利用相关测量设备对肺活量（vital capacity，VC）、用力肺活量（forced vital capacity，FVC）、呼气流速、呼吸肌力量等肺功能相关指标进行的测试。

2. 心肺运动试验（cardiopulmonary exercise test，CPET）　心肺运动试验是检测心肺运动功能的金标准。一套心肺运动试验设备由运动心电图、血压计、气体分析设备、气体流速流量传感器、运动功率计、脉搏血氧饱和度仪、电脑组成。通常运动功率计使用运动平板或踏车。主要结果指标为心率、分钟摄氧量、千克每分钟摄氧量、氧脉搏、峰值摄氧量（VO_{2peak}）、通气阈（VT）等。

（八）心理评定

1. 脑卒中后抑郁量表（post-stroke depression rating scale，PSDRS）　是专门用于反映脑卒中

患者情绪和情感障碍的工具,量表涵盖了脑卒中后抑郁患者常见的一系列症状和心理问题。

2. 焦虑自评量表(SAS)、抑郁自评量表(SDS) 临床上常应用 SAS、SDS 对脑卒中后患者进行焦虑、抑郁诊断,但需注意自评量表得出的症状严重程度不能直接等同于专科医师评定的临床症状严重程度。

3. 汉密尔顿抑郁量表、汉密尔顿焦虑量表 是精神科用于评定焦虑抑郁的专业工具,对于诊断无躯体疾病患者的心理功能更有价值。

二、结构评定

1. 视诊 观察脑卒中患者意识、精神状态;是否存在气管导管、鼻胃管及导尿管;观察脑卒中患者有无面瘫(额纹、眼裂、口角、鼻唇沟变化等)及眼球运动有无受限;偏瘫侧肢体有无姿势异常、挛缩畸形、脱位或肿胀;动态观察患者坐站平衡及步态有无异常。

2. 触诊 脑卒中患者有无关节僵硬、肌肉萎缩、软组织肿胀及肩关节脱位等。

3. 影像学表现

(1)CT:脑出血时,病灶多呈圆形或卵圆形均匀高密度区,边界清楚,脑室大量积血时多呈高密度铸形,脑室扩大。血肿吸收后呈低密度或囊性变。CT 可清楚显示出血部位、出血量大小、血肿形态、是否破入脑室,以及血肿周围有无低密度水肿带和占位效应等。

脑梗死时,多数病例 24 小时后脑 CT 逐渐显示低密度梗死灶,发病后 2～15 日可见均匀片状或楔形的明显低密度灶。大面积脑梗死有脑水肿和占位效应,出血性梗死呈混杂密度。

(2)MRI:脑出血时,诊断灵敏度不及 CT,其影像变化规律如下。超急性期(<24 小时)为低 T_1WI、高 T_2WI 信号,与脑梗死、水肿不易鉴别;急性期(2～7 日)为等 T_1WI、低 T_2WI 信号;亚急性期(8 日～4 周)为高 T_1WI、高 T_2WI 信号;慢性期(>4 周)为低 T_1WI、高 T_2WI 信号。

脑梗死时,MRI 可清晰显示早期缺血性梗死,梗死灶 T_1WI 呈低信号、T_2WI 呈高信号,出血性梗死时 T_1WI 有高信号混杂。弥散加权成像(DWI)在症状出现数分钟内就可显示缺血灶。

(3)MRA:可发现脑血管畸形、血管瘤等病变。

三、活动评定

(一)基础性日常生活活动能力评定

采用 MBI 评定。

(二)工具性日常生活活动能力评定

采用 IADL 量表评定。

四、社会参与能力评定

脑卒中所带来的躯体功能障碍、心理障碍及自理能力下降极大影响了脑卒中后患者的职业回归、家庭回归及社会回归。对于社会参与能力的量表评估,可以采用 SF-36。该量表由含有 36 个条目的健康调查问卷简化版组成,内容包括躯体功能、躯体角色、躯体疼痛、健康总体自评、活力、社会功能、情绪角色和心理健康 8 个维度。其中前 4 个维度形成生理内容综合测量,后 4 个维度形成心理内容综合测量。得分为 4 个维度得分平均值,生活质量总得分为 2 个综合测量指标的平均值。每个维度得分均为 0～100 分,总分需按公式转换为标准分进行比较。

第二节 康 复 治 疗

脑卒中导致的功能障碍主要包括运动功能障碍、感觉功能障碍、认知障碍、情感障碍、言语和语言障碍、吞咽障碍、大小便障碍及心肺功能障碍等。康复治疗是降低脑卒中致残率的有效手段,有助于患者的功能恢复。脑卒中康复的介入时间推荐在脑卒中发生后,在生命体征平稳的情况下 2 周内开展康复训练,同时应循序渐进（Ⅰ级推荐,A 级证据）;脑卒中发生后 24 小时内不建议进行康复活动,因其可能降低患者 3 个月时获得良好转归的可能性（Ⅲ级推荐,B 级证据）;而对于轻到中度的脑卒中患者,可以在 24 小时内开展床边的康复活动（Ⅱa 级证据,B 级推荐）。

脑卒中康复治疗分为早期康复和恢复期康复,其中早期康复一般在脑卒中发病后 1 个月内进行,恢复期康复在脑卒中发病后 1～6 个月开展。患者康复训练的强度要考虑到患者的体力、耐力和心肺功能情况。在条件许可的情况下,初始阶段每日至少 45 分钟的康复训练,能够改善患者的功能,适当增加训练强度是有益的（Ⅱ级推荐,B 级证据）。住院康复机构在患者能耐受的情况下,开展每日 3 小时、每周 5 日的康复训练是可行的,包括物理治疗、作业疗法、言语训练及必要的康复护理。

一、早期康复治疗

（一）脑卒中早期良肢位摆放、床上体位转移和关节活动度训练

脑卒中急性期卧床患者的良肢位摆放、床上体位转移、关节活动度训练,是脑卒中康复护理的基础和早期康复介入的重要方面。早期良好的肢位摆放和适当的关节活动度训练,能够减少并发症,提高护理质量,加快脑卒中患者的康复进程。

1. 良肢位摆放　良肢位摆放是指利用各种软性靠垫将患者置于舒适的抗痉挛体位。正确的体位摆放应该贯穿在偏瘫后的各个时期,注意定时改变体位,一般每 2 小时体位转换 1 次。鼓励患侧卧位,该体位增加了患肢的感觉刺激,并使整个患侧被拉长,从而减少痉挛,且健手能自由活动;适当健侧卧位;应尽量避免半坐卧位,因半坐卧位可能引起对称性颈紧张性反射,加强肢体上肢屈曲、下肢伸直的异常痉挛模式;尽可能少采用仰卧位,因为这种体位受颈紧张性反射和紧张性迷路反射的影响,会加重异常运动模式和引发骶尾部、足跟和外踝处的压疮,可仅作为一种替换体位或者患者需要这种体位时采用。保持正确的坐姿,与卧床相比,坐位有利于躯干的伸展,可以起到促进身体及精神状态改善的作用。

2. 床上体位转移　床上体位转移的实施应当由治疗师、患者、家属、护士和其他陪护人员共同参与,主要包括被动体位转移、辅助体位转移和主动体位转移等方式。训练的原则应该按照完全被动、辅助和完全主动的顺序进行。体位转移的训练内容包括患者床上侧面移动、前后方向移动、被动健侧翻身、患侧翻身起坐训练、辅助和主动翻身起坐训练、床上搭桥训练,以及从床上到轮椅、从轮椅到床上的转移训练等。床上体位转移技术的实施要注意转移过程的安全性问题,在身体条件允许的前提下,应尽早离床。

3. 关节活动度训练　关节活动度训练可以维持关节正常活动度,有效防止肌肉失用性萎缩的发生,促进全身功能恢复。关节活动度训练开始时可以根据患者功能采用从被动过渡到辅助主动再过渡到主动的方式进行。弛缓性瘫痪期时关节活动度应在正常范围的 2/3 以内,特别是肩关节。活动时注意保护关节,避免不必要的损伤,同时防止异位骨化。关节活动度训练

不仅包括肢体关节,还包括躯干的脊柱关节活动度训练,训练以患侧为主,长期卧床者要兼顾健侧肢体。

4. 床上活动 ①双手叉握上举运动:双手叉握,偏瘫手拇指置于健手拇指掌指关节之上(Bobath 握手),在健侧上肢的帮助下,做双上肢伸肘、肩关节前屈、上举运动;②桥式运动:仰卧位,上肢放于体侧或 Bobath 握手,双下肢屈髋屈膝,足平踏于床面,伸髋使臀部抬离床面,维持该姿势并酌情保持 5~10 秒。

(二)物理因子疗法

重点是针对偏瘫侧上肢的伸肌(如肱三头肌和前臂伸肌),改善伸肘、伸腕、伸指功能;偏瘫侧下肢的屈肌(如股二头肌、胫骨前肌、腓骨长肌和腓骨短肌),改善屈膝和踝背屈功能。常用的有局部机械刺激、功能性电刺激疗法、肌电生物反馈疗法、低中频电疗法和局部气压治疗等,可使瘫痪肢体肌肉通过被动引发的收缩与放松,逐步改善其张力。

在脑卒中迟缓期可以采用功能性电刺激疗法,给予恰当的电刺激可以引起靶肌产生收缩,以补偿所丧失的肢体运动功能;同时也刺激了传入神经,重建运动传导通路,重建脑功能,提高瘫痪肢体的肌力和行走能力。

在脑卒中痉挛期可以采用石蜡疗法,温热作用可以减轻疼痛,缓解痉挛;并且可以对组织产生机械压迫作用,从而促进水肿消散;还可以采用超声疗法,使组织局部血液循环加快,新陈代谢加速,肌张力下降,疼痛减轻或缓解。

另外,在脑卒中恢复期可以采用肌电生物反馈疗法,通过主动参与和被动刺激,使患者学会随意控制骨骼肌收缩或放松,进而增加肌肉肌力;同时还可以促进分离运动。

其他的新兴技术包括经颅直流电刺激(tDCS)和经颅磁刺激(TMS)技术。脑卒中后功能恢复取决于神经网络活性平衡,tDCS 通过抑制健侧初级运动皮质区(M1 区)兴奋或提高患侧 M1 区兴奋,促使患侧半球与健侧半球兴奋性重新达到平衡,从而有利于脑卒中患者运动功能恢复。tDCS 还可以应用于脑卒中后认知障碍、疼痛、抑郁、失语症、吞咽障碍等治疗。TMS 是一种基于电磁感应与电磁转换的原理,作用于中枢神经系统,通过影响脑代谢、神经电活动及神经递质变化达到某种治疗效果的技术。TMS 具有无痛、无创、疗效明确、操作简便等优点,在神经、精神、运动、认知、疼痛等方面得到越来越广泛的应用。

(三)传统疗法

中医认为脑卒中(又称中风)有轻重缓急之别,临床常将脑卒中分为中经络和中脏腑两大类,中经络者一般无神志改变而病情较轻,中脏腑者常有神志不清而病情较重。常用的传统疗法有推拿/按摩和针灸治疗等,针灸治疗脑卒中,可以舒筋通络,刺激局部的穴位,改善血液循环及脏腑功能,平衡阴阳。针灸治疗可以改善肢体活动,减轻麻木症状,改善言语功能,从而促进患侧肢体功能的恢复。推拿/按摩疗法均作为常规药物治疗和/或其他治疗配合运用,在脑卒中患者病情稳定后开始,可改善患者吞咽及肢体功能;手法可采用按法、揉法、擦法、搓法、拿法、捻法、摇法、一指禅推法等。

二、恢复期康复治疗

(一)运动功能障碍康复训练方法的选择

运动功能障碍康复训练方法包括传统的肌力增强训练、关节活动度训练、神经生理学方法(如 Bobath 技术、Brunnstrom 技术、Rood 技术、本体促进技术等)、强制性运动疗法、减重步行训练、运动再学习技术等。各种方法都有其理论基础和临床应用实践,以及其侧重点和优缺点，在治疗脑卒中运动功能障碍方面，没有证据表明有一种康复治疗方法优于其他方法。治疗师可以根据各自掌握的理论体系和患者具体的功能障碍特点，以具体任务为导向，综合实施康复方案。

1. 神经生理学方法　　Bobath 技术根据运动的神经发育原则，通过抑制异常的运动模式，促进正常运动模式以达到康复目的。本体促进技术是通过对本体感受器进行刺激，从而促进神经和肌肉反应。在肢体运动控制能力的训练中，尤要重视"由近到远，由粗到细"的恢复规律，近端关节的主动控制能力直接影响该肢体远端关节的功能恢复。Brunnstrom 技术遵循"恢复六阶段"理论，即肌张力由低逐渐增高，联合反应、共同运动、痉挛状态逐渐显著，随着共同运动的完成，出现分离运动、精细运动等，直至完全恢复正常。Rood 技术在特定的皮肤区域内，利用轻微的机械刺激或表皮温度刺激，影响这个区域内的皮肤感受器，来起到局部促通的作用。建议根据脑卒中患者具体的功能障碍特点，综合应用上述多种理论和技术，制订个体化的治疗方案来提高康复治疗效果。

2. 强制性运动疗法　　强制性运动疗法（CIMT），又称强制性治疗，是 20 世纪 80 年代开始兴起的一种康复治疗方法。该方法通过限制健侧上肢活动，达到强制使用和强化训练患肢的目的。自用于治疗慢性脑卒中患者上肢运动功能障碍以来，强制性运动疗法得到较大发展，其原则在神经康复多个领域得到应用并获得成功，受到越来越广泛的关注。特别是近 5 年来，大量有价值的临床应用研究证明了强制性运动疗法治疗脑卒中亚急性期、慢性期上肢运动功能障碍的有效性。

推荐使用标准的强制性运动疗法进行治疗，每日 6 小时，每周训练 5 日，连续 2 周。符合强制性运动疗法最低标准（即患侧腕主动伸展达到 10°，每个手指掌指关节与指间关节主动伸展达到 10°，没有感觉和认知功能的缺损）的亚急性期和慢性期脑卒中患者，可使用标准的强制性运动疗法治疗方案或改良的强制性运动疗法治疗方案。两种方案主要在强制训练持续时间和限制健手使用时间方面有差异。

3. 减重步行训练　　脑卒中急性期患者有一半以上不能行走，需要一段时间的康复治疗才能获得一定的步行能力。步行训练除传统的康复方法外，减重步行训练是近几年来治疗脑卒中偏瘫步态的康复方法。减重步行训练最早应用于截瘫的步行训练，20 世纪 90 年代开始应用于偏瘫、脑性瘫痪等疾病的治疗。减重步行训练通过支持一部分的体重使得下肢负重减轻，为双下肢提供对称的重量转移，使患肢尽早负重，并重复练习完整的步行周期，延长患侧下肢支撑期，同时增加训练的安全性。推荐将减重步行训练用于脑卒中 3 个月后、有轻到中度步行障碍的患者，可以作为传统康复治疗的一个辅助方法。若脑卒中早期病情稳定，轻到中度步行障碍的患者可以在周全监护下试用减重步行训练。

4. 运动再学习技术　　现代康复理论多是任务导向的训练方法，强调多系统的相互作用。运动再学习技术的理论基础是生物力学、运动生理学和神经心理学。该方法认为，脑卒中患者的功能恢复主要依靠脑的可塑性，重新获得运动能力是一个再学习的过程，注重把训练内容转移到日常生活中去。在促进脑卒中后运动功能障碍的恢复训练方面，运动再学习技术显示出一定的潜力。建议有条件的医院和机构可以在脑卒中早期阶段应用运动再学习技术来促进脑卒中后运动功能的恢复。

5. 脑卒中后站立、步行康复训练　　脑卒中早期康复的理论证实，长期卧床会影响患者的功能恢复，特别是神经肌肉功能和平衡功能的恢复，降低大脑的可塑性和功能重组。研究证明，脑卒中患者病情稳定后早期离床训练，进行早期的坐位训练、起坐训练、站立训练是安全可行的，能够提高患者3个月后的步行能力。脑卒中后偏瘫、步态异常是脑卒中患者的主要功能障碍，也是影响患者生活质量的主要因素。脑卒中患者离床后进行基本的站立步行训练，能够提高患者的日常生活活动能力。偏瘫的步行基本要素主要有以下几个方面：①颈部、躯干及偏瘫下肢抗重力肌能够抗重力；②患侧下肢能负重、支撑身体；③站立时重心能够前后、左右移动；④患侧下肢髋关节能够屈曲、迈步。根据脑卒中患者离床后的功能状态，针对性地按照上述步行基本要素进行早期步行训练，是临床上简单有效的基本步行康复训练方法。若要进一步优化步行康复训练，则需要对偏瘫步态进行全面分析并制订精细化的训练方案。

6. 脑卒中后的肌力训练　脑卒中后肌无力和肌肉痉挛是影响脑卒中后患者运动功能的主要因素。肌无力是神经系统损伤后的缺失症状，患者的下肢肌力强化与步行速度是相关的。近期的研究表明，膝关节伸展和踝关节跖屈肌肉痉挛与肌力呈负相关，证实了肌力强化训练对脑卒中患者运动功能恢复的积极作用。因而脑卒中早期应重视患侧的肌力训练，针对性地进行渐进式抗阻训练、交互性屈伸肌肉肌力强化训练以改善脑卒中瘫痪肢体的功能。同时，功能性电刺激疗法、肌电生物反馈疗法可以提高瘫痪肢体的肌力和功能。

（二）脑卒中后肌张力和痉挛的康复

脑卒中早期肢体多是弛缓性瘫痪，随着病情的恢复和康复治疗的干预，瘫痪肢体肌张力逐渐增高，甚至出现痉挛。痉挛是中枢神经损伤后的阳性症状，痉挛加重将会限制肢体的活动能力和掩盖肢体恢复的潜力。痉挛的处理要从发病早期识别和处理开始，严重痉挛的预测因素包括持续升高的肌张力、严重的瘫痪、偏身感觉障碍重的Barthel指数。痉挛的处理原则是以提高患者的功能为主要目的。治疗痉挛的典型方法是阶梯式的，从最小侵入式的疗法，逐渐过渡到更大侵入式的疗法。体位摆放、被动伸展和关节活动度训练可以缓解痉挛，痉挛的患者应该每日做数次。对于影响功能的挛缩，矫正方法还包括夹板疗法、连续性造模等。目前普遍认为运动疗法可以单独应用，与其他抗痉挛治疗相比，运动疗法可以使患者在功能改善方面获得更大的益处。

（三）脑卒中后语言与交流障碍的康复

交流障碍及相关的认知损害存在于高达40%的脑卒中后患者，其中最常见的交流障碍是失语症和构音障碍。早期有效的干预措施有助于交流能力得到最大程度的恢复，并且防止习得性失用或代偿行为。脑卒中早期失语症患者的康复目标是促进交流的恢复，帮助患者制订交流障碍的代偿方法，以及向患者家属或陪护宣教，促使其与患者积极交流、减少对患者的孤立。早期可针对患者听、说、读、写、复述等障碍给予相应的简单指令训练、口面肌肉发音模仿训练、复述训练，口语理解严重障碍的患者可用文字阅读、书写或交流板进行交流。

脑卒中后失语症患者应早期进行康复训练，并适当增加训练强度；集中强制性言语训练有助于以运动性失语症为主患者的语言功能恢复。对于有构音障碍的脑卒中患者，建议采用生物反馈和扩音器来提高语音和改变强度，使用腭托代偿腭咽闭合不全，应用降低语速、用力发音、手势语等方法进行代偿。对于严重构音障碍患者可以采用增强和代偿性交流方式，来提高和改善交流能力。

（四）脑卒中后吞咽障碍的康复

吞咽障碍治疗与管理的最终目的是使患者能够安全、充分地摄取足够的营养及水分。吞咽障碍的治疗应是个体化的，可能涉及代偿性的方法，包括改变姿势、提高感觉输入、调整吞咽动作、制订主动练习计划或者调整食谱，以及非经口进食、心理支持、护理干预等。

对有吞咽障碍的患者，建议应用口腔运动训练、Shaker训练、气道保护手法、呼吸训练、感觉训练、神经肌肉电刺激等方法进行吞咽功能训练。吞咽评估后可根据患者评估结果采用改变食物性状和代偿性进食的方法（如调整姿势和一口量等）以保证患者吞咽的安全性及有效性。

（五）脑卒中后认知障碍的康复

针对脑卒中后认知障碍的康复包括：①认知训练，根据认知评估结果可使用电脑辅助认知训练系统进行定向、记忆、注意、思维、计算、视空间结构等训练，严重患者早期可进行多种感觉刺激以提高认知能力。②知觉障碍治疗，对存在知觉障碍者进行相应的失认症训练和失用症训练；训练内容根据知觉评价结果可选择视扫描、颜色辨认、图形辨认、图像辨认训练和空间结构、位置关系训练等，提供必要的辅助训练器具，并结合实际生活和工作场景进行训练。

（六）触觉和本体感觉障碍的康复

触觉和本体感觉是运动的前提，触觉（浅感觉）和肌肉运动知觉（深感觉）可通过特定感觉训练而得以改善，感觉关联性训练有助于患者感觉功能的改善。深感觉障碍训练须将感觉训练与运动训练结合起来，如在训练中对关节进行挤压、负重；充分利用健肢引导患肢做正确的动作并获得自身体会。浅感觉障碍训练以对皮肤施加触觉刺激为主，如使用痛触觉刺激、冰 - 温水交替温度刺激，选用恰当的姿势对实物进行触摸筛选等，也可使用 Rood 技术对患肢进行治疗；另外，采用经皮神经电刺激疗法联合常规治疗，可改善感觉障碍患者的感觉功能。

（七）脑卒中后心脏功能和呼吸功能康复

脑卒中早期卧床不动可导致严重的心血管功能障碍。脑卒中卧床患者应该尽早离床接受常规的运动功能康复训练，以提高患者的心血管能力。对于下肢肌群具备足够力量的脑卒中患者，建议进行增强心血管适应性方面的训练，如活动平板步行训练、水疗训练等。脑卒中后给予特定任务的心血管适应性训练是有益的，脑卒中后适应性训练可提高作业负荷、步行速度、步行距离及有氧代谢能力。

在意识障碍及吞咽障碍状态下发生的误吸是导致脑卒中相关性肺炎的最主要原因。在呼吸系统并发症导致的脑卒中死亡中，肺部感染是最常见的原因。应加强呼吸道管理，尽早进行呼吸功能康复，预防和治疗吸入性、坠积性肺炎，减少气管切开的风险。对已经气管切开的患者，积极加强呼吸功能康复，防止胃食管反流和误吸，能缩短机械通气时间、封管时间，可尽早拔出气管套管，改善心肺功能，减少住院时间，为将来的系统康复打下基础。

呼吸功能康复的主要内容包括呼吸道管理、手法振动排痰、胸廓活动度训练和抗阻训练、腹式呼吸训练等。其目的是增加咳嗽的效率，保持或改善胸廓的活动度；改善呼吸肌的肌力、耐力及协调性，改善肺通气，提高呼吸功能，从而增强患者整体的呼吸功能。

（八）脑卒中后肩痛、肩 - 手综合征和肩关节半脱位的康复

肩痛是脑卒中患者常见的并发症之一，可以发生在脑卒中早期和中后期，发生率为 5%～84%。脑卒中后肩痛有很多原因，具体机制仍不明确，粘连性关节囊炎、拖拽 / 压迫、复杂区域疼痛综合征、肩外伤、滑囊炎 / 肌腱炎、肩袖撕裂及异位骨化等都有可能导致。肩 - 手综合征（shoulder-hand syndrome，SHS）是特殊类型的肩痛，又称反射性交感神经营养障碍，表现为肩和手部疼痛性运动障碍、肿胀，后期可出现营养不良性改变、肌肉萎缩、关节挛缩变形、皮肤色素沉着等。

肩关节半脱位的预防十分重要，应注意患者卧床、坐轮椅时的体位及训练中正确的辅助方法。在活动上肢之前，要特别注意进行肩胛骨的放松，并应用躯干旋转以抑制痉挛；应鼓励患者坚持进行上肢自我辅助的锻炼。肩痛的治疗包括改善肩胛骨活动度、体位摆放、增加被动关节活动度及指导患者采用正确的肩关节运动，逐步改善患者的症状。一旦发生肩关节半脱位，

其处理策略是防止进一步恶化，肩关节局部支撑装置、经皮神经电刺激疗法、持续肩关节位置保持训练等方法有利于肩关节半脱位的预防和治疗。

（九）作业治疗

应根据患者的功能状况选择适应其个人情况的作业活动，提高患者日常生活活动能力和适应社会的能力。作业治疗一般包括：①日常生活活动训练，早期可在床边进行平衡、进食、穿衣、转移等训练；若情况允许尽量到治疗室进行训练，内容包括平衡、进食、穿衣、转移、步行、如厕、洗澡、个人卫生等方面，并在患者实际生活环境中或尽量模拟真实生活环境进行训练。②上肢功能训练，通过有选择的作业活动来提高运动控制功能，维持和改善上肢关节活动度，降低肌张力，减轻疼痛，提高手的灵活性和实用功能。③功能训练指导，为了充分利用和发挥已有的功能，可进行辅助器具使用训练和指导，并对有需要的患者进行环境改造指导和环境适应训练。④作业性治疗活动，开展书写练习、画图、下棋、织毛线、粗线打结；系鞋带、穿脱衣裤和鞋袜、进行家务活动、社区行走，使用交通及通信工具等。

（十）康复辅助器具

足下垂或内翻患者需配置踝-足矫形器，膝关节不稳者需配置膝-踝-足矫形器，平衡障碍患者需配置四脚杖或手杖。手功能障碍者需配置必要的生活自助器具，如进食自助具等，部分患者需使用手功能位矫形器或腕-手抗痉挛矫形器，预防和治疗肩关节半脱位可使用肩托。早期或严重病例需配置普通轮椅，对于下肢瘫痪程度严重，无独立行走能力者可用轮椅代步，以扩大患者的活动范围。

（谢　青）

第三十四章
颅脑损伤康复评定与治疗

颅脑损伤（traumatic brain injury，TBI）是指头部受到钝力或锐器作用力后出现脑部功能改变，如思维混乱、意识水平改变、癫痫发作、昏迷、局部感觉或运动神经功能缺损。外力作用、大脑功能改变和病理改变是 TBI 的 3 个关键因素，可对 TBI 患者的功能预后产生重要影响。

按照损伤的严重程度，TBI 通常分为轻度、中度和重度三级。目前通用的评估工具为格拉斯哥昏迷量表（Glasgow coma scale，GCS）。GCS 是 1974—1976 年由英国格拉斯哥 TBI 研究所的研究人员提出的量表，总分 15 分，最低 3 分。GCS 根据患者对不同刺激下的睁眼、运动反应、语言反应能力来分级，13～15 分为轻度，9～12 分为中度，<9 分为重度（表 34-1）。但是，距离外伤的时间、血流动力学参数指标及镇静剂或兴奋类药物的使用常会影响 GCS 的评分。

表 34-1　格拉斯哥昏迷量表

活 动	评分 / 分
睁眼	
自发	4
语言反应	3
疼痛	2
无反应	1
运动反应	
跟随运动指令	6
定位	5
回缩	4
异常屈曲	3
伸肌反应	2
无反应	1
语言反应	
切题	5
不切题	4
不适当语言	3
无法理解的声音	2
无反应	1
总分	15

TBI 占全身各部位创伤的 9%～21%，但致死率和致残率居于所有创伤之上。全球每年大概有接近 1 000 万人因各种事故或意外导致 TBI。其中程度较轻的 TBI 患者病死率在 1% 以

下，中度 TBI 患者病死率为 2%～5%，而重度 TBI 患者的病死率则高达 20%～50%。近年随着经济发展和医疗服务水平的提高，虽然 TBI 总体病死率有所下降，但是幸存患者中，轻、中和重度损伤患者分别有大约 10%、60%、100% 会遗留永久残疾。在美国有将近 530 万患者因 TBI 致残，近一半患者伤后一年仍不能工作，四分之一中重度患者需要日常生活辅助。我国尚缺乏大规模的 TBI 流行病学调查数据，但局部研究的资料显示，我国 TBI 发病率已超过 100/10 万人；其中中重度 TBI 患者占比近 45%，给个人、家庭和社会造成极重负担，已成为重大社会公共问题，需要全社会更多关注。

出现 TBI 的原因有很多，包括交通事故、坠落伤、暴力打击、火器伤等。通常情况下，交通事故、跌倒、暴力冲突是主要原因。在发达国家，因交通事故造成的 TBI 达 70% 之多。我国 TBI 的主要原因也是交通事故，在经济较为发达的华北地区，交通事故占 60.42%，其次是高处坠落（13.11%）、暴力打击（11.72%）、跌倒（10.03%）。易感人群同职业相关，依次为农民（42.02%）、工人（29.47%）、学生及儿童（9.57%）。文化程度对 TBI 发生率也产生影响，中学文化（51.74%）和小学文化（31.42%）占 TBI 人群大部分。男性也较女性更容易发生 TBI（3.24∶1）。在经济欠发达地区，交通事故仍是 TBI 的主要原因，但占比有所下降，约为 44.77%，其次为高处坠落（13.53%）、跌倒（15.40%）、暴力打击（14.89%）、原因不明（11.41%）。

TBI 急性期所造成的损害主要分为原发性损伤和继发性损伤。原发性损伤是由直接暴力所致神经细胞、胶质细胞、血管及轴索损害，包括引起挫伤、撕裂伤及颅内出血的接触性损伤，导致脑组织局部破坏；或者加速 / 减速运动引起弥漫性轴索损伤或脑水肿，从而导致弥漫性脑组织破坏。原发性损伤可激活一系列有害反应，从而引起继发性损伤。继发性损伤包括脑水肿、颅内压增高和出血、系统性损伤和细胞损伤，持续时间可能为数小时到数周。对于 TBI 恢复期的患者，虽然上述损伤已经消失，但神经系统在不断地修复再生过程中可能会伴随着神经系统的慢性变性，有可能对 TBI 患者的持续恢复造成不良影响，甚至导致功能恶化。

目前对于 TBI 所致的功能障碍没有特效疗法，规范化的康复评定和治疗能够明显提高患者的功能水平，尽可能地降低 TBI 带给患者个人、家庭及社会的不利影响，充分利用医疗资源。

第一节　康复评定

一、结构评定

TBI 发生时，由于外力的作用，正常的脑组织结构遭到破坏，从而导致各种神经功能异常。影像学观察，TBI 急性期主要表现有脑水肿、脑挫伤、硬膜外 / 硬膜下出血、弥漫性轴索损伤、蛛网膜下腔出血等（图 34-1），开放性 TBI 患者还伴有颅骨的骨折。严重的脑水肿会导致中线移位及脑疝，脑水肿的占位效应会压迫脑组织，引起局部脑组织的缺血缺氧，进一步加重神经损害。

在恢复期，TBI 患者（尤其是重度 TBI 患者）可能会存在局部颅骨缺损，缺损部位凹陷后膨出。这主要源于急性期为抢救患者生命而进行的"颅骨去骨瓣减压"手术，患者可在病情稳定后行局部颅骨的修补。恢复期的 TBI 患者在影像学上可见局部损伤所致的组织坏死信号，弥漫性脑白质变性（弥漫性轴索损伤所致），颅脑 CT 表现为低信号，颅脑 MRI 则为低 T_1MI、高 T_2MI 信号。有些急性期伴有缺血缺氧的 TBI 患者可能存在脑沟增宽，重度 TBI 患者恢复期可能并发脑积水，发生率为 1.3%～8%，伴发蛛网膜下腔出血或出血破入脑室患者多见。脑积水患者颅脑 CT 检查可见对称性脑室扩大，以侧脑室周围特别是额角最为显著，额角部可见间质性水肿，表现为低密度区（图 34-2）。有时颅脑 CT 表现正常，仅在 MRI 扫描时发现出现侧脑室

周围环状 T_2MI 高信号带，或仅表现为第三脑室扩张，脑室扩大明显重于脑池扩大，临床上常伴有认知障碍、步态异常和括约肌功能障碍。

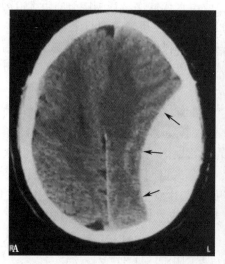
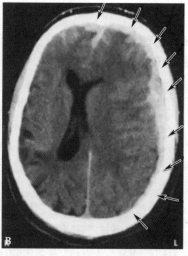

图 34-1　硬膜外 / 硬膜下出血

A. 硬膜外出血（血肿位于颅骨和硬膜之间，边缘平滑，呈梭形分布）（箭头所示）；
B. 硬膜下出血（血肿位于硬膜和蛛网膜之间，呈不规则条带状分布）（箭头所示）。

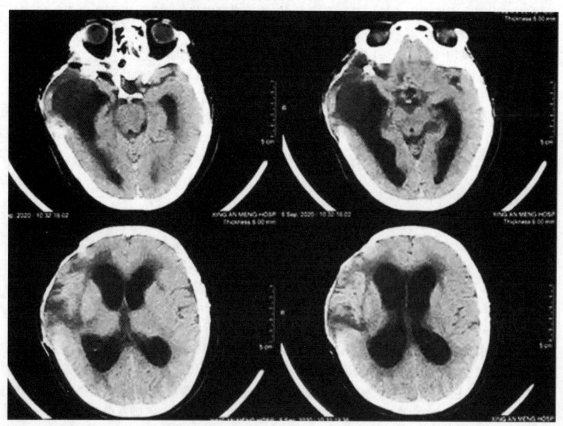

图 34-2　脑积水

右侧额颞部颅骨缺如，双侧脑室前脚及后脚扩大，周围白质间质性水肿。

二、功能评定

(一)意识障碍评定

在急性期,重度 TBI 患者往往伴有意识障碍,有些意识障碍可持续至恢复期甚至一直伴随 TBI 患者。昏迷恢复量表修订版(coma recovery scale-revised,CRS-R)是目前广泛推荐的意识障碍评估工具,具有良好的信度和效度。它包括有 6 个分项(听觉、视觉、运动、语言反应、交流和唤醒度)共 23 项测量指标,可用来区分不同的意识状态(植物状态、最小意识状态及苏醒),明确预后并指导治疗方案(表 34-2)。

表 34-2 昏迷恢复量表修订版

听觉	视觉	运动	语言反应	交流	唤醒度
4分:对指令有稳定反应	5分:识别物体	6分:会使用物件	3分:表达可理解	2分:功能性(准确的)	3分:注意
3分:可重复执行指令	4分:物体定位,可够向物体	5分:自主性运动反应	2分:发声/发声动作	1分:非功能性(意向性的)	2分:睁眼
2分:声源定位	3分:视追踪	4分:摆弄物体	1分:反射性发声运动	0分:无	1分:刺激下睁眼
1分:对声音有眨眼反应(惊吓反应)	2分:视觉对象定位(>2s)	3分:对伤害性刺激定位	0分:无		0分:无
0分:无	1分:对威胁有眨眼反应(惊吓反应)	2分:回撤屈曲			
	0分:无	1分:异常姿势(屈曲/伸展)			
		0分:无			

注:CRS-R,昏迷恢复量表修订版;VS,植物状态;MCS,最小意识状态。

VS:听觉≤2分,且视觉≤1分,且运动≤2分,且语言≤2分,且交流=0分。

MCS:听觉3~4分,或视觉2~5分,或运动3~5分,或语言=3分,或交流=1分。

优于MCS:运动=6分,或交流=2分。

(二)精神行为反应评定

TBI 后精神心理障碍常常较为明显,主要表现为急性精神障碍、精神病样症状、激越、攻击和失控行为、创伤后应激障碍、情感淡漠、抑郁、焦虑、狂躁、人格改变、睡眠障碍、TBI 后综合征、物质使用所致障碍等。对 TBI 患者精神行为或心理障碍的评定十分重要,因其表现多种多样、易变,且与意识障碍、认知障碍及语言障碍混杂,评定难度较大。临床上公认的常用量表包括:用于评估激越行为的激越行为量表(agitated behavior scale,ABS)(表 34-3);评估情感淡漠的情感淡漠量表(apathy evaluation scale,AES);用来评估焦虑和抑郁等心理障碍的抑郁自评量表、汉密尔顿抑郁量表、汉密尔顿焦虑量表、贝克抑郁问卷等。

表 34-3 激越行为量表

1. 注意持续时间短、易分散	8. 在治疗区来回踱步
2. 冲动,缺乏耐心,疼痛阈值低,易灰心	9. 无休止的身体舞动
3. 不合作,抵触外界关心,常提各种要求	10. 有很多重复的行为,包括运动或言语
4. 暴力,对他人或财物进行威胁	11. 快速、大声、过多的聊天
5. 有爆发性或无法预知的行为	12. 情绪突变
6. 有摇摆、揉搓、呻吟或其他刺激行为	13. 易激怒
7. 自我压抑	14. 身体和 / 或言语上的自虐

评分细则:

1 分 = 无:没有这种行为

2 分 = 轻度:存在这种行为,但是并没有影响其他正常的行为(患者可自行调整回到正常行为的轨道上,或者说易激惹的行为并没有打扰到正常的活动)

3 分 = 中度:患者需他人引导才能从激惹的行为回归到正常行为,由此获益

4 分 = 重度:患者因存在激惹行为,故基本无正常的行为,外界引导无用

TBI 后激越行为评分标准:正常≤21 分;轻度 22~28 分;中度 29~35 分;重度 >35 分

(三)认知功能评定

TBI 后局部和弥漫性损害及递质系统的异常都会对认知功能造成损害。任何程度的 TBI 都可能产生认知障碍,主要表现为记忆障碍、注意障碍、执行功能障碍、思维障碍等多种形式,并且与精神心理障碍及语言交流障碍关系密切。TBI 患者的认知障碍主要评定方法如下:

1. Rancho Los Amigos 认知功能分级(Rancho Los Amigos levels of cognitive functioning, RLA-LOCF) 是用来评估 TBI 患者从昏迷到苏醒过程中认知和行为恢复的描述性评分表(表 34-4)。RLA-LOCF 为评估 TBI 患者认知功能和行为能力可靠且有效的方法,对描述总体认知和 / 或行为状态及完善治疗方案有较大的价值。

表 34-4 Rancho Los Amigos 认知功能分级

分级	特点	表现
Ⅰ级	没有反应	患者处于深昏迷,对任何刺激完全无反应
Ⅱ级	一般反应	患者对无特定方式的刺激呈现不协调和无目的的反应,与出现的刺激无关
Ⅲ级	局部反应	患者对特殊刺激有反应,但与刺激不协调,反应直接与刺激的类型有关,以不协调延迟方式(如闭着眼睛或握着手)执行简单命令
Ⅳ级	烦躁反应	患者处于躁动状态,行为古怪,毫无目的,不能辨认人与物,不能配合治疗,词语常与环境不相干或不恰当,可以出现虚构症,无选择性注意,缺乏短期和长期的回忆
Ⅴ级	错乱反应	患者能对简单命令取得相当一致的反应,但随着命令复杂性增加或缺乏外在结构,反应呈无目的性、随机性或零碎性;对环境可表现出总体上的注意,但精力涣散,缺乏特殊注意能力,用词常常不恰当并且是闲谈,记忆严重障碍常显示出使用对象不当;可以完成以前常有结构性的学习任务,如借助帮助可完成自理活动,在监护下可完成进食,但不能学习新信息
Ⅵ级	适当反应	患者表现出与目的有关的行为,但要依赖外界的传入与指导,遵从简单的指令,过去的记忆比现在的记忆更深、更详细

分级	特点	表现
Ⅶ级	自主反应	患者在医院和家中表现恰当,能主动地进行日常生活活动,很少有差错,但比较机械,对活动回忆肤浅,能进行新的活动,但速度慢,借助结构能够启动社会或娱乐性活动,判断力仍有障碍
Ⅷ级	有目的反应	患者能够回忆并且整合过去和最近的事件,对环境有认识和反应,能进行新的学习,一旦学习活动展开,不需要监视,但仍未完全恢复到发病前的能力,如抽象思维、对应激的耐受性、对紧急或不寻常情况的判断等

2. 神经心理学量表及成套测验 目前简易精神状态检查量表(MMSE)和蒙特利尔认知评估量表(MoCA)是最为常用的两种认知障碍筛查量表,都是综合性认知功能评定量表。其优点是操作简单,能在一定程度上为医务人员提供 TBI 患者认知功能水平的大致情况,临床使用较广泛。但其缺点也十分突出,对认知障碍的涵盖领域较少且分数分配不均衡,受患者文化水平影响较大,高教育水平患者的认知障碍容易被掩盖。

由于认知功能十分复杂,涉及多个领域,经过初步筛查后怀疑 TBI 患者存在某一个或几个领域认知功能改变时可采用标准化的成套测验系统评定。例如洛文斯顿作业疗法认知评定成套测验(Loewenstein occupational therapy cognitive assessment,LOTCA)主要用于知觉功能检查,韦氏成人记忆量表、里弗米德(Rivermead)行为记忆检查用于记忆功能的检查,执行缺陷综合征行为学评价用于执行功能的评定。

3. 一些特殊的方法 也可测定某一领域的认知障碍,如持续作业测验、划消测验用于注意维持的评定,Stroop 测验用于注意选择的评定,Rey-Osterrieth 复杂图形测验用于非语言记忆评定,威斯康星卡片分类测验用于执行功能的评定。对于存在认知障碍的 TBI 患者,以上方法可根据实际情况和临床需求进行选择。

4. 感觉功能评定 同其他原因导致的神经系统损害一样,TBI 患者也会出现感觉障碍,感觉障碍的类型取决于损伤部位。TBI 常常会伴有眶额部骨折,这可能会损伤视神经或嗅神经,引起视觉和嗅觉障碍,视觉的损害可由眼科进行专科检查以确定其损害程度。当骨折部位位于颞骨时会出现患侧听觉能力损害,前庭功能受损也会引起平衡障碍,耳鼻喉的专科检查有助于了解患者相关功能情况。面神经的损害可能引起损伤侧舌前部味觉的减退或者丧失。

除特殊感觉可能受损外,TBI 患者也会出现浅感觉、深感觉及皮质复合感觉的损害,其具体的评价方法参考其他神经系统疾病损害导致的感觉障碍。

5. 运动功能评定 运动障碍是 TBI 最常见也是最为突出的神经功能损害,其发生率在13%～66%,其中锥体外系不良反应发生率为18%,肌阵挛和肌张力障碍最为常见。据调查数据分析,TBI 导致的运动障碍而丧失日常生活活动能力的患者只占所有 TBI 患者的5.4%。TBI 所致运动障碍的评定内容与脑血管病或脑性瘫痪类似,包括以下内容:

(1)运动能力评定:可采用通用的运动功能量化评定方法。Brunnstrom 等级评定法内容精简,评价用时短,能够使医务人员大体了解患者的肢体运动能力,但是过于简单,不能提供深入了解患者运动功能的信息,无法区别患者运动功能的细微变化。Fugl-Meyer 运动功能量表是目前公认的最广泛的评价方法;该方法内容详尽,经量化后有很好的信度和效度,灵敏度高,缺点是对评估人员要求较高,需进行规范的培训,评价耗时,缺少对躯干运动功能的评价指标。Rivermead 运动指数可采用实际操作来评估,也可通过询问获得评价结果;该方法评估耗时短,能够较全面而迅速地判断患者运动障碍的情况,但灵敏度和手功能评价不及 Fugl-Meyer 运动功能量表。

(2)痉挛的评定:最常用的是改良 Ashworth 量表,其次是临床痉挛指数。

(3)平衡功能评定:除借助临床体格检查了解患者的平衡功能外,还可采用量表对 TBI 患者的平衡功能进行量化评估。临床上可采用 Fugl-Meyer 平衡量表、Berg 平衡量表等工具进行评估,也可应用平衡评定设备进行仪器评定。

(4)步态评估:可通过对下肢肌力、关节活动度、肌张力、本体感觉及周围神经功能等进行检查,对步态进行定性分析。通过上述资料的收集,分析患者病态异常的特点和原因。主要观察步行的节奏、对称性、流畅性、躯干平衡、重心的转移、骨盆位置有无异常偏移,下肢负重和膝关节控制是否充分,步行的速度和距离等。还可以借助专业的步态分析设备对患者的步态进行参数分析,以获得更加详尽的量化参数。目前步态分析设备价格较为昂贵,在不具备相关设备时也可以采用其他方法对患者的步行能力进行量化,如 Holden 步行功能分级、Hoffer 步行功能分级等。

(5)言语功能评定:TBI 尤其是中重度 TBI 患者往往存在局灶性或弥漫性的脑损害,造成各种功能障碍,其中语言障碍也是常见的神经功能损害,可能表现为失语症和 / 或构音障碍。TBI 患者很少出现典型的失语症表现,主要表现为对话、叙述和"语用学"障碍。对 TBI 言语功能的评估主要集中在语言交流能力和构音两方面。

La Trobe 交流问卷作为交流能力的评估方法已被认可,社会融入意识检查(TASIT)也用于 TBI 后社会感知能力的评估。交流效果指数测定(CETI)可以测定构音障碍患者在 16 种情景下的交流能力。怀疑有典型失语症的患者可先采用简式 Token 测验对患者的失语症进行筛查,未能通过筛查的 TBI 患者需要进行进一步详细的失语症评估。失语症的评定可采用临床汉语言语测评方法、汉语失语成套测验(ABC)及中国康复研究中心汉语标准失语症检查表等。

交流效果评测量表(CES)可同时评测构音障碍患者及与之对话的正常人,能更客观的反映构音障碍患者的交流能力。另外,常用的 Frenchay 构音障碍评定法、中国康复研究中心汉语构音障碍评定法均可用于 TBI 患者构音障碍的评估。

(6)吞咽功能评定:吞咽障碍是 TBI 患者常见的并发症,发生率为 25%~93%,TBI 患者吞咽障碍受认知功能影响较大,除了表现为口腔期延长、吞咽反射启动延迟、舌控制能力下降、环咽肌失弛缓等,还会因严重认知障碍出现吞咽失用等认知相关的吞咽障碍。Mackay 等对重度 TBI 后吞咽障碍患者进行研究,发现最常见吞咽障碍类型为食团控制力下降及舌运动能力(尤其是前后方向的运动)减弱,其次为吞咽启动延迟、喉封闭及上抬力弱和双侧咽麻痹,最少见的有吞咽反射消失及环咽肌失弛缓;误吸最常发生在吞咽中,其次是吞咽前,最少见的为吞咽后。由于严重认知障碍导致的吞咽障碍多数发生于口腔前期和口腔期,患者缺乏对食物的认知,不能主动张口摄食和对食物进行咀嚼。需要对所有 TBI 患者,尤其是中重度 TBI 患者进行吞咽困难筛查、临床评定和仪器评定。饮水试验是临床简单方便的吞咽障碍筛查方法,吞咽造影录像检查(VFSS)被认为是诊断吞咽障碍的金标准。VFSS 不仅可以提供吞咽的时间参数,如口腔延迟时间、口腔传送时间、咽传递时间和咽延迟时间,还能提供吞咽的空间参数。根据 VFSS 可观察到吞咽过程中是否存在口咽部滞留、渗透或误吸。

(7)自主神经功能评定:TBI 患者常伴有大小便功能异常,年轻 TBI 群体的性功能障碍也需给予关注。通常对存在膀胱和直肠功能障碍的患者推荐建立排尿及排便日志,内容包括饮水量和进食情况、排便时间、排便量、有无大小便失禁或潴留等情况。对于排尿障碍患者可行尿流动力学检查，了解尿流率、尿道压力、膀胱容积压力等指标。超声或导尿管测定残余尿量是十分方便且有效的方法。存在性功能障碍的TBI患者可请专业人员评估和处理。

三、日常生活活动能力评定

（一）基础性日常生活活动能力评定

一般均用国际上公认的MBI；也可应用北美地区广泛应用的功能独立性评定量表（FIM），其优点是不仅评估躯体功能，还评价了语言、认知、社会功能，比Barthel指数更客观全面。

（二）工具性日常生活活动能力评定

可采用工具性日常生活活动量表进行评定，该量表是日常生活活动能力评定量表的一个分量表，包括自己乘车、购物、做家务、洗衣、做饭、打电话、理财、服药等8个条目。

四、社会参与能力评定

社区融入是TBI患者的最终目标。这要求TBI患者能够自我照顾，具有一定的行动能力和身体功能，能够参与职业、社会和社区角色。TBI患者可能会出现损伤后认知、情感、身体缺陷，限制社会交往、休闲娱乐及重返以前工作岗位或学校的能力。医疗结局研究简明健康调查量表36（SF-36）、社区融入问卷（CIQ）、Craig医院评估及报告技术（CHART）可用于评估TBI患者的社会参与能力。CIQ和CHART是通过观察行为和活动，客观地评估社区融入；社区融入评估（CIM）从患者的角度评估社区融入能力。这些工具侧重于患者功能能力和个人自我的主观感受，而不是与融入有关的客观行为。CIM的患者自我报告，可以通过代理人方式收集；然而在CIQ，代理人报告可以不同于自我报告。

第二节　物理治疗

一、物理因子疗法

（一）低频电疗法

1. 神经肌肉电刺激疗法（neuromuscular electrical stimulation，NMES）　可维持及增加关节活动度、增强肌力、预防肌肉萎缩、缓解肌肉痉挛并改善神经肌肉的控制能力。选择能覆盖所刺激肌肉的电极片，放置于神经或肌肉的运动点，运动点即为刺激神经或肌肉时刺激阈值最低的一点。治疗参数为脉宽200～400微秒，频率35～50Hz，15～30min/次，1～2次/d，20～30次为1个疗程。

2. 功能性电刺激疗法（functional electrical stimulation，FES）　可改善上肢及下肢运动功能。例如手部控制功能性电刺激可改善手的伸展、抓握、侧捏等动作；足下垂功能性电刺激可提高步行速度，改善步态。具体刺激参数可根据实际情况选择。

3. 经皮神经电刺激疗法（transcutaneous electrical nerve stimulation，TENS）　主要用于疼痛的治疗，适用于TBI患者由各种原因引起的疼痛。一般可采用常规TENS，频率70～100Hz，脉宽<0.2毫秒，每日治疗30分钟，适用于短期镇痛。针刺样TENS频率1～4Hz，脉宽0.2～0.3毫秒，刺激时间<45分钟，适用于长期镇痛。

（二）经颅直流电刺激

经颅直流电刺激（tDCS）可改善脑局部血流，调节远隔皮质及皮质下区域兴奋性，对TBI患者的运动障碍、语言及吞咽障碍、意识障碍等有治疗作用。运动障碍可选择将阳极放于M1

区，阴极置于对侧 M1 区或眶上区，非流利性失语症阳极置于左侧额下回，吞咽障碍阳极放于患侧吞咽皮质，阴极置于对侧肩部，意识障碍阳极放于左侧背外侧前额叶皮质（DLPFC），阴极置于右侧 DLPFC 或右侧眶额皮质。电极面积 20～35cm²，电流强度选择 1～2mA，治疗时间10～20 分钟，1～2 次/d。

（三）经颅磁刺激

经颅磁刺激（TMS）利用高强度时改变的脉冲磁场作用于大脑，通过在大脑皮质内产生的感应电流调节皮质神经细胞的动作电位，从而影响脑内代谢和神经电生理活动的一种磁刺激技术。目前主要应用的是重复经颅磁刺激，其定位方法有多种，针对不同障碍的定位可参考相关资料，此处不做介绍。定位后采用的刺激频率为≤25Hz，强度为 80%～120%。

二、运动疗法

TBI 急性期患者生命体征稳定，颅内压持续 24 小时稳定在 2.7kPa 即可进行康复治疗。总的来说，TBI 患者的运动疗法同脑血管病类似，急性期主要内容包括定期变化体位、良肢位保持、关节被动活动等。每日保持 1～2 次全身肢体每个关节 3～5 次被动活动。在恢复期，除上述基本康复治疗内容外，还要进行主动运动诱发训练、肌力训练、平衡及步行训练等，具体应用的技术包括 Bobath 技术、Brunnstrom 技术、本体促进技术、运动再学习技术等。另外还可以选择一些特殊的运动疗法，以恢复患者的运动功能，如强制性运动治疗、运动想象疗法、镜像疗法等。

第三节 作业治疗

TBI 的作业治疗应尽早开始，其治疗方法可部分参照脑卒中康复作业治疗。但是 TBI 也有其特殊性，包括肢体瘫痪往往累及双侧，很多患者伴有高级脑功能损害，如精神行为异常、理解能力下降、记忆力减退、空间识别障碍等，这些因素使 TBI 患者的作业训练更为困难和复杂。除了部分参照脑卒中康复作业治疗方案，TBI 患者的作业训练应更加关注感知觉因素的影响并有针对性地进行内容设计。

1. 知觉训练　知觉刺激的方式应多种多样。一般可采用光、声、电等视觉、听觉与触觉刺激，以促进患者的认知觉醒；或者，仅是让患者靠坐在床上或者坐在轮椅上，注视周围环境的人或物；也可利用不同质地的布摩擦患者的皮肤表面，让其指出或说出所摩擦的部位。但在知觉训练前，治疗师最好能了解患者受伤之前的生活、性格和兴趣爱好，以便给患者提供更有意义的感知觉刺激；同时，可将训练的内容及方法教给其家人或照顾者，让他们完成重复性或跟进性训练。

2. 视空间训练　①颜色识别：用各种颜色的图片和拼板，先让患者进行辨认、学习，然后进行颜色匹配和拼出不同颜色的图案，不正确时给予指示或提醒，反复训练。②面容识别：先用亲友的照片，让患者反复看，然后把这些照片混放在几张无关的照片中，让患者辨认出亲友的照片。③方向识别：在市区路线图上画出回家路线等，如画一张地图，让患者用手指从某处出发到某处停下，让患者手放在停止处，要求其能原路找回出发点，如此反复训练，连续无误可再增加难度。④结构识别：让患者按治疗师要求用火柴、积木、拼板等构成不同图案，如用彩色积木拼图，治疗师向患者演示拼积木图案，然后要求患者按其排列顺序拼积木，正确后再加大难度。⑤垂直线感异常纠正：监控患者头的位置，偏斜时用声音给患者听觉暗示；进行镜子前训练,在中间放垂直线,让患者认识垂直线,反复训练。

3.失用症训练　在训练时,应先选用分解动作,逐步再把分解动作连贯、结合成整体动作。对难度较大的动作要加强重复练习。先做粗大活动,再逐步练习精细运动技能。治疗者要用柔和、缓慢、简单的句子指导患者,用触觉、视觉和本体感觉暗示患者。结构性失用选用的作业要确保对患者有目的和意义。如训练患者对家庭常用物品的排列、堆放等,治疗师示范,患者模仿;或让患者复制治疗师示范或事先备好的平面或立体图形。运动性失用在训练活动开始前,治疗师与患者一起讨论活动的方法与步骤,并把活动步骤逐一示范给患者看,然后提示或手把手地教患者一步步学习并完成活动。观念性失用患者不能按指令要求完成系列动作,且常常会出现顺序上的错误。训练时,治疗师先将一项任务性活动分解成一个个动作步骤,并演示给患者看,然后分步骤进行训练。在进行连贯性动作训练时,治疗师可在上一个动作将要结束时,提醒患者下一个动作,以启发患者有意识地活动,或用手帮助患者进行下一个动作,直到得到改善或者基本正常。

4.注意障碍训练　①猜测游戏:取两个杯子和一个弹球,让患者注意看,由训练者将一个杯子反扣在弹球上,让患者指出球在哪个杯子里。反复数次。如无误差,改用两个以上的杯子一个弹球,方法同前;成功后可改用多个杯子和多种颜色的球,扣上后让患者分别指出各颜色球被扣在哪里。②删除作业:在纸上连续打印成组的数字符号或字母,让患者用笔删去指定的符号或某段,反复多次无误后,可增加难度。如可缩小字体,增加字符行数,要求区分大小写等。③时间感知:给患者秒表,要求患者按训练者指令开启秒表,并于10秒内自动按下停止秒表;以后延长至1分钟,当误差小于1~2秒时改为不让患者看表,开启后心算到10秒停止,然后时间可延长至2分钟,当每10秒误差不超过1.5秒时,改为一边与患者讲话,一边让患者进行上述训练,要求患者尽量不受讲话影响分散注意力。④实践性活动,如听讲、做笔记、瞄准、小实验、参观等,以加强注意的目的性和调节注意的紧张性。

5.行为矫正　患者常出现躁动不安、易激惹和易冲动等异常行为。对躁动不安与易激惹的处理:提供安全结构化的环境,减少不良刺激,如导管、引流管等刺激;避免过于限制或约束患者的行动能力;避免治疗次数过多、时间过长;对恰当的行为提供积极的反馈;对于不安的情绪提供宣泄的方式,如散步或其他体力性活动;最大限度减少与不熟悉工作人员的接触。对易冲动的处理:提供一个安静、安全、布局合理的房间;对不当的行为立即给予反馈;对所有恰当的行为进行奖励,奖励方法可以是实物、代币券等;在不恰当行为发生后的短时间内拒绝奖励性刺激;发生不恰当行为时,给予预先声明的惩罚;在极严重的不良行为发生后,给患者厌恶刺激。

第四节　言语及吞咽治疗

目前临床工作中,TBI后语言障碍的康复方法仍主要沿用脑血管病后失语症和构音障碍等相关的经典治疗方法。住院患者每日或每周3~5日至少应保证0.5~1小时的训练时间,重症患者可缩短至15~20分钟。言语训练最好安排在上午,因为下午患者耐受力较差,注意力不集中,易疲劳。具体的内容包括:试着对他们的会话进行录音,结合听者的反馈,对其说话的内容进行分析、指导,让患者逐渐形成有逻辑性的会话方式;TBI患者还可以通过模仿其他人的说话而提高自身的交流能力;应用一些特定的技巧例如手势、书写等方法,也有助于提高这些患者的语言交流能力。

针对 TBI 吞咽障碍，目前还没有特殊的治疗方法，主要沿用了脑血管病后吞咽障碍的康复治疗方法，可能需要更多地进行口腔期的训练。需要注意的是，TBI 患者的认知障碍相比脑血管病更加突出，对吞咽功能的影响较大，当患者注意力不集中时，很容易发生误吸。所以，强化一些与进食有关的认知方面的训练可能会有助于患者吞咽功能的恢复。

第五节　康复辅助器具

在辅助器具应用方面，TBI 患者无特殊。轮椅、助行器可提高运动能力并减少患者长期卧床造成的全身功能减退、骨质疏松症和压疮；个人卫生和自助辅助器具能够提高衣食住行、个人卫生等生活自理能力。辅助器具的选配要结合 TBI 患者的年龄、需求、功能水平及经济承受能力等因素综合考虑。例如，儿童处于发育阶段，躯干不稳更加突出，应选择有固定带、可调节的轮椅；中青年应该选择更加灵活结实的轮椅；老年人选择稳定性好、可拆卸的轮椅。

注意，使用辅助器具前应检查各部位是否牢固，有无毛边、尖锐突出部等，应避免长时间使用，以免造成关节肌肉的僵硬和挛缩；使用辅助器具后应检查皮肤是否有红肿或者压迫症状，如出现，应立即停止使用；定期对辅助器具进行保养和维修。

（张　通）

第三十五章

脊髓损伤康复评定与治疗

脊髓损伤（spinal cord injury，SCI）是由各种不同伤病因素引起的脊髓结构和功能损害，造成损伤水平以下运动、感觉、自主功能的障碍。SCI 的临床特征为脊髓休克、运动和感觉障碍、体温控制障碍、痉挛、排尿和排便功能障碍、性功能障碍等。两下肢和躯干功能障碍的损伤称为截瘫（paraplegia），四肢和躯干全部均受累者称为四肢瘫（tetraplegia）；根据 SCI 的程度可分为完全性 SCI 和不完全性 SCI。

SCI 不仅会给患者带来身体和心理的严重伤害，还会对家庭和整个社会造成巨大的经济负担。

第一节 康 复 评 定

一、脊髓损伤的水平

损伤水平是指功能受损的最高髓节，其上的髓节功能完全正常。损伤水平的确定可以根据功能存在的最低平面运动或感觉表现特征来确定。SCI 的损伤水平代表了 SCI 的严重性，也是为患者制订康复目标的主要依据。

SCI 的神经平面是指具有身体双侧正常感觉、运动功能的最低脊髓节段，损伤部位以下的感觉及运动功能减退或消失。损伤平面以上肌力正常，损伤平面以下肌力小于正常肌力；感觉平面也类似。感觉和运动平面可以不一致，左右两侧也可能不同。因此，神经平面就有 4 个，表述上要用右侧感觉节段、左侧感觉节段、左侧运动节段、右侧运动节段来表示神经平面。对于不完全性 SCI 患者，应具体确定 SCI 水平以下的肌力评分。

脊柱节段与髓节的解剖位置是不一致的。因此，SCI 水平不能根据脊椎损伤水平来判断，而需要根据各节段脊髓所支配肌肉的肌力检查及皮肤感觉检查来判定。

二、脊髓损伤的程度

美国脊柱损伤协会（ASIA）病损分级标准（表 14-2）：损伤是否为完全性损伤的评定是以最低骶节（$S_{4\sim5}$）有无残留功能为准。残留感觉功能时，刺激肛门皮肤与黏膜交界处有反应或刺激肛门深部时有反应。残留运动功能时，直肠指检时肛门外括约肌有随意收缩。ASIA 病损指数反映了 SCI 功能障碍的程度，基本上是一个定性指标，应同时应用运动评分及感觉评分。

完全性 SCI 是指 $S_{4\sim5}$ 既无感觉功能，也无运动功能，可有部分保留区，但不超过三个节段。

不完全性 SCI 是指 $S_{4\sim5}$ 有感觉或运动功能，部分保留区超过三个节段。

SCI 严重程度的诊断具有重要的临床意义，不仅是制订治疗方案和判断患者预后的重要依据，也是选择治疗方法时实际有价值的依据（表 35-1）。

表 35-1　脊髓损伤平面与预后的关系

损伤平面	最低位有功能肌群	活动能力	生活能力
C_1	颈肌	依赖膈肌维持呼吸,可用声控方式操纵某些活动	完全依赖
C_4	膈肌、斜方肌	须用电动高靠背轮椅,有时须辅助呼吸	高度依赖
C_5	三角肌、肱二头肌	可用手在平坦路面上驱动高靠背轮椅,需要上肢辅助器具及特殊轮椅	大部依赖
C_6	胸大肌、桡侧腕伸肌	可用手驱动轮椅,独立穿上衣,基本独立	中度依赖
$C_{7\sim8}$	肱三头肌、桡侧腕屈肌、指深屈肌、手肌	轮椅实用,可独立完成床-轮椅/厕所/浴室间转移	大部自理
$T_{1\sim6}$	上部肋间肌、上部背肌	轮椅独立,可用连腰带的支具扶拐短距离步行	大部自理
T_{12}	腹肌、胸肌、背肌	用长腿支具扶拐步行,长距离行动需要轮椅	基本自理
L_1	腰方肌	提髋	基本自理
L_2	髂腰肌	屈髋	基本自理
L_3	股四头肌	带短腿支具扶杖步行,不需要轮椅	基本自理
L_4	踝背伸肌(胫骨前肌)		自理
L_5	趾长伸肌(踇长伸肌)		自理
S_1	踝跖屈肌(腓肠肌与比目鱼肌)		自理

（一）脊髓震荡

脊髓震荡是指暂时性和可逆性脊髓或马尾神经生理功能丧失,是最轻微的 SCI,临床表现为不完全性截瘫。病理学上灰质中可有小灶性出血及神经组织的退变,但不形成坏死灶,一般于伤后 24~48 小时症状体征消失。多不遗留神经系统的后遗症。脊髓休克是 SCI 后临床表现的一个阶段,是一个病理过程,不是一个疾病状态,不能构成疾病诊断,因而不要混淆。脊髓休克表现为损伤平面以下感觉、运动、括约肌功能及病理反射、生理反射均丧失的临床综合征。病理学上有脊髓挫伤或脊髓血肿。其早期为弛缓性瘫痪,脊髓休克恢复后呈现上运动神经元损伤的症状,并出现病理反射。脊髓休克可能存在数周或数月。

脊髓休克结束的指征如下所示。

1. 球海绵体肌反射　该反射的消失为休克期,反射的再出现表示脊髓休克的结束。圆锥损伤时也不出现该反射,15%~30% 正常人没有该反射。检查方法是用手指插入肛门,另一手刺激龟头(女性刺激阴蒂),阳性时手指可以明显感觉肛门外括约肌的收缩。

2. 损伤水平以下出现任何感觉运动或肌肉张力增高和痉挛。

（二）完全性 SCI

完全性 SCI 是指在损伤平面以下最低位骶段的感觉、运动功能完全丧失的 SCI。骶部的感觉功能包括肛门皮肤黏膜交界处感觉及肛门深感觉,运动功能是指直肠指检时肛门外括约肌的自主收缩。

（三）不完全性 SCI

不完全性 SCI 是指 SCI 后,损伤平面以下的最低位骶段仍有运动和/或感觉功能存留的SCI。

（四）SCI综合征

临床上，不完全性 SCI 具有某些功能恢复的可能。临床上不完全性 SCI 还有一些特殊的临床类型。

1. 中央束综合征　常见于颈髓血管损伤。血管损伤时脊髓中央先开始发生损害，再向外周扩散。脊髓神经的排列为上肢的运动神经偏于脊髓中央，而下肢的运动神经偏于脊髓外周，造成上肢神经受累重于下肢，因此上肢障碍比下肢明显。患者有可能可以步行，但上肢部分或完全麻痹。

2. 布朗 - 塞卡综合征（又称半切综合征）　多见于刀伤或枪伤。脊髓只损伤半侧，由于温度觉、痛觉神经在脊髓发生交叉，损伤同侧肢体本体感觉和运动丧失，对侧温度觉、痛觉丧失。

3. 前束综合征　脊髓前部损伤，造成损伤平面以下运动和温痛觉丧失，而本体感觉存在。

4. 后束综合征　脊髓后部损伤，造成损伤平面以下本体感觉丧失，而运动和温痛觉存在。

5. 圆锥综合征　主要为骶髓圆锥损伤，可引起膀胱、肠道和下肢反射消失。偶尔可以保留骶段反射。

6. 马尾综合征　指腰骶椎管内神经根损伤，可引起膀胱、肠道及下肢反射消失。马尾神经属于外周神经，只要不是离断就有可能神经再生，从而导致神经功能逐步恢复。外周神经的生长速度为 1mm/d，因此马尾损伤后神经功能的恢复可能需要相当长的时间。

三、肌肉功能评定

（一）肌力评定

通常将肌力分成 0～5 级，用代表脊髓有关节段神经运动功能的肌肉的徒手肌力评定（MMT）进行评定。

（二）肌张力评定

一般按对关节进行被动运动时所感受的阻力进行肌张力及肌肉痉挛状态的评价。通常采用 Ashworth 痉挛量表和改良 Ashworth 量表，两者是应用最多的评定痉挛的量表，具有良好的效度和信度。两者的区别在于改良 Ashworth 量表在等级 1 与等级 2 之间增加了一个等级 1^+，其他完全相同。

四、心理评定

SCI 后患者会产生感知觉、情感和性格等方面的变化。感知觉表现为损伤平面以下感知觉部分或全部丧失，对躯体的感受与控制发生困难，并由此产生一系列的心理问题；情感方面表现主要为孤独感、自卑感及过度敏感反应；性格方面表现为倔强和自我克制，但有较大的忍受能力。SCI 患者一般要经历以下 5 个不同的心理过程：

1. 震惊阶段　震惊是患者对创伤后的即刻反应，是对突发事件严重打击还未来得及整合的阶段，一般持续数分钟或几日。患者处于身体的休克和精神的麻木之中，突然感觉到"一切都完了"，表现为情感上的麻木、震惊，对巨大的打击表现为沉默或无明显反应。

2. 否定阶段　一般持续数周或数月不等。表现为患者对自己病情和可能终身残疾的可怕后果缺乏认识，突然的打击超出了心理承受能力，很自然地采取心理防卫机制。没有足够的心理准备，否认会终身残疾的现实。

3. 抑郁或焦虑反应阶段　一般持续数周或数月。此阶段患者逐渐意识到自己可能会终身残疾，会出现极度痛苦失去希望，孤独无助，自卑，失眠乏力，表现为抑郁或焦虑反应，有时表现为极度愤怒,想自杀。

4.对抗独立阶段　患者意识到自身的残疾后,有时会出现心理和行为的倒退,对生活缺乏自信心而产生的依赖性心理反应。表现为生活上过多地依赖他人,生活上自己能干的事(吃饭、上下床、洗澡等)依赖陪护或护士,不能积极配合康复功能训练,不愿出院。

5.适应阶段　经过上述几个阶段后,患者逐渐认识到残疾这个现实,并且从心理到行为逐渐开始适应,表现为悲观情绪好转,积极参与康复功能训练,努力争取生活自理,并积极回归社会。

以上5个阶段中,抑郁或焦虑反应阶段对患者的影响最大,是治疗的重点,重要的是做好引导,而不是单纯、枯燥地劝说。SCI后心理变化随着时间而变化,心理评定应贯穿于整个治疗过程,要根据不同阶段的变化,判断康复效果及估计预后,为修改康复计划提供依据。

五、日常生活活动能力的评定

常用的SCI患者ADL评定方法有Barthel指数和功能独立性评定量表。

第二节　康复治疗

SCI康复治疗大致分为急性期和恢复期两个阶段。各个时期根据病情及功能状况制订康复训练内容。

一、急性期康复

对SCI患者在急性期要给予正确体位;进行呼吸训练使肺部保持良好的通气,预防肺部感染;进行肢体被动运动以促进血液循环,防止肌肉萎缩和关节挛缩;经常翻身,预防压疮。

1.保持正确体位　保持正确体位对于保持脊柱骨折部位的正常排列,预防压疮、关节挛缩及痉挛的发生都非常重要,应在发病后立即进行。

(1)仰卧位:四肢瘫患者上肢体位为两肩向前,肩下垫的枕头要足够高,确保两肩不致后缩。双上肢放在身体两侧的枕头上,肘伸展。腕关节保持功能位。手指自然屈曲,颈髓损伤者可以握毛巾卷,以防形成功能丧失的猿手畸形。髋关节伸展,在两腿之间放1～2个枕头,保持髋关节轻度外展。膝关节伸展,但要防止过伸展。双足底紧紧抵住足板使踝关节背屈,足跟放一个垫圈以防压疮。

(2)侧卧位:双肩均向前,呈屈曲位,肘关节屈曲;前臂旋后,上侧的前臂放在胸前的枕头上;腕关节自然伸展,手指自然屈曲;躯干后部放一枕头给予支持;位于下侧的髋、膝关节伸展,上侧髋、膝关节屈曲放在枕头上,与下侧腿隔开;踝关节自然背屈,下侧踝关节下垫一枕头。

体位可采取仰卧位、侧卧位等,并应注意每2～3小时定时变换体位以促进血液循环,预防压疮发生,防止关节挛缩。

2.呼吸训练　SCI后在损伤平面以下的呼吸肌发生麻痹,胸廓的活动能力降低,肺活量降低,呼吸道分泌物增多且排出困难,容易发生肺部感染与肺不张。

T_1以上损伤时,应鼓励患者充分利用膈肌吸气,治疗师用手掌轻压患者紧靠胸骨下面的部位,以帮助患者全神贯注于膈肌吸气动作。腹肌部分或完全麻痹的患者不能进行有效呼气,治疗师要用单手或双手在上腹部施加压力,在呼气接近结束时突然松手,以代替腹肌的功能,帮助患者完成有效的呼气。

排痰训练的方法有两种：①叩击排痰法，治疗师双手五指并拢并稍屈曲呈杯状，叩击胸部、背部，使痰液松动易于排出体外；②振动法，治疗师双手置于患者的肋缘，在患者进行深呼气时双手振动，使粘在气管壁上的痰松动并排出。必要时可用支气管镜处理。

3．被动活动　生命体征稳定之后就应立即开始全身各关节的被动活动。在主动运动能力基本恢复之前，患肢各关节的全范围被动运动可以帮助保持关节活动度和牵伸软组织，防止下肢水肿或帮助水肿消散。被动活动有利于促进丧失功能肢体的血液循环，每日进行1～2次，保持关节和软组织的活动范围，从而防止关节挛缩的发生。被动运动训练应限制在无痛范围内，每个关节均做全运动方向、全活动范围的运动，从近端到远端运动全身各关节，缓慢而有节奏。

4．排尿训练　目的是保持有规律的喝水和排尿，以减少残余尿量，减少结石及泌尿系统感染的发生，同时可以提高患者生活质量。

5．高压氧治疗　高压氧治疗适用于 SCI 早期，经过多年临床研究，已经成为治疗 SCI 的一种重要手段。高压氧治疗能够提高血氧张力，使血液中溶解氧量增加，增加脊髓组织、脑脊液含氧量和氧储存量，提高血氧弥散距离，纠正酸中毒，改善局部微循环，减轻脊髓水肿。高压氧治疗可逆转或阻止 SCI 后的继发病理改变，促进神经功能恢复。治疗过程中应当注意氧张力不可过高和压力时程效应。

二、恢复期康复

（一）颈髓完全性损伤康复治疗

该区域损伤患者的特点是上肢和呼吸功能受到影响，依赖度比较大，康复难度也大。其损伤水平不同，康复目标也不尽相同，因而治疗方法要有明显的区别。

1．C_4 髓节损伤　C_4 髓节损伤后特点是患者除头部能自由活动外，四肢和躯干均不能活动，日常生活完全不能自理，完全需他人帮助；仅能依靠头的活动和嘴的功能，来操作一些设备进行活动。C_4 髓节损伤患者呼吸肌功能不完整，应加强呼吸功能的训练，可通过深呼吸、唱歌和说话来提高其功能。起立床训练是必要的，站立角度和时间要循序渐进，站立训练可减缓骨质疏松的发生和改善胃肠道功能。每日都应进行全身被动关节活动，预防肢体及手足关节僵硬。

2．C_5 髓节损伤　C_5 髓节损伤的特点是肩关节活动存在，肘关节能主动屈曲，伸肘、腕和手的所有功能都没有；肋间肌麻痹而致呼吸功能差；躯干和下肢完全瘫痪。呼吸训练、站立训练、关节活动度训练同"C_4 髓节损伤"。主要训练内容包括增强肱二头肌（屈肘肌）的肌力。康复目标：使用电动轮椅；学会减压，借助辅助器具自己进食。

3．C_6 髓节损伤　C_6 髓节损伤后特点是缺乏伸肘、屈腕能力，手功能丧失，其余上肢功能基本正常；躯干和下肢完全瘫痪；肋间肌瘫痪，呼吸功能减弱。学习驱动轮椅（平地），学会坐位时用肘关节勾住把手给对侧臀部及其他部位减压、调整坐姿的不同方法；学会利用床栏翻身，利用肘屈肌勾住绳梯练习从床上坐起；借助辅助器具完成进食、梳洗、写字、打字、打电话等。

训练内容包括：增强肱二头肌（屈肘）和桡侧腕伸肌（伸腕）的肌力；驱动轮椅的训练；单侧交替地给臀部减压（用肘勾住轮椅扶手，身体向同侧倾斜，使对侧减压），每半小时进行一次，每次15秒；利用床脚的绳梯从床上坐起；呼吸、站立、关节活动度训练同"C_4 髓节损伤"。康复目标是达到小部分生活自理。

4．C_7 髓节损伤　C_7 髓节损伤后特点是上肢功能基本正常，但由于手的内在肌神经支配不完整,抓握、释放和灵巧度有一定障碍,不能捏;下肢完全瘫痪;呼吸功能较差。训练内容包括:上肢残存肌力增强训练;坐在轮椅上可把双手撑在扶手上进行减压,每半小时一次,每次15秒;用滑板进行转移;呼吸、站立、关节活动度训练同"C_4髓节损伤"。康复目标包括:在床上能自己翻身、坐起和在床上移动;能自己进食、穿脱衣服和做个人卫生(自我导尿);能独立进行各种转移。轮椅上基本能完全独立;平地上能独立操作轮椅。

(二)不完全性 SCI 和 C_8~L_5 完全性 SCI 康复治疗

1. 肌力训练 增强肌力有两方面含义。首先是增强损伤平面以下的残存肌力,肌力训练的目标是使肌力达到 3 级以上;其次是增强损伤平面以上的肌力,SCI 者为了应用轮椅、拐杖或助行器,需要上肢有足够的肌力支撑体重。

肌力训练在卧位、坐位时均要重视背阔肌、肩部、上肢肌肉,以恢复实用肌肉功能。锻炼肩带肌力,包括上肢支撑力训练、肱三头肌训练、肱二头肌训练和腹肌肌力的增强。常用抗阻训练,根据不同的情况和条件可选用徒手,或哑铃、弹簧拉力器及重物滑轮系统等简单器械进行抗阻运动。训练可在床上、垫上及轮椅上进行。为了步态训练,应该进行腹肌、髂腰肌、腰背肌、股四头肌、内收肌等的训练。

功能性电刺激也具有肌力训练的作用,其优点是将微弱的肌肉收缩(肌力 0~2 级)肌电通过放大,由机器诱发肌肉收缩从而使肢体产生运动。这种方式可以使患者看到微弱肌力时训练的效果,对于增强患者的训练意识和主观能动性有较大帮助。

2. 起坐训练 根据损伤的程度选择训练方法。C_6 以下损伤患者坐起的方法是先向左侧翻身;先左肘支撑,使右肘伸展支撑;右上肢支撑后,左上肢支撑完成起坐动作。躺下的步骤是先右侧肘屈曲,变成肘支撑体重;左侧肘屈曲,变成双肘支撑体重;躺平。在 T_{10} 损伤患者,上肢完全正常,躯干部分麻痹,下肢完全麻痹,坐起动作的完成要比颈髓损伤患者容易。T_{10} 以下损伤患者坐起的方法是患者先向右侧翻身,然后用双肘支撑,接着双手交替支撑向前并逐渐伸直,完成坐起动作。

3. 坐位训练

(1)长坐位平衡训练:患者取坐位,髋关节屈曲 90°,膝关节完全伸展,一手支撑,另一手抬起保持平衡;然后改双手抬起保持平衡;稳定性增加后,患者在垫上保持长坐位,治疗师与患者做接球、投球练习,训练患者长坐位的动态平衡。

(2)长坐位支撑训练:患者双侧肘关节伸直,双手支撑床面,肱三头肌麻痹的患者双上肢呈外旋位可增加肘关节的稳定性。双肩下降,臀部抬起。

(3)坐位平衡训练:患者开始训练时双手支撑,能够保持平衡后,变成单手支撑,未支撑的上肢先向侧面抬起,然后向前,最后向上抬起。头和躯干可轻度偏向支撑的一侧,以代偿活动着的手重量。难度增加,即双上肢抬起进行坐位平衡训练。先要保持上肢的屈曲位,逐渐过渡到能向侧方、前方和上方抬起双肢。

4. 转移训练 包括从床到轮椅和从轮椅到床,可以根据 SCI 患者的损伤平面、残余肌力、关节活动度等情况进行选择。需人帮助的转移是指在 1 位或 2 位康复人员帮助下,四肢瘫或截瘫患者做转移动作。独立转移是指在没有他人帮助的情况下,独立完成的转移动作。独立转移的患者至少应具备一定的伸肘功能以完成支撑动作。转移时可借助一些辅助器具。

5. 站立训练 鼓励所有患者站立、步行。站立能改善血管运动功能以促进血液循环,防止直立性低血压,防止下肢发生关节挛缩,减少长骨的骨质疏松,刺激内脏功能如肠蠕动和膀胱排空,防止泌尿系统感染,提高身体的健康状况。

（1）起立床训练：长期坐卧会引起直立性低血压、压疮、骨质疏松、血液循环不良及大小便不畅，从而发生泌尿系统感染等。因此，应尽早进行起立床的站立训练。每日 1～2 次，每次 30 分钟～2 小时，直到能直立。起立床训练适用于 C_5～T_{12} 损伤的患者。

（2）平行杠内站立训练：患者损伤平面以下丧失了姿势感觉和平衡反应能力，故必须重建站立位的姿势感觉。为了用视觉代偿丧失的姿势感觉，在平行杠的一端要放一面训练镜。控制髋关节运动的肌肉麻痹时，患者的抬腿动作要借助背阔肌的作用，以及斜方肌和肩胛肌的协同作用来完成。姿势感觉主要是通过这些肌肉重建的。

6. 步行训练　步行训练的基础是坐位和站位平衡训练，转移训练，髋、膝、踝关节控制训练。对以上关节控制肌力不能达到 3 级者，需使用支具代偿肌肉的功能。SCI 患者可以应用三种步法行走，即摆至步、四点步、摆过步。患者要先掌握平行杠内的步行技巧，这是将来借助拐杖行走的基础。平行杠内步行训练如下：

（1）摆至步：摆至步是简单、安全及稳定的一种步法。T_{10} 以上损伤的患者通常要先掌握这一步法。患者双手沿平行杠向前伸出距脚大约 15cm，身体前倾，使头和肩位于手的上方；然后提起双腿，向前摆动，使双腿正好落在手的后方。

（2）摆过步：摆过步是一种最快、最实用的步法，需要较高的平衡技能。患者双手沿平行杠向前伸，身体前倾，双手持重；然后提起双腿并向前摆动，使双腿落在手支撑点的前方；当双脚持重稳定后，双手沿平行杠前移，再迈出下一步。

（3）四点步：四点步有利于患者在有限的空间中完成转身和各种操作动作。只有具备一定步行能力的患者才能实行拐杖四点步。患者右手沿平行杠前移约 15cm（1 点）；重心随之移到右腿（2 点）；左手支撑平行杠并使左肩下降（3 点），将左下肢向上提起并向前摆动；左下肢落地后将重心移至左腿（4 点），左手沿平行杠向前移动，准备迈出右腿。

行走的功能性结果：①治疗性行走，行走仅用于训练，在别人帮助下短距离行走、穿/脱支具、从坐到站的转移、平衡、帮助下从地面到椅子的转移；摔倒后在帮助下站起。②家庭功能性行走，在家里所有时间或部分时间戴支具、有能力穿/脱支具、能完成从坐到站和从地板到椅子的转移或独立站立；大部分时间在户外进行长时间的运动。③社区行走，能完全独立行走，大部分的活动不用轮椅。

7. 轮椅训练　损伤部位较低，上肢功能健全者，特别是年轻患者，为了增强康复后独立生活的能力，应训练好使用轮椅的技能。使用轮椅的前提是上肢有足够的力量和耐力，技术上包括前后轮操纵，左右转、进退操纵，前轮跷起行走和旋转操纵，上楼梯训练及下楼梯训练。因为坐骨结节长时间受压和摩擦容易发生压疮，轮椅训练过程中适时抬起臀部减压很重要。

8. 日常生活活动的训练　绝大多数的截瘫患者都可以独立完成修饰和个人卫生活动，包括梳头、剃须、化妆、口腔卫生和剪指甲等，洗澡从须在他人帮助下进行，逐渐过渡到在洗澡椅上独立完成。四肢瘫患者具有不同程度躯干和上肢障碍，训练生活自理活动（如吃饭、梳洗、上肢穿衣等）尤为重要。必要时可适当选用一些辅助器具来补偿功能性缺陷和限制运动。

9. 物理治疗

（1）低频电刺激疗法：主要用于弛缓性瘫痪患者，根据已发生瘫痪的肌肉对直流电及感应电的反应，选用合适的电流。如果对先行的感应电无反应，可用断续直流电或指数曲线电刺激。

（2）超短波疗法：将电极分别放在 SCI 部位及双足或双肩臂上，采用无热量或微热量。

（3）漩水浴：水温 36～39℃，每次 10～15 分钟，1 次/d。在水中通入压缩空气使水产生漩涡和波浪，可以改善肢体功能。

10. 矫形器的应用　配用适当的下肢矫形器是很多截瘫患者站立步行所必需的。通常腰髓平面损伤有踝关节不稳，但腰、腹肌功能存在，尚能控制骨盆者可用膝 - 踝 - 足矫形器（KAFO）；下胸髓水平损伤，腰、腹肌受损时须用带骨盆托的髋 - 膝 - 踝 - 足矫形器（HKAFO）。KAFO 与 HKAFO 的踝关节宜固定在背屈 10°的位置，使站立时下肢稍前倾，以便利用髋过伸体位保持髋部稳定及平衡。支具的各节段应牢固地固定于各节段肢体，使应力分散，防止压疮形成。

第三节　脊髓损伤后并发症康复

1. 压疮　SCI 患者长期卧床，且瘫痪部位感觉障碍，故极易发生压疮。应坚持每 2 小时为患者翻身一次，并注意患者的个人卫生。同时应注意翻身时保护脊柱，避免二次损伤造成更严重的后果。

2. 肺部感染　患者长期卧床，且呼吸功能出现障碍，呼吸道分泌物难以排出，易导致肺部感染，应注意翻身拍背促进痰液排出，保持呼吸道通畅。

3. 疼痛　SCI 后患者疼痛的发生率极高，在伤后 6 个月发生率最高，主要有根性或节段性疼痛、中枢性或弥漫性疼痛、内脏痛、肌肉骨骼疼痛、心理性疼痛等类型。根据疼痛特征的不同类型采取不同措施，控制疼痛的同时也能帮助患者减轻心理压力。

4. 膀胱功能障碍　指控制排尿功能的中枢神经系统或周围神经受到损害而引起的膀胱储尿和排尿功能障碍，从而造成膀胱内高压、感染、结石等多个并发症；严重者可以造成上尿路功能障碍危及患者生命。需要长期做好会阴部卫生、导尿、膀胱容量和压力监测工作，适当多饮水。

5. 神经源直肠　SCI 后可能出现神经源直肠，引起直肠功能发生障碍，最常见的症状有便秘，也有少部分患者会出现大便失禁。通过培养定时排便的习惯、饮食调整、多喝水、戒烟酒等方法，多数症状会改善。

6. 痉挛状态和关节挛缩　肌肉痉挛是通过牵张反射过度活动而产生的肌肉紧张度异常增加。关节挛缩是关节周围的皮肤、肌肉、肌腱、神经、血管等病变所致的运动障碍，表现为关节活动度受限。长期肢体痉挛可以导致关节挛缩。口服药物治疗、物理治疗、水疗法有缓解 SCI 肢体痉挛的作用。伤后早期保持正确肢体位置对预防关节挛缩很重要；同时，伤后应早期开始关节活动度维持训练。

7. 深静脉血栓（DVT）　DVT 在 SCI 后发生率很高，损伤后的数年中患者因肺栓塞死亡的危险性极大。由于感觉功能减退的患者无沉重感、疼痛和压痛等临床表现，定期测量大小腿的周径就非常重要。所有 SCI 患者都应考虑采取弹力袜或皮下肝素注射的预防措施。如单侧肢体肿胀，怀疑腿部血栓形成时，须注意防止栓子脱落。若患者突然发生气促，或伴有胸部压迫感，胸背部疼痛，且呼吸时加重，突发咳嗽，常伴有红色或粉红色痰，提示肺栓塞可能，应加强观察及处理。

8. 骨质疏松　SCI 后，肌肉收缩对骨应力作用的丧失、饮食状况的改变、神经对骨营养作用的消失、钙调节激素的变化均可能是引起骨质疏松的因素。功能锻炼可预防或延缓失用性骨质疏松和钙的丢失。早期采用功能性电刺激疗法具有缓解 SCI 后骨量减少的作用，但对于已经发生的骨质疏松则无法使其完全逆转。药物对 SCI 后骨质疏松有防治作用。日常生活中，应指导患者选择含钙丰富的食物，多照日光，定期查血钙、血磷比例。

9. 异位骨化　异位骨化为关节周围新骨的沉积，其最重要的临床问题是潜在的关节活动度丧失。SCI 后患者较易发生异位骨化，最常累及髋关节，其次为膝关节、肩关节、肘关节等，并可导致外周神经卡压和压疮。可进行伸展性练习，并应用依替膦酸二钠限制异位骨化。

　　10. 心理社会问题　无论是对患者、家庭，还是对社会，SCI 都会有严重的影响。患者心理康复的主要内容包括损伤部位以下感觉与知觉的康复、心理情绪方面的康复、性心理康复。此外，还有婚姻问题、独立生活问题、教育及就业问题等。缺乏对以上问题的正确引导患者就可能出现抑郁、SCI 后自杀等情况。通过有效的心理治疗，患者可逐渐适应生活、学习、家庭或工作等方面发生的变化，主动面对出现的各种困难，形成一种积极的心理调节机制。此外，患者的家庭也存在一个心理适应过程。康复工作者应对这些问题有全面了解，争取患者及家属的合作，并且要动员社区共同为其做好思想工作，化解悲观情绪，最大程度地调动患者参与康复和社会活动的积极性。

（杨卫新）

第三十六章

周围神经病损康复评定与治疗

周围神经（peripheral nerve）分为脊神经，嗅、视神经以外的脑神经，内脏神经及其神经节。周围神经的组成部分包括神经节、神经丛、神经干和末梢神经。

周围神经病损包括周围神经损伤和神经病。周围神经损伤（peripheral nerve injury）是指由外力作用导致的周围神经丛、神经干或其分支损伤，包括牵拉伤、挤压伤、切割伤、撕裂伤、挫伤、火器伤、医源性损伤等，其主要病理变化是损伤远端神经纤维发生沃勒变性（Wallerian degeneration）。神经病（neuropathy）又称神经炎，是指由缺血、炎性改变、中毒、代谢障碍、营养缺乏等因素引起的病变，轴突变性（axonal degeneration）是最常见的病理改变，与沃勒变性相似。如果轴突相对保持完整而髓鞘发生破坏，则是节段性脱髓鞘（segmental demyelination）。

周围神经病损的临床表现有运动障碍、感觉障碍、反射障碍、自主神经功能障碍，包括受损神经支配区域的肌力减退、肌张力降低、肌肉萎缩、感觉减退或消失、痛觉过敏、麻木、自发性疼痛、腱反射减弱或消失、皮肤发红或发绀、皮肤温度降低、无汗、少汗或多汗、指/趾甲粗糙变脆等。

常见的周围神经病损有臂丛神经损伤、正中神经损伤、桡神经损伤、尺神经损伤、坐骨神经损伤、腓总神经损伤、胫神经损伤、吉兰-巴雷综合征、腕管综合征、肘管综合征、糖尿病周围神经病变、特发性面神经麻痹（Bell麻痹）、三叉神经痛、肋间神经痛、坐骨神经痛等。

第一节　康复评定

根据详细的病史、症状、体征和辅助检查，可初步判断神经损伤的病因、部位和严重程度。进行有针对性的康复评定，可进一步明确神经受损的性质，作出预后判断，确定康复目标，制订康复计划，评价康复疗效。

基于ICF的基本理念，康复评定内容主要包括结构评定、功能评定、日常生活活动能力评定、社会参与能力评定等。

一、结构评定

（一）视诊

如果病因为外伤，评估损伤局部伤口是否愈合、局部是否肿胀、有无瘢痕增生、受损神经支配的远端有无畸形等。不同的神经损伤临床表现各不相同。正中神经损伤可见猿手畸形，桡神经损伤时可见垂腕畸形，尺神经损伤时可见爪形手畸形，腓总神经损伤时可见马蹄足（又称垂足畸形），步行时可见跨阈步态，特发性面神经麻痹表现为损伤侧额纹变浅、眼睑闭合不全、口角歪斜、鼻唇沟变浅等。

（二）身体围度测定

评定的主要目的是判断肌肉是否萎缩，可协助周围神经损伤的诊断及评定康复疗效。可使用皮尺或容积仪测量受累肢体的周径，并与健侧肢体相对应的部位进行比较。

（三）辅助检查

1. 超声　方便、快捷、经济，可判断表浅神经的连续性，是否有神经卡压、神经瘤、神经增粗、软组织结构改变等。

2. MRI　可判断深部神经的连续性和软组织是否有结构异常，常用于臂丛神经损伤和坐骨神经损伤。对于三叉神经痛及特发性面神经麻痹，MRI可明确是否有颅内占位等情况。

3. 磁共振神经成像（MRN）　适用于神经再生方面的评估。

4. 电生理检查　由于神经损伤后变性、坏死需要一段时间，一般失神经的表现在损伤后3周才会体现在电生理检查中，故此项检查一般在损伤后3周时进行。

（1）针电极肌电图：可直接检查周围神经、神经肌肉接头和肌肉本身的功能状态，是周围神经病损最主要的评估方法。

以轴索损害为主的周围神经病损在急性期表现为失神经支配现象，目标肌肉放松时可见自发电位，轻收缩时运动单位电位形态基本正常，大力收缩时出现正常形态的运动单位电位募集相减少。在慢性期出现神经重新支配现象，可在一个运动单位内肌纤维数量增加，在肌电图上表现为巨大电位，即时程加宽、波幅明显增高的运动电位，而自发电位减少或消失，大力收缩时巨大异常运动单位电位募集相减少。

以单纯脱髓鞘损害为主的周围神经病损，轴索相对保持完整，不会出现失神经支配和神经再生现象；如脱髓鞘损害严重出现神经传导阻滞时，主要检查方式为神经传导检查。

（2）神经传导速度：包括运动神经传导及感觉神经传导。运动神经传导体现运动单位的功能和整合性。运动传导检查中，如病损为脱髓鞘病变，表现为末端潜伏时间明显延长，神经传导阻滞和神经传导速度减慢；轴索病变时表现为肌肉动作电位波幅明显降低，末端潜伏时间正常或稍延长。

感觉神经传导异常包括波幅降低或传导速度减慢。感觉神经传导检查可明确仅有感觉神经损伤的病损，发现早期轻微的远端轴索损害或轻度混合神经损害，可鉴别神经根病变和神经丛及其后周围神经损害。

（3）躯体感觉诱发电位：可对感觉神经传导通路进行定位检测，明确损伤的脊髓节段，可对病损进行定量评估，是对常规肌电图检查的补充。

（4）运动诱发电位：可协助诊断神经受损并判断预后。

二、功能评定

（一）感觉功能评定

感觉功能评定的目的是判断损伤局部及其远端支配区域是否有感觉异常的表现，也可协助周围神经损伤的诊断及评定康复疗效。

1. 感觉功能　分为浅感觉检查、深感觉检查、复合感觉检查。

2. 神经病理性疼痛　如出现疼痛，即为神经病理性疼痛，包括自发性疼痛、痛觉过敏、异常疼痛和感觉异常等。疼痛强度的评定方法有NRS、VAS、面部表情测量图。疼痛性质及感受的评定有ID疼痛量表、DN 4问卷、神经性症状和体征评分-利兹量表（LANSS）、简式麦吉尔疼痛问卷-2（SF-MPQ-2）、简明疼痛量表（BPI）。常使用压力测痛法评定痛阈和耐痛阈。情绪方面评定可使用焦虑自评量表（SAS）、抑郁自评量表（SDS）等。

（二）运动功能评定

1. 肌力评定　肌力评定的主要目的是判断肌力减弱的部位和程度，协助判断外伤性周围神经损伤的类型，为实施精准康复治疗提供依据，还可以评价肌力训练的效果。常用的肌力测定方法为徒手肌力评定（MMT）。

2. 肌张力评定　肌张力评定的目的是协助判断是否有外伤性周围神经损伤及评价康复治疗的效果。当发生周围神经损伤时，患者表现为肌张力降低，当患者的神经损伤恢复时，其肌张力也逐步恢复。

3. 关节活动度评定　评定的主要目的是判断是否有关节活动受限及程度。评定的内容包括主动关节活动度（AROM）和被动关节活动度（PROM）。

（三）神经反射检查

1. 根据周围神经损伤的部位不同，进行肱二头肌反射、肱三头肌反射、桡骨膜反射、膝反射和踝反射等检查。

2. 神经干叩击试验　在神经损伤相应平面轻叩，在其支配区出现放射痛及触电感或蚁行感的现象称为蒂内尔征（Tinel 征）。对浅部感觉神经损伤的诊断和神经再生的进程有较大意义。

（四）自主神经功能评定

常用的方法有发汗试验和皮肤划痕试验。发汗试验可以协助判断交感神经功能障碍的范围，最常使用的方法是碘淀粉法。皮肤划痕试验对判断局部皮肤交感神经和副交感神经的兴奋性有一定帮助。

三、日常生活活动能力评定

日常生活活动（ADL）能力包括运动、自理、交流及家务活动等，包括基础性日常生活活动（BADL）能力、躯体日常生活活动（PADL）能力及工具性日常生活活动（IADL）能力。

（一）BADL 或 PADL

最常用的反映日常生活活动中患者需要帮助程度的工具是 MBI，可以根据评定结果协助判定患者能否独立及独立的程度、预后，制订和修订治疗计划，评定治疗效果，安排返家和进行就业指导。

（二）IADL

是指患者独立生活所需的关键性技能，如家务、打字、采购、骑车驾车、个人事务处理、修理仪器等。上述这些功能需要借助各类型工具完成。

四、社会参与能力评定

周围神经病损时，会导致受累肌肉出现肌力减退、肌张力降低，甚至肌肉萎缩或关节挛缩，影响相应肢体的功能，进而影响工作参与、社会交往、休闲娱乐，不同程度降低生活质量，需要进行职业、生活质量评定。评定工具包括生存质量（QOL）问卷、世界卫生组织生存质量测定量表-100（WHO-QOL-100）、生活质量综合评定问卷（GQOLI）等。

第二节　物理治疗

物理治疗具有消除局部炎症水肿、改善局部血液循环、减轻神经的损伤、促进受损神经再生、刺激肌肉收缩、保持肌肉容积、增强肌力、预防和处理各种并发症、预防肌肉萎缩、预防关节挛缩畸形、消除或减轻疼痛、改善日常生活活动及工作能力等作用。

一、物理因子疗法

根据周围神经病损病程的不同阶段,采取相应的物理因子疗法。

（一）早期（发病0~3周）

主要针对导致损伤致病因素进行治疗。主要处理措施包括去除致病因素,治疗和预防早期出现的合并症及并发症,旨在减轻和控制水肿、减少局部渗出、促进神经再生。

1. 高频电疗法

（1）超短波疗法:可减轻炎症反应、消肿、改善血液循环、镇痛。超短波疗法参数:急性期治疗剂量以小剂量为主(无热量或微热量即Ⅰ级、Ⅱ级),损伤部位对置,气距2~4cm,10min/次,1~2次/d,疗程一般为10~14日。

（2）微波疗法:可减轻肿胀,改善血液循环,镇痛。治疗参数:急性期治疗剂量以小剂量为主(无热量或微热量),圆形或条形辐射器,15min/次,1次/d,根据病情决定疗程。

2. 光疗法

（1）紫外线疗法:具有消炎,促进伤口愈合,缓解疼痛等作用。对于外伤后伤口局部感染等有治疗作用。针对损伤后伤口的治疗,紫外线治疗剂量为红斑量,每日增加30%剂量,一般3~5日,也可根据伤口愈合情况决定治疗次数。

（2）低功率氦氖(He-Ne)激光疗法:具有消炎、促进组织再生、加速组织修复、改善血液循环等作用。适用于各种伤口愈合不良、失神经支配肌肉等情况。治疗参数:功率10~50mW,穴位照射,每个穴位3~5分钟,主穴配穴3~5个;散焦照射,光斑直接照射患部,照射功率密度为$4mW/cm^2$,5~10min/次,1次/d,10日为1个疗程,可根据病情决定是否重复疗程。

（3）红外线疗法:可改善损伤部位血液循环、消炎、缓解疼痛、促进组织再生。功率在50~500W,辐射红外线波长在770nm~15μm,以波长2~3μm为主。距离皮肤30~60cm,垂直照射,15~30min/次,1次/d,10日为1个疗程,可根据病情决定是否重复疗程。

3. 磁疗法　具有消炎、消肿、镇痛作用。治疗部位为损伤部位。治疗参数为磁场强度变化范围40mT,脉冲频率5~160次/min,20min/次,1~2次/d,10~15次为1个疗程,可重复多个疗程。

4. 冷疗法　病损早期可刺激血管收缩以减少炎性渗出、控制水肿、减轻肿胀,从而减轻疼痛。治疗技术包括冰块按摩、冰水浴、冰毛巾、冰袋、冷气喷射等方法;操作方案包括接触法、喷射法、浸入法等;一般3~5分钟,1次/d。

（二）中期（发病4~6周）

此阶段治疗方案主要针对可能出现的伤口粘连、关节挛缩、肌肉萎缩、肌力降低进行处理,并促进神经功能恢复,改善感觉功能。

1. 低频电疗法

（1）感应电疗法:可兴奋神经肌肉,引起肌肉收缩反应。治疗剂量为强剂量(出现肌肉强直收缩)或中等剂量(可见肌肉微弱收缩)。常用治疗方法有固定法、移动法和滚动法。

（2）神经肌肉电刺激疗法:具有刺激运动神经或肌肉引起节律性肌肉收缩、改善肌肉血液循环及营养、预防肌肉萎缩、恢复神经肌肉功能的作用。治疗参数:选用三角波、梯形波或方形波,脉宽1~500微秒,频率0.5~100Hz,1~2次/d,病情好转后可改为1次/d或3次/周。

2. 中频电疗法

（1）调制中频电疗法:可直接刺激肌肉引起肌肉收缩,具有预防肌肉萎缩,恢复神经肌肉功能的作用。治疗参数为频率 > 1 000Hz，运动阈，目标肌肉肌腹，治疗 15～30min/ 次，1 次 /d，15～20 次为 1 个疗程，可连续治疗数个疗程。

（2）音频电疗法：适用于外伤性瘢痕粘连的患者，可软化瘢痕、松解粘连。治疗参数：2 000Hz 或 2 000Hz、4 000Hz 两种频率，电流密度为 0.1～0.3mA/cm^2，最大不宜超过 0.5mA/cm^2，耐受阈，伤口两侧并置，治疗 15～20min/ 次，1 次 /d，15 次为 1 个疗程，可连续治疗数个疗程。

3. 磁热疗法　具有消炎、消肿、镇痛及温热效应。治疗部位为损伤部位。治疗参数：磁场强度变化范围 62mT，脉冲频率 5～160 次 /min；20min/ 次，1～2 次 /d，15～30 次为 1 个疗程，可重复多个疗程。

4. 超声疗法　具有缓解疼痛、改善血液循环、提高细胞再生能力、建立侧支循环、松解粘连的作用。治疗方法包括直接接触法和间接接触法。直接接触法包括移动法和固定法，间接接触法包括水囊法和水下法等。输出模式包括连续式输出和脉冲式输出。脉冲式输出主要发挥超声的非热效应，脉冲频率为 50～100 次 /s，通断比 1：2、1：5、1：10、1：20。治疗剂量以小剂量更为推荐，移动法 0.6～2.0W/cm^2，5～10min/ 次；固定法 0.1～0.7W/cm^2，1～5min/ 次，脉冲 15～20min/ 次。

5. 石蜡疗法　对于周围神经病损出现的失神经支配、关节功能障碍有治疗作用；治疗方法有刷蜡法、浸法、蜡饼法等；20～30min/ 次，1 次 /d。

6. 气压疗法　具有消肿、改善血液循环、提高本体感觉等作用。使用循环压力治疗损伤部肢体，20～40min/ 次，1 次 /d。

7. 冷疗法　恢复期使用冷疗法具有提高本体感觉、刺激感觉功能恢复等作用。

8. 重复功能性磁刺激（repetitive functional magnetic stimulation，rFMS）　具有促进神经功能恢复的作用，对于周围神经病损有直接治疗作用。

（1）直接作用于神经损伤处，圆形或"8"字形线圈，刺激强度为 80%～100% 静息运动阈值（RMT），5～20Hz，1 000～2 000 个脉冲 / 次，10 次为 1 个疗程。

（2）运动皮质刺激，选取周围神经损伤部位在大脑皮质的相应支配区域进行刺激，圆形或"8"字形线圈，刺激强度为 80%～90% RMT，5～10Hz，1 000～2 000 个脉冲 / 次，10 次为 1 个疗程。

（三）后期（发病 6 周以上）

此阶段康复目标是针对早中期系统康复治疗后残存的功能障碍进行治疗，并延续前期软化瘢痕、松解粘连、刺激肌肉收缩、促进神经功能恢复等治疗。

周围神经损伤者多伴有感觉障碍，在进行热疗（红外线疗法、石蜡疗法）、冷疗、电疗等时，注意预防烫伤。

二、运动疗法

（一）早期（发病 0~3 周）

周围神经病损早期，尤其是神经修复术后 3 周内，是局部运动疗法的相对禁忌证。损伤早期受累关节需配戴支具等制动，但应尽早进行邻近关节全范围各轴向的主动活动，预防肌肉萎缩与关节挛缩。抬高患肢在这个时期也很重要，可减轻水肿、促进血液回流。神经滑动松动手法可减轻和防止粘连，改善神经受压情况。

（二）中期（发病 4~6 周）

此阶段是恢复神经功能，增强肌力，提高关节活动度等的重要时期。

1. 关节主动运动　减少关节制动，对损伤局部应进行关节主动运动和放松，可促进淋巴、血液循环，减轻神经粘连，保持肌张力及关节活动度，预防关节挛缩。但应注意避免神经及周围软组织过度牵拉造成医源性继发损伤。推荐至少 1～2 次 /d。

2. 肌力训练　根据肌力评估的结果不同，选择合适的运动方式，达到预防肌肉萎缩、促进肌力恢复的目的。当损伤神经所支配的肌肉肌力大于 3 级时，可逐步进行渐进抗阻、短暂最大负荷训练、等长收缩训练。治疗应遵循循序渐进原则；每组重复 8～15 个，每次 2～3 组，3～5 次 /d。

3. 关节松动术　对于可能或者已经出现关节僵硬、挛缩等情况，使用关节松动术治疗或局部软组织放松手法治疗；如有神经粘连，进行神经张力松动、牵张等治疗，改善神经功能，提高关节活动度；20min/ 次，1 次 /d。

4. 感觉训练　针对存在感觉功能障碍的患者，可根据评估结果，针对不同障碍类型选取移动性触觉、持续性触觉、触觉定位、压觉等治疗。

（三）后期（发病 6 周以上）

1. 关节松动术　如果周围神经病损患者早期未进行系统有效的康复治疗，肌腱短缩、关节僵硬挛缩是这个阶段最严重的并发症之一。可使用关节松动术治疗或局部软组织放松手法进行神经松动、牵张等治疗，改善神经功能，提高关节活动度；20min/ 次，1 次 /d。

2. 肌肉耐力及爆发力训练　根据患者残存肌力的不同，制订不同的治疗方案。

3. 精细运动练习　详见本章第三节中"治疗性作业活动训练"。

第三节　作 业 治 疗

一、治疗性作业活动训练

1. 虚拟现实治疗　可提供多模态多场景的治疗方案，针对患者不同方面周围神经病损导致的功能障碍进行治疗。

2. 动作捕捉智能反馈运动控制训练系统　患者可以根据各种作业活动进行有针对性的上肢及手部精细功能训练，并根据目标进一步设定作业活动。

3. 上肢机器人　适用于 2 级肌力及以上患者，可根据治疗目标进行任务及游戏设定，改善上肢功能。

4. 功率自行车　根据上下肢损伤的不同进行选用，可提高关节主、被动活动度，增加肌力。

二、日常生活活动训练

日常生活活动训练应该贯穿于患者的所有训练，训练内容应包括改善日常生活活动能力、改善工具性日常生活活动能力、环境改造及适应训练。

临床中制订训练方案时应该根据评估结论所得出患者具体受限的项目，进行针对性的日常生活活动训练。如上肢训练，可进行个人卫生、穿衣、进食、伸手取物、做家务等功能训练，也可以进行使用筷子、用笔写字等精细功能训练；下肢训练，可进行使用手杖、使用助行器、步行、上下楼梯、蹬自行车等功能训练。

三、认知行为教育

1. 疾病认知教育　早期应教育患者配戴好支具，防止再次损伤。强调康复治疗、关节活动度的重要性，避免后期出现关节粘连；如出现关节粘连，尽早进行相关康复治疗，避免粘连进一步加重，影响关节活动。

2. 营养教育　周围神经损伤时，恢复期会出现肌肉萎缩，需增加优质蛋白摄入，保证合成蛋白的原料充足；同时，应及时补充碳水化合物，防止因碳水化合物摄入不足，引起蛋白质分解。

3. 心理支持　要注意患者心理状态变化，必要时进行相关心理评估，给予心理支持，最大程度发挥患者主观能动性，促进其积极主动参与和配合。

4. 日常生活注意事项　上肢周围神经损伤早期注意保护损伤上肢，避免参与会出现二次损伤的活动；下肢周围神经损伤时注意预防跌倒。

第四节　康复辅助器具

康复辅助器具的选配原则是无痛、舒适、方便、有效，不同时期选用的康复辅助器具作用不同。

损伤早期，尤其是神经病损术后患者，选用静态保护性支具，如矫形器、石膏绷带等，将损伤关节保持在功能位，用于保持体位，保护神经，防止关节过度活动影响神经功能恢复。例如臂丛神经损伤早期使用肩关节外展支具，将肩关节保持在外展略水平内收，肘关节屈曲 70°～90°，腕关节功能位承托，以降低上肢自重对臂丛神经的机械张力。根据损伤部位及手术方式的不同，可选择的矫形器还包括手安全位矫形器（掌指关节屈曲 70°～90°，指间关节伸直位）、伸肘限动型矫形器、腕部限动型矫形器等。

疾病中后期，康复辅助器具选用动态功能性支具，以促进和改善患者日常生活活动能力，如针对肘关节屈伸受限的双向动力型肘关节屈伸矫形器、掌指关节屈曲受限的动力型掌指关节屈曲矫形器、拇指对掌受限的拇指对掌矫形器、手指伸直受限的伸指矫形器、手指屈曲受限的单个手指使用弹性屈指环带或多个手指使用握拳手套等。

如患者病程较长，受损的周围神经支配肌肉及关节功能不能完全恢复，应积极评估，设计及配置相应辅助器具，进行代偿性功能训练。

（袁　华）

老年痴呆症是指发生在老年或老年前期，以进行性认知障碍和行为损害为主要表现的综合征。随着人口老龄化程度的增加，痴呆已成为老年人残疾的常见原因。老年痴呆症的病因繁多，其中最常见的类型是变性病痴呆 - 阿尔茨海默病（Alzheimer disease，AD），其次是非变性病痴呆 - 血管性痴呆（vascular dementia，VaD），其他类型还包括路易体痴呆（dementia with Lewy body，DLB）、额颞叶变性（frontotemporal lobar degeneration，FTLD）和帕金森病痴呆（Parkinson disease with dementia，PDD）等。目前老年痴呆症通常指阿尔茨海默病。患者在临床症状达到痴呆之前，多存在轻度认知障碍（mild cognitive impairment，MCI）阶段，即患者记忆力或其他认知功能出现进行性减退，但不影响日常生活，尚未达到痴呆诊断标准的阶段。目前认为 AD 痴呆包括 AD 前阶段（pre-dementia stage）和 AD 阶段，前者包括临床前 AD（preclinical stages of AD）和 AD 源性轻度认知障碍（MCI due to AD）阶段。

2020 年一项全国横断面研究显示经年龄性别标准化的痴呆总患病率为 6.0%，AD 约占 3.9%；中国 60 岁及以上的人群中约有 1 507 万人患有痴呆，其中 AD 约 983 万。我国的阿尔茨海默病及相关痴呆（AD and related dementias，ADRD）年龄标准化患病率为 788.3/10 万，年龄标准化死亡率为 23.3/10 万，年龄标准化 DALY 率为 368.5/10 万；全球年龄标准化患病率为 682.5/10 万，年龄标准化死亡率为 22.9/10 万，年龄标准化 DALY 率为 338.6/10 万。2015 年在全国进行的 AD 患者经济负担调查表明，我国 AD 患者的年经济支出主要包括直接医疗负担和照护费用约 1 670 亿美元，预计到 2030 年约为 5 000 亿美元，而到 2050 年将达到 1.89 万亿美元；全球 AD 年经济支出到 2030 年约为 2.54 万亿美元，到 2050 年将达到 9.12 万亿美元。

AD 的危险因素分为不可干预和可干预两类，前者主要包括年龄、性别、遗传因素（包括致病基因和风险基因）、家族史等，其中遗传因素是 AD 除年龄外最为明确的危险因素；后者包括不同类型的心脑血管疾病、2 型糖尿病、体重指数、吸烟与饮酒、饮食习惯、教育水平、体力与脑力活动、脑外伤、社会交往等。目前普遍认为 AD 是一种多因素参与的复杂病理过程，其发生的可能机制包括 β 淀粉样蛋白的生成与清除失衡学说；过度磷酸化的 τ 蛋白影响神经元骨架微管蛋白稳定性，导致神经原纤维缠结形成，破坏神经元及突触的正常功能等学说。

第一节　康　复　评　定

一、结构评定

神经影像学检查是用于辅助诊断和鉴别 AD 的主要手段，相较于 CT，MRI 更具诊断价值。结构性磁共振成像（structural MRI，sMRI）表现为内侧颞叶萎缩，尤其是海马、内嗅皮质及杏仁核。晚发型 AD（发病年龄≥65 岁）主要表现为内侧颞叶萎缩，海马和内嗅皮质最早受累；早发型 AD（发病年龄＜65 岁）内侧颞叶萎缩不明显，但顶叶、颞叶外侧和额叶改变更加突出。弥散张量成像（DTI）检查发现 AD 可能存在胼胝体压部、上纵束和扣带回白质纤维改变，且额叶与颞叶相连接的白质纤维也有损害。功能性磁共振成像（fMRI）发现 AD 患者的低灌注脑区主要集中在扣带回后部、额顶叶和额叶皮质。

二、功能评定

（一）认知功能

AD 的核心症状为认知功能损害，损害范围涉及记忆、学习、语言、视空间、执行等认知领域，损害程度随病情的进行性发展，最终影响日常生活活动能力、社会生活能力。

1．综合认知评估

（1）简易精神状态检查量表（MMSE）：该量表总分 30 分，评定时间为 5～10 分钟。量表内容包括时间定向、地点定向、复述、命名、计算、记忆力、语言理解及表达能力、结构模仿能力。根据患者的文化程度定义痴呆，文盲≤22 分，小学文化≤23 分，中学文化≤24 分，大学文化≤26分。该量表对痴呆的灵敏度和特异度较高，对识别正常老年人和痴呆有较高的价值。

（2）蒙特利尔认知评估量表（MoCA）：该量表总分 30 分，评定时间约 15 分钟。量表内容包括视空间与执行功能、注意力、记忆力、抽象思维、定向、命名与复述能力。经过标准化神经心理学成套量表校正后，MoCA 定义痴呆的阈值为≤18 分，定义 MCI 的阈值为≤25 分。该检查对识别正常老年人、MCI 和痴呆的灵敏度优于 MMSE。

（3）安登布鲁克认知检查 - 修订版（ACE-R）：该项检查总分 100 分，评定时间约 15 分钟。检查内容包括定向、注意力、记忆力、视空间能力、语言能力。诊断阈值 72～88 分，其最佳阈值和教育调整值均尚未建立。

（4）阿尔茨海默病评估量表 - 认知部分（ADAS-cog）：该量表由 12 个条目组成，覆盖记忆力、定向力、语言、运用、注意力等，可评定认知症状的严重程度和疗效，以改善 4 分作为临床上药物显效的判断标准。

2．单项认知评估

（1）记忆力：听觉词语学习测验（AVLT）是目前常用来检查情景记忆的量表。AVLT- 华山版（AVLT-H）共涉及 12 个词语，即大衣、长裤、头巾、手套、司机、木工、士兵、律师、海棠、百合、蜡梅、玉兰。上述所有词语念完 1 遍后指导受试者立即回忆，记录回忆出的词语个数，同样的做法重复 3 次，作为"即刻回忆"。重复 3 次后告知受试者记住这些词语，在 5 分钟及 20 分钟后分别指导受试者回忆，记录正确回忆出的词语个数，分别作为"短延迟回忆"和"长延迟回忆"，最后指导受试者进行词语的回忆再认。中文版故事延迟回忆（DSR）≤10.5 分可较敏感地检出阿尔茨海默病患者的情景记忆障碍，DSR≤15.5 分可较敏感地检测出 MCI。

（2）视空间能力：形状连线测试（STT）是将数字 1～25 包含在正方形和圆形两种图形中，该测试 A 部分要求受试者把 1～25 的数字按照顺序连起来并计时。STT-A≥98.5 秒，检测性能和准确性较高，但对 MCI 灵敏度极低。画钟测试 - 复制图形要求受试者模仿绘制一个指向特定时间的钟。其可作为替代测试，用于预测痴呆的发生。

（3）执行功能：STT 的 B 部分将两套 1～25 的数字分别包含在正方形和圆形两种图形中，要求受试者把 1～25 的数字按照顺序连起来并计时，连接数字时两类图形要交替进行。STT-B≥188.5 秒，检测性能和准确性较高。

（4）注意力：主要用 Stroop 测验评定集中性注意；双重任务评定分配性注意；划消测验和视觉跟踪评定维持性注意；字母 - 数字排序评定转换性注意；数字广度测验评定注意广度。

（二）精神行为

除了认知障碍，AD 还可出现非认知的精神行为症状（behavioural and psychological symptoms of dementia，BPSD），如妄想、幻觉、情感淡漠、睡眠障碍等。多数 BPSD 会随着病情的加重而恶化。评估行为障碍或精神行为症状常用的量表有神经精神问卷（NPI）和神经精神问卷知情者版（NPI-Q）。匹兹堡睡眠质量指数（PSQI）可用于评定睡眠质量。

1. NPI 评定　根据照料者对患者行为的看待和感受到的相应苦恼来评估妄想、幻觉、激越 / 攻击、抑郁 / 心境恶劣、焦虑、情绪高涨 / 欣快、情感淡漠 / 漠不关心、脱抑制、易激惹 / 情绪不稳、异常运动行为、睡眠 / 夜间行为、食欲 / 进食障碍 12 项神经精神障碍。照料者需要根据情况确定该种行为的发生频率、严重程度及给照料者带来的苦恼程度。患者评估分级的评分范围为 0～144 分，照料者苦恼分级评分范围为 0～60 分，0 分均代表最好。

2. NPI-Q 评定　评估内容同样包括上述 12 项神经精神障碍，根据情况确定严重程度和苦恼程度。严重程度分级评分范围为 0～36 分，照料者苦恼分级评分范围为 0～60 分，0 分均代表最好。

3. PSQI 评定　受试者填写，费时 5～10 分钟。由 19 个自评和 5 个他评条目构成，其中第 19 个自评条目和 5 个他评条目不参与计分。18 个自评条目组成 7 个因子（主观睡眠质量、入睡时间、睡眠时间、睡眠效率、睡眠障碍、催眠药、日间功能障碍），每个因子按 0～3 分计分，累积各因子得分为 PSQI 总分，总分范围为 0～21 分，得分越高，表示睡眠质量越差。

（三）言语功能

AD 患者早期可能出现找词困难、伴有赘词及对复杂句子的理解障碍，且出现书写障碍，以字词错写为主。中期时，语义、语用功能受损更加严重，对答不切题，交流困难，言语内容空洞，迂回言语及代替词使用增多，命名障碍加重，且出现明显的阅读和理解障碍。晚期时，患者语言功能各方面均严重障碍，言语流利度下降，复述能力明显减退，词汇量明显减少，无意义言语增多，无法正常交流，书写能力接近完全丧失，只能无规则涂画。

1. 受控口头联想测试（controlled oral word association test，COWAT）　一种语音流畅性或单词流畅性检测工具，令受试者在 1 分钟内说出以“发、大、一”为开头的词语。1 分钟内说出动物、蔬菜名称等属于范畴流畅性或分类流畅性评估。COWAT＜26 分检测痴呆的准确性较高，对 MCI 的特异度不佳。

2. 波士顿命名测试（Boston naming test，BNT）　BNT 有 60 项、30 项和 15 项等版本，其中 30 项和 15 项性能相同，均可用于独立进行命名测试，以及在不能使用 60 项版情况下的重复评估。BNT 是用常见物品的黑白图画评估视觉命名功能，要求对从易到难的线条图形进行自发命名和线索命名。如果在 20 秒以内正确命名该图形则得分，在 30 项版中，以自发命名数≤26 分作为划界分。中文版 BNT-30≤21.5 分，检测痴呆的灵敏度和特异度较好，但检测 MCI 性能较低。

（四）吞咽功能

部分 AD 患者 fMRI 提示存在皮质吞咽网络功能变化，可表现为口腔期及咽期持续时间延长；随着病情进展，认知功能逐步恶化，患者可出现无法识别食物、口腔触觉失认、吞咽和喂养失用等表现，使吞咽障碍进一步加重。

1. 临床吞咽评估　包括吞咽器官运动、感觉、反射评定和摄食评定等内容。

2. 吞咽造影录像检查（VFSS）或吞咽纤维内镜检查（FEES）　均是诊断吞咽障碍的金标准。

（五）运动功能

AD 患者的运动功能早期多正常。随着疾病的进展，中期大脑萎缩进行性加重，顶叶等大脑皮质的运动相关脑区受累，可出现失用症。部分患者可能会合并锥体系或锥体外系受损，导致肌力和关节活动度受损、肌张力升高、肢体协调性紊乱、平衡能力及步行稳定性下降。常用运动功能评估方法如下。

1. 起立 - 行走计时测试（TUGT）　用于评估功能性移动能力及步行安全性，> 13.5 秒才能完成测试提示有较高的跌倒风险。

2. 6 分钟步行试验（6MWT）　用于评估步行能力。

3. Berg 平衡量表（BBS）　该测试评定平衡能力，包含 14 个项目，每个项目 0～4 分。

4. 简易机体功能评定法（SPPB）　包括平衡试验、4m 定时行走试验和 5 次起坐试验三项测试内容，总分为 0～12 分，分数越高代表下肢功能越好。

三、日常生活活动能力评定

（一）基础性日常生活活动评定

1. 日常生活活动量表　用于评定 AD 患者日常生活活动能力。该量表共 14 项，包括躯体生活自理量表（PSMS）和工具性日常生活活动量表两部分。评分标准为 1 分代表自己完全可以做；2 分代表有些困难；3 分代表需要帮助；4 分代表根本无法做。PSMS 共 6 项，即上厕所、进食、穿衣、梳洗、行走和洗澡。单项分 1 分为正常，2～4 分为功能下降。PSMS 总分≥9 分即基础性日常生活活动能力受损。

2. 阿尔茨海默病协作研究日常能力量表（Alzheimer disease cooperative study-ADL, ADCS-ADL）　ADCS-ADL 包含 19 项逐一确认有效性的亚组，包括基础性和工具性日常生活活动，以评估吃饭、走路、大小便、洗澡、个人卫生修饰、穿衣、使用电话、看电视、与他人交流、清理桌子、寻找个人物品、获取饮料、处理垃圾、外出活动、独处、拧开水龙头、关闭水龙头、开灯、关灯。总分 54 分，评分越高表明完成度越好。

（二）工具性日常生活活动评定

1. 工具性日常生活活动量表　包括使用电话、购物、备餐、家务维持、洗衣、使用交通工具、个人服药及财务处理能力。单项分 1 分为正常，2～4 分为功能下降。总分≥13 分即工具性日常生活活动能力受损。

2. Lawton 工具性日常生活活动能力量表　包括使用电话、购物、备餐、家务维持、洗衣、使用交通工具、个人服药及财务处理能力。该量表使用 0～1 分的 2 级评分标准，总分 0～8 分，分数越高表示功能越好。

四、社会参与能力评定

随着 AD 患者认知功能、沟通能力及身体功能的下降，社会参与度逐渐降低，无法与他人进行交流和参加团体活动，逐渐失去原有的兴趣爱好。健康调查量表 36（SF-36）共包括 36 个条目，可用于评估痴呆患者的生活质量。该量表涉及躯体健康和精神健康两方面，是目前国际上最为常用的生活质量标准化测量工具之一。量表包含生理功能、生理职能、躯体疼痛、总体健康状况、活力、社会功能、情感职能和精神健康八个方面。

第二节　物 理 治 疗

一、物理因子疗法

（一）光疗法

1. 明亮光治疗（bright light therapy，BLT）　一般是指患者暴露于光照强度＞1 000lx 的光源下，以缓解其失眠、焦虑、抑郁等症状的一种非药物治疗方法。研究证明 BLT 对痴呆患者的 BPSD 有效。光源多为灯箱和吊顶白灯，灯箱光源与视线位于同一水平面，至眼睛的距离为 0.3～1.0m，光照强度可达 10 000lx；而吊顶白灯最终到达受试者眼睛周围的光照强度仅约 1 100lx，疗效相对有限。明亮光治疗时，将患者安置在特定的治疗室内，该房间应通风、恒温、隔绝外界的光与声，治疗在上午进行效果更佳。推荐光照强度为 2 500～10 000lx，每日光照时长 30～120 分钟，疗程 2～4 周。

2. 低能量激光疗法（low-level laser therapy，LLLT）　是一种使用激光或发光二极管来改善各种神经病理学组织功能的技术。目前有临床研究认为 LLLT 对改善痴呆有益且未发现不良反应，但在治疗时间和强度上尚无一致结论。

（二）神经调控技术

神经调控技术分为有创性脑刺激（invasive brain stimulation，IBS）和无创性脑刺激（non-invasive brain stimulation，NIBS）。NIBS 无创、便捷、可操作性强，因此在康复领域多采用 NIBS 进行治疗。目前常用的 NIBS 方法包括经颅磁刺激（TMS）和经颅直流电刺激（tDCS）。TMS 可通过产生磁场，穿透颅骨、脑膜，在脑组织中产生电流，非侵入性地刺激大脑皮质，从而影响神经系统的活性和功能表现。通过影响突触间长时程的调节，改变神经元的电生理活动，引起大脑功能的兴奋或抑制。tDCS 是一种利用恒定、低强度直流电调节大脑皮质神经元活动的技术。电流在电极之间流动，调节神经元的静息膜电位，阳极刺激因神经元去极化而增加皮质兴奋性，而阴极刺激因神经元超极化可降低皮质兴奋性。NIBS 在 AD 治疗中的靶区尚未统一，大多数研究采用背外侧前额叶皮质（DLPFC）作为刺激靶点。现将近两年研究中神经调控技术常用参数总结如下（表 37-1）。

表 37-1　无创性神经调控技术在阿尔茨海默病治疗中的应用

技术名称	刺激工具	刺激靶区	常用频率 /Hz	常用强度	刺激时间 /min
rTMS	磁刺激线圈：8 字形 / 圆形	L/R-DLPFC	10/20	90%～100% RMT/AMT	20～30
tDCS	电极：阳极 / 阴极	左侧颞区 / 右侧额极 L-DLPFC / 右侧三角肌 或右侧眶上		1.5～2.0mA	15～30

注：rTMS，重复经颅磁刺激；tDCS，经颅直流电刺激；L/R-DLPFC，左 / 右背外侧前额叶皮质；RMT，静息运动阈值；AMT，活动运动阈值。

二、运动疗法

目前，国内外针对阿尔茨海默病患者采用的运动疗法主要为有氧训练或联合力量训练、牵伸训练、平衡训练等。有研究表明运动疗法对认知功能、日常生活活动能力、运动功能及精神行为症状的改善有积极作用。

（一）有氧运动

为身体大肌群参与、强度较低且持续时间较长的规律运动。常用的有氧运动有骑功率自行车、跑步机运动、步行、上下台阶等，强度常为70%～80%最大心率（HRmax）或60%～75%心率储备（HRR），30～60min/次，3～7次/周，训练周期至少持续2个月，理想情况下持续至少6个月。

（二）其他

肌力训练包括上/下肢抗阻训练、腰部力量训练，常为8～15个/组，3组/次。牵张训练包括肩关节、背部及下肢的牵张。平衡训练包括静态平衡训练与动态平衡训练（如侧步走、向后转、转圈）。

第三节　作业治疗

一、ADL训练

（一）活动改良

改变痴呆患者的活动方式，如将站着穿衣这一活动改变为坐着穿衣，一方面可以改善活动的完成度，另一方面可以增加安全性。

（二）描述性提示策略

在训练中给予患者更加详细的提示。例如，当希望患者参与一些休闲活动时，一般性提示为"旁边的房间有活动"，而描述性提示为"你确定不去吗？房间里有填字游戏"，描述性提示可以改善活动表现。

（三）无差错学习

无差错学习（errorless learning，EL）是一种旨在防止患者给出错误答案的方法。它是一种基于"问题"和正确"答案"的频繁重复的塑造方式，并不是特定的治疗干预，可以在各种任务中使用。ADL训练中通过训练前治疗师对每个步骤的讲解、对某项活动的演示、协助患者完成某个步骤、允许更多时间完成某个活动等来降低患者的错误率，总是给予正确"答案"的反馈。无差错学习基于患者过去的习惯，而不是重新学习新方法，以提高ADL能力，如转移、穿衣、修饰、打电话等。

二、认知康复治疗

认知康复治疗是不同阶段阿尔茨海默病患者康复治疗中最为重要的一种干预疗法，基于补偿和恢复的不同理论，主要分为认知刺激、认知康复和认知训练。

（一）认知刺激

主要干预对象是轻中度痴呆患者，通常在社交环境（小组）中进行娱乐性、非特定的认知活动，如小组定向任务。在经过适当培训的照护人员带领下，通过持续数周的主题讨论、手工制作、集体游戏等小组活动，来改善患者的认知功能。

（二）认知康复

针对明显功能障碍的阿尔茨海默病患者，根据个体化目标最大限度地提高其社会参与度和日常生活活动能力。干预对象主要是因认知障碍影响日常生活活动能力的患者，通过医师、治疗师和照料者协作，采用个体化干预手段或策略，维持和改善患者进食、穿衣、洗漱等基本功能。

（三）认知训练

认知训练被定义为在特定的认知过程中进行重复练习的标准化训练，旨在改善特定认知功能如记忆力、解决问题能力和注意力等，可以采用纸笔式或计算机化的训练方式。计算机训练可根据患者的表现动态调整，从而实现适应性的训练效果。

1. 认知训练的适宜对象

（1）健康老年人或临床前阶段患者：认知训练可改善健康老年人的认知功能，并可在一定程度上提升临床前阶段患者的记忆力和心理健康水平。认知训练联合运动治疗可以改善认知功能，延缓病情进展。

（2）MCI 阶段：认知训练可改善 MCI 患者的记忆力、执行功能、注意力、语言功能、整体认知功能和精神行为症状。认知训练可显著改善遗忘型 MCI 患者的记忆力、语言功能和执行功能；计算机辅助认知训练可以显著改善血管性 MCI 患者的认知和语言功能。

（3）痴呆阶段：针对痴呆期患者，认知训练可以作为药物治疗的补充训练。认知训练可改善不同程度痴呆患者的整体认知功能，但日常生活活动能力没有显著提升。短期认知训练有助于改善患者抑郁和焦虑症状，但维持效果不佳。轻、中、重度痴呆患者都可进行认知训练，轻度及中度痴呆患者可使用计算机辅助训练，重度痴呆患者更适合使用一对一的人工式教学训练，或给予适当的认知刺激。

2. 认知训练方法

（1）复合性注意训练：常用训练方法包括 Stroop 测验、同时性双任务（如单词朗读和字形判断）、双耳分听任务、数字或字母划消、数字顺背或倒背、钓鱼游戏、拼图游戏、填色游戏、棋牌游戏、阅读图书及手工操作等。

（2）记忆训练：根据患者记忆损害的类型和程度，可采取不同的训练内容和方法。针对瞬时记忆的训练方法包括注意广度训练、听写训练等；针对短时记忆的训练包括视觉、听觉词汇和图形记忆，故事的逻辑记忆；针对长时记忆的训练可让患者回忆最近来访的亲戚或朋友姓名、回忆看过的电视内容、背诵诗歌等。可采用无差错学习和间隔提取法（反复告知患者需要记住的信息并逐渐延长回忆间隔）。同时可采用外在记忆辅助工具，如记事本、日程安排表、定时器等。

（3）执行功能训练：将动物、植物、食品等物品或卡片按用途或相关性进行归纳和分类训练；可用按颜色（蓝、黑、白）、形状（圆形、方形、三角形）和大小（大、中、小）对成套卡片进行不同属性的分类和判断训练；也可利用双手进行运动执行训练，如握拳、切、拍等连续变换动作训练。

（4）知觉性运动训练：包括临摹或摆放拼图或积木，辨认重叠图形，描述图片中两物品之间的位置关系。训练患者对物品、人、声音、形状或者气味的识别能力，如通过反复看照片和使用色卡训练患者命名和颜色辨别能力以改善视觉失认；进行声 - 图辨认或声 - 词辨认以改善听觉失认；闭目触摸不同形状、质地的物品而后睁眼确认以改善触觉失认。

（5）社会认知训练：训练患者对不同情绪的识别能力。通过富有问题的故事卡片引出患者对故事卡片上相关人物的精神状态（思想、欲望和意图等）或经历过的事件的推测，如"女孩在椅子上干什么"或"为什么男孩在哭泣"等。

三、精神行为康复训练

精神行为障碍可在药物治疗控制良好的基础上，选用多种方法进行康复训练。心理干预采取支持性技术、表达性技术、认知行为技术和生物反馈技术来改善精神行为障碍,其原则包括快乐性原则、鼓励性原则和参与性原则。

建议有活动能力的患者多进行户外活动,尽可能接受自然光的照射。芳香疗法基于使用植物产品或芳香植物油来生产精油和芳香化合物的混合物,可改善痴呆患者的睡眠不足和行为症状,减少躁动和破坏性行为。美术治疗是将绘画等美术活动作为媒介来满足患者的情绪、社交需求。宠物疗法又称动物陪伴治疗,可以降低激越、攻击和抑郁症状。此外,有研究表明认知训练和运动治疗对改善患者的精神行为症状有积极意义。

四、环境干预

基于环境的干预措施可以改善痴呆患者的行为、知觉障碍及预防摔倒,如氛围音乐的应用、多感官干预、针对患者感知觉改变设定个性化的房间、在家里使用预防摔倒的监控设备。

五、其他

(一)音乐疗法

音乐及其元素如旋律、节奏、和声的应用。音乐疗法(music therapy)可有效提高轻度痴呆患者的记忆力和语言能力,减轻中重度痴呆患者的精神症状和照料者的痛苦。治疗方式包括被动聆听式和主动参与式两类,其中主动参与式音乐治疗是指患者通过参与音乐行为(如演奏、演唱等)来达到治疗目的。无论音乐治疗的干预方式如何,只有根据患者的年龄、民族和喜好等制订个性化音乐治疗方案,才能为患者提供更好的治疗效果。治疗性音乐的曲目分类有多种,选曲应因人而异。

(二)怀旧治疗

怀旧治疗(reminiscence therapy,RT)主要是通过回忆过去的经历,促进患者内在心理功能、认知功能及人际关系的恢复。痴呆患者远期记忆力在病程的大部分时间内仍保存着,有回忆和整合过去的能力。怀旧治疗可通过个人回忆、与人面谈、小组分享、观看展览及话剧等形式进行,如与家人或朋友讨论过去的经历、事件和活动,也可使用照片、书籍、旧报纸或过去熟悉的物品等来激发回忆,促进患者分享和重视他们的经历。

(三)虚拟现实技术

虚拟现实(virtual reality,VR)是指利用计算机技术模拟产生三维空间的虚拟世界,给用户提供视觉、听觉、触觉等感官的模拟,让其如同身临其境。患者在一定程度上可以感知场景中物体的移动,并使用操纵杆加以控制,从而进行 VR 训练,以改善患者感知、反应和表现能力。

第四节 其他康复治疗

一、言语治疗

根据患者语言表达和理解受损程度,制订不同的目标和训练方法。语言障碍较轻、基本能进行交流的患者以改善语言功能为主;语言交流较困难的患者应以恢复残存功能,改善交流能力为主;理解和语言表达严重障碍而无法进行交流的重度患者,可利用残存功能或代偿方法,采用手势、姿势等视觉性语言和沟通交流板等方法来改善实用性交流功能,建立简单的日常交流方式。康复治疗师可根据语言功能变化,逐渐更改训练的重点和方法。

二、吞咽治疗

改变食物稠度可能是改善吞咽障碍和避免误吸的有效解决方案。研究表明，与低或中稠度食团相比，用高稠度食团喂养的患者误吸率降低。喂养干预包括适当的帮助、患者监测、心理干预和进食后的护理。

三、康复辅助器具

对于具有严重认知障碍的部分阿尔茨海默病患者，可应用电子计算机及其辅助装置、人工耳蜗、助听器、机器人，以及矫形器、自助具、轮椅等康复设备和器材，帮助改善患者认知功能，提高日常生活活动能力，延缓社会功能的减退。

（吴　霜）

第三十八章

帕金森病康复评定与治疗

帕金森病（Parkinson disease，PD）又称震颤麻痹（paralysis agitans），1817 年英国医师 James Parkinson 首次正式报道以来，其作为一种独立疾病被人们认识已达 200 多年。PD 在临床上以静止性震颤、肌强直、运动迟缓和姿势平衡障碍为显著特征，同时还伴随睡眠障碍、嗅觉障碍、自主神经功能障碍、认知和精神情感障碍等非运动症状的临床表现。PD 发病机制仍不明确，被认为是遗传易感性、环境毒素和衰老几种因素共同作用的结果，主要病理改变是黑质致密部多巴胺能神经元丢失和路易体（Lewy body）形成，最显著的生物化学特征是脑内多巴胺含量减少。

PD 常见于中老年人，随着人口老龄化进展，PD 发病率逐年上升，我国汉族 50 岁及以上人群 PD 平均患病率为 3.88%，回族人群 PD 患病率为 1.22%。据估计，至 2030 年，中国 PD 患者人数将达 494 万，占全球 PD 总数的一半。PD 起病缓慢，逐渐进展，生存期 10～30 年，疾病晚期严重的肌强直、全身僵硬导致卧床。本病的死亡原因主要是肺炎、骨折等各种并发症，给患者、家庭和社会造成巨大的经济负担。针对 PD 的治疗，药物治疗是主要治疗手段，手术治疗是药物治疗的补充，运动与康复治疗、心理干预与照料护理适用于 PD 治疗全程。

第一节　康复评定

一、基于 ICF 的康复评定

PD 引起的功能障碍包括原发性功能障碍和继发性功能障碍。原发性功能障碍包括：①运动障碍，如运动迟缓、动作启动及执行困难、姿势步态异常、冻结、震颤、强直；②感觉异常和疼痛；③自主神经功能紊乱，如直立性低血压、便秘；④认知障碍，如任务转换困难；⑤行为及情感障碍，如抑郁、焦虑、精神症状（幻觉）；⑥胃肠功能障碍，如吞咽困难、便秘；⑦膀胱功能障碍；⑧性功能障碍。继发性功能障碍包括肌肉萎缩、骨质疏松、心肺功能下降、脊柱后凸、周围循环障碍、压疮等。

应该基于 ICF 理念，从身体功能和结构、个体完成任务或动作的能力、参与家庭及社会活动的能力三个维度，结合个体因素和环境因素的相互作用，对 PD 患者进行功能障碍的分析和评定，以便制订客观和个体化的康复目标及计划（图 38-1）。

二、疾病严重程度评定

（一）Hoehn-Yahr(H-Y)分期

H-Y 分期被推荐作为疾病进展和疾病严重程度的评定方法，根据患者的症状和严重程度，该量表将 PD 分为 5 期。H-Y 1～2.5 期为早期阶段，H-Y 3～4 期为病程中期阶段，H-Y 5 期是病程晚期（表 38-1）。

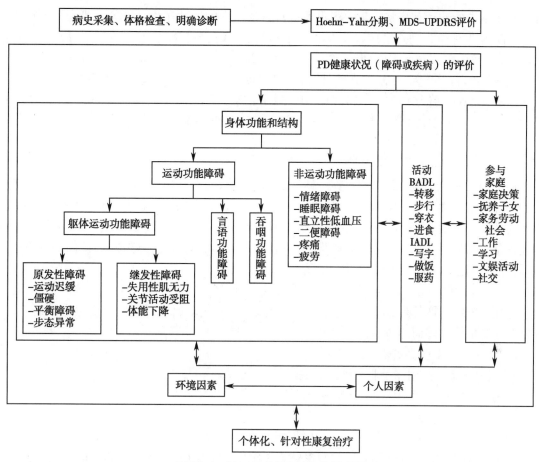

图 38-1　基于 ICF 的 PD 康复流程图

MDS-UPDRS. 国际运动障碍协会 - 统一帕金森病评定量表；PD. 帕金森病；BADL. 基础性日常生活活动；IADL. 工具性日常生活活动。

表 38-1　H-Y 分期

分期	残疾特征
1	单侧肢体症状
1.5	单侧肢体症状合并躯干症状
2	双侧肢体症状，无平衡障碍
2.5	双侧肢体症状，有轻度平衡障碍，后拉试验可自行恢复
3	轻中度双侧肢体症状，存在姿势不稳，转弯变慢，平衡障碍，后拉试验不能自行恢复平衡，但生活能够自理
4	症状严重，生活部分依赖，但仍可独自行走或站立
5	严重残疾，生活完全依赖，无帮助时只能坐轮椅或卧床

（二）统一 PD 评定量表

统一 PD 评定量表（unified parkinson disease rating scale，UPDRS）是监测 PD 疾病进展、评估治疗效果的综合评估工具，可作为临床分型的重要依据。UPDRS 包括四部分：UPDRS-Ⅰ评价日常生活中的非运动症状,UPDRS-Ⅱ评价日常生活中的运动症状,UPDRS-Ⅲ为运动功能检查,UPDRS-Ⅳ评价运动并发症。其中,UPDRS-Ⅰ分为ⅠA与ⅠB,共13个问题。ⅠA部分着重评价复杂行为,由评分者完成(共6个问题);ⅠB部分包含7个非运动症状对日常生活影响的问题,是患者自评问卷,由患者填写,照料者可协助。UPDRS中非运动症状13项,得分范围0~52分;日常生活活动13项,得分范围0~52分;运动检查16类33项,得分范围0~132分;运动并发症3类6项,得分范围0~24分。得分越高,功能损害程度越重。

三、躯体运动功能障碍评定

从平衡功能、步行功能、转移能力、体能、跌倒风险、姿势稳定性和作业能力方面进行躯体运动功能评定。由于药物的摄入,1日中不同时间段PD患者的功能状态差异较大,建议在PD患者功能状态好时(开期)进行问卷调查和使用工具评定,在运动受限时(关期)进行肢体运动功能评估。对于开、关期运动均受限及开、关期存在肢体功能差异的患者,建议两期都进行评估,评定时要记录PD患者是处于开期还是关期。

(一)UPDRS-Ⅲ

应用UPDRS-Ⅲ运动功能检查分量表相应的条目,对运动迟缓、僵硬、姿势平衡障碍、步态异常和手功能活动障碍等进行评定。

(二)肌力和肌张力评定

1. 肌力评定　采用徒手肌力评定方法。

2. 肌张力评定　采用Ashworth痉挛量表进行评定。

(三)平衡功能评定

包括静态平衡和动态平衡。常用平衡功能评定方法有Berg平衡量表(BBS)、推放试验(push and release test)、改良PD活动量表(M-PAS)、5次坐立试验(FTSTS)、功能性前伸试验(FRT)和后拉试验(pull test)等,可根据临床需要进行选择。

(四)步行能力和转移能力评定

常用评定方法包括10m步行试验(10MWT)、6分钟步行试验(6MWT)、起立-行走计时(TUG)测试、快速转身试验(rapid turns)、动态步态指数(DGI)、功能性步态评估(FGA)、新冻结步态问卷(NFOG-Q)等。可根据临床需要进行选择。

TUG测试对PD患者步行能力和转移能力的评定简单方便,同时也对患者跌倒的风险进行评定。测定时要求患者从一张有扶手的椅子上(椅子座面高度约45cm,扶手高约20cm)站起来,步行至离座椅3m远的地面标识处,随后转身走回椅子前,再转身坐下,靠在椅背上。测试者记录患者背部离开椅背到再次坐下所用的时间(以秒为单位)及在完成测试过程中出现可能会摔倒的危险性。评分标准:<10秒,可自由活动;<20秒,大部分可独立活动;20~29秒,活动不稳定;>30秒,存在活动障碍。除了记录所用的时间外,对测试过程中的步态及可能会摔倒的危险性按以下标准打分:1分代表正常;2分代表非常轻微异常;3分代表轻度异常;4分代表中度异常;5分代表重度异常。得3分或3分以上的患者,其摔倒的危险增高。

(五)手功能评定

采用简易上肢功能检查(STEF)、Wolf上肢运动功能测试、Jebsen-Taylor手功能测试或上肢动作研究量表(ARST)对手的功能活动进行评定。

(六)日常生活活动能力或作业能力评定

包括基础性日常生活活动(BADL)能力和工具性日常生活活动(IADL)能力两部分,国内常用 Barthel 指数或 MBI 来评定 BADL 能力。IADL 评定量表包括自己乘车、购物、做家务、洗衣、做饭、打电话、理财、服药 8 个条目。

四、言语功能评定

PD 患者言语问题主要是构音障碍和继发的交际障碍。其构音障碍属于运动低下型构音障碍，患者语言和嗓音的表现常为响度单一、音调单一，低音调、重音减少、辅音不准确，有呼吸音或失音现象，语速变化多，有时言语短促、语速增快。常采用改良 Frenchay 构音障碍评定法（mFDA）进行评定。

Frenchay 构音障碍评定法包括反射、呼吸、唇、颌、软腭、喉、舌和言语 8 个项目，每个结果都设定了 5 个（a、b、c、d、e）级别的评价标准及影响因素，包括听力、视力、语言、情绪和体位等。a 为正常，e 为严重损伤。

五、吞咽功能评定

吞咽障碍在 PD 患者中很常见，以口腔期障碍最为突出。吞咽功能评定包括吞咽障碍筛查、临床评定和仪器评定。对于存在症状波动的患者，应在开期进行检查。

（一）吞咽障碍筛查

吞咽障碍筛查可以初步了解患者是否存在吞咽障碍及其程度，并判断患者吞咽的安全性和有效性。

1. 进食评估问卷调查工具 -10（EAT-10）　EAT-10 包含 10 项吞咽障碍相关问题，每项评分分为 4 个等级，0 分没有障碍，4 分严重障碍，总分在 3 分及以上视为吞咽功能异常（表 38-2）。

表 38-2　进食评估问卷调查工具 -10（EAT-10）

说明：每题勾选相应选项的方框，回答您所经历的下列问题处于什么程度（总分 40 分）；0 分没有，1 分轻度，2 分中度，3 分重度，4 分严重

问题	程度评分 / 分
1. 我的吞咽问题已经使我体重减轻	□ 0　□ 1　□ 2　□ 3　□ 4
2. 我的吞咽问题已经影响到我在外就餐	□ 0　□ 1　□ 2　□ 3　□ 4
3. 吞咽液体费力	□ 0　□ 1　□ 2　□ 3　□ 4
4. 吞咽固体费力	□ 0　□ 1　□ 2　□ 3　□ 4
5. 吞咽药片（丸）费力	□ 0　□ 1　□ 2　□ 3　□ 4
6. 吞咽有疼痛	□ 0　□ 1　□ 2　□ 3　□ 4
7. 我的吞咽问题影响到我享用食物的快感	□ 0　□ 1　□ 2　□ 3　□ 4
8. 我吞咽时有食物卡在喉咙里	□ 0　□ 1　□ 2　□ 3　□ 4
9. 我吃东西有时会咳嗽	□ 0　□ 1　□ 2　□ 3　□ 4
10. 我吞咽时感到紧张	□ 0　□ 1　□ 2　□ 3　□ 4
总分：	

2. 慕尼黑 PD 吞咽障碍测试（MDT-PD）　属于自我报告问卷，对于初发口咽症状及喉部插管或误吸的风险检测具有很好的预测能力和鉴别能力。该问卷由 26 个项目组成，分为四类：①进食、饮水过程中出现的吞咽症状；②独立于食物摄入的吞咽困难；③吞咽特异性和伴随性

负担；④吞咽相关的健康和营养状况问题。MDT-PD 临床使用方便，易被患者接受，已在多个国家广泛应用。

3．饮水试验　由日本人洼田俊夫于 1982 年提出，要求患者端坐，喝下 30ml 水，观察所需时间和呛咳情况。1 级，能顺利地 1 次将水咽下；2 级，分 2 次以上咽下，不呛咳；3 级，能 1 次咽下，但有呛咳；4 级，分 2 次以上咽下，但有呛咳；5 级，不能全部咽下且频繁呛咳。

4．反复唾液吞咽测试（RSST）　检查者将手放在患者喉咙处，然后让患者进行最快速度的吞咽，如果出现了没有唾液的情况，可以给喝一口水之后再进行测验。在 30 秒内计数，如果少于 5 次为异常。

（二）临床吞咽评估

临床吞咽评估（clinical swallow evaluation，CES）即吞咽功能床旁检查，包括全面的病史回顾、临床吞咽检查、床旁进食评估三个部分。

1．病史回顾　在回顾患者吞咽困难的病史时，应从功能层面（吞咽、进食速度）、活动水平（避免个人认为吞咽困难的食物）和参与水平（与他人一起进食）询问具体问题及其进展情况，观察自发饮用情况（水、咖啡、茶）。

2．临床吞咽检查　包括：①脑神经全面检查；②"空吞咽"测试；③指令和 / 或反射性咳嗽测试；④各种食物和液体稠度的吞咽评价；⑤检查影响吞咽效率和安全性降低的体征或症状。

3．床旁进食评估

（1）容积 - 黏度测试（volume-viscosity sallow test，V-VST）：主要用于吞咽障碍安全性和有效性的风险评估，帮助患者选择摄取液体量最合适的容积和黏度。从稠液体黏度开始测试，容量从 5ml 到 10ml 再到 20ml，逐渐增加难度，当患者完成稠液体黏度部分测评并没有主要的误吸症状（咳嗽或大于 3% 的氧饱和度下降）时，相对安全的液体黏度部分可以同样逐渐增加量的方式来评估。最后相对安全的布丁黏度部分用同样的规则来评估。如果患者在稠液体黏度某个容积部分存在吞咽安全问题，这部分试验停止，不需要做稀液体黏度部分测试，直接进入较安全的布丁黏度部分。如果患者在稀液体黏度某个容积部分存在吞咽安全问题，这部分试验停止，直接进入布丁黏度部分。在测试过程中，出现咳嗽、血氧饱和度水平下降和音质改变，视为存在吞咽安全问题。

（2）直接摄食评估：观察患者将食物送入口中的过程，进食的一口量、一次吞咽的时间、用餐的进食时间、适合患者安全吞咽的食物性状，以及患者可否安全吞服药物情况。

（三）仪器评估

当临床评估提示患者存在吞咽障碍时，应进行仪器检查以评估吞咽具体情况。吞咽造影录像检查（VFSS）或吞咽纤维内镜检查（FEES）被认为是吞咽障碍检查和诊断的金标准。

1．VFSS　是在 X 线透视下，针对口、咽、喉、食管的吞咽运动所进行的特殊造影，可有效评估口腔起始时间、口腔和咽部通过时间、吞咽反射触发、舌骨前上运动、腭咽闭合时间、吸入量、会厌外翻、咽后壁和梨状隐窝残留量，以及环咽肌失弛缓程度等。造影食物一般分为稀流质、浓流质、糊状食物和固体食物，应根据临床评定结果选定，原则上先糊状、后液体和固体，量由少到多，分次给予 3ml、5ml、10ml 配制好的对比剂（又称造影剂）。在口腔期重点观察口唇的闭合及随意运动、舌的搅拌运动、舌的运送功能、软腭的活动及有无鼻腔内反流、口腔内异常滞留及残留等。咽期重点观察吞咽反射启动的触发时间、咽缩肌舒缩活动、咽喉上抬程度、会厌及声门关闭、会厌谷及梨状隐窝异常滞留和残留、有无误吸、误吸食物的浓度和误吸量。渗漏和误吸程度分级采用 Rosenbek 渗漏 / 误吸量表进行评定。食管期观察食管上括约肌和下括约肌能否开放、开放程度、食管的蠕动情况。检查过程中注意是否有误吸发生，如果患者进食后发生呛咳，及时给予拍背、吸痰，尽可能将误吸的对比剂排出。

2. FEES　利用电子纤维喉镜进入患者口咽部和下咽部，观察会厌、会厌谷、舌根、咽壁、喉、梨状隐窝等结构，分泌物残留程度，以及这些结构在呼吸、发声、咳嗽、屏气和吞咽食物时的运动，测试一系列不同稠度和日常饮食的吞咽活动。咽喉部分泌物聚集情况根据才藤荣一分级法分为 4 个等级（0～3 级）：0 级，咽喉部无分泌物聚集；1 级，咽喉部有较多分泌物聚集，但喉前庭无分泌物聚集；2 级，喉前庭有较多分泌物聚集，但能咳出；3 级，喉前庭较多分泌物聚集且无法咳出。

另外，高分辨率咽腔测压（HRM）可以测定咽腔内的压力，量化吞咽功能，动态连续地直接反映整个吞咽过程中咽腔压力变化，反映出咽部肌肉与食管上括约肌的功能及协调性，以及二者与食管体部和食管下括约肌的协调性。缺点是不能直观地看到解剖结构及食物通过状况，也不能判断有无误吸。

（四）流涎评定

PD 患者吞咽障碍常与流涎并存，采用 UPDRS-Ⅱ第 2 项对唾液和流涎进行评定，也可采用 PD 流涎临床量表（SCS-PD）或流涎严重程度和频率量表（DSFS）对流涎严重程度进行评定。

（五）认知功能评定

认知功能评定包括注意、记忆、逻辑思维、判断和执行能力评定。常用评定方法有简易精神状态检查量表（MMSE）、蒙特利尔认知评估量表（MoCA）、PD 认知结局量表（SCOPA-COG）和 PD 认知评定量表（PD-CRS）等量表。

（六）精神情绪评定

应用贝克抑郁问卷（BDI）、贝克焦虑问卷（BAI）、汉密尔顿抑郁量表（HAMD）、汉密尔顿焦虑量表（HAMA）、医院焦虑抑郁量表等进行评定。

（七）睡眠障碍评定

采用匹兹堡睡眠质量指数（PSQI）、PD 睡眠量表（PDSS）、快速眼动睡眠行为障碍量表（RBDQ）等进行评定。

（八）参与能力和生活质量评定

采用 PD 生活质量问卷 -39（PDQ-39）和健康调查量表 36（SF-36）进行评定。

（九）自主神经功能评定

国际运动障碍协会（MDS）推荐采用帕金森病自主神经症状量表（SCOPA-AUT）、PD 非运动症状问卷（NMSQ）、非运动症状量表（NMSS）进行评定。直立倾斜试验（HUTT）可提高直立性低血压的诊断灵敏度。

第二节　康　复　治　疗

康复治疗虽然不能改变疾病本身的结局，但通过指导正确的锻炼方式，保持良好的肌肉灵活性和耐力，可延缓疾病发展，提高生活自理能力，延长生活自理的时间。

一、药物治疗

针对 PD 患者，药物治疗是主要治疗手段，手术治疗是药物治疗的补充，康复治疗应该贯穿于 PD 治疗全程。常用药物见表 38-3。

表 38-3　常用抗帕金森病药物

类别	药物名称
复方左旋多巴制剂	复方左旋多巴
多巴胺受体（DR）激动剂	普拉克索、吡贝地尔、罗匹尼罗、罗替高汀
MAO-B 抑制剂	司来吉兰、雷沙吉兰、沙芬酰胺、唑尼沙胺
COMT 抑制剂	恩他卡朋、托卡朋、奥匹卡朋、恩他卡朋双多巴
NMDA 拮抗剂	金刚烷胺
抗胆碱能药物	苯海索

注：MAO-B，单胺氧化酶 -B；COMT，儿茶酚 -O- 甲基转移酶；NMDA，N- 甲基 -D- 天冬氨酸。

　　PD 药物治疗方案强调个体化的特点，不同患者的用药选择需要综合考虑患者的疾病特点和疾病严重程度、发病年龄、就业状况、有无认知障碍、有无共病、药物可能的不良反应、患者的意愿、经济承受能力等因素。复方左旋多巴是目前治疗 PD 的金标准药物。PD 的药物治疗应坚持"细水长流、不求全效"的用药原则，药物均须从小量开始、缓慢增量。当单药治疗不能维持疗效时，可考虑联合用药，但应权衡利弊。

二、康复治疗原则

　　康复治疗应因人而异，需根据疾病严重程度及存在的各种功能障碍类型和程度，制订个体化康复目标和针对性康复治疗措施，必须注意 ICF 所包含的所有因素。

　　依据 PD 患者不同 H-Y 分期，给予不同的康复措施：

　　1. 早期患者（H-Y 1～2.5 期）　以自我管理和促进积极主动的生活方式为主，鼓励参加体育运动，如健步走、太极拳、瑜伽、骑自行车、舞蹈等，适度进行有氧训练（如活动平板等）、抗阻训练及双重任务训练，改善体能，减少白天静坐时间，推迟活动受限的发生。

　　2. 中期患者（H-Y 3～4 期）　以主动功能训练，维持或提高活动能力和预防跌倒为主，尤其是平衡、步态和上肢功能活动训练；可采用心理提示、外部提示和认知运动策略。

　　3. 晚期患者（H-Y 5 期）　以维持心肺等重要器官功能为主，同时避免压疮、关节挛缩和静脉血栓等并发症，及时进行床上或轮椅上的体位变换，以及辅助下的主动运动训练。

三、躯体运动功能的康复治疗

　　PD 的运动治疗主要针对四大运动障碍，即震颤、肌强直、运动迟缓和姿势步态异常，以及预防由此产生的继发性功能障碍。其原则是抑制异常运动模式，充分利用视听反馈，让患者积极主动参与治疗，避免疲劳及抗阻运动。

　　（一）运动疗法

　　1. 松弛训练　通过有节奏的躯干旋转和推拿按摩等方法，改善僵硬的肌群。本体促进技术（PNF）具有松弛肌强直作用，还能克服因少动带来的损伤效应。

　　2. 维持和改善关节活动度（ROM）训练　要进行头颈部、肩部、躯干与四肢各个关节全范围的主动或被动活动，牵伸缩短的、张力高的屈肌，维持正常关节活动度。重点是屈肌群的牵伸和胸廓的扩张运动、股四头肌与髋伸肌的等长练习。

　　3. 姿势训练　重点为通过活动伸肌，改善 PD 特殊姿势。可利用姿势镜让患者通过视觉对照镜子自我矫正,上肢通过本体促进技术的对角屈曲运动模式(肩屈曲、外展、外旋),促进上躯干伸展,纠正脊柱后凸。下肢通过本体促进技术的对角伸展运动模式(髋伸展、外展、内旋)来纠正髋、膝关节屈曲姿势。

4. 平衡训练　PD患者因重心转移困难而难以维持坐位、跪位及站立位平衡。训练时重点是控制重心和稳定极限的训练,应有意识地在以上3种体位下做前、后、左、右重心转移训练,如可以训练患者在走廊行走、U型转弯、在椅子上转过身、爬楼梯、单脚站立、从椅子上站起来等。同时应给予强化核心肌力训练,包括躯干、腹肌及腰背肌的训练,以加速改善患者平衡协调能力、步行能力及日常生活活动能力。太极、舞蹈都可以改善患者的下肢肌力、平衡能力和步行速度,但存在明显平衡障碍、跌倒风险高的患者应谨慎选择。

5. 步态训练　大多数PD患者都有步态障碍,轻者表现为拖步,走路抬不起脚,同时上肢不摆臂,没有协同动作。严重者表现为小碎步前冲、转弯和过门槛困难。同时,患者在起步和行进中,常常会出现冻结现象。训练的重点在于矫正躯干前倾姿势,改善追赶身体重心所致的慌张步态。强调步态重塑和运动控制的再学习,可以帮助克服姿势不稳的问题。其关键是要抬高脚和跨步要大。锻炼时最好有其他人在场,可以随时提醒和改正异常姿势。教会患者步行时双眼直视前方、身体直立,起步时足尖要尽量抬高,先足跟着地再足尖着地,跨步要尽量慢而大,大步直线行走,配合上肢有节律地摆动。转弯时转较大弧度的圈而非旋转,以避免失去平衡及保持姿势稳定,从而减少跌倒的风险。

对于存在冻结步态的患者,可通过让患者处于易诱发冻结步态的环境中,如狭小的空间、设置障碍物等,鼓励患者适应这种环境,减少冻结步态的发生;当在步行起步有冻结感时,告知患者遇到这种情况,不要着急,可以采用下列方法:首先将足跟着地,全身直立站好。在获得平衡之后,再开始步行,必须切记行走时先以足跟着地,足趾背屈,然后足尖着地。训练时可以在脚前方每一步的位置摆放一块高10~15cm的障碍物,进行跨越障碍物的行走锻炼。还可以借助跑步机、下肢康复机器人等康复设备进行步态矫正训练。

6. 双重任务训练　在进行平衡和步行任务的同时执行另一项任务,如谈话、手持物品,或把头从左转向右看墙上的东西,并说看到什么。但对于PD中晚期患者,应尽量避免或减少双重任务,防止跌倒。

7. 外部提示策略训练　利用视觉、听觉、本体感觉或触觉等外部提示,帮助患者启动运动或促使运动继续进行,有助于改善起步困难和冻结步态。听觉提示是根据音乐节奏或者节拍器的节律行走,或喊如"一二二、一二一"这样的口令,引导患者步行。视觉提示主要为类似斑马线的线条、人行道的瓷砖或地板图案等,让患者练习跨步,控制步长和步速,避免小碎步和慌张步态。也可采用步态辅助设备(如拐杖或助步车)为患者运动提供稳定支持。

(二)作业治疗

作业治疗的重点是使患者在家庭和社区中能够从事有意义的活动和角色,帮助患者保持生活自理、工作和娱乐能力,最大程度提高生活质量。要注意激发患者的兴趣,如捏橡皮泥、编织、使用可调式磨砂台等来增加关节活动度,改善手功能。要注意以提高日常生活活动能力为核心,练习手和手臂的运动技能,进行够取、抓握和操控物体训练,提高活动的速度、稳定性、协调性和准确性。训练方法包括:牵张上肢的关节活动度训练;精细动作协调与训练,如应用彩色木栓或小球进行手的精巧度训练;手动自行车或摇椅训练交互运动;辅助性或代偿性设备的应用,如尼龙搭带、升高的便桶、抓杆、有手柄的餐具或钥匙等的应用训练。要进行转移训练(床上活动、转移训练),如椅子上站起、坐下,从床上起来、躺下,翻身等;要进行日常生活活动能力的训练，如站立、行走、穿衣、洗漱、进食、大小便和写字等。

（三）生物反馈训练

生物反馈训练包括肌电、呼吸、皮肤电阻、心率变异性等多项生理指标，可改善肌肉僵硬、失眠、情感障碍等；盆底肌生物反馈训练可改善患者二便功能障碍和性功能。

（四）虚拟现实技术

可以通过虚拟现实技术，对 PD 患者进行虚拟日常生活训练，如抛接物体、虚拟视觉跟踪训练、步行训练等，能有效增加反馈信息，提高患者生活质量并预防危险的发生。

（五）环境改造和适应性训练

对患者和家属进行康复宣教，鼓励患者坐位时尽量保持腰部挺直，不要长时间瘫坐在软沙发内；睡硬板床，以减轻挛缩，改善床上运动。建议患者家庭尽量去掉房间内的地毯和垫子，防止患者被绊倒；卫生间尽量无障碍，墙壁上安装把手等。

四、言语功能训练

重点针对言语产出的呼吸系统（腹式和胸式呼吸）、发声系统（声带和喉）和调音系统（唇、舌、齿、下颌和软腭等）进行训练，改善音强、音调和音质，以改善言语清晰度。

（一）呼吸训练

PD 患者胸部肌肉动作迟缓及协调性下降，导致呼吸协调性降低，呼吸功能障碍是 PD 后期的重要功能障碍，是患者死亡的重要原因。改善呼吸功能的训练方法有呼吸肌训练、腹部加压训练、呼吸体操等。呼吸肌训练包括深吸气和深呼气训练（如吹气球），可以增大胸廓扩张度，提高肺活量；腹部加压训练可以训练呼吸肌力，提高腹式呼吸能力，提高呼吸功能；呼吸体操可以锻炼膈肌及肋间肌等呼吸辅助肌，可进一步改善呼吸功能。

（二）发声训练

要求患者运用各种声调进行持续性发声，训练声带向前关闭、喉上抬，以强化声带闭合功能。最长发声时间可以作为发声训练的一部分，呼气训练是目前应用最多的发音辅导器官训练方法，能够增加音强，延长最大持续元音发声时间。例如，发元音"i"的训练，可以促进声带最大程度闭合。

（三）发音训练

吸气后发"a、e、o"等元音，音量尽量放大，在鼻子上贴纸条，然后发"b、p"等爆破音感受气流来提高音量；按照由低到高的音调读元音，反复练习不同音调组合的简单词语，如"事实、实施、史诗"等，训练音调变化。

（四）励-协夫曼语音治疗

励-协夫曼语音治疗（LSVT）是在 20 世纪 80 年代发展起来的一项技术，主要针对 PD 的言语障碍进行康复治疗。它的主要目标是增加发声的音量，改善发声运动中的感知反馈能力，重新调整与发声有关的感觉运动系统，被认为是针对 PD 特异且有效的语音治疗技术。LSVT 通过对声带和喉部的控制训练及延长元音最大持续发声时间训练，改善音强、音调和音质。LSVT 的训练内容包括三个方面：

①发音时长：患者被要求延长发音时长，即深呼吸来尽可能长时间发单元音。②发音频率范围：患者被要求扩大自己的发音频率范围，即提高自己发声的最高频率或者音高，然后再降低发声的最低频率或音高。③语句训练：选择 10 个左右日常用语来进行训练。通过这些训练，患者的发声音量可以得到显著改善，并且可以延长发音时长、增加发声基频变化。

注意事项：① LSVT 是一种高强度的发声训练方法，对喉部功能有较高的要求，有声带小结、胃食管反流、喉癌等喉部疾病的患者则不适于参与此训练项目。② LSVT 训练时应避免声带的过度疲劳，在训练前、训练后及训练间歇应多做声带放松训练（如打嘟法）等。③训练应由易到难，由基础训练到强化训练，循序渐进，训练时应依据患者状态进行适度调整。

（五）歌唱治疗

近年来歌唱治疗被证实能够在一定程度上改善 PD 患者言语障碍，唱歌不仅能延长发音时长、增加发声频率变化，还能改善肌肉协调性和灵活性、锻炼肺活量。有研究表明，多人合唱的干预方式可能对语音发声结果更有益。

五、吞咽功能康复治疗

吞咽障碍康复治疗方法包括传统物理治疗、呼吸训练、气道保护训练、代偿技术、电刺激治疗等。

PD 患者语言运动受损、下颌关节活动减小、头颈姿势异常和进食冲动，导致其口腔期和咽期异常，几乎所有的 PD 患者均存在口腔期障碍。口腔期障碍重点进行唇、舌和下颌的运动功能训练，以及头、颈及肩关节活动度训练，这些训练可帮助患者加快吞咽启动。咽期障碍以发声训练为主，可采用 LSVT，在改善嗓音的同时能够改善 PD 患者咽期的食物运送时间并减少咽部残留，改善咳嗽能力，减少误吸风险。对于吞咽疲劳的患者，应减少一口量。对于口中不咽或吞咽启动慢者，可采用提示性策略，提示患者按步骤有意识地吞咽，连续多次努力吞咽，或点头吞咽以增加吞咽力度。对于轻度吞咽障碍患者，可改变食物性状如质地均匀的糊状半流质食物，建议使用增稠剂，服药可用和药顺。对于流涎的患者，提醒患者充分闭合口唇和增加吞咽唾液的频率，重度流涎可采用唾液腺肉毒毒素注射的方法。

建立在视觉反馈机制基础上的视频辅助吞咽治疗和呼气肌肉强度训练（EMST）是改善 PD 患者吞咽障碍的有效训练手段，能够提高吞咽的运动和协调能力，改善气道保护和咳嗽功能，减少误吸风险。对于吞咽障碍较重且有明显误吸风险或摄食不足的患者，建议尽早采取管饲法以避免出现严重的并发症，短期选择鼻胃管喂养，长期推荐经皮内镜胃造瘘喂养。

六、认知障碍康复治疗

认知康复以目标为导向，常采用多模态认知干预方法。

（一）认知刺激疗法

认知刺激疗法（cognitive stimulation therapy，CST）是指以小组形式开展的一些带有娱乐性质的非特异性认知活动，包括讨论时事、词语联想、自然娱乐、使用物品等多个主题，以刺激认知功能。

（二）认知训练

认知训练（cognitive training，CT）是指以提高或保持认知能力为直接目标，针对特定认知功能域进行标准化训练，在结构化任务上进行指导练习，改善相应的认知功能，或者增加脑的认知储备。传统认知训练方法主要以纸张卡片为主，采用基本技能训练、功能训练、作业训练，以及与思维训练相结合等方法。

（三）计算机辅助认知康复

计算机辅助认知康复（computer-assisted cognitive rehabilitation，CACR）是一套集数据管理分析及训练于一体的认知功能康复软件系统。训练项目模块化，训练模块的内容题材广泛丰富,贴近现实,从而提高患者的训练兴趣和积极性。训练模块包括反应行为、空间操作、平面操作、专注注意力、图形记忆力、逻辑思维、计算力、动眼训练、视觉搜索能力;训练项目涉及的认知功能包括注意力、记忆力、空间感知、逻辑思维、视觉建立、视动协调等,可对不同方面的认知功能进行治疗和训练。

七、音乐治疗

音乐治疗可以改善 PD 患者的认知和精神情感障碍,提高患者社会参与性及情绪稳定性,包括被动聆听式和主动参与式两类,应根据患者的年龄、个性和喜好等制订个性化音乐治疗方案。

八、心理康复治疗

主要采用认知行为疗法(cognitive behavior therapy,CBT)、运动疗法和非侵入性神经调控技术治疗。CBT 可采用团体治疗形式。rTMS 采用高频刺激左背外侧前额叶皮质(L-DLPFC)治疗模式。tDCS 治疗采用阳极置于 L-DLPFC 区、阴极置于对侧眶上区的模式。

九、非侵入性神经调控技术

非侵入性神经调控技术包括重复经颅磁刺激(rTMS)和经颅直流电刺激(tDCS),对于 PD 的治疗具有积极的作用,可改善患者的运动症状、言语清晰度、工作记忆和执行功能等;可缓解抑郁、疼痛和失眠等。针对运动症状的治疗,刺激部位常选用 M1 区和补充运动区(SMA);针对情感障碍、认知障碍的治疗,刺激部位一般是 L-DLPFC。但刺激模式、刺激强度、治疗时间等仍需更多的临床研究以提供充分的循证证据。

(张巧俊)

第三十九章

肌萎缩侧索硬化康复评定与治疗

肌萎缩侧索硬化（amyotrophic lateral sclerosis，ALS）又称"渐冻症"或"渐冻人症"，是一种致死性运动神经元疾病。目前全世界范围内 ALS 患病率约为 4.42/10 万。ALS 一般中老年发病多见，我国 ALS 发病年龄高峰在 50 岁左右，并且发病年龄有年轻化趋势，少数患者可 20 岁左右即发病。临床以进行性发展的骨骼肌无力、肌肉萎缩、肌束震颤、延髓麻痹和锥体束征为主要临床表现，部分 ALS 患者可伴有不同程度的认知和 / 或行为障碍等额颞叶受累的表现。目前尚无治愈药物且疗效不佳。本病发病机制仍不明确，遗传因素、氧化应激、兴奋性毒性损害、线粒体功能障碍及神经营养的缺乏等被认为可能与运动神经元变性相关。约 10% 的 ALS 患者为家族性，目前已发现多个基因与之关联。ALS 生存期通常为 3～5 年，有 10% 左右的患者生存期可达 10 年以上。呼吸肌受累起病的 ALS 通常进展较快，生存期明显较短。我国 ALS 患者发病年龄早于欧美、生存期长于欧美，随着经济发展和治疗水平的提高，生存期仍有增加趋势。

第一节 康复评定

一、结构评定

（一）体格检查

1. 下运动神经元受累体征 主要包括肌无力、肌肉萎缩和肌束震颤。

（1）舌肌、面肌、咽喉肌、颈肌、四肢不同肌群、背肌和胸腹肌等萎缩，活动力弱。ALS 患者如出现拇短展肌和第一骨间背侧肌受累程度重于小指展肌，称为分裂手现象。其他肌群也可有类似分裂现象，如早期可存在闭目有力而鼓颊力弱、小指外展有力而内收力弱、足跖屈有力而背屈力弱等。发病早期肢体无力通常不对称，但随着病情进展，两侧均明显受累时可出现类似相对对称的体征。

（2）肌束震颤是 ALS 常见的重要体征。

2. 上运动神经元受累体征 主要包括肌张力增高、腱反射亢进、阵挛、病理征阳性等。

（1）假性延髓麻痹：可出现强哭、强笑等。

（2）锥体束受损：萎缩无力的肢体可引出腱反射；部分 ALS 患者即使引不出病理征，但存在腱反射亢进或踝阵挛；当上肢萎缩无力明显，腱反射明显减低或消失时，检查胸大肌反射，有助于发现颈段锥体束受累的线索；腹直肌反射活跃，可支持胸段锥体束受累。

（3）部分患者可表现为主动运动缓慢、协调性差，严重者可出现姿势不稳，类似帕金森病，但体格检查所见无法用下运动神经元病变导致的无力或帕金森病的肌张力增高解释；速度依赖的张力增高、痉挛等。

3. ALS 的非运动症状 部分 ALS 患者可以伴有认知、行为和精神异常，应注意精神和认知方面的病史询问和功能检查。程度较轻者，需要进行详细的精神和认知量表筛查方可发现。

（1）患者常伴有因疾病预后不良而产生的焦虑、抑郁。

（2）锥体束征明显者可有尿急表现。

（3）部分患者可有不宁腿综合征和睡眠障碍。

（4）肢体长时间无力、萎缩和运动减少可出现水肿、皮肤温度低。

（5）部分患者可有非持续性肢体麻木、疼痛等主诉，呼吸功能下降时可有头晕、困倦、失眠等非特异性表现。

（6）延髓受累或情绪等因素造成患者进食减少等，可导致患者出现体重下降。

（7）晚期可出现眼外肌受累的表现。

（8）当病史、体格检查发现某些不能用 ALS 解释的表现时，需要注意鉴别是否合并其他疾病。非运动症状并非诊断 ALS 所必需，但认识和关注患者非运动症状，有助于对疾病的认识和鉴别诊断。

（二）神经电生理检查

1. 神经传导检查　　神经传导检查主要用来诊断或排除周围神经疾病。运动和感觉神经传导检查应至少包括上、下肢各 2 条神经。

（1）运动神经传导检查：远端运动潜伏期和神经传导速度通常正常，无运动神经部分传导阻滞或异常波形离散等髓鞘病变的表现。随着病情发展，复合肌肉动作电位（CMAP）波幅可以明显降低，传导速度也可以有轻微减慢。CMAP 波幅降低与该神经所支配肌肉的无力、萎缩程度一致，如果患者有明显肌无力，而远端 CMAP 波幅降低并不明显，需要注意鉴别是否存在近端传导阻滞。特别是以下运动神经元损害为主要表现者，运动神经传导检查时应包括近端刺激，如上肢的 Erb 点刺激。

（2）感觉神经传导检查：一般正常。当存在嵌压性周围神经病或同时存在其他周围神经病时，感觉神经传导可以异常。

（3）F 波检查：可见 F 波出现率下降，单个 F 波的波幅可明显增高，相同形态的 F 波出现率增加。F 波传导速度相对正常。在肌力较好的肌肉进行检查时，F 波可以正常。

2. 同芯针肌电图检查　　与体格检查相比，同芯针肌电图检查可以更早发现下运动神经元病变。

（1）活动性失神经支配的表现：主要包括纤颤电位、正锐波。当所检测肌肉同时存在慢性神经再生支配的表现时，束颤电位与纤颤电位、正锐波具有同等临床意义。

（2）慢性神经再生支配的表现：①运动单位电位的时限增宽、波幅增高，通常伴有多相波增多；②大力收缩时运动单位募集减少，波幅增高，严重时呈单纯相；③大部分 ALS 可见发放不稳定、波形复杂的运动单位电位。

（3）若同一肌肉肌电图检查表现为活动性失神经支配和慢性神经再生支配共存，对于诊断 ALS 有更强的支持价值。在病程中的某一个阶段，某些肌肉可以仅有慢性神经再生支配表现，或仅有纤颤电位或正锐波。如果所有检测肌肉均无活动性失神经支配表现，或所有检测肌肉均无慢性神经再生支配的表现，诊断 ALS 需慎重。

（4）肌电图诊断 ALS 时的检测范围：应对 4 个区域均进行肌电图检查，其中脑干区域可以检测 1 块肌肉，如胸锁乳突肌、舌肌、面肌或咬肌。胸段可在 T_6 水平以下的椎旁肌或腹直肌进行检测。对于颈段和腰骶段，应至少检测不同神经根和不同周围神经支配的 2 块肌肉。

（5）在 ALS 早期，肌电图检查时可以仅发现 1 个或 2 个区域的下运动神经元损害，此时对于临床怀疑 ALS 的患者，可间隔 3 个月进行随访复查。由于同芯针肌电图不可能对所有肌肉进行检测,与日常模式化的肌电图检测相比,临床细致的体格检查有可能更早发现肢体无力,提供下运动神经元受累的证据。

(6)肌电图发现3个或以上区域下运动神经源性损害时,并非都是ALS。分析电生理检查结果时应该密切结合临床,不应孤立地根据肌电图结果作出临床诊断。

3.磁刺激运动诱发电位　磁刺激运动诱发电位有助于发现ALS临床的上运动神经元病变,但灵敏度不高。针对皮质兴奋的磁刺激诱发电位研究,也可提供上运动神经元受累的证据,但目前尚未能推广。

4.重复神经电刺激检查　在ALS患者中,可以出现低频刺激波幅递减10%以上。认识这一现象,有助于避免将ALS误诊为重症肌无力。但重复神经电刺激检查并非诊断ALS所必需。

(三)神经影像学检查

1.影像学检查不能提供确诊ALS的依据,但有助于ALS与其他疾病的鉴别,排除结构性损害。例如,颅底、脑干、脊髓或椎管结构性病变导致上运动神经元和/或下运动神经元受累时,相应部位的MRI检查可提供帮助。

2.在部分ALS患者中,MRI T_2WI、液体抑制反转恢复(FLAIR)和DWI序列可以发现脑内锥体束部位的对称性高信号。少数患者磁敏感加权成像(SWI)序列可见沿运动皮质走行的含铁血黄素沉积。

3.某些常见疾病如颈椎病、腰椎病等,常与ALS合并存在,需要注意鉴别,避免对ALS合并颈椎病、腰椎病的患者进行不必要的手术治疗。

4.周围神经和肌肉的影像学检查　肌肉超声对于检测肌束震颤更为敏感,发现多部位、大量肌束震颤,有助于ALS的诊断。对于以下运动神经元受累为主的患者,可以进行周围神经超声或MRI检查,如发现神经较正常人明显增粗,对排除ALS有一定帮助。ALS患者的肌肉MRI检查可见明显萎缩表现,部分肌肉可见片状脂肪化信号或水肿信号。周围神经和肌肉影像学检查并无特异性,并非诊断所必需。

5.功能磁共振(fMRI)、大脑运动皮质厚度分析、MRI波谱成像、锥体束弥散张量成像等技术,可反映上运动神经元受累的表现,有可能在随诊中有一定作用,但仍处于研究阶段,尚无法用于临床诊断。

(四)基因检测

基因检测阳性可加速ALS诊断进程,患者可尽早开始接受药物治疗。部分基因致病性变异与疾病的特异性表型相关,还可据此对其进行预后评价和遗传咨询。在部分患者中,基因检测也有助于与成人发病的脊髓性肌萎缩、肯尼迪病相鉴别。但基因检测并非诊断ALS所必需,不建议对所有ALS患者常规进行基因检测。

(五)其他检查项目

1.生化检测　血清肌酸激酶可有轻中度升高,通常不超过1 000U/L。脑脊液蛋白可有轻微升高,通常不超过1g/L。

2.神经丝轻链　脑脊液和血清神经丝轻链增高,在ALS可提示上运动神经元病变的线索。

3.根据临床不同表型,从鉴别诊断角度,有时需要进行相关化验,寻找有无可治性疾病或其他原因,如叶酸、维生素 B_{12}、同型半胱氨酸、甲状腺功能、抗神经节苷脂抗体、红细胞沉降率、C反应蛋白、免疫固定电泳等。

4.肺功能检查和血气分析　可用于ALS患者呼吸功能的评估。

二、功能评定

(一)感觉功能评定

对浅感觉、深感觉、复合感觉进行评定。

(二)运动功能评定

ALS特征性障碍之一是肌力下降、易疲劳、耐久性差,也是影响步行、ADL能力的主要因素。运动功能障碍程度的评分包括下肢和上肢功能评分。

1.下肢功能　行走。

10分:正常步行。患者否认无力或疲劳,检查无异常。

9分:感觉疲劳,早期行走困难。患者有无力或疲劳感,特别是在下肢运动后。

8分:在高低不平的地上行走困难。患者长距离行走、爬楼及在高低不平的地上走时,感到困难和疲劳。

7分:可看到步态变化。患者步态明显改变,上楼时要用扶手或支柱。

7~10分属正常行走功能阶段。

6分:在机械装置协助下行走。患者需要使用拐杖协助行走或在别人协助下行走;用轮椅代步。

5分:在拐杖和他人帮助下行走。没有他人帮助就不能行走,步行距离在50m以内,不能上楼。

5~6分属协助下行走阶段。

4分:能支持站立。在他人帮助下可移动几步。

3分:可随意移动下肢,患者不能迈步,但是在他人的帮助下可移动下肢的位置,在床上可随意移动下肢的位置。

3~4分属有限功能运动阶段。

2分:微小运动。患者仅自我感觉有下肢运动。不能独立安置腿的位置。

1分:截瘫,弛缓性瘫痪患者不能运动下肢。

1~2分属没有下肢运动阶段。

2.上肢功能　穿脱衣服及洗漱。

10分:正常功能。患者否认上肢无力及疲劳感,检查无异常。

9分:感觉疲劳,患者在做体操时有疲劳感,不能像正常人一样维持很长时间,但在检查时没有发现上肢萎缩。

9~10分属正常功能阶段。

8分:缓慢地自身照料。患者能穿脱衣服及洗漱,但动作比正常缓慢。

7分:要用很大努力才能进行自身照料,患者需要正常的双倍或更多时间和努力来完成自身照料,检查中可见上肢无力。

7~8分属独立和自身完全照料阶段。

6分:多半独立,患者穿脱或洗漱动作笨拙,中间需要休息一下。不能做复杂的洗漱及穿脱动作;需在别人帮助下完成。

5分:部分独立,患者穿脱和洗漱动作更笨拙。复杂动作都需在他人帮助下完成。

5~6分属间断的协助阶段。

4分:部分在他人照料下进行。必须在他人照料下进行穿脱及洗漱的每一个动作。

3分：全部在他人照料下进行。差不多患者的每一个动作都要在他人照料下进行，包括进食。

3~4分属他人照料下自己完成阶段。

2分：仅能做微弱运动，患者仅自我感觉有微弱运动，不能移动上肢。

1分：全瘫。呈弛缓性瘫痪，不能运动上肢。

1~2分属全部依赖阶段。

（三）平衡功能评定

采用 Berg 平衡量表、Bobath 法平衡功能评定和协调功能评定。

（四）心肺功能评定

ALS 患者很少以呼吸功能不全为主诉就诊。在对 ALS 患者进行针对性问诊时，可发现25%的患者存在呼吸功能不全症状。呼吸系统的主要症状包括疲劳、呼吸困难、端坐呼吸及晨起头痛。由于辅助呼吸的肌肉力量下降，ALS 患者必然会出现呼吸功能障碍；且随病情进展而加重，肺活量显著下降，动脉血氧分压（PaO_2）下降，动脉血二氧化碳分压（$PaCO_2$）上升，血气异常，呼吸困难，合并肺部感染或咳痰困难窒息等而死亡。

根据中华医学会神经病学分会肌萎缩侧索硬化协作组编写的《肌萎缩侧索硬化诊断和治疗中国专家共识 2022》建议：

1. 定期检查肺功能　多达85%的 ALS 患者就诊时存在用力肺活量（FVC）异常。多数患者 FVC 低于50%预测值，他们存在轻微或不存在呼吸系统症状，即便如此，专家还是建议 ALS 患者都应该每2~4个月进行1次常规的呼吸生理指标检测。

2. 注意患者呼吸肌无力的早期表现，尽早使用双水平气道正压通气。开始无创机械通气（NIV）的指征包括：端坐呼吸，或用力吸气鼻内压 <$40cmH_2O$（$1cmH_2O = 0.098kPa$），或最大吸气压力 <$60cmH_2O$，或夜间血氧饱和度降低，或 FVC<70%。

3. 当患者咳嗽无力时（咳嗽呼气气流峰值 <270L/min），应使用吸痰器或人工辅助咳嗽，排除呼吸道分泌物。

4. 当 ALS 病情进展、NIV 不能维持血氧饱和度 >90%、二氧化碳分压 <50mmHg（$1mmHg = 0.133kPa$）或分泌物过多无法排出时，可以选择有创呼吸机辅助呼吸。在采用有创呼吸机辅助呼吸后，通常难以脱机。

（五）言语与吞咽功能评定

1. 言语功能评定　25%~30%的 ALS 患者在疾病早期以构音不清为首发或主要体征。ALS 患者言语问题表现为说话缓慢费力、发音不准确、明显的鼻音过重以及刺耳的声音，也可能出现紧张声和韵律中断，并且由于呼吸功能下降，导致说话时音量降低。通过言语功能分级评估 ALS 的言语功能障碍。

言语功能分级：

10分：言语正常。患者否认有说话困难，检查也无异常发现。

9分：轻微言语异常，仅患者或亲人注意到有言语变化，但仍保持正常的速率及音量。

9~10分属正常语言阶段。

8分：中度言语异常，他人也发现患者有言语变化，特别是在疲劳及紧张时，但说话的速率仍保持正常。

7分：明显言语异常。患者说话的速率、语声、音节都有变化，但言语仍属清楚。

7~8分属障碍阶段。

6 分：要反复说才能表达清楚。患者说话慢，重复一些特殊的词后，才能说清。信息表达部分受限制或延长。

5 分：需要反复说。患者说话缓慢、含糊，常常要费力反复表达意思。信息表达不能完全，时间延长。

5～6 分属反复表达阶段，常常要用书写来交流。

4 分：简单的，患者能表达、交流。一般言语不能表达、交流。

3 分：言语单词受限。患者仅能说"是""否"，其他都用书写来交流，呈无声表达、交流。

3～4 分属言语与无声表达阶段。

2 分：用表格或语句表达，但可有声音。

1 分：完全无语音。

1～2 分属完全语言障碍阶段。

2. 吞咽功能评定　在发病 2 年内，存在吞咽障碍的 ALS 患者占到 85%。吞咽障碍通常是延髓起病的 ALS 患者的首发症状，延髓起病的 ALS 患者较肢体起病的患者口唇闭合及舌肌推送能力的损伤更为严重，但咽期功能几乎没有差异。通过吞咽功能分级评估 ALS 的吞咽障碍。

吞咽功能分级：

10 分：吞咽功能正常。患者否认咀嚼或吞咽障碍。检查无异常发现。

9 分：轻微异常，患者在进食时，食物在口腔有停留或咽喉部有不适感。

9～10 分属正常吞咽阶段。

8 分：极轻微吞咽障碍，患者有些吞咽障碍的主诉，但能维持正常进食。

7 分：进食时间明显延长，仅能进小块食品，不能吞咽浓流食。

7～8 分属早期吞咽障碍阶段。

6 分：可以进食，仅限软食，需要一些特殊配制的食物。

5 分：糊状食物，患者尚可张口进食，但仅限少量糊状食物，营养受限制。

5～6 分属进食食物成分改变阶段。

4 分：附加管饲进食。患者不能长时间张口进食，需要附加导管进食，50% 以上是经口摄取营养。

3 分：管饲进食，偶尔经口摄取营养。基本营养和水需要管饲摄入，经口营养摄入仅占 50% 以下。

3～4 分属靠管饲进食阶段。

2 分：吸出或用药物处理分泌物。患者已不能安全、任意地经口摄取，要用吸引器或药物不断处理口腔分泌物。吞咽仅仅是反射性的。

1 分：患者必须用吸引器不断处理分泌物。

1～2 分属不能经口进食阶段。

（六）情感与认知功能评定

ALS 患者常常存在情感障碍，表现为在没有任何理由的情况下自发性哭或笑，患者出现惊慌及沮丧。50% 以上的 ALS 患者会出现假性延髓麻痹症状，假性延髓麻痹情感反应主要表现为病理性哭、笑、打哈欠，是患者的一种不合适或过度的情绪状态。通常，采用焦虑自评量表（SAS）、抑郁自评量表（SDS）对 ALS 情感功能进行评定。

接近 50% 的 ALS 患者存在轻到中度的认知障碍，15% 的患者会发展为额颞叶痴呆，通常采用简易精神状态检查量表（MMSE）、蒙特利尔认知评估量表（MoCA）进行认知功能评定。

（七）痉挛和疼痛

采用改良 Ashworth 量表评定。

三、日常生活活动能力评定

（一）基础性日常生活活动评定

采用 MBI 评定。

（二）工具性日常生活活动评定

采用 IADL 量表评定。

四、社会参与能力评定

ALS 明显限制了患者的社会参与，影响生活质量，可采用 SF-36 进行社会参与能力评定。

第二节　物　理　治　疗

一、运动疗法

目前，运动锻炼及辅助器械治疗是改善患者运动障碍的主要手段。

众所周知，运动锻炼能给全身各个系统及器官带来获益，但运动锻炼在 ALS 患者中的作用仍存在争议，多年来，ALS 患者被建议避免运动锻炼，因为一些研究者认为过度劳累可能会引发氧化应激、兴奋性毒性损伤或线粒体功能紊乱，进而导致代谢产物或激素的异常生成，加速患者症状的恶化。此外，肌肉的过度使用还可能造成运动后疲劳和肌肉疼痛。近年来，随着康复医学的迅速发展，研究人员针对运动锻炼与 ALS 的关系进行了一系列临床前及临床试验，结果显示适度的运动锻炼对 ALS 患者是安全而有效的。

1. 抗阻训练　躯干及四肢抗阻训练联合伸展运动、日常生活活动训练，训练强度以不引起疲劳感为宜，每周 3～5 次，每次 30 分钟，共 6 个月。

2. 有氧训练　个性化中等强度耐力运动，每日 2 次，每次 15 分钟；功率自行车 10 分钟上肢运动及 10 分钟下肢运动，运动强度为 40%～70% 靶心率水平，每周 3 次；减重平板步行训练，减重 40%，每周 3 次，每次 30 分钟，共 8 周。

3. 抗阻训练联合有氧训练　联合治疗对 ALS 患者具有积极的康复作用，避免肌肉萎缩及呼吸功能下降。

总之，目前尚无强有力的证据证实运动锻炼对 ALS 患者的作用，但结合近年来研究结果，适度的运动锻炼是安全的，值得被推荐。至于运动的合适方式、运动的精准强度及运动训练的持续时长均需要未来进一步大规模的临床研究来明确。

二、物理因子疗法

1. 水疗法　水温 36～37℃，15～20 分钟，每日 1 次，11～15 次为 1 个疗程，此疗法对于降低肌张力、改善肢体血液循环有一定帮助。

2. 按摩　按摩对于改善局部肌肉功能、防止关节挛缩有很大作用，应每日坚持进行。本病早期易侵犯手部肌肉，因此应进行主动或被动的手部肌肉运动，如分指、并指、对掌、握持、屈腕、伸腕、伸指运动。

3. 气压治疗 肢体压力治疗仪的机器配置单上肢、单下肢,将压力套筒套在一侧上肢和下肢上,检查各接口的密闭性,防止管道扭曲,使腿护套平整束缚在双下肢。为避免交叉感染,每次治疗前应检查设备是否完好,患者有无出血情况。检查患肢,若有尚未结痂的溃疡或者压疮,应加以隔离保护后再进行治疗,若伤口情况恶化,则应暂缓治疗。每次使用后用含氯消毒液 500mg/L 擦拭。治疗过程中严密观察生命体征及患者肢体皮肤温度、颜色、动脉搏动情况,询问患者肢体有无疼痛、麻木感,防止压力过大,影响血液循环。

4. 低频电刺激治疗 每日治疗 1 次双侧上下肢。一般上肢电极片贴于肱三头肌、前臂旋前肌的肌腹上,下肢电极片贴于胫骨前肌、腘绳肌的肌腹上。调整频率,电量以肌肉有微动,患者耐受为宜,每次治疗时间不超过 20 分钟。

第三节 呼 吸 治 疗

ALS 患者由于全身骨骼肌渐进性受累,最终因呼吸肌萎缩而出现呼吸困难、咳嗽无力等呼吸功能障碍,大部分 ALS 患者在确诊后 3~5 年内因呼吸衰竭而死亡。由此可见,呼吸衰竭是导致 ALS 患者死亡的最直接、最主要的原因。采取各种康复治疗手段来维持呼吸功能、改善呼吸功能不全症状是 ALS 康复治疗过程中的重要环节。

一、呼吸训练

1. 主动呼吸训练 6 个月的主动呼吸训练能够改善咳嗽功能,延缓了疾病进展。
2. 被动呼吸训练 膈肌起搏是一种被动式呼吸肌锻炼方法,可用于 ALS 的治疗,但循证医学证据不足。

二、呼吸支持方法

机械通气是借助机械的负压,以调整患者自主呼吸时的运动状态,从而改善患者的血氧饱和度,纠正患者呼吸衰竭症状,促进自主呼吸的恢复。机械通气根据患者的临床症状,分为有创以及无创治疗两种,有创机械通气治疗(IMV)是先进行气管插管,将管道与呼吸机联通后再进行治疗,大大增加发生并发症的风险;无创机械通气(NIV)相对有创机械通气治疗,其并发症的发生率较低,且治疗效果得到保证。

第四节 言 语 治 疗

一、疾病早期

在早期收集并记录大量患者的语音信息,建立 ALS 语音库(voice banking),可以通过设备合成具备患者的韵律及声音特点的语音。

二、疾病中期

患者可使用腭托(palatal augmentation prosthesis,PAP)进行治疗。PAP 通过将软腭移动到正常的高度来改善共振,并改善腭咽闭合不全,从而减辅音产生过程中鼻音过多的问题。同时舌部和腭部的间隙减小,舌辅音的产出也有所改善。

三、疾病晚期

在 ALS 的发展过程中,辅助沟通交流工具(AAC)最终将成为维持 ALS 患者与其家人之间沟通的必要设备。高科技辅助交流(HT-AAC)技术,如基于眼控计算机设备(ETCS)和脑计算机接口(BCI),使 ALS 患者晚期的独立沟通成为可能。

第五节　吞 咽 治 疗

一、早期

在此阶段,患者可能没有主观的吞咽困难,建议进行量表和仪器的同步评估,从而监测到延髓功能早期的损害。

二、中期

1. 吞咽姿势和食物性状调整　ALS 患者普遍存在肌肉无力,口咽部肌肉力量的下降会影响食物推送效率,导致食物在咽部滞留,引起渗透和误吸。目前的研究普遍建议改变食物的稠度、调整吞咽姿势、少食多餐以及采用用力吞咽来保证进食安全。ALS 患者进食液体食物时推荐低头吞咽,而在进食固体食物时建议用力吞咽。

2. 口咽部运动　唇舌肌的力量训练、Shaker 训练法等常规训练方法在 ALS 患者身上应用时都需要十分谨慎。

3. 腭托　腭托(PAP)被用于改善吞咽困难。在吞咽中,舌因运动范围减小导致推送食物困难,而 PAP 通过降低腭部减少了口腔空间,改善舌根的运动,从而降低难度。

三、晚期

姑息治疗的目的是尽可能地提高患者的生存质量,减轻患者的痛苦。目前认为,姑息治疗是 ALS 患者晚期的管理方法,可提高患者的生存率和生活质量。目前已被认同的观点是,出现呼吸困难,如用力肺活量 FVC 50%,或患者体重减轻 10% 之前应制订胃造瘘手术计划。

第六节　营 养 管 理

ALS 患者的日常饮食需要包括高热量的食物,以保持患者的体重。如果 ALS 患者经口摄入食物已经无法满足身体需求,就应考虑非经口的营养途径。

一、常用肠内营养方法

1. 鼻胃管置入　目前广泛应用于各种吞咽障碍的患者。但由于患者无法长期耐受及口咽部分泌物增加,会引起患者不适,不适当放置鼻胃管还可导致误吸。这种治疗仅是暂时的处理手段。

2. 经皮内镜胃造口术(percutaneous endoscopic gastrostomy,PEG)　PEG 是指通过胃镜引导下,经腹壁皮肤放置胃造瘘管,进行肠内营养和胃肠减压,操作简单,仅需镇静和局麻。ALS 患者行 PEG 的适应证有患者热量摄入减少导致体重低于基础体重的 10%、脱水、吞咽障碍限制进食或进食时间长于 30 分钟。

3. 经皮 X 线下胃造口术（percutaneous radiological gastrostomy，PRG）　PRG 与传统胃造瘘或 PEG 相比，具有快速、安全、有效、微创的优点。PRG 通过 X 线介入的途径引导操作，不需要借助胃镜，只需局部麻醉，不受体位影响（即使在呼吸功能严重受损需要呼吸机支持的患者），同样可以顺利完成手术。而且手术时间短，10～15 分钟，术后 2～3 日即可启用造瘘管营养支持。

二、临床应用

1. 在能够正常进食时，应采用均衡饮食；吞咽障碍时宜采用高蛋白、高热量饮食以保证营养摄入。

2. 对于咀嚼和吞咽障碍的患者应改变食谱，进食软食、半流食，少食多餐。对于肢体或颈部无力者，可调整进食姿势和用具。

3. 当患者存在明显吞咽障碍、体重下降、脱水或呛咳误吸风险时，应尽早行 PEG，可以保证营养摄取，稳定体重，延长生存期。建议 PEG 应在 FVC 降至预计值 50% 以前尽早进行，否则需要评估麻醉风险、在呼吸机支持下进行。对于拒绝或无法行 PEG 者，可采用鼻胃管进食。

4. ALS 晚期患者也可选择肠外营养，以便于管理药物、液体及营养的摄入情况。

5. ALS 患者常常寻求其他医疗方案来解决问题，尤其是营养治疗方面。接近 80% 的患者应用营养品或大剂量维生素，但这些方式无益处。广泛的研究证实，不推荐 ALS 患者服用维生素 E 和肌酸。

第七节　心　理　治　疗

面对这种无法治愈的疾病，ALS 患者在疾病的任何阶段都面临巨大的心理挑战，焦虑、抑郁及表现为强笑或强哭的假性延髓麻痹症状，都是常见的情感障碍。音乐疗法是一种无创、廉价、形式多样，且易于被患者接受的治疗方案，目前在神经康复领域应用越来越多。该研究发现 AMT 明显提高了 ALS 患者的生活质量，改善了患者的情绪状态。而在疾病的后期，有严重精神障碍的患者需要在心理学家或精神病学家的指导下使用适当的药物。

正如前言所述，ALS 患者在疾病的各个阶段均可能伴有不同程度的认知障碍或行为能力障碍，这会增大患者使用辅助设备的难度，增加护理人员的压力。目前，一些证据表明，认知行为疗法可能给 ALS 患者及护理人员带来益处，但对于严重认知障碍及无法采用认知行为疗法的患者，迫切需要其他有效的干预措施及药物治疗。

第八节　康复辅助器具

ALS 的发病往往从上肢的远端肌肉开始，表现为手无力及丧失精细运动功能，因此使用辅助器械如手矫形器，是协助 ALS 患者日常生活活动的必要干预手段。上肢矫形器在疼痛控制、功能定位、挛缩管理及增强 ALS 患者独立性方面是有效的，有利于 ALS 患者生活质量的提高。随着下肢运动功能的恶化，ALS 患者最终需要依赖辅助器械进行活动，如拐杖、轮椅。

（李红玲）

第四十章

脑性瘫痪康复评定与治疗

脑性瘫痪(cerebral palsy，CP)简称脑瘫，是持续存在的中枢性运动和姿势发育障碍、活动受限综合征，由发育中的胎儿或婴幼儿脑部非进行性损伤所致。脑瘫的运动障碍常伴有感觉、知觉、认知、交流和行为障碍，以及癫痫和继发性肌肉、骨骼问题。脑瘫是终生致残性疾病，给家庭和社会带来沉重的负担，其预防与康复也是世界性难题。应通过物理治疗、作业治疗、言语治疗、康复辅助器具、家庭康复等综合康复干预，最大程度地促进脑瘫儿童身心发育和功能全面发展，最终实现在生活、学习、参与社会等方面，享有与正常儿童一样的权利和幸福。

脑瘫的发生与先天性因素、围生期因素和出生后因素有关。先天性因素主要包括母亲妊娠期大量吸烟、妊娠期酗酒、妊娠期感染等母体因素及遗传因素，近年来的研究表明，70%~80%的脑瘫发生于出生前；围生期因素主要与早产和产时因素相关，目前早产仍是脑瘫发生的最主要因素之一；出生后因素可与产前、产时因素重叠，主要包括惊厥、缺氧缺血性脑病、颅内出血等。

近50年来，新生儿死亡率、死胎发生率均有明显下降，但脑瘫发病率并未呈现降低趋势，重症脑瘫的比例有增多趋势。从研究结果看，脑瘫发病率各国差别不大，城乡差别不大，男性略高于女性。在世界范围内，脑瘫的患病率平均约2‰。我国2013年12个省、自治区和直辖市的32万余名1~6岁脑瘫流行病学研究显示，脑瘫发病率为2.48‰，患病率为2.46‰，其中，青海省的脑瘫患病率最高，为5.40‰，山东省最低，为1.04‰。

第一节 康复评定

基于ICF理念，遵循循证医学原则，重视量化指标及客观依据，以正常儿童生理、心理、社会发育标准为参照，根据儿童的实际情况定期进行身心全面评定，包括身体功能与身体结构评定、活动与参与评定及环境评定。

一、身体结构评定

（一）脑的结构

颅脑影像学检查最常用，可选用颅脑MRI及超声进行脑的结构、脑发育评定。

（二）骨的结构

临床观察有无疼痛、肿胀、功能障碍等问题，检查四肢及躯干是否有畸形、异常活动、骨擦感或骨擦音等体征，也可采用X线、超声、CT、MRI等影像学技术。

（三）肌肉

可用超声剪切波弹性成像技术评定肌肉的结构和黏弹性，用超声应变弹性成像技术评定肌肉硬度。

二、功能评定

（一）关节和骨骼功能评定

关节稳定性评定可采用解剖学知识、髋关节脱位评定及髋关节脱位预测。

1. 关节活动度测量　大关节选择长臂量角器，小关节选择短臂量角器，也可用电子角度计。脊柱侧凸的重要检查方法为 Adam 试验（向前弯腰试验），对于 Adam 试验阳性、躯干旋转角度≥5°的儿童，建议进行 X 线检查。需明确脊柱侧凸曲线角度时可用 X 线、MRI 及新兴数字化全脊柱拼接技术等影像学手段测量 Cobb 角。

2. 关节稳定功能评定　进行 X 线检查，应用髋臼指数（AI）、头臼宽度指数（AHI）、Shenton线、中心边缘角（CEA）、Sharp 角等评定髋关节脱位程度；通过定期观测股骨头偏移百分比（MP）动态预测脑瘫儿童髋关节脱位与半脱位风险，MP 值 <33% 为正常，33%～50% 为髋关节半脱位，>50% 为全脱位。

（二）肌肉功能评定

1. 肌力评定　可选用徒手肌力评定（MMT）或器械肌力评定。

2. 肌张力评定

（1）被动性检查：包括关节活动阻力和摆动度检查。

（2）伸展性检查：根据内收肌角、腘窝角、足背屈角、跟耳试验、围巾征等判断肌张力情况。

（3）肌肉硬度检查：①触诊肌肉感知其硬度；②超声弹性成像（UE），通过探头对被检测肌肉组织的剪切波速度进行精确测量，以剪切波弹性成像（SWE）来量化肌张力水平，即肌张力增高，剪切波传播速度增高。

3. 痉挛程度评定

（1）改良 Ashworth 量表（MAS）：是目前临床上应用最广泛的肌肉痉挛评定方法。MAS 通过被动运动关节时所感受的阻力来进行分级评定，共分为 6 级（表 13-5）。

（2）临床痉挛指数（CSI）：又称综合痉挛量表（CSS），包括跟腱反射、踝跖屈肌群张力及踝阵挛评定。

（3）肌电图（EMG）、表面肌电图（sEMG）：检查 F 波、H 反射等指标，了解肌肉痉挛情况，可客观评定静态或动态时的神经肌肉活动。

（三）运动功能评定

1. 不随意运动反应功能评定

（1）姿势反射评定：包括非对称性紧张性颈反射（ATNR）、对称性紧张性颈反射（STNR）和紧张性迷路反射（TLR）。

（2）立直反射（又称矫正反射）评定：①在一定时期出现，一定时期消失的反射，如颈立直反射、躯干头部立直反射和躯干躯干立直反射；②在一定时期出现，持续终生存在的反射，如视性立直反射、迷路性立直反射以及保护性伸展反射。保护性伸展反射又称降落伞反射，包括前方保护性伸展反射、坐位等各体位、各方向的保护性伸展反射。

（3）平衡反应评定：倾斜反应，分别在俯卧位、仰卧位、坐位、四点支持位、蹲位和立位时检查；立位平衡反应包括跳跃矫正反应、迈步矫正反应、背屈反应。

2. 随意运动控制功能评定

（1）平衡功能评定

1）Fugl-Meyer 平衡量表：对偏瘫儿童进行 7 个项目检查，每项分为 0～2 分，最高 14 分，最低 0 分。少于 14 分说明平衡障碍，分数越低说明平衡障碍越严重。

2）迷你平衡评估系统测试（Mini- BESTest）：包括 4 个分量表，即过渡 / 预期姿势控制、反应性姿势控制、感觉方向和步态稳定性。每个项目均按照 3 分顺序评分（0 分差，1 分中等，2 分正常）。

3）简易评定：包括静态平衡和动态平衡。检测儿童能否做到在静止状态下：①维持体位；②在一定时间内对外界变化发生反应并进行必要的姿势调整；③具备正常的平衡反应。平衡功能分级：1 级，能正确完成活动；2 级，能完成活动，但需较小的帮助以维持平衡；3 级，能完成活动，但需较大的帮助以维持平衡；4 级，不能完成活动。

（2）协调功能评定

1）观察法：观察儿童在各种体位和姿势下启动和停止动作是否准确，运动是否平滑、顺畅，有无震颤。如让儿童从俯卧位翻身至仰卧位，或从俯卧位起身至侧坐位，然后至四点支持位、双膝立位、单膝立位、立位等，判断其是否存在协调障碍。

2）协调性试验：①平衡性协调试验，评定身体在立位时的姿势、平衡，以及静止和运动成分，共 16 项。评分标准：4 分代表能完成活动；3 分代表能完成活动，需要较少帮助；2 分代表能完成活动，需要较大帮助；1 分代表不能完成活动。②非平衡性协调试验，评定身体在非立位时静止和运动成分，共 12 项。评分标准：5 分代表正常；4 分代表轻度障碍，能完成指定的活动，但速度和熟练程度比正常稍差；3 分代表中度障碍，能完成指定的活动，但缺陷明显，动作慢、笨拙、不稳定；2 分代表重度障碍，只能发动运动而不能完成；1 分代表不能活动。

3. 不随意运动功能　可选用运动障碍儿童评定量表（MD-CRS）及其 0～3 岁版（MD-CRS 0～3）。前者用于 4～18 岁，后者用于 4 岁以下。运动障碍评估包括运动不足 / 僵硬综合征、舞蹈病 / 舞蹈症、肌张力障碍 / 手足徐动症、肌阵挛、抽搐和震颤。

4. 步态功能评定　定量分析方法包括以下三种。

（1）三维步态分析系统：对行走中的各种参数进行实时采集和处理，并在此基础上计算出反映步态的特征性参数，如关节角度、重心的位移、肌肉产生的力矩及肌肉功率等。

（2）足印法：是最早和简易的步态分析方法之一，可获得步长、步长时间、步幅、步行周期、步频、步速、步宽和足偏角 8 项步态分析参数。

（3）足开关（微型电子开关装置）：安装在鞋垫形状的测定板内，分别放置于前脚掌（掌开关）和足跟（跟开关）。除可迅速获得上述 8 项步态分析参数外，还可获得以下指标：①第一双支撑相；②单足支撑相；③第二双支撑相；④摆动相；⑤各时相在步行周期的比例。

步态功能定性分析有助于观察儿童有无痉挛步态、剪刀步态、蹲伏步态、不对称步态等异常步态。

（四）智力功能评定

可选用韦氏幼儿智力量表（WPPSI）、韦氏儿童智力量表（WISC）、贝利婴儿发展量表（BSID）、雷文推理测验（RPM），也可选用正常儿童智力发育里程碑的指标。

（五）感知觉功能评定

1. 脑瘫儿童视觉功能分级系统（VFCS）　是一种可靠的视觉功能分类系统，有利于专业人员之间、家庭和专业人员之间的沟通。

2. 视知觉功能评定　包括视知觉技能测验（TVPS）、视知觉发展测验（DTVP）、无运动视知觉测验（MVPT）。

3. 感觉统合功能评定　可选用儿童感觉统合发展评定量表（SIS），也可选用儿童神经系统检查方法。

4. 痛觉评定　可选用儿童疼痛行为量表（FLACC），也可选用儿童神经系统检查方法。

（六）睡眠功能评定

可用睡眠障碍评定量表（SDRS）、儿童睡眠习惯问卷（CSHQ）、多导睡眠图（PSG）对存在睡眠障碍的脑瘫儿童进行评定。

（七）语言功能评定

常用汉语版语言发育迟缓检查法（S-S 法）、构音障碍评定法、0～6 岁儿童神经心理发育量表 2016 版、格塞尔发育量表（GDS）及正常儿童语言发育里程碑的指标。

（八）发育水平评定

常用格塞尔发育量表、格里菲斯神经发育评估量表中文版（GDS-C）、贝利婴儿发展量表及发育里程碑的指标等。

三、活动和参与评定

（一）粗大运动功能评定

1. 粗大运动功能分级系统（GMFCS）　适用于评定 0～18 岁脑瘫儿童粗大运动功能发育障碍程度。分为 0～2 岁、2～4 岁、4～6 岁、6～12 岁、12～18 岁 5 个年龄组，每个年龄组分为 5 级，每级均有对脑瘫儿童日常生活中粗大运动功能表现的详细描述，I 级为最高，V 级为最低。

2. 粗大运动功能评定量表（GMFM）　适用于 5 月龄～16 岁，是公认的、应用最广泛的脑瘫儿童粗大运动功能评定量表，GMFM-66 项量表较 GMFM-88 项量表更适用于康复疗效判断。

3. Peabody 运动发育量表（PDMS）粗大运动部分　适用于各种原因导致的 6～72 月龄运动发育障碍儿童，采用定量和定性方法评定儿童运动发育水平，是其他动作测量工具信效度检验的金标准。包括反射、姿势、移动、实物操作测验，其中反射测验仅适用于 12 月龄以下（不含 12 月龄）儿童，而实物操作测验适用于 12 月龄及以上儿童。

此外，也可采用 Alberta 运动量表（AIMS）、格塞尔发育量表、贝利婴儿发展量表的相关部分，以及正常儿童粗大运动发育里程碑的指标。

（二）精细运动功能评定

1. 脑瘫儿童手功能分级系统（MACS）　适用年龄为 4～18 岁，是对脑瘫儿童在日常生活活动中操作物品能力进行分级的系统，通过分级来评定双手在日常生活活动中的参与能力。脑瘫幼儿手功能分级可用复旦中文版 Mini-MACS。

2. PDMS 的精细运动部分　适用于各种原因所导致的 6～72 月龄运动发育障碍儿童，可采用定量和定性方法评定儿童的运动功能水平，是检验其他动作测量工具信效度的金标准。

3. 精细运动分级（BFMF）　适用于评定各个年龄段的脑瘫儿童，分为 5 级，其中 I 级为功能最佳，V 级为功能最有限，可同时判断单手和双手精细运动功能。

此处，可用上肢技能质量评定量表（QUEST）评定脑瘫儿童的上肢运动技能质量，用墨尔本单侧上肢功能评定量表（MA）评定脑瘫儿童上肢运动质量和疗效，也可用格塞尔发育量表的相关部分及正常儿童精细运动发育里程碑的指标进行评定。

（三）日常生活活动能力评定

除以下方法外，也可选用日常生活活动能力发育里程碑的指标。

1. 中文版残疾儿童能力评定量表（PEDI）　是针对能力低下儿童生活功能评定的专业量

表,适用于 6 月龄～7.5 岁儿童;可评定其自理能力、移动能力、社会技能 3 个领域或能区的损伤程度,并检查其功能状态变化及年龄与功能损伤严重程度之间的关系,在评定早期或轻度功能受限时更具优势,包含看护者评分。

2. 儿童功能独立性评定量表(FIM) 适用于 6 月龄～7 岁正常儿童及 6 月龄～21 岁的功能障碍或发育落后儿童,包括 18 个项目,分为 3 个区、6 个板块:自理区(自理能力、括约肌控制)、移动区(转移、行走)、认知区(交流、社会认知)。其中自理区和移动区又组成运动部分(共 13 项),其余为认知部分(共 5 项)。每个项目分为 1～7 级,按顺序从 1 级的完全依赖辅助到 7 级的完全独立,可以通过现场观察或询问看护者来进行评定。

3. 脑瘫儿童饮食能力分级系统(EDACS)及其中文版(Ch-EDACS) 适用于对 3 岁及以上脑瘫儿童日常生活中的饮食能力进行分类,分为 5 级,主要是与饮食能力限制相关的安全和效率、饮食能力 5 个不同的能力水平进行描述,从 I 级“安全有效地饮食”到 V 级“无法安全地饮食且需插管喂养”,有利于发现学龄前脑瘫儿童饮食存在的问题。

4. 脑瘫儿童生活质量问卷(CPQOL)中文版 是目前脑瘫儿童生活质量评定最理想的工具,包括家长问卷和自评问卷 2 个版本。家长问卷适用年龄为 4～12 岁,通过询问家长了解儿童有关家庭、朋友、健康、在学校状况等方面的感受来进行评分;自评问卷适用于 9～12 岁的脑瘫儿童,不包括家长问卷中的获得服务及家庭健康部分的项目。

5. 儿科生活质量量表脑瘫模块(PedsQL-CP) 主要用于 2～18 岁健康或患有某些急慢性疾病儿童或青少年的生活质量评定,由一套普遍适用的核心量表和多套疾病特异性量表构成。

（四）交流能力评定

可选用脑瘫患者交流功能分级系统(CFCS)、中文早期语言与沟通发展量表(CCDI)普通话版进行评定。

（五）游戏能力评定

1. 象征性游戏测试(SPT) 适用年龄为 1～3 岁,通过观察幼儿玩代表日常物品的微型玩具,评定幼儿对其周围世界的理解能力,可区分幼儿在语言潜能方面的优势或不足。

2. 游戏测试评定(TOP) 适用于 6 月龄～18 岁的正常儿童、运动障碍儿童、孤独症谱系障碍及注意缺陷多动障碍儿童。采用玩兴(playfulness)模型的方式,描述 4 种不同的玩兴:内在动机、内部控制、暂停现实,以及在游戏互动中读懂和给予暗示的能力。

四、环境评定

（一）矫形器和辅助器具评定

可通过询问家长和观察儿童进行矫形器和辅助器具适应性、适合程度、应用后的效果评定。

（二）支持和相互联系情况评定

1. 家庭对儿童支持情况 通过询问家长、自制调查问卷等方式了解对康复治疗的认识、家庭康复情况,家庭无障碍设施情况、自制辅助器具等进行评定。

2. 卫生专业人员情况 通过询问家长、卫生专业人员,以及观察卫生专业人员对脑瘫儿童的支持、治疗等形式,评定其对儿童、家庭的支持和联系情况。

（三）亲属态度评定

通过询问家长,观察评定直系亲属对疾病的认识、对康复目标的要求及对康复治疗的积极或消极影响等,进行评定。

第二节 物 理 治 疗

一、物理因子疗法

（一）功能性电刺激疗法

功能性电刺激疗法（functional electric stimulation，FES）可用于提高脑瘫儿童的肌力，增加主动踝背屈角度，改善步态参数，提高步行速度；联合应用骑车或跑步机训练，可改善膝、踝关节的活动度，提高步行能力；可用于改善上肢精细运动功能，与 A 型肉毒毒素注射联合应用效果更好；此外，FES 联合口腔感觉运动疗法适用于伴有流涎、咀嚼和吞咽等障碍的脑瘫儿童。

（二）重复经颅磁刺激

重复经颅磁刺激（rTMS）可用于降低肢体肌张力，缓解痉挛，提高肢体运动功能，联合应用 CIMT 可提高偏瘫型脑瘫儿童手功能，改善生活质量。

（三）水疗法

水疗法（hydrotherapy）可以降低痉挛型脑瘫儿童的痉挛程度，改善运动功能，提高生活质量，还可改善脑瘫儿童情绪，激发其主动参与训练的积极性。

（四）石蜡疗法

石蜡疗法（paraffin therapy）可改善血液循环、改善肌营养及降低肌张力等，对于痉挛型脑瘫效果更佳。

（五）经颅直流电刺激

经颅直流电刺激可以缓解脑瘫儿童肌肉痉挛，改善偏瘫型脑瘫儿童患侧上肢粗大运动功能；联合应用跑步机和／或 VR 技术可改善脑瘫儿童步频、步速等步态变量，提高脑瘫儿童的平衡能力。

（六）生物反馈疗法

生物反馈疗法可使脑瘫儿童自主地调节肌张力、增强肌肉功能；联合应用步态训练可改善脑瘫儿童步幅、步速，辅助肢体功能恢复，提高肢体平衡协调性和运动水平；也可用于改善抓握功能和手眼协调能力，结合作业治疗效果更佳；联合应用 VR 技术在脑瘫儿童康复治疗中逐渐成为主流，可增加趣味性，促进主动参与，提高运动能力。

（七）深部脑刺激

苍白球内侧核是目前深部脑刺激（deep brain stimulation，DBS）首选的刺激靶点，可用于减轻脑瘫儿童肌张力障碍造成的疼痛。

（八）泥疗法

泥疗法具有持续的温热作用，可用于软化松解瘢痕组织和挛缩肌腱，降低末梢神经的兴奋性，降低肌张力，具有解痉、镇痛作用。

二、运动疗法

重视脑瘫儿童功能的建立，既要解决局部问题，又要提高整体运动功能；适当进行被动运动训练，主要采用诱导运动、主动运动及运动感知与运动认知等，使儿童学习建立和巩固所期待的功能训练；遵循个性化、多系统、多角度训练原则，针对头部控制、支撑抬起、翻身、坐位、膝手立位和高爬位、站立和立位、步行、步态改善和实用性功能等进行训练，主要选择多种治疗技术与方法的联合运用。

（一）任务导向性训练

任务导向性训练（task-oriented training，TOT）可用于改善痉挛型脑瘫儿童的肌力、肌肉耐力、步态、手功能、粗大运动功能及平衡功能。以任务为导向的行走速度和耐力训练有利于改善痉挛型脑瘫儿童的粗大运动功能，提高步行速度和耐力，有助于脑瘫儿童适应和参与学校及社会环境。

（二）目标导向性治疗

目标导向性治疗（goal-directed therapy，GDT）是以功能性目标为导向的运动训练，可用于改善脑瘫儿童的粗大运动功能、平衡协调能力和上肢运动控制。依据认知能力、运动类型、环境、目标、儿童和家庭偏好及可用资源，推荐采用整体目标导向性的任务实践训练。当目标为步行时，应辅以脑瘫儿童实际生活环境中的步行训练，可用于提高 GMFCS 为Ⅰ～Ⅲ级脑瘫儿童和青少年的步行速度和距离。以目标为导向的双侧强化训练（HABIT-ILE）结合常规康复治疗可用于改善痉挛型偏瘫脑瘫儿童的粗大运动功能，纠正异常步态，提高步行的速度、耐力和稳定性。

（三）减重步态训练

适用于 GMFCS 为Ⅳ～Ⅴ级的脑瘫儿童和青少年，可提高站立与行走功能及步行效率。

（四）体能训练

基于 ICF 构建的功能导向体育活动和运动康复个别化方案，可用于改善身体功能，提升整体活动水平；也可用于痉挛型偏瘫脑瘫儿童，可改善肌肉耐力、肌力、平衡能力及步行能力。

（五）渐进抗阻训练

渐进抗阻训练适用于 GMFCS 为Ⅰ～Ⅱ级的痉挛型脑瘫儿童，可增加下肢肌力，增强关节稳定性，但不能改善步行能力，训练强度和训练时长不足无效。

（六）核心稳定性训练

核心稳定性训练（core stability training，CST）适用于不同类型脑瘫儿童，通常与其他康复治疗技术结合使用。CST 可控制重心运动，稳定人体核心部位，改善躯干功能、平衡能力及姿势运动控制能力，从而改善脑瘫儿童粗大运动功能。

（七）预防挛缩的运动治疗方法

在挛缩形成之前采用主动活动进行训练；对于重症脑瘫，可定制成型的站立架进行站立训练，必要时注射 A 型肉毒毒素来处理痉挛；系列石膏固定可用于在短期内有效减轻或消除早期或中度挛缩，注射 A 型肉毒毒素 4 周后采用石膏固定可增强疗效；石膏固定完成后，建议采用主动力量训练和 GDT。

（八）神经发育学疗法

神经发育学疗法（neurodevelopment therapy，NDT）适用于脑瘫高危儿童的早期干预，干预效果和预后与治疗时间长短、综合干预措施及家庭成员的积极参与高度相关。在传统 NDT 的基础上应用多感官刺激及感觉统合训练可改善立位平衡和步行能力。

第三节　作 业 治 疗

一、姿势控制

按照儿童的发育规律，应用各种作业活动训练使脑瘫儿童在不同体位的活动均保持正确姿势。坐位是脑瘫儿童进行日常生活活动、学习活动及游戏时最常用的体位，以此为例。

当儿童取坐位时，应保证髋关节、膝关节、踝关节保持屈曲 90°，躯干伸展。需要注意的是，训练中最容易忽略坐位时踝关节的姿势，如果儿童的足不能完全接触地面，屈髋肌收缩，儿童的注意力会集中在保持身体平衡上，可在儿童的足下放适当高度的木板或泡沫垫。对于痉挛型双瘫儿童，可将座椅面前倾15°以改善姿势控制和上肢前伸功能。

二、精细运动功能训练

（一）上肢功能训练

1. 动作观察疗法（action observation therapy，AOT） 用于提高运动表现能力，是一种比单纯运动训练更好的上肢康复方法，结合游戏训练可显著改善痉挛型脑瘫儿童的运动功能及社会功能；对偏瘫型脑瘫儿童进行远程监测的上肢 AOT 是一种可行的家庭动作观察训练方法。

2. 运动想象疗法（motor imagery therapy，MIT） MIT 的想象内容以常规康复训练和日常生活的常用动作为主，重点为改善脑瘫儿童目前功能障碍的某项或某几项活动。MIT 可提高偏瘫型脑瘫儿童上肢运动功能和 ADL 能力，可联合应用体育活动。

3. 镜像视觉反馈疗法（mirror visual feedback，MVF） 是一种运动观察、运动模仿和运动想象的综合疗法，可用于提高脑瘫儿童的上肢运动功能，增加其握力、前臂旋后角度及肌肉厚度并减轻上肢疼痛。

4. 基于视频的游戏治疗结合以 NDT 为基础的手功能训练 可用于提高脑瘫儿童的握力、捏力、Jebsen-Taylor 手功能测试分数和威斯康星卡片分类测验（WCST）的分数。交互式视频游戏（IVG）治疗结合常规训练可用于改善偏瘫型脑瘫儿童的患侧手部痉挛，增强握力，提高手功能。

5. 感知提醒疗法（sensory cueing treatment，SCT） 是一种儿童友好型的治疗手段。在患侧手臂穿戴一只发出提醒信号的腕表，不断提醒脑瘫儿童使用患手，可改善痉挛型偏瘫脑瘫儿童患手在日常生活中的使用频率和质量。

6. 上肢控制能力训练 可以选择 VR 技术、CIMT、常规作业治疗基础上的上肢力量训练、治疗性器乐表演（TIMP）等。

（二）双手功能训练

1. 双手训练（bimanual training，BIT） 是用双手完成功能性活动的重复性任务练习的总称。双手训练对受影响较小的手并没有进行物理限制，是一种对脑瘫儿童友好的技术，更适用于手功能受限严重的脑瘫儿童和青少年，以及 2 岁以下因 CIMT 束缚而感到不适的脑瘫儿童。

2. 手 - 臂双侧强化训练（hand-arm bimanual intensive training，HABIT） 更有助于建立脑瘫儿童的自信心、愉悦感、主动性，促进优势手的发育，用于提高痉挛型偏瘫脑瘫儿童双手协调能力和动手能力，提高 ADL 能力和生活质量。

3. CIMT 可用于改善偏瘫型脑瘫儿童的抓取能力、手的日常功能和时间控制能力。CIMT 对于年龄小、病情较轻的脑瘫儿童的治疗效果优于年龄大、病情较重者。与同等强度的其他训练相比，低强度的 CIMT 可以更好地改善脑瘫儿童的单手和双手操作能力。

4. A 型肉毒毒素注射结合作业治疗 可用于改善痉挛型偏瘫脑瘫儿童的双手操作能力、前臂主动旋后功能。也可以联合应用改良 CIMT（mCIMT）、交互性神经肌肉电刺激（rNMES）来提高痉挛型偏瘫脑瘫儿童的上肢功能及双手操作功能。

5. 手眼协调能力训练 除常规手眼协调能力训练方法外，还可结合生物反馈训练或 VR 技术，可用于提高偏瘫型脑瘫儿童的视觉运动整合和抓取功能。听视觉反馈训练结合物理治疗也可用于改善痉挛型偏瘫脑瘫儿童的手眼协调能力。

三、认知功能训练

1. 视觉功能训练　可用于改善偏瘫型脑瘫儿童的运动计划和执行。常规作业治疗结合 Elink 评估与训练系统可用于改善痉挛型偏瘫脑瘫儿童的视觉 - 运动整合、视觉感知和运动协调能力。可应用多感官刺激及感觉统合训练中的前庭 - 眼动系统刺激和视觉训练来提高视觉功能。

2. 多感官刺激及感觉统合训练　每周 3 次、持续 8 周的教育训练联合感觉和运动训练,可用于改善偏瘫型脑瘫儿童的本体感觉。

3. 作业表现的认知导向干预　以儿童为中心、以目标为基础,基于学习和认知功能发育理论,可在短期内提升儿童的作业能力。

4. VR 游戏　可用于提高脑瘫儿童的空间感知、视觉运动构建和思维操作等认知能力。

四、ADL 训练

除常规作业治疗外,可采用密集的作业治疗、小组任务型作业治疗来提高疗效。A 型肉毒毒素注射可用于改善成年脑瘫患者慢性肌肉疼痛,联合 CIMT 可用于改善脑瘫儿童自我护理功能。

(一) 坐到站的体位转换和功能性任务训练

适用于提高 GMFCS 为Ⅲ～Ⅳ级的脑瘫儿童的自我照顾和移动能力,家庭式坐到站训练项目可减轻照护者的负担。采用模拟学校课堂环境的坐到站训练,可改善大年龄组脑瘫儿童的适应性,提高课堂活动参与能力。

(二) 进食训练

可采用调整面部肌张力、姿势控制、感觉训练、口腔运动训练、进食技能训练等方法来有效改善脑瘫儿童的进食问题。功能性咀嚼训练(FuCT)包括进食姿势管理、咀嚼的感觉和运动训练、食物和环境调整,可用于改善脑瘫儿童的咀嚼功能。

(三) 更衣训练

以自我照顾为导向的更衣训练等 ADL 训练,可用于改善脑瘫儿童的 ADL 能力和生活质量。治疗师对脑瘫儿童进行更衣活动分析时,应将更衣动作逐步分解,帮助脑瘫儿童练习、调整和完成更衣动作,有助于更衣训练的实施。

(四) 如厕训练

在如厕训练中贯穿卫生知识教育,循序渐进,使脑瘫儿童建立一个新的良好习惯,抑制不良习惯。

(五) 沐浴训练

可以刺激皮肤,改善循环,增强脑瘫儿童抵御疾病的能力,对提高脑瘫儿童的生活能力、生活质量具有积极作用。以自我照顾为导向的沐浴训练等 ADL 训练,可用于改善脑瘫儿童的 ADL 能力和生活质量。

五、提升学习能力的治疗

(一) 书写能力训练

书写能力训练包括握笔、运笔和书写姿势训练,以及儿童的定向力、注意力、判断力、解决问题的能力和社会生活适应能力训练。

（二）学习与交流

与正常儿童一样，脑瘫儿童需在智力、情感、社会和运动等方面同步发展。除了基本、常规性的干预，还需从心理引导入手，引导脑瘫儿童与其他同龄人进行交流；针对脑瘫儿童身体功能障碍，让其学习相关的基本知识，从而建立协调的功能。

第四节 言语治疗

一、语言基础沟通能力训练

（一）前语言沟通技能训练

适用于低年龄段及重度无口语脑瘫儿童。通过进行目光侦察、共同关注、表情与情绪识别、手势理解与使用等，提高其沟通技能，改善生活质量。

（二）沟通技巧训练

通过社交故事、情境教学、假想游戏等治疗方法有针对性地提高脑瘫儿童沟通技巧，改善交流能力。

（三）辅助沟通系统

采用各类辅助沟通系统，如辅助沟通板、电子辅助沟通软件等来改善无口语脑瘫儿童的沟通能力。

二、语言相关认知功能训练

语言相关认知功能训练包括基础性概念认知、语言符号理解能力、记忆力、观察力、逻辑推理能力等训练；可改善脑瘫儿童的认知与语言理解能力，还可辅助提高脑瘫儿童口语表达能力及注意力。

三、语言理解与表达能力训练

（一）语言理解能力训练

包括语音感知训练，词语理解训练，词组、句子理解训练及短文理解训练等；可有针对性地提高脑瘫儿童的语言理解能力。

（二）语言表达能力训练

包括语音产生训练、词语命名训练、句子表达训练及复述能力训练等；可改善脑瘫儿童以口语为基础的沟通能力。

四、构音功能训练

（一）呼吸训练

包括建立正确的呼吸方式、改善呼吸支持能力、提高呼吸与发声的协调能力等；可采用腹式呼吸训练、呼吸放松训练、口鼻呼吸分离训练等呼吸训练的方法来促进呼吸肌群进行有效运动，提高脑瘫儿童的呼吸支持能力与协调能力。

（二）发声功能训练

主要包括改善音量、音调及音质训练等；可改善伴有构音障碍的脑瘫儿童喉运动功能、发音功能和发音准确度，提高其语言清晰度。

（三）共鸣功能训练

包括共鸣放松训练、口腔共鸣矫治、鼻腔共鸣矫治等训练方法；可用于改善脑瘫儿童共鸣功能，提高发音清晰度。

（四）口部运动训练

根据脑瘫儿童构音器官运动障碍的具体表现，可为其进行口部触觉感知训练、下颌运动训练、唇运动训练、舌运动训练等口部运动训练。口部运动训练可改善其口腔感知觉，增强口腔肌肉肌力，降低肌张力，增加构音器官运动范围，提高运动协调性与稳定性，从而促进正常构音运动模式的建立；还可促进脑瘫儿童吸吮、吞咽、咀嚼等动作的协调性，改善流涎。

（五）构音语音功能训练

构音语音功能训练包括唇、舌、下颌相关发音的构音运动训练，声母与韵母构音训练，节奏感知、语音重读训练等。该训练可纠正脑瘫儿童错误的构音，提高构音能力与发音清晰度，改善连续语音的韵律。存在口部运动障碍的儿童应先以口部运动训练为基础，再实施相关构音语音功能训练。

需要注意的是，为脑瘫儿童实施言语治疗，均须在正确的姿势和体位下进行。可使用专业的坐姿矫正椅帮助儿童维持良好的坐姿，让其下颌维持水平，不可突出或后仰，且可为头颈部和肢体提供适当的支撑。同时，注意纠正坐位状态下骨盆的位置，骨盆调整在中线位置以支撑肩部和头部。对于坐位体位维持困难的儿童，建议先从仰卧位开始训练。

第五节　康复辅助器具

一、姿势控制辅助器具

坐位姿势控制辅助器具可用于矫正脑瘫儿童的异常姿势，实现躯干及头部的姿势控制，发展上肢功能，并有助于改善吞咽及进食功能、卧位与坐位功能。对于 GMFCS 为Ⅳ～Ⅴ级的脑瘫儿童，可使用站立架等立位姿势控制辅助器具进行姿势管理，可改善脑瘫儿童的骨密度、髋关节稳定性，增强参与度，提高 ADL 能力。

二、转移辅助器具

（一）轮椅

可选择手动轮椅、适合体位支持且可远距离出行的电动轮椅及智能化多功能轮椅，应根据脑瘫儿童功能障碍状况为其独立设计适宜的轮椅。

（二）移动用辅助器具

包括爬行架（儿童爬行促通训练机器人）、助行架（腰骶髋矫形助行架、助行车）等，其中助行架分为轮式和标准式。

1. 爬行促通训练机器人　适用于 10 月龄～2 岁、未建立四爬能力且 GMFCS 为Ⅱ级的痉挛型双瘫脑瘫儿童；可提高脑瘫儿童活动参与度，诱导正常运动发育和促进正常姿势的形成，改善下肢分离运动、认知功能和粗大运动功能。

2. 腰骶髋矫形助行架　适用于不同年龄段、身高不同及核心稳定能力不同的脑瘫儿童；可辅助控制躯干和骨盆，改善重心不稳和骨盆异常姿势，增加核心区域感知觉输入，增强其核心稳定性。

3. 助行车　适用于 3～7 岁对外界环境敏感的脑瘫儿童，可辅助行走及促进运动功能，有助于脑瘫儿童积极融入社交生活环境。

三、进食辅助器具

日常生活辅助器具的使用有利于代偿缺失的功能,最大程度地恢复脑瘫儿童的生活自理能力。建议根据儿童的实际情况和家庭条件选择勺子、杯子、吸管或其他改造后的进食辅助器具,如饮水容易呛咳者可选择使用缺口杯、有流量控制设计的杯子或奶瓶等。进食辅助器具的选择应充分考虑其安全性及方便适用性等。

四、交流辅助器具

常用辅助与替代沟通系统(AAC)来提高脑瘫儿童的理解与表达能力、沟通能力及社会参与能力,适用于有口语及无口语的脑瘫儿童,常用交流板、触摸式电脑、语言交流辅助器等。

五、矫形器

（一）足矫形器

足矫形器包括矫形鞋和功能式矫形器;可矫正脑瘫儿童先天性马蹄内翻足和平足症等畸形,恢复踝关节活动度,提高平衡能力和运动功能,改善步态时空和生物力学参数。

（二）踝 - 足矫形器

踝 - 足矫形器主要包括固态踝 - 足矫形器(SAFO)、可调式踝 - 足矫形器(AAFO)等多种类型。应根据脑瘫儿童的足部形状、障碍表现,基于可穿戴步态分析仪器的评定方案,选择适配不同的踝 - 足矫形器(AFO),同时也要考虑儿童的意愿。定期配戴 AFO 可增强脑瘫儿童姿势控制和稳定性,抑制异常步态和姿势,改善站立平衡,提高 ADL 能力与生活质量。

（三）膝 - 踝 - 足矫形器

1. 动力外骨骼膝 - 踝 - 足矫形器(KAFO)　用于改善异常步态,增加关节稳定性。

2. 可调式"A"字架矫形器　用于降低肌张力,增加髋关节外展角度,增强姿势控制和步态稳定性,改善步行时的生物力线。

3. 夜间 KAFO　用于改善 GMFCS Ⅳ级、改良 Ashworth 量表评分 3 级以上脑瘫儿童的肌张力和关节活动度,管理和控制异常姿势,预防及矫正足内翻畸形、足外翻畸形和异常步态。

（四）髋内收外展控制矫形器

用于改善脑瘫儿童因髋关节过度内收而形成的不良姿势,预防和治疗继发性髋关节半脱位,增强坐位平衡和立位活动质量。

（五）矫形鞋垫

可以帮助脑瘫儿童实现相对正常的足负重状态,纠正异常的生物力线,可用于改善站立及动态平衡、粗大运动功能,提高其步行能力及 ADL 能力。

（姜志梅）

第四十一章
分娩性臂丛神经损伤康复评定与治疗

分娩性臂丛神经损伤（obstetrical brachial plexus injury，OBPI）是指在分娩过程中胎儿的臂丛神经受到头肩分离作用而发生的牵拉性损伤，多为不完全损伤，主要表现为损伤侧上肢功能障碍。发生分娩性臂丛神经损伤的危险因素包括巨大胎儿、臀位助产、肩难产、器械助产、第二产程延长、母亲妊娠前体重指数过大或产道相对狭小等。分娩性臂丛神经损伤的全球发病率为0.38‰～5.1‰，我国发病率为0.1‰～6.3‰，无明显性别差异。

轻度分娩性臂丛神经损伤常可自行恢复，但严重的损伤常可导致上肢慢性功能障碍，永久性损伤的发生率为3%～25%。继发的肌肉萎缩、骨骼与关节发育异常、疼痛、挛缩畸形等综合功能障碍会影响儿童的上肢功能乃至日常生活活动等功能性活动和生活质量，若缺乏家长和儿童的积极配合，整体的治疗与康复效果也会受到影响。因此，分娩性臂丛神经损伤的治疗与康复仍然是一个具有挑战性的难题。

第一节　康　复　评　定

一、结构评定

（一）上肢外观形态评定

观察上肢畸形、肌肉萎缩、肿胀的程度及范围，必要时可用尺或容积仪测量，需将两侧上肢的测量结果进行对比。

（二）磁共振成像

磁共振成像（MRI）可观察臂丛神经的位置、形态、走行，以及与邻近结构的解剖关系，直观显示臂丛神经损伤部位、程度。臂丛神经损伤的主要征象为神经根缺失或瘢痕化、创伤性脊膜囊肿、脊髓变形、脊髓移位及"黑线征"。

（三）CT 脊髓造影

CT 脊髓造影（CT myelography，CTM）可清晰显示椎管内及椎间孔周围神经根的情况，从而对椎管内臂丛神经前、后支损伤进行精确定位和定性，是目前评定臂丛神经根损伤最广泛的方法之一。

二、功能评定

（一）运动功能评定

1. 肩关节功能评定

（1）马利特评分（Mallet 评分）：对肩外展、肩外旋、手到颈、手到脊柱、手到口 5 个基本动作进行量化评定。根据儿童的动作完成情况给予每个动作 1～3 分，满分为 15 分，分数越低说明肩关节功能越差（表 41-1）。

（2）Gilbert 分级：将肩外展及外旋作为评定指标，分为 0～5 级（表 41-2）。

表 41-1 肩关节马利特评分

功能	判定标准	评分
肩外展	>90°	3 分
	30°~90°	2 分
	<30°	1 分
肩外旋	>20°	3 分
	0°~20°	2 分
	<0°	1 分
手到颈	容易	3 分
	困难	2 分
	不能	1 分
手到脊柱	T_{12} 水平	3 分
	S_1 水平	2 分
	不能	1 分
手到口	肩内收 <40°	3 分
	部分喇叭征	2 分
	完全喇叭征	1 分

表 41-2 肩关节 Gilbert 分级

判定标准	级别
无主动外展及外旋	0 级
外展 0°~45°，无外旋	1 级
外展 45°~90°，外旋到中立位	2 级
外展 90°~120°，外旋 0°~30°	3 级
外展 120°~160°，外旋 30°~60°	4 级
正常外展及外旋	5 级

2. 肘关节功能评定 常用 Gilbert 评分。Ⅰ级，总分 0~1 分，预后差；Ⅱ级，2~3 分，预后一般；Ⅲ级，4~5 分，预后好（表 41-3）。

表 41-3 肘关节 Gilbert 评分

功能	判定标准	评分
屈曲	无主动屈曲或伴挛缩	1 分
	不完全屈曲	2 分
	完全屈曲	3 分
伸展	无主动伸肘	0 分
	微弱伸肘	1 分
	完全伸肘	2 分
牵伸	0°~30°	0 分
	30°~50°	-1 分
	>50°	-2 分

3. 手功能评定

（1）雷蒙迪手功能分级（Raimondi 手功能分级）：见表 41-4。

表 41-4　雷蒙迪手功能分级

判定标准	级别
手瘫痪或有手指轻微屈曲，可有一些知觉	0 级
有限的主动屈指，能拇指对捏	1 级
主动伸腕伴被动屈指（腱固定作用）	2 级
主动完全屈腕并完成对掌，手内在肌平衡	3 级
主动完全屈腕屈指及伸腕，但无伸指，对掌功能佳（尺侧手内在肌有力），有部分前臂旋转功能	4 级
上述 4 级 + 主动伸指及完全的前臂旋转功能	5 级

（2）AI-Qatton 手运动功能评定量表：见表 41-5。

表 41-5　AI-Qatton 手运动功能评定量表

判定标准	级别
完全无力、无功能的手指轻微活动、拇指无功能	0 级（废用手）
仅存非常微弱的抓握能力	1 级（差）
手指稍主动屈曲和 / 或伸展，拇指可稍微活动，但手内在肌阴性症（掌指关节过伸，指间关节屈曲）	2 级（可）
症状同 2 级，但无手内在肌阴性（手内在肌平衡）	3 级（良）
手指主动屈伸活动和拇指活动接近正常水平，伴有主动的手内在肌功能	4 级（优）
正常	5 级

（二）感觉功能评定

适用于分娩性臂丛神经损伤后遗症期儿童的评定，包括触觉、痛觉、温度觉、运动觉、位置觉、两点分辨觉、实体觉等。婴儿的感觉评定灵敏度较差，可应用感觉分级量表。S0 级，对疼痛或其他刺激无反应；S1 级，对疼痛刺激有反应，但对触觉无反应；S2 级，对触觉无反应，对轻触觉无反应；S3 级，对刺激有适当的反应。

（三）电生理评定

对于年龄较小的儿童，神经系统体格检查较为困难，电生理评定可为临床治疗与康复提供较为客观的评定依据。常用检查方法包括肌电图、躯体感觉诱发电位（SEP）、直流感应电等。常用指标包括强度、时间曲线、运动神经传导速度、感觉神经动作电位（SNAP）等。

肌电图可见损伤神经支配的肌肉有纤颤电位、正相电位等神经元损害的表现，可每月评定 1 次。受损的臂丛神经运动神经传导速度有不同程度的减慢或缺失。

三、日常生活活动能力评定

常用儿童功能独立性评定量表（FIM）进行评定。适用于 6 月龄～7 岁正常儿童及 6 月龄～21 岁的功能障碍或发育落后儿童（具体参见第四十章第一节）。

四、书写能力评定

通过查阅儿童的教育档案、评定课堂作业或家庭作业、校内观察、评定书写表现（字体可读性、书写速度、书写范畴、人体工程学因素）等步骤评定书写能力。

五、游戏评定

可通过对外在客观条件、游戏者自身情况及发育里程碑进行评定，也可用游戏量表进行评定，可选择游戏测试评定（具体参见第四十章第一节）。

六、辅助器具和环境评定

常用的辅助器具包括肩背部支持带、夹板、系列石膏、手指套等，可根据分娩性臂丛神经损伤儿童的功能障碍情况、辅助器具的舒适性等进行选择。同时，以家庭为中心的早期康复干预模式需要治疗师与家长共同探讨家庭康复计划及家居环境评定等问题。

第二节 物 理 治 疗

对于分娩性臂丛神经损伤的臂丛神经节后损伤，可先保守治疗 3 个月，然后再根据儿童上肢功能情况决定是否进行手术治疗。无论是节前损伤还是节后损伤，术前、术后均需进行积极的康复治疗。

一、物理因子疗法

物理因子疗法可促进周围损伤神经再生，改善肌营养，防止肌肉失神经萎缩。

1. 神经肌肉电刺激疗法（neuromuscular electrical stimulation，NMES） 利用 20～50Hz 低频电流通过电极刺激特定肌群，使其有节律地收缩、舒张，有促进神经再生的作用，可常规使用。

采用功能性电刺激疗法（functional electrical stimulation，FES）时应先对患有分娩性臂丛神经损伤所导致的神经肌肉和功能缺陷儿童进行筛查，以确定是否有应用 FES 的适应证。如果有足够的神经支配，则可将 FES 与其他发育干预与康复方法相结合，起到促进肌力恢复、运动控制和上肢功能的作用。

2. 石蜡疗法 可采用蜡饼法治疗，蜡饼可根据患肢塑形而达到良好的包裹性，且具有持久的温热效应，温热效应可导入皮下 1～2cm。新生儿需慎用。

除上述方法外，还可以选用超短波疗法、红外线疗法、肌电生物反馈疗法等治疗方法。

二、运动疗法

（一）被动运动训练

损伤 4 周后可进行肩、肘、腕和指关节的全关节被动关节活动度（PROM）训练（伴有锁骨骨折的儿童不可采用），有助于预防关节挛缩的发生，训练时应以预防肩关节内旋挛缩为主。关节活动度以儿童能够忍受为度，循序渐进，不可用力过猛，避免造成骨折。

治疗师双手握住儿童的肘部做肩关节内收位被动外旋及上举，可预防或减轻肩关节内旋挛缩；治疗师一手将儿童的患手上举，另一手将翘起的肩胛骨下角向下压，可预防或减轻大圆肌及背阔肌挛缩；一手将患手置于对侧肩部，另一手将翘起的肩胛骨脊柱缘向肋骨方向推压，可预防或减轻肩关节外旋挛缩。通常每周5日，每日训练3次，每次5~10分钟。

（二）主动运动训练

当患肢肌力达到2~3级（不含3级）时，可采用：①在治疗师辅助下让儿童采取坐位或四点支撑位，双手支撑，强化患侧负荷，促进肌肉收缩；②儿童采取俯卧位，在胸前放一小滚筒支持，逐渐增加患肢负重，促进肌肉收缩。

当患肢肌力达到3级时，重点训练患肢主动运动，可采用：①俯卧位，双手支撑，头居中，诱导儿童做双上肢交替支撑运动；②俯卧位，双手支撑，用玩具或食物诱导儿童进行爬行运动。当患肢肌力达到3级以上时，可进行抗阻运动。

第三节 作业治疗

根据儿童的发育水平、手功能和兴趣爱好设计相对应的训练，将游戏贯穿于训练的全过程。

一、精细运动功能训练

尺神经损伤的儿童应重点训练手指外展、内收，正中神经损伤的儿童应重点训练手指的屈曲、伸展、对掌功能，桡神经损伤的儿童应重点训练腕背伸、伸指功能。

1. 手抓放物品训练 包括捏皮球、堆积木、插木棍、套圈等。

2. 手指分离运动控制训练 包括捡拾小玩具、珠子或豆子，并将其放入狭小开口容器内，以及剪纸、拧螺丝、拧瓶盖等。

3. 拇指外展训练 包括被动放松拇内收肌群和主动收缩拇外展肌群。

4. 双手协同训练 分娩性臂丛神经损伤儿童的健侧手也处于发育中，可通过双手协同训练，利用健侧手带动患侧手发育，同时促进双手共同操作物品能力的提高。

5. 患侧上肢功能性活动训练 可采用改良强制性诱导运动疗法（modified constraint-induced movement therapy，mCIMT）。近年来，mCIMT被广泛用于儿童偏瘫和臂丛神经损伤的康复治疗。根据年龄、配合程度和对限制的耐受程度，在儿童的健侧上肢配戴夹板或无指手套以限制其活动，每日1~3小时，诱导儿童使用患侧上肢进行功能性活动，并在作业活动和家庭中应用。

二、感觉功能训练

分娩性臂丛神经损伤儿童患肢常缺乏感觉信息输入及主动运动体验，导致患侧忽略、习得性不用和发育性运用不能等问题。具体训练方法举例如下：

1. 本体感觉刺激 早期对患肢进行振动刺激和关节挤压，如痛觉明显，速度稍慢地扫刷、轻触、轻叩，以及力量偏小的关节挤压训练，痛觉减退后可考虑予以速度稍快扫刷、重触、重叩、关节挤压及关节牵张训练。

2. 触觉刺激 可选择按摩球、毛刷、算盘珠、砂粒等不同质地的物体对患肢进行触觉刺激训练。

3. 视觉刺激 强化视觉输入，尽量使患肢保持在儿童的视野范围之内；也可在患侧手掌或手腕贴小粘贴等以改善儿童的视觉注意，防止患侧忽略的发生。

三、日常生活活动训练

对儿童的日常生活活动进行动作分析，明确受限原因和程度，根据儿童发育、功能障碍等

情况制订日常生活活动训练计划。训练内容包括进食、更衣、如厕、洗漱、个人卫生等方面,常用方法如下:

1. 正向连锁法 依照动作分析所需步骤,从第一步开始进行训练,完成第一步后再训练第二步,直到最后一步。

2. 反向连锁法 依照动作分析所需步骤,从最后一步开始进行训练,完成最后一步后再训练前一步,直到第一步。

儿童完成训练动作时,给予即时奖励(强化物),以此来激发儿童主动参与的兴趣。

四、家庭康复指导

对照顾者进行家庭康复指导,强调儿童的主动参与,要将游戏贯穿于家庭康复的全过程;充分利用真实的日常生活情境对儿童进行进食、如厕等日常生活活动训练;对于使用辅助器具的儿童,需指导家长正确使用辅助器具;根据需要对儿童进行患肢全关节被动运动及肢体摆放等。

第四节 康复辅助器具

一、肩背部支持带

$C_{5\sim6}$损伤的儿童常累及菱形肌和前锯肌,导致肩胛骨不稳定,需要使用外部支持带以维持肩关节运动时身体其他部分的对线,建立对称性。

二、夹板和系列石膏

适用于腕关节过度屈曲、伸展变形,可更好地促进肩关节周围肌肉的使用。肘关节挛缩的儿童可采用系列石膏固定。推荐使用轻便材料,缓慢进行,每周或每2周更换1次,每次伸展$10°\sim15°$,以免因更换过频引起肌纤维微撕裂进而导致反跳效应,以及过度牵拉引起的肌肉痉挛和疼痛。

三、腕 - 手矫形器

腕 - 手矫形器适用于腕关节、指关节屈曲挛缩、被动活动不能达全关节活动度的儿童,具有保持并固定腕手处于近功能位,以预防、矫正腕手畸形,改善外观的作用。可采用低温热塑板制成矫形器使拇指外展$60°$,其余四指可稍分开,掌指一体,桡尺两侧向上斜翘边,远端稍长于手指末端,掌指关节、各指间关节呈伸展状态,腕手正中位,手腕背伸$45°\sim60°$。每日配戴不少于10小时,睡眠时可配戴。

四、肌内效贴

肌内效贴(kinesiotaping,KT)可改善贴附部位的循环,减轻软组织肿胀及疼痛,增加感觉输入,促进肌肉等软组织功能,提高机体运动能力。可选择X形、Y形、I形、爪形、灯笼形贴布,根据儿童的功能障碍情况,贴于三角肌、肱二头肌、旋后肌、虎口、前锯肌及大小菱形肌等处。对全臂损伤中后期或术后的儿童,为了稳定肩关节和改善局部循环,可采用灯笼形贴布;对前臂和手腕部的贴扎,可采用爪形贴布。

(姜志梅)

第四十二章

儿童发育迟缓康复评定与治疗

发育迟缓（growth retardation）是常见的儿童神经发育障碍疾病，也是康复治疗的主要对象之一；是指婴幼儿在运动、语言、认知、社会适应等领域中有标志性的发育里程碑没有达到相应年龄段应有的水平，又称发育指标延迟，包括单纯的运动发育迟缓、语言发育迟缓、精神发育迟缓等。5 岁以下儿童有 2 项或 2 项以上标志性发育里程碑没有达到相应年龄段应有的水平，称为全面性发育迟缓。发育迟缓描述了儿童发育过程异常这一症状，是一种过渡性命名，通过早期干预可能发育为正常儿童，也可能转归为智力障碍或发育障碍。全面性发育迟缓的诊断专用于 5 岁以下儿童，适用于在智力功能等若干方面无法达到预期发育里程碑的患儿，也适用于无法接受系统性智力功能评估，包括因年龄太小而无法参与标准化测试的儿童。对于符合诊断标准的≥5 岁儿童，统一使用智力障碍的诊断标准。并非所有的全面性发育迟缓患儿都会发展为智力障碍，因此需要对全面性发育迟缓患儿进行动态随访。

国内外报道，发育迟缓患儿在全球普通人群中的发病率为 3%～5%，男女比例为（1.5～4.7）∶1。其常见危险因素有新生儿缺氧缺血性脑病、母亲不良妊娠史和早产、低出生体重、新生儿窒息、胎儿窘迫、病理性黄疸等，还有学者报道与母亲年龄、父母教育水平、家庭带养环境等有关系。

通过尽早、科学地进行康复治疗，单纯运动发育迟缓或语言发育迟缓的患儿大部分可以转归为正常儿童，全面性发育障碍（尤其是智力障碍）的患儿大部分发展成终身残疾，但康复治疗也可提高其日常生活活动能力。总之，早发现、早治疗是影响预后的重要方面，一旦发现，应及时转介到康复治疗部门进行治疗，且需要家长长期跟踪，定时到医院评估并坚持康复。

第一节 康 复 评 定

一、影像学检查

1. 颅脑影像学　运动发育迟缓患儿的颅脑 MRI 多表现为额叶脑外间隙增宽、脑室稍扩大和脑室周围轻微白质软化；语言发育迟缓患儿多表现为颞叶脑外间隙增宽和脑白质偏少，部分患儿颅脑影像学检查可完全正常。

2. 视听觉诱发电位　对视听觉有障碍患儿，可能会测出异常视听觉诱发电位。

3. 脑电图　有惊厥者应做脑电图排除癫痫。

二、运动功能评定

运动发育迟缓患儿的运动功能评定内容，主要包括发育里程碑是否达到，肌张力、肌力、反射等体征是否正常，可通过观察及评估量表进行评定。0～12 月龄儿童粗大及精细运动发育里程碑见表 42-1。

表42-1 0~12月龄儿童粗大及精细运动发育里程碑

月龄	粗大运动里程碑	精细运动里程碑
1月龄	俯卧位抬头维持3秒	握持反射
3月龄	俯卧位抬头稳定	伸手去够眼前的物品,双手共同抓握,将物品放进口中
5月龄	俯卧位伸肘支撑抬起胸部,拉坐起时可抬起头部、肩部或腿部	全手掌抓握
6月龄	流畅地来回翻身,手支撑坐位,前方保护性伸展反应	桡侧手掌抓握 抓脚玩
7月龄	腹爬,自由坐位	双手熟练地传递玩具
8月龄	手膝位爬行,侧向保护性伸展反应	拍手,手握物品对敲
10月龄	站立,扶走	拇指与示指对捏小丸
12月龄	独走,后方保护性伸展反应	可搭起2块积木

（一）主要体征

1. 肌张力 大部分运动发育迟缓的患儿肌张力偏低,肢体被动活动时松软无阻力。因肌肉用力不当,偶有一过性的肢体紧绷(主要表现在双下肢伸肌和双上肢屈肌),也有部分患儿双下肢使用不当导致小腿三头肌肌张力偶尔偏高,但与神经系统损伤导致的肌张力增高不同。发育迟缓患儿的肌张力增高不恒定,受其状态影响较大,通常患儿注意力转移或主动使用时可放松,因此用标准化的肌张力评定方法进行评定结果往往有一定差异。

2. 肌力 发育迟缓患儿的肌力大部分偏低,通常力量不足的有躯干伸肌、肩胛带肌群及肱三头肌、骨盆带肌群及股四头肌,也有部分患儿力量正常,但肌肉控制不良导致运动障碍。儿童肌力的评估主要根据是否能完成发育里程碑中的标志性动作及其稳定性进行判断,如3月龄儿童俯卧抬头困难或扶坐时抬头困难,提示颈部伸肌肌力不足;5月龄儿童不能在俯卧位伸肘支撑抬起躯干,提示双上肢及躯干伸肌肌力不足等。在评估时要注意,动作不能完成可能有肌力不足、本体感觉低下、神经控制不良、动机不足等多方面的因素,需要对不同原因进行鉴别。

3. 反射 脊髓和脑干水平的反射通常发育正常,少数可能有踝阵挛阳性、紧张性颈反射消失延迟等。中脑水平的反射及皮质的反应可能出现延迟,如翻正反应、保护性伸展反应、平衡反应建立延迟等。

（二）评定量表

1. 格塞尔发育量表 是一个具有诊断作用的发育评定量表,可用于判断小儿神经系统发育的完整性和功能是否成熟,识别神经肌肉或感觉系统是否有缺陷,评估和随访高危儿神经功能发育的情况。

2. 贝利婴儿发展量表(第四版)(BSID-IV) 是国际通用的具有较好信度和效度的评定工具,广泛应用于发育迟缓患儿的评估及诊断,适用于16日~42月龄的婴幼儿,可对认知、运动、语言能力进行全面快速的筛查。

3. 粗大运动功能评定量表(GMFM) 该量表将不同体位的反射、姿势和运动模式,分为88项评定指标,共分为5个功能区,即A区(俯卧位)、B区(仰卧位)、C区(坐位)、D区(站位)、E区(走跑跳);可全面评定粗大运动功能状况,在国际上被广泛采用,适用于运动发育迟缓、脑性瘫痪等患儿的评定。

4. Peabody 运动发育量表 2（PDMS-2）　是目前国际上广泛使用的全面的运动功能评定量表，包括粗大运动功能和精细运动功能，适用于 0～72 月龄儿童，是一种定量和定性功能评定量表，包括两个独立的部分，6 个分测验，3 个给分等级，最后得出原始分、相当年龄、百分位、标准分（量表分）、发育商和总运动商。

5. 精细运动功能测试量表（FMFM）　此表由复旦大学附属儿科医院研究设计，是被国内广泛使用于发育迟缓及脑性瘫痪患儿精细运动功能评估的工具，可以有效检测不同程度患者精细功能的差异、发育进程及干预效果。包括 5 个区域：A 区（视觉追踪）7 项、B 区（上肢关节活动能力）8 项、C 区（抓握能力）8 项、D 区（操作能力）10 项、E 区（手眼协调）12 项。共 45 个项目，每项均设定为 0～3 级四级评分。

6. Hammersmith 婴儿神经发育评估（HINE）　是应用于 2～24 月龄婴幼儿的一种简单、可量化的神经系统检查方法，仅 5～10 分钟即可完成。HINE 可被广泛应用于早期高危儿的随访计划中，它可早期识别神经发育迟缓或脑损伤的患儿，监测疾病的纵向进程并早期预测神经发育结局。其内容由 37 个项目组成，分为 3 个部分。第 1 部分共 26 项，包括脑神经功能 5 项、姿势 6 项、运动 2 项、肌张力 8 项、反射和反应 5 项。每个项目均采用 4 级评分法（0～3 分），总分是所有单项评分的总和（0～78 分）。最优得分如下：矫正 18 月龄≥74 分，12 月龄≥73 分，9 月龄≥73 分，6 月龄≥70 分，3 月龄≥67 分。第 2 部分（8 项）主要评估婴幼儿的运动发育里程碑，其正常与否与年龄相关，包括头部控制、坐位、自主抓握、仰卧位踢腿、翻身、爬、站立和走。第 3 部分（3 项）是观察婴幼儿的行为状态，包括知觉状态、情绪状态和社会适应。

7. Alberta 运动量表（AIMS）　由加拿大 Alberta 博士等于 1994 年创制，包括 4 个分量表，分别代表 4 种体位，即俯卧位（21 个项目）、仰卧位（9 个项目）、坐位（12 个项目）和站立位（16 个项目），共计 58 项。完成整个评估需要 20～30 分钟，如果婴幼儿出现烦躁或不舒服，无法一次完成测试，可以在 1 周之内评估遗留的项目。AIMS 可应用于以下几类 18 月龄以内的婴幼儿：①监测运动发育正常的婴幼儿，就像身高、体重这类婴幼儿发育指标一样；②存在运动发育迟缓危险，如高危儿的监测；③被诊断有特殊疾患且运动发育迟缓是临床表现之一的婴幼儿，如唐氏综合征、生长迟缓、支气管 - 肺发育异常及发育迟缓；④在常规的运动检查中，被发现有运动发育不成熟或有可疑异常运动模式。

三、语言能力评定

（一）汉语版语言发育迟缓检查法（S-S 法）

此方法用于 1.5～6.5 岁儿童的语言能力评估，包括语言行为发展的 3 个方面，即语言应用、语意、语法规则，评定符号形式与指示内容的关系、基础性操作过程及交流态度。其内容由 5 个阶段构成（表 42-2），符号形式与指示内容的关系及年龄可通过阶段见表 42-3。

表 42-2　汉语版语言发育迟缓检查法（S-S 法）

阶段	内容
第一阶段	对事物、事态理解困难
第二阶段	事物的基础概念
2-1	功能性操作
2-2	匹配
2-3	选择

阶段	内容
第三阶段	事物的符号
3-1	手势符号（相关符号）
3-2	言语符号
	幼儿语（相关符号）
	成人语（任意符号）
第四阶段	词句阶段
4-1	两词句
4-2	三词句
第五阶段	词句、语法规则
5-1	语序规则
5-2	被动语态

表 42-3　符号形式与指示内容的关系及年龄可通过阶段

年龄	阶段	
1.5～＜2.0 岁	3-2	言语符号
2.0～＜2.5 岁	4-1	主谓＋动宾
2.5～＜3.5 岁	4-2	主谓宾
3.5～＜5.0 岁	5-1	语序规则
5.0～6.5 岁	5-2	被动语态

（二）沟通和象征性行为发展量表婴幼儿问卷

沟通和象征性行为发展量表婴幼儿问卷用于检测 6～24 月龄孩子沟通和象征性行为的发展，通过一系列问题询问家长关于孩子的情况，从社会交流、言语和象征行为这些方面进行评价，通过计算原始分数转换为标准分数来评价孩子的沟通能力。

（三）皮博迪图片词汇测验

皮博迪图片词汇测验（PPVT）适用于 2 岁到成人，检测方法较为简单，根据国内常模，采用电脑语音阅读词汇，被测者点击高灵敏度触摸屏同步显示的图片，电脑自动评分；测试准确快捷，根据原始分数转换为对应的百分比，该测验只是测试了词汇的理解，没有词汇的表达。

四、认知感知觉评定

（一）感觉功能评定

发育迟缓患儿通常伴随感知觉发育障碍，包括触觉、前庭觉、本体感觉、视觉、听觉等，可能有感觉调节障碍，表现为低敏、高敏、感觉防御等，也可能有感觉辨别障碍或动作计划方面的困难。可使用婴儿感觉功能测试、婴幼儿感觉问卷量表、儿童感觉统合能力发展评定量表等进行评定。

1. 婴儿感觉功能测试　提供了一种客观的方法来检查 4～18 月龄婴幼儿的感觉功能。该工具有 24 个项目，分为 5 个模块，即对深触觉反应、视觉触觉整合、适应性行为、眼球运动控制、前庭刺激反应。计算测试项目分数以确定感觉处理和反应性的总分（总测试分数），以及以上感觉功能的每个感觉子域中的分数。

2. 婴幼儿感觉问卷量表 分为2个照顾者问卷，问卷1包含36个项目，适用于出生至6月龄的婴儿；问卷2包含48个项目，适用于7~36月龄的婴幼儿。照顾者问卷包含感觉系统的项目（例如，对于出生至6月龄的儿童，有四个象限分数和一个综合象限分数）。象限分数反映了孩子对感官体验的反应，并基于邓恩的感官处理模型。

3. 儿童感觉统合能力发展评定量表 主要用于评定6~11岁儿童感觉统合能力的发展水平。量表一共由58个问题组成（最后3个问题仅10岁及以上儿童填写），每题皆为单选题，各有5个备选项，即从不这样、很少这样、有时候、常常如此、总是如此。由家长或与孩子共同生活的非常了解孩子情况的人，以孩子近1个月内的情况为判断依据，进行严格填写。该量表可用于儿童感觉统合能力发展和感觉统合失调严重程度的评定，也可作为感觉统合治疗前后疗效比较的工具。

（二）认知功能评定

认知功能包括注意力、视知觉、记忆力、执行功能等。语言和学习能力也能反映认知功能，如理解能力、书写、计算等。格塞尔发育量表、贝利婴儿发展量表、瑞文渐进测验、韦氏儿童智力量表（WISC）是目前国内外常用的综合评定量表，其中包含认知功能评定。

韦氏儿童智力量表第四版（WISC-Ⅳ）吸收认知心理学的最新研究成果，改变了以往版本中用含糊的言语智商和操作智商对儿童智力水平的笼统概括，除了提供总智商分数，还提供言语理解指数、知觉推理指数、工作记忆指数和加工速度指数等4个指数，可对儿童的认知能力进行更为全面和详细的解析。总智商描述儿童的总体认知能力，是对儿童智力活动水平的综合评估。言语理解指数描述儿童学习和运用语言、概念形成、分析比较及综合判断等抽象思考的能力，对于有言语发展障碍的儿童可以起到较好的筛查作用。知觉推理指数描述儿童对视觉信息的抽象推理、空间知觉、视觉组织及概括分析等能力，可以反映儿童流体推理能力的水平和特点。工作记忆指数描述儿童的短时记忆、对外来信息的存储和加工及输出信息的能力，是流体推理和高级认知过程必不可少的要素，与儿童的学习能力和学业成就有很高相关。加工速度指数描述儿童处理简单而有规律的信息的速度、记录的速度和准确度、注意力和书写能力等。

五、日常生活活动能力评定

1. 儿童功能独立性评定量表 儿童功能独立性评定量表（FIM）是较实用的评估儿童日常生活活动能力的量表，具有可靠的信度和效度，在国内外得到广泛使用（具体参见第四十章第一节）。

2. 婴儿-初中生社会生活能力量表 婴儿-初中生社会生活能力量表（S-M）适用于6月龄~15岁儿童，分为7个年龄段，共有132个项目，分布在6个领域中，即独立生活能力、运动能力、作业操作、交往、参加集体活动、自我管理。

第二节 物 理 治 疗

一、物理因子疗法

（一）神经肌肉电刺激电疗法

运动发育迟缓患儿常用低频电疗法，即频率在0~1 000Hz的电流，其中最常用的是神经肌肉电刺激疗法。一般选用能输出方波、三角波的低频脉冲治疗仪，电流频率0.5~100Hz，波宽 1~1 000 毫秒,电流输出强度 0~100mA,调制频率每分钟 1~30 次,每次治疗时间为 20~30 分钟。开始治疗前确定参数,开始治疗后逐渐对电流进行调节,以引起明显肌肉收缩且无明显皮肤疼痛为宜。

（二）重复经颅磁刺激

重复经颅磁刺激（rTMS）是利用时变磁场作用于大脑皮质产生感应电流来改变皮质神经细胞等动作电位,从而影响脑内代谢和神经电活动的无痛、无创的脑刺激技术,对运动、语言、认知等功能均有治疗作用。低频 rTMS 的刺激频率为 1Hz,可在降低该侧兴奋性的同时提高对侧大脑的兴奋性;高频 rTMS 的刺激频率为 5~10Hz,可直接使刺激侧皮质兴奋性提高。每次治疗时间 20 分钟,1 次 /d,每周 5~7 次,4~6 周为一个疗程。<2 岁及囟门未闭的患儿慎用。

（三）经颅直流电刺激

经颅直流电刺激（tDCS）利用恒定、低强度直流电作用于大脑皮质,使神经细胞膜电位产生去极化或超极化的现象,从而对大脑皮质神经元兴奋性进行调节。一般阳极放置于需要兴奋的大脑皮质区,治疗电极为 5cm×7cm,电流强度 1mA,每次治疗时间 20 分钟,建议每周治疗 5 次,若无特殊情况,可根据患儿功能进步情况需要选择继续或停止治疗。

（四）水疗法

水疗法利用水的物理特性作用于患儿身体,达到促进感知觉和运动发育的效果。水疗包括涡流浴、气泡浴、蝶形槽浴、步行浴,也可以借助泳池、浴缸等,无论是哪种形式,重点都在于借助水和治疗师的帮助,引导孩子主动运动,达到改善感觉、提高肌力等目的。水温以 34~38℃为宜,治疗时间 10~30 分钟,根据患儿自身情况可每日或隔日 1 次。

二、运动疗法

运动发育迟缓的运动训练常用神经发育学疗法（neurodevelopment therapy, NDT）和任务导向性训练方法。运动治疗以正常运动发育为基础,引导或辅助患儿进行不同体位及动作的体验,并不断强化,促进感觉发育,诱发自主运动,强化肌力,改善姿势控制、平衡反应和转移能力。每次视年龄、耐力等训练 20~40 分钟,使用的工具、强度等应根据患儿能力进行调整,训练中利用玩具等引发其兴趣,诱导主动运动。

（一）运动发育训练

1. 头控训练 可利用楔形垫、治疗球、抱姿管理等,通过仰卧位拉起、俯卧位抬头、坐位稳定的方式训练颈部肌群,具体强度和频率应根据患儿年龄、能力水平、情绪等进行调节。如在做仰卧拉起时,若患儿年龄较小或颈屈肌力量较弱,则可在身后垫一楔形垫降低难度;若患儿不配合此动作,则变化不同形式引导患儿配合。另外,对患儿的正确抱姿可促进头控及躯干稳定性的发展,根据患儿年龄和运动能力,可采取不同抱姿,强化功能训练。

2. 翻身训练 有一定头控能力的患儿可进行翻身训练,可使用下肢带动躯干和上肢,也可使用上肢带动。可以在垫上或床上,也可以视患儿情况使用治疗球、楔形垫等降低或增加难度（图 42-1）。

3. 坐位平衡训练 有一定头控能力及躯干稳定性的患儿可进行坐位训练,坐位包括扶腰坐、扶骨盆坐、手支撑坐、弓背坐、独坐、自由坐位,根据患儿能力,借助玩具、不同的支撑面等进行平衡训练（图 42-2）。

4. 爬行训练 爬行包括腹爬和手 - 膝爬,需要有一定的躯干稳定、四肢力量及协调能力,

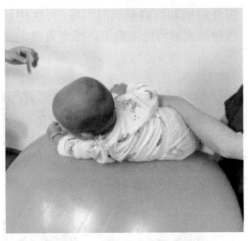

图 42-1　治疗球上翻身训练

治疗师根据孩子的能力给予一定辅助,用孩子感兴趣的物品吸引其运动,也可在垫上训练。

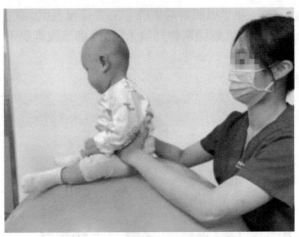

图 42-2　坐位平衡训练

治疗师根据孩子能力给予躯干或骨盆一定支撑,引导其维持坐位稳定,可引导孩子抓物增加难度,训练动态平衡。

具备了俯卧位双上肢支撑及重心转移能力的患儿可以进行爬行功能的训练。对刚开始训练爬行的患儿,治疗师的主要工作是辅助其进行重心转移,引导肢体向前移动;对于熟练爬行者,重点则是引导其进行爬障碍、爬高爬低等,强化肢体稳定性和协调性。

5. 站立及步行训练　没有站立反应及踏步反射的患儿,应尽早进行下肢本体感觉的输入,如挤压、蹲等;根据患儿能力进行扶站训练和步行训练,必要时可使用站立架、助行器等(图 42-3)。

(二)相关功能训练

1. 肩胛带训练　正常儿童的肩胛稳定始于负重激活肩胛带肌群,同时在活动中不断强化其控制,因此侧卧位、俯卧位的支撑都是较好的训练动作(图 42-4)。

2. 躯干伸肌群的训练　可在治疗球上伸展够物,利用视觉或听觉引导患儿伸展躯干(图 42-5)。

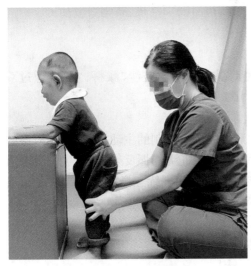

图 42-3　站立及步行训练

站立及下肢力量的训练,治疗师可帮助儿童使下肢充分负重,通过手法激活肌肉。

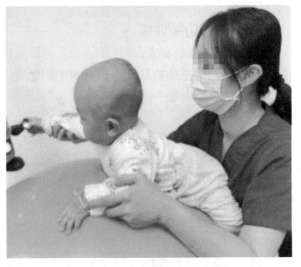

图 42-4　肩胛带训练

俯卧位单侧上肢支撑,另一手伸出取物,训练肩胛的负重能力及稳定性,可通过移动治疗球,强化重心转移能力。

3. 躯干屈肌群的训练　主要是腹直肌、腹横肌、腹外斜肌和腹内斜肌的训练,可利用玩具引导患儿屈腿踢物并给予阻力,训练腹直肌下段。各种形式的仰卧起坐可训练腹直肌上段(图42-6)。

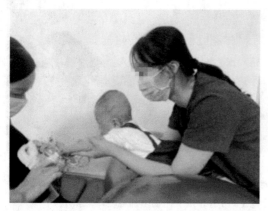

图42-5　躯干伸肌群的训练

用物品引导患儿俯卧位伸展,训练躯干伸肌群的肌力,治疗师可给予一定辅助,可在治疗球或垫上进行。

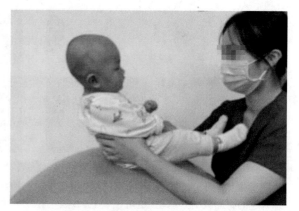

图42-6　躯干屈肌群的训练

不同形式的仰卧位坐起,可训练儿童屈肌肌力,根据儿童能力,治疗师可变化辅助的位置、治疗工具等调整难度。

4. 髋周肌群的训练　可利用跪位及高跪位的维持、臀桥等动作达到训练目的。

5. 平衡反应的训练　包括卧、坐、跪、立等不同体位下的平衡反应,以及上肢的保护性支撑反应。

6. 辅助器具的应用　在患儿功能需要时,提供一定的辅助器具可降低患儿运动的难度,提高其有效性,如在学习行走时借助助行器,必要时配备矫形鞋等。

第三节　作业治疗

一、精细功能训练

(一)手部感觉训练

通过不同触感的物品训练患儿双手的触觉,如触觉刷、刺球、太空沙、颜料、水等;通过双手及上肢的负重训练手部本体感觉。

(二)抓握训练

新生儿即具备握持反射,在接下来的3个月内逐渐发展成可控制的主动抓握,因此抓握的训练要趁早。早期可用条形物品或其他方便抓握的物品,若患儿无抓握反射,可通过刺激手内在肌引出抓握动作。根据发育顺序及患儿能力,还应在合适时间训练三指捏、对指捏等,可通过不同大小的物品来训练,如拿积木、溶豆、小饼干等。

(三)手眼协调训练

串珠、搭积木、代币游戏、折纸、握笔涂鸦、勺子使用等。

(四)手部力量训练

腕手部力量是精细活动的前提,手指力量可以在黏土、夹子等游戏中训练,手掌力量可以使用揉纸团,海绵挤水等游戏训练,手腕力量可以通过打蛋器打泡泡等游戏进行训练。

（五）阅读及书写的训练

包括对图像和文字的认知、专注力训练，翻书页等手部活动能力训练（图 42-7、图 42-8）。

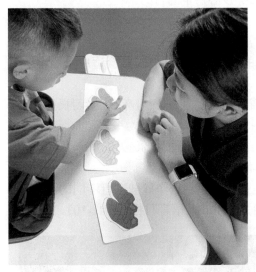

图 42-7　对图像及文字的认知训练

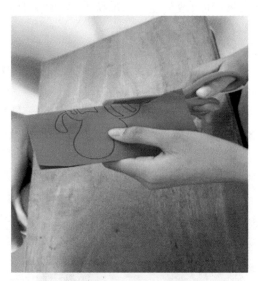

图 42-8　折纸及剪刀使用训练

二、日常生活活动训练

包括自我照顾、转移、社会活动等，根据患儿需要，每次治疗时间 20～30 分钟，每日 1～2 次，每周 3～5 次。比较常用的训练如下所示。

（一）进食

进食是儿童最重要也是最早发展的日常生活活动之一。从新生儿吸吮手指开始发展手 - 口协调，到 3 月龄后会逐渐学习将手中的物品送到口中，在啃咬玩具的过程中强化手 - 口协调，到 7 月龄左右，能独坐且添加辅食的儿童，则开始学习握勺子进食。因此儿童的进食能力训练要从小关注。发育迟缓的患儿可能在坐姿稳定、对食物及进食过程的认知、握勺能力、手 - 口协调、身体耐力等方面有困难，则需要针对性进行训练。

（二）穿脱衣物

这一技能从脱袜开始，逐渐到拉裤腿、脱鞋子，参与穿脱衣裤（如配合伸手、伸脚等），再到独立自己穿鞋袜及衣裤。训练这一技能，需要给孩子选择合适的衣物，配合动作模仿、手势语言和口语等，尽可能多地给患儿主动参与的机会。

（三）如厕

包括大小便认知、脱裤及穿裤子、坐位维持、括约肌控制等，若能力可，应加上自己清洁的训练。

三、感觉统合训练

针对患儿的感觉处理能力进行训练，每次 20～30 分钟，每日 1～2 次，每周 3～5 日，可与运动、认知等训练结合使用。感觉统合训练中，需要注重：①感觉调节，对于有感觉高敏的患儿，要进行脱敏治疗；对低敏的患儿，要加强感觉刺激改善敏感度；包括触觉训练、本体感觉训练、前庭觉训练、视觉训练等。②协调能力，包括手眼协调、四肢协调等；在治疗中需要根据患儿功能、环境等进行选择及变化,例如引导患儿俯卧在秋千上,边荡秋千边往容器里丢沙包;在前庭觉刺激下提高大脑觉醒度,训练手眼协调,若容器位置高于秋千,可促进患儿伸肌力量的发展;也可改为坐在南瓜秋千、环形秋千上,达到训练核心稳定的目的。

四、游戏

游戏是儿童最重要的技能之一,在游戏中,孩子的运动、认知、社交、社会适应等能力均可得到训练。

1. 操作性游戏(manipulative play) 是指孩子通过敲、扔、摇等探索环境,学习操作物品。治疗师在进行游戏时应多描述孩子的动作及物品名称,给予语言刺激。

2. 功能性游戏(functional play) 即按物品的功能正确使用物品的游戏。在日常生活中,正确使用各种餐具、日常物品是很好的训练方法(图42-9)。

3. 假想游戏 常见的假想游戏(pretend play)是过家家或利用洋娃娃进行不同的活动,扮演不同的职业,治疗师应根据孩子的假想能力制订相关的游戏及语言目标(图42-10)。

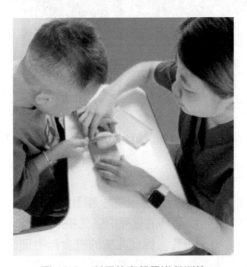
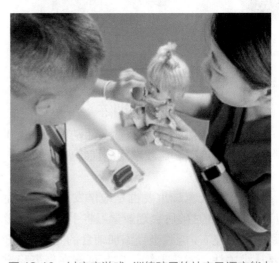

图42-9 利用仿真餐具进行训练　　　　图42-10 过家家游戏,训练孩子的社交及语言能力

4. 社交游戏(social play) 是指需要与其他人一起进行的游戏,在这个过程中,孩子必须遵从一些规则。通过游戏,孩子学习社交规则,根据规则调整自己的行为,包括等候、分享、合作、接受规范、学习面对失败、建立友谊等,如集体游戏(一二三木头人、捉迷藏等)。

第四节　言 语 治 疗

语言发育迟缓的治疗包括 S-S 法不同阶段的针对性康复训练及对面口部感觉 - 运动技能的训练。针对患儿所处的语言阶段进行的训练,每次 20～30 分钟,每日 1～2 次,每周 3～5 日,可与其他训练结合使用。

一、社交沟通及认知干预

1. 注意力训练 在进行训练前,需通过孩子喜欢的玩具与孩子建立关系,吸引孩子面对面与治疗师安静对坐。专注由 4 个方面组成:①注意到刺激物;②维持专注;③转移注意;④共同注意。一般 3 月龄孩子大部分时间用于面对面与他人互动。6~12 月龄,共同注意的行为已经涉及 3 个以上人与物之间的互动。婴幼儿共同注意力的发展缘起于出生 6 个月。此时出现共同注意的形式有凝视、转头、注视他人的动作,此种行为称为反应(应答)性共同注意技能,与孩子一起搭建积木、套塔等都能很好地训练孩子的注意力。

2. 物品及逻辑概念训练　训练内容主要为物品恒存、物品用途、因果关系及配对关系。物品恒存可以通过玩套杯、藏东西等进行训练。治疗师在教导孩子物品用途时,应先示范正确用途,再要求孩子模仿,结合语言重复进行练习。因果关系主要是让孩子认识逻辑的先后次序,治疗时可用有开关按钮的玩具等进行干预。配对关系可以使用形状箱等进行干预。

3. 沟通意图及发声训练　孩子的沟通主要是想要得到食物、玩具或者是为了吸引父母的注意;语言发育迟缓的孩子大多数会用手势、声音、表情等进行沟通,在这个阶段,治疗师应积极回应孩子并加入适当的语言输入。治疗时,可以通过视觉、听觉等,利用大的、色彩鲜艳的玩具引发孩子的发声动机。

4. 模仿能力训练　模仿必须具备 3 个步骤,即轮流作转、留意目标动作、模仿重要特征。模仿说话反映出孩子具备真正理解符号功能的概念。治疗时可一边唱儿歌,一边做动作,加强孩子模仿不同动作的能力,在身体大动作和嘴部动作模仿的基础上,逐步过渡到口型、发音的模仿。

5. 非言语交流方式运用　手势、表情等非言语交流方式,与语言密不可分,使用手势可以增加孩子主动沟通的机会。治疗师可以根据目标语言配合相应手势语言符号,如挥手告别、点头、摇头、鼓掌等。在玩过家家游戏时,治疗师可以利用餐具一边说一边做手势,如切、倒、吃等。

二、语言能力干预方法

(一) 从干预角色分类

1. 以治疗师主导的干预方法　治疗的每个环节都由治疗师制订,例如干预的材料及使用方法、干预的方式及频率,判断患儿的表现是否正确及干预的顺序等。这种干预方法的好处是治疗师会增强当下训练的语言刺激,避免或减少不相关的语言刺激,可以使孩子在一定时间里有最多的机会练习新的语言形式,从而使干预效果最优化。具体包括练习、在玩中学习、示范这三种训练方式。

2. 以孩子为主导的干预方法　对于主动性较低的孩子,可以采用以孩子为中心的干预方法。治疗师通常会设计一个活动来给孩子提供说出目标语言的机会,孩子是活动的中心或主导,整个干预过程做孩子想做的事,治疗师需要做的是等待和回应。具体包括自言自语及平行对话、模仿、扩展、详细说明、组合和分解、重塑句子。

3. 混合干预法　会设定一个或一组干预目标,治疗师在选择干预材料和干预方式时有绝对控制权,但是也会让孩子在治疗师所准备的材料和活动中有选择的权利,从而更好地带动孩子自发地使用目标语言结构。在这种方法中,治疗师说的话并不只是对孩子的话进行回应,更是做示范并对目标结构进行强调。混合干预法包括焦点刺激、纵向结构、情境教学法、脚本治疗等。

(二) 从干预内容分类

1. 语言理解训练　包括指令理解、词汇理解、句子理解、问句理解、故事理解等。训练可以从理解简单的指令开始,先让孩子理解基础性的肢体动作和图片,利用视觉与听觉进行模仿与学习,训练原则是从简单到复杂,从具象到抽象。训练语言尽量简洁,可以从动词"拿""指"

"扔""走"等开始训练。

2. 语言表达能力训练　包括语义、句法、语用等能力。根据语言理解阶段不同，语言表达训练的内容也不同，重要的是语言表达要与语言理解水平相适应。对于有语言模仿能力的患儿，应促进其主动进行语言表达。在训练的早期，可以引入孩子容易理解且容易构音的词汇，例如双唇音"ba""ma"等。

3. 口语清晰度和流畅度　对于句子水平阶段的孩子，可根据构音评估结果，对目标音及目标音所在短语、句子等进行针对性训练。训练阶段一般是"音—字—词—短语—句子—文章—对话"，重点在于每日坚持，反复练习，才能取得较好的治疗效果。

4. 创造语言环境　语言环境对语言发育迟缓的孩子至关重要，治疗师应当指导家长在家给孩子创造一个良好的语言环境，如在家多陪伴孩子阅读卡片、故事，鼓励孩子提问，对孩子作出的正确回应予以激励、理解及表扬。

三、个体化构音器官训练

（一）感觉训练

用感统刷、振动棒对患儿口腔周围肌肉进行感觉输入，力度以患儿耐受为宜；对捏患儿上下唇肌，使双唇可碰触，可模仿发音；适当增加粗硬食物，增强患儿舌头搅拌动作；使用牙刷、硅胶棒等刺激患儿口腔内部、四周，注意控制手法快慢，避免引起不适。

（二）呼吸训练

指导患儿进行吹泡泡、吹纸张、吹笛子等吹气功能训练。在训练过程中强调孩子匀速、有控制的吹气。

（三）口腔运动训练

指导患儿下颌关节张闭交替及下颌抵抗、嚼咬物体过程中维持下颌稳定、分离唇舌运动等；指导患儿噘嘴、鼓颊、上下咬唇、用吸管吸食物等，以及舌头进行上下、左右、前后运动，进行弹舌、舌尖抵抗及饶舌等训练。

上述训练均由专业言语治疗师进行一对一训练，在安静、安全、温度及湿度舒适的室内进行，每次治疗时间为30~45分钟，每周4~5次。也可组织小组进行训练。

四、辅助沟通系统

辅助沟通系统（AAC）是一种替代沟通的方式，可为发育迟缓儿童提供改善沟通能力的方法及工具，满足言语发育迟缓儿童的交流需求。依据患儿不同的情况，可以采用不同类型的沟通辅助器具。

1. 无科技 AAC　包括任何非语言交流分享信息的方式，如手势、眼神交流、面部表情。

2. 低科技 AAC　包括打印出来的沟通书本和沟通板，通常包含以符号来代表人物、地点和事物，如沟通皮夹、沟通字母板、沟通便携相册、拼音表。

3. 中科技 AAC　通常是指非常简单的科技，一般是由一些按钮加上简单的录音组成的，如简易电子沟通板、语音输出开关。

4. 高科技 AAC　是指具有语音输出功能的设备，一些高科技沟通系统与手机、平板电脑类似，而另一些则使用专门为支持沟通而设计的设备，如眼动 AAC、辅助沟通软件。

（吴　文）

第四十三章

孤独症谱系障碍康复评定与治疗

孤独症谱系障碍（autism spectrum disorder，ASD）是一组以持续社会沟通、社会互动障碍、限制性、重复性的行为、兴趣或活动模式为主要特征的神经发育障碍。除这些特征外，ASD 儿童和青少年还经常会存在一系列认知、学习、语言、医疗、情感和行为问题，包括：难以理解他人的意图、感受和观点；睡眠和饮食障碍；心理健康问题，如焦虑、抑郁、注意力缺陷、自残行为和攻击性行为等。这些特征可能会严重影响个人及家人或照顾者的生活质量。

ASD 病因不清，其危险因素可能主要与遗传易感性和环境因素的影响有关。遗传变异的类型包括染色体重排、拷贝数变异、微小插入 / 缺失和单核苷酸变异。环境因素方面，父母年龄的增加、母亲患妊娠糖尿病、自身免疫疾病家族史、孕前或孕期超重、母亲孕期使用丙戊酸盐及选择性 5- 羟色胺再摄取抑制药等均与子代 ASD 风险增加有关。ASD 可能是已知遗传综合征的一部分，如雷特综合征（Rett 综合征）、脆性 X 染色体综合征、快乐木偶综合征（Angelman 综合征）、普拉德 - 威利综合征（Prader-Willi 综合征）、22q13 缺失综合征（Phelan-McDermid 综合征）、Cohen 综合征、结节性硬化症等。大约 70% 的 ASD 患者还符合至少一种其他精神疾病的诊断标准，如注意缺陷多动障碍（ADHD）和焦虑症，这些精神问题会进一步损害患者的社会心理功能。约 50% ASD 儿童和青少年同时存在智力障碍（智商低于 70），约 21% 的 ASD 患者合并 ADHD，约 20% 合并癫痫。

全球 ASD 患病率约为 119.25/1 万，中位患病率为 65/1 万，男孩被诊断率更高。2019 年中国男性 ASD 年龄标准化患病率为 585.32/10 万，女性则为 142.75/10 万。ASD 的患病率呈现上升趋势，其潜在原因可能与对 ASD 的认识增加、诊断标准扩大及诊断替代等有关。ASD 的临床表现因 ASD 的严重程度、共患障碍的情况及认知功能的不同而异，有些患者存在严重智力残疾，有些则有相当于或高于平均智商水平。ASD 尚无药物治愈方法，通常会产生终生的影响。ASD 会加重社会和家庭的负担，尤其是对于低收入家庭和低功能儿童家庭。和其他疾病不同的是，与直接医疗成本相比，ASD 的非医疗成本要高得多。目前一些干预措施可以帮助 ASD 儿童和青少年改善一些核心特征及相关的行为和问题，并支持家庭和照顾者。早期诊断（12～18 个月）和干预对于 ASD 患者非常有益。

第一节 康 复 评 定

ASD 缺乏可以量化的生物学标志物，目前诊断 ASD 主要依靠医师对儿童症状的临床观察及家属对患儿行为的描述，这使诊断 ASD 具有一定的困难和主观性。标准化的问卷或测试可辅助儿科医师诊断 ASD 及 ASD 共患疾病，本部分将介绍 ASD 常见的筛查诊断工具和 ASD 共患疾病的评定。

一、结构评定

（一）病史

应询问患儿的家族史、生产史、发育史、既往史、家庭和社会心理情况、既往诊断和干预措施，具体见表43-1。

表43-1　孤独症谱系障碍临床病史的关键因素

项目	具体内容
家族史	类似问题和/或神经发育障碍的核心和延伸家族史；父母年龄；兄弟姐妹情况
生产史	母亲围生期致畸物（如药物、酒精）暴露史和其他增加孤独症谱系障碍风险的因素；出生体重；阿普加评分（Apgar评分）；代谢性或先天性疾病筛查
发育史	运动、交流和社交里程碑；睡眠、进食、括约肌控制；照顾者报告的主要问题或早期异常行为
既往史	病史和遗传情况；听觉、视觉、感觉障碍；神经系统问题
家庭和社会心理情况	儿童在家庭、学校和社会环境中的功能和参与；经历的挑战和提供的支持；家庭状况
既往诊断和干预措施	既往诊断；社会、卫生和/或教育资源提供的报告、评估或干预措施

（二）视诊

是否有特殊面容、掌纹异常及特殊的体貌特征；皮肤是否有咖啡牛奶斑、色素脱失、鲨鱼皮样斑等神经皮肤综合征的皮肤特征。

（三）体格发育评定

包括身高、体重、头围，了解患儿所处生长曲线的百分位数。

（四）神经系统体格检查

包括意识及精神状况、脑神经检查、运动系统检查（肌容积、肌力、肌张力、反射、共济）、感觉系统检查等。

（五）神经影像学检查

1. MRI　与其他神经发育障碍相比，ASD较少存在特异性的神经影像学改变。神经影像学研究可发现一些非特异性改变，但都很少能解释患者的病因。临床中需要从病史和体格检查来判断行MRI检查的必要性。MRI检查可能有助于提示是否会出现疾病进展，是否存在大头畸形、小头畸形、癫痫、遗传性疾病的颅内表现，可帮助解释异常的神经系统检查结果。

2. CT　颅脑CT检查有助于发现颅内钙化。

二、筛查评定

ASD筛查量表一般根据ASD核心症状的早期表现设计，用来帮助家长、初级医疗机构识别和报告ASD高风险儿童。筛查阳性结果可提醒家长、医师重视儿童的发育异常，并尽早转诊行进一步的诊断评估和早期干预。目前我国各级儿科医师依托儿童保健三级预防监测网络对9月龄、18月龄、24月龄婴幼儿常规进行ASD筛查。ASD早期筛查主要应用幼儿孤独症检查表（CHAT-23）和改良幼儿孤独症检查表修订版（M-CHAT-R）。对30月龄以上儿童的筛查可应用社会沟通问卷（SCQ）。

1. CHAT-23　适用于 18～24 月龄婴幼儿的筛查,该量表由 23 道问题组成,每道题目包含"没有""偶尔""有时""经常"4 个选项。核心项为第 2、5、7、9、13、15、23 题。由主要照看者根据儿童的一贯表现对每道题目进行勾选。筛查阳性评定标准为总 23 项中 >6 项阳性或 7 项核心项目中 >2 项阳性。

2. M-CHAT-R　适用于筛查 16～30 月龄的婴幼儿,该量表由 20 道问题组成,每道题目包含"是""否"2 个选项。由主要照顾者根据儿童的一贯表现对每道题目进行勾选。计分算法:总分 0～2 分记为低风险,3～7 分儿童应该对阳性的问题条目进行随访,持续在 3～7 条目阳性的儿童有 47% 风险被诊断为 ASD,95% 可能性诊断为其他发育障碍。评分结果≥8 分为高风险 ASD 或者存在其他发育障碍,应立即转诊行进一步诊断评估。

3. SCQ　由 Rutter 和 Lord 研制,包含 40 个条目,涉及 3 个领域,即社交互动领域(S)、沟通领域(C)、重复及刻板的行为模式领域(R),量表还包含一道有关儿童当前语言能力的问题和一道与自伤行为相关的问题。所有条目均采用"是 / 否"的形式回答,出现异常行为记为 1 分,没有出现记为 0 分。按照 SCQ 量表手册以≥15 分为阳性的截断值。

原 SCQ 更新为 SCQ 简体中文版本,可用于 2～12 岁儿童 ASD 筛查,包含 2 个领域(社会沟通和社会互动;受限、重复和刻板的行为模式)的 40 项 4 因素 SCQ 结构,对不同年龄儿童提供不同的临界值。调整后的 SCQ 具有较高的灵敏度和特异度:4 岁以下儿童筛查临界值为 11 分(灵敏度 96%,特异度 95%),4 岁及以上临界值为 12 分(灵敏度 93%,特异度 98%)。

三、诊断评定

对 ASD 核心症状的临床观察有利于按照《精神障碍诊断与统计手册》第 5 版(DSM-5)诊断标准进行诊断评定。有效的诊断 ASD 观察量表包括孤独症诊断观察量表(ADOS)、儿童孤独症评定量表(CARS)和半结构化的孤独症诊断访谈量表修订版(ADI-R)。需要注意的是,没有一个观察量表可以满足所有符合 DSM-5 关于 ASD 儿童的诊断标准,必要时可以结合多个量表联合诊断。

(一)孤独症诊断观察量表

ADOS 由 Lord 等制订。ADOS 通用版是半结构化的评估,涉及社会沟通、社会互动和游戏,可用来评估不同语言能力的儿童和成年人。ADOS 设置了大量有关社会互动、日常生活的游戏和访谈,根据评定对象的语言能力分为 4 个模块,每个模块包括与 ASD 或其他广泛性发育障碍疾病一致的标准化活动表现。ADOS 修订版本 ADOS-2 更新了评估条目和 1、2、3 模块的计算方法,新增了应用于 12～30 月龄幼儿的第 5 个模块,但该模块不能作为独立测试。已通过大样本的临界值得分检验 ADOS-2 幼儿模块诊断孤独症与临床医师诊断的一致性,证实了其有效性。ADOS 模块 1 对中国人群信度效度分析显示,其灵敏度为 96.5%,特异度为 61.5%。

(二)儿童孤独症评定量表

CARS 包括 15 个标准条目,根据总分,可提示儿童是非孤独症、轻度孤独症、中度孤独症还是重度孤独症。2010 年 CARS-2 出版,可区分儿童是 ASD 还是认知缺陷,并将 ASD 分为轻、中、重度。CARS 可以由临床医师、父母和老师完成,也经常应用于临床研究,仅需 20～30 分钟完成。CARS 临床应用具有高度的灵敏度与特异度。

(三)孤独症诊断访谈量表修订版

ADI-R 最初由 Lord C 等编写,后由 Kim SH 等对算法进行调整,使其对幼儿和学龄前儿童的诊断具有更高的灵敏度和特异度。ADI-R 在中国人群也有较好的信度和效度。ADI-R 是依据 DSM-Ⅳ 和国际疾病分类（ICD)-10 诊断标准设计的，适用于 18 月龄以上 ASD 高危儿童的诊断评估。ADI-R 是针对父母或儿童主要抚养人的一种标准化、半结构化的访谈问卷，主要包括 3 个核心部分，即"A 社会交往质的障碍""B 语言及交流的异常""C 刻板的兴趣与行为"，另有判断起病年龄、涉及特殊能力的部分。ADI-R 目前被国内外公认为诊断效果较精确、信度较高的诊断访谈工具，但目前尚未在国内广泛应用于临床。

四、共患障碍评定

ASD 可共患智力发育障碍、言语和语言障碍、ADHD 及焦虑障碍等。这些障碍可影响 ASD 的临床表现，可在各个方面、不同年龄阶段损害患者的社会功能。早期干预应注意评定 ASD 儿童上述可能的共患障碍，以指导制订全面的干预计划。

（一）智力评定

智力发育障碍是 ASD 最为常见的共患障碍，ASD 共患智力发育障碍的比例约为 50%。DSM-5 建议，5 岁以下儿童智力评定结果可能不可靠，可暂时性诊断为全面发育迟缓，后续对其进行动态观察，根据发育水平的变化适时纠正诊断。对已诊断为 ASD 的患儿，应常规评定智力发育水平，以判断是否共患智力发育障碍或全面发育迟缓，及时提供给康复训练人员参考，以制订适宜的教育和行为干预方案。

评定工具的选择取决于患儿年龄和语言水平。对于 5 岁以下儿童可以评定各功能区的发育水平，目前常用的发育评定量表包括格塞尔发育量表、0～6 岁儿童发育行为评估量表、丹佛发育筛查测验（DDST)、格里菲斯儿童发展量表第 3 版（Griffiths Ⅲ）中文版等。这些标准化的发育评估量表可以对儿童的适应性、运动功能、语言及社交功能进行发育量化评估，全方面了解儿童的发育水平。对于 5 岁以上儿童可行中国 - 韦氏儿童智力量表（C-WISC)。

（二）语言功能评定

DSM-5 不再将语言障碍作为 ASD 的核心症状，但言语和语言障碍仍是家长携 ASD 儿童就诊的主要原因。ASD 儿童的语言障碍具有很大的临床异质性，从完全不能说话到具有流利的言语能力。有表达性语言的 ASD 儿童，语言也缺乏交流性，表现为无意义或重复刻板语言，内容单调难以理解，常有鹦鹉学舌样的模仿性语言。在诊断 ASD 时应对孩子的语言能力进行评定以指导言语治疗在整个干预计划的占比。可用于 ASD 言语及语言评定的工具较少，目前可用的方法包括 S-S 法、汉语沟通发展量表及早期语言发育进程量表。但这些方法应用于 ASD 是否合适、是否需要修改，还需更多的研究支持。

（三）适应性行为评定

ADHD 的核心症状如注意力缺陷、多动、冲动等在 ASD 发生率也很高。共患 ADHD 的 ASD 儿童更易动怒或出现品行问题，且与单纯 ASD 儿童和共患焦虑障碍的 ASD 儿童相比，其随后的社交能力训练会出现更大的困难。早期识别 ASD 的 ADHD 表现对 ASD 干预和预后至关重要。对诊断 ASD 的儿童，应常规进行 ADHD 评定，目前可用的评定工具包括广泛性发育障碍及注意缺陷多动障碍多维量表（MSPA)、孤独谱系障碍共患病诊断量表（儿童版）（ASD-CC)、阿肯巴克（Achenbach）儿童行为量表（CBCL)、SCQ 和精神分裂症问卷（K-SADS)。目前国内应用较多的为 CBCL、SCQ 和 K-SADS，其中 CBCL 及 K-SADS 的运用比较成熟，两种工具一起使用时对 ASD 共患 ADHD 的灵敏度及特异度较高，但评估过程较为烦琐。SCQ 被广泛用于 ASD 的研究，可用于区别 ASD 和 ADHD。

五、感觉评定

1. 感觉体验问卷版本 3.0（SEQ-3.0）　ASD 儿童的感觉特征可分为 4 种不同的行为类别或感觉反应模式，即反应迟钝（HYPO），反应过度（HYPER），感觉兴趣、重复和寻求行为（SIRS），以及增强的感知（EP）。SEQ-3.0 是专门用于评定 ASD 感觉障碍的工具，用于描述 2～12 岁 ASD 儿童在社会和非社会背景下的感觉特征。SEQ-3.0 在早期版本基础上进行了修订，包括 105 个项目，可测量 4 种感觉反应模式（即 HYPO、HYPER、SIRS、EP）、5 种感觉类别（即听觉、视觉、触觉、味觉 / 嗅觉、平衡觉 / 本体感觉）和 2 种情境（即社交和非社交）的感觉行为频率。前 97 个项目使用 5 分制 Likert 量表测量频率，从 1 分（从不 / 几乎从不）到 5 分（总是 / 几乎总是），得分越高表示感觉症状越多。问卷大概需要 15～20 分钟完成。

2. 视觉评定　ASD 儿童可能存在各种视觉缺陷，约 29% 的 ASD 儿童存在屈光不正，以远视、散光、屈光参差最为常见。其他可能的视觉缺陷还包括眼球运动缺陷、对比敏感度异常、色视觉感知能力差、颜色处理差异、视觉搜索障碍、视觉深度和立体视觉异常、视野异常等。

（1）视觉检测：对于依从性较好的 ASD 儿童及青少年可行视觉检测，包括视力、视野、色觉、立体视觉及对比敏感度等的检测，视力包括近视力和远视力。

（2）视觉诱发电位（VEP）检测。

3. 脑干听觉诱发电位（BAEP）检测。

六、脑电图评定

ASD 存在较高合并癫痫的风险，脑电图异常在非临床发作的 ASD 儿童中较为常见。但一般因为缺少临床发作、病情进展或其他神经症状，脑电图尚未作为 ASD 的常规检查。一些癫痫持续状态的儿童会出现语言退化的现象，因此有必要对语言功能退化者进行睡眠脑电图评估。应该告知家长注意识别 ASD 儿童的癫痫发作。当怀疑其出现癫痫发作或发现发育倒退应转诊到儿童神经专科医师处进行相关评估。

第二节　康　复　治　疗

ASD 的干预目标包括：减少核心缺陷（社会交流和社会互动与限制、重复刻板的行为）和共患障碍；促进学习和适应性技能的提高来最大化其功能独立性；预防、最小化或消除可影响功能性技能的问题行为。康复教育应个体化、符合发育学理论、密集的、具有数据记录来指导调整干预计划。所有干预应基于坚实的理论、严谨的方法和客观的科学有效的证据。对 ASD 儿童的干预需要通过教育、发育学疗法和行为干预进行。干预策略应根据儿童年龄和功能优弱势而不同。如对于一个 ASD 幼儿，干预项目可包括行为和发育学疗法，随着儿童的进步和成长，可逐渐引入特殊教育或普通学前教育的课程。对于大龄儿童，干预尽可能在教育环境下进行，可以结合行为和发育学疗法促进其技能发展。

我国 ASD 儿童康复使用的干预方法有多种且缺乏统一规范，应加强对干预方法使用的监管。2015 年美国国家孤独症中心（NAC）通过广泛系统回顾发布了 14 种确立的干预方法、18 种正在出现的干预方法和 13 种未确立的干预方法，可供参考。下面介绍 ASD 的干预流程及几种常用的干预方法。

一、干预流程

ASD 的干预一般包括评定、制订个体化教育计划（individualized education plan，IEP）和记录数据指导调整干预计划三个步骤。确诊 ASD 后应由诊断的儿科医师转介至有干预资质的科室或其他机构。康复治疗师或行为分析师接诊后应对 ASD 儿童进行干预前的评定以制订 IEP。目前常用的指导制订 IEP 的评定工具有孤独症儿童心理教育量表第三版（PEP-3）、语言行为 - 里程碑评估和安置计划（VB-MAPP）和基本语言和学习技能评估 - 修订版（ABLLS-R）。

1. PEP-3　由美国北卡罗来纳大学出版，是用于指导制订结构化教学（TEACCH）计划和效果评估的工具，包括发展与行为测试、儿童照顾者报告。

2. VB-MAPP　可全面评定 ASD 儿童的发育里程碑、现存障碍及转衔能力。

3. ABLLS-R　包括对全面的 25 个语言技能领域进行分级评定，并包含 34 个可评定 ASD 儿童社会互动领域能力的条目。

VB-MAPP 和 ABLLS-R 是根据 Skinner 的语言行为原理制定的专门为 ASD 和其他发育障碍儿童的评定工具，均可为患儿制订全面的个别化教育计划，指导实施随后的基于行为分析的干预方法。干预过程中需对 ASD 患儿的表现进行记录和数据分析，根据数据来决定是调整还是维持目前的干预方法。

二、干预方法

（一）应用行为分析

应用行为分析（applied behavior analysis，ABA）可系统地将根据行为学原理设计的干预策略应用在改善社会重要行为方面，并且使用试验方法找出造成该行为改变的变量。ABA 的基本原理包括强化、惩罚和消退。因此 ABA 不是一个具体的教学方法，而是一门科学，目前大多数 ASD 循证干预模式均基于 ABA 的基本原理。高度结构化的回合式教学（DTT）、以儿童为主导的自然情景教学模式——早期丹佛模式（ESDM）和关键反应训练（PRT）等均是基于 ABA 的基本原理，或结合神经发育学的一些理论在不同情景下设定的教学模式。

1. DTT　又称"单一尝试教学法"或"离散单元教学法"，是由 Lovaas 以 ABA 为基础，充分运用"三期后效关联"理论发展而来的一种教学模式，它强调区辨刺激、行为和结果的联结关系。DTT 将某种技能分为若干小步，每次只教导一个技能直到掌握。教学分为三个基本环节：呈现区辨刺激；个体反应（正确 / 无反应 / 错误），无反应时应给予辅助；强化或出现错误反应后进入纠错程序。有足够多的证据支持 DTT 可提高 ASD 各方面技能（模仿能力、词汇习得等能力）；并且可通过家长培训使家长获得该技能，从而在家庭中进行干预，弥补教学资源不足所致的不能满足早期密集干预时长。

也有家长认为 DTT 使 ASD 儿童行为更加刻板，习得的技能不容易在自然环境泛化，但并无证据支持这些观点。研究证实，与 PRT 干预相比，DTT 也可使儿童习得的技能得到泛化、维持，规范实施 DTT 可减少 ASD 儿童的刻板行为。

2. ESDM　由 Sally J. Rogers 和 Geraldine Dawson 于 2010 年共同建立。ESDM 是一种针对 12～48 月龄儿童的早期干预模式，包括一套专门的干预程序，涵盖儿童多个发育领域的全面课程。ESDM 的理论基础主要是主动体验式学习、早期干预及学习和发展的社交动机，ESDM 同时基于发育科学、婴幼儿学习方式及 ASD 对早期发育影响的科学研究成果基础上。

ESDM 的实施包括对儿童的全面评定，建立可测量的学习目标，训练儿童逐渐达到目标。

在常规社交活动中，通过系统的结构化教学实现个体化的学习目标，教学包括应用前事 - 行为 - 结果模式，结合塑造、消退、辅助、行为连锁等程序，并需要对这些程序的实施进行忠诚度评定。当数据提示进展速度慢于预期时，应用"处理路径树"调整教学策略，包括增强结构化和强化力度或应用辅助沟通工具等。ESDM 可提高 ASD 儿童言语、社交和认知功能，对儿童的社会沟通、模仿游戏、注意力和主动性均有改善作用。

3. PRT　关键反应（pivotal behavior）是一种一旦习得将对儿童其他未训练的适应性行为产生相应改变或共变效应的行为。ASD 儿童"自我发起"（如接近他人）的行为就是一个关键反应，"自我发起"能力的提高对未训练的反应（如问问题、提高说话的频次和多样性）至关重要。对 ASD 纵向评定预后的数据分析提示关键反应的出现可提示远期预后良好，且关键反应对 ASD 儿童多个技能领域均有广泛积极作用。

PRT 是一个基于 ABA 基本原理的自然环境下的干预。应用前事干预（迎合儿童选择，提供明确的机会、变化任务及精熟和新任务穿插教学）和后果干预（强化）来训练 ASD 儿童的关键反应，以促进更广泛的未经直接训练的其他技能的提高。ASD 儿童通过 PRT 干预可增加发起行为、交互性言语，提高沟通、游戏技能和减少挑战性行为。另外，PRT 可有效应用于父母对儿童的日常教学。训练家长实施 PRT 可增加父母 - 儿童的互动，减少家长的紧张情绪，增加父母的积极情绪。家长通过训练可在干预中达到满意的准确率。

（二）言语治疗

语言发育障碍是 ASD 早期最受家长关注的症状，是家长携患儿就诊最常见的主诉。虽然 DSM-5 中 ASD 诊断标准去除了 DSM-Ⅳ 中的语言障碍，但语言发育落后、刻板发声、鹦鹉学舌等仍然是 ASD 普遍存在的问题，约 30% 的 ASD 儿童始终不能产生言语，解决或改善这些问题是干预的主要目标。有研究提示，4 岁前会使用短语沟通是 ASD 儿童预后良好的征象，因此所有 ASD 儿童应在言语评定指导基础上适当给予言语治疗。

言语治疗（speech therapy，ST）是 ASD 儿童最常用的早期干预。言语治疗师对于 ASD 治疗的常用方法包括强化患儿的发音、词语使用、用于沟通的其他反应或夸张地模仿患儿的声音。治疗师通常辅助患儿沟通、撤除辅助和强化儿童主动沟通的行为。家长在自然环境下的干预更能促进儿童沟通性言语的产生。

对无言语能力的 ASD 儿童，可以尝试使用辅助沟通系统（AAC），如手语、图片交换交流系统和言语生成设备。有治疗师或家长认为 AAC 可使患儿习惯非言语沟通而阻碍言语的出现，但研究显示 AAC 可以促进患儿社会沟通能力的进步，不会对言语产生负面作用，并且个案显示其可对言语产生积极作用。

（三）运动治疗

ASD 儿童可表现为肌张力低下或发育性协调障碍，虽然坐和行走等婴儿期粗大运动里程碑发育适龄，但是学龄前阶段大运动和精细运动可出现延迟。对于共患 ADHD 的 ASD 儿童，可存在对空间位置的感知异常。粗大运动功能发育落后可影响 ASD 儿童参与同伴或家庭休闲娱乐的能力，损害互动游戏能力，进一步损害社交技能和减少学习锻炼的机会，也可促进肥胖产生。作业疗法可促进 ASD 儿童精细运动和适应能力发展，包括自理、合理玩玩具和书写技能。对于存在粗大运动功能损害的 ASD 儿童，可通过提高肌力和协调性及训练儿童安全移动、游戏的技能获益。

（四）感觉统合治疗

DSM-5 将感觉异常列入了 ASD 的诊断标准，即 ASD 儿童可表现为对感觉刺激反应过度或反应低下，对环境中的感觉刺激表现出异常兴趣，如对疼痛、冷热感觉麻木，对某些特定声音或物料表现出负面反应，过多地嗅或触摸某些物体，沉迷于光线或旋转物体。感觉异常可能与 ASD 儿童刻板重复行为或其他挑战性行为有关。

感觉统合治疗（sensory integration therapies）设计特定的活动，通过前庭觉、本体感觉、听觉和触觉刺激来调节感觉系统。感觉统合治疗因其主动参与建立儿童技能或脱敏治疗而区别于其他感觉治疗。这种治疗需要经过培训的专业人员，通常是作业治疗师，通过游戏或感觉训练活动强化适应性的反应。

三、环境改造

要考虑到支持和照顾 ASD 儿童和青少年的物质环境，在环境设计上增加有益的因素，通过以下方式尽量减少对其产生的负面影响。

1. 提供视觉支持，例如向 ASD 儿童或青少年提供有意义的文字、图片或符号。
2. 对个人空间进行合理调整。
3. 要考虑到 ASD 儿童及青少年对照明、噪声水平及墙壁和家具颜色的感官敏感性。

ASD 儿童除社会沟通和社会互动缺陷及受限、刻板重复行为的核心症状外，还常伴有一种或多种合并症，如消化道症状（腹泻、呕吐、腹痛、便秘等）、进食障碍（饮食偏嗜、与进食相关的强迫或仪式性行为）、肥胖、异食癖、睡眠障碍、癫痫、过敏等，需要各个相关专业进行多学科协作诊疗，全面评定共患障碍，应用药物、行为学干预和康复教育等进行综合干预，使 ASD 儿童实现最高的功能独立性。

（赵　澎）

第四十四章

脊髓灰质炎康复评定与治疗

脊髓灰质炎是一种由病毒引起的急性传染病。病毒以粪-口途径传播,特异性侵入人体的中枢神经系统,引起脊髓前角运动神经元的病理损伤,导致肌肉发生弛缓性麻痹、瘫痪。由于常发生于 5 岁以下儿童,又称小儿麻痹症。脊髓灰质炎病灶散在、多发及不对称,可累及大脑、中脑、延髓、小脑及脊髓,以脊髓损害为主,脑干次之,尤以运动神经细胞病变显著,表现为急性弛缓性瘫痪,以肢体瘫痪为主要表现。脊髓灰质炎分为前驱期、瘫痪前期、瘫痪期、恢复期、后遗症期和脊髓灰质炎后综合征。

1. 前驱期 可表现为发热、头痛、食欲减退、恶心、呕吐、腹痛、腹泻、便秘、多汗、烦躁等,持续 1~4 日。

2. 瘫痪前期 前驱期症状消退后 1~6 日体温重新上升,头痛、恶心、呕吐等严重。颈后肌群、躯干、肢体灼痛、强直。如果病情不再进展,3~5 日后热退,即为无瘫痪型;如病情持续发展,常在瘫痪前 12~24 小时出现腱反射减退。

3. 瘫痪期 自瘫痪前期的第 3~4 日开始,多数患者在体温下降时出现瘫痪,并逐渐加重。当体温降至正常后,瘫痪停止进展,无感觉障碍。最常见的是脊髓型,表现为弛缓性瘫痪,不对称,腱反射消失,肌张力减退,下肢较上肢、大肌群较小肌群更容易受累,也可仅出现单一肌群或四肢瘫;累及肋间肌、膈肌、颈背部时,则出现矛盾呼吸、呼吸困难、抬头及坐起困难等。

4. 恢复期 部分患者可以恢复,瘫痪从肢体远端开始恢复,持续数周至数月,一般 8 个月内可完全恢复,较重者需 6~18 个月或更长时间恢复。

5. 后遗症期 严重感染者受累肌肉出现萎缩,神经功能不能恢复,造成肢体瘫痪、畸形。

6. 脊髓灰质炎后综合征(post-polio syndrome,PPS) 脊髓灰质炎后遗症患者运动功能部分或全部恢复并稳定若干年后,再次出现新的神经肌肉症状和体征,称为脊髓灰质炎后综合征。脊髓灰质炎后综合征表现为原来受累或未受累的肌肉出现新的无力或无力加重、肌肉萎缩、疲劳或疼痛、不耐受寒冷、患肢功能减退、日常生活活动能力下降。

第一节 康复评定

脊髓灰质炎的康复评定要先了解患者的一般情况,包括发病年龄和现年龄、性别、民族、婚姻、家庭、教育、职业、养老金等状况;了解患者在脊髓灰质炎后遗症期间的病史,后遗症持续时间,四肢无力和畸形情况,有无脊柱侧凸、骨科或矫形手术史,身体健康状况,运动情况及频率,当前使用的辅助器具,行走、跌倒情况等;了解患者出现脊髓灰质炎后综合征症状的年龄、症状、身体受累部位、伴随疾病,使用辅助器具情况;了解治疗情况,包括药物使用、康复治疗情况、移动方式、行走能力等。

一、结构评定

（一）一般结构状态评定

观察患者营养状态、肢体有无短缩和畸形、脊柱有无侧弯、手术瘢痕、身体姿势、运动状态等。

（二）肢体周径测量

肢体周径用皮尺测量。皮尺应与四肢长轴垂直呈直角，不可倾斜。测量周径时，皮尺围绕肢体松紧度，以皮尺在皮肤上可稍移动为宜。测量单位为 cm，通常每隔 5cm 测量一次。测量部位、体位及测量点见表 44-1。

表 44-1 肢体周径的测量部位、体位和测量点

测量部位	测量体位	测量点
上臂最大周径	上肢在体侧自然下垂，肘伸展	上臂中部、肱二头肌最大隆起部
前臂最大周径	前臂在体侧自然下垂	前臂近侧端最大隆起部
前臂最小周径	前臂在体侧自然下垂	前臂远端最细的部位
大腿周径	仰卧位，下肢稍外展，膝伸展	大腿中央部，髌骨上缘及上方 5cm、10cm、15cm、20cm 处
小腿最大周径	仰卧位，下肢稍外展，膝伸展	小腿最粗的部位
小腿最小周径	仰卧位，下肢稍外展，膝伸展	内、外踝上方最细的部位

（三）肢体长度测量

使用皮尺测量肢体长度。测量时取四肢左右对称的自然伸展位，骨盆无倾斜。选择并将皮尺放置在正确的解剖标志上（必要时标出标记），测量单位为 cm，每隔 0.5cm 测量一次。上、下肢长度的测量部位和测量点见表 44-2。

表 44-2 上、下肢长度的测量部位和测量点

测量部位	测量体位	测量点
上肢长	坐位或立位，上肢在体侧自然下垂，肘关节伸展，前臂旋后，腕关节中立位	肩峰外侧端到桡骨茎突的距离
上臂长		肩峰外侧端到肱骨外上髁的距离
前臂长		肱骨外上髁到桡骨茎突的距离
手长	手指伸展位	桡骨茎突到尺骨茎突的连线起始到中指末端的距离
下肢真性长	仰卧位，骨盆水平位，下肢伸展，髋关节中立位	髂前上棘到内踝的最短距离或大转子到外踝的距离
下肢外观长	仰卧位，双下肢对称伸展	脐到内踝的距离
大腿长	仰卧位，骨盆水平位，下肢伸展，髋关节中立位	股骨大转子到膝关节外侧间隙的距离
小腿长		膝关节外侧间隙到外踝的距离
足长	踝关节中立位	足跟末端到第二趾末端的距离

（四）X线检查

可以进一步了解脊髓灰质炎后遗症骨质脱钙、变细、变薄程度，骨骺是否封闭，关节是否半脱位、脱位及畸形的程度等细节结构。特别是在计划实施骨性矫正手术时，具有指导意义。

二、功能评定

（一）肌力检查

1. 徒手肌力评定（MMT）　检查者用自己的双手、经验和判断力，评估脊髓灰质炎所致肌力减弱的程度。此法的优点是简便、易行，无须特殊器械，分为 0～5 级。缺点是定量分级较粗略，难以排除检查者主观评定的误差。目前，国际上普遍应用的徒手肌力评定方法是 Lovett 分级法。

2. 等速肌力评定　等速运动是在特定角速度的前提下，利用专门的仪器，根据关节活动度中的肌力大小变化相应调节所施加的阻力，使瞬时施加的阻力与肌力相等；整个关节活动只能依照预先设定的角速度运动，关节活动度内肌肉的用力仅使肌力增高、力矩输出增加，而不改变运动角速度的大小。等速运动测定仪即为实现上述等速运动的专门仪器，其核心部分是肌力感应系统和阻力反馈调节系统。

等速肌力评定是使用等速肌力测试仪，在预定角速度下，测定特定部位肌群相关参数的肌力评定方法。多采用峰力矩、峰力矩体重比、力矩角度、总做功、平均功率、力矩加速能、耐力比、主动肌与拮抗肌峰力矩比等作为评定指标。该方法可提供更为客观、准确、可重复的肌力量化测定，有较高的灵敏度，较徒手肌力评定更为准确。

（二）运动能力评定

可以测试起立 - 行走时间，判断脊髓灰质炎后遗症及脊髓灰质炎后综合征患者的运动能力，并间接评估肌力。起立 - 行走时间的测试方法是记录从坐姿站起、患者以自己选定的速度行走 3m、转身、再次行走 3m 到再次坐在椅子上的所需时间。也可测定患者从坐到站 10 次所需要的时间。

也可应用 6 分钟步行试验来测量肌肉耐力，行走更长距离提示行走能力增加；室内行走 30m 试验，测量最大步行速度；自选速度和最大速度室内行走，记录行走 10m 的时间和 2 分钟的距离；使用移动障碍量表评估患者的移动性水平，移动相关任务有 5 个，评分为 5～25 分，分数越高表示移动障碍越严重。

（三）运动耐受评定

患者可以进行心肺功能检测评估和监测运动耐受情况。心功能评定有心电图、动态心电图、超声心动图、动态平板试验、心脏负荷试验、6 分钟步行试验等。肺功能评定指标有潮气量、补呼气量、补吸气量、深吸气量、肺活量、功能残气量、残气量、肺总量、肺通气量、用力肺活量、最大呼气量等。

（四）步态分析

步态分析是利用力学的概念、处理手段和已经掌握的人体解剖及生理学知识对人体行走功能进行对比分析的一种生物力学研究方法。步态分析可分为目测分析法和仪器分析法两种。

目测分析法是通过观察患者的行走过程，根据所得印象或按照一定观察项目逐项评价的结果，凭借检查者的临床经验得出初步分析结论。该方法不用专门的步态分析仪器，靠肉眼和临床上常用的工具（如秒表、卷尺等）进行分析。目测分析法只能定性，不能定量。观察时需从侧、前、后 3 个方向分别观察患者行走时各关节、肌肉、骨盆的运动情况，以及全身姿势的协调性状况。

仪器分析法是指定量分析步态周期的全过程,为客观评定提供了一种精确有效的手段。仪器分析法主要设备有计算机、测力台、摄像机、肌电图检波器、气体代谢分析仪等;观察指标包括时间 - 距离参数、运动学参数、动力学参数、肌肉的电活动、能量代谢参数等;步态分析观察要点见表44-3。

表 44-3　步态分析观察要点

步态内容	观察要点
步行周期	时相是否合理,左右是否对称,行进是否稳定和流畅
步行节律	节奏是否匀称,速率是否合理,时相是否流畅
疼痛	是否干扰步行,部位、性质和程度、发作时间与步行障碍的关系
肩、臂	塌陷或抬高,前后退缩,肩活动过度或不足
躯干	前屈或侧弯,扭转,扭动过度或不足
骨盆	前、后倾斜,左、右抬高,旋转或扭转
膝关节	摆动相是否可屈曲,支撑相是否可伸直,关节是否稳定
踝关节	摆动相是否可背屈,是否足下垂、足内翻或足外翻,关节是否固定
足	是否为足跟着地,是否为足趾离地,是否稳定
足接触面	是否全部着地,两足间距是否合理,是否稳定

（五）疲劳的评定

1. 疲劳严重度量表（FSS）　自我测试问卷测量脊髓灰质炎后遗症、脊髓灰质炎后综合征患者是否存在疲劳及疲劳严重程度。疲劳严重度量表由 9 个条目组成,1～7 分表示非常不同意到非常同意,4 分或更高评分表明中到高水平疲劳。

2. 个人强度目录　采用问卷调查形式,其中患者疲劳的主观体验、注意力降低、动力减少、身体活动减少与疲劳有关。个人强度目录得分越高,表明疲劳程度越高,35 分或更高提示严重疲劳。

3. 测试问卷量表　利用测试问卷量表测量疲劳对健康的影响,内容包括认知 10 项、身体 10 项和心理社会功能 20 项,评估疲劳对认知功能的限制。多维疲劳量表是包括 20 项内容的自评问卷,用来衡量脊髓灰质炎后遗症、脊髓灰质炎后综合征患者的疲劳和生活质量,包括全身疲劳、身体疲劳、活动减少、主动性降低、心理疲劳。评分为 0～100 分,评分越高表明疲劳程度越高,近年来越来越多被采用。

4. Piper 疲劳量表　是一个自我检测的多维疲劳评价工具,在行为、情感、心理等方面有 22 个问题,检测每日上午、下午、晚上何时更疲劳。

（六）跌倒的评定

应了解患者的跌倒史、跌倒平均频率、过去一年的跌倒次数、对跌倒受伤的担心、是否因恐惧而减少活动、最近的跌倒情况、跌倒前的医疗和身体状况、有潜在跌倒风险药物的使用情况、家庭环境等。

可选用 Berg 平衡量表评定法对平衡功能进行评定。该方法从坐位站起到单腿站立共 14 个动作项目,每项为 0～4 分 5 个等级计分,总分最低 0 分、最高 56 分。

评分结果:0～20 分平衡能力差,需乘轮椅;21～40 分有一定平衡能力,辅助下步行;41～56 分平衡能力较好,可独立步行。

（七）疼痛评定

1. 疼痛评分　可采用视觉模拟评分法（VAS）评定疼痛程度，即用一条长约 10cm 的游动标尺，一面标有 10 个刻度，两端分别为 0 分和 10 分，0 分代表无疼痛，10 分代表最严重的疼痛。评定疼痛时，需要记录患者的疼痛部位、性质、时间。

2. 疼痛干扰量表　疼痛干扰量表用于测量疼痛干扰日常活动的情况，包括一般活动、心情、行走能力、平常在外工作或家务工作、与他人关系、睡眠、享受生活 7 项内容。

3. 疼痛问卷（BPI）　在 7 个功能方面评估患者的疼痛强度和疼痛干预效果，即一般活动、情绪、正常工作、散步、与他人关系、睡眠、享受生活，还评估疼痛干扰的重要活动，增加可能受疼痛影响的 5 项内容，即自我保健、娱乐活动、社会活动、与他人沟通、学习新信息技能。

4. 疼痛相关认知测量（SOPA）　该量表有 57 项，包含 7 个分量表，包括个体对疼痛的认知、疼痛控制、疼痛致残、疼痛致伤害及避免活动、情感影响疼痛、药物治疗慢性疼痛、关怀（其他人提供帮助应对疼痛的行为、医学治疗）。评估疼痛程度有 6 项内容，从患者对疼痛无助和悲观认知的频率方面进行评估，评分高表明疼痛频繁、严重。

5. 慢性疼痛应对量表（CPCI）　量表有 65 个条目。将应对策略分为积极、消极和中性 3 种：积极策略有锻炼、伸展、坚持工作、放松等；消极策略包括休息、服用镇痛药等；中性策略包括 8 个因子，即防护、休息、求助、放松、锻炼、伸展、坚持工作、自我陈述。

需要记录患者治疗和缓解疼痛的方法。记录与疼痛相关药物的使用情况；记录神经阻滞、生物反馈、放松训练、按摩、热疗、冷疗、针灸、磁疗法、催眠、心理咨询治疗、经皮神经电刺激疗法、抗惊厥治疗等。

（八）不耐受寒冷评定

不耐受寒冷是一种主观评定，没有客观量表，可应用视觉模拟评分法量化判断患者的不耐受寒冷程度。

（九）肌电图检查

肌肉在兴奋时产生生物电的变化，可通过肌电图机放大、显示、测算和记录下来。该方法可将整块肌肉、肌束，甚至极小量肌纤维的电活动定性、定位、定量地显示出来，对判断瘫痪程度有重大价值。

（十）心理评定

心理评定采取标准化的测试方法，评估患者的心理状态，包括普通的心理测试和评定量表。心理评定按测试的内容可分为智力测试、成就测试、态度测试和人格测试等。

标准化的心理评定必须由经过专业训练的人员完成。评定过程要在安静环境中进行，减少外界因素对患者的影响。测试时要严格按照评定手册的要求和指导语进行，评定结果需要结合患者的临床表现进行综合分析，最后得出结论。

心理评定种类有很多，每种评定方法在理论基础、形式、用途和常模样本等方面不完全相同，因此需要心理评定者根据患者的情况进行选择。

（十一）日常生活活动能力评定

日常生活活动一般分为基础性日常生活活动（BADL）和工具性日常生活活动（IADL）。BADL 包括穿衣、进食、修饰、移动、保持个人卫生等活动内容。IADL 是指在社区内或多或少借助一些工具所要完成的活动，如做家务、购物、驾车、去医院、室外活动等。

需要指出的是，BADL 反映较粗大的运动功能，适用于较重的残疾，而 IADL 反映较精细的功能，适用于较轻的残疾，在发现残疾方面较 BADL 敏感，常用于调查；BADL 常用于医疗机构，IADL 多用于社区；大多数 IADL 量表是在 BADL 的基础上加上 IADL 内容而成，而 BADL 则多数不含 IADL 内容。

（十二）社会生活能力评定

采用社会功能筛选表评定社会生活能力（表 44-4）。该量表共有 10 项检测内容，记分为 0~2 分，得分越高，社会生活能力越差。0 分为无异常或无功能缺陷，1 分为有功能缺陷，2 分为严重功能缺陷。

表 44-4　社会功能缺陷筛选表

项目	检测内容	评分 / 分
（1）职业工作情况	近 1 个月内是否按惯例行事，按时上班或参加劳动，完成任务情况，在本职工作或劳动岗位上与他人合作和一般表现良好	
（2）婚姻与夫妻关系	近 1 个月内夫妻相互交往，交换意见，共同处理家务，对配偶负责，显露爱和温情，给对方支持和鼓励	
（3）父母职能	近 1 个月内照顾和喂养子女，带他们玩，关心学习成绩，关心子女健康和发育	
（4）社会性退缩	近 1 个月内是否主动回避与人们见面交谈，避免跟别人在一起，不和家人或朋友外出参加社会活动	
（5）社会活动	近 1 个月内与其他家庭接触，参与社区内的社会活动，或其他文体活动	
（6）家中活动过少	近 1 个月内什么事也没干，睁眼躺在床上或呆坐着，不愿与别人谈话	
（7）家庭职能	近 1 个月内在日常活动中，起通常应起的作用，一起吃饭，分担家务，参加家庭娱乐（看电视或听广播等），参加家庭讨论和作出决定	
（8）自我照顾	近 1 个月内个人卫生、穿衣、梳头、两便习惯、进食、餐桌上的礼貌、保持住处清洁等的表现和能力	
（9）对外界的兴趣和关心	近 1 个月内是否留意并跟得上电视、广播或报纸上的消息，了解当地和全国的重要新闻	
（10）责任和将来计划	近 1 个月内对自己和家庭成员的成长进步是否关心，能不能热心地完成工作任务和发展新的兴趣或设计	

（十三）就业能力评定

就业能力评定可采取以下方法：

1. 面谈法　通过与有就业需要人面对面交谈，了解其本人的要求和愿望，掌握家庭情况和可能得到的就业支持度等。

2. 心理学测定法　从心理学角度测定有就业需要人的性格、人际关系、职业兴趣、职业价值观等，帮助他们选择能胜任的职业。

3. 模拟试工法　布置和实际工作环境一样的场面，在这样的条件下测定有就业需要人的就业能力，有利于选择适合的工作。

4. 职务试行法　让有就业需要人担当某种职务并对此进行评估，有助于就业后顺利工作。

5. 职场内测定　让有就业需要人在职场的实际环境中进行操作测定。这种方法更贴近实际，选择职业更准确。

6. 作业标本法　安排一些实际操作，测定拟就业者就业能力的方法。

7. 情报收集与分析法　对有就业需要人的医学情报、心理学情报、就业情报、社会情报等资料进行综合分析的方法。

第二节　康复治疗

一、物理治疗

（一）运动疗法

1. 运动疗法的原则

（1）把握患者情况：脊髓灰质炎后遗症患者和脊髓灰质炎后综合征患者在行走和完成日常生活活动时，消耗的能量较多，容易疲劳。因此，在安排这类患者运动时，应注意活动不要超过疲劳阈值。低强度肌力训练和中等强度有氧训练对改善患者心肺功能、提高肌力是有益的。肌力训练通常适用于肌力达到 3 级的肌群，肌力不足时进行肌力训练易产生肌肉疲劳，应注意掌握运动量。如果患者在逐步丧失肌力阶段，仍然可以进行肌肉训练，但其强度必须合适，同时适当休息。为了应避免过度劳累，不主张进行单独肌肉训练。

（2）合理制订计划：在开始计划运动治疗前，康复医师、治疗师要充分了解患者存在的身体状况和康复问题。特别需要注意的是，肌力训练计划要个体化，并根据肌力和耐力变化进行调整，以达到改善患者肢体功能障碍、提高步行稳定性的目的。患者实施运动计划时要逐渐开始，需要监测运动的效果及可能产生的问题，并能相应地控制活动。

（3）及时调整计划：当患者出现疼痛或肌肉疲劳加重时，应停止训练并重新进行康复评定，制订新的康复治疗计划。对重度疲劳的脊髓灰质炎后综合征患者，要暂停肌力训练，待疲劳恢复后再重新制订训练计划。

（4）及时处理继发损伤：脊髓灰质炎后遗症患者要适应步态不稳和逐渐出现的肌无力等下肢功能障碍，需要增加上肢的使用，达到功能代偿的目的。过度使用易诱发上肢损伤，应充分注意这一点。患者由于过度使用会出现肩袖损伤，可通过手术修复、物理治疗来改善。

2. 运动疗法的内容

（1）肌力训练：肌力训练应由康复医师来制订运动计划，并在专家指导下安全地进行。安全地进行是指合理运动，不增加肌肉的负担，不使该肌肉产生疲劳，更不能造成肌肉损伤。

开始运动时，应使用一半负荷，将重复次数减少一半，并使休息时间加倍。如果疲劳在 30 分钟内缓解、肌肉疼痛不增加，患者可以逐渐增加运动程度及数量。

患者的运动处方要个体化，根据患者的情况来确定。运动处方包括非疲劳运动项目、运动类型、运动持续时间、运动频率、运动强度及休息时间等。运动类型有肌肉等长收缩和等张收缩，运动持续时间包括时间长度、重复次数。运动频率要明确每周次数，运动强度包括患者主观感受和客观评价。适合的强度是一日治疗结束后，第二日能完全恢复体力。每一组运动要包括热身运动、治疗运动、放松运动三个阶段；要明确治疗运动的项目和重复训练的数目，可利用抗阻运动来提高肌力。

（2）耐力训练：耐力训练可采用心肺功能训练或有氧运动。训练的目标是在特定时间内将心率保持在较高水平，选择中等强度运动训练，为了避免发生疲劳，每次不超过 30 分钟。对于脊髓灰质炎后遗症合并心脏疾病的患者，要做心功能评估，在安全的情况下进行，不要引起疲劳。

（3）灵活性运动训练：对肌肉、肌腱、韧带有短缩的患者，要有规律地进行拉伸训练，以改善关节的活动范围，缓解由活动范围不良导致的疼痛或挛缩，提高生活自理能力。

机体灵活性在个体之间差异较大，可以通过适当的运动训练来提高灵活性。灵活性运动训练包含主动和被动拉伸，被动拉伸是非疲劳训练，在实际运动训练中非常重要，是适合脊髓灰质炎后遗症患者的运动训练方式。通过改善躯干和腿部的灵活性，消除灵活性差患者的背痛。踝部灵活性的增加，可以减少行走时的能量消耗，降低跌倒的风险。

（二）物理因子疗法

物理因子疗法是脊髓灰质炎后遗症和脊髓灰质炎后综合征患者中普遍使用的方法。常用的方法有神经肌肉电刺激疗法、经皮神经电刺激疗法、冲击波疗法、超声疗法等，以改善肌肉萎缩、缓解疼痛等。

水疗基于水的物理特性，通过放松、多种方向运动、调节患者心理状态等方式，提高脊髓灰质炎后遗症和脊髓灰质炎后综合征患者的运动控制和平衡能力，缓解疼痛。研究显示，脊髓灰质炎后综合征患者进行水中运动训练 16 周，每周 5 次，每次 70 分钟，能够提高体能、肌力、耐力，增强灵活性、柔韧性。

二、辅助器具

脊髓灰质炎后遗症和脊髓灰质炎后综合征患者可使用的辅助器具有助行器、轮椅、矫形器等，本节仅介绍助行器和轮椅。

（一）助行器

助行器指能辅助支撑体重、保持平衡和帮助行走的工具。包括单臂操作的助行器和双臂操作的助行器。

1.单臂操作的助行器　单臂操作使用的助行器又称拐杖，分为单脚手杖、多脚手杖、肘拐、腋拐等。

（1）单脚手杖：单脚手杖只有一个支撑点，只能承重使用者 20% 的体重，主要特点是轻、巧；适用于步行不稳、轻度肢体功能障碍者（图 44-1）。

（2）多脚手杖：多脚手杖有三个或四个支撑点；多脚手杖的支撑面积大，稳定性能好（图 44-2）。

（3）肘拐：肘拐可减轻患肢负重的 40%，具有支撑前臂的固定托架或活动的臂套，使用肘拐的主要着力点是腕关节。肘拐较腋拐轻便、灵活、使用方便（图 44-3）。

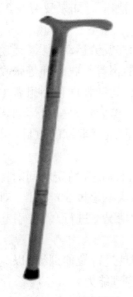 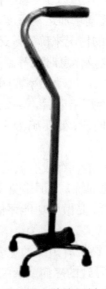 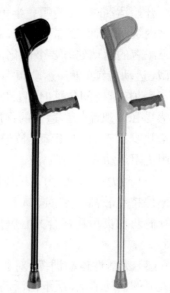

图 44-1　单脚手杖　　　　图 44-2　多脚手杖　　　　图 44-3　肘拐

（4）腋拐：腋拐可减轻下肢负重的 70%，使用腋拐的主要着力点是腕关节，靠近腋下的腋托主要作用是把握方向。使用腋拐能够提高身体的平衡性和侧向稳定性，以较大限度地减轻下肢的负荷，即使是双下肢都不能负重者，也能借助双腋拐达到行走的目的（图 44-4）。

2. 双臂操作的助行器　双臂操作的助行器较拐杖支撑点多、支撑面积大，能够提供较高的支撑力和稳定性。因此能够更好地支撑体重，减轻使用者下肢的负重，保持身体的平衡，提高使用者的站立和行走能力，但行进速度慢，上下楼梯较困难。适用于下肢有些支撑能力和迈步能力，但肌力很弱、平衡和协调能力较差者。

双臂操作的助行器按照功能可分为框式助行器、轮式助行器、平台式助行器、座式助行器等（图 44-5）。

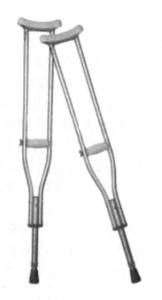

图 44-4　腋拐

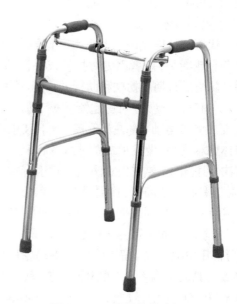

图 44-5　双臂操作的助行器

（二）轮椅

轮椅用于不能通过使用矫形器、拐杖及其他辅助器具行走者。轮椅的选择原则如下：

1. 座宽合适　患者坐好后，臀部两侧与座位的内侧面应有 1～2 横指间隙。同时注意如考虑到患者有发胖可能及戴支具等情况，宽度应适当放宽。

2. 座深合适　患者坐好后，臀的后面在后靠背上，此时膝弯曲后的后下方与座位的前缘有 4 横指距离，这样使体重能均匀分布在两大腿上，防止坐骨结节过分受压。

3. 靠背高度　患者不能驱动轮椅或为了增加舒服和稳定性，可选用高靠背轮椅，其高度应越过肩；脊髓灰质炎患者应选用低靠背轮椅，其上缘应在腋下 10cm 左右。

4. 坐垫面与脚踏板的距离　患者坐好后腘窝处大腿的前下面应约有 2 横指宽的部位不接触坐垫，以免压迫神经血管。

5. 臀位高度　指坐下时，上臂垂直，前臂平放于扶手上，测量椅面到尺骨鹰嘴高度，在此基础上加 2.5cm。适当的臀位高度有助于保持正确的身体姿势、平衡和舒适感觉。

6. 轮椅操作　轮椅折叠、打开及车轮等应方便、正确。

三、脊髓灰质炎常见问题处理

（一）肌肉和关节疼痛

脊髓灰质炎患者的肌肉疼痛在急性脊髓灰质炎早期即可出现，部分患者是由肌肉过度使用所致，表现为隐痛、弥漫性疼痛和深部痛，常伴有焦虑。疼痛可采取非甾体抗炎药治疗，但要避免持续、单一地使用一种药物，以免发生副作用，可选几种药交替使用。对于单纯用镇痛药效果不好者，可加用抗焦虑药或配合心理治疗。

对肌肉过度使用所致疼痛者，可通过应用辅助器具，减少上下楼梯、不必要的步行，改变运动节奏，必要时使用轮椅、乘坐电梯减轻肌肉的压力，缓解疼痛。温水疗法、热疗法、经皮神经电刺激疗法可帮助减轻肌肉疼痛。

（二）肌肉骨骼损伤

由于代偿和过度使用无力肌肉，脊髓灰质炎后遗症患者通常会产生重复性应力损伤、肌肉或韧带撕裂或断裂；患者因为对拐杖或手杖的手柄施加过大的压力，会出现腕管综合征；长期使用手动轮椅或长期用拐杖和助行器行走，可引起肩部损伤而诱发肩关节疼痛。骶髂关节长期受力不均匀和过度受力，可引起骶髂关节损伤；髋关节肌无力、下肢不等长、腿或足部疼痛、行走时过度的侧方运动、髋关节上提、双下肢承重不对称可产生受力异常，导致肌肉损伤；患者一侧肢体比对侧小，坐位和站立时始终低于另一侧，出现脊柱侧凸，从而引起背部疼痛或损伤。

解决上述问题，要先去除诱因。对于有重复性应力损伤者，需要改变日常生活活动和工作方式；对于有肌肉或韧带、撕裂或断裂者，需要进行外科处理，配合支具和物理因子疗法等；对于有腕管综合征者，要改变行走方式，如果用一只手杖时施加过多压力，可以转变为两个前臂肘拐，以分散重量和承重力，使之更加平衡，改善症状；对于有肩部损伤者，除采用物理因子疗法外，可使用电动轮椅，解决因驱动手动轮椅而产生的重复压力；对于有骶髂关节损伤、受力异常导致的肌肉损伤者，可使用辅助装置、矫形器加以解决；对于脊柱侧凸引起背部损伤者，可通过坐位时保持提升较低的一侧骨盆来减轻背部损伤和疼痛。

（三）行动困难

脊髓灰质炎后遗症患者在站立及行走时经常采用长期形成的代偿方法，使用较强健下肢多于无力的下肢，有时还需要手臂协助。在行走过程中较多使用髋关节和躯干肌肉，从而增加侧向运动，增加了能量消耗，并容易造成关节磨损、肌肉韧带损伤。连续并持续收缩某些肌肉，又可以导致肌肉营养不足、耐力下降，进而出现行动困难和行走距离缩短，影响日常生活活动。

对行动困难的处理方式是使用辅助器具，减少能量消耗，以增加移动能力和移动距离。为了防止这一情况进一步恶化，要想办法把过度劳累的肌肉从压力中解脱出来，通过节省能量、保护下肢的行走和日常生活活动方式，解决行动困难的问题。例如，采用坐位完成做饭、洗漱、洗澡等动作；避免频繁上、下楼梯和长距离步行；使用矫形器、手杖、肘拐、轮椅等辅助器具进行行走和活动。

（四）疲劳

应对疲劳的方法是详细了解患者的活动，包括在家中、社区及工作场所的整日所有活动。掌握每项活动的行动距离、花费时间、活动次数。根据情况，合理安排患者的休息时间，以达到缓解疲劳的目的。

在专业人员指导下，可以通过观看、听喜欢的视频和录音来帮助患者学习放松的技巧，合理安排活动的顺序，避免或减少疲劳。合理安排患者活动时要考虑以下几点：①减少行程数量而不降低功能训练；②用省力的方法来完成活动；③减少能量消耗；④活动分阶段完成；⑤他人协助完成部分活动；⑥劳逸结合。

（五）心理和社会问题

应对脊髓灰质炎患者的心理功能状态进行评估，发现问题及时解决。心理问题的解决办法包括心理咨询和心理治疗，必要时配合药物治疗。

了解患者参与社会的情况和可能遇到的问题，联合患者家属、医务工作者、社会工作者、职业工作者、教育工作者，全方位地解决患者家庭生活和社会生活中的困难，提高他们的生活质。

（桑德春）

第四十五章

吞咽障碍康复评定与治疗

    吞咽障碍是指由于下颌、双唇、舌、软腭、咽喉、食管括约肌或食管功能受损，不能安全有效地把食物由口送到胃内，从而造成营养和水分摄入不足。广义的吞咽障碍还包含认知和精神心理等方面问题引起的行为异常而导致的吞咽和进食问题，即摄食吞咽障碍。一般人群中约有20%存在吞咽障碍，60岁以上的人群吞咽障碍发生率高达50%～66%。在老年人群中，有脑卒中病史、阿尔茨海默病或肌萎缩侧索硬化等神经系统疾病史者吞咽障碍发生率更高。在年轻人群中，吞咽障碍通常与自身免疫性疾病、胃食管反流病，或嗜酸性食管炎等潜在的系统性疾病相关。吞咽障碍临床可表现为流涎、呛咳、食物下咽困难、吞咽后口腔食物残留、进食后声音湿化、呃逆及反酸等症状，可导致吸入性肺炎、营养不良、脱水、各种并发症甚至死亡等不良预后。世界卫生组织指出，吞咽障碍是一种与发病率、病死率和护理费用增加有关的医疗残疾。及时全面地评定和有效地恢复患者吞咽功能有助于减少营养不良、脱水及吸入性肺炎等相关并发症，降低病死率，改善患者生活自理能力，最终提高生活质量，减少家庭、社会的精神和经济负担。

    吞咽运动可分为5个阶段，即口腔前期、口腔准备期、口腔期、咽期和食管期。根据发生部位，吞咽障碍可分为口咽型吞咽障碍和食管型吞咽障碍，也可以出现两种类型重叠的情况。根据发生机制，吞咽障碍可分为结构性吞咽障碍和运动性吞咽障碍。结构性吞咽障碍是由食团通过的腔道过窄所造成的，而运动性吞咽障碍是由推进食团下行的动力异常或食管上括约肌松弛受损所造成的，结构性因素与运动性因素也可同时存在。

第一节 康复评定

    吞咽障碍康复评定的目的包括：①确定吞咽障碍是否存在。②提供吞咽运动相关的解剖学和生理学依据。③确定气道保护的完整性，有无误吸的发生。④从吞咽安全性和有效性方面，明确适宜的营养方式。⑤确定吞咽障碍治疗技术有效性，为进一步检查和治疗提供依据；明确患者的营养风险及营养状况，确定其能量、蛋白质及液体的需要量。

一、口咽型吞咽障碍

    口咽型吞咽障碍常见于有头颈部手术或放射治疗史、脑卒中和其他神经系统疾病，如帕金森病和运动神经元疾病的患者。患者多出现流涎、吞咽后咳嗽、鼻咽反流、口腔食物残留、进食后声音湿化等症状。口咽型吞咽障碍的康复评定包括筛查、临床评估及仪器评估。

（一）筛查

    筛查可初步判断是否存在吞咽障碍及其风险程度，如果有或高度怀疑，则做进一步临床评估和/或仪器检查。筛查的主要目的是找出口咽型吞咽障碍的高危人群，决定是否需要进行进一步检查。建议在一些常见疾病和特殊人群（如脑卒中、气管切开、老年虚弱等人群）中常规开展吞咽障碍的筛查。

常用的口咽型吞咽障碍筛查方法包括量表法和检查法。量表法主要是筛查患者是否存在吞咽困难的常见表现，常用的有进食评估问卷调查工具 -10（EAT-10）、标准吞咽功能评定量表（SSA）、Mann 吞咽能力评定（MASA）、吞咽障碍简易筛查表等。这些筛查量表有助于识别误吸等异常吞咽现象，与检查法合用，可提高筛查量表的灵敏度和特异度。

检查法包括吞咽各种剂量和不同黏度的液体，如饮水试验、多伦多床旁吞咽筛查试验、容积 - 黏度测试（V-VST）等。对于合并有气管切开的患者，可以利用蓝色 / 绿色食用染料测试，以筛查患者有无误吸。基于减少误吸、增加患者吞咽的安全性考虑，根据患者的具体情况可使用不同黏度液体、布丁或固体丸剂等进行吞咽测试。但检查的流程尚未达成共识。临床上还可在吞咽筛查试验时联合使用血氧饱和度检测和颈部听诊，提高筛查灵敏度。

（二）临床评估

临床吞咽评估（clinical swallow evaluation，CSE）又称非仪器评估或床旁检查。吞咽功能筛查未通过的脑卒中患者需要进行临床评估。临床评估的目的：识别吞咽障碍可能的原因；评估吞咽的安全性和误吸风险；评估经口或替代进食途径；建立干预前吞咽功能的基线数据；确定是否需要进一步仪器评估。临床评估包括以下三部分：①病因评估；②口咽部解剖、生理和功能（包括脑神经检查）评估；③进食评估。

1. 病因评估　全面了解患者经口摄入不同剂量的液体、片剂药物、不同性状的食物、营养状态及进餐时间等病史，并对其神经、精神、认知、营养、呼吸及口腔卫生状况等进行评估，明确吞咽障碍的原因及影响吞咽运动的相关因素。

2. 口咽部解剖、生理和功能评估　进行口、喉及咽部与吞咽有关的解剖结构的检查，包括组织结构的完整性、对称性、感觉、运动情况及相关肌肉的力量；进行吞咽相关脑神经检查；进行吞咽反射、咳嗽反射等吞咽相关反射功能检查。

3. 进食评估　应用容积 - 黏度测试进行患者吞咽运动安全性和有效性的风险评估。可使患者进食不同容积、黏度的食团，观察进食后是否出现吞咽障碍征象，如咳嗽、音质变化、口咽腔残留等；也可配合血氧饱和度检测明确患者是否存在误吸。

单纯通过临床评估很难准确了解吞咽运动，尤其是咽期吞咽运动情况，需要对患者进行仪器评估。

（三）仪器评估

吞咽功能仪器评估可以更直观、准确地评估口腔期、咽期和食管期的全过程，了解吞咽气道保护功能完整情况，对口咽型咽障碍康复评定与治疗管理具有重大意义。仪器评估包括两项吞咽功能评估金标准，即吞咽造影录像检查（VFSS）和吞咽纤维内镜检查（FEES）。

1. VFSS　此项检查可以模拟生理进食，将不同稠度的固体、半固体及液体食物对比剂混合，在 X 线透视下观察患者吞咽的过程，并通过录像或数字技术动态记录吞咽的影像，以便对吞咽运动进行定性和定量分析。VFSS 可显示相关的解剖结构在吞咽不同阶段运动的情况和食团的运送过程，评估口、咽、喉部结构运动，判断是否存在食团渗漏、误吸及残留，也可对吞咽整个过程进行时间、空间参数分析。结合压力测试设备可检测吞咽过程中口、咽、食管的压力变化。通过 VFSS 可明确吞咽障碍及其原因，在判断隐性误吸方面，VFSS 具有至关重要的作用。VFSS 还可用于评估姿势变化等代偿策略的干预效果。VFSS 也有许多不足之处，如转送患者到放射科费时、费力，不适用于体弱或行动不便的患者；存在一定的辐射；需要患者密切配合；不能直接评估咽部感觉；结果解释存在一定的主观性。

2. FEES　FEES 是通过光纤喉镜经鼻腔进入咽部，在监视器直视下观察患者平静呼吸、用力呼吸、咳嗽、说话和吞咽不同稠度染色食物过程中鼻、咽部、喉部各组织结构如会厌、杓状软骨和声带等的功能状况，评估吞咽功能。通过 FEES，可了解食团残留的位置及量，判断是否存在食团渗漏、误吸。也可在检查过程中，让患者进行头转向、屏气等动作，判断这些代偿方式对患者吞咽运动影响，评估康复干预技术的效果。也可用内镜的尖端接触咽喉等各个区域，检测咽喉部感觉。其附带的视频系统可以将内镜所见内容录制下来，可反复观看，进行详细分析。FEES 是检查吞咽时气道保护性吞咽反射和食团运输功能的一种重要方法。相较于 VFSS，FEES 能更好地反映咽喉部解剖结构及分泌物积聚情况，并且无辐射，因此可反复进行检查。设备携带方便，可床边检查，适用于不能保持坐位或不便转移到放射科的患者。

但是 FEES 并不能直接观察食团运送的全过程，仅能通过食团吞咽后在咽部分布的间接信息来判断吞咽的效果，不能直接观察吞咽运动的食管期情况，对吞咽的口腔准备期、口腔期情况反映有限。对吞咽器官之间的协调性不能作出直观评价。此外，当吞咽的量达到最大或食物盖住喉镜镜头时，内镜将不能成像。在吞咽障碍康复评定的过程中应根据评定的目的、患者的具体情况个体化选择吞咽功能仪器检查的方法。

二、食管型吞咽障碍

食管型吞咽障碍可因结构异常或运动障碍而发生。机械性或梗阻性食管疾病是食管型吞咽障碍的最常见原因，患者通常仅出现对固体的下咽困难，有可能发展到包括液体在内不同食团的下咽困难。食管型吞咽障碍常见临床表现包括吞咽疼痛、反酸、胸痛、呃逆等，可也出现慢性咳嗽、喘息和反复肺炎等肺部症状。

与口咽型吞咽障碍一样，对于怀疑食管型吞咽障碍的患者也应进行全面临床评估，然后进行相关仪器评估。仪器评估方法主要包括上消化道内镜和标准钡餐吞咽透视。作为食管吞咽困难的首选检查方法，内镜检查具有评估黏膜病变、获得活体组织检查或细胞学标本的优点，可鉴别感染性、肿瘤性、药物性或反流相关性食管炎。而钡餐吞咽透视可以比内镜更敏感地检测食管的细微狭窄，如食管下环、轻度消化道狭窄或食管的外源性压迫。在食管动力障碍（如贲门失弛缓症或弥漫性食管痉挛）诊断方面，钡餐吞咽透视更具优势。此外，若消化道器官结构无异常，可进一步进行食管测压，以明确是否存在食管 - 胃动力障碍。食管测压是诊断食管动力障碍金标准。

三、营养评估

营养不良是吞咽障碍患者的常见并发症。独立生活的老年吞咽障碍患者营养不良或有营养风险的发生率为 17%～20%。住院吞咽障碍患者营养不良的发生率为 37%～67%。49% 进行康复的脑卒中患者存在与吞咽困难相关的营养不良。营养状况是临床结局的独立预后因素，与病死率、并发症发生率、住院时间、住院费用及生活质量等临床结局密切相关。吞咽障碍明显影响患者的营养状况，营养不良又可加重吞咽障碍，形成恶性循环。因此，吞咽障碍患者一经确诊，即应进行营养风险筛查。对于存在营养风险的患者，应进一步进行营养状况评估，为制订合理的营养支持计划提供依据，还应在治疗过程中多次进行营养风险筛查及营养评估。

营养风险筛查可采用营养不良通用筛查工具（MUST）、营养风险筛查 2002（NRS 2002）和微型营养评定量表。在临床工作中多采取结合主观和客观营养指标的综合评估方式，以提高营养评估的灵敏度和特异度。评估内容包括膳食调查、与营养相关的疾病史和药物史、营养相关临床症状、人体测量（体重指数、上臂围、小腿围）和人体成分测定、实验室指标（血红蛋白、白蛋白、前白蛋白、葡萄糖、尿素氮/肌酐、电解质、维生素和微量元素)等。

四、吞咽障碍康复评定注意事项

所有采取非经口进食或进行了食物改良的患者要进行定期再康复评定。应根据吞咽障碍的严重程度及恢复情况调整评估时间。患者出院时要向患者、家属及看护人员说明患者的吞咽情况、社区或家庭治疗建议、随访及康复评定情况。

第二节 康 复 治 疗

对于吞咽障碍的患者,应由言语治疗师、医师、护士、营养师及护理人员共同参与进行多学科管理,在仔细的病史记录、适当的筛查、临床评估和仪器评估的基础上建立个体化治疗策略。患者应参与整个康复评定和治疗过程中的决策。吞咽障碍管理的目标:保证患者安全吞咽,采用低风险进食方式及代偿策略来预防并发症,如食物误吸和残留等的发生;监控营养、水分给予量,保证患者营养和水分有效摄入;针对不同吞咽障碍的发生机制进行不同的临床、康复干预,尽可能促进吞咽功能的恢复,提高患者的生活质量。

一、营养干预

吞咽障碍患者易出现营养不良,营养问题是吞咽障碍患者需要先解决的问题,经全面吞咽功能评定及营养评估,应确定营养给予方式、营养及水分给予的量。

(一)营养给予方式

如果患者无口服、肠内营养禁忌证,推荐使用口服、肠内营养。对于能够经口摄食的轻度吞咽障碍患者,可调整进食食物性状后经口进食,如对于机械性食管狭窄的患者,可进食软食或泥食,而对于存在液体误吸的口咽型吞咽障碍患者,可以通过添加增稠剂,避免误吸。如果无法经口摄入,患者早期(48小时内)应以管饲肠内营养的形式开始营养支持治疗,而不是延迟肠内营养,也不是肠外营养。这样可改善吞咽障碍患者的营养状态,预防脱水,降低误吸,提高生存率。对于短期吞咽障碍患者,应采用鼻胃管进行管饲,除非有强烈的理由选择经皮内镜胃造口术(如不能置入鼻胃管)。需要长期管饲的患者(>4周)可考虑应用经皮内镜胃造口术。胃食管反流严重的患者可经鼻空肠管喂食、经皮内镜胃造口术给予胃空肠喂养。医护人员要帮助患者理解自身病情,告知其自身健康(呼吸、营养、补液等方面)状况及因吞咽障碍可能受到的影响和预后。

(二)营养、水分给予的量

对于病情平稳的非卧床患者,应根据活动和消耗情况推荐给予热量25~35kcal/(kg·d);对于重症患者或处于急性应激期的患者,应适当减少热量给予,推荐20~25kcal/(kg·d)。蛋白质供给量在每千克体重1.2~2.0g的范围内。急性危重病患者早期的最佳能量和蛋白质目标尚不清楚,应该避免早期肠内营养期间超过实际能量消耗而出现有害结果,因此建议低热量早期肠内营养。水分的供给为30ml/(kg·d),根据患者情况增减。

二、康复干预

(一)代偿策略

吞咽障碍的代偿策略是指通过控制食物运动,减少患者食物误吸、残留等异常现象出现的方法,这种方法并不一定能改善患者吞咽功能。代偿策略应由言语治疗师或具有相关专业知识的护理人员或临床医师控制,对患者的体能及配合能力要求较低,可用于所有年龄和认知水平的患者。吞咽障碍的代偿策略包括调整食物性状、调整进食体位、口腔感觉增强技术。

1. 调整食物性状　使用调整性状的食物和增稠的液体的原理是,黏度会影响吞咽障碍患者吞咽的安全性,增加黏度可降低气道渗透和误吸的风险,使得吞咽更安全、更容易。因此,应在吞咽障碍临床评估和/或仪器评估(VFSS 或 FEES)后,采用调整性状的饮食和/或水这一吞咽障碍的代偿方式。

(1)食物稠度、质地的调整:根据吞咽造影检查结果,针对单纯饮水呛咳的患者,可以加增稠剂将液体食物(水、果汁、牛奶和汤等)增稠,减少误吸发生。但应注意,增稠的液体增加了吞咽后饮食残留和液体摄入不足的风险。特别是淀粉类与胶类增稠剂,对患者适口性和依从性的影响存在潜在差异,可个体化选择增稠剂。对于食团下咽困难的患者,可选择软食、切碎的食物、滑浓流质等。食物质地可参照国际吞咽障碍者膳食标准行动委员会(IDDIS)建议的质构等级进行选择。鉴于饮食代偿的利弊,进行代偿策略的同时需要密切监测营养不良、脱水和吸入性肺炎等并发症。

(2)一口量的调整:一口量是指每口进入口腔的食物总量。一口量过多,容易发生残留,加大误吸的危险;过少,有时会影响吞咽反射的发生。适宜的一口量有利于口腔期食团形成、向下推送、顺利进入食管。可根据 VFSS 结果选择患者合适的一口量,推荐一口量在 5～20ml。

(3)进食注意事项:避免疲劳状态下进食,避免进食过快;注意按照适宜一口量进食;专心进食;避免将固体食物和液体混合在一起(单一质地比多种质地更容易吞咽)。

2. 调整进食体位　进食时的体位是气道保护最重要的因素之一,多种吞咽障碍患者均可通过调整头颈等部位的姿势来改变食团的走向和吞咽相关结构(如舌、喉、会厌)的位置。体位改变可促进食团吞咽,减少误吸、残留。如患者保持 90°坐位,头部前倾约 20°,使颈部稍向前弯曲,可使舌骨肌张力增高,促进喉上抬,使会厌部分关闭气道,避免食物误吸;对于单侧喉运动障碍的患者,头向健侧转可促进患侧声门关闭,避免食物误吸。但没有一种体位能改善所有患者的吞咽功能。因此言语治疗师必须先正确评估患者吞咽的生理或解剖障碍,然后确定最有利于正常吞咽的体位。体位调整的方法一般仅暂时性使用,随着患者吞咽功能的恢复可逐步过渡到正常体位进食。对于需限制头颈部活动或存在认知障碍不能配合的患者,不能使用体位调整策略。

3. 口腔感觉增强技术　口腔感觉增强技术通常用于存在食物触觉失认、吞咽启动延迟、口腔感觉下降或吞咽反射触发延迟的患者。口腔感觉增强技术既是代偿策略又是治疗技术,旨在帮助改善口腔器官的各种感觉。目前行之有效的口腔感觉增强技术包括触觉刺激、温度刺激、味觉刺激、振动训练、气脉冲感觉刺激等。口腔感觉增强技术不良反应少,可用于存在认知障碍及理解力下降的患者。该技术简单易行,配合度高、依从性好的患者也可以居家进行。

(二)运动疗法

吞咽障碍的运动疗法旨在改善口腔或咽部结构的活动范围,改善吞咽前的感觉输入,或在吞咽过程中主动控制口咽运动的时间或协调性。根据患者训练时是否给予患者食物和水,分为直接疗法和间接疗法。直接疗法是指将食物放入口中,通过不同的吞咽手法来加强吞咽过程中的适当行为和运动控制。间接疗法是指通过相关结构运动训练来改善正常吞咽所必需的神经运动控制,或者只练习唾液吞咽。要根据 VFSS 及 FEES 结果选择适宜的训练方法。下述的训练方法都可以间接或直接进行。

1. 口咽运动训练技术　吞咽相关肌肉的运动训练改变和改善了吞咽的力量、速度或时机，旨在对吞咽功能产生长期影响，是患者使用最广泛的康复治疗方法。

（1）口腔运动训练：徒手或借助工具做唇、舌的练习，借以加强唇、舌、上下颌的力量及运动控制、协调性，提高咀嚼、形成食团的能力。

（2）舌抗阻训练：施加外源性压力于舌面，以改善舌流体静压，提高舌活动能力。

（3）Masako 训练：即舌制动训练，旨在增加舌根和喉部肌肉的活动范围，增强咽后壁的运动。要求患者吞咽时，通过对舌的制动，使咽后壁向前运动与舌根部相贴近，增加咽的压力，加快食团推进。该方法适用于舌根和／或咽壁运动障碍的患者。

（4）Shaker 训练：又称抬头训练，要求患者进行重复的头部抬高动作，目的是提高舌骨上肌肉的力量，从而促进舌骨和喉的抬高，增加食管上段括约肌开放的时间和宽度，促进清除吞咽后因食管上段括约肌开放不全而出现的咽部残留食物。

（5）下颌抗阻训练或呼气肌力训练：该方法可用于加强呼气肌和颏下肌力量。

2. 吞咽手法　采用各种吞咽手法来解决不同的吞咽障碍，旨在提高吞咽功能的安全性或效率。常用的吞咽障碍手法包括声门上吞咽法、超声门上吞咽法、门德尔松手法、用力吞咽法等。患者可经全面评定后个体化地使用。

（1）声门上吞咽法、超声门上吞咽法：这两种方法的目的是防止食物侵入气道。在吞咽前及吞咽时主动屏气，气道关闭，防止食物及液体误吸，吞咽后立即咳嗽，以清除残留食物。适于气道入口闭合不全的患者，如做过喉声门上切除术的患者。在实施时，患者需处于清醒且放松状态，还必须能遵从简单指令。

（2）门德尔松手法：在患者吞咽过程中喉结达到最高位置时尽力地挤压喉咙肌肉，该方法旨在增加喉抬高的范围和持续时间，从而增加环咽部开口的持续时间。

（3）用力吞咽法：要求患者在吞咽食物后多次干吞，以清除残留在咽喉的食物。该方法可明显提高口腔压力，减少口腔残留，延长喉前庭闭合和提高舌骨抬高程度，适用于吞咽后有食团残留的患者。

（三）非侵入性神经调控技术

代偿策略、运动疗法等传统的康复方法已广泛用于吞咽功能的康复。然而，传统的康复方法可能需要在数周内频繁治疗才能获得良好的临床反应，从而导致患者依从性差，最终临床效果不佳。近年来非侵入性神经调控技术逐步成为吞咽障碍的康复新方法。神经调控技术是指通过化学、物理或电刺激的方法，作用于中枢或周围神经系统的调节神经系统功能状态的技术，主要包括周围神经调控技术和无创性脑刺激（NIBS）。

1. 周围神经调控技术　刺激作用于头、面和咽部，促进吞咽相关感觉、运动功能恢复。临床上结合传统康复治疗方法可能会有更好的疗效。

（1）经肌肉电刺激疗法（NMES）：该技术刺激面部、颈前部肌肉，通过完整的外周运动神经来激活其所支配肌肉的电刺激，以及直接激活去神经支配的肌肉纤维，产生肌肉收缩。可强化无力肌肉及进行感觉刺激，帮助恢复喉上抬运动控制，延缓肌肉萎缩，改善局部血流。目前，已有针对脑卒中患者的研究证实了应用 NMES 后患者吞咽相关的皮质改变和重组，但由于选择的刺激方案不同和患者病理条件不同，不能排除患者吞咽功能的自然恢复，其确切疗效尚难定论。

（2）经皮神经电刺激疗法（TENS）：一般通过便携式刺激器，直接应用于头颈部体表，刺激感觉神经，改善吞咽的安全性。

（3）咽部电刺激（PES）：PES 是将安装在导管内表面电极放置于咽部黏膜上，对咽部进行电刺激。已有的一些研究显示，PES能提高初级运动皮质中吞咽代表区的兴奋性（如皮质延髓的兴奋性），从而改善吞咽障碍的症状（如减少食物在咽部的滞留时间），改善吞咽功能。

2. 无创性脑刺激（NIBS） NIBS基于神经可塑性原理，主要包括直接针对中枢皮质区域的重复经颅磁刺激（rTMS）和经颅直流电刺激（tDCS）。目前NIBS的应用研究主要针对脑卒中后吞咽障碍的患者，rTMS的基本原理是将一定强度、一定频率的脉冲磁场作用于脑组织，诱发一定强度的电流，使神经细胞去极化，从而产生诱发电位。不同频率的rTMS对大脑皮质的刺激作用不同，低频rTMS可抑制皮质兴奋性，高频rTMS可提高皮质兴奋性。研究表明rTMS能改善患者的吞咽功能。tDCS通过头皮电极施加小的直流电来极化神经元，可能在加速运动行为和程序性学习的恢复中发挥作用。应用NIBS的研究认为，完整的半球重组对脑卒中后吞咽功能恢复有重要作用。但目前NIBS的刺激部位、刺激强度、刺激持续时间和刺激疗程存在争议，还有待于进一步研究。同时仍缺乏有临床终点意义的大型多中心随机对照试验（RCT）研究证明其确切疗效。

（四）传统医学治疗

针灸是我国传统的吞咽障碍康复治疗方法。针灸联合吞咽运动疗法可有效提高吞咽功能恢复。

三、临床干预

除进行康复干预外，还可根据患者的病因及吞咽障碍的表现进行临床干预，包括口腔护理、药物治疗、手术治疗。

（一）口腔护理

口腔健康不佳并伴有吞咽困难被确定为吸入性肺炎的主要危险因素。除牙周炎、牙龈炎、斑块形成与龋齿外，吞咽患者的口腔中常检测到呼吸道病原体如金黄色葡萄球菌、肺炎链球菌、流感嗜血杆菌、产酸克雷伯菌、铜绿假单胞菌和大肠埃希菌。因此，吸入细菌污染的唾液被认为是通过胃管喂养的患者肺部感染的主要致病机制。为了避免吸入相关的呼吸道感染，改善口腔健康的干预措施有助于减少吸入性肺炎。

（二）口咽型吞咽障碍药物及手术治疗

1. 药物治疗 药物治疗包括瞬时受体电位（TRP）激动剂、血管紧张素转换酶抑制药和多巴胺能药物。其中TRP激动剂包括辣椒碱（TRPV1激动剂）、胡椒碱（TRPV1和TRPM8双重激动剂）和薄荷醇（TRPM8激动剂），刺激喉上神经和舌咽神经游离神经末梢的受体，增加咽部的感觉神经末梢释放与吞咽控制密切相关的P物质，从而刺激吞咽神经通路。研究表明，TRPV1激动剂通过减少吞咽反射的潜伏期、缩短喉前庭闭合时间和增强舌骨运动提高了吞咽的安全性。研究表明，多巴胺能药物左旋多巴可促进患者启动吞咽运动，金刚烷胺或卡麦角林（多巴胺受体激动剂）可减少夜间误吸，显著降低患者的肺炎发病率。另外，留置鼻胃管的脑卒中后吞咽障碍患者可使用甲氧氯普胺，促进胃排空，降低胃食管反流和误吸的风险。

2. 手术治疗 内镜球囊扩张术适用于环咽肌失弛缓症，通过分级注水或注气的方式充盈适宜球囊，间歇性牵张环咽肌，主要应用于环咽肌功能障碍患者。对于经康复治疗无效的严重吞咽障碍患者，尤其是误吸的患者，可以采取外科手术治疗来改善误吸，重建气道保护。根据患者系统康复评定结果可采用声带内移术、喉闭合术、喉气管离断术、气管切开术＋带气囊套管置入术。严重环咽肌失弛缓症的患者可考虑环咽肌切开术。喉上提不能的吞咽障碍患者可考虑喉悬吊术。

（三）食管型吞咽障碍药物及手术治疗

食管型吞咽障碍的治疗目标是治疗潜在的病因。由消化道狭窄、食管环、肿瘤等原因引起的机械性吞咽障碍可进行间歇性食管扩张，使用分级食管束带或球囊扩张或植入食管支架的方法。成功后应同时应用抑酸药和类固醇药物以减少狭窄复发。继发性阻塞腔内肿块、憩室和外部压迫可能需要手术干预。肿瘤或贲门失弛缓症引起的结构性食管型吞咽障碍可采用手术治疗或内镜球囊扩张术作为改善生活质量的姑息措施。由贲门失弛缓症、食管痉挛性障碍、食管运动无效等运动障碍引起的运动性吞咽障碍要根据病因进行干预治疗。如贲门失弛缓症患者，可饭前使用硝酸盐或钙通道阻滞剂类药物暂时改善吞咽困难的症状；腔镜下进行肉毒毒素注射可短期降低食管下括约肌压力；还可采用气动扩张和外科肌切开术持续改善贲门失弛缓症症状；对于念珠菌感染引起食管型吞咽障碍，应治疗潜在的感染；嗜酸细胞性食管炎所致吞咽障碍可采用质子泵抑制剂治疗。

（张　通）

第四十六章

神经源性膀胱康复评定与治疗

神经源性膀胱（neurogenic bladder，NB）又称神经源性下尿路功能障碍（neurogenic lower urinary tract dysfunction，NLUTD），是由神经控制机制紊乱而导致的膀胱和 / 或尿道功能障碍，通常需要在存在神经病变的前提下才能诊断。其特征有逼尿肌过度活动、逼尿肌活动低下、逼尿肌 - 括约肌协同失调，以及括约肌功能不全，主要有储尿期症状（尿频、尿急、夜尿、急迫性尿失禁、压力性尿失禁及混合性尿失禁）和排尿（后）期症状（尿流缓慢和 / 或中断、排尿踌躇、排尿困难、终末尿滴沥、膀胱排空不全）。

所有可能累及储尿和排尿生理调节过程的神经系统损伤和病变，都有可能影响膀胱和尿道功能，进而出现储尿和 / 或排尿功能障碍。NB 常见病因有脑干以上神经系统因素、脊髓损伤和周围神经系统因素，其中脊髓损伤是引起 NB 的最常见原因之一。美国国家脊髓损伤统计中心最新调查显示，全球脊髓损伤年发病率为（12～65）/100 万。80% 以上的脊髓损伤患者会出现膀胱功能障碍，其引起的肾衰竭是 NB 患者的主要死亡原因之一，相关病死率约为 50%。不仅为社会带来医疗负担，也给患者及家庭造成很大的心理和经济负担。

第一节　康复评定

通常根据患者病史采集、临床症状、体征和相关检查明确疾病诊断。基于 ICF 的基本理念，主要对结构与功能、日常生活活动能力、社会参与能力进行康复评定。

一、结构评定

（一）体格检查

肛门外括约肌张力试验、肛门反射试验和球海绵体肌反射试验等。

（二）实验室检查

不同程度的排尿障碍可能导致各种并发症，常见的有尿路感染、结石、肾功能损害及自主神经反射异常等。因此要进行血常规、尿常规、细菌培养、细菌计数、药敏试验、血尿素氮测定、血肌酐测定等检查。

（三）神经电生理检查

可以对 NB 和盆底功能情况作出诊断，对治疗方法的选择有一定参考意义。检查项目主要包括阴部神经躯体感觉诱发电位、阴部神经运动诱发电位、阴部神经传导检查和自主神经反应测定等。

（四）影像学检查

1. MRI 或 CT　上尿路 MRI 或 CT 三维重建成像，可以显示肾盂输尿管积水扩张程度及迂曲状态，也能显示肾皮质的损害程度。

2. 膀胱镜检查　NB 患者早期没有必要进行膀胱镜检查，但当出现下尿路并发症时可以进行。当患者出现血尿、导尿困难或留置导管过程中出现反复阻塞时，建议进行膀胱镜检查。

3. 泌尿系统超声　可以了解肾脏、输尿管及膀胱的结构有无异常改变，以及有无新生物等。

4. 膀胱尿道造影　已成为泌尿系统疾病的重要检查方法之一，对泌尿系统的结石、结核、肿瘤及先天畸形有其特殊的价值。

二、功能评定

（一）非侵入性尿流动力学检查

非侵入性尿流动力学检查因其价格低廉、操作简单和并发症少的优点，被认为是一种良好的初步评估方法。主要包括排尿日记、残余尿量和尿流率，其中残余尿量和尿流率测定是该检查评估的重点。

1. 排尿日记　反映每次排尿量、排尿间隔时间、患者的感觉、每日排尿总次数及总尿量，能客观反映患者的症状。

2. 残余尿量　是指排尿结束后膀胱内残留的尿液，通常采用超声经耻骨上途径进行测定。许多学者认为，残余尿量小于 100ml 时表示膀胱排空功能尚可、尿路感染率低和逼尿肌功能正常。

3. 尿流率　尿流率测定是排尿功能障碍筛查常用的一种非侵入性研究方法，是指用尿流计测定并记录尿液排出体外的速度及模式，可以计算并与已建立的列线图进行比较。测定主要记录的参数包括最大尿流率（Q_{max}）、尿量、平均尿流率、排尿时间和尿流时间。

由于成本低且患者接受度高，残余尿量和尿流率的结合比侵入性尿流动力学检查有一定优势。

（二）侵入性尿流动力学检查

对于神经源性排尿功能障碍的患者，侵入性尿流动力学检查是最有用和效果最好的评估工具。其原理是使用专门放置的导管和电极获得骨盆底的压力读数和肌源性读数。这些信息有助于以图形方式解释膀胱、腹腔和盆底肌肉组织内部的压力。压力感应导管被放置在膀胱和直肠中，这些数值与肌电图有助于阐明膀胱充盈、储存和排泄阶段的动力学特征。

评估内容主要包括充盈期膀胱测压、肌电图、逼尿肌漏尿点压（DLPP）、膀胱收缩力等。首次尿流动力学检查应在脊髓休克期过后进行检查。

在进行尿流动力学检查前，需要进行相关准备工作，许多 NB 患者有神经源性肠道疾病，需要采用相应肠道治疗方案。如果患者没有采用肠道治疗，需在检查前进行肠道排空，以获得准确的直肠导管压力读数。如果患者已经进行肠道治疗，应该在检查前给予直肠栓剂或灌肠剂足够的时间，以使药物生效，避免在治疗过程中排便。

尿流动力学检查可取仰卧位、坐位、站立位，也可在行走过程中进行。研究发现，患者取仰卧位比取坐位时更容易观察到尿失禁。无论选择哪种体位，患者都应感到舒适，并应避免四肢压力过大，保护皮肤不受损伤。若检查时取仰卧位未能获得预期效果，可能需要变换体位进行检查。

国际尿控协会（ICS）指标：①储尿期膀胱感觉功能评估，不能感受到膀胱充盈感和排尿感觉为膀胱感觉消失，初始尿意时膀胱容量 >300ml 考虑为膀胱感觉迟钝，初始尿意时膀胱容量 <150ml 或急迫尿意时膀胱容量 <300ml 诊断为膀胱感觉敏感，其他为膀胱感觉功能正常；②顺应性评估，膀胱最大顺应性 <20ml/cmH_2O 为低顺应性膀胱、>40ml/cmH_2O 为高顺应性膀胱；③逼尿肌功能评估，储尿期膀胱逼尿肌产生无抑制收缩或膀胱逼尿肌压力（Pdet）波动 >15cmH_2O 为逼尿肌活跃；④安全膀胱容量评估，以膀胱内压 40cmH$_2$O 时的膀胱容量为安全膀胱容量。

充盈期正常的膀胱顺应性好，充盈过程中膀胱压力变化很小，通常为 20～40ml/cmH$_2$O。DLPP 测定可预测上尿路损害风险，当 DLPP≥40cmH$_2$O 时，继发上尿路损害的风险显著增加。

（三）影像尿流动力学检查

影像尿流动力学检查是将压力流和膀胱尿道造影结合起来的检查手段，可提供准确诊断依据，被视为证实 NB 患者尿路功能障碍及病理生理改变的金标准。能观察到整个尿道充盈和排泄阶段，可以确诊泌尿道的解剖和功能异常。透视可取仰卧位在 X 线检查床上完成，也可取坐位在能透过 X 线的椅子上完成。

三、日常生活活动能力评定

（一）BADL

采用 MBI 评定。

（二）IADL

采用 IADL 量表评定。

四、社会参与能力评定

国内一般使用健康调查量表 36（SF-36）、健康调查量表 12（SF-12）等来评估 NB 患者的生活质量，国际上 NB 患者生活质量的评估工具多推荐 Qualiveen 量表和简易版健康评估量表（SF-Qualiveen）。目前已对 SF-Qualiveen 进行了汉化，并对其信度、效度进行了研究，可作为国内 NB 患者生活质量的特异性评估工具（表 46-1）。

表 46-1　简易版健康评估量表

维度	条目	分级评分				
烦扰	您是否因排尿问题（花费时间过长/需要置入尿管）感到烦恼	没有（0分）	有一点（1分）	中等程度（2分）	相当严重（3分）	极其严重（4分）
	您是否认为排尿和/或膀胱问题带来生活不便	没有（0分）	有一点（1分）	中等程度（2分）	相当严重（3分）	极其严重（4分）
受限	您出行前是否需做排尿和/或膀胱问题的准备	从未（0分）	很少（1分）	有时（2分）	经常（3分）	总是（4分）
	您的生活是否因排尿和/或膀胱问题进行调整	没有（0分）	有一点（1分）	中等程度（2分）	相当严重（3分）	极其严重（4分）
害怕	您是否害怕尿液出现特殊气味	没有（0分）	有一点（1分）	中等程度（2分）	相当严重（3分）	极其严重（4分）
	您是否害怕排尿和/或膀胱问题逐渐加重	没有（0分）	有一点（1分）	中等程度（2分）	相当严重（3分）	极其严重（4分）
感觉	您是否因排尿和/或膀胱问题感到尴尬	没有（0分）	有一点（1分）	中等程度（2分）	相当严重（3分）	极其严重（4分）
	您是否因排尿和/或膀胱问题感到焦虑	没有（0分）	有一点（1分）	中等程度（2分）	相当严重（3分）	极其严重（4分）

注：各维度得分为维度内各条目均值，量表得分为各维度得分均值，总分 0～4 分，得分越低，患者生活质量越好。

对于间歇性导尿的患者,可使用中文版间歇性导尿满意度评估量表来间接评估患者生活质量。间歇性导尿满意度评估量表(InCaSaQ)是法国学者研制的全面评估患者执行间歇性清洁导尿时满意度的测量工具,我国学者对此量表进行了汉化。量表共有 8 个条目,包括 4 个相关维度(包装、润滑度、导尿管特性和导尿后导尿管处置),每个条目计 0~3 分,0 分代表不满意,3 分代表非常满意。患者总体满意度水平 = 所有条目评分之和 / 条目数,得分越高满意度越高(表 46-2)。

表 46-2 中文版间歇性导尿满意度评估量表

维度	条目	评分 / 分			
		0	1	2	3
包装	你对包装设计的人性化和体积是否满意				
	你对包装的卫生和坚固性是否满意				
	你对导尿管开启和固定方式是否满意				
润滑度	你对导尿管的润滑方式(预润滑、油、水等)是否满意				
导尿管特性	你对导尿管的持握、插入和拔出尿道的操作方式是否满意				
	你对导尿管操作的便捷性和插入尿道时的舒适度是否满意				
	你对排尿的便捷性(导管长度和导管配件)是否满意				
导尿后导尿管处置	你对处理废弃导尿管的简易性是否满意				

第二节 康复治疗

根据 ICS 下尿路功能障碍分类,依据尿流动力学特点将膀胱功能障碍分为储尿期及排尿期功能障碍,针对不同时期的功能障碍有不同的处理策略及流程。

一、储尿期功能障碍

(一)尿道括约肌关闭不全导致的压力性尿失禁

1. 人工尿道括约肌植入术 目前应用比较广泛的是人工尿道括约肌,可以通过压迫膀胱颈及尿道来治疗尿失禁。

2. 尿道悬吊术 在尿道中段植入一根吊带,可以由合成材料或者自体筋膜制成,其远端经过闭孔引出,通过压迫尿道来治疗弛缓性膀胱出现的压力性尿失禁。

(二)逼尿肌过度活动导致的尿失禁及低顺应性膀胱

1. A 型肉毒毒素膀胱壁注射 对于脊髓损伤后逼尿肌过度活动应用药物治疗效果不佳时,可在膀胱壁注射 A 型肉毒毒素。研究表明对脊髓损伤患者 NB 相关逼尿肌过度活动和尿失禁的治疗有效,还可改善尿流动力学、逼尿肌储存压力、顺应性、膀胱容量及患者生活质量。注射部位可包括膀胱三角区,膀胱内注射有很高的尿潴留风险,尤其是在可排尿的 NB 患者中。需要在膀胱镜辅助下进行操作,注射点数一般在 10~40 之间,在膀胱逼尿肌内均匀分布进行注射,注意要避开输尿管口和膀胱颈的部位。注射疗效一般维持 6~9 个月,可重复应用。更换不同剂量和不同类型 A 型肉毒毒素后,无临床 / 尿流动力学改善的患者应停止再次注射,可以考虑手术治疗。

2. 膀胱扩大术 分为膀胱扩大成形术和肠道膀胱扩大术。膀胱扩大成形术适应证是逼尿肌过度活动患者应用抗胆碱药或肉毒毒素注射无效。肠道膀胱扩大术一般需要截取一段乙状结肠或回肠,剖开后缝合成肠补片,再将膀胱剖开与补片吻合,从而扩大膀胱容积,降低膀胱内压,防止尿反流。

3. 间歇性导尿术(IC) IC 被 ICS 推荐为协助 NB 患者排空膀胱最安全的首选措施,是协助膀胱排空的金标准;包括间歇性无菌导尿(SIC)和间歇性清洁导尿(CIC);适应证是逼尿肌活动低下或收缩力减弱,或逼尿肌过度活动被控制后存在排空障碍的患者。但 IC 患者的常见症状为无症状细菌尿,且与 IC 相关的最常见泌尿系统并发症是复发性尿路感染和尿道损伤。脊髓损伤后,根据患者情况,病情稳定不需要大量补液者应及时行 IC,在操作上注意控制患者饮水量,根据液体摄入、残余尿量及尿失禁的情况来决定导尿次数,通常每 4~6 小时导尿 1 次,残余尿量超过 200ml 每日导尿 4 次,残余尿量为 200ml 以下每日导尿 2~3 次,直到残余尿量小于 100ml 时可停止导尿。

4. 骶神经调节术(SNM) SNM 治疗特发性难治性下尿路功能障碍的疗效已得到广泛认可。进行 SNM 必须具备 2 个条件:第一是患者的骶髓 - 盆腔副交感神经传出通路完整;第二是膀胱未发生纤维化,具有较好的收缩功能。目前 SNM 主要应用于急迫性尿失禁、严重的尿急 - 尿频综合征和无膀胱出口梗阻的原发性尿潴留患者。其作用机制尚不清楚,有学者认为可能是传入通路的刺激恢复了刺激和抑制信号在盆腔器官、骶神经细胞和中枢神经系统之间双向传递的平衡。

二、排尿期功能障碍

(一)逼尿肌无反射

主要的治疗方法包括骶神经前根电刺激、骶神经调节术、口服 α 受体阻滞剂和氯贝胆碱联合治疗及填充剂注射术。

骶神经前根电刺激(SARS)是指在 $S_{2\sim4}$ 神经前根植入刺激电极,可以通过重建膀胱的电刺激信号来恢复膀胱功能,使逼尿肌收缩比括约肌收缩的持续时间长,从而产生排尿的效果。大量研究表明,SARS 可有效扩大膀胱容量,减少排尿次数,改善患者生活质量,在临床应用中不断改良,结合骶神经后根去传入术可有效去除反射性尿失禁的不良反应。

(二)尿道外括约肌过度活动

主要的治疗方法包括 A 型肉毒毒素(BTX-A)尿道外括约肌注射术、尿道外括约肌支架植入术(主要适用于配戴外部集尿器的男性患者)及经尿道外括约肌切开术(仅适用于男性脊髓损伤患者)。

1. 尿道外括约肌支架植入术 永久性支架的主要代表是尿道内假体。其是治疗脊髓损伤尿道外括约肌失调的一种有效方法,操作简单,并发症较少。

2. 经尿道外括约肌切开术 对于男性完全性脊髓损伤患者,可以应用激光在尿道外括约肌 12 点位切断所有肌纤维。尿道外括约肌的切断可以改善外括约肌协同失调的状态,同时配合触发反射性排尿的方式,刺激膀胱逼尿肌收缩而发生排尿。

(三)逼尿肌 - 尿道外括约肌协同失调

主要的治疗方法包括针对逼尿肌过度活动的处理策略配合 IC,以及针对尿道外括约肌过度活动的策略。

三、其他治疗方法

（一）留置导尿

脊髓损伤早期，脊髓处于休克期，膀胱反射和感觉消失，尿液不能排空，建议在最初 48 小时内选用留置导尿作为急救措施。导尿管应在无菌条件下插入，持续配戴，每 4～6 周更换 1 次。但留置导尿易出现尿路感染、附睾炎、尿道狭窄及尿道周围脓肿等并发症，除非患者导尿困难，一般不建议长期留置导尿。通常用于不能或不愿意进行 IC 的患者，以及有其他选择禁忌证的患者，并且有必要对使用留置导尿管的患者进行持续的泌尿外科随访。

（二）手法辅助排尿

1. 触发点排尿　通过叩击耻骨上膀胱区、挤压阴茎、牵拉阴毛、摩擦大腿内侧、刺激肛门等刺激，诱发逼尿肌收缩和尿道括约肌松弛，产生排尿。

2. 挤压法排尿　用手指在脐下 3cm 处深按压，持续 4 分钟，并向耻骨侧慢慢滚动，并让患者憋气增加腹压，使尿液排出。

3. Valsalva 排尿　患者取坐位，屏气，增大腹压向下传到直肠、膀胱、盆底部，同时屈曲髋、膝关节，使腹压进一步增大，排尿时通过瓦尔萨尔瓦（Valsalva）动作（屏气、收紧腹肌等）增加腹压将尿液挤出。

研究表明，手法辅助排尿常与不良事件相关，不良事件包括上尿路损伤、肾功能恶化、尿路感染、结石、自主神经反射障碍、尿失禁恶化和膀胱顺应性丧失等。由于手法辅助排尿可导致膀胱压力超过安全范围，实施前必须通过影像尿流动力学检查明确上尿路功能状态，所以目前不推荐常规使用此类方法。

（三）口服药物治疗

口服药物治疗是 NB 功能障碍症状和压力管理的主要手段，国际指南中应用最广泛的是抗胆碱药。抗胆碱药已被证明可以通过增加膀胱容量来改变尿流动力学检查相关指标，还可改善脊髓损伤患者的尿失禁、下尿路症状、膀胱顺应性，并减少使用 IC 或留置导管管理膀胱的上尿路并发症。α 受体阻滞剂能降低逼尿肌过度活动，通过降低出口阻力，在促进排空方面发挥作用，可以与抗胆碱药联合使用，提高排尿能力和顺应性。唯一一种可以改善存储功能的非抗胆碱能膀胱松弛剂是米拉贝隆，但在 NB 中的疗效证据有限。在通过多种途径最大限度地放松膀胱时，使用 α 受体阻滞剂和抗胆碱药的联合治疗，或使用三环类药作为膀胱松弛剂，例如丙米嗪和抗肾上腺素药，甚至使用丙米嗪、抗胆碱药、α 受体阻滞剂的三联疗法，都可以改善 NB 的膀胱压力和症状。

（四）膀胱行为训练

膀胱行为训练常作为其他治疗方法的辅助，包括定时排尿和提示性排尿。

1. 定时排尿　在规定时间间隔内排尿。是针对大容量、感觉减退膀胱（糖尿病神经源性膀胱）的首选训练方法，适用于认知或运动障碍导致尿失禁的患者。

2. 提示性排尿　由他人协助完成。适用于认知功能良好，但高度依赖他人的患者。

（五）盆底肌肉锻炼

主要包括 Kegel 训练和阴道重力锥训练等，可以增强盆底肌与括约肌力量，从而改善尿失禁、抑制逼尿肌过度活动。

1. Kegel 训练　主要用于压力性尿失禁患者，以加强盆底肌肉收缩力。训练时嘱患者自主收缩会阴周围及肛门外括约肌，每次 10 秒，每组重复 10 次，每日 3 组，可以减少患者漏尿。

2. 阴道重力锥训练　将阴道重力锥置入患者阴道内、肛提肌以上,当重物置于阴道内时,会提供感觉性反馈,通过收缩肛提肌维持其位置,保证阴道重力锥不落下,依次增加阴道重力锥重量,从而提高盆底收缩力。

（六）盆底生物反馈

应用生物反馈,并结合其他盆底锻炼方法,指导训练盆底肌,加强盆底肌张力和控制能力。

（七）重复经颅磁刺激

重复经颅磁刺激(rTMS)作为一种无创性大脑干预方法,近些年来已被广泛应用于功能障碍的康复治疗。利用 rTMS 刺激大脑皮质相应的排尿中枢,兴奋该中枢,减缓因脊髓损伤后其他中枢对排尿中枢的抑制作用。刺激脊髓 $S_{2\sim4}$ 节段低级排尿中枢,兴奋该中枢使低级中枢更好地支配膀胱的泌尿功能。此外,rTMS 还可刺激生长因子释放,促进神经修复,促进膀胱功能恢复。但是目前临床研究证据并不充分,将来还需要开展大样本、高质量的临床研究以提供理论依据。

（八）中医治疗

中医学认为,NB 属于"尿失禁""癃闭"等范畴,病位在膀胱,同时和肝、肾、脾、肺等联系紧密。近年来,中医在 NB 的治疗上获得了较好疗效,其中针灸有着不可取代的作用,此外,中药方剂、推拿、局部贴敷及灸法等中医疗法也都被证明具有一定疗效。

1. 电针治疗　在临床治疗脊髓损伤后 NB 方面,常选择督脉腧穴、膀胱经腧穴、俞募穴、局部取穴,以及辨证取穴,如八髎、会阴、关元、次髎、肾俞、膀胱俞等穴位。目前尚无统一的电针治疗方案,更多是采用电针联合治疗,如联合常规膀胱训练、外科干预、物理治疗、灸法等,可有效改善膀胱功能,提高患者生活质量,有较高临床应用价值。

2. 灸法　灸法具有温经通络、行气活血、协调脏腑阴阳的功效。单纯灸法或灸法联合其他方法治疗脊髓损伤后 NB,在临床中的应用越来越多。但艾灸治疗脊髓损伤后 NB 缺乏辨证论治理念,缺乏多中心、大样本、高质量的临床研究,临床应用证据不充分。

（朱　宁）

冠心病（coronary heart disease，CHD）是指冠状动脉粥样硬化使血管腔狭窄或堵塞，和 / 或因冠状动脉功能性改变（痉挛、夹层、栓塞等）导致心肌缺血缺氧或坏死而引起的心脏病，又称缺血性心脏病。根据发病特点和治疗原则不同，冠心病分为两大类：①急性冠脉综合征，包括急性 ST 段抬高心肌梗死、非 ST 段抬高心肌梗死、不稳定型心绞痛；②慢性心肌缺血综合征，包括稳定型心绞痛、缺血性心肌病、隐匿性冠心病。其中急性冠脉综合征是导致高致死率和致残率的疾病之一。

随着心血管介入技术、调脂药物、抗血小板药物及抗心肌重构药物的不断发展与进步，冠心病的治疗成功率大幅度提升。但冠心病仍是全球第一位的死亡原因，尤其是在中老年人群中。此外，目前我国高血压、糖尿病、血脂异常、缺乏运动等冠心病相关危险因素尚未得到有效控制，冠心病发病率居高不下。据报道，我国现有冠心病患者人数 1 139 万，2019 年中国城市居民冠心病死亡率为 121.59/10 万，农村为 130.14/10 万，2012 年以来冠心病死亡率呈上升趋势，且近年来发病人群年轻化，严重危害人类健康，给我国社会和家庭造成了巨大的负担。

第一节　康复评定

冠心病康复评定主要包括结构评定、功能评定、日常生活活动能力评定、社会参与能力评定。精准而全面的康复评定是康复治疗安全有效的保障。冠心病患者心绞痛发作的频率和程度、有无急性冠脉综合征发作史、是否合并心力衰竭及目前的心肺功能状况等，是患者预期康复治疗效果及治疗过程中相关风险发生概率的重要影响因素，不同情况康复目标和方案各不相同。

一、结构评定

（一）视诊

包括心前区有无隆起或凹陷、心尖搏动点位置及其搏动的范围，以评估心脏的大小。

（二）触诊

包括心尖搏动点及其搏动的范围、震颤。震颤需检查者用右手小鱼际按顺序依次触诊，具体顺序为：心尖区（心尖搏动最强位置）→肺动脉瓣区（胸骨左缘第 2 肋间）→主动脉瓣区（胸骨右缘第 2 肋间）→主动脉瓣第二听诊区（胸骨左缘第 3 肋间）→三尖瓣区（胸骨左缘第 4/5 肋间）。如感觉到细微震动，即为震颤，提示心脏结构明显异常。

（三）叩诊

仰卧位 / 坐位间接叩诊心脏左、右绝对浊音界及相对浊音界，并依次用记号笔标记、测量，对照正常参考值评估心脏大小。

（四）听诊

按照触诊顺序依次听诊 5 个瓣膜区。听诊内容包括频率、节律、心音、额外心音、杂音和心包摩擦音。听诊杂音应注意杂音出现的部位、时期、性质、强度、是否有传导及传导方向、杂音与体位改变/活动的关系等，评估心脏瓣膜及其他解剖结构是否正常。

（五）心电图表现

静息状态下观察心电图导联是否成组出现 ST 段压低或抬高，据此可反映相应冠状动脉供血范围出现缺血/损伤/坏死情况。其部位可参照 $V_1 \sim V_3$ 示前间壁，$V_3 \sim V_5$ 示前壁，I、aVL 示高侧壁，II、III、aVF 示下壁，$V_7 \sim V_9$ 示后壁、$V_{3R} \sim V_{5R}$ 示右心室；并酌情用心脏运动负荷试验进一步诊断或判断病情。2020 年欧洲心脏病学年会非《持续性 ST 段抬高急性冠脉综合征（NSTE-ACS）患者管理指南》提出，两种心电图表现提示高危急性冠脉综合征。

1. Wellens 综合征　胸前导联 $V_2 \sim V_3$ 导联 T 波双相发展成深倒置，或 $V_2 \sim V_3$ 导联 T 波深倒置逐渐转为直立，但无明显 ST 段改变及病理性 Q 波。

2. De Winter 综合征　$V_1 \sim V_6$ 导联 J 点下移，ST 段上斜型压低 1～3mm 并与高大 T 波延续。

（六）影像学表现

1. 超声心动图　是目前应用范围最广泛的无创心脏检查方式之一，可较为便捷和准确地评估心脏各房室腔大小、心脏间隔及心脏瓣膜结构是否存在异常、受损的程度及心脏收缩功能和舒张功能是否良好。

2. 冠状动脉 CTA　冠状动脉 CTA 通过增强 CT 及血管重建技术，可显示患者冠状动脉狭窄的部位及程度，新出现的 CT 衍生冠状动脉血流储备分数（CT-FFR 技术）还可识别冠状动脉狭窄远端心肌缺血的程度，从而作出更准确的判断，帮助制订康复方案。此外，该测试还能分析动脉粥样硬化斑块的性质，且对心肌桥诊断敏感。其局限性是对冠状动脉钙化病变狭窄程度可能高估，目前不能完全替代冠状动脉造影。

3. 冠状动脉造影（CAG）　CAG 是目前诊断冠心病相对准确的有创检查方式。通过穿刺桡动脉或股动脉，将造影导管放置在左/右冠状动脉开口，在注射碘对比剂的同时用 DSA 机照片，结合多体位投影图像，精准判断冠状动脉是否狭窄，以及狭窄的部位和程度。

4. 血管内超声（IVUS）　在冠状动脉内应用微型超声探头，利用声波成像的原理精确评估血管腔面积、斑块负荷程度，并可一定程度上判断斑块的性质。主要用于指导临界病变是否需要介入治疗，对判断心肌桥的灵敏度亦较高。

5. 光学相干断层扫描（OCT）　在冠状动脉内运用微型光学探头，通过光学成像原理评估血管及斑块情况。其成像的分辨率达 IVUS 的 10 倍，可得到更清晰的图像；对钙化病变的分析和判断明显优于 IVUS，并可用三维成像方式协助介入手术。

通过 IVUS 及 OCT 检查可以较为准确地判断患者冠心病的危险程度，帮助确定心脏康复干预的时机。

6. 心脏磁共振成像（MRI）　心脏 MRI 可用来评估缺血心肌的范围、心脏功能，是否存在室壁瘤、血栓等冠心病并发症。

二、功能评定

康复治疗的目的是采用一切有效措施来恢复患者的功能或预防功能障碍。功能评定作为康复的核心内容之一，既可帮助制订康复方案，又可评价康复治疗效果。

（一）临床表现评定

大部分冠心病患者均存在不同程度的心绞痛症状。典型冠心病心绞痛临床表现为体力活动后、情绪激动后、饱食后、寒冷刺激后，阵发性发作胸骨后或心前区憋闷感、烧灼感或压迫感，可伴有颈部、左上肢尺侧或上腹部不适，症状持续数分钟至十余分钟，休息或舌下含服硝酸甘油可在数分钟后缓解。

临床上常用加拿大心血管病学会（CCS）心绞痛严重程度分级评定。Ⅰ级：一般体力活动（如步行和登楼）不受限，在强、快或持续用力时发生心绞痛；Ⅱ级：一般体力活动轻度受限，快步、饭后、寒冷、刮风中、精神应激、醒后数小时内发生心绞痛，一般情况下平地步行 200m 以上或登楼 1 层以上受限；Ⅲ级：一般体力活动明显受限，一般情况下平地步行 200m 及以内，或登楼 1 层即引起心绞痛；Ⅳ级：轻微活动或静息时即可发生心绞痛。

如患者合并心功能不全症状，临床常用美国纽约心脏学会（NYHA）心功能分级进行评定。Ⅰ级：体力活动不受限，一般活动不引起疲乏、心悸、呼吸困难或心绞痛；Ⅱ级：体力活动受到轻度限制，休息时无自觉症状，一般活动时可出现疲乏、心悸、呼吸困难或心绞痛；Ⅲ级：体力活动明显受限，小于平时一般活动即引起上述症状；Ⅳ级：不能从事任何体力活动，静息状态下也出现心力衰竭症状，体力活动后病情加重。

（二）既往史、个人史及营养评定

1. 既往史 既往是否有呼吸系统病史（如慢性阻塞性肺疾病、支气管哮喘等）、影响运动的骨骼肌肉系统疾病及神经肌肉病史，以及外伤史。

2. 个人史 是否有吸烟、饮酒史，以及吸烟和/或饮酒的具体数量、种类及时间。既往是否有运动习惯，是否规律运动，运动方式、运动频率、运动时间及运动强度；目前是否坚持运动，以及目前未坚持运动的原因是否受限于冠心病或其他原因等。

3. 营养评定 营养评估除膳食调查、人体成分与体格测量、症状询问、体征检查及实验室检查外，还包括多项综合营养评价工具，如营养风险筛查 2002（NRS 2002）、微型营养评定（MNA）、微型营养评定简表（MNA-SF）等进行营养风险筛查，了解和评价营养状况。

（三）心血管病危险因素评定

心血管病危险因素概括为 CHDS-FLORAS。C, cholesterol abnormality，血脂异常；H, hypertension，高血压；D, diabetes mellitus，糖尿病；S, smoke，吸烟；F, family history，冠心病家族史；L, lack of exercise，缺乏运动；O, obesity，肥胖；R, insulin resistance，胰岛素抵抗；A, age，年龄；S, sex，性别。流行病学统计结果表明，存在心血管病危险因素越多，患冠心病概率越高。控制危险因素对改善冠心病患者的预后非常重要。

（四）临床用药评定

评估标准化冠心病用药情况及心绞痛控制情况，如是否坚持服用抗血小板聚集药及他汀类调脂药物，低密度脂蛋白水平是否达标。同时，评估危险因素控制情况，如抗高血压药、降血糖药是否按时按量服用，血压、血糖情况是否达标等。一些药物可导致患者出血风险增高，在运动时尤其，在进行康复评定和康复治疗时需特别注意。

（五）有创功能学检查

有创功能学检查主要包括冠状动脉血流储备分数（FFR）、血流储备（CFR）、微循环阻力指数（IMR）等。其中 FFR 为临床常用指标，其方法为将压力导丝通过冠状动脉近端延伸至冠状动脉狭窄段远端 2cm 以上，在使用腺苷或腺苷三磷酸使冠状动脉达到最大充盈状态下，测得冠状动脉狭窄远端压力及主动脉内压的比值。FFR<0.75 表示该处狭窄已造成冠状动脉远端血流受限，需要介入干预；FFR 0.75～0.80 表示该处狭窄可能造成冠状动脉远端血流受限，是否需要介入干预需临床医师综合判断；FFR>0.80 表示该处狭窄不会造成冠状动脉远端血流受限，不需要介入干预。检测 FFR 可为冠心病康复危险分层、康复介入时机及康复方案制订提供重要参考。

（六）心肺功能评定

1. 心电图运动试验　心电图运动试验是一种心脏负荷试验，主要有平板负荷心电图和踏车负荷心电图两种形式。该测试通过改变运动时平板的速度和坡度或者踏车的阻力等，逐渐增加运动负荷，从而增加心肌摄氧量，并对患者进行运动心电图及运动血压等医学监护。测试中严密观察患者在递增负荷试验中的不适症状、心率和血压反应及心电图的变化，判断患者有无运动诱发的心电图 ST-T 改变、有无恶性心律失常及对运动的耐受情况等。作为一种重要的无创检查手段，此试验不仅可用于评价心肌缺血及其严重程度，而且可帮助评价心脏的功能及判断患者预后，为患者的心脏康复、生活指导及职业回归提供重要参考。

2. 心肺运动试验（cardiopulmonary exercise testing，CPET）　指在心电图运动试验的基础上增加了气体代谢指标的测定，测试不仅包含了运动心电图的各项参数，还可观察递增运动负荷过程中患者的摄氧量（VO_2）、二氧化碳排出量（VCO_2）、通气量（VE）、无氧阈（AT）、氧脉搏等呼吸和代谢指标，其中峰值摄氧量（VO_{2peak}）作为评价有氧运动能力和心肺功能的金标准，可以直接获得；VO_{2peak} 结合 AT 评价心功能优于传统的评价方法；VO_{2peak} 出现平台或下降、氧脉搏过早出现平台或下降提示心肌缺血或心功能不全，结合运动负荷心电图的指标，测试结果更加敏感和准确，测试过程也更加安全。

3. 6 分钟步行试验（6MWT）　6MWT 通过测量患者步行 6 分钟可到达的最远距离（m）来评估心肺功能，为亚极量运动试验，方法简单实用，一般在患者病情不允许或缺乏设备时可选用，6MWT 距离与 VO_{2peak} 呈正相关。有学者将心功能不全患者 6MWT 的结果划为 4 个等级：1 级 <300m，2 级为 300～374.9m，3 级为 375～449.9m，4 级≥450m，级别越低者心功能越差。在测试过程中还可根据临床需要监测患者的心率、血压、血氧饱和度、自我感知劳累程度评分等指标。该试验被广泛用于临床功能状态的评估、治疗效果及预后评价、运动处方制订等，具有良好的实用性和有效性。

（七）肌力评定

1. 器械肌力评定　等速肌力测试仪是目前公认最准确的肌力评定设备。通过该设备测试，可获取较全面的反映肌力和肌耐力的生物力学指标。测算出在一定负荷下，能进行动作的最大次数（RM）。一般不推荐中高危的冠心病患者测试 1RM，推荐用 xRM 方法代替，即患者在动作标准的情况下，尽最大努力仅能完成 x 次的负荷重量。

2. 徒手肌力评定　常用的方法包括：握力测试、30 秒手臂屈曲试验，以评估上肢肌力；30 秒椅子站立试验，以评估下肢肌群和核心肌群力量；60 秒仰卧起坐试验，以评估躯干肌群力量和耐力。

（八）柔韧性评定

柔韧性评定一般采用徒手评定方法，主要包括：座椅前伸试验以评估下肢和下背部的柔韧性；抓背试验以评估肩关节的柔韧性；改良转体试验以评估躯干核心肌群的柔韧性等。

（九）平衡功能评定

1. 器械平衡评定　平衡功能测试仪是常用的平衡功能测试方法。它可以测试患者在静态／动态、立位／坐位等情况下，身体重心向前、后、左、右不同方向移动的轨迹和范围，通过计算机分析结果可精确地评估患者的平衡功能。

2. 徒手平衡评定　主要方法包括睁眼和闭眼单腿直立试验、功能性前伸试验、2.4m 起身行走试验等，以评估综合平衡功能和稳定性。

一般而言，器械评估方法比较精确，但操作难度较大，设备费用较高。徒手评估方法操作简单、实用，费用低，易推广，但测试结果欠精确。因此，运用徒手评估方法时需要特别注意操作的规范性，以提升准确性。

此外，冠心病患者的预后受多种因素影响，单纯通过解剖学结构评价或功能学评价难以综合评估患者发生不良事件的风险及指导康复策略，建议采用综合评价手段，以提高判断心肌缺血程度及风险的准确性，并制订安全有效的康复方案。

（十）心理与睡眠评定

冠心病患者常伴心理问题和 / 或睡眠障碍，尚未引起临床足够的重视，但可能影响患者的治疗效果及临床预后，建议在诊疗同时进行必要的筛查。临床常用的心理评估量表有躯体化症状自评量表、患者健康问卷（PHQ-9）、广泛性焦虑量表（GAD-7）、综合医院焦虑抑郁量表（HAD）等；常用的睡眠障碍筛查量表有匹兹堡睡眠质量指数、阿森斯失眠量表等。对于重度心理问题或情况比较复杂的患者，应及时转诊或者请心理专科医师会诊进行相关评估。

综上，可综合患者本次发病情况、既往史、危险因素、平常的生活方式和运动习惯、常规辅助检查[如心肌损伤标志物、超声心动图（判断有无心脏扩大、左室射血分数）]、运动负荷试验及心理评估等，对患者进行评定及危险分层（表 47-1）。

表 47-1　冠心病患者的危险分层

危险分层	运动或恢复期症状及心电图改变	心律失常	再血管化后并发症	心理障碍	左室射血分数	功能储备 /METs	血肌钙蛋白浓度
低危	运动或恢复期无心绞痛症状或心电图缺血改变	无休息或运动引起的复杂心律失常	AMI 溶栓血管再通，PCI 或 CABG 后血管再通且无合并症	无心理障碍（抑郁、焦虑等）	LVEF≥50%	≥7.0	正常
中危	中度运动（5.0～6.9METs）或恢复期出现心绞痛症状或心电图缺血改变	休息或运动时未出现复杂室性心律失常	AMI、PCI 或 CABG 后无合并心源性休克或心力衰竭	无严重心理障碍（抑郁、焦虑等）	LVEF 40%～49%	5.0～7.0	正常
高危	低水平运动（＜5.0METs）或恢复期出现心绞痛症状或心电图缺血改变	休息或运动时出现的复杂室性心律失常	AMI、PCI 或 CABG 后合并心源性休克或心力衰竭	严重心理障碍	LVEF＜40%	≤5.0	升高

注：低危指每一项都存在时为低危；高危指存在任何一项为高危；AMI，急性心肌梗死；PCI，经皮冠状动脉介入治疗；CABG，冠状动脉旁路移植术；LVEF，左室射血分数；MET，代谢当量。

三、日常生活活动能力评定

冠心病造成心脏结构及功能损害的程度是导致个体日常活动能力差异的重要原因，但患者心功能不全的程度和日常活动能力之间缺乏较好的相关性。如临床上心功能 3 级的患者，基础性日常生活活动（BADL）能力可能存在差异，部分患者能达到生活自理，部分患者仍需要不同程度的依赖。Barthel 指数和功能独立性评定量表（FIM）常用于脑卒中偏瘫患者日常生活活动能力评定。与脑卒中康复不同，冠心病患者大多数肢体活动正常，Barthel 指数和 FIM 不能很好地反映患者的日常生活活动能力,但对于合并心功能明显受限的患者,可以作为判定患者 BADL 的初筛指标。对于冠心病患者,临床上通常应用心肺运动试验或心电图运动试验获得最大摄氧量或代谢当量(METs)以确定最大运动能力,再与某项活动的能量需求进行比较(表 47-2),据此判断患者日常生活活动能力。

表 47-2　日常生活活动和娱乐所需的代谢当量

单位: METs

活动	代谢当量	活动	代谢当量
生活活动		手风琴	2.3
修面	1.0	小提琴	2.6
自己进食	1.4	排球(非竞争性)	2.9
床上用便盆	4.0	羽毛球	5.5
坐厕	3.6	游泳(慢)	4.5
穿衣	2.0	游泳(快)	7.0
站立	1.0	**移动性活动**	
洗手	2.0	步行 1.6km/h	1.5～2.0
淋浴	3.5	步行 2.4km/h	2.0～2.5
坐床	1.2	步行 4.0km/h	3.0
坐床边	2.0	步行 5.0km/h	3.4
坐椅	1.2	步行 6.5km/h	5.6
自我护理		步行 8.0km/h	6.7
坐位自己吃饭	1.5	下楼	5.2
上下床	1.65	上楼	9.0
穿脱衣	2.5～3.5	骑车(慢速)	3.5
站立热水淋浴	3.5	骑车(中速)	5.7
挂衣	2.4	慢跑 1.6km/10min	10.2
娱乐活动		**家务活动**	
打牌	1.5～2.0	备饭	3.0
交谊舞(慢)	2.9	铺床	3.9
交谊舞(快)	5.5	扫地	4.5
有氧舞蹈	6.0	擦地(跪姿)	5.3
跳绳	12.0	擦窗	3.4
网球	6.0	拖地	7.7
乒乓球	4.5	织毛线	1.5～2.0
桌球	2.3	园艺工作	5.6
弹钢琴	2.5	劈木	6.7
长笛	2.0	缝纫(坐)	1.6
击鼓	3.8	写作(坐)	2.0

四、社会参与能力评定

心血管疾病患者能否恢复正常的社会活动,在家庭、社会中扮演好自己的角色,是评定心血管康复治疗结局的主要指标之一。患者生活质量是评估的重要内容,通常采用生活质量量表、生活满意度量表、健康状态量表等,目前临床广泛采用健康调查量表36(SF-36)和世界卫生组织生存质量测定量表-100(WHO-QOL-100)等。

恢复就业能力是冠心病患者康复的主要目标之一,其评定不仅取决于疾病的诊断和预计恢复的工作种类,与其他一些客观和主观因素也密切相关。不同工作种类所要求的运动能力不一样(表47-3),因此需要对不同工种所需的运动能力及强度进行评测,并对照所需工作强度评估是否可以回归工作。同时综合考虑工作环境,如高温、高湿、高海拔等条件的影响,建议进一步模拟工作场景和试验以更精确判断患者是否具备工作能力。

表47-3　不同工作种类的代谢当量与运动能力

单位:METs

最高运动能力	工作强度	平均代谢当量	峰值代谢当量
≥7	重体力劳动	2.8～3.2	5.6～6.4
≥5	中等体力劳动	<2.0	<4.0
3～4	轻体力劳动	1.2～1.6	2.4～3.2
2～3	坐位工作,不能跑、跪、爬,站立或走动的时间不能超过工作时间的10%		

第二节　康复治疗

冠心病的康复治疗不是单纯的运动治疗,而是一种综合的全程康复方法,包括循证药物治疗、运动治疗、心理干预和睡眠管理、营养指导、生活方式干预及日常生活和职业指导等。康复治疗是建立在精准康复评定基础上的个体化康复方案。

一、药物治疗

冠心病患者需要终生用药,药物治疗是否规范、药物处方是否及时调整及患者用药的依从性等是影响患者预后至关重要的因素之一,也是冠心病康复治疗的基础,必须高度重视。其基本治疗原则如下:

(一)调脂药物

存在动脉粥样硬化的冠心病患者,均需使用强化调脂治疗。基础用药为他汀类药物,推荐药物为瑞舒伐他汀(10mg 口服,每晚 1 次)、阿托伐他汀(20mg 口服,每晚 1 次)、匹伐他汀(2mg 口服,每晚 1 次)、普伐他汀(20mg 口服,每晚 1 次)等;若应用他汀类药物血脂仍不能达标,推荐联合使用依折麦布 10mg 口服,每日 1 次。若患者存在家族性高胆固醇血症或近期出现急性冠脉综合征,目前临床研究结果推荐早期使用 PCSK9 抑制剂,如依洛尤单抗 140mg 皮下注射,每 2 周 1 次,或阿利西尤单抗 75～150mg 皮下注射,每 2 周 1 次,可迅速有效地降低低密度脂蛋白胆固醇(LDL-C)。冠心病患者不同危险程度的血脂控制目标见表47-4。

表47-4　血脂异常危险分层及目标值

危险分层	疾病或危险因素	LDL-C目标值
极高危	ASCVD患者①	<1.8mmol/L
高危	LDL-C≥4.9mmol/L 或 TC≥7.2mmol/L	<2.6mmol/L
	糖尿病患者 1.8mmol/L≤LDL-C<4.9mmol/L 或 3.1mmol/L≤TC<7.2mmol/L 且年龄≥40岁	
	高血压+2项及以上危险因素②	
中危	无高血压,2项及以上危险因素②	<3.4mmol/L
	高血压+1项危险因素②	
低危	无高血压,0~1项危险因素②	<3.4mmol/L
	高血压,无危险因素②	

注:①动脉粥样硬化性心血管病(ASCVD),包括急性冠脉综合征(ACS)、稳定型心绞痛、血运重建术后、缺血性心肌病等;②危险因素包括吸烟、年龄(男性>45岁、女性>55岁)、高密度脂蛋白胆固醇(HDL-C)<1.0mmol/L。LDL-C,低密度脂蛋白胆固醇;TC,总胆固醇。

此外,需要注意他汀类药物可引起肌痛或乏力等症状,可能导致患者的运动耐量下降或对运动训练的依从性差。

（二）抗血小板聚集药物

抗血小板聚集药物包括阿司匹林、P2Y12受体拮抗剂(如氯吡格雷、替格瑞洛、普拉格雷等)、糖蛋白Ⅱb Ⅲa受体拮抗剂(如替罗非班、依替巴肽)。对于非血运重建冠心病患者,推荐阿司匹林(75~100mg/d)长期服用;若不能耐受阿司匹林,建议服用氯吡格雷(75mg/d)或替格瑞洛(60~90mg,每日2次);血栓高危患者如出血风险不高,可考虑采用阿司匹林联合替格瑞洛(60mg,每日2次)长期服用,并监测出血情况。对于血运重建即经皮冠状动脉介入治疗(percutaneous coronary intervention,PCI)或冠状动脉旁路移植术冠脉搭桥术(coronary artery bypass grafting,CABG)患者,若无禁忌均需使用阿司匹林联合氯吡格雷或替格瑞洛1年,术前应给予负荷剂量。1年后是否仍需2种抗血小板药物目前尚有争议。需注意此类药物对消化道的副作用比较常见,包括消化道出血,需严密观察。

（三）β受体阻滞剂

β受体阻滞剂为冠心病稳定型心绞痛患者控制心绞痛症状的首选药。在心肌桥、冠心病合并高血压、心动过速的患者中均推荐使用。临床常用高选择性的β₁受体阻滞剂,如美托洛尔、比索洛尔。此类药物副作用为心动过缓、传导阻滞、低血压、诱发哮喘发作等。需注意的是,冠状动脉痉挛所致变异型心绞痛患者禁用此类药物。此类药物可降低心率和血压,导致患者运动乏力和运动不耐受,也可使患者在进行运动负荷试验和运动治疗时,心率和血压上升缓慢、峰值下移,干扰对运动耐量和运动强度的判断,存在安全隐患,需特别注意。

（四）硝酸酯类药物

代表药物有硝酸甘油、硝酸异山梨酯、单硝酸异山梨酯,是抗心绞痛一线推荐药物。优点是疗效肯定、价格较低廉,缺点为长期服用存在一定耐药性,部分患者有头痛副作用。需注意此类药物可导致"挤牛奶"现象,心肌桥患者不推荐使用。

（五）钙通道阻滞剂

冠心病治疗多使用非二氢吡啶类钙通道阻滞剂,如地尔硫䓬、维拉帕米。推荐用来治疗变异型心绞痛、心肌桥及冠心病合并高血压患者。其副作用为心动过缓、传导阻滞、低血压及加重心力衰竭等。与β受体阻滞剂类似,此类药物也会钝化心脏对运动负荷的反应能力,当以心率作为参数进行运动评估和治疗时也可引起对运动耐量和强度的误判。

（六）血管紧张素转化酶抑制剂（ACEI）/血管紧张素受体阻滞药（ARB）/血管紧张素受体脑啡肽酶抑制剂（ARNI）

对于冠心病急性冠脉综合征、缺血性心肌病心力衰竭患者,ACEI、ARB、ARNI 为一线推荐药物,ACEI 类代表药物有贝那普利、依那普利、福辛普利等,ARB 类包括厄贝沙坦、缬沙坦、氯沙坦、坎地沙坦等,ARNI 类为沙库巴曲缬沙坦。这三类药物临床推荐用来逆转心肌重构,改善患者预后。

（七）钠-葡萄糖耦联转运体-2（SGLT-2）抑制剂

SGLT-2 抑制剂代表药物有达格列净、恩格列净等,最初开发为降血糖药,随后多项临床试验证实此类药物可明显改善心力衰竭患者的预后,故推荐应用于冠心病合并糖尿病或心力衰竭患者。

二、运动治疗

运动治疗是心脏康复的主要内容之一。大量的循证医学证据表明,运动可以减少血运重建的冠心病患者的再狭窄,促进冠状动脉侧支循环的建立,改善负性情绪,提高生活质量,尤其是可以大幅度地降低冠心病的死亡率,减少医疗费用等,为此各国指南均Ⅰ A 类推荐。另外,冠心病患者运动治疗有一定的风险,因此运动治疗前应进行充分的评估。根据患者病情,结合病史资料、体格检查、辅助检查、心肺功能和肌力评估等,进行危险分层,综合患者康复目的,制订个体化的运动治疗目标和循序渐进的治疗方案。

运动治疗的实施应遵循运动处方制订原则。合理的运动处方一般应包括有氧运动、肌力及肌耐力训练、柔韧性训练及平衡训练四个部分,每个部分互相关联,并能达到提高心肺功能及骨骼肌功能、减轻或保持理想体重、控制血糖、降低血脂等目的,以使患者提高生活质量、重返工作岗位。具体内容包括运动频率（frequency）、运动强度（intensity）、运动方式（type）、运动时间（time）、运动总量（volume）、运动进展（progression）,即 FITT-VP;另外应根据每位患者的病情,预防和防止运动事件的发生,关注每位患者的注意事项。

（一）有氧运动训练

主要是通过心脏容量负荷的增加,从而改善心脏功能,提高运动耐量。研究证实有氧运动可以改善血管内皮功能,增加冠状动脉及全身血液循环,稳定粥样硬化斑块等,同时有益于防控冠心病的危险因素,如高血压、血脂异常、糖尿病及肥胖等。常用有氧运动方式有行走、慢跑、骑自行车、游泳、爬楼梯,以及在器械上完成的行走、踏车、划船等,每次运动时间为 20～40 分钟。建议初始从 20 分钟开始,根据患者运动能力逐步增加运动时间。运动频率 3～5 次/周;运动强度为最大运动强度的 40%～80%。对于高中危、体能差的患者,运动强度水平设定为 40%～50%,对于低危、体能较好的患者,运动强度应设为 60%,随着体能改善,逐步增加运动强度,运动强度可高至最大运动能力的 80%。心率是常用且可靠的评估运动强度的变量,常用来确定运动强度。

临床常用的确定运动强度的方法:①无氧阈法,需要进行心肺运动试验,采用无氧阈对应的功率或心率。②心率储备法，目标心率＝（最大心率－静息心率）×目标运动强度＋静息心率，需要通过运动负荷试验获得最大心率。③摄氧量储备（VO_2R），通过心肺运动负荷测试获得的峰值摄氧量，取 40%～80% 的摄氧量对应的心率或功率。④峰值摄氧量法，通过心肺运动试验测得的峰值摄氧量，取 40%～80% 的摄氧量对应的心率、功率或代谢当量。⑤代谢当量法，目前国内心肺运动试验仪器大多已经直接计算出代谢当量，可以直接通过公式计算，目标运动强度＝最大代谢当量×运动强度。⑥目标心率法，以静息心率为基础，目标心率在其基础上增加 20～30 次 /min。高中危患者或体能差的增加 20 次 /min，低危患者或体能好的增加 30 次 /min。此方法简单方便，但欠精确。⑦自我感知劳累程度分级法，多采用 Borg 评分表，患者根据自己感觉的劳累程度打分，由最轻至最重分别对应 6～20 分（表 47-5）。通常建议患者在 12～16 分强度范围内运动。冠心病患者要特别考虑患者缺血的情况，如果患者存在缺血阈或者心绞痛阈，建议强度控制在缺血阈值对应的心率小于 10 次 /min 进行运动。强烈推荐联合应用上述方法综合判断运动强度，尤其是应结合自我感知劳累程度分级法。

表 47-5　Borg 评分表

Borg 评分 / 分	自我理解的用力程度
6～8	非常非常轻
9～10	很轻
11～12	轻
13～14	有点用力
15～16	用力
17～18	很用力
19～20	非常非常用力

（二）抗阻运动训练

抗阻运动引起的心率反应性较低，主要增加心脏的压力负荷，从而增加心内膜下血流灌注，获得较好的心肌氧供需平衡。常用方法有利用自身体重（如俯卧撑）、哑铃或杠铃、运动器械及弹力带或弹力管，其中弹力带 / 弹力管具有易于携带、不受场地及天气的影响、能模仿日常动作等优点，特别适合基层应用。每次训练 8～16 组肌群，躯体上部和下部肌群（如背阔肌、胸大肌、三角肌、斜方肌、肱二头肌、肱三头肌、前臂肌群、肩袖肌群、腹直肌、股中肌、大收肌、臀中肌、臀小肌、股二头肌、股四头肌、腓肠肌、比目鱼肌等）可交替训练，建议隔日 1 次，每周训练 3～4 次。初始推荐强度是上肢为 1RM，30%～40%，下肢为 50%～60%，或重复 10～15 次的负荷重量（10～15RM），Borg 评分 11～13 分，每组肌群训练 8～12 次。需要注意的是，训练前必须有 5～10 分钟的有氧运动热身，最大运动强度不超 60%，切记运动过程中用力时呼气，放松时吸气，不要憋气，避免 Valsalva 动作。

另外，对于不同的冠心病患者应特别注意抗阻运动的时期选择。PCI 后至少 3 周，且应在连续 2 周有医学监护的有氧训练之后进行；心肌梗死或 CABG 后至少 5 周，且应在连续 4 周有医学监护的有氧训练之后进行；CABG 后 3 个月内不宜进行中到高强度上肢力量训练，以免影响胸骨的稳定性和胸骨伤口的愈合。

（三）柔韧性训练

可有效帮助患者增加关节活动度，消除运动疲劳，提高生活质量，减少运动损伤的发生。

柔韧性训练宜每日进行，训练前应热身以避免损伤。热身运动为不少于 5 分钟的有氧训练。训练原则应以缓慢、可控的方式进行，并逐渐加大活动度，每次训练 8～10 个主要肌群（如颈部后侧肌群、颈部侧方肌群、胸大肌、躯干肌群、肱三头肌、前臂肌群、股四头肌、臀部后侧肌群、腓肠肌、内收肌等）。训练方法是每一部位拉伸时间 6～15 秒，逐渐增加到 30 秒，如耐受可增加到 90 秒，期间正常呼吸，强度为有牵拉感觉同时无明显疼痛感觉，每个动作重复 2～3 次，总时间 10 分钟左右，每周 3～7 次。

（四）平衡训练

平衡功能受患者的性别、年龄和肌肉功能、前庭觉、视觉、本体感觉等影响，应根据患者情况结合平衡功能测试结果制订个体化的平衡训练处方。其基本训练原则为双足至单足、睁眼至闭眼、静态至动态，强度由易至难，运动处方为 5～10min/ 次、2～5 组 /d、2～3d/ 周。

（五）运动的注意事项

冠心病患者进行运动治疗存在一定的风险，并贯穿运动治疗的始终。运动治疗的安全性是治疗有效性的保障，必须给予足够重视，切实把握好运动治疗前、中、后三个环节。

1. 运动训练前　应严格把握运动治疗的相对禁忌证和绝对禁忌证，并确定患者的危险分层。

2. 运动训练中　首先注意运动的三部曲，即"热身期、运动期、放松期"。运动前充分热身和运动后充分放松，也是保障运动安全性的重要因素，必须严格遵守；其次，除制订正确的运动处方和医务人员监护与指导外，还需运动中的心电图及血压或心率等监护，并根据患者危险分层采取不同的监护等级。低危患者运动康复时无须医学监护，中危患者可间断医学监护，高危患者需严格连续医学监护。对于部分低中危患者，可酌情使用心率表监护；最后应密切观察患者运动中表现，在患者出现不适反应时能正确判断并及时处理，同时教会患者识别可能的危险信号。运动中出现胸痛伴或不伴有放射至臂部、耳部、颌部、背部的疼痛，头昏目眩，气短，出汗过多，恶心呕吐及脉搏不规则等，应立即停止运动并严密观察；若运动停止后上述症状仍未改善，尤其是运动停止 5～6 分钟后，心率仍增加，应进一步酌情处理，包括常规急救措施。如果感觉到有任何关节或肌肉不寻常疼痛，可能存在骨骼、肌肉的损伤，也应立即停止运动。

3. 运动训练后　仍需密切观察 30 分钟，直到患者心率和血压恢复到运动前水平，且无特殊不适感。

心血管病患者运动方案必须循序渐进、逐渐增量，并定期或根据患者运动时的反馈适时地对患者进行再评估，及时修正运动处方。注意避免过度训练造成不良后果或训练强度过低达不到治疗效果。

三、心理治疗及睡眠管理

认知因素在决定患者的心理反应中是关键性因素，包括对病因和疾病结果的态度、对治疗预期作用的态度等。患者和家属的焦虑和抑郁情绪主要源于对冠心病的错误认识和对运动康复的不了解。应了解患者对疾病的担忧、患者的生活环境、经济状况、社会支持，给予有针对性的治疗措施。对患者及其配偶进行疾病的咨询与程序化教育非常重要，而且需要多次重复讲解，这是帮助患者克服不良情绪的关键之一。教育方式有集体授课、小组讨论和一对一解答与交流。轻度焦虑抑郁的治疗以运动康复为主，焦虑和抑郁症状明显者给予对症药物治疗，病情复杂或严重时应请精神科会诊或转诊治疗。

临床医师应对冠心病患者的失眠问题给予足够重视，早期给予有效的预防和控制。处理失眠时首先需明确患者失眠原因，包括心血管疾病症状、冠状动脉缺血导致脑心综合征、心血管药物、心血管手术后不适、因疾病继发焦虑抑郁、睡眠呼吸暂停等所致失眠，以及原发性失眠，同一患者可能有多种原因导致失眠。治疗原则：①综合治疗，躯体治疗结合心理治疗；②镇静催眠药治疗要短程、足量、足疗程；③个性化治疗，根据患者年龄、过去疗效、患者的药物治疗意愿和对治疗药物的选择、耐受性及治疗费用等因素，选择合适药物进行治疗；④选择有适应证处方的药物。开始治疗前，要让患者知情药物的起效、疗程、可能的不良反应，遵医嘱服药。

四、营养指导

膳食营养是影响心血管疾病的主要环境因素之一，现有的循证医学证据显示，从膳食中摄入的能量、饱和脂肪和胆固醇过多及蔬菜水果摄入不足等可增加心血管病发生的风险，而合理科学膳食可降低心血管疾病风险。营养治疗可以减少心血管疾病危险因素，作为心血管疾病二级预防的措施之一，能降低冠心病发病率和病死率，且经济、简单、有效、无副作用。许多国家和协会已经将营养治疗作为心血管疾病一级预防、二级预防和康复治疗的重要内容，我国也在 2014 年发表了《心血管疾病营养处方专家共识》。应依据心血管疾病营养治疗总原则，结合个人营养评估结果和饮食习惯，制订个体化的营养处方，选择健康膳食，改变不良饮食习惯。

五、其他指导

恢复工作能力是康复治疗的主要目标。为了能让患者更好地回归工作，可以根据患者工作类型、能量需求、环境和心理等综合评估结果分析，采用模拟工作训练（如搬运重物、反复抬举重物、上肢扭动的工作）和操作设备等实现；在训练过程中监测血压、心率和动态心电图等指标，确认模拟工作中反应情况以确保安全性。通过反复训练和环境适应提高患者的工作耐力和能力，指导患者返回工作岗位。

高血糖、高脂血症、高血压、吸烟、精神应激等因素是冠心病发生和进展的重要不利因素。大量研究证据显示，有效的二级预防，综合控制多种危险因素，能促使易损斑块稳定，显著减少再次心肌梗死和猝死的发生，降低冠心病患者的死亡率，减少血运重建等二次事件的发生。因此，要对冠心病患者进行健康教育、生活方式指导和行为干预，根据患者目前存在的危险因素进行有针对性的指导和干预，包括饮食干预、戒烟戒酒、控制血压、调节血脂、控制血糖、控制体重等。

（刘遂心）

第四十八章

心力衰竭康复评定与治疗

心力衰竭(heart failure，HF)是各种心脏结构或功能性疾病导致心室充盈和/或射血能力受损而引起的一组综合征。由于心肌收缩力下降，射血功能受损，使心排血量不能满足机体代谢的需要，器官组织血液灌注不足，同时出现肺循环和/或体循环瘀血的表现。心力衰竭是各种进行性心脏病变的晚期表现，也是主要的死亡原因。按发病的急缓，可以分为急性和慢性充血性心力衰竭。根据受累心室可分为左心室衰竭和右心室衰竭。按血流动力学改变可分为低心排血量和高心排血量心力衰竭。根据心脏收缩、舒张功能障碍，分为收缩性和舒张性心力衰竭。根据左室射血分数(LVEF)是否降低，分为4种类型：①射血分数降低的心力衰竭(HFrEF)，患者LVEF≤40%；②射血分数维持心力衰竭(HFpEF)：LVEF≥50%并伴左室充盈压增加；③射血分数轻度降低的心力衰竭(HFmrEF)，LVEF在41%～49%，伴左室充盈压增加；④射血分数改善的心力衰竭(HFimpEF)，既往LVEF≤40%，治疗后随访复测>40%。

临床最常见的是慢性充血性心力衰竭(CCHF)，以下简称慢性心力衰竭(CHF)。心力衰竭可以由多种心脏疾患引起，包括冠心病、高血压心脏病、瓣膜性心脏病、心肌病及先天性心脏病均可引起心力衰竭。心力衰竭的常见诱因包括感染、血容量增加、心律失常、过度劳累或情绪激动、治疗不当、原有心脏病变加重或并发其他疾病。

心力衰竭的病理生理改变十分复杂，通常可归纳为4方面：①代偿机制；②心力衰竭时各种体液因子的改变机制，包括心房利尿钠肽、脑钠肽精氨酸升压素和内皮素等；③心脏的舒张功能不全机制；④心肌损害和心室重塑机制四个方面。心力衰竭的病理特点包括3方面：①心脏本身的代偿性病理改变，如心肌肥厚和心腔扩大等；②长期静脉压增高所引起的器官充血性病理改变；③心房、心室附壁血栓、静脉血栓形成，动脉栓塞和器官梗死。2018年美国心脏协会统计数据显示，2011—2014年，美国人群(≥20岁)中慢性心力衰竭患者约650万，预测2012—2030年，美国人群中慢性心力衰竭的患病率将增加46%。《中国心血管病报告2018》指出中国心血管病患病率处于持续上升阶段。推算心血管病现患人数2.9亿，其中心力衰竭450万。2000年中国35～74岁人群慢性心力衰竭患病率为0.9%，且随着年龄增加显著上升。

第一节 康复评定

通常根据患者病史采集、临床症状、体征、实验室和影像学检查明确疾病诊断。基于ICF的基本理念，主要对结构与功能、日常生活活动能力、社会参与能力进行康复评定。

一、结构评定

(一)视诊

可出现程度不同的呼吸困难，包括劳力性呼吸困难、夜间阵发性呼吸困难、端坐呼吸，口唇发绀，皮肤等软组织水肿，颈静脉怒张，心尖搏动左下移位等。

（二）触诊

肝大并常伴压痛，肝颈静脉回流征阳性，皮肤等软组织水肿常为对称性凹陷性。

（三）叩诊

心界扩大、肝大。

（四）听诊

除基础心脏病的相应体征外，心率加快，舒张早期或中期奔马律，肺底部有湿啰音、干啰音和哮鸣音等。

（五）实验室检查

1. X线　X线是判断心脏大小、外形及肺瘀血的重要方法。CHF的X线主要表现为心影增大，早期肺静脉压增高时，肺门血管影增强，上肺血管影增多与下肺纹理密度相仿，甚至多于下肺。克利B线（Kerley B线）是慢性肺瘀血的特征性表现。

2. 超声心动图　能比X线更准确地提供各心腔大小变化、心瓣膜结构及心功能情况。可估计心脏收缩功能，正常射血分数值 > 50%，运动时至少增加5%。超声心动图是临床上最实用的用于判断舒张功能的方法。心动周期中舒张早期心室充盈速度最大值为E峰，舒张晚期（心房收缩）最大值为A峰，计算E/A。正常人E/A不应小于1.2，当舒张功能不全时，E峰降低，A峰增高，E/A降低。

3. 放射性核素心血管造影　能够判断心室腔大小，计算射血分数，同时还可计算左心室最大充盈速率以反映心室舒张功能。

4. 有创性血流动力学检查　急性重症心力衰竭的患者目前多采用漂浮导管在床边进行，可测定各部位的压力和血液含氧量，计算心排血指数（CI）和肺毛细血管楔压（PCWP），直接反映左心功能。

5. 血常规和血生化检查　如电解质、肾功能、血糖、白蛋白及高敏C反应蛋白。

6. 心力衰竭标志物　诊断心力衰竭的客观指标为脑钠肽（BNP）和N端脑钠肽前体（NT-proBNP）的浓度增高。

7. 心肌损伤标志物　检测心肌受损的特异度和灵敏度均较高的标志物是心肌肌钙蛋白T或I（TnT或TnI）。

二、功能评定

（一）运动功能评定

1. NYHA心功能分级与治疗分级（表48-1）　1994年美国心脏协会（AHA）对NYHA心功能分级方案再次进行修订时，采用并行的两种分级方案。第一种即NYHA心功能分级四级方案；第二种是根据客观的检查手段，如心电图、负荷试验、X线、超声心动图等，来评估心脏病变的严重程度，分为A、B、C、D四级。

A级：无心血管疾病的客观依据。

B级：客观检查示有轻度心血管疾病。

C级：有中度心血管疾病的客观依据。

D级：有严重心血管疾病的表现。

例如患者无主观症状，但客观检查有主动脉瓣中度反流、心脏扩大，则判断为Ⅰ级C；又如患者有二尖瓣狭窄，劳动能力明显减退，检查二尖瓣口呈中等度狭窄，则判为Ⅲ级C。NYHA心功能分级与治疗分级指导治疗，在心力衰竭康复评定上，仍然是最实用和最有价值的方法。

表 48-1　美国纽约心脏协会（NYHA）心功能分级与治疗分级

		临床情况	持续 - 间歇活动的能量消耗 /（ kcal·min⁻¹）[①]	最大代谢当量 /METs[②]
功能分级	Ⅰ	患有心脏病,其体力活动不受限制,一般体力活动不引起疲劳、心悸、呼吸困难或心绞痛	$4.0\sim6.0$	6.5
	Ⅱ	患有心脏病,其体力活动稍受限制,休息时感到舒适,一般体力活动时,引起疲劳、心悸、呼吸困难或心绞痛	$3.0\sim4.0$	4.5
	Ⅲ	患有心脏病,其体力活动大受限制,休息时感到舒适,一般轻度体力活动时,即可引起疲劳、心悸、呼吸困难或心绞痛	$2.0\sim3.0$	3.0
	Ⅳ	患有心脏病,不能从事任何体力活动,休息状态下也出现心力衰竭或心绞痛症状,任何体力活动均可使症状加重	$1.0\sim2.0$	1.5
治疗分级	A	患有心脏病,其体力活动不应受任何限制		
	B	患有心脏病,其一般体力活动不应受限,但应避免重度或竞赛性用力		
	C	患有心脏病,其一般体力活动应中度受限,较为费力的活动应予终止		
	D	患有心脏病,其一般体力活动应严格受到限制		
	E	患有心脏病,必须严格休息,限于卧床或坐轮椅		

注：① 1kcal/min＝4.2kJ/min；②代谢当量（MET）。

2. 6 分钟步行试验（6MWT）　该试验具有简单易行、安全、方便的特点,是用以评定 CHF 患者运动耐力的方法。试验要求患者在平直的走廊里以尽可能快的速度行走,测定 6 分钟的步行距离（6MWD）。其可用于评估心血管疾病患者预后和运动风险。危险分层标准：低危,6MWD＞450m；中危,6MWD 300～450m；高危,6MWD＜300m；极高危,6MWD＜150m。6WMD 也可用于运动处方制订,公式如下：运动强度（km/h）＝6MWD×10/1 000×（0.6～0.8）。

3. 肌力和肌耐力徒手评估

（1）爬楼梯测试：测量患者爬 10 级楼梯所需时间,以评估患者髋部力量。

（2）握力测试：通过握力计测试个体在抓握物体时产生的最大力量,以评估上肢功能。

（3）30 秒手臂屈曲试验：测试患者在 30 秒内优势手负重情况下完成屈曲的次数,以评估上肢肌群力量。

（4）30 秒椅子站立试验：测试患者在 30 秒内能够完成的由"坐位"转换为"站立位"的次数,以评估下肢肌群及核心肌群力量。

4. 呼吸肌功能测定　包括主观评估、经压力测试、超声评估。

（1）主观评估：正常呼吸时吸气时腹部鼓起,呼气时腹部凹陷。吸气肌无力时出现矛盾运动,即吸气时腹部凹陷,呼气时腹部鼓起。

（2）经压力测试：包括用仪器测定最大吸气压（吸气肌力量）、最大呼气压（呼气肌力量）及最大跨膈压（Pdi_{max},吸气肌力量）。最大吸气压正常值是男性为（118.4±37.2）cmH_2O（$1cmH_2O＝0.098kPa$）,女性为（84.5±30.3）cmH_2O。最大呼气压（MEP）正常值是男性 MEP＞9.81kPa

（100cmH$_2$O），女性 MEP＞7.85kPa（80cmH$_2$O）。Pdi$_{max}$ 正常值是 8.82～20.25kPa。

（3）超声评估：采用超声测量膈肌活动度及膈肌厚度以评定膈肌功能。

5. 运动平板 运动负荷试验对于心力衰竭患者是安全和有意义的。它可为心力衰竭的康复治疗提供信息，其结果可以评定患者活动受限的程度、循环功能失常的水平，以及评价心力衰竭康复治疗的效果。一般采用低水平运动试验或改良 Bruce 方案。

6. 心肺运动试验 心肺运动试验（cardiopulmonary exercise testing，CPET）结合呼吸气体、十二导联心电图及功率踏车技术，可实时监测在不同负荷条件下的人体心率、摄氧量和二氧化碳排出量等心肺功能参数的动态变化。相较于传统心电图、超声心动图及静态肺功能，在整体评估心肺功能时，CPET 可提供更丰富的参数、更高的准确性及更多的预后信息。

常用指标为最大摄氧量（VO$_{2max}$）、无氧阈（AT）、二氧化碳排出量（VCO$_2$）、代谢当量（MET）、静息每分通气量（VE）、呼气末氧分压（PetO$_2$）、潮气末二氧化碳分压（PetCO$_2$）、心排血量（CO）、生理无效腔/潮气量（VD/VT）、每搏输出量（SV）、呼吸困难指数、每搏摄氧量（O$_2$.pulse）、肺泡-动脉血氧分压差（P$_{A-a}$O$_2$）。

1988 年 Janicki 等提出用 CPET 中的峰值摄氧量（VO$_{2peak}$）和无氧阈（AT）将慢性心力衰竭心功能分为 4 级（表 48-2），其中 A 级提示患者预后良好，D 级为心脏移植适应证。

表 48-2 峰值摄氧量和无氧阈心功能分级标准

分级	VO$_{2peak}$/(ml·min^{-1}·kg^{-1})	AT/(ml·min^{-1}·kg^{-1})
A	＞20	＞14
B	16～20	11～14
C	10～16	8～11
D	＜10	＜8

注：VO$_{2peak}$，峰值摄氧量；AT，无氧阈。

7. 超声心动图运动试验 运动超声心动图比安静时检查更有利于发现潜在的心肌运动异常，可提高试验的灵敏度，检查一般采用卧位踏车的方式。

（二）呼吸功能评定

1. 肺活量检测。

2. 支气管扩张试验。

（三）认知功能评定

认知障碍是心力衰竭死亡率、住院率和功能衰退的重要因素，可选择应用简易精神状态检查量表（MMSE）、蒙特利尔认知评估量表（MoCA）、画钟测验（CDT）、记忆障碍筛查（MIS）、语言流畅性测试（VFT）、精神状态剪短测试（STMS）、简易智能测试（AMT）等进行评定。

（四）心理评定

心力衰竭患者常可出现抑郁与焦虑状态，评估患者的焦虑状态可用广泛性焦虑量表（GAD-7）、焦虑自评量表（SAS），评估患者的抑郁状态可使用患者健康问卷（PHQ-9）、抑郁自评量表（SDS）评定。

（五）饮食和营养状况

可使用微型营养评定（MNA）、微型营养评定简表（MNA-SF）、控制营养状态（CONUT）评分、营养风险筛查 2002（NRS 2002）、营养风险指数（NRI）、老年营养风险指数（GNRI）等评定，以上均为普适量表，不能与心力衰竭患者的临床特征完全适应。

三、日常生活活动能力评定

（一）BADL

采用 MBI 评定。

（二）IADL

采用 IADL 量表评定。

四、社会参与能力评定

HF 可见心脏结构异常、功能障碍及活动受限，影响患者工作、社会交往及休闲娱乐，降低生活质量；需要进行职业、生活质量评定，如采用健康调查量表 36（SF-36）、欧洲五维健康量表（EQ-5D）等普适量表，以及明尼苏达心力衰竭生活质量问卷等特制量表，评估患者的日常生活活动能力和生活质量。

第二节 物 理 治 疗

物理治疗具有改善局部血液循环及改善心功能的作用。运动治疗是慢性心力衰竭患者心脏康复的关键点与核心要素。美国心脏病学会（American College of Cardiology，ACC）、美国心脏协会（American Heart Association，AHA）及欧洲心脏病学学会（European Society of Cardiology，ESC）均推荐采用运动康复来改善心力衰竭患者的功能状态。

（一）慢性心力衰竭运动康复适应证与禁忌证

1. 适应证　NYHA 心功能分级 I～III 级稳定性慢性心力衰竭患者建议接受运动康复。急性失代偿心力衰竭患者（包括慢性心力衰竭急性发作）若生命体征平稳可早期活动。

2. 禁忌证　①急性心力衰竭；②急性冠脉综合征早期；③恶性心律失常；④二度或三度房室传导阻滞；⑤动脉瘤或夹层；⑥急性心肌炎、心包炎或心内膜炎；⑦有症状的主动脉瓣重度狭窄；⑧严重的梗阻性肥厚型心肌病；⑨严重性肺动脉高压；⑩静息血压 >200/110mmHg；⑪急性全身性发热性疾病；⑫心内血栓；⑬近 3～5 日静息状态下进行性呼吸困难加重或运动耐力减退；⑭低功率运动负荷出现严重的心肌缺血（<2METs 或 <50W）；⑮糖尿病血糖未控制理想；⑯急性栓塞；⑰新发心房颤动或心房扑动。

3. 相对禁忌证　①过去 1～3 日内体重增加 >1.8kg；②正接受间断或持续的多巴酚丁胺治疗；③运动时收缩压降低；④NYHA 心功能分级 IV 级；⑤休息或劳力时出现复杂性室性心律失常；⑥仰卧位时静息心率≥100 次 /min；⑦合并严重肌肉骨骼疾病或其他限制性因素不能活动者。

（二）心力衰竭运动康复具体内容

可依据美国心脏协会心功能分级的日常生活安排原则进行（表 48-3）。如某患者心功能 IV 级，由于任何体力活动均可使症状加重，治疗分级为 E，按照规定必须完全休息，限于卧床或坐在椅子上，据此嘱患者卧床休息，第 3 日床边坐在椅子上。半个月后心功能进步为 III 级，体力活动仍大受限制，但轻度体力活动已无心悸、气急，治疗分级为 D，据此允许下床活动并去厕所。1 个月后进一步好转，能在走廊慢步行走 500m 并上下楼，心功能进步为 II 级。此时患者出院可按ⅡC指导其日常生活活动,即一次步行限定800m,提物限重10kg,并允许患者可上下一层楼。如果患者参加工作,必须评价其工作任务并就其能否继续工作提出建议。

表48-3　依据心脏功能分级的日常生活安排原则(美国心脏协会)

治疗分级	心功能Ⅰ级	心功能Ⅱ级	心功能Ⅲ级	心功能Ⅳ级
A	走路不限制 上楼不限制 提物不限制 站立不限制			
B	走路不限制 上楼四段楼梯 提物18~27kg 站立不限制	走路1.6km 上楼三段楼梯 提物11.25~18kg 站立不限制		
C		走路0.8km 上楼二段楼梯 提物6.75~11.25kg 站立不限制	走路5~10个街区 上楼一段楼梯 提物4.5~6.75kg 站立不限制	
D			走路<5个街区 上楼<一段楼梯 提物2.25~4.5kg 站立限于一半时间	走路<1个街区 上楼<一段楼梯 提物2.25kg 站立限于1/4时间
E	患有心脏病,必须严格休息,限于卧床或坐轮椅			

1. 有氧运动　有氧运动是慢性心力衰竭患者运动康复的主要形式。

(1)有氧运动种类:包括坐椅子疗法、步行运动、医疗体操,以及跑台、功率车、太极拳、八段锦、舞蹈、体操、放松训练等。

1)坐椅子疗法:对于严重心力衰竭、心功能Ⅳ级患者,只要病情稳定,就应安排坐椅子疗法。开始每次10~15分钟,每日2次,逐步增加时间或次数。

2)步行运动:心功能差时,先在病房走廊,在医护人员监护下缓慢步行,然后根据心功能情况,逐渐增加运动量。心功能Ⅰ级的患者平地步行一般不受限制,速度一般从慢到快,距离从近到远,循序渐进逐步增加。心功能Ⅱ~Ⅲ级的患者可参照表48-3进行。心功能Ⅳ级的患者一般不宜步行运动。

3)医疗体操:当在心功能容量达4METs、心功能Ⅱ级时,才能做体操运动训练。医疗体操应以缓慢、放松、运动幅度较大的四肢运动为主,可以与步行运动交替进行。不宜做腹肌练习和屏气动作,以免加重心脏负荷,使病情加重。

(2)运动时间与频率:运动时间为20~60分钟,包括热身运动、训练运动及整理运动时间;热身运动时间通常为10~15分钟,训练运动时间为20~30分钟。运动频率为每周3~5次。对于最初运动耐量极差的患者,开始可用间歇性运动代替持续性运动,例如将1次连续30分钟的运动分解为3次或4次的单独运动。经过几周后,随着每次运动时间延长,休息时间相应缩短,直至可完成连续的30分钟运动。

(3)运动强度:可参照心率、VO_{2peak}、AT、自觉疲劳程度量表(RPE)等确定。传统训练计划中，最初摄氧能力和症状的改善发生在第4周；体力和心肺参数分别需在16周和26周达到峰反应，然后达平台期。可观察到三个发展阶段，即初始阶段、改善阶段和维持阶段。在初始阶段，训练强度应保持低水平（例如40%～50%峰值摄氧量），运动时间由5分钟逐渐增加至15分钟。运动时间和训练的频率根据症状和临床状况增加。在改善阶段，逐渐增加强度（50%峰值摄氧量→60%峰值摄氧量→70%峰值摄氧量，如果能耐受甚至可增至80%峰值摄氧量）是主要目标；将训练时间延长至15～20分钟，如果能耐受，延长至30分钟是次要目标。维持阶段通常开始于训练的第6个月后，此阶段很少产生进一步的改善，但继续运动训练非常重要，3周住所训练计划的效果仅在3周的活动限制后即消失，提示需要在CHF的治疗过程中实施长期运动训练。

（4）注意事项：①认真评估，运动中注意患者热身与整理阶段，尤其是运动中不适主诉及症状、体征的变化，做好应急预案；②强调运动治疗方案的个体化、活动时动静结合、循序渐进；③识别高危患者，危险分层为C、D级患者要求运动时配戴心率监测设备，必要时配戴血氧饱和度监测设备；④注意处理糖尿病患者运动与药物相互作用的关系，在运动前、中或后，可适当增加饮食，避免出现低血糖；⑤注意抗心力衰竭药物与运动训练之间的反应。

2. 抗阻运动　慢性心力衰竭患者生命体征平稳后早期活动建议低强度的抗阻运动。非低强度抗阻运动在稳定期慢性心力衰竭经历3～4周有氧运动后进行。

（1）抗阻运动种类：抗阻运动方式多样，可采用克服自身体重训练，或借助于使用各种设备，包括自由举重/哑铃、踝部重量袋、弹力带、滑轮或力量训练机。训练时避免屏气或Valsalva动作，一次训练一个主要肌肉群，主要有推胸练习、肩上推举、三头肌伸展、肱二头肌屈曲、下背部伸展训练、背阔肌下拉、腹部紧缩、股四头肌伸展、腿（腘筋）屈曲、小腿提高。

（2）抗阻运动强度：建议早期采用小哑铃、弹力带等简单器具或抬腿等训练。病情稳定后通常在数周至数月内，逐渐增加抗阻运动训练强度，上肢从40%1RM至70%1RM，下肢从50%1RM至70%1RM，分别重复8～15次，RPE<15分。抗阻运动的处方强度，需准确评估肌肉衰弱是以肌肉力量为主还是肌肉维度为主，从而个体化地为患者确定抗阻运动的强度。

（3）抗阻运动的频率：每周应对每个肌群训练2～3次，同一肌群练习时间应间隔至少48小时。

（4）抗阻运动的持续时间：上肢肌群、核心肌群（包括胸部、肩部、上背部、下背部、腹部和臀部）和下肢肌群可在不同日期交替训练；每次训练8～10个肌群，目标为每个肌群每次训练1～3组，从1组开始循序渐进，每组10～15次，组间休息2～3分钟。

（5）注意事项：①严格掌握适应证与禁忌证；②抗阻运动前、后应做充分的准备活动及整理活动；③运动时保持正确姿势，注意调整呼吸模式；④若患者出现症状，如头晕，心悸或呼吸急促等，应停止运动；⑤在抗阻运动期间，对于抗阻运动可能存在风险的慢性心力衰竭患者，应从低强度开始，并监测血压和心率；⑥注意药物与运动训练之间的反应。

3. 柔韧性运动　柔韧性运动种类包括动力拉伸和静力拉伸，可采用体操、广播操、太极拳、瑜伽等运动方式，一般关键肌肉群牵拉3～5次，每次15～30秒，每次持续15～30秒，每周3～5次。

4. 呼吸肌训练　建议慢性心力衰竭患者长期进行呼吸肌训练。

（1）缩唇呼吸训练：练习时嘴唇半闭时呼气，类似于吹口哨的嘴形，使气体缓慢、均匀地从两唇间缓缓吹出，吸气时闭嘴用鼻缓慢吸气，稍屏气后行缩唇呼气，吸呼气时间比为1:2。

（2）腹式呼吸训练：患者舒适位站立或取坐位，左手置于胸前，右手置于腹部，鼻子慢慢深吸气,尽力将腹部鼓起,然后以口呼吸,腹内收,呼吸要深,尽量延长呼气时间,每次10min左右。

（3）人工对抗阻力呼吸训练：可借助呼吸训练器,患者含住气球吸嘴,收拢嘴唇,使吸嘴将舌体下压,保持口腔及呼吸道通畅,缓慢用力吸气,自我调节吸气流速,直至浮标球全部吸起;要循序渐进,以不疲劳为度,尽量将吸气时间保持较长,使浮标球在相应的高度停留时间长;然后将吸嘴拔出,缓慢缩唇呼气,放松休息2分钟后下次锻炼。2～3次/d,每次10min左右。该训练强度要循序渐进,避免出现头晕、目眩、气急。

第三节　作业治疗

一、治疗性作业活动训练

作业治疗师对患者的娱乐功能进行评定,并指导患者,使其在娱乐活动中达到治疗疾病、促进康复的目的。踏功率自行车、脚踩缝纫机等训练可增加肌力;每次治疗时间20～30分钟,1～2次/d,3～5d/周。还可根据个人兴趣,进行各种娱乐活动,如玩扑克、缝纫、游戏、下棋、种花、养鱼等。对于存在认知障碍的患者,可通过改善心力衰竭、营养干预、治疗性作业活动等方式提高患者认知功能。

二、日常生活活动训练

1. 改善基础性日常生活活动能力　体位转移训练,步行和上下楼梯训练;洗澡、出入浴盆、上厕所等日常生活活动训练等;每次治疗时间20～30分钟,1～2次/d,3～5d/周。

2. 改善工具性日常生活活动能力　家务活动,如烹饪、洗衣和整理卫生等训练;社会生活技巧,如购物、使用交通工具等训练;培养个人安全意识;每次治疗时间20～30分钟,1～2次/d,3～5d/周。

3. 环境改造及适应训练　居室光线昏暗、不适合的台阶与门槛、光滑的路面、通道不畅通、支撑物不稳定等可能造成跌倒,需适当改造家居环境。可在过道安装扶手,在浴室使用浴椅、防滑垫,减少摔跤。可选用坐厕,并于一侧或两侧装有扶手;洗手盆的高度应在0.75m以下;淋浴处应安装扶手,高度应在0.75m以下;扶手材料最好是不锈钢防滑。

三、认知行为教育

（一）饮食起居

1. 营造舒适和谐的生活环境　CHF患者及亲属应接受医师的建议,尽可能帮助患者营造舒适和谐、充满亲情的生活环境,以帮助患者消除恐惧、悲观、焦虑和抑郁等一系列心理问题,加快心脏功能的康复。

2. 监测体重

（1）体液潴留：测量清晨空腹如厕后的体重,即干体重。建议患者每日定时自称干体重以监测体重的增加,并每日观察踝部是否肿胀,如果在3日内体重突然意外增加2kg以上,则告知医师,及时调整治疗方案。

（2）肥胖：肥胖的CHF患者治疗应包括减轻体重。患者的体重指数（BMI）25～30kg/m^{2}时为超重,>30kg/m^{2}时为肥胖。

（3）体重下降：严重慢性心力衰竭患者常出现临床或亚临床的营养不良。出现以下情况之一,即应考虑有异常体重下降的可能：①体重小于理想体重的90%;② BMI<22kg/m^2。治疗目

的是干体重的增加,最好通过足够的身体锻炼增加肌肉重量。

3. 饮食调节 其原则为低钠(盐)、低热量、清淡易消化,建议少量多餐。

(1)食盐:控制饮食中食盐含量对于心力衰竭患者尤为重要。根据心功能分级确定每日氯化钠的摄入量,心功能Ⅱ级为5g/d,心功能Ⅲ级为2.5g/d,心功能Ⅳ级者应限制在1g/d。

(2)液体:有或无低钠血症的重度心力衰竭患者应控制液体摄入量。然而液体的精确数量尚不明确。对于重度心力衰竭患者,液体量限制在1.5~2L/d为宜。

(3)酒精:适量饮酒(每日1杯啤酒或1~2杯葡萄酒)是允许的。但疑诊酒精性心肌病的患者必须戒酒。

(4)戒烟:心力衰竭患者均应戒烟,应积极鼓励使用戒烟辅助品。

(5)劝阻患者不到高温、高湿或高海拔的地区旅行。对于有严重心力衰竭的患者,应提醒其长途飞行可引起的一些问题(如脱水、肢体水肿加重和深静脉血栓)。

(6)性生活:对绝大多数的患者来说,正常的性生活是安全的。如果合适,建议在性活动前舌下含服硝酸酯,并劝阻较多的情感投入。对重度心力衰竭患者不建议使用5型磷酸二酯酶抑制剂(如西地那非),如果使用则应根据剂型在24~48小时内避免服用硝酸酯类药物。NYHA心功能分级Ⅱ级患者由性活动触发的心功能失代偿危险性为中危,而Ⅲ~Ⅳ级患者则属高危。

（二）自我锻炼

患者可根据自身情况进行自我锻炼,选择适当的有氧运动,如太极拳、医疗体操等。教会患者监测心率,运动中心率不超过休息时心率10次/min,自觉疲劳程度量表不应超过12分。

（三）医院-社区-家庭康复闭环管理康复模式

居家康复可改善慢性心力衰竭患者运动耐力、生活质量及降低再住院率。社区或家庭康复可以维持已形成的健康生活方式和运动习惯,运动指导因人而异。需对患者进行评估,低危患者及部分中危患者可进入社区或家庭康复,高危患者及部分中危患者应转上级医院继续康复。低危患者的运动康复无须医学监护,高危患者的运动康复需医学监护。

（陈　健）

第四十九章

慢性阻塞性肺疾病康复评定与治疗

慢性阻塞性肺疾病（chronic obstructive pulmonary disease，COPD）简称慢阻肺，是一种可以预防和治疗的常见慢性疾病，以持续存在的气流受限和呼吸系统症状为主要特征；通常与显著暴露于毒性颗粒和气体包括吸烟、生物燃料所引起的室内污染、职业性粉尘和化学烟雾、室内外空气污染等相关，也是引起死亡的主要原因。任何可能影响胚胎和幼儿肺部发育的原因如低体重儿、呼吸道感染等也是潜在可导致 COPD 的危险因素；但是，遗传性 α1 抗胰蛋白酶缺乏是最重要的易感危险因素。

COPD 最主要的症状之一是呼吸困难。研究发现，几乎所有患者在洗澡、穿衣时等日常生活活动中均存在不同程度的气促、气紧，50% 以上的 COPD 患者需要家庭照顾。同时，COPD 患者的运动耐量是降低的，研究认为，外周肌肉（可能还包括呼吸肌）无力是患者运动减少的主要原因，还可能归因于疾病本身（如通气受限）、心功能不全、气体交换受限、既往的心血管适应水平等情况。

COPD 患者有较高的致残率，越来越多证据提示肌无力和肌疲劳是 COPD 致残的主要原因，净肌肉量是肌肉质量预测的重要指标，与运动中峰值摄氧量有关。与健康人群相比，COPD 患者大腿肌肉疲劳而使劳动强度下降，股四头肌更易出现肌无力和肌疲劳。活动量减少、氧化性应激和炎症因子等很多原因深刻影响 COPD 患者的外周肌肉功能，均可导致 COPD 患者周围肌肉功能不全。

随着对 COPD 致病原因的更深入了解和认知，在 COPD 的病理生理发展过程中，如何制订正确的康复策略来最大限度地延缓甚至改善患者生理功能和肌肉功能非常重要。康复目标包括减轻呼吸困难症状，增强呼吸肌和周围肌肉的肌力和耐力，提高运动能力，改善日常生活活动能力，缓解焦虑和恐惧，提高生活质量和加强自我学习和管理，利用知识提高训练效果。

第一节 康复评定

根据患者的临床症状、急性加重风险、肺功能异常严重程度及并发症、日常生活和工作影响程度等进行 COPD 综合评估，目的是确定疾病的严重程度包括气流受限的程度、患者的健康状况和未来急性加重的风险程度，最终目的是指导治疗和康复训练。

一、结构评定

（一）视诊

观察胸部外形、胸廓前后径，判断腹式呼吸或胸式呼吸等呼吸模式，部分患者呼吸变浅，频率增快。

（二）触诊和叩诊

判断呼吸移动度和胸廓扩张、语音震颤情况，确定肺下界和肝浊音界位置。

（三）听诊

听诊两肺呼吸音和痰鸣音的位置和严重程度。

（四）影像学和肌电图检查

在多数情况下，采用影像学或肌电图等辅助手段间接评估 COPD 患者胸部有关结构的形态和功能，常用于排除异常情况，如肺部肿瘤、胸腔积液、气胸、肺部感染等。

1. 胸部 X 线　COPD 早期胸部 X 线片可无变化，以后可出现肺纹理增粗、紊乱等非特异性改变，也可出现肺气肿改变。胸部 X 线片改变对 COPD 诊断的特异度不高，主要用于确定肺部并发症及与其他肺疾病相鉴别。

2. 胸部超声　超声因其具有便携性、可靠性等，在肺康复领域越来越得到广泛使用。但是，由于高频率的超声不能有效穿透空气，它主要用于评估膈肌厚薄、膈肌活动度等膈肌功能。

3. 胸部 CT　一般不作为 COPD 评估的常规检查。近年来，有研究用 CT 进行三维重建分析肺容积和肺密度，间接分析 COPD 患者的肺膨胀等结构异常情况。

4. 膈肌肌电图（EMG）　膈肌 EMG 可通过食管电极、体表电极和经皮穿刺肌肉内电极测定，目前多数用食管电极检测。EMG 由不同的频率组成，其频率主要在 20~350Hz。根据频率分布规律变化可发现早期呼吸肌疲劳。

二、功能评定

（一）症状评估

呼吸困难是 COPD 主要临床症状，评价呼吸困难程度对了解疾病的严重程度和评价疗效有重要意义。目前，国际上使用呼吸困难评分量表、基础呼吸困难指数和短暂呼吸困难指数、Borg 评分表等评估 COPD 患者呼吸困难程度；临床也可应用部分特异性量表，常用的有肺功能状态和呼吸困难问卷、呼吸障碍问卷、Cincinnati 呼吸困难问卷。但是，症状评估工具使用更多的是改良版英国医学研究委员会呼吸问卷（mMRC）或 COPD 患者自我评估（CAT）。

1. mMRC　评估内容比较简单实用，且与气流受限和肺功能受损的严重程度呈正相关，主要用来评估 COPD 患者呼吸困难的严重程度。根据患者出现气短时的活动程度，分为 0~4 分。在评估过程中，身体只有在剧烈活动时才会出现呼吸困难得 0 分；在快走或上坡时会出现气短得 1 分；2 分意味着呼吸困难导致在平地上走就会比同龄人走得慢，甚至以自己的速度行走时，需要中途停下休息；而在平地行走大约 100m 距离后就需停下来喘气则得 3 分；4 分是有极其严重的呼吸困难表现，即便是简单的换衣服等日常起居都会喘气。

2. CAT　在 COPD 的评估、治疗和随访中，CAT 得到了临床广泛使用，分别从咳嗽、痰、胸闷、活动能力、日常生活活动能力、外出能力、睡眠、精力等八个问题进行评估（表 49-1）。每个问题的评分为 0~5 分，总分为 0~40 分；得分越高，患者的健康状况越差。

表 49-1　慢性阻塞性肺疾病患者自我评估（CAT）

表现	严重程度	表现	得分 / 分
我从不咳嗽	0　1　2　3　4　5	我总是在咳嗽	
我一点痰也没有	0　1　2　3　4　5	我有很多很多痰	
我没有任何胸闷的感觉	0　1　2　3　4　5	我有很严重的胸闷感觉	
当我爬坡或上 1 层楼梯时，没有气喘的感觉	0　1　2　3　4　5	当我爬坡或上 1 层楼梯时，感觉严重喘不过气来	

表现	严重程度	表现	得分 / 分
我在家里能做任何事情	0 1 2 3 4 5	我在家里做任何事情都很受影响	
尽管我有肺部疾病,但对外出很有信心	0 1 2 3 4 5	由于我有肺部疾病,对离开家一点信心都没有	
我的睡眠非常好	0 1 2 3 4 5	由于我有肺部疾病,睡眠相当差	
我精力旺盛	0 1 2 3 4 5	我一点精力都没有	

(二)呼吸功能评估

1. 肺功能评估　呼吸功能是指从外界吸入氧气和排出肺内二氧化碳的功能。临床上,肺功能检查一般是指肺的通气功能和换气功能检查,主要通过运用医学计量测试技术对呼吸容量、流量、压力等进行测定,并对呼吸气体成分进行分析,了解呼吸系统器官、组织的功能状态。

(1)肺容量测定:慢肺活量(SVC)、体积描记法等。

(2)气道阻力测定:体积描记法、强迫振荡法。

(3)肺通气功能测定:静息每分通气量、每分通气量、时间肺活量。

(4)肺换气功能测定:弥散功能、血气分析。

(5)支气管反应性测定:支气管激发试验、支气管扩张试验。

临床常用第 1 秒用力呼气容积(FEV_1)、用力肺活量(FVC)及一秒率(FEV_1/FVC)等指标来评估通气功能。FEV_1 由于检测结果稳定、可重复性好,目前应用最为广泛;FEV_1 占预计值百分比是中、重度气流受限的良好指标,可作为判断气流受限严重程度;而 FEV_1/FVC 对早期 COPD 敏感,能先确定是否存在气流受限,作为判断 COPD 的一项敏感指标,可检出轻度气流受限。

2. 呼吸肌功能评估　呼吸肌由膈肌、肋间肌、颈部肌、肩带肌和腹肌等组成。呼吸运动的肌肉运动,吸气时主要肌肉是膈肌,次要肌肉为其他辅助呼吸肌。在安静状态下,呼气主要是以胸廓和膈肌的被动弹性回缩为主;在咳嗽等用力呼气情况下,以腹肌参与为主。

(1)呼吸肌力量(RMS):指呼吸肌最大收缩能力,主要测定指标如下。

1)最大吸气压(MIP)和最大呼气压(MEP):是对全部吸气肌和呼气肌强度的测定。单位均为 cmH_2O($1cmH_2O \approx 0.098kPa$)。

男性:$MIP = 143 - 0.55 \times$ 年龄,$MEP = 268 - 1.03 \times$ 年龄。

女性:$MIP = 104 - 0.51 \times$ 年龄,$MEP = 170 - 0.53 \times$ 年龄。

MIP 值 <$-60cmH_2O$ 时,可排除呼吸肌无力引起的呼吸困难。当 MIP< 正常预计值的 30%,易出现呼吸衰竭。对于人工通气患者,MIP 值 <$-30cmH_2O$ 脱机容易成功,MIP 值 >$-20cmH_2O$ 时,多数脱机失败。MEP 可用于评价患者的咳嗽及排痰能力。

2)跨膈压(Pdi)和最大跨膈压(Pdi_{max}):反映膈肌做最大收缩时所能产生的压力。正常人 Pdi_{max} 为 90~215cmH_2O。Pdi_{max} 明显下降,代表有膈肌无力或疲劳存在,多见于重度 COPD、神经肌肉疾病及膈神经麻痹等患者。在动态观察中,Pdi_{max} 明显降低是膈肌疲劳的直接依据。Pdi 和 Pdi_{max} 均明显下降时,考虑有膈肌疲劳,多见于重度 COPD 及神经肌肉疾病患者。

(2)呼吸肌耐力(RME):指呼吸肌维持一定水平通气的能力。主要测定指标有最大自主通气量(MVV)和最大维持通气量(MSVC)。MSVC 是指能维持 15 分钟 60% MVV 动作时的通气量。正常人 MVV 为男性约 104L,女性约 82L,COPD 患者 RME 测定减低。

（三）运动功能评估

运动功能评估一般包括运动耐力、心肺适能评估等，前者关注患者运动耐力，后者关注心-肺-骨骼肌偶联机制，评估患者运动整体及相关各器官系统的功能水平。运动耐力评估常用6分钟步行试验（6MWT）和递增往返步行测试；心肺适能评估主要采用心肺运动试验。递增往返步行测试是模拟平板运动试验与心肺运动试验，主要适用于体力稍差，难以进行平板运动试验与心肺运动试验的患者。由于递增往返步行测试所需的环境和设备要求比较高，在此不做常规评估推荐。心肺运动试验可通过同步记录测试者在额定运动应激过程中心血管、呼吸等系统参数变化情况，进而评估其运动整体及相关各器官系统的功能水平，是目前无创性心肺功能评估的金标准。

1. 6MWT　试验方法简单，价格低廉，可用于年老体弱步行困难者，能准确地反映患者日常生活活动状态的病理生理状况。

（1）测试环境：画定椭圆形或长方形的连续跑道，平坦的跑道最小直线长度为25m或30m，每5m做一标记。清晰标注起点线、调转方向标志，跑道要求没有障碍物且拐角最少。同时，保持舒适的环境温度和湿度。

（2）设备：准备患者监测设备，包括听诊器、血压计、脉氧仪、测脉率手表、遥控心电图；其他设备有秒表、便利的氧气输送系统、急救药物及器械（例如除颤器等）、供患者休息的椅子、Borg评分表、卷尺。

（3）测试前准备：清楚了解患者病史，评估是否有禁忌证或明确需要的注意事项，并签署知情同意书。建议患者穿着舒适的衣服、合适的鞋和（尽可能）避免在测试2小时以前进食。平时的药物治疗、步行使用的拐杖可继续使用。气管扩张药需要在测试前1小时内使用，或者在患者到达时使用。在测试前，休息最少15分钟，前2小时内避免剧烈运动。使用标准的指示告知患者如何使用Borg评分表；做好血压、心率、血氧饱和度、气短指数记录。

（4）测试前指引

将测试指引写在一张卡片上，向患者介绍跑道并给患者阅读以下指引："你将会进行一个6分钟步行试验。此测试的目的是要记录在6分钟内以您最快速度步行的最远距离（在跑道来回，上下走廊等）。有需要时，您可以减速。如果您想停止，我想您能在休息之后尽快继续进行步行，您将会定时被告知所剩余的时间，并鼓励您尽力继续。您的目标是在6分钟以内步行最远的距离。在测试时，除非您有问题或我问您问题；否则，请您不要说话。假如您感到胸口痛或头晕，一定要告诉我。当6分钟结束时，我会叫您停止步行并停留在原地。您有没有任何问题或疑问？"

询问并解答患者问题或疑问，在确认患者对试验过程充分理解的情况下，发出开始测试的信号，开始测试。

（5）测试期间工作：患者听到开始口令后立即开始步行，并定时被告知剩余时间，时刻监测患者是否出现异常症状，并给予一些标准的鼓励性话语。

如果患者需要，容许他坐在椅子上，并记录血氧饱和度和心率，询问患者停止的原因。测试期间，保持计时器继续运作，但要记录患者停止的时间。如有需要，每15秒重复鼓励语："如果您觉得可以的话，请尽快开始继续步行。"

在正常情况下，测试者在测试期间不会与患者一起步行，以避免影响患者步行速度，如果需要与患者一起步行，测试者应在其后面。在患者选择休息或测试完结时，需要立刻使用血氧饱和度监测仪。

（6）测试结束后的工作：在患者进行完6MWT后，测试者应当填写记录表，并分析结果。可以使用下列公式计算正常预计值。

男士：步行距离（m）＝867－[5.71×年龄（年）]＋[1.03×身高（cm）]

女士：步行距离（m）＝525－[2.86×年龄（年）]＋[2.71×身高（cm）]－[6.22×体重指数（kg/m²）]

研究发现，COPD患者6MWT平均为371m（119～705m）。COPD患者的肌无力及其常见并发症（如关节炎、心力衰竭）等是影响6MWT结果的重要因素。

（7）终止测试情况：胸口痛并怀疑是心绞痛，精神失常或缺乏协调能力，头晕，不能忍受的气短，腿部痉挛或极端腿部肌肉疲劳，血氧饱和度持续＜85%，其他临床上的原因。

（8）6MWT结果意义：测试距离变化可以用作评估运动训练计划的有效性或找出随时间改变而自然转变的运动耐力。有些患者在参加呼吸康复计划前首次检测的6MWT中只能步行很短距离如低于200m，该类患者在6MWT结果改善可能较少，可能比较适合使用改善的百分比，而不是用改变的实际距离来评估计划的有效性。对于慢性阻塞性肺疾病的患者来说，10%的改变可以认为达到临床上重要的改变。

2. 心肺运动试验　目前，心肺运动试验主要有运动跑台测试和功率自行车测试等两种测试形式。其中，运动跑台测试是在预先设定跑台速度与坡度后，患者可以慢步、快走、慢跑、快跑及爬坡等完成测试。功率自行车测试是另一种广泛应用的运动负荷方式，根据其具体的运动肢体、体位等细分为上肢功率车、下肢功率车、坐位测试及卧位测试等，其优点在于负荷水平的精细可控、数据变化平顺、对患者平衡协调能力要求较低、易于采集血液标本等。相比于功率自行车测试，运动跑台测试的峰值摄氧量高5%～10%，因运动跑台测试需要更多肌肉群参与运动，对患者的平衡协调能力要求更高。因此，合并平衡障碍者可能不适合采用运动跑台测试。除此之外，运动跑台测试方案中负荷量的瞬间增加，可造成患者各项观察参数在短时间内出现显著变化，其参数图线的平滑程度远不及功率自行车测试。

（1）心肺运动试验准备：如何优选运动跑台测试或功率自行车测试，目前仍未有标准答案。在具体操作中，测试者可根据设备条件、患者平衡与协调能力等进行选择。但无论选择何种测试方案，充分的安全保障仍然是必需的。

在测试准备阶段，根据设备运作要求，严格检测校正测试环境的温度、湿度、气压等，定期检查流速分析仪与气体分析仪等精密检测部件，必要时还要求进行标准气体校正或室内空气校正，以确保采集数据的可靠性，并完善相应记录。而对于测试中所使用的心电监测仪器、血压计等设备，特别是口件、面罩等易受呼吸分泌物污染的配件，应注意灭菌消毒。

虽然心肺运动试验的不良事件发生率不高，但由于心肺运动试验是极量或亚极量的负荷试验，仍存在一定的危险性。因此，在测试前必须明确测试的禁忌证（表49-2），在测试场所配置相应的抢救药品设备，并由具有相关培训和资格认证的专业人员开展测试工作。

测试实施前，为减轻患者精神压力，最大限度地发挥最大心肺运动潜能，发现潜在的功能障碍，应与其充分沟通，详细说明心肺运动试验的目的、实施细节、注意事项及可能出现的突发事件及处理。测试之前强调要求签署相关知情同意书。

（2）运动测试的实施：患者应穿着舒适的衣服、运动鞋，在测试前2小时或更长时间内进行清淡食物，但不应空腹，同时禁烟和咖啡2小时以上。测试者进行测试有关内容说明并确认患者已清楚和理解后，记录患者的一般情况、基础疾病、本次测试目的、既往基础疾病与药物使用情况、平时运动习惯，并根据具体情况，记录心肺系统症状出现的相关情况。

患者熟悉测试仪器是有必要的。运动跑台测试时，指导患者在跑台上进行短时间、低负荷的步行；功率自行车试验时，根据患者的身高、喜好等调节功率自行车坐垫高度及前后距离等，建议患者脚踏至最低处时膝关节接近完全伸直。

表 49-2　心肺运动试验禁忌证

分类	禁忌证
绝对禁忌证	近期内心肌梗死
	不稳定型心绞痛
	未控制的心律失常
	严重主动脉狭窄和降主动脉瘤
	急性充血性心力衰竭
	活动性或可疑的急性心包炎或心肌炎
	肺水肿或明显肺心病
	残疾人或不能合作者
	近期的动脉栓塞或肺栓塞
	急性发热性疾病
	未安装起搏器的三度房室传导阻滞
相对禁忌证	高血压（静息时收缩压大于 200mmHg，舒张压大于 110mmHg）
	静息时心动过快（大于 120 次 /min）
	频发室性期前收缩或房性期前收缩
	中度主动脉狭窄
	中重度肺动脉高压
	中度心脏瓣膜性疾病
	妊娠
	电解质异常或严重贫血
	室壁动脉瘤
	未控制的代谢性疾病
	慢性感染性疾病

　　常用的运动负荷方案为症状限制性最大递增方案和恒定功率方案，前者因负荷递增方式的不同分为斜坡递增方案与阶梯递增方案。功率自行车测试由于其负荷的精确可控，一般采用斜坡递增方案，而运动跑台测试一般则选用阶梯递增方案。在功率自行车测试最大递增方案中，一般可分为静息期、热身期、负荷期与恢复期。患者配戴相关设备仪器后，坐于测试设备上，平静呼吸，适应口件或面罩带来的不适感，测试者记录平静状态的各项参数，必要时予动脉采血，记录流速 - 容积图等，一般设定为 2～3 分钟。随后，患者进入热身期，在随后的 3 分钟内，患者进行无负荷的踏车活动，并维持踏车转速在 60r/min 左右。在负荷期，患者将承受持续增加的运动负荷，与此同时，测试者必须严密观察患者各项生命体征等参数，并注意心电图变化情况，定期询问其呼吸困难程度、面部表情等，确保实时记录相关参数，在患者提出放弃时作出合适的判断，给予鼓励或是去除负荷，转入恢复期。一般来说，负荷期应在 8～12 分钟内结束。时间过短，负荷增加过快，可能导致不能有效积累数据；而时间过长，功率增加过慢，可能因太过于沉闷或座位不适等因素导致患者终止运动。因此，自行车测试递增负荷的设置显得尤其重要。目前通用的计算方式如下：

无负荷摄氧量（ml/min）＝150＋6×体重（kg）

峰值摄氧量预测值（ml/min）＝［身高（cm）－年龄（岁）］×20（男性）或14（女性）

每分钟递增功率（W）＝［分值摄氧量预测值（ml/min）－无负荷摄氧量（ml/min）］/100

在实践中，测试者还可以根据患者的运动习惯、病情严重程度等因素，进行进一步调整。在恢复期时，去除患者运动负荷，指导其继续行无负荷或极低负荷下踏车运动，避免因运动骤然终止而带来不良反应，同时根据测试需要记录相关参数及采血，在患者心率、血压、血氧饱和度恢复静息状态时终止测试，并记录运动负荷期终止的原因、主观感受、呼吸困难程度等。

（3）测试结果与解读：相比于6MWT，心肺运动试验的最大优势在于可提供大量客观数据，反映患者的整体运动功能水平及其受限原因。心肺运动试验测量项目及其意义见表49-3。

表49-3　心肺运动试验测量项目及其意义

测量项目	意义
心电图	检测心肌氧需求与氧供应间的平衡
峰值摄氧量	在递增负荷测试中，假定尽最大努力运动摄取的最高氧量，可能等于或不等于最大摄氧量
最大摄氧量	摄氧量不随功率提高而增加时所能达到的最大摄氧量
摄氧量变化值与功率变化值比	运动的有氧份额（数值降低表明较多的无氧份额）
心排血量	评估运动中血流动力学
无氧阈	出现乳酸酸中毒前所能维持的最大摄氧量，运动耐受储备的重要决定因素
氧脉搏	每搏输出量与动静脉血氧含量差的乘积心率储备
心率储备	最大心率与实测心率间的差值，表示心脏的储备能力
动脉血压	用于检测系统性高血压、心室流出道梗阻、心力衰竭等
每分通气量及其构成	通气血流比例失调可使运动中无效腔通气量比例升高
呼吸储备	区分运动受限的心源性或肺源性的重要因素
运动时无效腔通气量与潮气量比	用于检测通气血流比例失调
呼出气流模式	评估运动中通气障碍的类型
潮气量与深吸气量比	评估运动中通气受限的严重程度

阶梯递增症状限制性运动测试方案包括 Bruce、改良 Bruce、Naughton、Balke 及 Ellestad 等方案。在上述方案中，设备通过跑台的速度与坡度对负荷功率进行调整，每级有其所对应的负荷水平。恒定负荷测试方案在临床中的应用已经逐渐增多，主要用于确定最大摄氧量及乳酸阈、测量气体交换动力学、诊断运动诱导支气管痉挛、评估颈动脉体在运动性过度通气的化学敏感性、评价药物或康复等治疗措施对心肺功能改善情况等方面。在极量水平以下同一功率的负荷测试中，恒定功率运动测试结果比递增功率测试结果要高；而在高于极量水平时，前者结果低于后者。

在实践中，通常先进行递增负荷测试取得患者的最大摄氧量或负荷功率，再根据测试目的，选取40%～100%的最大个人负荷功率进行恒定负荷心肺运动试验，从而取得特定负荷功率下的心肺功能参数水平，并进行个体治疗前后或不同个体间的差异比较。在部分 COPD 患者康复治疗的临床研究中发现,运动训练并没有显著提高患者的最大摄氧量或最大耐受负荷,但可有效延长患者的中强度恒定功率负荷运动耐受时间。

（四）精神心理评估

由于 COPD 不能够治愈,长期治疗不仅造成家庭经济负担、家庭照料者负担,同时也造成患者本人的日常功能受限、运动能力降低、生活质量下降、社会参与减少等,COPD 患者会产生抑郁、焦虑、怀疑、恐惧、愤怒等多样化心理情绪改变。心理问题与慢性疾病两者相互影响、相互加剧,严重影响患者疾病治疗过程,降低了患者的生活质量并增加死亡率。因此,应重视 COPD 患者精神心理方面的评估。

症状评定量表是针对患者心身健康状况的心理评定测验,在临床诊疗中常用的有心理卫生综合评定、生活质量、个体情绪与情感障碍等心理测验。临床常用的有关心理健康症状评定量表和情绪评定量表有抑郁自评量表(SDS)、焦虑自评量表(SAS)、90 项症状自评量表(SCL-90)、综合医院焦虑/抑郁情绪测定表、汉密尔顿抑郁量表、汉密尔顿焦虑量表等工具。

1. 抑郁自评量表　由 20 个陈述句和相应的条目组成,每个条目相当于 1 个有关症状。20 个条目反映抑郁状态 4 组特异性症状。①精神性 - 情感症状:包含抑郁心境和哭泣 2 个条目。②躯体性障碍:包含情绪的日夜差异、睡眠障碍、食欲减退、性欲减退、体重减轻、便秘、心动过速、易疲劳共 8 个条目。③精神运动性障碍:包含精神运动性抑制和激越 2 个条目。④抑郁的心理障碍:包含思维混乱、无望感、易激惹、犹豫不决、自我贬值、空虚感、反复思考、自杀和不满足共 8 个条目。20 个项目的各个得分相加是总粗分,总粗分×1.25 后所得的整数部分为标准分。粗分 >41 分,标准分 >53 分,考虑存在抑郁状态。轻度抑郁,标准分为 53～62 分;中度抑郁,标准分为 63～72 分;重度抑郁,标准分 >72 分。

2. 焦虑自评量表　焦虑自评量表也是一个含有 20 个项目、分为 4 级评定的自评量表,具有广泛的应用性,是了解焦虑症状最常用的自评工具。粗分 >40 分,标准分 >50 分,考虑存在焦虑状态,分值越高,反映焦虑程度越重。标准分 = 粗分×1.25。轻度焦虑,标准分 50～59 分;中度焦虑,标准分 60～69 分;重度焦虑,标准分≥70 分。

三、日常生活活动能力评定

ADL 是指人们在每日生活中,为了照料自己的衣、食、住、行,保持个人卫生整洁和进行独立的社区活动所必需的基本活动。近年来,关于 COPD 患者肺康复改善 ADL 的研究逐渐增多,主观和客观评估 ADL 的工具发展迅速,但是哪种评估工具更具优势,目前尚无定论。通常建议使用 Barthel 指数或伦敦胸科日常生活量表评估 ADL。

1. Barthel 指数　从进食、转移、装饰、上厕所、洗澡、行走、上下楼梯、穿脱衣服、大便控制、小便控制等 10 个方面进行评估。其评分结果为总分 100 分,60 分以上者为良,生活基本自理;41～60 分为中度功能障碍,生活需要帮助;20～40 分为重度功能障碍,生活依赖明显;20 分以下者为完全残疾。

2. 伦敦胸科日常生活量表　该量表常用来评价 COPD 患者呼吸困难症状对其 ADL 影响的量表,已在国际上广泛使用。该量表数目较少,患者容易完成。其评分标准:如果不做这样的活动,因为它是不相关的或者从来没有做过,选择 0 分,代表无论如何不会做;如果很容易完成这项活动,选择 1 分,代表没有气促;如果这项活动让您喘不过气来,选择 2 分,代表感到中等的气促;如果这项活动会让您感到很气促,选择 3 分,代表感到非常气促;如果因为呼吸困难不能完成该项活动或者因为呼吸困难且没有人能帮助完成该项活动,选择 4 分,代表不能这样做了；如果因为非常气促，由别人完成或者帮助完成该项活动，选择 5 分，代表需要别人来做到这项活动。

四、社会参与能力评定

除普适性量表外，社会参与能力评定还可应用健康状况问卷（GHQ）、疾病影响程度测定量表（SIP）、健康质量指数（QWB）、健康调查量表 36（SF-36）、WHO-DAS 2.0（中文版）等，以及一些针对各特定群体或疾病的生活质量量表。目前，针对呼吸系统疾病的专用生活质量量表主要有圣·乔治呼吸问卷、慢性呼吸系统疾病问卷（CRQ）、西雅图肺病问卷（SOLDQ）、肺功能状态量表（PFSS）等。可选择使用 WHO-DAS 2.0（中文版）进行 COPD 患者的综合能力评估，推荐使用圣·乔治呼吸问卷评估患者生活质量。

1. WHO-DAS　世界卫生组织为了评估活动和参与限制，开发 WHO-DAS。该量表基于 ICF 的理论框架，从 6 个维度对患者的整体功能状态进行标准化评估，可用于不同文化环境下的人群，具有较好的信度和效度，广泛应用于临床康复领域、残疾评定等，被 ICD-11 推荐用于整体功能评价。可用于任何健康状况下的功能评估、评估一般人口和特定群体的健康和残疾水平、比较不同疾病造成的残疾程度、监测健康和与健康相关干预措施的影响。包括 6 个维度：理解与交流，四处走动，自我照料，与他人相处，生活活动、家务活动与工作学习，社会参与；有 36 条目和 12 条目版本，可以自评或他评。

2. 圣·乔治呼吸问卷（SGRQ）　共有 50 个问题，分为 3 个主要方面，即症状、活动和对日常生活的影响；症状评分采取 5 分制，是目前评估 COPD 患者生活质量应用最广泛的量表，它具有较好的内部一致性。

五、环境和个体因素评估

（一）急性加重的风险评估

过去的 1 年中急性加重频率≤1 次，即为低风险；过去的 1 年中急性加重频率≥2 次或因急性加重而住院 1 次即为高风险。

（二）并发症评估

常见的并发症包括心血管疾病、骨骼肌功能障碍、代谢综合征、骨质疏松、抑郁和肺癌。COPD 常发生于长期吸烟的中老年人，因此常不同程度合并与吸烟、老龄相关的其他疾病。

（三）营养状况

COPD 患者趋向于分解代谢状态，多数营养不良，尤其是 COPD 晚期患者。低体重指数（BMI）对 COPD 病死率是一个有意义的预测值，许多研究已经证实，BMI < 21kg/m^2 与 COPD 病死率增加相关。体重增加，即无脂肪体重增加，可减少低 BMI 患者的死亡危险。因此，如果接诊患者 BMI 处于超重或者低体重状态时，应积极地建议其前往营养专科门诊进行评估和指导。

第二节　物　理　治　疗

COPD 是一种异质性疾病，具有不同的表型，临床表现是多变的，一部分患者可能以呼吸短促或咳嗽为主，另一部分患者则更有可能出现 COPD 加重的风险。因此，重要的是对每个患者进行个体化的风险评估，并确定哪些患者有病情加重的风险。应对不同的 COPD 类型患者进行针对性处理,开展各种COPD管理策略,包括全面评估、药物治疗、非药物治疗、患者教育、风险降低策略和健康管理等。随着临床康复一体化的不断深入,必须强调的是,康复医疗从业人员一定要了解甚至掌握COPD患者药物治疗、危险因素控制、精神心理疏导等方面的知识,能给予患者恰当的指导和答疑,指导或处理应急情况,进行必要的转诊。

COPD患者的康复治疗是基于全面评估、个体化治疗的一种综合干预,包括运动训练、健康教育和行为改变,旨在提高COPD患者的生理和情感状况,并促进长期增强健康的行为。

一、物理因子疗法

(一)神经肌肉电刺激疗法

通过神经肌肉电刺激能够诱发肌肉收缩,在肌无力的稳定期患者,特别是在肢体远端给予神经肌肉电刺激可以改善肌力、运动耐力和峰值摄氧量。

COPD患者普遍存在肌肉功能障碍,特别是营养不良和严重通气受限的患者,早期采用经皮肤的低强度电流的神经肌肉电刺激可以改变肌肉的生理结构,改善呼吸困难、运动耐量和肌力。神经肌肉电刺激的部位包括膈神经、呼吸肌和肢体肌肉,持续治疗时间约4周,更长时间的治疗能否持续获益,尚需更多研究。

(二)机械振动或振荡

机械振动或振荡是应用于胸廓或者直接用于气道的方法,以清除呼吸道分泌物。尽管有动物实验研究认为,机械振动或振荡对清除分泌物有效,对于COPD患者,机械振动或振荡能否加快痰液的排除需要更多的临床研究。胸部机械振动的影响依赖于频率,选择振动频率需要进行个体化考虑,包括患者痰液的性质、部位、量等。根据临床观察和经验,胸部机械振动或振荡对减少稳定期COPD患者痰液积聚可能有益。

视患者情况,机械振动或振荡治疗时间为10～30分钟,频率在6～25Hz,治疗方案应随个体不同,根据所用机器的波形进行调整,以确定最佳治疗频率。

二、运动疗法

(一)运动训练

运动训练是综合性肺康复方案的基石,根据处方要素设计运动训练。

1. 运动强度　运动处方中的要素之一就是运动强度。训练强度相关评估工具包括两种,即症状相关运动处方及来源于最大摄氧量的生理试验。第一种方法即症状受限为负荷强度,如中度或轻微气促(Borg评分4～6分);第二种方法即根据最大摄氧量(VO_{2max})决定训练强度。然而,由于COPD患者往往因为通气功能受限而不能获得真实的最大摄氧量,目前,大多数运动训练强度是用极量或次极量运动平板(Bruce或改良Bruce方案)评定心肺运动功能,通常将>70% VO_{2max}运动量作为高强度运动;50%～70% VO_{2max}为中等强度运动;<50% VO_{2max}为低强度运动。为达到最佳的训练效果,多建议采用中-高强度训练。但是,COPD患者往往不容易完成或耐受高强度训练,康复训练依从性较差,为保证训练效果和安全,建议高强度康复训练应由专业治疗师在康复中心完成。值得注意的是,高强度训练可以对能承受此训练水平的患者起到改善生理功能的作用,但在更广泛人群中,低强度训练对长期依从性和健康获益可能更加重要。

2. 运动时间和频率　对于理想的训练频率,目前存在争论而且没有充足证据支持。有证据认为,在规范有效的监督和管理下,训练次数为每周至少3次。然而,每周2次的监测下训练和鼓励进行家庭锻炼也显示了较好的效果。此外，一个 20 次 / 疗程的训练计划压缩在 3～4 周内完成仍然取得了阳性结果。以上证据提示，训练频率和持续时间同样重要。因此，建议 COPD 患者的运动训练 2～5 次 / 周，每次 20～30 分钟或以上。对于老年重度患者，考虑到其自身耐受条件和依从性，一般采用每周 3 次以上的较低强度运动。尽管推荐 COPD 患者的运动训练计划应持续 8～12 周，但为了维持长期效果，建议康复训练应该坚持长期进行，持续时间越长康复效果越好。

3. 训练方式　很多有效的训练方式已经应用于 COPD 患者。一般来说，大致将训练方式分为持续性（或耐力）运动训练和间歇性运动训练，前者采用步行和 / 或与踏车运动相结合，每次 20～30 分钟；后者每次时间也为 20～30 分钟，但在时间内以运动 - 休息 - 再运动的模式循环运动。持续性运动训练和间歇性运动训练产生的生理反应模式不同。持续性运动训练可以改善最大摄氧量，降低每分通气量，明显减少乳酸产物，而间歇性运动训练可以降低最大工作负荷峰值，减少腿部疼痛。与持续性运动训练相比，间歇性运动训练模式下的患者出现呼吸困难症状更少，可降低心血管事件风险，提高对高强度运动的耐受性，而且患者也更易接受和坚持。因此，需要根据患者情况，包括症状、个人喜好等，选择不同的训练模式或两者结合；为了增加康复治疗的依从性，建议家庭肺康复中的运动训练采用间歇性运动训练模式。

4. 康复训练建议　训练计划 8～12 周，为了最优化训练效果，建议每周至少监测或随访 2 次，训练持续时间越长，长期效应越好；同时，鼓励患者监测下进行独立锻炼；尽管 60%～80% 峰值摄氧量的强度为有效训练，但是低强度训练也可获益，重点是强调患者坚持，目标是耐受 20～30 分钟的高强度耐力训练（步行、单车）。为了使更严重患者能承受更高一些强度的训练，可以选择间歇性运动训练，总训练时间应保持在 20～30 分钟；训练负荷的增加应建立在患者能耐受的基础上（可以用症状评分来衡量）；推荐耐力训练和力量训练相结合，上肢训练和下肢训练相结合，力量训练可以进行 2～4 次，重复 6～12 周期。

（二）呼吸训练

研究认为，增加呼吸肌肌力可以减轻呼吸困难和增加运动耐量，呼吸肌训练包括吸气肌训练和呼气肌训练。呼吸肌训练必须保证呼吸频率和训练模式的标准化，达到足够的训练强度以取得训练疗效。同时，建议和周期性耐力训练、肌肉放松有机结合以增强康复效果。

1. 吸气肌训练　吸气抗阻训练包括最大持续通气、吸气抗阻负荷和吸气负荷阈值，可改善呼吸肌耐力。通过让患者快速吸气，提高吸气肌肉的收缩速率和强度，并延长呼气时间，保证 COPD 患者有足够的呼气时间，减少患者的呼气末肺容积和肺的过度膨胀，增加深吸气量，能减少活动导致的动态高充气，改善活动后的呼吸困难症状和疲劳感。通常每日训练 30 分钟左右，持续 8～10 周。根据患者改善情况调整训练难度。

2. 呼气肌锻炼　主要有缩腹呼气、缩唇呼气和阻力呼气等方法。

（1）缩唇呼吸训练：患者吸气后，缩口唇做吹口哨样缓慢呼气，缩唇大小程度由患者自行选择调整，以能轻轻吹动面前 30cm 长的白纸为度。

（2）对抗阻力呼吸训练：通过设置呼气相阻力，达到锻炼呼气肌肉的目的。呼气相 6～8cmH_2O 的阻力可以延长呼气时间，促进气体从肺泡内排出，减少肺内残气量。此外，采用吹瓶呼吸、吹气囊呼吸和发声呼吸等方法，使支气管内保持一定的压力，增加呼气阻力。

（3）吸气末停顿呼吸锻炼：患者取坐位，全身放松，保持安静，在深吸气末作一停顿，此时会厌和声带仍为开放状态，停顿时间约占呼吸周期的 1/4，再徐徐呼气。要求吸、停、呼比例在 1:1:2 左右。采用这种训练方法能较快使患者的呼吸形态由浅快转为深慢。

3.呼吸再训练　浅快呼吸增加了无效腔通气，加上气流通过狭窄的气道，从而增加呼吸气流阻力。COPD患者募集肌肉的模式发生改变，需要通过腹式呼吸和缩唇呼吸帮助扭转通过肋间呼吸肌优势主导产生通气压力的方式。

选择头下倾15%～25%的体位开始，请患者一手放在锁骨下方的胸部，另一只手放在腹部，然后通过鼻子深深吸气；放在腹部的手可体会腹部向下向外扩张，向下可扩张至耻骨联合上方，而在胸部的手感受运动幅度越小越好。呼气时，腹部肌肉收缩和放在腹部的手同步压迫腹部，气体通过缩紧的嘴唇呼出，呼出气流稳定且尽可能时间长些。适当控制呼出气流大小，通常在患者面前放蜡烛或一张薄纸，将火焰忽隐忽暗慢慢吹灭或纸张能持续轻微飘起不落下。这样可以均衡胸膜腔和支气管腔之间的压力，防止小支气管塌陷，降低呼吸频率，协调呼吸模式。

（三）呼吸肌放松

呼吸模式或呼吸肌负荷轻微变化即可引发急性呼吸肌疲劳和衰竭。因此，训练和肌肉放松相互交替是康复训练的一个基本原则。一方面可以通过呼吸肌辅助仪器来帮助膈肌休息和放松，如无创呼吸机等；另一方面，可通过放松和柔韧性练习，使呼吸肌获得放松时间。

杰克布森渐进式放松练习理论认为，肌肉在最大用力收缩后可出现最大限度的放松，该理论可用于COPD患者上胸部及肩部肌群的放松训练。例如，将手放于患者一侧肩部，向下施力，同时要求患者进行耸肩对抗，持续数秒后停止对抗，并要求患者平静缓慢呼吸、放松肩部及上胸部；同时，指导患者双上肢水平外展、掌心向上进行肩部肌群的收缩-放松活动，增强放松效应。

柔韧性训练可以借助呼吸操、太极拳、拉伸等方法，帮助呼吸肌和四肢骨骼肌放松，提高肢体的灵活性及对肢体的控制能力，改善因慢性疾病迁延进展而出现的骨骼肌紧张和疲劳；同时，可以帮助缓解焦虑心理，提升锻炼主动性，从而有利于提高患者日常生活活动水平。

三、气道廓清技术

气道廓清技术用于提高气管内黏液纤毛系统的清除功能，特别是分泌物的清除。在肺部疾病状态下，使用主动循环呼吸技术、自主引流、胸部叩拍或振荡、肺内叩击通气、吸/呼气辅助咳嗽等气道廓清技术可增强黏液纤毛清除功能。但是，何种技术更具有优势，目前尚未定论。在COPD患者中，使用气道廓清技术时应考虑是否合并支气管扩张、痰量多寡、痰积聚位置、气道阻塞程度、咳嗽能力和肺弹性回缩力等因素。重要的是，根据患者肺功能和分泌物情况，包括潮气量、黏液/痰栓对肺泡压力影响、痰多少、咳嗽能力弱等，切合实际地选择合适的技术手段，并结合体位摆放、躯体活动、供氧等，制订气道廓清方案，促进分泌物清除。相比于其他气道廓清技术，主动循环呼吸技术可有效地清除支气管分泌物，并能改善肺功能而不加重低氧血症。

主动循环呼吸技术适用于支气管分泌物量大的患者，可以单独应用或辅以其他技术。该技术分为三个部分，即呼吸控制、胸廓扩张运动和用力呼气技术。呼吸控制的作用是放松紧张的呼吸肌，减少或避免气道痉挛，帮助患者按照自身的速度和深度进行潮式呼吸，并鼓励其放松胸部和肩部，尽可能地利用下胸部及膈肌呼吸模式来完成呼吸，这种呼吸模式可使肺部和胸壁回复至静息位置。持续维持此呼吸方式，直到患者开始进行胸廓扩张运动或用力呼气技术中的呵气动作。胸部扩张运动的作用是松动分泌物、充分扩张胸廓和肺组织、改善呼吸肌功能。气流对气道清洁非常重要，治疗师将手放置在患者胸廓两侧，引导患者吸气时尽量扩张胸廓，并在吸气末通常需屏气 3 秒，在减少肺组织塌陷的同时，可迫使气体移动到肺部通气较少的区域，最后通过缩唇呼吸，慢慢把气体排出。用力呼气技术作用是清除分泌物，由 1～2 次用力呼气（呵气）组成，随后进行呼吸控制。呵气可以使低肺容积位的更多外周分泌物移出，当分泌物到达更大、更近端的上气道时，在高肺容积位的呵气或咳嗽可以将这些分泌物清除。

第三节 作 业 治 疗

COPD 患者的作业治疗重点是关注日常生活活动的特殊训练，其主要指在日常生活活动过程中进行能量节省的技巧训练，教会患者用何种方式进行每日的活动可以减轻呼吸困难和乏力，教育患者安排他们的家庭空间和时间，以便更好地进行日常生活活动、改进功能，使每日生活中最常见的活动或运动实现最优化。

一、教会患者呼吸控制

鼓励患者在自然情况下，通过放松肩部和胸上部并用胸下部轻柔的呼吸，保持可持续的缓慢呼吸，即自然呼吸频率和正常的潮气量，不进行强迫性呼气。

二、教会患者利用有效体位开展节能运动

患者在站立或坐着时可以采用背对墙壁、身体前倾的姿势，进行日常生活活动；上楼训练时，患者可以进行呼吸控制训练如上第一阶楼梯时吸气，然后在第二阶楼梯时呼气，如此反复，以保持有节律的呼吸模式并尽量减少活动时屏气。

三、教会患者在日常生活活动中缩唇呼吸

缩唇呼吸是指通过半开的嘴唇进行适当的主动呼气，呼气压大约为 $5cmH_2O$。在患者运动或日常生活活动过程中，有意识地进行缩唇呼吸，能帮助形成慢而深的呼吸模式，从而改善患者症状和增强运动能力。

四、指导患者减少耗能

指导家庭环境改造，优化生活空间和设施的设计和布局，并指导选择恰当的辅助工具，以改善穿衣、洗澡、做饭，以及家中步行等，同时帮助简化家务/工作流程的方法，提高工作效率和安全。

五、上肢训练

COPD 患者在完成上肢日常生活活动时特别容易气短。非支撑性上肢活动容易使膈肌运动，导致其较早疲劳。因此，指导患者多使用支撑性上肢运动完成日常生活活动。同时，加强非支撑性上肢运动训练，包括体育运动、上肢开链运动等，以改善上肢肌力和耐力。

六、康复教育和认知训练

康复教育不仅仅是教会患者基本知识、技能等各种技巧，更重要的是改变患者对疾病的认知，通过对疾病控制的自我管理即规范健康行为方式和改善自我效能，达到改善生活质量的目的。康复教育看起来并不能降低呼吸困难程度，也不能提高患者运动耐力，但是患者的自我认

知提高可以改变患者对疾病的态度，增强患者稳定期甚至急性加重期的自我管理，以及促进康复训练的坚持、调整和适应等自我康复计划实施。因此，应将康复教育和认知训练纳入综合性康复治疗计划的核心内容。

第四节　康复辅助器具

在功能受损严重的患者中，助行器等辅助器具可以快速改善患者步行距离、通气、呼吸困难，给患者更多安全感，提高患者活动能力，改善其生活质量，促进其更好地参与社会活动。

选择最可能规律性使用助行器的患者人群使用康复辅助器具，可以帮助取得更大的获益。对于老年 COPD 严重患者，建议选择有四轮助行器，可以帮助避免长期卧床 / 坐立导致肌肉功能下降。同时，应帮助患者积极参与社会活动，促进其获得更好的生存体验。

（李新平　张鸣生）

第五十章

普拉德－威利综合征康复评定与治疗

普拉德－威利综合征（Prader-Willi syndrome，PWS），是一种以下丘脑－垂体轴功能障碍为特征的遗传性内分泌疾病，该疾病由 15 号染色体长臂（位置 15q11～13）异常所导致的，是一种罕见的先天性遗传性疾病。PWS 的典型临床症状是新生儿及婴儿期肌张力低下、吸吮无力、喂养困难、哭声微弱、发育迟缓、性腺低下；伴（或不伴）特殊的外观，如前额窄凸、长头、杏仁眼、小嘴、薄上唇、嘴角下垂、小手小脚、男童大多数隐睾；1～3 岁后食欲旺盛，无法控制食欲，缺少饱腹感，有强烈的索食行为，导致体重快速增加，造成威胁生命的肥胖；6 岁前发育迟缓、轻到中度智力障碍、易暴怒、顽固、对抗、爱争辩、敌对的、爱说谎；还可能有骨密度低、甲状腺疾病、性腺功能减退及青春期延迟或停滞等表现。中年期肥胖会导致阻塞性睡眠呼吸暂停、2 型糖尿病和其他代谢综合征。

PWS 在活产婴儿中的发病率为 1/30 000～1/10 000，年病死率在 1%～4%，发病无种族和性别差异，我国缺乏流行病学资料，国内发病率不明。本病早期确诊率低，目前尚无法根治，只能对症治疗，且终身需要照料和监管，对患者的健康和寿命造成严重影响。随着 PWS 患者年龄增长，其认知功能、情绪控制、生活自理方面的不足成为家庭负担的主要来源，也给患儿和家庭的生活质量带来了重大影响。早期诊断、尽早治疗及综合管理可以在极大程度上改善该病患儿的远期预后。PWS 患儿的综合管理需要包括新生儿、内分泌遗传代谢、营养、儿童保健、精神心理和康复等多个学科的相互协调合作，从而实现缩短住院时间，尽早脱离鼻饲喂养，及时发现内分泌紊乱，尽量避免生长发育迟缓和肥胖发生，改善认知和促进心理行为健康发展的目标。

第一节 康复评定

随着精准医学研究的深入、临床诊疗水平的提高及分子遗传学技术的发展，PWS 的早期诊断率明显提高，使 PWS 早期治疗和改善预后成为可能。PWS 患儿病史重点为询问家族史、孕产史、生长发育史、喂养史等；了解有无合并症（如癫痫等）。PWS 评定包括体格发育评定、发育能力评定、运动功能评定、语言认知功能评定、感觉统合评定、日常生活活动能力评定及社会生活适应能力评定。

一、体格发育评定

（一）头围

表示头颅的大小和脑的发育程度，是婴幼儿及学前儿童生长发育的重要指标。测量方法为自眉弓上缘最突出处经枕后结节绕头一周的长度。

（二）体重

衡量体格发育和营养状况最重要的指标。

（三）身高

指头、脊柱和下肢长度的总和，3岁以下卧位测量身长，3岁及以上立位测量身高。

（四）体重指数（BMI）

指体重（kg）除以身高的平方（m^2），同性别、同年龄BMI可用于诊断儿童肥胖。儿童BMI百分位数≥同性别同年龄儿童第85百分位（P_{85}）属于体重超重，BMI百分位数≥第95百分位（P_{95}）则为肥胖。

二、发育能力评定

（一）新生儿20项行为神经测查（NBNA）

适用于足月新生儿，早产儿需要胎龄满40周后，能较全面地反映新生儿大脑发育的状态；整个评定应在10分钟内完成，评定内容包括行为能力（6项）、被动肌张力（4项）、主动肌张力（4项）、原始反射（3项）和一般评估（3项），每项评分为0分、1分、2分（表50-1），满分为40分，35分以下为异常。如果评分低于35分，1周后再次评估，仍不正常者2周后再复查。

表50-1　新生儿20项行为神经测查内容及标准

项目		检查时状态	评分标准		
			0分	1分	2分
行为能力	1. 对光习惯形成	睡眠	≥11次	7～10次	≤6次
	2. 对声习惯形成	睡眠	≥11次	7～10次	≤6次
	3. 对格格声反应	安静觉醒	头眼不转动	眼或头转动<60°	眼或头转动≥60°
	4. 对说话的脸反应	安静觉醒	不转动	眼或头转动<60	眼或头转动≥60°
	5. 对红球反应	安静觉醒	不转动	眼或头转动<60	眼或头转动≥60°
	6. 安慰	哭	不能	困难	容易或自动
被动肌张力	7. 围巾征	觉醒	上肢环绕颈部	肘略过中线	肘未到中线
	8. 前臂弹回	安静觉醒	无	慢、弱>3s	活跃，可重复≤3s
	9. 下肢弹回	安静觉醒	无	慢、弱>3s	活跃，可重复≤3s
	10. 腘窝角	安静觉醒	>110°	90°～110°	<90°
主动肌张力	11. 颈屈、伸肌主动收缩（头竖立）	觉醒	缺或异常	有、困难	好、头竖立1～2s或以上
	12. 手握持	安静觉醒	无	弱	好、可重复
	13. 牵拉反应	安静觉醒	无	提起部分身体	提起全部身体
	14. 支持反应直立位	安静觉醒	无	不完全，短暂	有力，支持全部身体
原始反射	15. 踏步或放置	安静觉醒	无	引出困难	好，可重复
	16. 拥抱反射	安静觉醒	无	弱、不完全	好，完全
	17. 吸吮反射	安静觉醒	无	弱	好，和吞咽同步
一般评估	18. 觉醒度	觉醒	昏迷	嗜睡	正常
	19. 哭	哭	无	微弱，尖，过多	正常
	20. 活动度	觉醒	缺或过多	略减少或增多	正常

（二）格塞尔发育量表

该量表适用于 4 周～72 月龄儿童，内容包括适应性、大运动、精细动作、语言、个人 - 社交 5 个方面的功能区，最终结果用发育商（DQ）表示儿童的生长发育程度。

三、运动功能评定

（一）反射发育的评定

与婴幼儿粗大运动发育相关的反射发育有原始反射、立直反射和平衡反应。

1. 原始反射　出生即存在，多于 2～6 月龄消失，包括觅食反射、手握持反射、拥抱反射、侧弯反射、紧张性迷路反射、放置反射、阳性支持反射、交叉伸展反射、踏步反射等，原始反射缺如、减弱、亢进或延迟消失均为异常表现。原始反射的检查方法及意义见表 50-2。

表 50-2　原始反射的检查方法及意义

原始反射	检查方法	反应	存在时期	意义
觅食反射	用手指触摸小儿的口角或上下唇	小儿将头转向刺激侧，出现张口寻找乳头动作	0～4 月龄	该反射缺如、残存都预示着婴儿可能存在发育异常
手握持反射	将手指或其他物品从小儿手掌的尺侧放入并按压	小儿手指屈曲握物	0～4 月龄	肌张力低下患儿不易引出
拥抱反射	拉小儿双手慢慢抬起，当肩部略微离开桌面（头并未离开桌面）时，突然将手抽出	拥抱型：小儿两上肢对称性伸直外展，下肢伸直、躯干伸直，拇指及示指末节屈曲，呈扇形张开，上肢屈曲内收呈拥抱状态 伸展型：小儿双上肢突然伸直外展，迅速落到床上，小儿有不快感觉	拥抱型：0～3 月龄 伸展型：4～6 月龄	肌张力低下婴儿难以引出
侧弯反射	小儿处于俯卧位或俯悬卧位，用手指刺激一侧脊柱旁或腰部	婴儿出现躯干向刺激侧弯曲	0～6 月龄	肌张力低下婴儿难以引出
紧张性迷路反射	将小儿置于仰卧位及俯卧位，观察其运动和姿势变化	仰卧位时身体呈过度伸展，头后仰；俯卧位时身体以屈曲姿势为主，头前屈，臀部凸起	0～4 月龄	脑损伤婴儿可持续存在
放置反射	扶小儿呈立位，将一侧足背抵于桌面边缘	婴儿将足背抵于桌面边缘侧下肢抬到桌面上	0～2 月龄	脑损伤婴儿可持续存在
阳性支持反射	使小儿保持立位，足底着桌面数次	下肢伸肌肌张力增高，踝关节跖屈	0～2 月龄	不出现或 3 个月以后仍阳性，提示神经反射发育异常
交叉伸展反射	仰卧位，检查者握住小儿一侧膝部使下肢伸直，按压或敲打此侧足底	可见对侧下肢先屈曲，然后内收、伸直，似要蹬掉这个刺激	0～2 月龄	2 个月以后仍阳性，提示反射性成熟迟滞
踏步反射	扶持小儿腋下呈直立位，使其一侧足踩在桌面上，并将重心移到此下肢	可见负重侧下肢屈曲后伸直、抬起，类似迈步动作	0～3 月龄	肌张力低下婴儿该反射减弱

2. 立直反射　又称矫正反射，是平衡反应的物质基础，肌张力异常的患儿可影响立直反射的建立。立直反射包括颈立直反射、躯干立直反射、迷路性立直反射、视性立直反射和保护性伸展反射（表50-3）。

表50-3　立直反射的检查方法及意义

名称	检查方法	反应	存在时期	意义
颈立直反射	小儿仰卧位，检查者将小儿头部向一侧转动	小儿的肩部、躯干、骨盆都随头转动的方向而转动	出生后持续6~8个月	延迟出现提示有脑损伤，肌张力异常和原始反射异常可影响立直反射建立
躯干立直反射	小儿呈仰卧位，检查者握住小儿两下肢向一侧回旋成侧卧位	小儿头部也随着躯干转动，并有头部上抬的动作	2~3月龄至5岁	
迷路性立直反射	用布蒙住小儿双眼，检查者双手扶住小儿腰部，使小儿身体向前、后、左、右各方向倾斜	无论身体如何倾斜，小儿头部仍能保持直立位置	3~4月龄至终生	
视性立直反射	双手抱起清醒、睁眼的小儿，放于检查者的膝上，然后将小儿身体向前、后、左、右倾斜	无论身体如何倾斜，小儿头部仍能保持立直位置	4月龄至终生	
保护性伸展反射	托住小儿胸腹部，俯悬卧位，将小儿头部向前下方俯冲一下	迅速伸出双手，稍外展，手指张开，似防止下跌的保护性支撑动作	6~7月龄至终生	

3. 平衡反应　神经系统发育的高级阶段，中枢位于大脑皮质，是人站立和行走的重要条件。平衡反应的检查方法及意义见表50-4。

表50-4　平衡反应的检查方法及意义

名称	检查方法	反应	存在时期	意义
卧位倾斜反应	患儿于倾斜板上取仰卧位/俯卧位，上下肢伸展，倾斜板向一侧倾斜	头部挺直的同时，倾斜板抬高一侧的上、下肢外展，伸展，倾斜板下降一侧的上、下肢可见保护性支撑样伸展动作	6月龄至终生	延迟出现或不出现提示脑发育落后或脑损伤
坐位反应	小儿取坐位，检查者用手分别向前方、左右方向、后方推动小儿，使其身体倾斜	小儿为了维持平衡，出现头部与胸部立直反应的同时，分别出现两上肢迅速向前方伸出；倾斜侧上肢立刻向侧方支撑，另一侧上肢有时伸展；两手迅速伸向后方做支撑动作	前方6月龄至终生侧方7月龄至终生后方10月龄至终生	
跪位反应	小儿取跪立位，检查者牵拉小儿的一侧上肢，使之倾斜	婴儿出现躯干向刺激侧弯曲	15月龄至终生	
立位反应	小儿取站立位，检查者用手分别向前方、左右方向、后方推动小儿，使其身体倾斜	小儿为了维持平衡，出现头部与胸部立直反应及上肢伸展的同时，分别出现腰部向前方、左右方向、后方弯曲，以及脚向前方、左右方向、后方迈出一步	前方12月龄至终生侧方18月龄至终生后方24月龄至终生	

（二）Alberta 运动量表

适用于 0～18 月龄婴幼儿（<37 孕周的婴儿，需进行年龄矫正），包括 58 个项目，主要对婴儿负重、姿势、抗重力运动三方面特征进行评定，分为俯卧位（21 项目）、仰卧位（9 个项目）、坐位（12 个项目）、站立位（16 个项目）。每个体位得分：最不成熟的与最成熟的"观察到"项目之间的项目为该婴儿的运动"窗"；将最成熟的"观察到"项目之前，每项计 1 分；"窗"内"观察到"的项目每项计 1 分；"窗"内"未观察到"的项目每项计 0 分，得出每个体位下的得分，最后将四个体位下的得分相加得出 Alberta 运动量表（AIMS）总分，总分与正常同龄儿得分所绘制的图表对照。

（三）肌力、关节活动度评定

1. 肌力评定　常用方法为徒手肌力评定（MMT），分级标准为六级。

2. 关节活动度评定　针对小儿使用特殊关节活动度评定方法，正常婴儿关节活动度范围见表 50-5。

表 50-5　正常婴儿关节活动度范围

表现	关节活动度			
	1～3 月龄	4～6 月龄	7～9 月龄	10～12 月龄
围巾征	手不达肩 肘不过中线	手可达肩 肘过中线	手过肩 肘过中线	手过肩 肘过中线
腘窝角	$80°～100°$	$90°～120°$	$110°～160°$	$150°～170°$
足背屈角	$60°～70°$	$30°～60°$	$30°～60°$	$30°～60°$
足跟耳征	$80°～100°$	$90°～130°$	$120°～150°$	$140°～170°$
内收肌角	$40°～80°$	$70°～100°$	$100°～140°$	$130°～150°$

（1）牵拉试验：小儿取仰卧位，检查者握住小儿双手向小儿前上方牵拉，正常小儿 5 月龄时头不再向后垂，上肢主动屈曲。肌张力低时头后垂，不能主动屈肘。

（2）臂弹回试验：使小儿上肢伸展后，突然松手，正常时在伸展上肢时有抵抗，松手后马上恢复原来屈曲位置。

（3）围巾征：将小儿手通过前胸拉向对侧肩部，使上臂围绕颈部，尽可能向后拉，观察肘关节是否过中线；新生儿不过中线，4～6 月龄小儿过中线。

（4）股角（又称内收肌角）：小儿取仰卧位，检查者握住小儿膝部使下肢伸直并缓缓拉向两侧，尽可能达到最大角度，观察两大腿之间的角度（图 50-1）。肌张力增高时角度减小，降低时角度增大。正常时 4 月龄后应大于 90°。

（5）腘窝角：小儿取仰卧位，屈曲大腿使其紧贴到胸腹部，然后伸直小腿，观察大腿与小腿之间的角度（图 50-2）。正常 4 月龄后该角度应大于 90°。

（6）足背屈角：小儿取仰卧位，检查者一手固定小腿远端，另一手托住足底向背推，观察足从中立位开始背屈的角度（图 50-3）。肌张力增高时足背屈角减小，降低时足背屈角增大。正常 4 月龄后为 30°～60°。

（7）足跟耳征：小儿取仰卧位，检查者牵拉足部尽量靠向同侧耳部，骨盆不离开床面，观察足跟与髋关节的连线与桌面的角度（图 50-4）。正常小儿 4 月龄后该角度应为 90°。

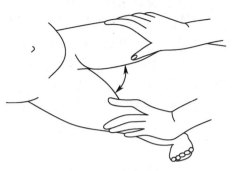

图 50-1　内收肌角

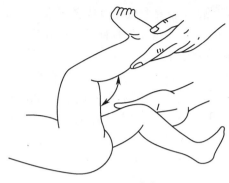

图 50-2　腘窝角

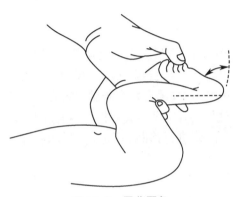

图 50-3　足背屈角

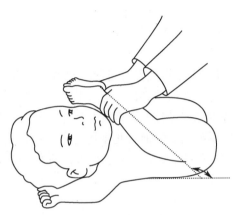

图 50-4　足跟耳征

（四）粗大运动功能评定量表-88 项

粗大运动功能评定量表-88 项（GMFM-88）适用于 0～5 岁正常儿童运动能力评估。GMFM 共有 88 项，内容分为五个能区，每项原始分为 3 分，总原始分为 264 分。A. 卧位与翻身能区，计 17 项，总原始分为 51 分；B. 坐位能区，计 20 项，总原始分为 60 分；C. 爬和膝立位能区，计 14 项，总原始分为 42 分；D. 立位能区，计 13 项，总原始分为 39 分；E. 行走与跑、跳能区，计 24 项，总原始分为 72 分。在完成 88 项测试后，将每项测试结果输入 GMFM 软件制成的数据库，打印测试结果，也可用手工计算。评分结果计算方法：①各能区百分比 =（能区所得总分 ÷ 能区原始分）×100%；②总百分比 =5 个能区原始分占各自总分百分比之和再除以 5。

（五）Peabody 运动发育评定量表

适用于 0～72 月龄儿童，是一种定量和定性功能评定量表，包括 2 个相对独立的部分，即粗大运动评估量表（GM）151 项、精细运动评估量表（FM）98 项，包括姿势、反射、移动、实物操作、抓握和视觉运动整合共 249 项；每一项采用 0 分、1 分、2 分 3 级评分，结果以粗大运动、精细运动和总运动的发育商来表示。其中 GM 评估儿童应对环境变化的能力，维持姿势平衡的能力，移动能力及接、扔、踢球的能力，FM 评估儿童运用手指、手及上臂抓握，画图和操作物体的能力。

（六）肌肉骨骼异常的评定

肌肉骨骼异常见于 PWS 患儿，且具有多样性，患儿的起病年龄和骨骼异常特征表现不一，其中脊柱侧凸在患儿中较为常见，但骨骼改变的具体机制及骨骼异常与基因型是否有关仍需进一步研究。PWS 患儿脊柱侧凸的发生率在 40%～90%。大约 15% 的 PWS 患儿会发展为严重的侧凸，需要配戴支具或者手术。越早发现侧凸，则越可能用支具来纠正。PWS 患儿在两个高峰年龄表现出脊柱侧凸。在 4 岁以下，绝大多数为 C 型侧凸，可能与肌张力低有关。第二个高峰年龄集中在 10 岁左右，通常是更常见的特发性 S 型侧凸。对于 PWS 患儿应该在幼儿开始独坐后开始筛查，并持续到骨骼发育成熟，建议 4 岁以下 PWS 患儿每年行 X 线片监测。

脊柱侧凸常用的评估方法有 Adman 向前弯腰试验，嘱患儿站立，双足并拢，双膝伸直，前屈躯干，两臂下垂，掌心相对；检查者从患儿前面、后面、侧面观察背部两侧是否平齐和有无前凸或后凸；并联合应用脊柱旋转测量尺来评估躯干旋转角度。对于 Adman 向前弯腰试验阳性、躯干旋转角度≥5°的患儿，通常需进一步行全脊柱 X 线片检查。

PWS 患儿也可发生骨质疏松（易骨折）、髋关节发育不良（易脱位）、足外翻、下肢平衡异常，需进行相应的评定。

四、语言认知功能评定

（一）语言发育迟缓评估

PWS 患儿具有不同程度的语言发育障碍（3 岁开始说话）。目前国内公认的、使用频率最高的评定方法是 S-S 法，适用于 1～6.5 岁的语言发育迟缓儿童，适合除听力障碍所致语言障碍外各种原因导致的语言发育迟缓儿童；无论实际发育年龄多大，语言发育年龄只要在言语符号尚未掌握到学龄前的儿童均适合本检查法。S-S 法针对儿童对符号形式与指示内容关系、基础性过程检查、交流态度三个方面进行评定，并对其语言障碍进行诊断、评定、分类和有针对性的治疗。

1. 符号形式与指示内容关系　为本量表的核心，将儿童发展分为 5 个阶段，将评定结果与正常儿童年龄水平相比较，即可发现是否存在语言发育迟缓。

2. 基础性过程检查　用于可以用手操作的患儿，检查内容包括放入小球、延迟反应、图形辨别、积木搭建、描线。检查顺序为语言发育差的患儿 / 新生儿从放入小球、延迟反应开始，1～2 岁从镶嵌图形、积木、描线开始，3 岁及以上儿童从 10 种图形、积木搭隧道、描十字开始。

3. 交流态度　内容包括注意他人动作、视线、对他人指示的回应等。分为：Ⅰ，交流态度良好；Ⅱ，交流态度不良。

（二）认知功能评定

PWS 患儿 6 岁以前认知、语言、运动功能落后明显，患儿 IQ 在 40～105 分，平均 70 分，少部分人呈严重智力障碍或正常智力，学龄期存在严重的学习困难及行为问题。主要评估方法有韦氏智力量表、格塞尔发育量表等。

1. 韦氏智力量表　包括韦氏幼儿智力量表（适用于 3.5～6.5 岁）、韦氏儿童智力量表（适用于 6～16 岁）、韦氏成人智力量表（16 岁以上人群）。

2. 格塞尔发育量表　该量表中的适应性能区是儿童对外界刺激物分析和综合的能力（对物体环境的精细感觉），是后期智力的先驱，可作为 0～6 岁儿童智力障碍诊断的重要依据。

（三）吞咽功能评定

PWS 患儿在新生儿期临床常见反应差、肌张力低下、吸吮无力、喂养困难等症状，如果早期不积极采取干预措施，会引起严重营养不良，甚至导致死亡。可采用新生儿口腔运动评定量表（NOMAS）来评定口腔运动功能，该量表包括 28 个条目，分别对颌运动功能（14 个条目）（如下颌开闭速率、节律、一致性）、以及舌运动功能（14 个条目）（如舌运动方向、范围和速率等）进行评估。采用 0 分、1 分、2 分 3 级评分方法，分数越高表示吸吮功能越好。

五、感觉综合评定

PWS 患儿的感觉运动刺激（摇摆、旋转、跳跃、游泳、振动、挥动等）在任何年龄段都必不可少。在婴儿期，这种感觉运动刺激的缺失会导致终身的感觉障碍。感觉统合相关的评估方法有儿童感觉统合能力发展评定量表，此量表适用于 6～11 岁的儿童，由 58 条目组成，包括前庭功能（14 条）、触觉防御（21 条）、本体感觉（12 条）、学习能力（8 条）、大年龄儿童的问题（3 条），由父母填写；各条目按程度不同（从不这样、很少这样、有时候、常常如此、总是如此）进行评分（分别记为 5 分、4 分、3 分、2 分、1 分）。结果判断时根据儿童的年龄将原始分换算成标准分进行评定（标准分≤40 分者说明存在感觉统合失调现象，31～40 分别为轻度、20～30 分为中度、20 分以下为重度）。

六、日常生活活动能力评定

（一）BADL

采用 MBI 评定。

（二）IADL

采用 IADL 量表评定。

七、社会生活适应能力评定

（一）婴儿-初中生社会生活能力评定

适用于 6 月龄～15 岁的儿童，包括独立生活、运动能力、作业能力、交往能力、参加集体活动、自我管理能力六部分的 132 个项目。由家长或每日照料人根据相应年龄逐项填写，≥10 分为正常。

（二）儿童适应性行为评定量表

此量表适用于 3～12 岁儿童，评定内容包括感觉运动（6 项）、生活自理（10 项）、语言发展（9 项）、个人取向（10 项）、社会责任（9 项）、时空定向（4 项）、劳动技能（7 项）和经济活动（4 项）等 8 个分量表，共 59 个项目，各年龄段均可接受所有功能的分量表评定。

第二节 物理治疗

PWS 婴儿期肌张力低是主要临床特征之一，动作发展迟缓，如 8 月龄才会抬头，1 岁才会坐，2 岁才会走，学龄儿童动作发展相比同龄人晚 1～2 年。虽然随着年龄增加，肌张力有所改善，但是肌力、协调度、平衡感上的缺失仍持续存在。

一、婴儿期

（一）头控制训练

1. 转头训练　患儿仰卧，在距眼睛 30cm 处使红色玩具沿弧形移动，训练眼和头的转动。

2. 俯卧抬头训练　婴儿俯卧（可趴在小枕头上），屈肘，前臂支撑于床面（注意肘关节应在肩关节前方），治疗师扶住患儿双上臂，可让家长在患儿头前上方用玩具逗引患儿训练抬头，必要时稍加帮助。

3. 拉起抬头训练　婴儿仰卧，轻轻牵拉其双肩或双臂、双手（根据患儿功能状况），家长可在患儿前方以玩具吸引，必要时给以帮助拉起使头能努力不滞后，直至头能随身体抬起。

（二）翻身训练

患儿仰卧位，翻身侧的上肢上举，治疗师以颜色鲜亮的玩具诱导患儿翻身，如果不能独立翻身，治疗师可将手放到患儿腰骶部辅助其翻身。

（三）坐位训练

1. 扶坐训练　患儿坐于床上或治疗师腿上，治疗师在其后方扶住其腋下或躯干、髋部（根据患儿功能状况），家长可在前方用玩具吸引患儿，引导患儿双上肢前伸够物。

2. 双手支撑坐　患儿坐于床上，治疗师在其后方辅助其取坐位，双手握住患儿肘关节伸直，使患儿双手支撑于床上。

3. 独坐训练　患儿坐于床上，治疗师在其后方辅助其取坐位姿势。

4. 动态坐位平衡　能静态独坐后，用玩具训练动态坐位平衡，向左向右转动身体能保持平衡，独坐时双手可玩玩具或左右转身。

（四）腹爬和四爬训练

1. 腹爬训练　患儿俯卧位，腹部贴床面，治疗师在其后方使一侧上肢前伸，另一侧下肢屈曲，推动屈曲侧下肢前进，双侧交替进行。

2. 四点支撑　患儿手膝跪位，使其双上肢充分伸直，双手（注意手指伸展）支撑床面，家长可握住患儿肘关节辅助其支撑，治疗师辅助其双下肢屈髋屈膝 90°，头自然抬起，在四点支撑的基础上，可诱导患儿交替前伸上肢。

3. 四点爬　患儿取四肢支撑体位，治疗师可与家长配合，让患儿一侧上肢向前，同时对侧下肢也向前移动，双侧交替进行。

（五）站立训练

1. 扶站　患儿面向床沿站立，双足分开与肩同宽，其上肢前伸并撑于床，治疗师扶住患儿骨盆两侧以辅助其站立，并逐渐减少辅助，注意避免出现膝过伸等。治疗师也可双手扶住其双膝，辅助其重心向后移并蹲下，然后再辅助其重心向前，鼓励其主动站起。

2. 独站　患儿站于地面，治疗师于其后方，双手扶患儿双膝以辅助其站立，仅给予预防性保护。

3. 站立平衡训练　根据患儿功能情况，可站在桌子、椅子边上、海绵垫或平衡板上进行站立平衡的练习，治疗师于其后方，鼓励患儿使用单手（或双手）向前、向侧方伸手够物；平衡板或海绵垫上训练时，治疗师双手扶住患儿骨盆两侧使其重心向前、后、侧方移动。

（六）行走训练

1. 扶手前行　治疗师双手分别握住患儿双膝或小腿中部以辅助其抬腿，双侧下肢交替进行。家长牵患儿双（或一侧）手给予辅助并鼓励其向前迈步。

2. 扶物侧行　治疗师双手握住患儿双膝或小腿中部，并辅助其向侧方迈步，家长可在侧方用玩具吸引或鼓励患儿主动迈步，注意患儿的躯干和双下肢对线。

3. 独立行走　患儿独站，家长可在患儿前方引导其向前迈步，治疗师在其后方给予预防性保护，同时注意患儿躯干、双下肢对线及上肢的摆动，并鼓励患儿目视前方。

二、幼儿期

PWS 患儿开始独立行走后，进一步的康复目标是改善行走的方式和粗大运动技巧，这个过程会包含很多有趣的活动和训练。

（一）单腿负重

患儿站立，在其前方放置一个大小和重量合适的球（如足球）；治疗师双手扶住其骨盆两侧辅助其重心移向支撑侧下肢，同时鼓励患儿踢球，让患儿获得单足支撑的经验；治疗师一手扶住其支撑侧膝关节，另一手辅助其对侧下肢屈曲，以保持单脚站的姿势，双下肢交替进行。

（二）上下台阶

患儿站立，家长可扶其双手减轻其负重，治疗师双手扶住其双膝，以辅助一侧下肢屈曲；同时鼓励患儿一侧下肢主动抬高并踩于台阶上（注意膝踝对线），然后再抬高并重新落于地面，双侧交替进行。

（三）跨越障碍物

家长扶患儿双手以辅助其保持平衡，治疗师一手握住患儿一侧膝关节以辅助其支撑，另一手握住其对侧膝关节下方以辅助其抬腿，并鼓励患儿主动跨越障碍物，两侧交替进行。

（四）蹲起训练

治疗师辅助患儿屈膝并重心向后，使其蹲下，然后通过控制膝关节、髋关节使躯干前倾、重心前移，辅助患儿站起。

（五）跪起训练

家长扶患儿双手，治疗师在其后方辅助患儿取跪立位，然后治疗师一手将患儿一侧下肢屈髋屈膝 90°，再鼓励患儿主动站起；对于能力差的患儿，治疗师可扶持患儿髋部以给予辅助，双侧交替进行。

（六）跑、跳训练

治疗师握住患儿双手，先引导患儿做半蹲姿势，然后鼓励其双下肢蓄力向上跳以训练患儿原地跳；也可进行从高处向下跳训练，让患儿站在 5cm 高的一级台阶上，治疗师握住其双手并鼓励其跳向地面，根据患儿功能状态，可慢慢增加高度。

三、学龄前期与学龄期

大多数 PWS 患儿在学龄前可以独立行走。在学龄前期，正常发育的儿童继续构建粗大运动的技巧，例如摆动双臂快跑、从台阶上跳下、攀爬、跳绳、接和扔、跳跃（先双脚，然后单脚）及骑三轮车。而 PWS 患儿会继续在这些技能上有困难，这是由肌张力低，肌肉力量、运动规划、感觉意识和早期粗大运动技能发育迟缓造成的相关障碍引起的。

（一）单脚跳

家长扶住患儿双手，治疗师一手辅助其屈曲一侧下肢，鼓励患儿稍屈曲负重侧膝关节，然后蓄力向上跳，此时治疗师和家长同时辅助其向上跳。

（二）向前跳

治疗师握住患儿双手，鼓励患儿先做半蹲姿势并跳向前方。

（三）肌力、耐力训练

肌力训练方式包括仰卧位桥式运动，不同起始高度的坐站转移，立位下弹力带固定训练腿向前或内收踢球、上下台阶等，各项肌力训练活动可穿插进行，并可融入日常生活、环境。

四、青少年及成人期

此阶段康复的主要目的是让患儿能够在维持核心力量、增强心肺功能和控制体重的同时玩得开心。此阶段应进行脊柱侧凸的筛查；可进行有氧运动，多采用步行、健身跑、游泳、骑功率自行车及四肢联动训练等训练方式,指导下游泳对所有年龄的人都很有趣;对于超重的成人,可以提供对关节低冲击的器械,例如椭圆机和健身车,有助于减少不良行为,促进健康的睡眠习惯,最终形成良好的情绪和正面的个人形象。

第三节 作 业 治 疗

一、治疗性作业治疗

1. 增强肌力、增强体耐力 可进行抬臂、举肩等抗重力姿势保持,单侧上肢承重、沙袋负重等训练,以克服上肢低张力和关节韧带松弛。

2. 促进精细运动发育训练 进行够取、抓握、捏取、双手操作能力的训练,如木插板、串珠类游戏等。

3. 手部感知觉训练 把玩各种形状、质地和用途的玩具/物品,打开和关闭容器,捡拾和释放不同形状和大小的物品,拆装和堆砌小房子,操作把手和纽扣,涂色等。

二、日常生活活动能力的训练

1. 自我照顾性 ADL 训练 如厕、穿衣、进食、梳洗、收拾个人物品及一般家居技能等训练。

2. 家务活动训练 家务指家庭的日常生活事务。家务活动内容丰富,家务训练可提高移动能力、上肢在一定范围内活动的能力、手的精细动作能力、足够的体力、基本的智力、交流能力等。

3. 复杂性 ADL 训练 训练目的是为患儿参与社会活动创造条件,加强患儿参与社会活动所需的感知经验、认知能力、社交技巧和语言理解及表达技巧等。按部就班地提高患儿适应及参与社会活动的能力,如到超市购物、到理发店理发、搭乘地铁或公交等,使患儿能获得参与社会活动的平等机会和乐趣。

三、感觉统合治疗

1. 前庭平衡觉训练 前庭系统功能弱的患儿表现为动作笨拙、经常摔倒、学习新活动有困难、注意力不集中、易冲动等;训练方法为前翻滚、荡秋千、摇摆木马、蹦床、转抱桶、爬行、过河石、平衡木、滑板、滑滑梯等。

2. 本体感觉训练 本体感觉功能弱的患儿主要表现为喜欢咬或嚼东西、碰触或抓握物体不能区分轻重、喜欢用力地跑跳及推拉、喜欢扶墙走路、写字用力或写不好字、口齿不清等;训练方法为花样蹦床、滑板蹬墙、羊角球、袋鼠跳、抛接球等。

3. 触觉训练 触觉功能弱的患儿常表现为感觉敏感度降低(如疼痛、温度等)、不喜欢梳头或刷牙、舔或咬嘴唇、抓挠皮肤、写字潦草或穿衣邋遢等;训练方法为有重力拥抱、刷操(从肢体末端向心脏端刷)、指压、按摩、触觉棒、触觉环、玩不同质地的玩具、照顾宠物(梳理毛发、抚摸)等。

4. 视觉统合训练 训练方法有划消游戏、按规划路线跳跃、击球、套圈、用黏土或吸管做成不同的形状(数字或字母)、用剪刀剪下不同的几何图形等。

5. 口腔运动训练 口腔运动功能弱的患儿常表现为吸吮、咀嚼困难、下颌缺少稳定性。口腔运动控制与患儿头、颈、躯干的稳定性相关。训练方法:进食是感觉最为密集的活动,包括进食不同味道、不同温度、不同口感的食物,促进吸吮、吹、咬、舔、嚼等运动。

第四节　言 语 治 疗

一、语言发育迟缓的康复治疗

（一）游戏疗法

在儿童语言发育迟缓的训练中适当加入游戏能使训练更容易进行，加入的游戏内容及比例根据发育阶段及行为特征的差异有所不同。

1. 语言尚未掌握阶段　为符号形式与指示内容关系阶段 1～3 初期，年龄在 0～2 岁。此期言语训练的目标是形成事物、事物形态的一些基本概念，以促进儿童语言向符号化发展及促进儿童语言交流为主。

此阶段可以通过游戏而达到训练的目的。此时的言语治疗与游戏是无法分开的。在言语训练或游戏中观察儿童的主动性行为，发现、提供能诱发其行为的有效线索（包括物品、运动）；渐渐地将感兴趣的东西作为条件进行统一控制；提高儿童兴奋度，找到他喜欢的东西，用夸张的表情和语调与儿童互动。

2. 语言获得时期　为符号形式与指示内容阶段 3-2 以上，年龄在 2 岁以后。言语训练逐步步入正轨，此阶段游戏的作用是应用已经学过的词汇和词句，增加新词汇和词句，促进交往行为的发展，作为言语训练后的放松活动。这个阶段歌曲、儿歌、手指舞对孩子语言发展有益处。

3. 高阶段语言活动时期　为符号形式与指示内容关系阶段 5 以上，年龄在 4～5 岁。此阶段言语训练的游戏比例要逐渐减少，而调整为经常参加一些集体活动或常到公共场所与他人交流。

（二）手势符号的训练

利用本人的手势作为一定意义的示意符号，可以通过手势符号表示意愿；也可以用来与他人进行非语言的交流。注意，这里不是指"手语"。

（三）符号形式与指示内容关系训练

训练教具以实物、玩具、镶嵌板为主。注意训练时要将事物的名称反复多次地说出来，让孩子听、模仿，为下步言语表达打基础。

1. 阶段一的训练　注视、追视、追声训练，触摸、抓握、敲打、从容器中拿出等各种玩具；事物恒存概念的训练。

2. 阶段二的训练　此阶段可分为 3 个小阶段。

（1）能将限定的物品进行目的性处理，但这种行为是看到物品后才能引出，称为"被动阶段"，如看见杯子要喝水、看到帽子要戴头上。

（2）能将同时呈现的复数物品，予以辨别，并根据其功能进行操作。这种行为是将物品抓到手里才引出的，仅让其看一眼很难引出。如将鼓、电话摆在一起，儿童可以拿起鼓槌敲鼓，将话筒放到电话机上。

（3）能看到物品就可以进行相应的选择，此阶段看到鼓槌会主动选择鼓。

3. 阶段三的训练　训练教具以图片、实物、镶嵌板为主。训练词汇的选择，初期以扩大词汇量（事物名称）为主，逐渐向同范畴的词汇扩展，如动物，从而促进同范畴内分化，再导入动词、形容词等。基本训练顺序为概念形成→言语理解→言语表达。注意动词训练时要配以适当手势语以加速其理解。

4. 阶段四前准备训练　训练教具以图片形式为主；训练方法为将图片呈示在儿童面前，同时选择几张图片进行几分之几的选择。如大小训练，在两张图片上分别画一个大圈和一个小圈,然后让患儿分辨其大小。儿童使用形容词的顺序是颜色→味觉→触觉→机体觉→空间。

5. 阶段四(词句)及以上训练　训练教具以图片为主;训练方法为图片组合根据具体水平,先进行言语理解然后进行表达训练。训练选择上一般采用主谓句→动宾句→主动宾句→简单修饰语句;词序(可逆态与非可逆态)、被动语态等形式进行。

二、构音障碍康复治疗

1. 呼吸发声改善训练　让患儿吹羽毛、纸条、乒乓球,在训练过程中不要强调孩子用力吹,而要匀速、有控制地吹起,手拿羽毛匀速吹动让孩子感受气流的动向,练习吹气的同时也要练习吸气,吸气不充分也会影响说话的效果。可采用闻香水练习吸气,也可和孩子做游戏,如用纸巾撕成窄条,放在鼻子上让孩子吸气吸住纸条,充分吸入空气后用嘴发"p"的音把纸条吹出去。

2. 舌运动训练　用葡萄干(把一个葡萄干用手撕成小块)粘在嘴巴的四周让孩子用舌尖舔下来,练习舌头的灵活性;用海苔(撕成小块)粘在口腔内的腭部,让孩子用舌尖将其舔下来,练习舌头在口腔内做上翘下滑的动作,这个动作很关键,它有利于提升孩子说话时舌头的灵活性。弹舌发出声音,用舌前部弹响。

3. 唇部练习　撅嘴唇咂出声音由慢至快,平唇咂出声音。在胳膊上亲嘴发"噗噗"等唇部的练习。

4. 鼻音训练　闭住嘴巴用鼻子发音(在韵母 an、en、ang、eng、ing 中用到鼻音)。

5. 发音训练　根据患儿发音器官运动障碍的程度,训练先元音后辅音,然后从单词、简单句到复杂句等。

第五节　认知治疗

1. 音乐治疗　是以音乐的形式促进患儿的感知、认知、交流等能力,发展社会功能,也可通过音乐的节律辅助运动功能训练。尤其针对合并有心理行为异常的患儿,进行音乐治疗效果更佳。

2. 促进情绪的稳定和社会适应性　身体功能障碍越重,行动范围越受限,经验越不足,社会的适应性越差。应从婴幼儿起,调整其社会环境,通过游戏来促进 PWS 患儿的社会性和情绪的稳定。

3. 游戏及文体治疗　在游戏中认知世界、他人和自我,在游戏和 / 或集体活动中学会人际关系、社会交往并得到愉悦感,促进感知、认知、交流能力和情绪的稳定。

4. 学习方法和能力训练　学习障碍儿童存在知觉能力、语言能力、理解能力、感觉能力不足及注意缺陷多动障碍等行为问题,可以进行视听觉训练,包括视听觉识别训练、划消训练、记忆训练、注意力训练、思维概括能力训练及概念形成训练等。运动功能训练包括排球、跳绳等训练,改善学习障碍儿童的基本节奏感,通过抛接球训练、辨识自己及空间物体的左右来提高对空间方位的认识等。

第六节　行为管理

PWS 患者存在脾气暴躁、固执、爆发、自我伤害、食物有关异常行为(过度饮食、寻找食物、偷窃和囤积食物等)等行为问题和情感障碍,以及精神病、孤独症谱系障碍等。任何会提升焦虑感的事物都有可能导致行为问题。随着年龄的增长,上述行为问题和精神疾病会逐渐进展,其中许多问题可以预测,若能减低或者避免焦虑的来源,将能减少或者避免行为问题。因此要做到早发现、早干预。行为管理是 PWS 患者治疗的重要组成部分,需要父母、教师、康复治疗师、儿科医师和心理医师的共同参与。

1. 行为管理　奖励期望的行为,对不良行为给予低关注,激励并告知不良行为的后果、对遭遇的挫折给予同情和关心;当遇到计划改变时,应尽可能提前通知他们,让他们有时间调适;PWS 患者规划、解决问题的能力通常很差,要不断地给予他们协助与指导,同时帮助他们思考及引导他们解决。

2. 心理行为干预　进行心理咨询,给予支持与帮助;给予正负强化及自控训练以改善认知偏差和人际交往障碍等。

3. 营养与体重管理　PWS 患儿在新生儿早期和婴儿期,主要表现为肌张力低下、吸吮不良、喂养困难,容易出现生长迟缓或停滞,甚至可能死亡。在 2.1～<4.5 岁时,PWS 患者食欲和正常儿童无明显区别,体重开始增长;4.5～<8 岁时,食欲和体重异常增加;一般自 8 岁起,PWS 患儿开始出现持续的食欲亢进,缺乏正常的饱腹感,在这个阶段通常需要一对一的监督管理。食欲亢进、过度摄食常常导致 PWS 患儿出现早发性病态肥胖和相关并发症,这是 PWS 死亡的常见原因。婴儿期监测喂食时间和食物热量,以保持适当的生长。幼儿期监测食物摄入量和行为,食物摄入量必须基于生长速度。儿童期及后期需要严格的饮食管理,避免过度饮食,适当锻炼,避免肥胖。

(王宝兰)

老年综合征(geriatric syndrome,GS)是指老年人由多种疾病或多种原因造成的一个或多个临床表现或问题的综合征。在临床上,老年人有一些症状特别常见,2013 年亚太地区老年医学会关于老年综合征的共识将痴呆、大小便失禁、谵妄、跌倒、听力障碍、视力障碍、肌少症、营养不良、虚弱、行动不便、步态障碍和压疮等纳入老年综合征的范畴。本章重点阐述跌倒、慢性疼痛、尿失禁、便秘、睡眠障碍及营养不良的评定和治疗。

第一节 跌倒康复评定与治疗

跌倒是指因突发的、不自主、非随意的体位改变而倒落的状态。跌倒是我国伤害死亡的第四位原因,在 65 岁及以上的老年人中为首位。据调查,65 岁及以上社区居民中每年约 30% 会发生跌倒,85 岁及以上者每年约 50% 会发生跌倒。跌倒可导致老年人群功能损害、残疾,影响老年人的身心健康甚至引起死亡,其死亡率随年龄的增加急剧上升。跌倒后的恐惧心理可降低老年人的活动能力,导致其活动受限,生活质量下降。

一、康复评定

老年人跌倒常常导致损伤,轻者软组织损伤,重者发生骨折和严重的内脏损伤。20% 的跌倒需要医疗处理,5% 造成骨折,5%～10% 造成其他严重外伤,包括头部创伤、关节积血、脱位和扭伤、软组织瘀伤、撞伤和撕裂等。根据 ICF 的基本理念,从结构与功能、日常生活活动能力、社会参与能力、环境等层面进行康复评定。

(一)结构评定

1. 视诊 局部皮肤有无红肿、瘀斑、出血;肢体、关节有无畸形。足部是否存在过度角化、足趾囊肿等。

2. 触诊 局部有无包块、骨擦感或骨擦音、异常活动。

3. 影像学表现

(1)X 线:正常、连续的骨皮质致密线有无中断、移位,有无低密度影,周围软组织有无肿胀影。

(2)CT:骨小梁有无断裂,骨皮质有无连续、移位。

(3)MRI:有无软组织损伤、关节积液、骨髓充血水肿、隐匿性骨折等。

(4)双能 X 射线吸收法骨密度测定:有无骨量减少、骨质疏松等。

(二)功能评定

1. 生理功能评定

(1)检验和检查:血糖、维生素 D 水平测定,动态血压,动态心电图、心脏超声等。

(2)视力:检查是否存在白内障、青光眼、偏盲及黄斑等病变。

（3）听力：可通过耳语测试或便携式听力仪检测，以了解听力是否下降。

（4）其他：肌电图检查是否存在周围神经损害。

2．感觉功能评定　感觉功能特别是与人体姿势控制相关的本体感觉、视觉和前庭感觉功能的下降，是老年人跌倒的原因之一。因此有必要对患者的感觉功能进行评定。

（1）浅感觉

1）触觉：患者闭目，检查者用棉签或软毛笔轻触患者皮肤，让患者回答有无轻痒的感觉。注意两侧对称部位的比较，刺激动作要轻，刺激不应过频。检查四肢时，刺激走向应与长轴平行。

2）痛觉：患者闭目，通常用大头针的针尖以均匀的力量轻刺患者的皮肤，让患者立即陈述具体的感受及部位。注意两侧对比。

3）温度觉：用盛有热水（40～50℃）及冷水（5～10℃）的试管测试，让患者回答自己的感受。患者应在闭目情况下交替进行，试管的直径要小，接触的时间以 2～3 秒为宜。注意两侧对称部位的比较。

（2）深感觉

1）运动觉：患者闭目，检查者被动活动患者四肢，让患者说出肢体运动的方向。

2）位置觉：患者闭目，检查者将其肢体放置在某种位置上，让患者说出肢体所处的位置，或让另一侧肢体模仿出相同的角度。

3）振动觉：用 128Hz 的音叉柄端置于患者肢体的骨隆突处。常选择的骨隆突部位有胸骨、锁骨、肩峰、鹰嘴、尺桡骨茎突、棘突、髂前上棘、大转子、腓骨头及内外踝等。询问患者有无振动觉，并注意感受的时间，两侧对比。

3．运动功能评定　老年人骨骼肌肉系统及中枢神经系统的退化，往往影响老年人的肌力、肌张力、步态及协同运动能力，从而导致跌倒的风险增加。

（1）肌力：采用徒手肌力评定方法，主要对下肢髂腰肌、臀中肌、臀大肌、股四头肌、腘绳肌、小腿三头肌进行肌力检查。

（2）肌张力：采用改良 Ashworth 量表对患者肌张力进行检查。

（3）关节活动度：采用量角器，主要检查双上肢、双下肢关节活动度。

（4）步态：一般采用自然步态法观察，包括前面、侧面、后面。注意观察步行节律、流畅性、稳定性、对称性、重心偏移、手臂摆动、诸关节姿态和角度、患者表情和神态、辅助装置（如助行器）的作用等。

4．平衡协调功能评定　平衡协调功能的损伤与跌倒有密切相关性，对老年人平衡功能的评定，可以有效预测老年人跌倒的风险。可借助平衡仪器进行量化评估，本节主要介绍用于平衡协调功能评定的量表。

（1）静态平衡测试：原地站立，按描述内容做动作；根据保持姿势时间长短得分，0 分，≥10秒；1 分，5～9 秒；2 分，0～4 秒（表 51-1）。

（2）动态平衡测试

1）起立 - 行走计时测试（time up and go test，TUGT）：可综合反映老年人的平衡和行动能力，其测量的要素包括下肢的力量（起立）、行走和平衡能力。TUGT 时间为 20 秒视为身体活动能力低下。

2）Berg 平衡量表（BBS）：可以测试患者动态平衡及静态平衡，最高 56 分，低于 40 分存在跌倒风险。

表 51-1　静态平衡测试

测试项目	描述	得分 / 分
双足并拢站立	双足同一水平并拢站立,双手自然下垂,保持姿势尽可能超过 10s	
双足前后位站立	双足成直线,一前一后站立,前足的足跟紧贴后足的足尖,双手自然下垂,保持姿势尽可能超过 10s	
闭目双足并拢站立	闭上双眼,双足同一水平并拢站立,双手自然下垂,保持姿势尽可能超过 10s	
不闭眼,单腿站立	双手叉腰,单腿站立,抬高足离地 5cm 以上,保持姿势尽可能超过 10s	

（3）共济检查

1）跟 - 膝 - 胫试验:患者仰卧,下肢伸直,嘱其用另一侧足跟反复置于对侧膝部,然后将足跟沿胫骨前缘向下滑至第一足趾。睁眼与闭眼反复试验数次,两侧对比进行。正常时,整个动作过程应平稳、准确。若不能完成上述动作或举起的下肢出现摇摆不稳,即为跟 - 膝 - 胫试验阳性。

2）闭目难立征（Romberg 试验）:患者站立,两足并拢,两臂前举至水平位,伸肘,不动。先睁眼,后闭眼。正常人可维持 60 秒左右不倾倒,老年人较短。但可有轻微的前后来回摇晃。

5. 认知功能评定　认知是一切行为的基础,认知功能受损的患者跌倒风险大幅增加;随着年龄的增大,认知障碍发病率增高。认知功能筛查主要采用蒙特利尔认知评估量表（MoCA）、简易精神状态检查量表（MMSE）等。

6. 心理评定　老年人跌倒后常常发生恐惧、焦虑、抑郁等精神心理改变,临床常采用汉密尔顿焦虑量表（HAMA）及汉密尔顿抑郁量表（HAMD）。

（三）日常生活活动能力评定

老年人跌倒后常常导致损伤,轻者软组织损伤,重者发生骨折。其中以髋部骨折的后果最严重,伤残率最高,髋部骨折可引起最严重的健康问题和生活质量的下降,约 50% 的髋部骨折老年人无法恢复原有的独立生活。采用 Barthel 指数及功能活动问卷（FAQ）评定日常生活活动自理能力。

Barthel 指数总分为 100 分,100 分表示日常生活活动能力良好,不需要依赖他人;> 60 分评定为良,表示有轻度功能障碍,但日常生活活动基本自理;41～60 分表示有中度功能障碍,日常生活活动需要一定的帮助;21～40 分表示有重度功能障碍,日常生活活动明显需要依赖他人;<20 分为完全残疾,日常生活活动完全依赖他人。

（四）社会参与能力评定

老年跌倒后骨折常常导致肢体、关节结构异常及活动受限,影响患者工作、社会交往及休闲娱乐,生活质量降低,需进行生活质量评定,如选用健康调查量表 36（SF-36）。

（五）环境评定

环境是影响老年人跌倒的重要因素之一,包括家居的设置、光线、照明、家具高矮、防滑地面、防冲撞装置等。如地面是否平整,地板垫子是否滑动,地板的光滑度及软硬度是否合适;入口通道是否通畅,台阶、门槛、地毯边缘是否安全;厕所及洗浴处是否安全,有无扶手;居室灯光是否合适,夜间是否有照明设施等。

二、物理治疗

（一）运动疗法

以肌力训练、步态平衡功能及协调功能为主。有跌倒风险的老年人须有足够安全措施，或应在他人保护下训练，以确保安全。

1. 肌力训练

（1）耐力训练

1）强度：Borg 评分表是一种主观衡量运动时感觉的方法，运动者根据疲劳程度来评估自己的数值。训练强度依患者状况而定，建议给予中、高强度训练。

2）频率（持续时间）：对于中等强度的运动，每次至少持续 10 分钟，每日累计 30～60 分钟（效果更佳），每周累计 150～300 分钟；或每日至少进行 20～30 分钟的更高强度运动，每周累计运动 75～150 分钟，相当于中等强度和高强度运动的混合。

3）类型：步行是最常见的耐力训练，关节承重受限的人群可选择水中练习和健身单车或踏步机。老年人通常可完成的耐力性运动包括步行、单车骑行，对于负重活动不耐受的老年人，骑单车是个理想选择。

4）注意事项：持续用力时避免屏气，以防血压升高，可以采用数数的方法。根据肌力等级选择运动方法，避免肌肉过度疲劳，以训练后第 2 日不感到疲劳和疼痛为宜。

（2）抗阻训练

1）频率：每一组肌群（胸部、肩部、腹部、背部、臀部、腿和手臂），每周至少 2 次，2 次训练间至少间隔 48 小时。1 次有效的抗阻训练后，肌肉需要 1 日的恢复期，建议抗阻训练每周可安排 2～3 次且隔日进行。如果选择每日训练，应将训练的身体部位合理分配，让训练的肌群有 1 日的恢复时间，如周一、周三、周五练腿部，周二、周四练上身。

2）强度：研究表明，60%～80% 1RM 中等强度的抗阻训练对骨骼肌的功能促进有积极的作用。

3）类型：根据个人喜好及体能水平来选择合适的抗阻训练种类，如沙袋、哑铃、弹力带等。

（3）核心肌力训练

1）平板支撑：平板训练初期需要控制躯干，让躯干维持脊椎中立水平。

2）臀桥支撑：可分为双桥和单桥运动形式。患者仰卧，双腿屈曲，双足底平踏在床面上，用力伸髋、抬臀，使臀部抬离床面并保持，则为双桥运动形式；若患者患腿屈曲，伸直健腿，然后伸髋、抬臀，并保持，则为单桥运动形式。抬离床面的时间由 5 秒逐渐延长至 1 分钟以上，然后放松，臀部回位、仰卧于床上，5 秒为 1 个周期。每日 3 组，每组 15 个周期，共约 30 分钟以上。注意避免颈部及枕后用力，应把支撑点放在肩背部。

2. 平衡训练　对于健康老年人及平衡功能较好者，推荐采用太极拳和器械来训练平衡功能。根据老年人体位可以分为仰卧位训练、肘膝跪位训练、双膝跪位或半跪位训练、坐位训练、站位训练等。坐位及站位训练可参考双膝跪位训练。

（1）徒手平衡训练

1）静态平衡训练

肘膝跪位训练：取肘膝跪位，由肘部和膝部作为体重支撑点，在此体位下保持平衡。保持时间如果达到 30 分钟，再进行动态平衡训练。

双膝跪位或半跪位训练：取双膝跪位或半跪位，然后保持平衡。静态平衡保持达到 30 分钟后,可进行动态平衡训练。

2)他动态平衡训练

肘膝跪位训练:取肘膝跪位,治疗师向各个方向推动患者,推动的力度和幅度逐渐由小到大。

双膝跪位或半跪位训练:在治疗床上取双膝跪位和半跪位,治疗师向各个方向推动患者。

3)自动态平衡训练

肘膝跪位训练:取肘膝跪位。①整体活动,患者自己向前、后、左、右各个方向活动身体并保持平衡,也可上、下活动躯干并保持平衡;②肢体活动,可指示患者将一侧上肢或下肢抬起并保持平衡,随着稳定性的增强,再将一侧上肢和另一侧下肢同时抬起并保持平衡,如此逐渐增加难度和复杂性。

双膝跪位或半跪位训练:在治疗床上取双膝跪位或半跪位。①治疗师向各个方向活动,患者自己向各个方向活动身体,然后保持平衡。②抛接球训练,治疗师在患者的各个方向向患者抛球,患者接到球后,再抛给治疗师,如此反复。抛球的距离和力度可逐渐加大,以增加训练难度。

除以上治疗师帮助下平衡训练外,老年人也可采取太极拳自行平衡训练。

(2)器械平衡训练:借助器械如平衡板、Bobath 球进行平衡训练,也可采用静态平衡仪及动态平衡仪,通过训练视觉、本体感觉、前庭觉等来提升平衡能力。

3. 协调训练　包括双上肢交替运动、双下肢交替运动、定位、方向性活动、全身协调性运动等。协调训练侧重于肢体灵活性、稳定性、准确性,以肢体远端关节精细动作、多关节共同运动控制为主。如双下肢交替运动训练方法:①双脚交替拍打地面;坐位左右交替伸膝、屈膝;坐位抬腿踏步。②取坐位,双小腿外展,然后内收;左脚放在右脚前,再外展内收;右脚在左脚前,交替进行。③坐位两腿伸直,外展,内收时左腿于右腿上,交替进行。

(二)认知-平衡双任务训练

利用平衡训练仪,通过重心维持训练、左右摆动训练、前后摆动训练、走迷宫训练、射击训练、识别图片训练等策略性靶向训练方案,训练患者前、后、左、右方向上的重心摆动及主动调整注意力的能力;通过监视频向患者提供身体重心变化,利用实时的视觉和听觉反馈实现对身体重心控制能力和注意力转移的训练,提高患者站立位对称性、动态及静态稳定性。

三、作业治疗

老年人因缺乏户外日照及维生素 D 的摄入和吸收障碍,应增加户外活动,并进行有规律、持之以恒的体育锻炼。根据个人爱好进行活动,如太极拳、慢舞、散步等,以改善老年人耐力、下肢肌肉功能、柔韧性、平衡能力、步态及灵敏性。

建立更安全且适合老年人的生活环境,以提高日常生活活动的安全性。居室环境尽量设置无障碍空间,物品放置在老年人方便取用的地方及高度,地面设计应防滑,浴室有防滑垫,过道、卫生间、浴室等处应安装扶手,家中照明应光线充足等。

四、康复辅助器具

跌倒预防是减少骨折的重要方法。日常生活中,老年人如厕宜使用坐式便器,夜间可利用床旁便器;行走不稳的老年人应当使用行走辅助器,如手杖、助行器、轮椅等。其他生活辅助器包括加长的鞋拔、淋浴室扶手、淋浴用椅、防滑垫、防滑鞋、无绳电话、取物器、滑行车等;视力下降的患者,可配戴矫正视力眼镜;听力下降者可配戴助听器等。

第二节　慢性疼痛康复评定与治疗

目前，慢性疼痛的定义缺乏共识，美国慢性疼痛协会将慢性疼痛定义为持续或反复发作的疼痛，持续时间超过急性疾病或损伤的正常时间，或持续3个月以上，对患者健康造成负面影响。ICD-11将慢性疼痛分为7类：①慢性原发性疼痛；②慢性癌症相关性疼痛；③慢性术后或创伤后疼痛；④慢性继发性肌肉骨骼疼痛；⑤慢性继发性内脏痛；⑥慢性神经病理性疼痛；⑦慢性继发性头痛或口面部疼痛。

慢性疼痛是老年人常见症状之一，最常见的慢性疼痛是骨关节疾病及腰背部疼痛，尤其是下腰部及颈肩部疼痛（65%）、骨骼肌肉痛（40%）、周围神经痛（30%）及慢性关节痛（15%～25%）。慢性疼痛极大程度上影响老年患者的心身健康，往往引起焦虑、抑郁、失眠，降低疾病抵抗力，影响人体多个系统功能，是造成老年人致病、致残甚至致死的重要原因。

老年人慢性疼痛通常有以下特点：①疼痛持续时间较长；②病因有时不明确；③可伴有疼痛行为（呻吟、面部疼痛表情、步态及体位变化等），但一般无交感神经兴奋的临床表现；④一般存在心理和神经因素的影响；⑤治疗比较困难，常不能以单一药物或方法缓解疼痛，需要综合治疗。

一、康复评定

（一）结构评定

1. 视诊　关节红肿、畸形，皮肤组织瘢痕，局部皮疹等，如慢性骨骼肌肉疼痛疾患、慢性术后或创伤后疼痛疾患、慢性神经病理性疼痛疾患等。

2. 触诊　局部包块、骨性膨大等，如慢性骨骼肌肉疼痛疾患。

3. 影像学表现

（1）X线/CT：骨侵蚀或骨质疏松、关节间隙变窄及不同程度骨质腐蚀，甚至关节严重破坏、脱位或融合。

（2）MRI：软组织炎症、水肿、积液、坏死、出血等。

（3）超声检查：超声检查具有快捷、价格便宜等优点，可以用于评估肌肉损伤、积液等。

（二）功能评定

1. 疼痛强度　选择合适的疼痛强度量表，首先要确定个体阅读、听力及理解完成评估工具的能力。

（1）词语描述量表（VDS）：研究表明，很多老年人更喜欢用描述性词语如无痛、轻度痛、中度痛、强烈痛、非常痛来表示疼痛强度。词语描述量表不仅可以测量疼痛强度，还可以看出患者的疼痛感觉变化。应用于老年人时有较好的信度和效度，容易使用，是评价老年人疼痛的首选。

（2）数字分级评分法（NRS）：NRS要求患者从0～10中选择代表他们疼痛程度的数字，0表示无痛，10表示极痛。NRS在临床上和研究中较为常用，但是相当部分老年人不论认知是否受损，都感到回答量表有困难。

（3）视觉模拟评分法（VAS）：VAS是一种比较常用的测量工具，其采用10cm直线，两端分别标有"无疼痛"和"最严重的疼痛"，患者在直线画上记号代表自己疼痛强度的一点。该方法简单、可重复性强，能用数值表达患者的疼痛程度。但需要抽象思维，文化程度低及认知障碍的老年人可能不适合使用。1~3分代表轻度疼痛，不影响工作、生活；4~6分代表中度疼痛，影响工作，不影响生活；7~10分代表重度疼痛，影响工作及生活。

（4）面部表情量表（faces pain scale，FPS）：较适用于文化程度低的老年人（图51-1）。0，完全无疼痛感；1，偶尔感到疼痛，不影响日常生活；2，有疼痛感，但能轻微活动，如散步；3，有疼痛感，不能长时间活动；4，有疼痛感，除上厕所外不能活动；5，疼痛剧烈无法自由活动。

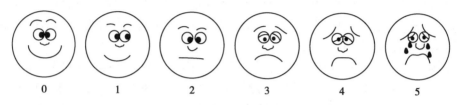

图51-1　面部表情量表

2. 疼痛部位的评定

（1）老年人慢性疼痛可存在于多个疼痛部位，可由老年人用手在图表或自己身体上依次指出。麦吉尔疼痛问卷中的身体图也可用于测量疼痛部位。

（2）疼痛地图（pain map）适用于测量老年人疼痛部位和范围。用于认知损害老年人时，疼痛地图被证明是具有较高效度的测量工具。

3. 疼痛的多维评定　麦吉尔疼痛问卷（MPQ）提供了一种多维度的评价方法，可以全面评估疼痛的强度、感觉、情感、时间等。疼痛强度的测量使用10cm VAS和一系列0~5数字来描述现时疼痛强度（PPI）。MPQ还包括身体空间位置图，患者可以指出疼痛部位。因为MPQ对老年人来说太复杂且费时，现常用简式麦吉尔疼痛问卷（SF-MPQ），由11个感觉类、4个情感类对疼痛描述的词语及VAS和PPI组成，所有描述词均用0~3分表示无、轻、中、重的不同程度，比较简单，适用于老年人。MPQ应用于老年人慢性疼痛评定时易于理解，且与其他疼痛强度量表具有较好的信度和效度，但它并不适合文化程度低或有认知损害者使用。

4. 心理评估　慢性疼痛通常伴随着情绪反应，导致情感障碍，最常见的是抑郁和焦虑。一些慢性疼痛老年人常有明显的认知功能扭曲和无助感。由于抑郁情绪和疼痛相互影响，可形成恶性循环。因此，对慢性疼痛的老年患者，尤其是疼痛程度和疼痛行为难以用器质性疾病解释者，应进行相应的心理评估。但由于社会文化因素等，慢性疼痛患者常常对心理评估产生抵触，应注意采用恰当的方式与患者充分沟通。可采取评估工具有汉密尔顿焦虑量表（HAMA）及汉密尔顿抑郁量表（HAMD）。

5. 运动功能评估　老年人由于慢性疼痛、长期制动造成运动能力下降，其评定包括肌力、肌张力、关节活动度、平衡协调、步态等。

（三）日常生活活动能力评定

基础性日常生活活动（BADL）能力，采用改良Barthel指数评定；工具性日常生活活动（IADL）常采用功能活动问卷（FAQ）进行评定。

（四）社会参与能力评定

常用评估量表为SF-36。

二、物理治疗

老年人慢性疼痛多不能根治或难以确诊病因。因此，制订治疗计划时，应与患者及家属充分沟通,强调治疗的目的主要是减轻疼痛、改善功能及提高生活质量。老年人慢性疼痛治疗根据疼痛病因、部位等可单选或联合使用介入干预、药物治疗及非药物治疗等。非药物治疗与药物治疗联合应用,能增强疗效或减轻药物治疗的副反应。

(一)物理因子疗法

1. 低、中频电疗法　主要作用机制是兴奋神经肌肉组织、镇痛、促进局部血液循环。

(1)经皮神经电刺激疗法(TENS):不同于低频电刺激主要刺激运动纤维,TENS 针对刺激感觉纤维。

1)强度:采用使患者有一种舒适感、不出现肌肉收缩的阈下强度。慢性疼痛宜用 14~60Hz;术后痛宜用 50~150Hz;疱疹性痛宜用 15~180Hz;周围神经损伤后痛用 30~120Hz。大多数患者适宜采用刺激频率 100Hz,脉宽 0.1~0.3 毫秒。电流强度为以引起明显的震颤感而不致痛为宜,一般 15~30mA,依患者耐受而定。

2)电极放置方法:常用有以下几种放置方法。①放于特殊点:即触发点、有关穴位和运动点。因为这些特殊点的皮肤电阻低,对中枢神经系统有高密度输入。这些点是放置电极的有效部位。②放在病灶同节段上,因为电刺激可引起同节段的内啡肽释放而镇痛。③放于颈上神经节(乳突下 C_2 横突两侧)或使电流通过颅部,均可达到较好的镇痛效果。

3)治疗时间:一般情况每次治疗 30~60 分钟,一日 1~2 次。10 次为 1 个疗程,1~2 疗程。

(2)直流电药物离子导入疗法:借助直流电将药物离子经皮肤、黏膜或伤口导入人体内,常用导入的药物有糖皮质激素、利多卡因、B 族维生素等。

1)强度:0.05~0.1mA/cm²,最高可达 0.5mA/cm²,老年人酌减。

2)电极放置位置:对置法或并置法放置于疼痛部位。

3)治疗时间:一般情况每次治疗 15~30 分钟,一日或隔日 1 次;10 次为 1 个疗程,1~2 疗程。

(3)中频电疗法:常用的有低频调制的中频电疗法,如干扰电,主要特点是具备中频电疗法的作用,镇痛作用明显。

1)干扰电疗法:强度 0~100Hz 或 90~100Hz 差频电流治疗疼痛。治疗时两组电极交叉对置,每次治疗 15~20 分钟,一日 1 次;10 次为 1 个疗程,1~2 疗程。

2)等幅中频电疗法:剂量为耐受量,时间 20 分钟,每日治疗 1 次;10 次为 1 个疗程,1~2 个疗程。

2. 高频电疗法

(1)短波疗法:应用波长范围为 10~100m,频率 3~30MHz,临床常用波长 11.06m,频率 27.12MHz。将电极垫上衬垫后采用对置或并置法等方法,用沙袋或塑料搭扣固定于治疗部位,根据病情选择无热量或微热量,治疗时间一般为 5~20 分钟,每日治疗 1 次,10 次为 1 个疗程,1~2 个疗程。

(2)微波疗法:波长范围为 1~100cm,频率 300~300 000MHz,临床常用波长 12.24m,频率 2 450MHz。治疗时间一般 10~20 分钟。每日治疗 1 次,10 次为 1 个疗程,1~2 个疗程。

3. 超声疗法　采用连续或脉冲方式,1~3W/cm²,8~10 分钟,每日 1 次,10~15 次为 1 个疗程。

4. 激光疗法　临床上常用低能量激光如氦-氖激光(波长 632.8nm)、半导体激光(波长 830nm)、超激光等。激光治疗时应注意防护,眼部应戴护目镜,穿上白色工作服,戴手套,不让激光直射皮肤,并防止反射、散射光照射皮肤。

5. 磁疗法　磁振热治疗导子放置于病患处,1~3挡20分钟,磁场强度为38mT,每日1次,10次为1个疗程,1~2个疗程。

6. 石蜡疗法　可采用蜡饼法、刷蜡法、浸蜡法等,将石蜡放置于疼痛部位,时间15~20分钟,每日治疗1次,10次为1个疗程,1~2个疗程。

7. 冷疗法　将冰水混合物的冰袋放置于局部疼痛部位,治疗时间10~15分钟,每日1~2次。

8. 冲击波疗法　将冲击波探头放置于局部疼痛部位或触发点,频率4~12Hz,脉冲压力150~300kPa脉冲次数2 000次/部位,1次/周,5次为1个疗程。

（二）运动疗法

在正常的衰老过程中,老年人最显著的变化是肌肉量和肌力下降,在60岁以后,肌力每年下降3.5%。慢性疼痛如果制动时间过长,将导致肌肉进一步萎缩,同时伴有关节挛缩、骨质疏松等失用综合征,反而加重疼痛。运动疗法对慢性疼痛有良好的治疗作用,镇痛机制可能是缓解肌紧张、加速血液循环、抑制痉挛、松解神经压迫等。此外,运动疗法可刺激机体内源性吗啡肽分泌,使痛阈升高,从而达到止痛的目的。运动疗法包括肌力训练如肌耐力训练、抗阻训练;训练类型可根据自身爱好选择步行、游泳、自行车、健身跳等。

（三）手法治疗

治疗师对软组织、关节及肌肉行手法松动技术治疗,可减轻患者疼痛,松解粘连,改善局部循环和增加软组织的伸展性。临床常用的手法技术有按摩、推拿、关节松动术、整脊技术等。

（四）音乐疗法

近年来,音乐治疗已被广泛运用到康复临床实践中,它能够有效缓解患者的疼痛,还可以缓解患者因疼痛带来的焦虑或抑郁等。音乐治疗师将不同音乐元素和治疗问题相结合,帮助患者缓解症状。音乐的选择主要有患者在限定的曲库中选择曲目,以及音乐治疗师根据不同患者的病情选择作品,选用的作品频次以68~80次/min最佳,响度在60dB左右,时长从5分钟到4小时不等。在临床实践中,可根据患者的具体情况提供个性化指导,以便取得更加显著的疗效。

三、心理治疗

慢性疼痛的心理治疗是综合治疗方法中的一个重要组成部分,包括认知行为疗法、放松疗法、生物反馈疗法等。疼痛总是伴随消极情绪,通过减轻患者的心理压力,可以帮助提高痛阈,从而缓解疼痛。

1. 认知行为疗法　改变患者对疼痛的负面认知,可通过消退、抑制、改变注意和分散注意、自我控制感,从而帮助患者建立新的认知,改变对己、对人或对事的看法与态度,改变不良行为。

2. 放松疗法　放松训练中需要教育患者松弛机体的一组肌肉,然后再到全身松弛。这种方法主要用于消除紧张和焦虑,打断"焦虑—肌肉紧张—进一步焦虑"的恶性循环,从而缓解患者的疼痛,如深呼吸、腹式呼吸。

3. 生物反馈疗法　是放松疗法与生物反馈技术相结合的产物,一般认为额肌的紧张和松弛可代表全身肌肉紧张与放松的程度。因此,大多把电极放置在额肌上,取自然仰卧位或坐位,将两个记录电极放在眉上1cm处,地极置于两记录电极中间,注意在电极接触面涂上导电膏,其信号幅度为1~250μV,灵敏度根据要求的不同,通常在0~1 000μV,频率在30~100Hz;每次1小时,疗程4~8周或更长些时间,每周训练2~3次。让患者学会自我控制,以改变病理过程,达到自己控制情绪、促进功能的恢复、缓解疼痛的目的。

四、作业治疗

对于不同疾病引起的慢性疼痛，根据疾病性质与功能障碍的具体情况，选择及设计相应的作业治疗方法。

作业治疗师可请患者参与，共同制订作业治疗方案，增强患者主动康复意识，促进患者对疼痛的自我治疗，提高其独立缓解疼痛能力。通常是利用打扮自己、做家务、购物、文体活动、社会活动和工作等适当的方式，使患者从各项活动中得到训练，目标是减轻疼痛，改善患者日常生活及工作能力，从而提高生活质量。

在日常生活中，可进行一些放松性活动如瑜伽、闭目静坐、有节奏地深呼吸，同时配合音乐放松效果更佳。还有适合老年人的健身操，如八段锦、太极拳、慢舞，以愉悦身心，锻炼身体。

五、康复辅助器具

辅助器具可防止进一步损伤、减小活动限制，以及在自我护理和日常生活活动中减轻疼痛和保障安全，主要包括矫形器、腰围、颈围、帖扎、护膝及其他支撑器具等。

对于有些慢性疼痛，可利用一些支具减轻疼痛，如关节和韧带损伤性疼痛，可选用关节支具；脊柱支具可以稳定椎体关节以减轻疼痛；膝关节疼痛患者应用矫形鞋垫以改善患者扁平足、足弓下陷，从而改善足及下肢疼痛；也可根据具体情况选择支具或矫形器等。

第三节　尿失禁康复评定与治疗

国际尿控协会（International Continence Society，ICS）将不能由意志控制的经尿道漏尿定义为尿失禁（urinary incontinence，UI），而尿液经异常通道溢出者，称为尿道外尿失禁即尿漏（本节不予讨论）。老年人生理功能的衰退及某些泌尿系统的疾病如肾炎、肾结核、膀胱炎、尿道炎、前列腺增生等，均是引起尿失禁的常见原因。根据文献报道，有5%～15%老年人患有不同程度的尿失禁，在60岁以上患者中，女性是男性的2倍以上。尿失禁包括真性尿失禁、压力性尿失禁、急迫性尿失禁、混合性尿失禁、充溢性尿失禁、反射性尿失禁和不稳定性膀胱，其中以压力性尿失禁最为多见；而膀胱异常和尿道括约肌异常是导致尿失禁的两大因素。虽然尿失禁不会对患者的生命构成威胁，但对患者的日常生活、心理及社会交往影响大，严重影响患者的生活质量。

一、康复评定

（一）结构评定

1. 视诊　尿道口有无发红、异常分泌物。

2. 触诊　女性外生殖器检查可了解有无阴道前后壁膨出，有无子宫脱垂；直肠指检可了解肛门外括约肌张力，男性了解前列腺的质地及大小。

3. 影像学表现

（1）超声：可了解肾及输尿管的结构、膀胱形态、膀胱壁的增厚、小梁，了解前列腺增生情况、有无肾积水、膀胱颈口形态及排尿状态下膀胱颈口的形态变化。

（2）X线：如排泄性尿路造影、排尿期膀胱尿道造影，了解尿道结构是否异常。

（3）内镜：如膀胱镜与尿道镜，了解尿道结构是否异常。

（二）功能评定

1. 生理功能评定

（1）排尿功能评定：主要测定每日排尿量、每次排尿量、残余尿量及膀胱容量。

1）残余尿量测定：正常排尿后立即插入导尿管所导出的尿液容积。正常女性残余尿量为50ml左右，男性残余尿量为20ml左右。残余尿量≥100ml为异常。

2）膀胱容量测定：排空膀胱后，缓缓注入生理盐水（37℃）直至盐水不再滴入时所注入的盐水容积。一般成人正常膀胱容量为350～500ml，老年人因肌张力低下，膀胱容量可增大，女性比男性低。

（2）尿流动力学评定：主要包括尿流率测定、膀胱压力容积测定及尿道功能测定。

（3）肾功能评定：主要测定尿素氮、肌酐水平。

（4）神经电生理评定：肛周括约肌肌电图检查、神经传导测定等。

2. 尿失禁的评定

（1）尿失禁症状评分：采用国际尿失禁咨询委员会尿失禁问卷表简表（ICI-Q-LF）。轻度，1～5分；中度，6～12分；重度，13～18分；极重度，19～21分。

（2）尿失禁程度评定

1）轻度：不影响日常生活，只有在特殊情况时才会有尿失禁的困扰，如做需利用到腹压的强烈运动时或在大声笑时才会出现尿失禁的问题。

2）中度：会造成日常生活出现某些不便，咳嗽或稍微腹部用力就会出现尿失禁问题，可能需要垫护垫、卫生棉或穿尿失禁裤以保持干爽和参加社交活动。

3）重度：日常生活会受到非常大的限制，心理也会受到影响。

3. 心理评定　对于尿失禁患者，因个体对疾病的感受或耐受不同，心理差异较大；有些患者会对排尿功能的损害非常敏感，产生强烈的情绪变化，如羞怯、紧张、焦虑、悲伤、烦躁不安、孤独寂寞等，常感精神压抑、自卑、痛苦难忍；有些患者认为是衰老的表现，无须紧张，不需要治疗。心理评定常选用汉密尔顿焦虑量表（HAMA）及汉密尔顿抑郁量表（HAMD）。

（三）日常生活活动能力评定

基础性日常生活活动（BADL）能力，采用改良Barthel指数评定；工具性日常生活活动（IADL）常采用功能活动问卷（FAQ）进行评定。

（四）社会参与能力评定

常用评估量表为SF-36。

二、物理治疗

根据2014年《中国泌尿外科疾病诊断治疗指南》，老年逼尿肌过度活跃患者并无明显的病因，可能阿尔茨海默病或年老体弱为仅有的线索，可直接采用对症治疗。膀胱过度活跃所致急迫性尿失禁的治疗包括非药物和药物治疗方法，以先采用非药物治疗为治疗原则。压力性尿失禁的治疗包括非手术治疗和手术治疗。药物治疗配合盆底肌训练效果更佳。电刺激治疗是利用置于阴道、肠内，或可植入的袖状线性电极和皮肤表面电极，有规律地对盆底肌群或神经进行刺激，增强肛提肌、其他盆底肌及尿道周围横纹肌的功能，以增加控尿能力。单独应用电刺激治疗对压力性尿失禁的疗效尚不明确，尚需大样本、长期随访的随机对照研究。会阴完全失神经支配者是其禁忌证。

（一）物理因子疗法

物理因子疗法具有改善血液循环和排尿功能的作用。

1. 高频电疗法（超短波、微波等） 可采用微热量至温热量，治疗时间 10～15 分钟，每日 1 次，10 次为 1 个疗程。

2. 低频电疗法 一个约 12cm×5cm 大小的电极固定在耻骨联合上方，另一个电极固定在腰部，电流强度以患者耐受量为宜，治疗时间 20 分钟，每日 1 次，10 次为 1 个疗程。

（二）运动疗法

通过增强相关肌肉的力量来提高贮尿、排尿功能。目的是增强盆底肌力量，提高控尿能力。

1. 盆底肌训练 以训练耻尾肌、肛提肌为主来增强盆底肌对膀胱、尿道、阴道、直肠的支持作用。其对于女性压力性尿失禁的预防和治疗作用，已被众多的荟萃分析和随机对照研究所证实。研究显示，有认知能力的老年女性患者进行盆底肌训练（每日 30～200 次的盆底肌收缩），压力性尿失禁症状明显改善，每日漏尿次数明显减少，该治疗效果可持续 36 个月。此法方便易行、有效，适用于各种类型的压力性尿失禁。但停止训练后的持续时间尚不明确，缺乏长期随机对照试验研究。目前，尚无统一的盆底肌训练方法，共识是必须使盆底肌达到相当的训练量才可能有效。

训练时，收紧及提起肛门、会阴及尿道，保持 5 秒，然后放松；休息 10 秒，再收紧、提起；尽可能反复多次，至少 10 次以上；然后做 5～10 次短而快速的收紧和提起，使每次收缩达 10 秒以上；每日训练 3～8 组，持续 8 周以上或更长。在训练时，可采取任何体位进行锻炼，尤其是站立位时的盆底肌训练更重要，避免收紧腹部、腿部或臀部的肌肉。此法可与电子生物反馈疗法结合运用。

2. 膀胱训练 通过使患者学会抑制尿急而延迟排尿，通过延长排尿间隔来提高膀胱容量。

为患者选择适当的间隔时间（如最初以 30～60 分钟为间隔，最后达 2.5～3 小时排尿 1 次），收缩盆底肌。此法只适用于无精神障碍、有尿急认识能力且能执行训练的患者。

三、心理治疗

（一）支持性心理治疗、认知疗法

对于尿失禁患者，疏导、安慰可减轻患者的羞怯、紧张、焦虑、悲伤、无助的心理变化。

（二）行为疗法

通过学习专门技巧和方法及改变尿失禁人群的行为习惯或环境来改善膀胱控尿能力的治疗方法，包括以下几种方法。

1. 盆底肌训练。

2. 尿急应对策略，指导患者在尿急时，要保持安静或转移注意力。

3. 膀胱训练。

4. 尿失禁有关的行为和习惯养成，如写排尿日记及戒酒、减轻体重、使用尿垫等生活方式的转变等。

四、生物反馈疗法

生物反馈疗法是借助置于阴道或直肠内的信号接收装置，监视盆底肌的肌电活动，并将这些信息转换成视觉和听觉信号反馈给患者，指导患者进行正确、自主的盆底肌训练，形成条件反射。生物反馈疗法有利于患者正确掌握盆底肌收缩，是学习收缩和放松盆底肌比较好的方法,也利于患者保持正确的肌肉反应,达到治疗目的。与单纯盆底肌训练相比,生物反馈疗法更为直观和易于掌握,短期内疗效优于单纯盆底肌训练,但远期疗效尚不明确。

五、作业治疗

1. 利用导尿管定时开放训练膀胱,有尿意时开放导尿管开关,逐渐延长导尿管开放时间,最后达到2～3小时1次。适用于急迫性尿失禁和充溢性尿失禁,且意识清楚并了解自己病情的患者。

2. 对于膀胱过度活跃尿失禁患者采取膀胱训练。

(1)延迟排尿:延长排尿间隔时间,逐渐使每次排尿量大于300ml。禁忌证为低顺应性膀胱,充盈期末逼尿肌压大于40cmH$_2$O的尿失禁患者。该方法需配合充分的思想工作和排尿日记等。

(2)定时排尿:对有认知能力并取得配合的老年人,可根据患者排尿记录,如憋尿超过3小时会出现尿失禁,可指导患者2小时排尿1次,期间可能会出现数次尿急,嘱患者尽量忍住(如收缩肛门、双腿交叉等方法抑制尿急感);一旦患者在2小时内能保持控尿,逐步延长排尿间隔直至达到满意的排尿时间及控尿状态。该方法不适合伴有严重尿失禁的老年人。

(3)对于有认知障碍的老年人,可采用提示排尿法;如根据排尿记录,患者每3小时出现尿失禁,即要求患者每2小时排尿1次,同时注意改善起居环境,便于如厕。

六、康复工程

(一)介入治疗

对于急迫性尿失禁,可采用骶神经电刺激术,即在全身麻醉下在骶椎神经孔内植入永久性神经电刺激器电极,并在髂嵴下后臀部埋入永久性神经电刺激器,电极导线与刺激器在皮下连接,电刺激器的控制与调节均由外部控制器进行。也可采用人工尿道括约肌植入术,在人体内安装一种先进的控制排尿装置,达到方便地压迫尿道、关闭尿道、控制尿失禁的目的。

(二)自助器具

在尿失禁的治疗中,常常利用自助器具来帮助患者提高自身能力,达到生活自理。个人卫生用具包括分别适合男女膀胱功能障碍者使用的集尿器、集尿袋、清洁用品等。外部集尿器主要是男用阴茎套型集尿装置,女用集尿装置还很不理想,常常需用尿垫。所有集尿器在使用时都应该注意清洁问题,避免使用不当而引起的感染、溃疡、坏死及皮肤过敏等并发症。

第四节 便秘康复评定与治疗

便秘是一种常见但可对个人生活质量产生重大影响的症状,可以是单独存在的症状,也可能是多器官功能紊乱的结果,可能诱发结肠癌、心绞痛、急性心肌梗死、脑出血等疾病。便秘表现为排便次数减少、粪便干硬和/或排便困难。排便次数减少指每周排便少于3次;排便困难包括排便费力、排出困难、排便不尽感、排便费时及需手法辅助排便。慢性便秘的病程至少为6个月。

与中年人相比,便秘在老年人更为常见,老年人更多诉说要用力排便和肛门堵塞感。我国成人慢性便秘的患病率为4%～6%,并随年龄增长而升高,60岁以上人群慢性便秘患病率可高达22%。老年人便秘分类:①慢性功能性便秘,是老年人最常见的便秘类型,占老年人便秘患者的绝大多数；②药物相关性便秘，老年人常多病共存、多药共用，药物可以引起或加重老年人便秘；③器质性相关疾病便秘，如肠道疾病、内分泌代谢性疾病引起的便秘。

一、康复评定

（一）结构评定

1. 视诊　腹部有无膨隆，观察粪便的形态，有无脓血、黏液等。

2. 触诊　腹部有无包块，直肠指检有无内痔、肿块，肛门外括约肌有无痉挛，直肠壁是否光滑，有无溃疡或新生物等。

3. 辅助检查

（1）便常规及隐血检查：可发现器质性胃肠道疾病所致便秘。

（2）胃肠 X 线钡餐检查：了解胃肠运动功能及发现器质性胃肠道疾病。

（3）内镜：直肠镜、乙状结肠镜及结肠镜等内镜检查可直接观察黏膜是否存在病变，并可做活组织检查以明确病变性质。

（二）功能评定

1. 便秘严重程度评估　根据便秘症状轻重及对日常生活影响的程度，可将慢性便秘分为轻度、中度、重度三种程度。

（1）轻度：症状较轻，不影响患者日常生活。可通过整体调整、短时间用药等恢复正常排便。

（2）中度：介于轻度和重度之间。

（3）重度：便秘症状重且持续，严重影响患者的工作、生活，需要药物治疗，不能停药或药物治疗无效。可能需要进行手术治疗，如出口梗阻型便秘、结肠无力患者等。

2. 便秘症状评分及粪便性状评定

（1）Wexner 便秘症状评分：目前国内还没有对慢性功能性便秘量化评定的标准，国外多采用 Wexner 便秘症状评分，总分为 30 分，最低 0 分，分值越高表明便秘的程度越重。各项分值累计 15 分为界，Wexner 积分≥15 分为严重性便秘，Wexner 积分＜15 分为非严重性便秘。

（2）Bristol 粪便性状分级，有助于评估胃肠传输时间（图 51-2）。以分型积分，第一型对应 1 分，第二型对应 2 分，以此类推，将前 1 周内自主排便时粪便性状评分相加，再除以 1 周总自主排便数，得出平均分。

3. 认知功能评定　老年便秘患者认知障碍的发生率高，便秘也会随认知障碍的加重而加重。因此，有必要了解患者的认知功能状况，从而制订个体化的便秘干预措施。可采用简易精神状态检查量表（MMSE）评估患者的认知功能状况。

4. 营养状态评估　营养不良患者便秘的发生率高，便秘也会影响患者的进食、吸收，从而引起营养不良。对老年患者，可采用微型营养评定、微型营养评定简表或营养风险筛查 2002 进行营养筛查。

5. 运动功能评定　老年人活动量减少会增加便秘的风险，尤其是坐轮椅、卧病在床、躯体移动障碍的老年患者，由于长期缺乏运动，肠道蠕动功能减退，粪便在肠道内停留时间过长，水分被过多吸收，导致大便干结，从而诱发和加重便秘。运动功能评定主要包括评定患者肌力、肌张力、关节活动度、步态等。

6. 心理评定　精神心理因素还会影响患者胃肠道的感觉、运动和分泌功能，通过对副交感神经的抑制，钝化排便反射，从而诱发或加重便秘。因此，老年便秘患者需要进行相关的精神心理因素评估，可采用汉密尔顿焦虑量表（HAMA）及汉密尔顿抑郁量表（HAMD）。

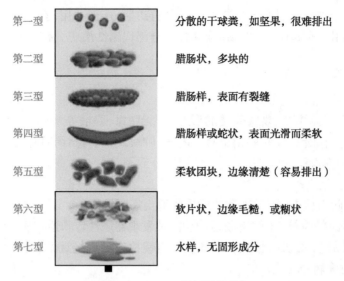

第一型		分散的干球粪，如坚果，很难排出
第二型		腊肠状，多块的
第三型		腊肠样，表面有裂缝
第四型		腊肠样或蛇状，表面光滑而柔软
第五型		柔软团块，边缘清楚（容易排出）
第六型		软片状，边缘毛糙，或糊状
第七型		水样，无固形成分

图 51-2　Bristol 粪便性状分级

（三）日常生活活动能力评定

基础性日常生活活动（BADL）能力，采用改良 Barthel 指数评定；工具性日常生活活动（IADL）常采用功能活动问卷（FAQ）进行评定。

（四）社会参与能力评定

常用评估量表为 SF-36。

（五）环境评估

有些环境下不适宜排便，如排便场所缺乏私密性，患者不能独立如厕、需要他人协助排便、厕所设施不便利等，都可以引起老年人抑制便意，从而诱发或加重便秘，因此需对其生活环境进行评估。

二、物理治疗

老年人便秘的治疗宜采用个体化综合措施和整体治疗，同时积极进行康复治疗以改善排便或恢复正常的排便功能。康复目标为调节自主神经功能及肠道功能，提高平滑肌张力，促进肠蠕动，恢复排便功能。

（一）物理因子疗法

物理因子疗法具有调节自主神经功能、促进肠蠕动、恢复正常排便规律的作用。

1. 低、中频电疗法

（1）干扰电疗法：患者取卧位或坐位，用干扰电疗仪，取 4 个小杯状电极或 4 个 $60cm^2$ 电极，分别置于降结肠、乙状结肠部位进行治疗。

1）降结肠部位电极交叉放置：左下腹上部 - 左骶部；左下腹部 - 左腰部。

2）乙状结肠部位电极交叉放置：左下腹外下方 - 骶部中央；耻骨联合外上方 - 下腰左侧。差频 0～5Hz，治疗 10 分钟；0～100Hz，治疗 10 分钟，每日治疗 1 次，15～25 次为 1 个疗程。

（2）低频脉冲疗法：2 个 $200～250cm^2$ 电极置于下腹（阴极）和腰骶区（阳极），用三角波，波宽 200～300 毫秒，前沿斜度 200～300 毫秒，后沿斜度 100～200 毫秒，频率 0.5Hz；电流强度以能引起腹部肌肉收缩而患者能够耐受为度，20～30 分钟，每日治疗 1～2 次，15～20 次为 1 个疗程。

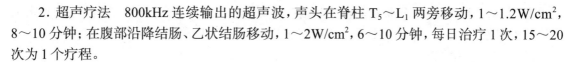

2. 超声疗法　800kHz 连续输出的超声波，声头在脊柱 $T_5 \sim L_1$ 两旁移动，$1 \sim 1.2W/cm^2$，8～10 分钟；在腹部沿降结肠、乙状结肠移动，$1 \sim 2W/cm^2$，6～10 分钟，每日治疗 1 次，15～20 次为 1 个疗程。

3. 水疗法

（1）冷热水交替法：用于腹肌与肛提肌无力的患者。用 37～38℃的温水全身浸浴 10 分钟，然后坐起，用水温 15～20℃和 40～45℃的冷热水交替冲洗腹部各 30～60 秒，重复 4～5 次，再用温水全身浸浴 10 分钟。每日或隔日治疗 1 次，10～15 次为 1 个疗程。有心血管疾病者慎用。

（2）矿泉水疗法：用饮水净化矿化装置，将自来水通过净化器、微量元素容器形成矿泉水，水温 25℃，晨起空腹饮 250～500ml，午、晚餐前各饮 250ml，晚睡前饮 250～500ml，30 日为 1 个疗程。

（二）运动疗法

运动疗法具有维持和改善胃肠蠕动功能，改善机体整体耐力的作用。

1. 有氧训练　根据病情选择有氧运动，项目如游泳、步行、跑步、太极拳、八段锦等，以改善肌力、肌耐力和整体体能。每次 10～20 分钟，每日 1 次，每周 3～5 次，连续 4 周或长期坚持运动。

2. 腹肌训练　仰卧位下轮流抬起一条腿或两条腿，抬高 45°左右，稍停顿再放下或两腿规律屈伸模仿蹬自行车运动。

3. 盆底肌训练　取坐位或仰卧位，双膝屈曲稍分开，轻抬臀部，指导患者做缩肛提肛动作，维持 10 秒，每次 10 秒，10 次/组，每日 3 组。

（三）手法治疗

1. 腹部按摩　患者取仰卧位，屈膝，暴露腹部，嘱患者放松腹肌，治疗师用全掌按摩腹部，沿结肠走向推揉。可同时按揉大肠俞、足三里、关元、气海等穴位，每穴按揉 3～5 分钟，每日按摩 1 次，15～20 次为 1 个疗程。

2. 自我腹部按摩　患者取仰卧于床上，双膝屈曲，左手平放于脐上，右手放于左手背上，以脐为中心，顺时针方向按揉，每日 2～3 次，每日 5～10 分钟。

（四）生物反馈疗法

生物反馈疗法是一种无痛、无创、对盆底和腹壁肌肉群进行认知和训练的方法，是一种纠正不协调排便行为的训练方法；主要用于治疗肛门外括约肌失协调，盆底肌、肛门外括约肌排便时矛盾性收缩导致的便秘，特别适用于有盆底功能障碍的排便障碍型便秘（功能性出口梗阻型便秘）患者，可持续改善患者的便秘症状、心理状况和生活质量，是该型便秘的一线治疗措施。训练时，运用腹壁表面电极和肛塞表面电极的肌电图，指导患者改善对这些肌肉群的控制，通过反复训练患者排便时腹肌、盆底肌和肛门外括约肌的适时舒张和收缩，消除后两者在排便过程中的矛盾运动，促进排便。由于生物反馈疗法成功与否的关键在于患者对治疗要领的掌握，因此不适用于有认知障碍的老年人群。

三、作业治疗

（一）改善情绪

便秘患者往往存在精神心理异常和睡眠障碍。一般采用心理支持、疏导的治疗方法，鼓励患者正确认识疾病，树立战胜疾病的信心，积极配合治疗，使便秘患者从支持系统中得到帮助、消除心理障碍，调整患者的精神心理状态，有助于建立正常排便反射。对于合并明显心理障碍的患者,可给予抗焦虑药、抗抑郁药治疗。治疗师可通过肌肉放松、作业治疗及中医等技术来完成放松训练;选择一些放松精神和心灵的音乐让患者在家里舒缓焦虑的情绪。

(二)认知功能训练

对存在认知障碍的慢性便秘患者,应进行相关的认知功能训练,包括时间及空间定向力训练、记忆力训练、注意力训练、语言沟通能力训练等;不仅可以改善患者的认知功能,还间接增加了患者的活动量,提高其日常生活活动能力,有利于便秘治疗,提高患者的生活质量。

四、健康教育

调整生活方式,包括养成良好的排便习惯,增加食物中膳食纤维的摄入,增加水分的摄入,适度锻炼等。

(一)摄入足够的膳食纤维

膳食纤维能增加粪便体积,引起结肠膨胀并促进粪便推进运动,所以摄入足够的膳食纤维是防治老年人发生慢性便秘的基础。老年人应当摄入足够的膳食纤维(≥25g/d),但富含膳食纤维的食物常常口感较差,且老年人的咀嚼功能减退,难以下咽,导致老年人不愿意去尝试膳食纤维丰富的食物;可以通过烹调工艺,如细切、粉碎、调味等将其制作成细软可口的食物。鲜嫩的蔬菜瓜果富含可溶性纤维、维生素和水分,应当成为慢性便秘老年人膳食的重要组成部分。市售的菊糖粉剂是从菊苣等植物中提取的天然可溶性纤维,是一种优质的膳食纤维补充剂,对吞咽障碍及管饲的老年便秘患者尤为适用。但是,膳食纤维促进排便可能需要数周起效。

(二)摄入足够的水分

老年人要养成定时饮水和主动饮水的习惯,不要在感到口渴时才饮水。每日的饮水量以1 500～1 700ml 为宜,每次 50～100ml,一般推荐饮用温开水或淡茶水。

(三)合理运动

可采取散步、拳操等,形式不限,以患者安全(不跌倒)、不感觉劳累为原则。要避免久坐,卧床患者即便是坐起、站立或能在床边走动,对于排便都是有益的。

(四)建立正确的排便习惯

鼓励患者建立规律的排便习惯。可利用生理规律帮助患者建立排便条件反射,每日定时排便。由于起床和进餐后,结肠蠕动更为活跃,排便的最佳时间通常是在起床和早餐后的 2 小时内;可建议患者在晨起或餐后 2 小时内尝试排便,排便时集中注意力,减少外界因素的干扰。

(五)加强营养支持

对有营养不良的患者,应加强营养支持,改善患者的营养状态,提高患者肠道运动功能,从而改善患者便秘状况。

第五节　睡眠障碍康复评定与治疗

睡眠障碍(sleep disorder)是指睡眠的数量或质量异常,或是在睡眠中或睡眠 - 觉醒交替时发生异常的行为或生理事件。老年人由于大脑皮质功能的减退,新陈代谢的减慢,体力活动的减少,睡眠时间有所减少,每日 5～7 小时。老年睡眠障碍常常表现为早醒、入睡困难、入睡时间延长、易醒、醒后入睡困难、夜间间断睡眠、白天容易瞌睡等。

睡眠障碍作为老年综合征之一,分为以下几类:①失眠,包括原发性失眠和继发性失眠;②嗜睡;③睡眠 - 觉醒节律紊乱;④睡眠呼吸暂停;⑤睡眠运动障碍。睡眠障碍的发生可由多种原因诱发,常和其他疾病共存,与呼吸道疾病、失能、认知功能下降、抑郁及药物使用密切相关。长期反复睡眠障碍会影响其他共存疾病的转归,加重或诱发其他疾病,是威胁老年人身心健康的重要因素,需结合临床综合治疗。

睡眠障碍中失眠是最常见的类型,成年人中有失眠症状的高达 57%,符合失眠诊断标准者比例在 10%~15%。本节主要讲解失眠的康复评估和治疗。失眠(insomnia)是以频繁而持续的入睡困难和/或睡眠维持困难并导致睡眠感不满意为特征的睡眠障碍;常表现为入睡困难(超过 30 分钟)、维持睡眠困难(整夜觉醒≥2 次)、早醒、睡眠质量下降和总睡眠时间减少(少于 6 小时);要至少持续 1 个月,频率≥3 次/周才符合诊断。失眠可划分为原发性失眠(primary insomnia)和继发性失眠(secondary insomnia)。原发性失眠是指无明确病因,或在排除了其他可以引起失眠的病因后仍遗留失眠症状。继发性失眠是指伴发于躯体疾病(如心肺疾病、认知功能下降、疼痛)、精神疾病(抑郁、焦虑)、药物滥用,以及与睡眠呼吸障碍、睡眠运动障碍(阻塞性睡眠呼吸暂停低通气综合征、不宁腿综合征)等相关的失眠,失眠常与其他疾病同时发生。《国际睡眠障碍分类》第三版(ICSD-3)将失眠分为短期失眠障碍(病程≤3 个月)和慢性失眠障碍(病程>3 个月)。

失眠的危险因素主要包括年龄、性别、既往史、遗传因素、个性特征、应激事件、精神障碍、躯体疾病等,随着年龄的增长,失眠的患病率也逐渐增加;女性患病风险高于男性,且随年龄增长风险增加;曾失眠发作的人群再次发病风险是其他普通人群的 5.4 倍;有家族史的人群发病率是普通人群的 3 倍;70%~80% 的精神障碍患者均有失眠症状;慢性疾病患者往往有失眠症状,而失眠人群患慢性疾病的发生率显著高于非失眠人群。

一、康复评定

在康复评定前,需了解患者主诉、相关病史、手术史、家族史、用药情况及有无药物依赖等。主诉核心信息包括失眠的表现形式、日间症状、持续时间。相关病史包括:是否存在躯体疾病,如高血压、糖尿病、脑卒中、冠心病、肿瘤、骨质疏松、慢性疼痛、胃食管反流、慢性肺部疾病、充血性心力衰竭、慢性肾病、前列腺增生等;是否存在精神疾病如焦虑、抑郁、双相情感障碍等;家族史,重点是一级亲属有无睡眠紊乱、精神障碍、严重或慢性躯体疾病史;是否使用精神活性物质或药物,如抗抑郁药、中枢兴奋药、心血管药、麻醉性镇痛药、平喘药等药物,以及酒精和烟草等物质。此外,还需行详细的康复评定,帮助判断患者是否合并其他疾病,同时评估失眠对患者身心健康、功能活动、生活质量的影响。

(一)结构评定

1. 视诊 患者一般状态,面容、表情,步态等,判断有无头晕乏力、精神不振、困倦,了解失眠对老年人精神状态的影响。观察患者有无眼球突出、鼻翼翕动、鼻腔分泌物,鼻咽部有无腺样体肥大,颈部有无包块、瘢痕,甲状腺有无肿大,气管有无偏移等,判断是否合并其他疾病,影响呼吸通气。

2. 触诊 鼻中隔是否偏曲,若明显偏曲可产生呼吸障碍,影响睡眠。鼻窦是否有压痛,鼻窦炎时出现鼻塞、头痛,影响睡眠。气管触诊时患者取坐位或仰卧位,颈部自然直立状态,检查者示指和环指分别置于两侧胸锁关节上,将中指置于气管上,观察中指是否在示指和环指中间,来判断气管有无偏移。

3. 辅助检查

(1)影像学检查:通过胸部 X 线检查、肺部 CT,可判断是否合并呼吸系统疾病,如慢性支气管炎、肺炎、肺气肿等;对于记忆力、注意力减退的患者,通过颅脑 CT 或 MRI 可了解颅内情况,有无脑部疾病;通过甲状腺超声,可了解甲状腺有无肿大及肿大程度;对于合并心血管疾病的患者,通过心脏超声可了解心脏结构及功能。

(2)其他辅助检查:多导睡眠图(PSG)通过脑电图、眼动电图和肌电图数据对睡眠进行分期,获得夜间睡眠参数、呼吸暂停及低通气时间等。了解患者有无夜间睡眠呼吸暂停,一般在初始睡眠评估和常规体格检查之后考虑行 PSG 检查。

（二）功能评定

1. 生理功能评估

(1)测血压:选择间接测量法,即袖带加压法,常用水银血压计或经校准的电子血压计进行测量。操作规程为患者安静环境下休息至少 5 分钟,取坐位或仰卧位,患者上肢裸露、伸直并轻度外展,肘部置于心脏同一水平,袖带均匀缠于上臂,其下缘在肘窝上 2~3cm,袖带中央位于肱动脉表面。血压至少测量 2 次,间隔 1~2 分钟。与患者既往血压水平相比,判断患者血压是否受到失眠的影响而产生波动或升高。

(2)实验室检查:了解患者生理功能及内环境情况,判断是否合并其他疾病,如贫血、尿道感染、营养不良、甲状腺功能亢进、低钙血症等,影响睡眠质量。同时了解失眠对患者饮食摄入及营养水平是否产生影响。①血常规:血红蛋白;②尿常规:尿白细胞、尿蛋白;③肝功能:人血清白蛋白、转氨酶;④肾功能:葡萄糖、肌酐;⑤甲状腺功能:血清甲状腺素、促甲状腺素;⑥血电解质:钠、钾、氯、磷、镁、钙。

2. 睡眠质量评估　常用的评估工具包括匹兹堡睡眠质量指数、阿森斯失眠量表、失眠严重程度指数等;根据患者的临床症状,选择合适的失眠评估量表。

(1)匹兹堡睡眠质量指数(PSQI):匹兹堡睡眠质量指数是美国匹兹堡大学睡眠专家 Buysse 博士等于 1989 年编制的。该量表在国内已经过相关信度和效度的研究,可以评估普通人睡眠行为和习惯,也可用于临床患者睡眠质量的综合评估,适用于评价睡眠障碍患者近 1 个月内的睡眠情况。

该量表由 19 个自评条目和 5 个他评条目组成。其中参与计分的 18 个自评条目可以组合成 7 个因子,即睡眠质量、入睡时间、睡眠时间、睡眠效率、睡眠障碍、催眠药、日间功能。每个因子按 0~3 分计分,各因子得分总和为 PSQI 总分,5 个他评条目不参与计分。PSQI 总分范围为 0~21 分,得分越高,表示睡眠质量越差。评价等级:0~5 分提示睡眠质量很好;6~10 分提示睡眠质量还行;11~15 分提示睡眠质量一般;16~21 分提示睡眠质量很差。

(2)阿森斯失眠量表(Athens insomnia scale, AIS):AIS 是基于 ICD-10 失眠诊断标准设计的自评量表,共 8 个条目,每条从无到严重分为四级,对应 0~3 分(总分 <4 分无睡眠障碍;总分在 4~6 分可疑失眠;总分在 6 分以上失眠)。AIS 为国际公认的睡眠质量自测量表,主要用于记录个体对遇到睡眠障碍的自我评估。

(3)失眠严重程度指数(insomnia severity index, ISI):ISI 是由 7 个问题组成的自评量表,每个问题评分有 0~4 分,共 5 个选项,总分 0~28 分,0~7 分无失眠,8~14 分轻度失眠,15~21 分中度失眠,22~28 分重度失眠。ISI 适用于评价 2 周内的睡眠情况,较多用于失眠筛查,评估失眠的治疗反应。

3. 认知功能评估　失眠患者常出现注意力、记忆力减退的症状,所以对存在失眠的患者需行认知功能筛查,来明确注意力和 / 或记忆力等认知功能是否受到影响;常采用的筛查量表有蒙特利尔认知评估量表(MoCA)、简易精神状态检查量表(MMSE)等。

4. 疼痛评估　评估患者是否存在疼痛等症状,影响睡眠质量,常采用视觉模拟评分法(VAS)、数字评分法(NRS)等评估,也可采用麦吉尔疼痛问卷(MPQ),MPQ 是多维度评估工具,可全面评估疼痛的强度、感觉、情感、时间等。对于老年患者,常用简化的 MPQ(SF-MPQ)。

（三）精神心理状态评定

失眠患者的精神心理评估主要包括焦虑、抑郁、心理障碍,这些疾病可引发失眠或以失眠为首发症状,主要是通过功能性量表测试。焦虑自评量表(SAS)能够比较准确地反映有焦虑倾向患者的主观感受,评估受试者焦虑程度。老年抑郁量表(GDS)是常用的老年抑郁筛查量表,通过自评问卷回答,初步定性分析老年人情绪状态,以了解患者是否存在睡眠问题所致抑郁。常见的评估量表还包括汉密尔顿抑郁量表(HAMD)、抑郁状态问卷(DSI)、抑郁自评量表(SDS)等。

（四）日常生活活动能力评定

基础性日常生活活动(BADL)能力,采用改良 Barthel 指数评定;工具性日常生活活动(IADL)常采用功能活动问卷(FAQ)进行评定。

（五）社会参与能力评定

常用评估量表为 SF-36。

（六）背景性因素

1. 环境因素(睡眠环境)　睡眠质量直接受睡眠环境的影响,舒适的睡眠环境包括安静、整洁、光线幽暗,空气清新、通风良好、温度湿度适宜及寝具舒适等。不良的睡眠环境是指周围嘈杂、光线过亮等导致睡眠舒适感下降,睡眠质量受影响等。对于失眠患者,需纠正或避免不良的睡眠环境。

2. 个人睡眠习惯和行为　失眠常常与患者某些不良生活行为和习惯有关,所以在进行睡眠评估时,应常规询问睡眠卫生习惯和行为情况。影响睡眠的习惯和行为包括:白天频繁打盹、花太多时间在床上、白天活动不够、深夜运动、白天光照不足、过度摄入咖啡因、晚上饮酒、晚上吸烟、较晚进食大量食物对失眠患者的评估应该重视主诉,详细了解其睡眠习惯,同时应调查同屋睡觉者及照顾者。如果调查对象在初始调查中存在不良习惯越多,说明睡眠受影响越大,可进一步询问症状表现。

建议对失眠患者进行持续性评估,每月进行 1 次,在治疗过程中每 6 个月或旧病复发时评估,中止治疗的 6 个月后是失眠症状复发的高危时期,需要重新评估。

二、康复治疗

针对失眠,要先找到相关的诱发因素,然后进行积极的规范性治疗。针对老年患者,推荐首选认知行为干预治疗,其次考虑药物治疗,物理治疗可作为补充。本节主要介绍非药物治疗方法,包括睡眠卫生健康教育、物理治疗、作业治疗、传统康复。

（一）睡眠卫生健康教育

应了解患者睡眠习惯和睡眠环境,并进行睡眠卫生健康教育,帮助建立良好的睡眠习惯,营造舒适的睡眠环境。良好的睡眠习惯包括:早晨或下午进行有规律的锻炼;白天增加暴露在强光下的时间;夜晚避免强光刺激;睡前 3 小时禁止暴饮暴食;睡前避免饮酒、吸烟、喝咖啡;保持睡眠环境黑暗、安静、舒适。倾听患者诉说失眠的各种症状,同时进行心理疏导,及时解决患者对失眠的担心,提高患者对失眠的正确认识。

（二）物理治疗

物理治疗作为一种失眠治疗的补充技术,不良反应少,依赖性小,临床应用的可接受性强。

1. 物理因子疗法

(1) 光照疗法：昼夜睡眠 - 觉醒节律异常参与老年睡眠障碍的发病，而光线是调节睡眠 - 觉醒节律的重要因素。光刺激影响位于下丘脑控制昼夜节律的视交叉上核，抑制松果体褪黑素的分泌。所以光照疗法可以通过帮助建立并巩固规律的睡眠 - 觉醒周期来改善睡眠质量，提高睡眠效率和延长睡眠时间。对睡眠时相提前者，连续每日 19:00—21:00 给予 2 小时 4 000lx 的光照；对于睡眠时相延迟的患者，清晨给予 4 000lx 光照 2 小时，不仅能调节睡眠节律，还能改善睡眠结构和睡眠质量。光照疗法是一种自然、简单、低成本的治疗方法，而且不会导致残余效应和耐受性。不良反应包括头痛、眼疲劳，也可能诱发轻躁狂。所以在初始治疗时，需根据治疗反应进行光照时间和强度的调整。对有视网膜疾病、偏头痛、躁狂倾向的患者，应慎用。老年人可能无法耐受较长时间的光照，导致光照疗法的依从性和治疗效果降低。

(2) 重复经颅磁刺激（rTMS）：rTMS 是一种无创、非侵入的治疗技术。低频（≤1Hz）rTMS 能够抑制大脑皮质的兴奋性，影响代谢活动和睡眠相关激素。对健康人的研究发现，其能够增加慢波睡眠的波幅，加深睡眠深度，增强记忆，有助于机体恢复。国内较多研究认可 rTMS 促进入眠，维持睡眠时长并显著改善患者对睡眠的主观体验，提高睡眠质量，是治疗失眠的有效手段。相比于交变磁场疗法，rTMS 可以精准刺激相关靶部位，对刺激部位的生理作用调节更明确、刺激剂量更大，因此治疗失眠更有效。

治疗时，患者取半坐卧位或者坐位，安静闭目，线圈安放位置为右侧背外侧前额叶皮质（DLPFC）。目前不同部位 rTMS 治疗失眠的研究较少，在改善睡眠质量、睡眠信念和态度、认知水平方面，左侧 DLPFC、右侧 DLPFC 疗效优于其他区域，且右侧 DLPFC 治疗区域在睡眠信念和态度改善方面具有更积极的作用。刺激强度为 80%～120% 运动阈值（resting motion threshold，RMT），刺激总量 1 500～1 800 脉冲，磁场频率为 1Hz，每次治疗 30 分钟，1 次 /d，5d/ 周，共治疗 4 周。

rTMS 绝对禁忌证是靠近线圈刺激部位有金属或电子仪器；癫痫、脑外伤、脑肿瘤、脑血管病、脑代谢疾病等病史患者慎用；偶有抽搐、头皮刺痛、灼热感等不适，总体不良反应少，安全性高。

(3) 经颅直流电刺激（tDCS）：是通过电极向头皮施加微弱直流电流，可以引起大脑皮质兴奋性的持久和极性特异性改变的电疗法。tDCS 是一种安全、无创的神经调控技术。治疗失眠患者时，阳极刺激靶点通常选择在 DLPFC 和 M1 区，DLPFC 与机体认知、情绪功能有关；M1 区能间接调控上行网状激活系统，抑制该系统兴奋性，可提高睡眠效率，减少觉醒次数，从而改善睡眠质量。电流强度通常设置为 1.0～2.0mA，持续刺激时间 15～30 分钟，安全性较好。多数 tDCS 研究将电流强度设置为 2mA 或 1.5mA，一般刺激时长为每次 20 分钟，每周刺激 5日，连续刺激 2～4 周。

(4) 生物反馈疗法：是一种引导机体放松的方法，通过人体内生理或病理的信息进行自身反馈，自我调节，降低自主神经的兴奋性，使全身肌肉活动放松。通过有意识的训练，可降低患者肌肉兴奋的水平，抑制神经中枢的觉醒水平，从而达到改善睡眠质量的目的。目前脑电生物反馈疗法的报道多来自国内的小样本研究，其效果仍需要更严格的临床研究来证实。

2. 运动疗法　运动疗法包括有氧运动，以及八段锦、太极等传统健身运动，均可较好地改善老年人失眠。运动前需向患者讲解运动与睡眠的关系，根据患者病史、病情和心肺功能状态，制订个体化的运动处方。可根据患者个人爱好，选择步行、慢跑、简式太极拳（24 式）、功率自行车或放松体操。

有氧运动可调节大脑皮质活动强度,增强对外界刺激的适应性,改善神经兴奋抑制功能,降低神经敏感性,减少引发失眠症易感性、诱发性因素的影响,同时具有抗抑郁和抗焦虑作用。因此,有氧运动可有效改善失眠患者睡眠质量,提高睡眠连续性(睡眠潜伏期和睡眠效率),缩短入睡时间,减轻失眠相关焦虑。有氧运动可作为一种替代或补充现有治疗睡眠问题的方法。

目前最佳有氧运动干预方案为连续运动 8～10 周,每周运动 2 日,每次运动 40～55 分钟。运动强度为中等强度,一般为最大心率的 60%～80%,运动时监测心率,不超过 110 次/min,停止活动后应在 3～5 分钟内恢复正常。同时,监测血压情况,指导运动的实施。促进睡眠的运动安排在睡前 6 小时内进行。运动量控制在基础心率 + 20 次/min 或自我感觉稍出汗、气促、疲倦。

(三)作业治疗

1. 认知行为疗法(CBT)　是一大类合并了心理认知疗法和行为疗法的综合治疗方法,是在睡眠卫生习惯指导、睡眠刺激控制和/或睡眠限制疗法的基础上同时进行认知干预的治疗。认知行为疗法在老年睡眠治疗中有着重要地位,能明显减少药物治疗。认知行为疗法干预 5 要素:

(1)认知疗法:失眠患者往往过分夸大睡眠对其生活的影响及他们需要更多的睡眠来恢复。帮助患者认识到自己对睡眠的错误认知及对失眠问题的错误态度,使患者重新树立起对睡眠积极、合理的观念,从而达到改善睡眠的目的。

(2)刺激控制(SCT):减少在床上看书、思考、玩手机、看电视等行为,减少干扰睡眠的活动,保持一个有规律的睡眠 - 觉醒时间,重建床与睡眠之间积极明确的联系。

(3)典型指令:①感到困倦时才上床;②避免与睡眠不相容的行为(不要把床当作读书、看电视和工作的地方);③醒来时间超过 15 分钟时离开卧室,无法睡着或开始感到焦虑时离开卧室。

(4)睡眠限制(SRT):许多失眠患者试图睡更多时间来弥补睡眠不足。而睡眠限制通过缩短夜间睡眠卧床时间和保持有规律的睡眠时间表,来改善睡眠连续性。直接提高了睡眠效率,并且通过禁止日间小睡,增加夜晚的睡眠驱动力。

(5)放松疗法:包括渐进性肌肉放松、腹式呼吸、瑜伽、冥想。睡前时间减少生理和精神刺激,可降低失眠患者睡眠时的紧张与过度警觉,从而促进患者入睡,减少夜间觉醒,提高睡眠质量。该疗法适合夜间频繁觉醒的失眠患者。

2. 音乐疗法　轻柔舒缓的音乐可使患者交感神经兴奋性降低,焦虑情绪和应激反应得到缓解,转移患者的注意力,促使患者处于放松状态,从而改善睡眠。

(四)传统康复

中医学将失眠纳入"不寐"范畴,认为其病机在于阳不入阴造成阴盛阳衰,进而诱发失眠;在治疗中主张调和营卫的基本原则来促进阳气入阴,进而缓解患者的失眠症状。

1. 中药方剂　根据辨证分型论治,具体分以下几类:补益心脾、养血安神,用于心脾两虚型不寐。滋阴降火、交通心肾,用于心肾不交型不寐。益气镇惊、安神定志,用于心胆气虚型不寐。疏肝泻火、镇心安神,用于肝火扰心型不寐。清化痰热、和中安神,用于痰热扰心型不寐。活血化瘀、通络宁神,特别用于瘀血型、顽固性不寐。

2. 针灸　针灸可发挥疏通经脉、气血疏通及调整阴阳等作用,是治疗失眠患者有效的措施,采用常规毫针,用补法,留针 30 分钟,每 10 分钟行针 1 次。通过对四神聪、印堂和太阳穴等进行针刺,具有调理心经和安神定志等作用,能够起到改善睡眠的功效。

3.推拿疗法 通过对特定穴位进行推拿,手法包括擦、推、拿、搓、按、捻等,能够达到调节阴阳平衡的作用;在推拿的过程中可对特定穴位产生刺激,经由经络传递至联属脏腑,从而发挥激发经气、调节脏腑、平衡阴阳及宣通气血等功能,有助于患者养心安神并提升睡眠质量,针灸联合推拿治疗失眠疗效更加显著。

第六节　营养不良康复评定与治疗

营养不良(malnutrition)是指由摄入不足或利用障碍引起能量或营养素缺乏的状态,进而导致人体组成改变,生理和精神功能下降,可能导致不良的临床结局。营养不良作为常见的老年综合征之一,是导致临床不良结局的重要危险因素。2019年营养不良诊断标准共识(GLIM)中确定了与营养不良紧密相关的三个表现型标准,即非自主体重下降、低体重指数和肌肉质量减少;两个病因型标准,即食物摄入或吸收减少和炎症/疾病负担。营养不良的诊断需要在营养筛查(NRS 2002、MNA-SF)阳性基础上,满足至少一个表现型和一个病因型标准。

营养摄入减少、高消耗状态及营养素生物利用度下降是老年人营养不良的核心发病机制。许多危险因素通过这三种机制,增加老年人营养风险。食欲下降、吞咽困难、食物缺乏、日常生活活动能力下降、功能下降等导致营养摄入减少,慢性炎症、活动增加、机体代谢率上升等高消耗状态使需求增加,腹泻、恶心、呕吐、消化吸收障碍等使老年人对营养素生物利用度下降。衰老、疾病相关因素(神经退行性疾病、内分泌疾病、消化系统疾病、口腔牙齿疾病、恶性肿瘤、感染、视力及听力下降、多重用药、手术等)、精神心理因素(焦虑、抑郁、情绪问题、精神疾病等)及环境因素(贫困、丧偶、独居、社会支持不足等)等,间接影响上述三个机制,使老年人更易发生营养不良。

我国流行病学研究结果显示,老年人群总体营养不良及营养风险的患病率均相对较高,全国范围内近半数老年人营养状况欠佳,社区老年人营养不良患病率在10%以上,而住院患者中14.67%的老年患者存在营养不良,35.04%存在营养不良风险。因此,建议年龄≥65岁、预计生存期>3个月的老年住院患者均应接受营养筛查。社区、居家老年人应至少每6个月进行1次营养筛查。

一、康复评定

营养筛查是指通过简单的方法,快速识别可能需要营养支持的患者。营养不良或风险与临床结局紧密相关,及时、有效的营养筛查对于早期营养干预的介入至关重要。目前常用的营养筛查工具包括:NRS 2002,其临床参数精简,评分标准分明、操作流程简便,是目前国际上公认的适合所有人群的首选营养风险筛查工具。MNA-SF方法简单快速,可用于65岁以上老年人的营养筛查。营养不良通用筛查工具(MUST)用于门诊或社区人群的营养筛查,主要用于功能受损所致的营养不良,同时对预测术后住院时间、病死率或并发症率更为敏感。微型营养评定(MNA)对评估尚无体重和白蛋白下降老年人的营养风险更有价值,适用于活动能力失调、听力差、认知能力紊乱的老年人,以及孤独生活或在私立养老院生活,或85岁以上在社区生活的老年人。此外,还有老年营养危险指数(GNRI)等。

我国肠内肠外营养学分会推荐的营养筛查工具是MNA-SF、NRS 2002量表,老年住院患者首选NRS 2002量表,MNA-SF筛查适用于门诊、住院病房、养老机构、社区及居家老年人群等。

通过营养筛查发现患者存在营养不良或营养风险,应进一步对患者进行营养评定。营养评定是对患者营养、代谢状况及机体功能等进行全面的检查和评估,其目的在于制订个体化的营养干预计划。目前全球对于营养评定的具体评价方法或流程尚未达成一致,但评估内容相对统一,包括人体测量、生化指标、临床评估、膳食调查、环境评估。按照ICF理念,从结构、功能、活动、参与及背景性因素(环境因素、个人因素)方面进行综合全面的康复评定,进一步了解患者的营养状况、精神心理状态、机体功能水平及活动参与能力。

(一)结构评定

1. 视诊 观察患者的体型,是否消瘦。观察其外貌、表情、活动情况、精神状态等,是否存在毛发稀少发黄、虚弱无力、精神萎靡、反应淡漠。观察口唇、眼睑、甲床,有无苍白,判断是否存在贫血。检查口腔牙齿及牙周情况,有无龋齿或牙齿脱落。观察四肢有无水肿,营养不良低蛋白患者常出现水肿(下肢明显)。观察腹部有无凹陷。

2. 触诊 检查皮肤弹性,是否有水肿或皮肤干燥。检查全身皮下脂肪层是否变薄或消失,肌肉是否松弛,是否存在肌肉萎缩。检查口腔有无牙齿松动,影响咀嚼功能。

3. 测量指标

(1)身高、体重、体重指数(BMI):和既往体重相比,判断体重变化的情况;营养不良评判标准为在6个月内因非主观原因比平时体重降低或增加10%左右,或比过去1个月的体重降低或增加5%,或体重为理想体重的±20%。WHO对成人BMI的划分标准:$18.5\sim24.9kg/m^2$为正常范围,$<18.5kg/m^2$为低体重(营养不足),$\geq25.0kg/m^2$为超重。

(2)小腿围(CC):卷起裤腿,露出左侧小腿,取仰卧位,左膝弯曲90°,皮尺测量小腿最粗的部位,记录值需精确到0.1cm,建议重复测量,误差在0.5cm内。

(3)上臂肌围(AMC):利用上臂紧张围与上臂松弛围两者之差,表示肌肉的发育状况。使用仪器为无伸缩性卷尺,刻度需读至0.1cm。计算公式:AMC(cm)=上臂中点周径(cm)-3.14×皮褶厚度(mm)。正常值:男性22.8~27.8cm;女性20.9~25.5cm。

(4)腹围:协助被测者取站立位,上肢在体侧自然下垂,放松腹部,以脐为准,卷尺水平绕腹一周,测得数值。注意检查前应排尿,在放松状态下测量。卧床患者测量时,双上肢自然放在身体两侧,避免牵扯皮尺,皮尺弯曲、折叠等影响测量结果。该结果反映腹部皮下脂肪状况。

(5)皮褶厚度(TSF):选取肱三头肌,测量者于被测者身后以二指紧捏受试者自然下垂状态的左上臂(肩胛骨的肩峰至尺骨突的中点上约2cm处)皮肤与皮下脂肪,向上提使肌肉、脂肪分开,测量TSF(mm)。TSF诊断标准:男性轻度、中度和重度营养不良分别为9.04~10.17mm、6.78~9.03mm和<6.78mm;女性则分别为11.92~13.41mm、8.94~11.91mm和<8.94mm。测定部位还有肩胛下角部、腹部、髂嵴上部等,对判断肥胖和营养不良有重要价值,使用仪器为皮褶计;正常值:男性11.3~13.7mm;女性14.9~18.1mm。

(6)视力及听力测定:了解有无视力、听力下降,感官功能下降,影响摄食。

4. 人体成分评估 ①生物电阻抗法(BIA):根据各类组织不同的传导性能测算人体总液量、细胞外液和细胞内液量,利用所测体内液体量可计算脂肪和非脂肪组织(瘦组群)含量。②双能X射线吸收法(DXA):根据不同密度的组织衰减光子程度的不同原理,应用两种不同能量的光子经横断面透过人体某一部位,记录能量的衰减程度计算出不同组织的含量。主要用于骨密度测定、计算脂肪组织和骨骼外的非脂组织。③还可选择CT或MRI来测定体脂、骨骼等各组织成分。

(二)功能评定

1. 生理功能评定 了解患者生理功能,有无炎症、消化系统疾病、甲状腺疾病、糖尿病等,了解白蛋白水平、各营养素水平有无下降。

（1）血常规：血红蛋白、白细胞计数、淋巴细胞计数。

（2）尿常规：尿比重、尿蛋白、尿酮体。

（3）肝功能：血清前白蛋白、血清总蛋白、血清白蛋白、转氨酶。

（4）肾功能：葡萄糖、肌酐、尿素氮。

（5）甲状腺功能：血清甲状腺素。

（6）视黄醇结合蛋白、转铁蛋白。

（7）炎症标志物：C反应蛋白。

（8）血电解质：钠、钾、氯、磷、镁、钙。

（9）微量营养素：水溶性维生素、脂溶性维生素、微量元素。

2. 肌力评定　三角肌、肩胛上肌、肩胛下肌、肱二头肌、肱三头肌和股四头肌的肌力评定，常采用徒手肌力评定（MMT），可早期提示肌肉强度和功能的衰退或变化情况。

3. 握力测定　握力主要反映前臂和手臂肌肉力量。用握力计测定，测试时上肢在体侧下垂，握力计表面向外，将把手握至适当宽度，测2～3次，取最大数值；正常值一般为体重的50%，成年男性范围在30～50kg，女性在30～40kg；老年人会有不同程度的下降，范围较小，20～30kg。

4. 步行能力评定　可采用6分钟步行试验，能比较好地反映完成日常体力活动的功能代偿能力水平。绝对禁忌证包括1个月内有不稳定型心绞痛或心肌梗死。6分钟步行总距离是主要结果指标，营养不良时可出现步行距离下降，6分钟步行距离降低，不具有特异度和诊断性，应进行全面检查以明确原因。

5. 认知状态评定　认知功能损害是营养不良的危险因素，随着年龄的增长，认知障碍发病率也随之增长，营养不良风险显著增加。因此对存在营养不良风险的患者需行认知功能筛查，主要采用蒙特利尔认知评估量表（MoCA）、简易精神状态检查量表（MMSE）等。

（三）日常生活活动能力评定

基础性日常生活活动（BADL）能力，采用改良Barthel指数评定；工具性日常生活活动（IADL）常采用功能活动问卷（FAQ）进行评定。

（四）社会参与能力评定

常用评估量表为SF-36。

（五）背景性因素

1. 年龄、性别、受教育水平或学习能力、个人经济状况。

2. 是否饮食不规律，长期偏爱的饮食模式、分量、烹饪方法，以及所采取的食物和饮料的类型。

3. 是否伴有基础疾病，如恶性肿瘤、感染、消化系统疾病、糖尿病、甲状腺疾病、精神心理疾病等。

4. 是否使用药物，如可能造成口感、味觉改变、恶心、吸收障碍的药物不良反应。

5. 过敏或不耐受食物。

6. 家庭支持及家庭环境。

（六）营养不良筛查及评定流程

老年住院患者常规行营养风险筛查，量表选择NRS 2002。<3分的患者，每7日重复筛查1次；≥3分，存在营养风险，需进一步行营养评定。

1. 结构评定　①视诊：体型、外貌、表情、口腔情况、活动情况、精神状态、有无水肿等。

②触诊：皮肤弹性，皮下脂肪层，肌肉是否松弛，口腔有无牙齿松动。③测量指标：身高、体重、BMI、小腿围、上臂肌围、TSF、视力及听力测定。④人体成分评估。

2. 功能评定　包括：生理功能评定，主要了解白蛋白、血红蛋白及各营养素水平；肌力测定；握力测定；步行能力测定；认知状态评定。

3. 日常生活活动能力评定　BADL 和 IADL 能力评定。

4. 社会参与能力评定。

5. 背景性因素的评估　包括个人因素和环境因素。

根据以上筛查及评定结果，制订个体化营养支持及康复治疗计划。

二、康复治疗

评估结果提示营养不良的老年高危人群，需多学科团队管理。该模式是在传统诊疗基础上，以老年科医师、营养师、康复医师、精神科医师、护师等组成的多学科团队为支撑，以综合评估为手段，不定期地对患者疾病、功能状态进行全面评定，制订全面且个体化的治疗方案。具体治疗方法如下。

（一）营养教育及膳食指导

营养教育内容主要包含三个方面：①食物选择，宜用与忌用的食物；②食物制备，饮食质地调整；③膳食指导，就餐环境、就餐时机、就餐用具、就餐姿势、饮水量的准备。进行营养知识宣传，提高老年人群及家属营养知识知晓率、营养态度正确率和饮食习惯合格率，提高健康素养，改善营养管理现状。

根据老年人所患的不同疾病，给出不同的营养教育及干预策略。如对老年糖尿病患者讲解糖尿病营养学知识并制订个性化饮食方案，对老年高血压患者宣传防治高血压饮食模式，建议骨质疏松老年人进行有效的锻炼，配合口服补充维生素 D 等。

充足、合理膳食是维持老年人身心健康的基础。丰富的食物种类、良好的口味、充足的进餐时间、良好的就餐环境、适当的用餐协助（如协助放置餐盘、切割食物）、家人陪伴共同进餐等均有助于保证老年人的膳食摄入。

膳食强化是指使用自然食物或特殊营养制剂来增加膳食和饮水的营养密度，从而在进食相似食物量情况下增加营养素的摄入，可增加食物的能量和蛋白质密度，改善患者的营养状况。如将固体食物打碎形成糊状或泥状；通过增稠剂将汤食、饮品改造成为糊状；或者通过调整烹饪方式将食物调整为不同的性状，如鸡蛋，可以根据患者的需要制作成水煮蛋、荷包蛋、炒鸡蛋、蒸水蛋等不同形式。

（二）营养支持

通过多种方式增加患者的营养摄入及吸收。给予营养支持前，应充分评估患者功能及预后，根据年龄、基础营养状况、吞咽功能、误吸风险、食物摄入量、基础疾病等选择适宜制剂、合适营养支持途径和给予方法，拟定个体化营养支持方案。

营养支持实现方式主要分为肠内营养（enteral nutrition，EN）、肠外营养（parenteral nutrition，PN）和肠内联合肠外营养支持等。EN 实施途径和方式包括口服营养补充、管饲（鼻胃管、鼻肠管、间歇经口管饲）、胃造瘘、空肠造瘘；PN 可分为补充性肠外营养及全肠外营养，路径选择有周围静脉、中心静脉、经外周静脉穿刺的中心静脉导管（PICC）。

EN 是老年人首选的营养治疗手段，应根据患者的特点选择适当的 EN 方法，包括选择恰当的喂养途径及合适的营养制剂。EN 无法满足患者目标需要量的 60% 时应启动 PN，注意根据患者的特点选择合适的治疗方式及输注途径。治疗过程中应严密监测,预防并发症的发生。

综合评估患者营养状况、功能状态及共病情况,选择适宜制剂、合适营养支持途径和给予方法,确定个体化营养干预目标值。一般老年人群每日能量摄入量推荐为 20～30kcal/kg,营养不良、低体重、应激状态的老年患者可提高至 30～40kcal/kg。总能量的 20%～30% 应来自脂肪,一般不超过 35% 总能量摄入,且饱和脂肪酸 <10%。50%～65% 来自碳水化合物,疾病状态时可适当增减。蛋白质每日摄入量推荐为 1～2g/kg,占总摄入量 12%～15%,膳食纤维摄入应尽可能接近到 25～30g/d。水是膳食的重要组成部分,是一切生命必需的物质,常规最低液体摄入量为 1 500ml/d,或 30ml/(kg·d);为避免出现脱水,在无限制液体量需求的情况下,每日液体需求量老年男性通常为至少 2L,老年女性为 1.6L,应根据患者胃肠道及心肾功能酌情调整。

（三）物理治疗

运动疗法有助于维持或改善肌肉质量和功能。在开始运动训练前,鼓励有营养风险或营养不良的患者在充足营养支持基础上进行运动训练。需要先评估患者的健康和身体状况,排除运动训练禁忌证;结合患者综合评估结果确定合适的训练类型、强度及起始水平,根据患者运动能力逐渐调整运动类型和运动强度。老年营养不良或营养风险人群运动处方制订如下所示。

1. 运动频率　建议 2～3 次/周。有氧运动总时长建议大于 150min/周,平衡及柔韧性训练、抗阻运动可参照 2～3 次/周。

2. 运动强度　推荐低中等强度运动训练可参照自觉疲劳程度量表（RPE）,强度在 11～13 分区间,主观感觉为轻松到有点吃力,训练可从低强度（55% 1RM）、多重复次数（12～15 次）起始,在前 2～3 周逐渐增加强度,逐渐达到较高强度（80% 1RM）、较少重复次数（4～6 次）。

3. 持续时间　每次总训练时长建议 30～45 分钟。

4. 运动类型　运动训练类型包括平衡及柔韧性训练（八段锦、太极拳等）、抗阻运动（自重训练、哑铃、弹力带等）及有氧运动（步行、慢跑、骑车等）等。

（四）作业治疗

对于营养不良患者,在保证充足入量的前提下,减少消耗,合理分配有限的热量尤为重要。能量节省技术即通过各种手段,患者可以用较小的能量消耗来完成必要的日常生活活动和工作。

1. 计划组织日常生活活动　安排最重要的日常事务;安排重任务和轻任务交替进行;把任务分成几个阶段,分次完成;把东西放在容易找到的地方,把最常用的东西放在肩和腰水平之间;使用设备让工作变简单。

2. 使用适宜的工具简化活动　使用长把手设备,如长把手助臂夹、装饰手杖、协助袜。

3. 调整自己的节奏　保持缓慢而稳定的做事节奏,不匆忙;完成一项任务之后和下一项任务之前有足够的休息;学会寻求帮助,或让其他人来完成。

4. 避免容易引起疲劳的姿势　尽可能坐着活动;站着比坐着做事更费能量,在与腰同高的工作台上工作。

5. 运用正确的人体工效学。

以基础性日常生活活动能力（BADL）为例,具体操作如下所示:

梳洗:①洗漱前,先将需要用到的物品准备齐全,并放在伸手可够到的地方,避免洗漱过程中步行及转移的需求;②坐在洗漱台前完成洗脸、刷牙、剃须、梳头,尽量避免洗漱时低头弯腰的动作;③梳洗时,手肘可支撑在脸盆边缘;④在拧毛巾时,可使用小毛巾,清洁面部时,不可同时捂住口鼻;⑤使用电动牙刷和剃刀减少上肢的活动。

进食:①多吃富含优质蛋白和维生素的食物;②保持良好的姿势,避免弯腰或半倾斜的位置；③肘部可支撑在桌子上，所有的盘子放置在最近的位置，在伸手可及的范围内；④少吃多餐可以保证有足够的时间享用，以减少呼吸短促；⑤饭前喝适量温水，有利于促进肠胃蠕动。

穿衣：①避免穿紧身衣服和有拉链或纽扣的衣服；②在穿衣服和脱衣服的时候尽可能坐着；③如果需要一次穿两件或以上的衣服，可事先将衣服套好；④选择在温度合适的房间内穿脱衣服，避免着凉；⑤穿不系鞋带的鞋，可使用鞋拔子穿鞋。

步行：①使用缩唇呼吸减少步行过程中的气喘；②选择适合自己的拐杖或轻便轮椅；③根据自己的耐力情况选择步行距离，避免出现气喘气急；④若步行过程中出现疲劳的情况，可坐在长椅上休息；⑤建议穿合脚舒适的运动鞋或布鞋，选择相对平整的路面。

大便、小便、用厕：①排便时保持呼吸协调，以减少呼吸短促；②经常吃蔬菜、水果和粗粮会促进排便，多喝水，同时对胃肠道进行一定的按摩；③调整坐式便器高度，以确保高度合适，若高度不合适可在脚下垫小板凳；④卫生纸放置于身体前外方触手可及的位置，尽量减少够取时身体的扭转。

上下楼梯：①用缩唇呼吸法减少步行过程中的气喘；②上下楼梯时，要靠近扶手一边借力；③尽量坐电梯，减少走楼梯的次数。

洗澡：①洗澡前做好相应的准备，如毛巾、肥皂和衣物；②如果有条件尽量坐着洗，可以坐在淋浴椅、浴板或马桶上，把淋浴和洗浴用具放在附近。

（五）传统康复

中医药膳是指在中医药理论指导下，将食物与药材按一定比例配比、烹饪加工成的特殊膳食。药膳效用温和、色香味美，老年人群易于接受，乐于尝试，有助于改善生活质量，可以改善老年人群的衰弱及营养状况。针灸对消化系统及胃肠道功能具有调节作用，可促进食欲，改善腹泻/便秘症状等，发挥其调节营养吸收及胃肠蠕动的功能。因此老年人群可适当采用中医疗法来改善营养状况，包括中医中药、药膳、针灸等。

营养不良在老年人群中多见，但常常比较隐匿，需通过营养筛查、实验室检查、疾病评估才能发现。合并基础疾病的患者，若存在高度营养不良可能使疾病加速恶化。例如COPD患者多数伴营养不良，尤其是晚期患者，低体重指数对COPD病死率有一定预测意义，BMI<21kg/m²与COPD病死率增加相关。而体重增加，可减少低体重指数患者的死亡风险，说明营养改善，可降低死亡风险，所以营养支持应作为疾病的基础治疗。因此对于老年患者，营养不良的筛查、评定与治疗显得尤为重要。

（王宝兰）

第五十二章

老年衰弱康复评定与治疗

衰弱（frailty）是指老年人生理储备功能下降和多系统功能失调，从而使机体维持内环境稳态能力减退、应激能力减退、对应激事件敏感性增加的一种临床综合征。其核心是老年人生理储备下降或多种异常，外界较小刺激即可引起临床事件的发生。老年衰弱往往是一系列慢性疾病、一次急性事件或严重疾病的后果。衰弱在老年人群中较为普遍，常表现为无力、疲倦、握力减弱、走路缓慢，以及躯体活动能力降低、体重减轻，甚至认知功能下降等症状。高龄、跌倒、疼痛、营养不良、肌少症、多病共存、多重用药、活动功能下降、睡眠障碍及焦虑抑郁等均与衰弱相关。

中国老年人整体健康状况不容乐观，其中失能、半失能老年人口已达 4 000 多万人；60 岁及以上的社区老年人中约有 10% 患有衰弱，75～84 岁老年人约 15%，85 岁以上老年人约 25%，住院老年人约 30%；多项研究显示女性的患病率高于男性。衰弱是一个动态过程，是个体与环境相互作用的结果，可导致老年人多系统功能呈螺旋式下降，其中包括步态平衡、肌力、行动能力、认知、营养和耐力等；增加谵妄、跌倒、残疾、住院，甚至死亡等风险，与此同时，也造成了医疗资源消耗和家庭负担加重。同一个体在不同阶段衰弱程度不同，衰弱过程是可逆的，因此衰弱的早期识别和干预是当今的重要任务，有助于减缓衰弱程度，降低老年人患病率、失能率、病死率，提升老年人的生活质量及预期寿命，促进健康老龄化。

第一节 康复评定

针对存在衰弱相关危险因素的老年人，基于 ICF 的基本理念，可对结构与功能、日常生活活动能力、社会参与能力进行康复评定，还可通过衰弱评估工具进行衰弱的筛查及评估。

一、结构评定

（一）视诊

有无面容憔悴、消瘦、眼窝下陷、颊部消瘦、皮肤松弛干粗。

（二）触诊

皮下脂肪厚度、皮肤弹性、肌肉萎缩情况。

（三）皮下脂肪厚度测量

WHO 推荐选用肩胛下角、肱三头肌和脐旁三个测量点。

1. 肩胛下角

（1）受试者自然站立，被测部位充分裸露。

（2）测试人员用油笔标出右肩胛下角位置。

（3）在右肩胛骨下角下方 1cm 处，顺自然皮褶方向（即皮褶走向与脊柱呈 45°），用左手拇指、示指、中指将被测部位皮肤和皮下组织夹提起。

（4）右手握皮褶计，在该皮褶提起点的下方1cm处用皮褶计测其厚度。测量时皮褶计与上臂垂直，皮褶计两接点连线应与皮褶走向垂直。

（5）在皮褶计指针快速回落后立即读数至0.1mm。

2．肱三头肌

（1）受试者自然站立，被测部位充分裸露。

（2）测试人员站在受试者的背面，找到肩峰、尺骨鹰嘴部位，并用油笔标记出右臂后面从肩峰到尺骨鹰嘴连线中点处。

（3）在标记点上方约2cm处，垂直方向用左手拇指和示指、中指将皮肤和皮下组织夹提起来。提起后可轻微晃动，确认是否将肌肉组织提起。

（4）右手握皮褶计，在该皮褶提起点的下方1cm处用皮褶计测其厚度。测量时皮褶计与上臂垂直，皮褶计两接点连线应与皮褶走向垂直。

（5）在皮褶计指针快速回落后立即读数至0.1mm。

3．脐旁

（1）在脐水平线与右锁骨中线交界处，先将示指按住此测试点上方1cm处，然后中指和拇指分别向外扩1～2cm，将示指撤回至中指处，用拇指、示指和中指沿躯干长轴方向纵向捏提皮褶，用皮褶计测量厚度。

（2）在皮褶计指针快速回落后立即读数至0.1mm。

以上三个指标是WHO推荐评价标准，根据三者皮褶厚度之和可以判定机体胖瘦程度，共分三个等级，分别是偏瘦、中等、肥胖；它们的界限值：男性，<10mm、10～40mm、>40mm；女性，<20mm、20～50mm、>50mm。

（四）肌肉质量的测量

肌肉质量可通过多种方法测得，包括CT、MRI、双能X射线吸收法（DXA）、生物电阻抗法（BIA）、超声、人体测量法、全身钾含量法、尿肌酐测定法等，其中CT、MRI、DXA和BIA在流行病学研究和临床中常用。

二、功能评定

（一）生理功能评定

衰弱是一种全身性、多系统、多方位的改变，可表现为营养不良、多脏器生理储备功能、应激适应能力的衰退；并且衰弱的发展是一个动态的不断演变的过程，主要表现为炎性递质过度释放所致的长期慢性炎症、免疫系统功能失调及神经内分泌、代谢功能异常等多系统的功能障碍。

1．营养评定　在临床中，通常使用主观全面评定（SGA）进行营养不良筛选，再进一步使用客观的方法评价营养不良。微型营养评定（MNA）由18项组成，是主观和客观评价营养不良的量表，被广泛使用于临床方面。

2．实验室检测　通过检测红细胞沉降率、白细胞计数、中性粒细胞、单核细胞计数、维生素D水平等实验室指标，以及白细胞介素-6、C反应蛋白、肿瘤坏死因子-α、D-二聚体、胰岛素样生长因子-1、趋化因子10、C-X-C基序趋化因子10（CXCL10）、CX3CL1等生物标志物，可以更早、更客观地识别衰弱高危人群。

（二）握力测定

握力是整体肌力的反映，老年人会有不同程度的肌力下降。握力下降是老年衰弱患者的一项重要评估指标,同时也与这类患者术后并发症和病死率增加有关。

1. 禁忌证　测定部位骨折未愈合、关节脱位、关节不稳、严重疼痛、急性扭伤及各种原因引起的骨关节破坏等。

2. 测定设备与用具　可选用握力测定仪。

3. 操作方法与步骤　上肢在体侧自然下垂,握力计表面向外,将把手调节至适当宽度,测量 2~3 次,取最大值。握力指数 = 握力(kg)/体重(kg)×100%。正常握力指数≥50%。

（三）步行速度测定

研究表明,步行速度与躯体衰弱的相关性高,可作为代替复杂衰弱评估的一个单项测量方法。步行速度鉴别衰弱的灵敏度甚至超过了社区衰弱老年人评估表,但特异度不足。在临床康复中,行走速度可以检测健康程度、日常生活活动和预测疾病治疗的预后。步行速度每提高 0.1m/s,就有助于降低衰弱风险和死亡风险,提高各种功能状况,减少跌倒的发生和失能的风险。

常用的步行速度测试称为 4m 定时行走试验,速度可通过秒表手动测量,也可通过电子设备测量步行时间,测定方法为两端各预留 2m、正常 8m 的直线距离,让受试者以平常的行走速度完成测试,记录 2 次中间 4m 的行走时间。测试过程中,叮嘱受试者,要以平时速度走,不要故意放快或放慢。为简单起见,欧洲老年肌少症工作组建议临界步行速度≤0.8m/s 作为严重肌肉衰减综合征的指标。

（四）起立 - 行走计时测试

起立 - 行走计时测试(TUGT)综合反映老年人的平衡和行动能力,欧洲老年肌少症工作组提出 TUGT 时间 20 秒视为身体活动能力低下。

（五）简易机体功能评定法

简易机体功能评定法(short physical performance battery,SPPB)是美国国家衰老研究院认可的老年人肌肉功能评定方法,应用较为广泛,是一项复合测试,包括平衡试验、4m 定时行走试验和 5 次起坐试验三项测试内容,最高得分为 12 分,得分≤9 分表示身体活动能力低下(表 52-1)。

表 52-1　简易机体功能评定法

序号	测试方法	评分内容	评分标准 / 分
（1）	平衡试验	并足站立、半足距站立 <10s 或全足距站立 <3s	0
		并足站立、半足距站立≥10s 或全足距站立 3~9s	2
		全足距站立 >10s	4
（2）	4m 定时行走试验	不能完成	0
		>8.71s	1
		6.21~8.70s	2
		4.82~6.20s	3
		<4.82s	4
（3）	5 次起坐试验	>60s 或不能完成	0
		>16.70s	1
		13.70~16.69s	2
		11.20~13.69s	3
		≤11.19s	4

1. 平衡试验 包括并足站立、半足距站立（前足足后跟内侧紧贴后足踇趾站立）和全足距站立（双足前后并联站立）。受试者可用手臂或其他方式保持平衡，但不能移动足底。当受试者移动足底、抓外物以保持平衡或者时间超过 10 秒时，停止计时。

2. 4m 定时行走试验 该测试要求用胶带或其他任何方法在地面标注 4m 的直线距离，测试区域前后保留 0.6m 的无障碍空间。受试者可借助拐杖等工具完成 4m 行走，要求受试者用平常步行速度，可走 2 次，以快的 1 次为准计时。

3. 5 次起坐试验 可反映受试者的下肢力量、协调性及平衡能力。受试者坐在距地面约 46cm、有靠背的椅子上，双手合十抱于胸前，以最快的速度反复起立、坐下 5 次，记录所需时间。

三、日常生活活动能力评定

日常生活活动能力评定主要包括评估老年人的日常生活活动能力。日常生活活动能力主要包括基础性日常生活活动（BADL）能力、工具性日常生活活动（IADL）能力、高级日常生活能力（AADL）。三个日常生活活动能力的丧失具有一定的顺序性，最先丧失的是复杂功能，即高级日常生活能力。

四、社会参与能力评定

社会参与能力对老年人生活的独立性及其生活质量有很大影响。可采用健康调查量表 36（SF-36）进行评估，包括 8 个领域，36 个项目（躯体功能 10 个、心理健康 5 个、日常活动功能 4 个、日常精神活动功能 3 个、身体疼痛 2 个、总体健康 6 个、活力 4 个、社会活动功能 2 个），评定分为 5 个等级。其评分方法是逐条回答 SF-36 中的每个问题，其中躯体角色功能和情绪角色功能的问题回答"是"或"否"，其余问题的回答分为 4 个或 5 个等级，每个问题根据其代表功能损害的严重程度，并将各维度得分转换成百分制。每个维度最大可能评分为 100 分，最小分为 0 分，8 个维度评分之和为综合分数，得分越高所代表的功能损害越轻，生活质量越好。

五、老年衰弱筛查及评估工具

（一）老年衰弱快速综合评估

针对存在衰弱相关危险因素的老年人，使用老年衰弱快速综合评估流程表，能发现影响老年人健康的潜在问题，完成所有项目的评估用时大概 5 分钟，可在社区卫生服务中心、老年科门诊中使用。

（二）衰弱评估工具

衰弱是一个动态发展的过程，早期衰弱处于健康和功能维持与缺损的平衡间期，不易被发觉。尽早识别衰弱并及时采取适度有效的干预措施，能够增强老年人的生理储备功能，避免或者延缓衰弱的发展，减少其对应激事件的易感性。目前衰弱的评估工具分为自我评价式问卷、以准则定义为基础的评估工具、累积指数类评估工具，以及生物标志物。其中，最为常用的筛查方法有 Fried 衰弱表型（FP）、衰弱指数（FI）和 FRAIL 量表。建议对所有 70 岁及以上人群，或最近 1 年内、非刻意节食情况下出现体重下降（≥5%）的人群，进行常规衰弱筛查和评估。

1. 自我评价式问卷

（1）Tilburg 衰弱量表（TFI）：该量表包含 2 个部分，第一部分包括一般人口学特征及其相关影响因素等 10 项；第二部分包含 3 个维度共 15 项，包括生理衰弱 8 项（身体健康、体重、行走、平衡、听力、视力、握力、疲劳）、心理衰弱 4 项（记忆力、焦虑、抑郁、应对能力）、社会衰弱 3 项

（独居、社会关系、社会支持）。该量表已被国际上多个国家的学者引入验证，具有良好的信度和效度，并且具有较强的心理学测量优势。中文版 Tilburg 衰弱量表目前还处于发展阶段，还需要大量研究不断证实。

（2）埃德蒙顿衰弱量表（EFS）：包括对认知功能（面钟试验）、总体健康状况（过去 1 年的住院次数及身体健康状况）、功能依赖（8 项工具性日常生活活动能力）、社会支持（是否能够顺利求助）、用药情况（是否定期服用 5 种以上处方药物和是否经常忘记服药）、营养状况（最近 1 年是否体重下降）、情绪问题（是否经常情绪低沉）、小便失禁（是否有过控制不住小便的情况）和功能表现（起立行走试验）9 个维度的评估。总分 17 分，分数越高表示衰弱程度越重。0～4 分为健壮，5～6 分为明显脆弱，7～8 分为轻度衰弱，9～10 分为中度衰弱，11～17 分为严重衰弱。该量表已经全面涵盖了对老年人衰弱状况的测量，简便、省时、可操作性强，适用于老年手术患者，有利于手术前优化处理措施。

（3）格罗宁根衰弱量表（GFI）：与 TFI 相似，在躯体维度、精神维度及社交维度的基础上加入了认知维度，对老年人进行更全面的评估。共计 15 个项目，使用二分类或三分类计分法，总分为 0～15 分。受试者打分从 0 分（日常活动不受限）至 15 分（完全活动受限）不等，得分≥4分即被认为衰弱，得分越高衰弱程度越重；主要用于评估居家和养老院老年人的衰弱情况。

（4）Sherbrooke 邮寄问卷（SPQ）：评估社区老年人的衰弱程度，以指导衰弱预防方案的制订，从而减缓老年人功能下降。SPQ 有 3 个维度、6 个条目，包括生理功能（4 个条目）、社会功能（1 个条目）和认知功能（1 个条目）。每个条目回答"是"或"否"，每个条目功能缺失时计 1分，否则计 0 分，计分范围为 0～6 分。填写问卷的老年人得分≥2 分或问卷没有寄回，则被认为是衰弱。研究发现，其得分程度与老年人功能、长期卫生需求、死亡率相关，2 分为界时该量表灵敏度为 75%，特异度为 52%。

2. 以准则定义为基础的评估工具

（1）Fried 衰弱表型（FP）：该量表是由 Fried 等在衰弱循环理论的基础上，采用美国心血管健康研究中心的数据，对≥65 岁的研究对象进行随访所开发出来的。Fried 衰弱表型诊断标准主要是从生理层面上对衰弱作出相应的诊断，在短时间内对衰弱老年人的不良结局进行多维度预测，评估老年人的生理储备功能；但它的局限性在于仅有生理层面的评估，缺少环境、社会、认知、心理等维度的评估，可应用于社区、医院及养老机构等场所。

该评估工具对预测衰弱老年人跌倒、住院、致残及死亡风险具有一定有效性，能够早期识别衰弱人群中具有心血管疾病高危风险的群体，可以指导医务人员及时开展临床干预。

（2）FRAIL 量表：是 2008 年由国际营养和衰老协会（IANA）提出的量表，主要建立在衰弱表型和衰弱指数的基础上。该量表包括 5 项，满足其中 3 项及以上者被认为衰弱，满足 1～2 项为衰弱前期，1 项都不满足者为非衰弱状态。该量表应用快速简便，可采用电话调查、自我报告式或面对面调查等多种方式，且无须复杂的辅助检查项目，可用于临床医务人员快速筛查并识别衰弱高危人群，被证实是一种优越的评估工具，已被多个国家使用。FRAIL 量表与衰弱表型相似，已被证实可以预测功能受限、失能和死亡等不良结局。

3. 累积指数类评估工具

（1）衰弱指数（frailty index，FI）：FI 模型是 Mitnitski 等以老化发生的缺陷积累模型为基础，在"老年人累积健康缺陷"的概念上开发的衰弱测量工具；针对老年患者所存在的健康缺陷项目与总项目的比值进行计算，是目前除衰弱表型外第二常用的评估量表，主要包括日常生活活动能力、躯体状况、心理及社会等方面，共计 70 个项目。其中，FI＜0.08 表示无衰弱，0.08≤FI＜0.25

为衰弱前期,FI≥0.25 为衰弱。相比于 Fried 衰弱表型,FI 在心理及社会方面评估较为全面,敏感度较高,已被证实具有较好的稳定性和可重复性。2023 年我国关于衰弱研究的一项荟萃分析发现,FI 已经广泛用于社区人群和医院人群衰弱的测定,FI 是我国衰弱研究中使用最多的量表之一,为量化评估老年人的健康状况提供了有效的途径。

(2)临床衰弱水平量表(CFS):是在加拿大健康与衰老研究课题中设计的,多用于住院老年人衰弱状况评估的量表。临床衰弱水平量表有 4 个维度,即移动能力、精力、体力活动和功能。其内容不仅包括叙述语,还结合了图标、图形。有研究基于临床制定了临床衰弱水平量表的修订版(CFS-09),修订版在原版的基础上增加了 2 个等级;8 级(非常严重的衰弱),代表生活完全不能自理,接近生命终点,已不能从任何疾病中恢复;9 级(终末期),代表接近生命终点,生存期 <6 个月的垂危患者,除此之外无明显衰弱迹象。临床医师根据量表定义的衰弱变量及老年人其他伴随疾病和相关特征,对老年衰弱程度作出临床判断。由于每个衰弱等级的描述较简短,灵活性强,不同的医师可能有不同的侧重点,从而得出不同的结果。与其他衰弱评估工具相比,临床衰弱水平量表简单有效,在评估有急症的老年患者衰弱程度上优于其他评估工具。另外,它还是一个综合性的评估工具,临床医师借助它可以对实际发病的衰弱老年人所表现出的症状特征进行全面整体地评估,有利于及早识别和干预衰弱。

我国目前研究所采用的工具大多数是经过汉化的国外量表,我国学者近年来针对中国老年人群研发了衰弱快速评估工具——衰弱快速筛查问卷(FSQ),是目前唯一针对我国老年人群开发的衰弱评估工具。该量表已在我国社区、住院和急诊老年人群中进行了验证(含急诊及危重症患者),其对老年人死亡风险具有预测价值。

衰弱是一种多器官系统的功能失常综合征,严重影响患者的生活质量和临床结局。及时筛查和评估以早期识别衰弱对指导早期干预至关重要。2017 年,中华医学会老年医学分会发布了《老年患者衰弱评估与干预中国专家共识》,该共识指出 Fried 衰弱表型、FI、FRAIL 量表等工具可应用于衰弱的筛查和评估。但目前大部分工具为国外研究者开发,各有优缺点,缺乏统一标准,需要进一步统一、规范。因此,开发符合我国人群的衰弱筛查与评估工具,并基于筛查和评估的结果给予合理的干预是我国衰弱防治的努力方向。

第二节　物　理　治　疗

一、运动疗法

运动锻炼被认为是目前预防和治疗衰弱的首选方案,可以改善躯体功能,提高生活自理能力、生活质量、心理健康及对受伤和跌倒等事件的抵抗力,有效预防衰弱的发生。老年人普遍存在多病共存的现象,因此在对老年人提出运动建议前,对老年人既往史的医学调查也是非常重要的,包括患者年龄、健康状况、目前的活动水平和期待的运动强度等。推荐每位老年人在运动前,应用个体化的心肺运动试验、老年患者 6 分钟步行试验、自觉疲劳程度量表等进行临床运动耐量评估,制订老年人训练的个体化运动强度。特别是对于久坐不动的老年人,运动处方可以从单一运动的锻炼方式开始,待其逐渐适应后再考虑其他形式运动。

1. 有氧运动　包括散步、慢跑、游泳、骑车、广场舞、太极拳、球类运动等,建议将有氧运动贯穿 1 周的始终,或者每周至少 3 日,每次运动超过 20 分钟(2 周后可增加至 30 分钟);运动强度以自觉疲劳程度量表的 12~14 分为标准。

2. 抗阻训练　包括健身器材训练如哑铃、弹力带等,生活中的推、拉、拽、举、压等动作,如下蹲、推墙、提重物等，建议每周至少 2 日进行肌肉强化运动，要求涉及所有主要肌群；从 1～2 组开始，逐渐增加至 2～3 组，每组 8～12 次重复；训练强度从自觉疲劳程度量表的 15 分开始，逐渐增加至 18 分。

3. 柔韧性训练　包括动力性和慢动作拉伸、静力性拉伸、瑜伽等，建议每周 2 日，每次运动超过 10 分钟，最好在有氧运动和抗阻训练后进行；运动强度建议从低强度开始，缓慢增加至自身可耐受最大强度。

4. 平衡训练　包括倒退走、侧向走、足跟行走、足尖行走、坐姿站立等，建议每周训练大于 3 日，共计 90 分钟以上，尤其是跌倒高危老年患者应强调平衡训练；从低强度开始，缓慢增加，可以通过减少支撑的基础（如从双脚站立并抓住椅背发展到没有手支撑的单脚站立）、减少感官输入（如闭上眼睛）等，来缓慢增加强度。

二、全身振动训练

全身振动训练由振动平台产生的振动波通过强迫振动产生机械刺激传递到身体，刺激肌肉，激活了运动神经元，引起反射性肌肉收缩。其作为一种特殊的力学刺激，近年来逐渐被用来提高各年龄人群的平衡能力和肌力。在全身振动过程中，人体处于轻微不平衡的振动平面上，受试者必须调动神经肌肉系统、积极、主动地调节姿势来维持身体平衡，神经肌肉系统的协调参与及肌力的维持均有利于提高平衡能力和身体功能，减少跌倒的发生，从而改善老年人生活质量。衰弱的老年人由于肌肉功能和心肺功能的限制，不适合进行对体力要求过高的锻炼；而全身振动训练具有风险低、耐受性好等优点，被认为是一种更适合衰弱老年人的锻炼方式。有研究表明，全身振动训练可以改善衰弱老年人的身体功能、肌力、骨骼健康并降低跌倒风险。

三、个体化运动方案

根据老年人的不同状态，制订个体化的运动方案。

1. 住院老年人　尽早离床，防止肌肉丢失和功能减退，提供辅助性、适应性器具以改善老年人移动能力，降低跌倒风险；可采用多种训练 / 抗阻训练（2～3 次 / 周），在做好安全风险评估和对老年人保护的前提下进行运动，根据老年人个人兴趣、训练条件和目的选择合理的运动强度、运动频率、运动方式和运动时间。

2. 中度或重度衰弱老年人　鼓励自主进行力所能及的日常生活活动，避免代替活动导致失能加重，避免白天卧床；可适当增加午休时间和夜间睡眠时间，但需在上午和下午的主要时段保持离床，运动时需有人协助。对正在丧失或近期丧失的日常生活活动进行训练（自主吃饭、自主穿衣等）。中度衰弱老年人可进行针对性运动，维持每日行走至少 3 次，每次 5 分钟以上，可间断休息，必要时给予拐杖、助行器或扶持辅助。重度衰弱老年人应尽可能维持行走能力，即使需要两人扶持或短暂站立，也应尽量避免行走站立功能进一步下降。

3. 极重度衰弱老年人　鼓励自主翻身、活动四肢等运动，每日给予被动活动（上肢抬举握拳、屈伸膝关节等，避免长期固定体位）；在能耐受情况下，白天间断保持安全的坐位或间断抬高床头。坐位时，保持同一坐姿不超过 1 小时，应调整座椅倾斜度或改变坐姿，以预防压疮发生。

4. 社区和居家老年人　运动要确保安全性、科学性、有效性、终身性、趣味性、多样性、个性化等，可以融入传统中医运动疗法（太极拳、五禽戏、八段锦、易筋经等）。

5. 运动禁忌证　新发心肌梗死、新发心电图改变、二度及以上的房室传导阻滞、急性心力衰竭、不稳定型心绞痛、无法控制的高血压、严重主动脉瓣狭窄、慢性病急性发作期等。

推荐实施抗阻、力量及平衡训练联合的多元运动计划，如将有氧运动、伸展或柔韧性运动、平衡训练、抗阻训练等相结合，并遵循个性化、分期和逐步增加的原则；将多元运动计划安全有效地融入老年人的生活，积极制订个性化运动计划，并鼓励老年人参与；同时老年人作为一种特殊的群体，大多伴有不同程度的基础疾病，锻炼过程中的安全性不容忽视，运动处方的制订要因人而异，要特别注意运动种类和运动量的选择。除了有效的运动干预，衰弱老年人在运动方法学习过程中面临的障碍也应该引起人们的重视，如视力和听力受损、骨科疾病、多种慢性疾病、抑郁和认知障碍等都可能使衰弱老年人参与运动训练变得困难。为了促进老年人定期参加体育锻炼，建议家人或护理人员参与运动干预计划，对患者进行必要的监督。

第三节　作 业 治 疗

一、认知训练

建议定期对 60 岁及以上老年人进行基本的认知功能筛查，对初筛阳性的老年人给予就医指导并加强随访，鼓励进行认知训练（包括手工制作、数字迷宫任务、情景记忆训练、推理训练、经颅电刺激、经颅磁刺激等）；对筛查阴性人群，进行健康宣教。建议对社区医护人员进行认知功能筛查的培训和继续教育，使其具备对认知障碍早期筛查和识别的能力。

二、环境改造

国内由于生活方式及文化等因素的影响，老年人更倾向于居家养老，居家环境是影响老年人参与和健康相关生活质量的重要因素。因此，居家环境改造是居家康复实践的重点，可在户型设计、家具设计及智能化设计等领域进行适老化住宅环境改造，增加安防设施，增补活动场地，添加无障碍设施，使老年人可以正常起居、通行、休息和如厕，以减少老年人生活风险。

第四节　健 康 教 育

一、预防跌倒

跌倒是老年人的常见综合征之一，老年人跌倒发生率高，后果严重，跌倒已成为我国 65 岁及以上老年人因伤致死的首位原因，老年人跌倒给自身、家庭及社会带来巨大的负担。对老年人开展有效的跌倒干预，对于衰弱的预防具有重要意义。

1. 建议社区卫生服务中心对老年人、家属或照护者、康复从业人员开展跌倒预防健康教育，增强大众对跌倒的预防意识。

2. 对于跌倒高风险的老年人，生活上要有专人陪护，包括对老年人进行良好的日常生活护理，尤其是在老年人如厕、淋浴等活动中重点看护。

3. 对于社区内的老年人群，针对可干预的跌倒危险因素，定期进行评估；针对评估结果，根据老年人自身的危险因素、是否合并存在疾病、老年人自身的需求等选择性地采取相应的干预措施。

二、健康的生活方式

对不良生活方式的干预是衰弱预防的基本措施，应倡导健康的生活方式和生活习惯，维护和提高老年人的心身健康水平；主要包括规律的生活起居、合理的饮食、良好的卫生习惯、维持口腔健康、合理膳食、适当的户外运动和锻炼、戒烟限酒、保持心理健康、充足的睡眠和保持排泄通畅、定期预防接种等。鼓励老年人多晒太阳，每日前臂暴露日晒15～20分钟，帮助维生素 D 吸收。

三、营养干预

营养在衰弱的发生和发展中起着至关重要的作用。合理饮食是所有老年人首选的营养干预方法，是一项经济实用且有效的措施。合理饮食指老年人的食物营养均衡、粗细搭配、松软，易于消化吸收；同时，家庭和社会应从各个方面保证其饮食质量、进餐环境和进餐情绪，使老年人保持健康的进食心态和愉快的摄食过程。

健康老年人营养干预目标量：①能量，老年人能量推荐目标量20～30kcal/（kg·d），低体重老年人按照实际体重的120%计算，肥胖老年人按照理想体重计算；②蛋白质，肾功能正常的老年人蛋白质目标量为1.0～1.5g/（kg·d），要求优质蛋白（常见食物有鱼、瘦肉、牛奶、蛋类、豆类及豆制品）占50%以上；③碳水化合物，推荐碳水化合物摄入量占总能量的50%～65%；④脂肪：推荐脂肪量不超过摄入总能量的35%，且饱和脂肪酸＜总能量的10%，多不饱和脂肪酸占总能量的6%～11%。建议老年人饮食上保证充足的能量供给，并补充充足蛋白质，必要时可联合补充营养制剂，保持合理的体重指数（BMI）。

四、心理健康

心理健康直接影响老年人的生活质量和健康水平，老年人常见心理问题有紧张、焦虑、抑郁、孤独、无价值感等。关注老年人心理健康，不仅需要专业医疗卫生机构参与，还需要社会和家庭共同参与。主要包括：①重视早期识别与干预，结合社区卫生服务中心的健康档案，科学合理地评估老年人心理健康类别并展开及时有效的干预，避免其向消极型转变；②健全老年人健康支持体系，完善养老服务设施规划布局及配置，促进老年人宜居环境建设；③家属和照料者增加陪伴时间，鼓励老年人坚持锻炼，积极参与社会活动，加强兴趣学习。

五、多病共存和多重用药的管理

1. 在老年人慢病管理中需关注连续性的健康状况与生活质量，充分发挥社区卫生服务中心的综合协调作用，充分利用"互联网＋"慢病管理平台，对患者进行宣教、治疗、随访等连续性管理。

2. 遵循多重用药原则，联合用药应"少而精"，减少非处方药的使用，避免处方瀑布，注意剂量个体化，使用一药多用的药物，提高依从性。门诊医师可使用老年人潜在不恰当处方 Beers 标准和 STOPP/START 标准进行药物评估，定期检查常用药物，避免增加药物相互作用风险。

3. 教育老年人及家属避免随意自我治疗，包括处方药、非处方药、各类保健品、中药、民间"偏方""秘方"等。鼓励老年人按时到门诊随访，知晓自己健康状况，一旦出现新的症状，需考虑药物治疗相关不良事件，及时就诊。

（王宝兰）

肌少症（sarcopenia）是一种增龄相关的肌肉质量减少、肌力下降和／或机体功能减退的老年综合征。肌少症发病机制尚未完全明确，其病因被认为是多因素的。原发性肌少症与增龄相关，也与胰岛素抵抗、激素分泌异常、炎症、营养缺乏、线粒体功能障碍、慢性疾病等相关；而继发性肌少症则与长期制动、卧床所致的肌肉失用、骨骼肌失神经支配、恶病质、内分泌代谢疾病及遗传等相关。本章就原发性肌少症相关的康复评定与治疗进行阐述。

肌少症的患病率受多种因素影响，包括年龄、性别、种族、生活方式和环境等，且使用不同肌少症诊断标准的患病率结果也存在差异。总体而言，老年人群的肌少症患病率较高，且随年龄增加，患病率显著增加。据报道，按照 2014 年亚洲肌少症工作组（Asia Working Group for Sarcopenia，AWGS）诊断标准，肌少症的患病率达 5.5%～25.7%，其中男性为 5.1%～21.0%，女性为 4.1%～16.3%。肌少症是老年人身体虚弱的主要原因，同时与老年人独立生活能力下降、跌倒风险增加，以及死亡率增加密切相关，严重危害老年人的生活质量和健康，给个人、家庭和社会造成沉重的负担。

第一节　康　复　评　定

一、结构评定

（一）视诊

四肢肌肉有无萎缩。

（二）肢体围度

小腿围度可作为筛查肌少症的指标之一，是评估肌肉量的简便方法。使用非弹性软尺测量双侧小腿最大周径，取仰卧位，下肢稍外展，膝关节伸展位，测量小腿最粗的部位。

（三）影像学表现

四肢骨骼肌肌量（ASM）是肌肉量评估的重要指标。肌肉量与体型大小有关，所以可以通过身高的平方或体重指数（BMI）对 ASM 进行校正。

1. 双能 X 射线吸收法（DXA）　可测量四肢、躯干或全身肌肉量，是目前公认的诊断肌少症的金标准。

2. 生物电阻抗法（BIA）　根据人体导电性测量出肌肉、骨骼、水分、脂肪等人体成分的含量。

3. MRI　可进行骨骼肌测量，还可以显示肌肉脂肪浸润、炎性改变及肌肉萎缩等情况，可实现对肌肉的定性和定量分析。

4. CT　根据肌肉 CT 值，区分肌肉及不同组织，通过软件测量计算出感兴趣区域的肌肉量。

5. 肌肉超声　测量肌肉厚度、横截面积、肌纤维长度等，测量灰度值评估脂肪浸润程度。

肌少症患者会出现肌肉量减少，也可出现不同程度的脂肪浸润。上述测量方法的结果，低于正常人群峰值或参照值的 2 个标准差,通常可以判定为肌肉量减少,但不同的指南也有不同的判定标准。基于 AWGS 2019 推荐的诊断标准,使用身高调整后的骨骼肌质量,骨骼肌减少的临界值:使用 DXA 检测方法,男 $<7.0kg/m^2$,女 $<5.4kg/m^2$;使用 BIA 检测方法,男 $<7.0kg/m^2$,女 $<5.7kg/m^2$。

二、功能评定

(一)肌力评定

1. 上肢握力　通常使用握力表示肌力,最常用的握力检测工具是握力器。包括弹簧式、液压式或其他金属弹性体握力器。用优势手或两只手分别测量最大力量,测试至少 2 遍,选取最大数值。

(1)弹簧式握力器:取站立位或坐位,伸肘测量握力。

(2)液压式握力器:取坐位,90°屈肘测量握力。

肌少症患者存在握力下降,AWGS 2019 推荐低握力临界点为男 $<28kg$、女 $<18kg$。

2. 膝关节屈伸力量　可用等速肌力测试仪测定下肢肌肉力量。

(二)躯体功能评定

1. 步行速度评定　可以使用 4m 或 6m 步行速度来评估身体功能,AWGS 2019 推荐步行速度小于 1.0m/s 为肌少症的临界点。

2. 5 次起坐试验　可作为替代测量下肢力量的简便方法,5 次起坐时间≥12 秒反映身体功能下降。

3. 简易机体功能评定法(SPPB)　包括:平衡试验,即包括并足站立、半足距站立和全足距站立,每个姿势测试 10 秒;4m 定时行走试验;5 次起坐试验。单项测试分值为 4 分,总分为 12分。AWGS 2019 推荐 SPPB≤9 分反映身体功能下降。

(三)平衡功能

观察法可采用闭眼单足站立(SST)进行评估。受试者闭眼站立,双手叉腰,听到"开始"口令后,抬起非优势侧足,固定在站立足的内踝,受试者支撑足移动或者抬起的足落地,即为结束。量表法可采用 Berg 平衡量表、Tinetti 活动能力量表和起立 - 行走计时测试(TUGT)等。其中,TUGT 可综合反映受试者平衡能力和步行能力。测量受试者从高度约 46cm、扶手约 20cm高的座椅上起立,以最快、最稳的速度完成 3m 往返步行,最后重新坐回椅上的时间,测量至少重复 2 次,记录最短时间。采用平衡仪测试法定量评估平衡能力,这类仪器采用压力传感器及计算机技术实现对平衡能力的记录和分析,可以从静态平衡和动态平衡两方面了解被测试者的平衡功能。

(四)心肺功能

1. 6 分钟步行试验　可评估受试者肺功能、心功能、肌力、耐力等。测试中的情况可供后续康复治疗参考。

2. 肺功能评定　可评估呼吸肌功能和肌力,主要评估指标包括用力肺活量(FVC)、第 1 秒用力呼气容积(FEV_1)、一秒率(FEV_1/FVC)、呼气流量峰值(PEF)、最大吸气压(MIP)及最大呼气压(MEP)等。

(五)认知功能

老年人的肌少症与认知功能下降显著相关,可使用简易精神状态检查量表(MMSE)、蒙特利尔认知评估量表(MoCA)进行评估。

三、日常生活活动能力评定

日常生活活动能力评定主要包括基础性日常生活活动（BADL）能力、工具性日常生活活动（IADL）能力评定，可采用 Barthel 指数及功能活动问卷（FAQ）。

四、社会参与能力评定

肌少症患者存在肌肉萎缩、功能下降及身体活动减少等情况，容易导致老年人群跌倒、失能等，严重影响老年群体生活质量、社会交往及休闲娱乐，可以进行生活质量评定，如采用健康调查量表 36（SF-36）、生存质量（QOL）问卷来评估。

第二节　康　复　治　疗

一、物理治疗

（一）物理因子疗法

1. 神经肌肉电刺激疗法　具有增强肌力、预防肌肉萎缩的作用。神经肌肉电刺激疗法参数可选择频率 35～50Hz，对称双相方波，脉宽为 0.2～0.4 毫秒，强度调整为 40% 最大容量收缩，15～30min/ 次，1～2 次 /d。

2. 全身振动疗法　可以预防和治疗老年人长期缺乏活动而导致的肌肉萎缩。全身振动疗法参数为频率 19～26Hz、振幅为 3.5～4.0mm，15min/ 次。

（二）运动疗法

1. 抗阻训练　绝大多数临床指南均推荐抗阻训练作为肌少症的干预方法。抗阻训练参数为 60min/ 次，2～3 次 / 周，持续 3 个月。推荐采用渐进性抗阻训练的方式，抗阻训练方式包括哑铃、弹力带等。

2. 有氧训练　有氧训练包括数个肌群的连续活动，使心率在持续时间内高于其静止水平，应根据最大心率来调整。有氧训练参数为活动强度为最大心率的 60%～75%，30min/ 次，每周 3 次。有氧训练方式包括步行、快走、慢跑、游泳、踏车运动、太极拳、保健操等。

3. 平衡训练　包括静态训练和动态训练。静态训练采用站立训练，包括双足或单足站立、足尖或足跟站立、闭眼站立等。动态训练包括足尖走、足跟走、足尖足跟直线走、平衡仪训练等。

二、作业治疗

在对肌少症患者的功能障碍进行全面评估后，有目的、有针对性地从日常生活活动中选择一些作业活动，指导患者进行训练，以改善或者恢复患者的运动功能，尽量改造家居环境，减少跌倒机会。训练重点是转移、洗澡、平地行走、上下楼梯训练等。每次训练时间 20～30 分钟，1～2 次 /d，3～5d/ 周。

三、康复辅助器具

1. 选配前训练　肌力训练、耐力训练、平衡训练、转移训练、心肺功能训练等。

2. 常用辅助器具选择　①转移、步行：腋杖、手杖、步行器。②洗澡：长柄刷、防滑沐浴垫、洗澡板、洗澡椅、扶手装置。③其他：拾物器、特制手柄钥匙、开瓶器等。

四、中医治疗

1. 针刺 每日 1 次,10 日为 1 个疗程;取穴:臂臑、肩髃、手五里、曲池、尺泽、手三里、外关、合谷、环跳、伏兔、梁丘、阳陵泉、足三里、丰隆、解溪、昆仑等。

2. 灸法 每日 1 次,10 日为 1 个疗程;取穴:腰背部夹脊穴或者督脉上穴位,腹部中脘、关元、气海等穴位,腰背部和腹部隔日交替进行。

3. 穴位敷贴 每日 1 次,10 日为 1 个疗程;取穴为双侧脾俞、双侧足三里等,每次 6 小时。

4. 推拿 每周 3 次,30min/ 次,10 次 1 个疗程。取穴以阳明经穴为主,辅以背部膀胱经穴。

5. 中药汤剂 肌少症在中医中属"痿证"范畴,痿证的中医药治疗应以调理脾胃、补益肝肾、不妄用风药为基本原则。

五、康复护理

1. 安全预防康复护理 按预防跌倒风险评估进行筛查,对跌倒高危患者做好预防跌倒护理;加强躯干和下肢力量训练可以降低跌倒的发生率;安全预防教育,活动时穿防滑鞋,家庭环境的适当改造,防止跌倒,降低意外伤害的发生。

2. ADL 康复护理 转移、洗澡、平地行走训练、上下楼梯训练等。

3. 心理康复护理 及时了解患者的心理问题,正确引导,给患者讲解疾病相关的知识,指导其预防与治疗的方法。

六、康复教育

1. 掌握疾病相关知识 向患者讲解肌少症的影响因素和防治措施,使患者和家属能正确认识疾病,积极配合治疗。

2. 自我运动训练 在医护人员的指导下,长期坚持进行肌力、肌耐力和平衡训练,以提高运动的反应能力和对环境的适应能力,防止跌倒。

3. 饮食起居 戒烟、戒酒、戒饮浓茶,清淡饮食,保证摄入充足的优质蛋白质,适当补充维生素 D、氨基酸和抗氧化剂等营养物质,多参加户外活动。

4. 注意事项 缺乏锻炼的老年人神经、肌肉的应急能力差,易跌倒引起骨折,活动时要注意预防跌倒,做好充分的防范措施。

(周　君)

第五十四章

先天性肌性斜颈康复评定与治疗

先天性肌性斜颈（congenital muscular torticollis，CMT）是指出生时或不久就出现的一种儿童骨关节肌肉畸形的常见病，典型特征是一侧胸锁乳突肌短缩，导致头部向患侧倾斜、面部转向对侧，常导致颈部活动受限，还可能在患侧胸锁乳突肌触摸到肌性肿块（图 54-1）。根据美国物理治疗学会儿科分会在 2018 年发布的 CMT 临床实践指南，早期规范的康复评定与治疗能有效预防畸形发生，非手术治疗适用于 1 岁尤其是 6 月龄以内的患儿，超过 1 岁后治疗效果降低。

新生儿 CMT 的发病率为 0.3%～2.0%，男孩发病率可能更高（男：女 = 3：2），目前 CMT 的发病率已经超越髋关节发育不良、马蹄足，成为新生儿第一位高发的先天性骨骼肌肉系统疾病。CMT 的病因至今尚不明确，有多种学说，包括子宫内拥挤学说、宫内或围生期筋膜间室综合征后遗症学说、胸锁乳突肌胚胎发育学说、遗传学说、胸锁乳突肌血肿学说等。研究提示可能与多种因素相关，如产伤、难产、胎位不正、巨大胎儿、多胎妊娠、感染、神经源性损伤、遗传等。

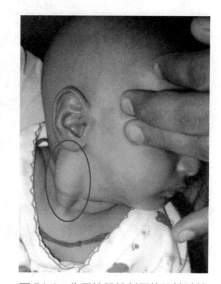

图 54-1　先天性肌性斜颈的肌性肿块

CMT 常合并不同程度的颜面部不对称（患侧脸短而扁，健侧脸长而圆）和斜头畸形（80%～90%），以及发育性髋关节发育不良（20%～29%）、下颌不对称畸形、马蹄足、臂丛神经损伤、远端肢体畸形、脊柱侧凸等，这可能与胎位不正及骨骼发育异常有关。如果不及时治疗，CMT 患儿的后遗症可能会进一步加重，严重影响患儿的外观，甚至出现颈椎活动受限、椎体变窄、颈椎侧凸畸形、颈部深筋膜增厚、前中斜角肌挛缩、颈动脉鞘及血管缩短、胸椎代偿性侧凸等更严重的继发问题；继发性畸形会随着患儿年龄的增加而愈加严重，甚至影响其心理发育。

临床上主要依据头颈倾斜程度、严重程度、胸锁乳突肌病变程度、超声检查中病变胸锁乳突肌的回声情况对 CMT 进行分型。

1. 根据头颈倾斜程度分型　分为轻型、中型和重型。轻型，头颈向一侧偏斜 < 20°，包块 <1cm，可伴有轻微活动受限；中型，头颈向一侧偏斜 20°～30°，包块 1～2cm，质地较硬，颈部活动受限；重型，头颈向一侧偏斜 >30°，包块 >2cm，质地硬，伴面部变形，颈部活动显著受限。

2. 根据严重程度分型　根据患儿的发病年龄、头颈偏斜、两侧颈部被动旋转角度差异及颈部肿块情况，将 CMT 划分为 8 级（表 54-1）。

3. 根据胸锁乳突肌病变程度分型　①姿势性斜颈，仅有姿势改变，头偏向一侧，没有胸锁乳突肌增厚紧缩或颈部被动活动受限；②肌性斜颈，胸锁乳突肌紧张，但未触及肿块，伴颈部被动活动受限；③肿块性斜颈，可触及胸锁乳突肌肿块，肌肉呈纤维性增厚，伴颈部被动活动受限。

表54-1 先天性肌性斜颈严重程度分级

分级	分期程度	年龄	颈部活动	颈部肿块
1级	早期轻度	0～6月龄	肌肉紧张,两侧颈部被动旋转角度差异＜15°	无
2级	早期中度	0～6月龄	肌肉紧张,两侧颈部被动旋转角度差异15°～30°	无
3级	早期重度	0～6月龄	肌肉紧张,两侧颈部被动旋转角度差异＞30°	有
4级	晚期轻度	7～9月龄	肌肉紧张,两侧颈部被动旋转角度差异＜15°	无
5级	晚期中度	10～12月龄	肌肉紧张,两侧颈部被动旋转角度差异＜15°	无
6级	晚期重度	7～9月龄	肌肉紧张,两侧颈部被动旋转角度差异15°～30°	无
		10～12月龄	两侧颈部被动旋转角度差异15°～30°	无
7级	晚期极重度	7～12月龄	肌肉紧张,两侧颈部被动旋转角度差异＞30°	有
8级	极晚期	＞12月龄	肌肉紧张,颈部被动旋转受限	有

4. 根据超声检查中病变胸锁乳突肌的回声情况分型 ①Ⅰ型:在挛缩的胸锁乳突肌中可见明确不均匀回声团块;②Ⅱ型:在低回声背景中可见更多不均匀回声点及线条,为临床最常见的一种;③Ⅲ型:整块胸锁乳突肌可见混乱的高回声反射波,患儿存在头部旋转受限;④Ⅳ型:整块胸锁乳突肌可见纵向高回声带,患儿均存在头部旋转受限。

第一节 康复评定

国际功能、残疾和健康分类(儿童和青少年版)(ICF-CY)强调身体结构、功能、活动、参与及环境因素均会对健康或疾病状态造成影响,对于疾病的评估及治疗要整体分析、综合干预,以实现患儿最大程度的社会参与能力为最终目标。

一、身体结构与功能评定

(一)临床评定

1. 患儿姿势 针对不同年龄,检查支撑或无支撑下仰卧位、俯卧位、坐位和站立位的适应性及身体对称性。

2. 颜面部、颅骨不对称畸形 由于宫内限制,或者出生后持续斜颈使头部长期同一侧着床,CMT患儿在出生时或者出生后,常常出现斜头与颜面部不对称畸形。因此临床也需要注意排查,以配合相应的康复措施。检查方法包括目测法、头围法、头颅形状三维扫描等。

3. 视觉、神经系统 如果患儿还出现视觉功能障碍,或者运动发育出现时间延迟等神经系统异常,则需要分别转诊至眼科、神经内科进行相应检查。

4. 髋关节发育情况评定 CMT患儿伴发育性髋关节发育不良的风险高,因此需要评定髋关节的发育情况。体格检查包括检查双下肢皮纹、长度是否对称,双髋关节外展外旋是否受限等。对于小于6月龄的患儿,首选髋关节超声检查,发现异常者(Graf分型在Ⅰb级以上)在其5.5月龄左右进行复查,若仍存在异常,及时至小儿骨科就诊,制订下一步诊疗方案。超过6月龄者需行骨盆正位X线检查确诊。

(二)头部偏斜角度测量

头部偏斜角度是指患儿习惯性头部侧屈姿势的总和,根据患儿的头控能力选择仰卧位或者竖直位测试。头控不稳的患儿,选择仰卧位测试(一般指 3～4 月龄患儿);而头控稳定的患儿选择竖直位测试。检查时自然放置患儿,不要纠正患儿的偏斜姿势,观察头部中轴线与躯干中轴线之间的夹角,这个夹角就是患儿自发的头部偏斜角度,使用特制量角器记录具体角度。测试方法见图 54-2。

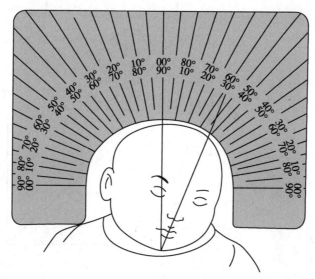

图 54-2　头部偏斜角度的测量

(三)颈部关节活动度(ROM)评定

1. 双侧颈部主动侧屈能力、旋转 ROM 评定

(1)颈部主动侧屈能力评定:有研究提示,CMT 患儿存在颈部两侧肌群力量不均衡的情况,健侧的头部侧方翻正反射明显弱于患侧。因此,2013 年美国儿童物理治疗协会颁布的 CMT 临床操作指南推荐使用肌肉功能检查量表(表 54-2)来评价 CMT 患儿颈部侧屈肌群的功能。该量表通过引出头部侧方翻正反射,观察患儿头部中轴线与水平线的关系,从而分析判断颈部两侧侧屈肌群的功能。发育正常的新生儿左右两侧得分无差别,CMT 患儿左右两侧会有 2～3 分的差别。

表 54-2　肌肉功能检查量表

得分/分	头与躯干的关系	头与躯干水平线的夹角
0	头在躯干水平线以下	<0°(头在躯干水平线以下)
1	头与躯干水平线重叠	0°(头与躯干水平线重叠)
2	头略高于躯干水平线	0°～15°(头在躯干水平线以上)
3	头明显高于躯干水平线,<45°	15°～45°(头在躯干水平线以上)
4	头明显高于躯干水平线,>45°	45°～75°(头在躯干水平线以上)
5	头接近垂直位	>75°(头在躯干水平线以上)

检查时评估者站立在镜子前,扶抱患儿于胸前,使患儿竖直位背靠评估者而面向镜子,逐渐缓慢地把患儿向左侧或者右侧倾斜至水平位置,于镜中观察患儿头部中线与水平线的关系

（图 54-3）。患儿必须维持头部在某个位置达 5 秒以上，才能得到对应的分数，左右两侧均进行测量。

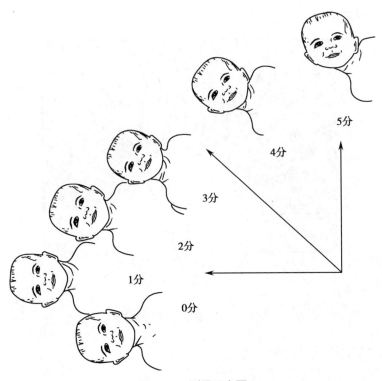

图 54-3　测量示意图

（2）颈部主动旋转 ROM 评定：对于年龄小于 3 月龄、头控能力差的患儿在仰卧位下测量，年龄在 3 月及以上、头控能力好的患儿采用"旋转座椅"的方式进行测量。治疗师坐在转椅上，将患儿躯干固定抱坐在治疗师的膝盖上，家长站在固定位置用玩具、声音等吸引并保持孩子的视线一直停留在家长身上，此时治疗师开始旋转椅子，孩子会自发做颈部旋转动作，另一治疗师在婴儿头顶进行角度测量，一般参考值为 90°；也可以在不同体位下引导患儿向患侧上方视物，估算颈部主动旋转 ROM 的受限程度。

2. 双侧颈部被动侧屈、旋转 ROM 评定　颈部被动 ROM 检查是检测 CMT 患儿颈部活动度的最主要、最常用方法，对于年龄大于 2 岁、配合能力差的患儿，颈部被动侧屈及旋转 ROM 在仰卧位下测量；大于 2 岁、能够配合的患儿在坐位下测量，注意角度测量时头要从中立位开始活动。仰卧位测量时为避免后头部阻力对测量结果造成影响，需要将患儿头部悬空。建议使用以下体位，使患儿自然仰卧于检查床上，辅助者用掌心固定患儿两侧肩部，检查者托住患儿头部使其悬空于床沿外，进行颈部被动旋转 ROM 测量。这个测量体位可以详细检查整条胸锁乳突肌，并允许颈部自由向四个方向移动，而且使用该检查体位测量的颈部被动旋转 ROM 信度最佳。测量颈部旋转角度时，量角器垂直检查床放置于患儿肩部位置，固定量角器并使其水平线与患儿双侧肩峰连线平行，观察患儿头部中线鼻尖处指向量角器的哪个角度；测量颈部侧屈角度时，将特制量角器放置在患儿头部下方，固定轴是患儿躯干中线，移动轴是患儿头部中线。测量方法见图 54-4。

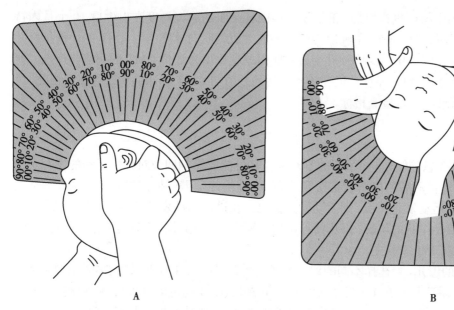

图 54-4　颈部被动关节活动度测量
A. 测量颈部旋转角度；B. 测量颈部侧屈角度。

（四）颈部肌肉形态学检查

CMT 患儿最主要受累的是患侧胸锁乳突肌，可能出现肌肉性状的改变。超声检查作为一种具有非侵入性、无须镇静、不会有 X 线暴露危险等特点的检查方法，可以有效检测和分析肿块位置性质、肌肉纹理厚度等形态学特征（图 54-5），在 CMT 的诊断、预后评估及病情动态观察等方面提供动态的信息。因此超声检查可作为 CMT 患儿早期诊断和随访的方法，并与肿瘤、囊肿等其他肿块相鉴别。CMT 的超声图像大部分表现为患侧胸锁乳突肌下 2/3 呈梭形增粗，91.5% 的在胸骨头，53.2% 在锁骨头；病灶处可探及肿块回声（高回声或混杂回声）和 / 或肌肉纹理紊乱（增粗、变短、扭曲，甚至中断）。由于 CMT 患儿大都处于发育高峰期，随着患儿年龄

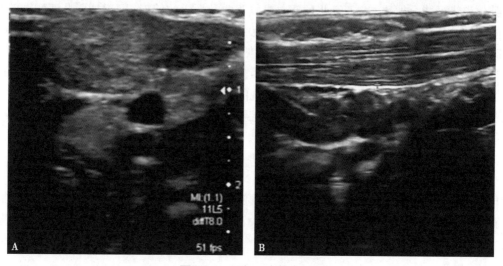

图 54-5　颈部肌肉超声图像
A. 显示胸锁乳突肌的梭形肿块，内部肌肉纹理紊乱，回声欠均；B. 显示正常的胸锁乳突肌，肌肉纹理清晰，回声均匀。

的增加,肌肉本身的肥厚度也在增加,正常婴儿胸锁乳突肌的肌肉厚度在出生后 10 个月内持续增加。如果没有考虑发育因素,单纯以患侧胸锁乳突肌的肌肉厚度作为 CMT 的评价指标并不客观。因此,临床建议使用两侧胸锁乳突肌的肌肉厚度比值来评价 CMT 的病情与疗效。研究显示两侧胸锁乳突肌的肌肉厚度比值在治疗前后的差值与 CMT 临床症状改善高度相关,可以作为 CMT 临床管理的可靠检测指标。

二、活动能力评定

CMT 患儿头易向患侧侧屈,而颈部的不对称姿势可能会影响四肢对称性运动的发育。出生后早期合并运动发育落后的概率较正常婴儿高,物理治疗师需要根据患儿年龄选择合适的量表评估 CMT 患儿运动发育情况,即活动能力情况。在进行运动发育评定时,需了解患儿的初次就诊年龄、症状发作时的年龄,以及其母亲的妊娠史、分娩史、分娩时是否用产钳等助产、头部姿势、是否存在 CMT 家族史。

针对不同月龄的患儿,可选择不同的评定方式。矫正月龄在 4 月龄以内,多采用婴儿运动能力测试(TIMP);矫正月龄在 1~18 月龄,多采用 Alberta 婴儿运动量表(AMIS)进行评定;1~72 月龄的患儿,可采用 Peabody 运动发育量表 2(PDMS-2)对患儿粗大运动功能、精细运动功能进行评定。

三、参与能力及环境因素评定

在目前生物-心理-社会医学模式、ICF-CY 的康复理念下,疾病治疗的最终目标为提高患者的社会参与能力。CMT 患儿就诊时年龄多在 1 岁以内,社会参与能力更多体现在对于照顾者日常照护的配合方面。所以,CMT 社会参与能力需要结合环境因素评估,包括喂养、睡眠等日常活动中体位、姿势,是否存在习惯性的位置偏好,以及这些姿势对 CMT 病情及治疗的影响。

1. 照顾者的哺乳姿势 因 CMT 患儿存在颈部 ROM 受限,大约 44% 的患儿更愿意接受健侧哺乳,而持续的健侧喂养可能进一步加重颈部向患侧侧屈、健侧旋转的程度,可能加重 CMT 病情。

2. 睡眠姿势及俯卧位玩耍的机会 为避免睡眠时窒息,一般建议婴儿采用仰卧位睡眠。但仰卧位姿势可能会加重 CMT 患儿颈部向患侧屈曲及颅骨的偏斜;而增加婴儿清醒期俯卧位的时间能够改善颅骨偏斜,并能促进大运动的发育。所以建议 CMT 患儿减少仰卧位时间、增加俯卧位及患侧卧位的时间来促进斜颈病情的恢复及大运动技能的发育。

3. 患儿在固定设备上的时间 因重力因素影响,患儿在固定设备上的时间越长,颅骨偏斜、两侧颈部 ROM 差异及非对称运动模式出现的概率就越高。所以,物理治疗师要通过询问家长及观察就诊时孩子的状态进行相关评估,且要给予相关家庭指导。

第二节 物 理 治 疗

早期诊断、早期治疗对于 CMT 有着十分重要的意义,有研究显示在出生后 3 个月以内的治疗对绝大多数患儿均有较好的疗效。早期治疗的方式包括牵伸、按摩、力量训练、物理因子疗法、肌内效贴等。

一、牵伸

牵伸是 CMT 应用最广泛且疗效较为肯定的治疗方式。多项研究报道,牵伸治疗效果显著,且严格按照操作规程进行的牵伸治疗是十分安全的。美国物理治疗学会儿科分会在 2018 年出版的 CMT 临床指南中也将牵伸治疗作为改善 CMT 临床症状的首选方法之一。

具体操作人员需要 2 人,牵伸肌肉为挛缩增厚的胸锁乳突肌。牵伸体位为患儿仰卧位,头部略伸出床沿外。牵伸前准备,需一人在患儿侧方固定双侧肩部,一人在患儿头部正上方,手扶持伸出于床沿的头部。治疗时,先将患儿颈部轻度前屈,双手托住患儿两侧头部,将患儿头部远离躯干方向进行侧向牵伸,即头向健侧侧屈。同时将头部进行旋转,旋转角度应≤90°,防止对颈动脉窦压迫,造成患儿缺氧眩晕、啼哭。每次牵伸需在保证患儿安全的基础上达到关节活动的终末端,一般最大牵伸角度为侧屈 70°,旋转 90°。关于疗程设定,没有统一标准,有研究建议,为使效果最大化,则每间隔 2 小时牵伸 1 次;也有研究建议,每日牵伸 10 组,连续 10 次为 1 组,每次牵伸时间维持 10~15 秒,中间间隔休息 10~15 秒(图 54-6)。

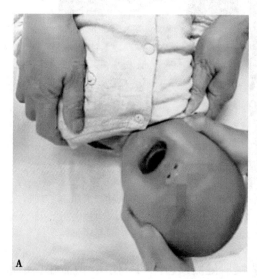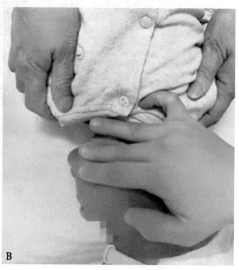

图 54-6 左侧先天性肌性斜颈的牵伸治疗
A. 向健侧侧屈;B. 向患侧旋转。

二、按摩

按摩治疗为牵伸治疗做前期准备,可放松痉挛的胸锁乳突肌。患儿体位为仰卧位,治疗师坐于患儿头部上方。治疗部位以患侧胸锁乳突肌肿块或痉挛紧张部位为主。操作方式为一手托住患儿头部,另一手用拇指或其他四指以揉法、按法、推法等方式进行放松。在治疗前可热敷于肿块或痉挛处,也可在治疗结束后在按摩部分涂消肿药膏,促进肌肉肿块消散。

三、力量训练

CMT 患儿由于胸锁乳突肌长时间短缩痉挛,患侧侧屈肌群力量较健侧大,两侧肌力发育不平衡,且研究显示健侧肌力甚至比正常婴幼儿力量还差。因此当患儿生长发育到一定阶段,具有一定的头控能力后,需要加强对颈部健侧肌力的训练,以达到两侧侧屈肌力量平衡。

训练体位为患儿竖直位抱于胸前,面向镜前,将患儿从健侧向患侧缓慢倾斜。在此过程中,保持患儿头部中轴线垂直于地面,且维持此角度 30 秒,可使用患儿感兴趣或颜色较为丰富的物品吸引患儿注意力,诱导患儿进行主动健侧肌力训练。

四、物理因子疗法

物理因子疗法主要作用于患侧或健侧的胸锁乳突肌。对于患侧胸锁乳突肌则首选低频电治疗，主要作用于肌肉肿块或紧张处（图54-7A），促进肿块机化吸收；对于健侧胸锁乳突肌或斜方肌则选择神经损伤治疗仪（图54-7B），提高健侧肌肉力量。但在治疗贴电极片时需避开颈动脉窦。

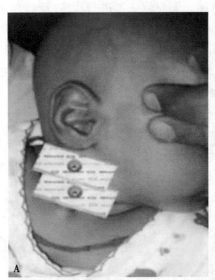
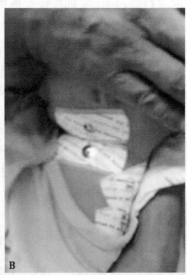

图 54-7　低频脉冲电刺激

A. 低频电治疗患儿患侧胸锁乳突肌；B. 神经损伤治疗仪刺激患儿健侧胸锁乳突肌、斜方肌。

五、肌内效贴

肌内效贴一般选用 I 形或 Y 形贴布，胸锁乳突肌健侧或患侧均可使用，但需注意贴布锚定点及贴布方向。对于患侧，选用 I 形贴布，锚定点固定在胸锁乳突肌的胸骨止点处，方向沿着胸锁乳突肌止于乳突，起到放松作用；对于健侧，选择 Y 形贴布，锚定点在肩峰处，一侧贴布沿着斜角肌止于乳突，一侧贴布沿着斜方肌止于肌肉起点，起到收缩肌肉的作用（图54-8）。

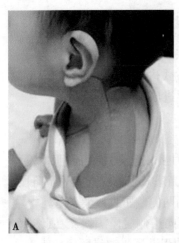
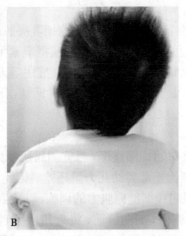
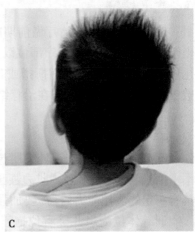

图 54-8　肌内效贴在先天性肌性斜颈的应用

A. 肌内效贴的应用；B. 右侧姿势性先天性肌性斜颈；C. 在健侧应用肌内效贴后头部偏斜角度改善。

六、其他物理治疗方式

其他物理治疗还包括运动疗法，目的是牵伸患侧肌肉，加强健侧肌肉。在运动训练中可使用听视觉刺激；运用不同刺激体位，如竖直位、来回翻滚、侧卧、坐位等，诱导患儿头部转向患侧。将家庭训练与物理治疗有效结合，促进患儿对称运动发育，防止不良运动模式出现甚至进行性发展。

第三节　作 业 治 疗

一、日常生活活动训练

CMT 患儿在日常生活中通过姿势设定增加牵伸胸锁乳突肌的时间，对于维持牵伸疗效有着重要意义。需做到以下几点：喂养姿势以患侧向下进行；竖直抱位时，以患侧贴家长面颊部进行持续牵伸；若患儿具有竖头能力时，可侧抱患儿，使患侧在下，锻炼健侧肌肉力量（图54-9）；睡觉时可使用辅助方式使患儿头部维持在中立位，尽可能不产生旋转；在患儿玩耍时，则多在其患侧放置感兴趣玩具或颜色丰富的物品，吸引其注意力，诱导向患侧旋转；或多让患儿使用俯卧位玩耍（图54-10）。

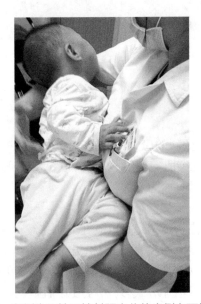

图 54-9　左侧先天性肌性斜颈患儿的患侧向下扶抱姿势

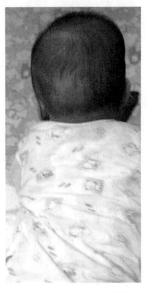

图 54-10　俯卧位玩耍

二、环境改造

对家庭环境进行改造，如改变哺乳妈妈睡觉方向，改善患儿侧头习惯；改变婴儿床方位；改造患儿座椅，减少长时间姿势保持不同；增加对称性运动发育等；可将环境改造与家庭运动康复相结合。

第四节　康复辅助器具

颈围有软性和刚性之分,均可对胸锁乳突肌和斜方肌进行持续牵伸,纠正患儿侧屈及旋转畸形。对于月龄不同的患儿选择不同的材质,一般推荐12月龄以内患儿使用软性颈围,12月龄以上患儿使用刚性颈围(图54-11)。

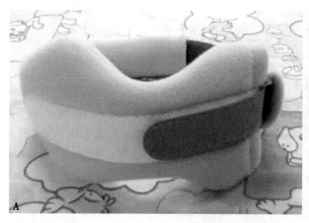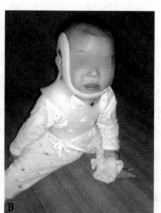

图 54-11　颈围
A. 软性颈围；B. 刚性颈围。

第五节　注射及手术治疗

一、肉毒毒素治疗

若保守治疗效果不佳或者手术治疗后仍存在头部倾斜的患儿,可在2~4岁阶段进行肉毒毒素治疗。主要注射点包括颈肩部相关肌肉,如胸锁乳突肌、斜角肌、斜方肌、头夹肌等。

二、手术

对于难治性CMT患儿,则需考虑手术。手术治疗指征为:①胸锁乳突肌持续挛缩,头部活动受限12~15个月;②持续的胸锁乳突肌挛缩且颜面部发育不对称,出现大小脸;③确诊CMT时间超过1岁;④牵伸治疗持续半年以上,头部倾斜角度大于15°,胸锁乳突肌仍然存在挛缩、结节;⑤康复治疗1年以上,症状仍然存在。手术治疗方式多样,主要以肌腱延长术或肌肉松解术为主。但由于手术创伤大,容易损伤神经,导致瘢痕出现,因此手术后4周至4个月仍需进行康复治疗,康复目标主要以维持肌肉长度、保证颈部活动度、软化瘢痕为主。

(田　峻)

第五十五章

糖尿病足康复评定与治疗

糖尿病（diabetes mellitus，DM）是由遗传和环境因素共同作用引起的一组以糖代谢紊乱为主要表现的临床综合征。糖尿病足（diabetic foot，DF）是糖尿病发展到一定程度出现的严重并发症，患者足部血管、神经出现病变，严重者导致组织坏死甚至截肢。临床表现早期以皮肤温度低、疼痛等下肢供血不足和感觉减退、麻木等周围神经病变症状为主要特征，继而出现足部感染、溃疡和／或深层组织破坏等。其病因为不同程度的血管病变导致足部血流量减少，缺氧及营养供应不足，容易产生溃疡；周围神经病变造成肢体感觉减退，足部对压力或冷热的感觉下降，更易导致外伤形成溃疡、感染等。其危险因素，包括年龄、性别、吸烟、缺乏运动、不合脚的鞋袜、足部老茧或趾甲处理不当，以及脑血管疾病、高血压、血脂异常等。

DF 多见于病程长、年龄 60 岁以上、血糖控制差、并发症多的糖尿病患者。全球每 20 秒就有 1 位糖尿病患者因 DF 而截肢，其病死率高达 22%，溃疡患者年病死率达 11%。我国 50 岁以上糖尿病患者中，DF 发病率 8.1%。DF 的主要结局是足溃疡和截肢，是导致糖尿病患者日常生活活动能力下降、遗留残疾的主要原因之一。近年我国 DF 治愈率提高、截肢率明显下降，但发病率的逐年上升仍给患者、家庭和社会造成巨大的经济负担。

第一节 康 复 评 定

通常根据患者病史采集、临床症状、体征和血管神经检查明确疾病诊断。基于 ICF 的基本理念，主要对结构与功能、日常生活活动能力、社会参与能力进行康复评定。DF 的基本发病因素是神经病变、血管病变和感染，其评定围绕周围神经、血管病变和感染进行。

一、结构评定

（一）视诊

检查皮肤的健全度，特别要注意足趾缝间及跖骨头底部。下肢及足部皮肤有无干燥、无汗、变脆并常有裂隙；有无足部感染、溃疡和／或深层组织破坏；足部肌肉有无萎缩；如屈肌和伸肌失去正常的牵引张力平衡，可导致足部产生各种畸形，如弓形足、锤状趾、爪状趾等。检查有无缺血缺氧导致的皮肤皮色变暗、毛发脱落；警惕自足趾尖端开始皮肤变黑，可能逐渐向上扩延，足趾干涸，形成干性坏疽；检查有无神经性关节病导致的足部发红、发热、肿胀。

（二）触诊

检查足背动脉和胫后动脉的搏动，如足背动脉、胫后动脉搏动明显减弱，则需要检查腘动脉、股动脉搏动。

（三）感染情况

检查足部有无有红、肿、热、痛和功能障碍。局部为湿性坏疽，有流水、流脓或出血；可有体温升高，疼痛的程度与坏死的程度不相关；有的坏死很深，可见踝关节的关节面，形成病理性脱位，但无痛感；可通过细菌培养和药敏试验来进行评定。

（四）影像学检查

最初是正常的或显示骨质疏松、骨折、脱臼或者骨碎片，也可能出现非骨折的广泛畸形、动脉壁钙化、骨髓炎及骨关节病变等。必要时可进行进一步的 MRI、CT 和骨扫描等。

（五）DF 分级

根据 Wagner 分级，DF 按其病变程度可分为 0～5 级（表 55-1）。

表 55-1　糖尿病足 Wagner 分级

分级	临床表现
0 级	高危足，有发生足溃疡危险因素存在，但无溃疡
1 级	皮肤表浅溃疡，无感染
2 级	较深的溃疡，常合并软组织炎，无脓肿或骨的感染
3 级	深部溃疡，伴有脓肿或骨髓炎
4 级	局限性坏疽（趾、足跟、足背）
5 级	大部分或全足坏疽

二、功能评定

（一）感觉功能

1. 神经功能检查　包括深部腱反射、感觉测试和运动检查。检查评定下肢及足部皮肤有无周围神经病变造成的感觉异常，如麻木刺痛感、烧灼痛或感觉丧失。感觉缺失包括振动觉、两点分辨觉、轻触觉及足跟反射丧失。感觉评估可用 5.07/10g 单丝纤维，在皮肤上深压直到成环，来评估患者的受压感觉；此检查能提供更量化的信息，然后使用棉球或针刺；也可用 128Hz 的音叉在第一和第五跖趾关节处检测振动感。

2. 电生理检查　也可采取肌电图、神经传导速度及诱发电位等电生理检查进行定量评定。

（二）周围血管检查

1. 下肢体位试验　抬高下肢 30～60 秒，观察足部皮肤，如出现明显苍白，肢体下垂后中部呈紫红色，表明下肢供血不足。

2. 脉压　采用血压计测量踝动脉与肱动脉收缩压的比值，又称踝肱指数（ankle brachial index，ABI）。ABI≤0.9 提示有明显的缺血；ABI>1.3 也属于异常，提示有动脉钙化。

3. 其他　必要时可进行 X 线、经皮氧分压（$TcPO_2$）、血管超声、血管造影、CT、磁共振血管造影检查。

（三）肌肉骨骼检查

评估髋、膝、踝和足的畸形，受限的关节活动度，肢体长度的差别和步态。

三、日常生活活动能力评定

（一）BADL

采用 MBI 评定。

（二）IADL

采用 IADL 量表评定。

四、社会参与能力评定

DF 是指糖尿病患者足部出现感染、溃疡和／或深部组织破坏，通常伴有下肢神经病变和／或不同程度的周围血管病变。DF 的主要结局是足溃疡和截肢，是导致糖尿病患者日常生活活动能力下降、遗留残疾的主要原因之一。可影响患者工作社会交往及休闲娱乐，降低生活质量，需要进行职业、生活质量评定。

第二节　康　复　治　疗

一、综合治疗

DF 一般采用综合治疗，包括内科、外科和康复治疗三个方面。内科治疗包括控制血糖、控制感染，药物改善下肢循环等。外科治疗包括动脉重建术、截肢术等，治疗前，要先鉴别溃疡的性质是属于神经性溃疡、缺血性溃疡还是感染性溃疡，再采取不同的治疗方法。

1. 神经性溃疡　常见于反复受压的部位，如跖骨头的足底面、胼胝的中央，常伴有感觉缺失或异常，而局部供血良好，治疗主要是制动减压，特别要注意患者的鞋袜是否合适。

2. 缺血性溃疡　多见于足背外侧、足趾尖部或足跟部，局部感觉正常，但皮肤温度低、足背动脉和／或胫后动脉搏动明显减弱或不能触及。治疗重点为改善下肢血供，轻 - 中度缺血的患者可以实行内科治疗，使用血管扩张药、抗血小板药、降血糖药、降脂药物等；病变严重的患者可予以介入治疗或血管外科成形手术。

3. 感染性溃疡　需定期去除感染和坏死组织。根据创面的性质和渗出物的多少，选用合适的敷料，在细菌培养的基础上选择有效的抗生素进行治疗。DF 足底细菌感染化脓患者通常身体虚弱，需要紧急治理。表层感染多由革兰氏阳性菌引起，深层感染却是由多类细菌，包括革兰氏阴性菌及厌氧菌等造成。

DF 的清创可采用蚕食的方式。每隔 1～2 日清理 1 次，把腐烂的组织、无生机的组织剪去。当创面有肉芽组织形成时，应尽量撕去创面周边的痂皮，使创面周边皮肤生发层细胞匍匐地向中央爬行生长。

在针对上述不同溃疡性质的 DF 进行积极内外科治疗的同时，应综合运用康复治疗方法，包括物理治疗、作业治疗、康复工程、心理治疗等。康复治疗可改善下肢循环，治疗感染溃烂创口和坏疽，改善下肢基本功能，减压护足。

二、物理治疗

DF 溃疡的物理治疗主要在于控制感染、增加血供及促进溃疡面肉芽生长。

（一）物理因子疗法

1. 按摩疗法　对于 0 级 DF 患者，按摩患肢从足趾开始向上至膝关节，每次 5～10 分钟。对于 1 级及以上患者，从感染溃烂或坏疽部位以上用适当的力量做向心性按摩，每次 10 分钟，每日 2 次。按摩疗法有助于静脉和淋巴液回流及水肿的消退。

2. 短波疗法　短波或超短波具有改善血液循环，消炎、消肿和镇痛的作用。无热量，10～15min/ 次，1～2 次 /d。短波疗法可抗感染并促进溃疡愈合。

3. 光疗法

（1）紫外线疗法：小剂量紫外线（1～2 级红斑量）可促进新鲜溃疡愈合，大剂量紫外线（3～

4级红斑量)可清除溃疡表面感染坏死组织;15~20min/次,每日或隔日1次,2次/周,2~4周,10~15次为1个疗程。

(2)偏振红外线疗法:红外线温热量局部照射可促进新鲜溃疡加速愈合,如患者合并肢体感觉障碍、缺血应慎用,如溃疡面有脓性分泌物则禁用;20~30分钟,1次/d。

(3)He-Ne激光疗法:可刺激血管扩张,促进上皮细胞及毛细血管再生,减少炎症渗出,使组织代谢加强,促进肉芽组织生长,从而达到抗感染、镇痛、加速溃疡面愈合的作用。一般选用散焦照射,输出功率25mW,光斑直径3cm,实用照射电流10mA,距离25~50cm,照射时间15分钟。照射时应保持光束与溃疡面相垂直,溃疡面若有渗液应及时吸干。每日照射1次,15次为1个疗程。疗程间隔1周。照射完毕用无菌纱布敷盖溃疡面。

4.高压氧疗法 可降低血糖,提高机体对胰岛素的敏感性,增加血液氧含量,改善缺氧状态。采用多人氧舱,均匀加压20分钟,至0.2MPa稳压下戴面罩吸氧60分钟,中间休息10分钟,匀速减压20分钟后出舱。

上述物理因子疗法可根据患者溃疡分级选择运用。DF处于0级时,可指导患者掌握按摩手法,鼓励患者进行适宜的运动。1~3级的DF则可选用无热量超短波及紫外线以控制感染、促进溃疡愈合。所有新鲜创面的溃疡都可运用红外线、He-Ne激光或高压氧以促进肉芽生长,2~3级患者还可根据设备条件加用气血循环仪。

（二）运动疗法

运动操:①患者平卧,患肢伸直抬高45°,做足趾的背伸跖屈活动30下,每日2次;②患者平卧,患肢伸直抬高45°,做踝关节的伸屈活动30下,每日2次;③患者平卧,身体靠近患侧的床沿,患肢伸直高45°,维持2~3分钟,然后平放床上2~3分钟。如此重复5~6遍。每日1~2次。视病情轻重,循序渐进地进行上述全部或部分运动,需持之以恒。

对于0级DF患者,可早晚坚持循序渐进的步行运动。穿大小适中的软鞋,步伐均匀一致。步行中出现不适可适当休息,避免过大运动量。

三、作业治疗

（一）治疗性作业活动训练

1.足部处理 足部厚茧及趾甲需要足疾治疗师的定期处理。

2.矫形后作业治疗 预防性矫形手术包括踇趾外翻整形手术、跖骨头切除等,以减轻不平均压力,是促进溃疡预防和愈合的方法。术后进行相应的作业治疗。

3.增加关节稳定性 虚拟现实(VR)/增强现实(AR)康复治疗性游戏等训练可减少关节僵硬,增强关节稳定性,改善骨质疏松及肌肉萎缩;每次治疗时间20~30分钟,1~2次/d,3~5d/周。

（二）日常生活活动训练

1.改善日常生活活动能力 DF溃疡或截肢可影响患者的步行功能。作业治疗的作用主要在于改善患者的步行功能,提高患者日常生活活动能力。进行转移、假肢步行训练、洗澡、出入浴盆、上厕所等日常生活活动训练;每次治疗时间20~30分钟,1~2次/d,3~5d/周。

2.环境改造及适应训练 包括矫形器具的正确使用和穿戴、拐杖或轮椅的操作技能训练、适合患者的职业训练及适当的环境改造等。

（三）认知行为教育

1.疾病知识教育 DF溃疡愈合后,防止复发很重要。其最好的治疗在于预防。加强患者宣教,使他们明白如何寻求专业的护理而非自我处理,甚至不能简单地自行除痂。有时一个简单的伤口即可导致截肢。大多人需要终生采取预防措施。

2. 戒烟 稳定控制血糖水平能够减缓下肢神经感觉衰退。劝诫患者戒烟,以防范末梢动脉病的恶化。

3. 心理治疗 DF 溃疡经久不愈及对步行功能的影响,严重影响患者的日常生活、工作和社会交往;加之对截肢的恐惧,给患者带来沉重的心理负担。适时的心理治疗不仅可帮助患者树立战胜疾病的信心,还可增强治疗效果。

四、康复辅助器具

1. 特殊鞋袜 良好设计的运动鞋及加垫的步行鞋都有助于高危 DF 患者减少溃疡复发。穿着适宜的鞋袜有利于预防。患者穿着带有减压鞋垫的鞋,鞋垫重新分配应力,增大了足底的受力面积而减小通常的峰压力值。采用特殊鞋袜以减轻足部压力。如足前部损伤可以采用只允许足后部步行的装置来减轻负荷,即"半鞋(half-shoes)"或"足跟开放鞋(heel-sandals)"。全接触式支具或特殊支具靴通过把足装入固定型全接触模型,可以减轻溃疡部分的压力。足趾变形的患者(如趾囊肿、锤形趾)可采用特制的宽头鞋来舒缓压迫。外侧和中部的楔形垫可以控制足内翻及足外翻。

2. 助行器 DF 步行障碍的患者可以使用拐杖或轮椅,截肢患者则可根据情况安装假肢,以改善患者的步行功能。

(蒋松鹤)

烧伤一般指热力,包括热液(水、汤、油等)、蒸气、高温气体、火焰、炽热金属液体或固体(如钢水、钢锭)等所引起的组织损害,主要指皮肤和/或黏膜;严重者也可伤及皮下和/或黏膜下组织,如肌肉、骨、关节甚至内脏。烧伤是最具破坏性、影响最为深远的外伤之一。

有报道指出,在非战争年代,烧伤发生率为 5‰～10‰,烧伤部位以头面部和四肢多见。无论平时、战时,烧伤均以男性居多,男女比例约为 3:1,在年龄分布上集中于 30 岁以前年龄段。根据世界卫生组织(WHO)资料,烧伤高危人群主要包括:①老年人和儿童;②生活在欠发达和中低收入国家和地区;③特定的职业,如厨师、消防员等;④工作环境的安全设施不完善者;⑤患有癫痫、周围神经病,身体残疾,存在认知障碍者;⑥酗酒和吸烟者;⑦经常接触化学物质的人员(如化学实验人员)。随着医疗水平的提高、治疗手段的进步,对于烧伤的治疗已不仅是修复创面、挽救生命,还需要恢复功能、改善外观,帮助患者重返家庭和社会。因此,早期介入专业的康复治疗对患者全面康复十分重要。

第一节 康复评定

一、结构评定

(一)烧伤面积及深度和严重程度评定

应对烧伤早期患者进行烧伤面积及深度和严重程度的评定。

1. 烧伤面积 烧伤面积的估算是指皮肤烧伤区域占全身体表面积的百分数。为了方便记忆,中国新九分法将体表面积划分为 11 个 9% 的等份,另加 1%,构成 100% 的总体表面积。头颈部 =1×9%;躯干 =3×9%;双上肢 =2×9%;双下肢 =5×9%+1%,共为 11×9%+1%(会阴部)(表 56-1、图 56-1)。估算面积时,女性和儿童有所差别。一般成年女性的臀部和双足各占 6%;儿童头大,下肢小,头颈部面积 =[9+(12-年龄)]%,双下肢面积 =[46-(12-年龄)]%。不论性别、年龄,烧伤患者并指的掌面约占体表面积 1%,如医者的手掌大小与患者相近,可用医者手掌估算,此法可辅助九分法,测算小面积烧伤较便捷。

2. 烧伤深度 通常是需要根据烧伤面积、烧伤程度、烧伤部位所表现出来的症状及患者自身感觉等,进行综合性的判断,一般分为Ⅰ度烧伤、浅Ⅱ度烧伤、深Ⅱ度烧伤、Ⅲ度烧伤。不同的烧伤深度,表现的症状也会不一样。

(1)Ⅰ度烧伤:烧伤面积较小,只是伤及皮肤浅表层,烧伤部位皮肤会表现为发红、充血,早期会有轻微疼痛和烧灼感,再生能力强,3～7 日脱屑痊愈,短期内可有色素沉着。

(2)浅Ⅱ度烧伤:烧伤创面稍微会大一些,深达真皮浅层,烧伤部位会形成大小不等的水疱,疼痛感强烈,去掉水疱后,局部为鲜红色。创面靠残存的表皮生发层和皮肤附件(汗腺、毛囊)的上皮再生修复,如不感染,创面可于 1～2 周内愈合,一般不留瘢痕,但多有色素沉着。

表 56-1 中国新九分法

部位		占成人体表面积百分比 /%			占儿童体表面积百分比 /%
头颈	发部	3	9×1	9	9+（12－年龄）
	面部	3			
	颈部	3			
双上肢	双上臂	7	9×2	18	9×2
	双前臂	6			
	双手	5			
躯干	躯干前	13	9×3	27	9×3
	躯干后	13			
	会阴	1			
双下肢	双臀	5	9×5+1	46	46－（12－年龄）
	双大腿	21			
	双小腿	13			
	双足	7			

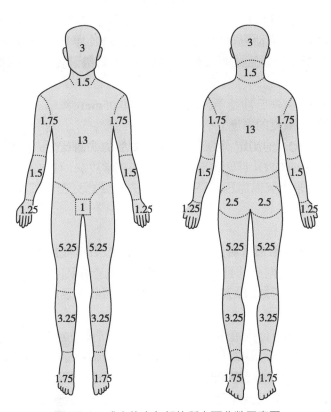

图 56-1 成人体表各部位所占百分数示意图

（3）深Ⅱ度烧伤：烧伤创面累及真皮层深层，创面会有不成形水疱，烧伤部位痛觉迟钝，甚至感觉不到疼痛。创面修复需用时 3～4 周，常有瘢痕增生。

（4）Ⅲ度烧伤：又称焦痂型烧伤，烧伤创面会累及全层皮肤，甚至会深达皮下脂肪、骨骼、神经、血管等部位，可见树枝状栓塞血管，伴有不同程度的休克、吸入性损伤等，若不及时治疗，可能会危及性命。创面修复有赖于植皮或上皮自创缘健康皮肤生长，愈合后多形成瘢痕，且常造成畸形。

3. 烧伤严重程度　一共分为四级，包括轻度烧伤、中度烧伤、重度烧伤和特重度烧伤。

（1）轻度烧伤：烧伤面积在 10% 以下，烧伤深度为Ⅱ度，因为Ⅰ度一般不计入范围内。

（2）中度烧伤：若为Ⅱ度烧伤，面积通常在 11%～30%；或有Ⅲ度烧伤，但面积不足 10%。

（3）重度烧伤：烧伤总面积 31%～50%；或Ⅲ度烧伤，面积达到 11%～20%；烧伤面积达不到上述百分比，但已经发生了休克、严重呼吸道烧伤、复合伤或者中毒等也属重度烧伤。

（4）特重度烧伤：烧伤总面积 50% 以上；或Ⅲ度烧伤，面积达到 20% 以上；或有严重并发症及特殊烧伤的患者，即使面积达不到 50%，也可归为特重度烧伤。

（二）皮肤状态、瘢痕状态的评定

1. 皮肤状态　包括色泽、完整性、伴随状态（包括瘢痕分布情况、色泽等）、敷料外观等的评定。

2. 瘢痕状态　肥厚性瘢痕是皮肤真皮损伤后形成的色红、质硬、高出周围皮肤的病理结构，以结缔组织过度增生、胶原过度沉积为其病理特征，主要影响是毁容和挛缩。

肥厚性瘢痕是烧伤后遗症，处于关节部位的肥厚性瘢痕发生挛缩，可造成患者关节活动受限，甚至关节强直。肥厚性瘢痕评定可分为临床评定和仪器评定两方面。

（1）临床评定：肉眼观察和拍照比较肥厚性瘢痕的颜色、厚度、弹性质地、面积。颜色分稍红、粉红、红、紫红、深紫红；弹性分很软、软、稍硬、硬、坚硬；厚度分很薄、薄、稍厚、厚、很厚；是否伴随痒、痛症状的评定分为无、偶有、需药物控制 3 个等级。弹性可用弹力计测定。

（2）仪器评定

1）超声波测量：高分辨率脉冲超声波的分辨率达 0.05mm，频率在 10～15MHz，根据两个主要峰之间的距离计算出瘢痕的厚度。

2）经皮氧分压（$TCPO_2$）的测定：可反映肥厚性瘢痕的代谢状况。用血氧测量计测定瘢痕的 $TCPO_2$。肥厚性瘢痕的 $TCPO_2$ 明显高于正常瘢痕和正常皮肤，且与治疗效果成反比。

二、功能评定

（一）感觉功能

包括疼痛评定及创面与瘢痕区域感觉功能的评定。患者可能出现由创面急性炎症导致的疼痛或者周围神经损伤导致剧烈的神经痛。感觉功能评定结果记录为正常（0 级）、减弱（−1级）、消失（−2级）、轻度敏感（+1级）及显著敏感（+2级）。

（二）运动功能

1. 若烧伤位于关节处，可因瘢痕挛缩导致关节活动障碍，应对关节活动度进行评定，包括主动关节活动及被动关节活动；同时应进行烧伤部位相应肌肉的肌力评定，包括徒手肌力评定、等长肌力评定、等张肌力评定、等速肌力评定。

2. 上肢及手功能　烧伤常见上肢及手部受累，利用 Wolf 运动功能评定量表（WMFT）进行评定，包括 15 项，6 个分级。

三、日常生活活动能力评定

包括 Barthel 指数、IADL 量表、功能独立性评定量表（FIM），日常生活活动能力评定对于烧伤患者的生活质量及回归社会有着重要意义。

四、社会参与能力评定

烧伤患者大多为中青年人，烧伤导致上肢、手功能缺失将严重影响日常工作及工作劳动，下肢烧伤后影响行走功能；瘢痕的生长及瘙痒和疼痛将影响其正常社交活动。烧伤患者社会参与度的评定对于康复方案及康复目标的设定具有重要意义。

五、心理状态评定

烧伤患者很容易产生焦虑、抑郁、恐惧等不良心理，常用的心理评定有汉密尔顿焦虑量表、汉密尔顿抑郁量表、自我效能评定等。

第二节　康复治疗

一、物理治疗

烧伤后皮肤等组织及器官的损害、患者长期制动、并发症的出现等会引起一系列问题，这些都需要康复处理。烧伤康复的处理原则是促进创面愈合，保护关节功能，减少挛缩，抑制肥厚性瘢痕形成，预防并发症发生等；最终目标是提高烧伤患者的生活自理能力和生活质量，提高社会参与能力，回归家庭、工作及社会。

（一）物理因子疗法

烧伤创面愈合以前，采用物理因子疗法的目的主要是预防和控制感染，促进肉芽和上皮生长，加速创面愈合；烧伤后期创面已基本愈合，其主要目的是促进糜烂、溃疡的愈合，松解肥厚性瘢痕的增生、粘连，缓解瘢痕区疼痛、瘙痒等问题。

1. 水疗法　可根据患者的具体情况，采用盆浴或淋浴，以清除坏死组织和分泌物，保持创面的清洁；水中可加入 1:5 000 高锰酸钾溶液或 1:1 000 苯扎溴铵溶液起到消毒的作用，水温以 37～39℃为宜，时间为 15～20 分钟，每日或隔日 1 次。

2. 冷疗法　冷敷创面，温度以 5～10℃为宜，时间为 30～60 分钟，甚至数小时，直至疼痛消失，适合小面积（烧伤面积小于 20%）或较浅的烧伤，尤其是四肢。

3. 光疗法

（1）电光浴、红外线照射疗法：主要作用是使创面干燥结痂，减少血浆渗出，预防和控制创面感染。大面积烧伤时采用全身或局部电光浴，每日 1～2 次，持续 30～60 分钟，必要时可进行较长时间的治疗。小面积烧伤时采用红外线照射，每次 30～60 分钟，每日 1～4 次。

（2）紫外线疗法：创面的坏死组织或脓性分泌物较多，肉芽生长不良，用中或强红斑量照射；当分泌物减少或者脱痂露出新鲜肉芽组织时，应减量至阈红斑量。浅平而新鲜的创面，可用亚红斑量紫外线照射，每日 1 次。

4. 激光疗法　Ⅱ度烧伤早期，以低能量的氦氖激光分区照射创面，输出功率为 0.5～1mW/cm^2，每区照射 5～15 分钟，每日 1 次，疗程视病程而定，适用于小面积的烧伤。激光可使组织中直径小于 0.5mm 的血管闭塞，产生周围组织局灶性坏死，并有直接和间接增加胶原酶的作用，在烧伤后遗症期可达到治疗肥厚性瘢痕的目的。

5. 短波及超短波疗法　主要用于局部烧伤的治疗,短波、超短波穿透较深,能穿透敷料,可以促进坏死组织分离、脱落,有消炎、镇痛和促进组织再生的作用。采用微热量,每日 1~2 次,每次 15 分钟。若创面合并有蜂窝织炎,采用无热量,起到消炎、消肿的作用,每次治疗 10 分钟,每日 1 次,疗程视具体病情而定。

6. 音频电疗法　对瘢痕有止痛、止痒、消炎消肿的作用,可在烧伤后期起到软化瘢痕和松解粘连的作用。电极片并置于(紧贴)瘢痕两侧,电流强度以感觉阈上或耐受限,每次 20~30 分钟,每日 1 次,20~30 次为 1 个疗程。

7. 直流电碘离子导入疗法　能起到软化瘢痕和粘连、消除慢性炎症的作用。电流强度以衬垫面积 $0.03\sim0.1mA/cm^2$ 计算,若治疗部位在四肢末端,则用槽浴法(碘化钾溶液浓度为 1%~2%),15~25 分钟,每日或隔日 1 次,15~20 次为 1 个疗程。

8. 超声疗法　中、小剂量的超声波可改善皮肤营养,加速真皮再生,同时也有镇痛的作用。固定法时剂量为 $0.2\sim0.5W/cm^2$,移动法时剂量为 $0.5\sim2.0W/cm^2$,每次 5~10 分钟,10~15 次为 1 个疗程。间接法又分水下法和水囊法,治疗剂量与疗程同接触法。头、眼、生殖器部位慎用。超声疗法结合冰疗,对瘢痕组织镇痛效果较好。

9. 石蜡疗法　具有较强、较持久的温热作用,可减轻疼痛,加速组织的修复生长,松解粘连,软化瘢痕,促进炎症消散,消肿及润滑皮肤。每次 20~30 分钟,每日或隔日 1 次,20~30 次为 1 个疗程。此法不适用于肥厚性瘢痕增殖期。

(二)运动疗法

1. 体位保持　保持正确的体位,可以预防关节挛缩,一般采用抗挛缩体位,应注意避免长期采取屈曲和内收的体位。当患者不能自觉维持正确体位时,可采用毛巾垫、枕头或矫形器、牵引等维持肢体在恰当的位置上。

2. 关节活动技术　目的是维持关节活动度,防止关节挛缩,保持肌肉力量和功能。运动应尽早开始,尽可能进行主动或助力运动,只有在患者不能主动运动时才进行被动运动。若无禁忌证,躯体运动在急性期就应开始,以防形成体位畸形。

存在以下情况时功能训练应慎用:①手背部烧伤,无论是深Ⅱ度烧伤,还是Ⅲ度烧伤,运动疗法均受到限制,应立即用夹板固定,在治疗师的指导和监督下训练;②穿着弹力衣治疗时,治疗师不能直接观察创面张力变化,容易造成创面撕裂;③关节或肌腱暴露时,不能进行运动,即使是轻柔的关节活动也应避免,否则可能导致肌腱或关节囊断裂或关节结构移位;④关节深部疼痛,提示关节存在病理性变化,查出原因前应停止关节运动;⑤皮肤移植术后 5~7 日内,禁止被动关节运动。

3. 牵伸训练　包括牵伸、滑车训练、起立矫正台、足关节背伸训练、使用矫形器等,早期介入能有效缓解关节挛缩;为改善软组织的延伸性,在运动前进行温热治疗,以改善结缔组织的黏弹性,增加牵伸的效果。

4. 肌力训练　通常依据肌力的大小确定训练方法。当肌力为 1 级或 2 级时,进行徒手助力肌力训练。当肌力为 3 级或以上时,进行主动抗重力或抗阻力肌力训练。

二、作业治疗

病情稳定、创面基本愈合后,根据患者的不同病情、治疗目的、性别、年龄、工种、个人爱好,选择不同的作业治疗。

作业治疗要点：上肢烧伤的患者，进行与日常生活相关的技能训练和使用辅助器具训练，如橡皮泥、健身球、握力器等，促进手部各关节活动和握力的提高；提高 ADL 能力，如体位变换、穿衣、进食、修饰、行走、如厕，甚至简单的家务劳动。手烧伤较重的患者，设计容易握紧的餐具，逐步过渡到使用筷子等精细动作。同时，可以使用智能生物反馈系统辅助患者手功能恢复。

三、康复辅助器具

康复辅助器具主要运用于烧伤后遗留肥厚性瘢痕及关节挛缩的预防和治疗。

肥厚性瘢痕往往局限于损伤范围内，一般在烧伤后 3 个月开始出现，0.5～1 年最明显，最后自行变软、变薄；由增厚到成熟的过程可以持续 2～3 年，最终为部分缓解或完全缓解，也可能终生不缓解。其病因及发病机理尚不完全清楚。肥厚性瘢痕的形成与烧伤深度、创面愈合时间、移植物、受伤部位、年龄、皮肤张力等有关。

1. 压力治疗　是目前公认的预防和治疗肥厚性瘢痕最有效的方法。持续施以与毛细血管压力（15～25mmHg）相等（国际烧伤协会推荐）或更大的压力，可以减少局部的血液供给和组织水分，阻碍胶原纤维的合成、毛细血管的增生和肌成纤维细胞的收缩，并能使胶原纤维重新排列。预防性加压时机，原则上是创面愈合后越早开始越好，必须每日持续加压包扎 23 小时以上，坚持 0.5～3 年，甚至更长时间，直到瘢痕成熟（变薄、变白、变软）。10～21 日愈合的烧伤，应预防性加压，21 日以上愈合的烧伤及行切削痂植皮的深Ⅱ度、Ⅲ度烧伤必须预防性加压。

压力治疗的方法主要有弹性包裹、管形加压绷带、紧身服（套）。对于高低不平的部位需使用轻薄而可塑的弹性物，塑成体表形态，支具下的缝隙部位可垫以可塑的弹性物，或注入可迅速固化的硅酮凝胶，以保持均匀、持久加压。手掌面烧伤在创面愈合时即可使用压力手套，手背面烧伤需创面愈合稳固方能使用。烧伤达掌指关节时，手套露指至近指间关节；烧伤达近指间关节时，手套露指至远指间关节；烧伤达远指间关节，配戴全手手套。身体凹陷部位烧伤时，由于该部位难以加压，还需使用聚乙烯泡沫或硅酮等材料制成压力垫，配合压力衣使用。压力衣的制作要求为薄、柔、弹性佳、透气、刺激性小的材料；量体裁制；尺寸比实测数据小 5%～10%；采用拉链或尼龙搭扣，内外反穿，以防接缝处压迫瘢痕。当患者体重增加或减轻，或小儿发育时，均应重新测量尺寸，更换压力衣。患者皮肤应定时清洗，以防汗渍发痒，清洗后涂擦水溶性保护剂或乳剂。

压力治疗的效果取决于压力的合适与否和患者的合作态度，两者缺一不可。压力治疗效果肯定，但也有不足之处，如费用较高，部分患者难以承受；使用时间长，给患者生活带来不便，难以坚持使用；特殊部位如关节、面部、腹部等难以维持有效压力；有一定并发症，如手部长期压力治疗可破坏手掌弓形结构，影响手的功能，儿童长期使用可影响其局部生长发育。

2. 支具（夹板）　合适的夹板配合压力治疗对烧伤后瘢痕，特别是手部瘢痕有明显的预防和治疗效果，既能控制瘢痕的发展，又能减少手指畸形的发生。目前多使用低温热塑夹板制作，除有固定作用外，尚可置敷料于表面加压包扎。夹板固定于抗痉挛位，每日做主动活动时除去夹板。

3. 硅胶治疗　硅胶治疗能使肥厚性瘢痕在短时间变薄、变软，目前已广泛使用。硅胶治疗宜早期使用。一般采用硅胶膜贴敷的方法，需持续使用，疗程大于 3 个月，直到瘢痕消退。硅胶还可作为皮肤与夹板间的连接，使其固定在充分的伸展位，且有润滑皮肤，防止瘢痕发展的作用。硅胶填充在脸部面具内，可作为压力治疗的衬垫，使凸凹不平的区域也能获得充分的压力。硅胶治疗具有周期短、可作用于人体任何部位、副作用较少的优点。

四、药物治疗

由于瘢痕形成的主要机制是肌成纤维细胞的增生,局部糖皮质激素的注射可改善瘢痕的增生,每次用量在20mg以内,每周1次,4次为1个疗程。另外,造成烧伤瘢痕处瘙痒的确切机制尚不明确,有研究表明可能是由瘢痕区域增加的肥大细胞及分泌的组胺增多造成的。烧伤瘢痕瘙痒的首选治疗是定期使用保湿霜,每日应用4~6次。皮肤中汗腺和皮脂腺的缺失会使瘢痕干燥和瘙痒,而保湿霜可以缓解这些症状。口服苯海拉明、选择性抗组胺药、盐酸多塞平、盐酸羟嗪和加巴喷丁对大面积烧伤瘢痕有止痒效果。一些研究表明,使用盐酸纳曲酮作为抗组胺药也能够缓解瘙痒。

五、手术治疗

严重影响关节活动功能而保守治疗无效的挛缩部位,可以选择手术治疗。手术可采用局部松解、皮片移植、皮瓣修复等方法,手术后配合康复治疗可以提高和巩固手术效果。

手术切除对皮肤造成二次创伤,单纯的手术治疗肥厚性瘢痕复发率较高,只适用于严重影响功能者。大面积的肥厚性瘢痕发生挛缩时,只能进行切开或部分切开以松解挛缩。在手术同时于切口边缘注射激素,术后配合压力治疗或放射治疗,则可减少瘢痕复发。

六、心理治疗

淡漠、恐惧、紧张、焦虑、抑郁、烦躁、寂寞是危重烧伤患者常见的心理特点,贯穿于临床治疗、康复治疗及就业的整个过程。烧伤面积大、程度重、面部烧伤、未婚、女性、性格内向、家庭关系紧张、经济条件差、伴有并发症者,焦虑和抑郁发生率高。心理治疗要点:

1. 建立良好的医患关系和良好的社会支持系统是基本的心理干预措施。

2. 常用的心理干预疗法有支持性心理治疗、认知疗法、放松疗法、行为疗法、音乐治疗、生物反馈疗法、催眠、分散注意力、家庭治疗、药物治疗等。认知疗法包括理性情绪行为疗法、自我指导训练、问题解决训练及Beck认知疗法等,可纠正和改变患者不良性认知,纠正其否认和回避现实的错误行为方式,提高适应能力。

3. 采取个体治疗和团体治疗的方式,创造患者间自由交流的机会,得到其他患者的启发和帮助,同时给予其他患者帮助。

4. 鼓励患者心理上"独立",提高和巩固其回到公众社会中的信心,做好家属的工作,给予鼓励支持。调动社会上的各种因素,使患者在道义、物质及就业等方面得到社会援助,积极参与残疾人联合会组织的社交活动,建立患者的社交网络。

5. 对过度焦虑和/或抑郁的患者,适当应用抗焦虑药或抗抑郁药。

七、健康教育

1. 了解社会支持系统、相关机构的情况及政策;了解本人的功能状态、躯体及职业治疗所需、皮肤护理、返回工作(学校)的条件、社区服务及经济来源等;明白患者间的相互支持是有益的;来自家庭成员的支持尤其重要。

2. 指导家属给予患者尊重、关心和理解,鼓励给予患者多方面的体贴与温情,但不迁就患者,督促患者参与社会活动,防止或延缓患者社会功能衰退。

3. 对患者及家属进行家庭康复训练技巧的指导及培训,使其掌握一定的康复技能及知识,包括肌力及耐力训练、伸展训练、关节活动度训练及行走训练，紧身衣和支具的使用目的及使用技巧，配戴支具期间可能出现的问题（皮肤发红、疼痛、压疮、瘙痒等）及处置方法。

4. 避免食用刺激性食物；使用中性肥皂清洗皮肤；使用皮肤润滑剂，保持一定的湿度，避免机械刺激及直接的受热和太阳照射，特别是在瘢痕的成熟期间（第 1～2 年），使用防晒霜（防晒因子在 15 以上）；皮肤瘙痒时不可摩擦和搔抓，可予抗组胺药来缓解症状；新愈合的皮肤非常脆弱，避免碰撞、擦伤，运动时避免用力过猛，学会检查夹板及紧身衣是否合适。

（闫金玉）

第五十七章
职业康复

第一节 职业活动

一、职业活动的概念

职业是指人们用专业的技能和知识连续从事的相对稳定、有收入、专门类别的工作。

职业是人们在社会中所从事的作为谋生手段的工作；从社会角度看，职业是劳动者获得的社会角色，劳动者为社会承担一定的义务和责任，并获得相应的报酬；从国民经济活动所需要的人力资源角度来看，职业是指不同性质、不同内容、不同形式、不同操作的专门劳动岗位。职业活动是残疾人生存与发展所必需的一种社会性、生产性活动。残疾人必须以自己所具备的生理与心理条件及职业适应性为前提，通过学习与掌握一定的知识、技能才能完成各种作业活动。

二、职业活动的功能

职业活动的功能是指职业活动与职业角色对人和社会的作用与影响。

（一）职业的个人功能

职业是人的一种生活方式和社会活动，又是人的一种经济行为，也是人们从社会中获取各种利益资源的工作。具体来说，职业对于个人有以下作用：

1. 职业是个人获取利益的重要手段。首先，职业是人的主要经济来源。职业是个人获得经济收入的主要手段，也是个人生存和维持家庭的物质基础。其次，职业可以获得多种非经济利益，包括名誉、地位、权力等，从而使个人获得心理满足。这种非经济利益也可能转化为金钱或者其他形式的经济利益。

2. 职业是促进才能和个性发展的途径。人们从事的某种特定职业类别的工作，不仅要求人要具备一定的素质，还要能使人的才能得到发挥。当个人从事的职业能使个人的特长、兴趣得到充分发挥时，也就促进了个人才能和个性的充分发展。

3. 职业是承担社会义务的重要方式，也是个人为社会贡献的重要途径。一个人从事某种职业，就是进入一个社会劳动分工体系之中参与其活动。个人在这体系中的活动结果，就是其承担的社会义务和作出的社会贡献。

（二）职业的社会功能

1. 职业是社会存在的基础。职业作为一种社会存在，不仅是人社会身份、地位的体现，其本身也构成了人类社会存在的一个内容。社会是由各行各业的人构成的。职业分工及其结构是社会经济制度与社会经济结构的重要部分，是社会经济发展水平的反映。人通过职业劳动创造出的社会财富，为社会的存在和发展提供了物质基础。

2. 职业是社会发展的动力。职业的社会运动，包括个人改善职业的向上流动与社会经济结构相联系的职业结构变动不同职业阶层间的矛盾冲突及解决等，构成了社会发展与社会进步的动力。此外,人们在追求喜爱的和能创造更大收益的职业过程中,不断学习、自我投资,这也成为推动社会发展的巨大动力。

3. 职业是社会控制的手段。职业是人的重要生活方式,政府为大众创造职业岗位、提供就业机会,来减少大众因无法谋生而产生的社会问题,从而达到社会控制的目的。此外,政府在职业方面的种种政策、制度,也都是为了实现大大小小的各种社会目标。

三、职业活动的作用

(一)职业活动提供了展示自我价值的机会

职业使人们的身心都得到最大程度的开发,同时也让人们向社会和他人展示个人的价值。职业作为人们的劳动岗位,是个人施展才华的舞台。在这个舞台上,个人的某些才能得到发挥和发展,个人的某些兴趣得到满足时,职业就会成为促进个性发展的手段。

(二)职业活动是获得满足感的重要源泉

人们在自己的工作岗位上取得了某些成绩或对社会、对他人作出某些贡献时,能获得社会给予的荣誉、赞扬,便会产生一种强烈的满足感和愉悦感,进而保持旺盛的精力和积极向上的热情。人们在精神和物质得到满足的同时,也促进了身心健康发展。职业岗位为满足人们的这种需求提供了稳定而持久的条件,离开了职业活动,人们就会感到盲目,失去生活的动力。

(三)职业活动是残疾人进一步社会化的条件

职业活动使残疾人进入一种社会情景,扮演一定的社会角色,形成一定的行为模式和特定的思想观念,保持个人与稳定客观环境的接触,同他人分工协作从事生产,满足了自己和社会的某种需要。

第二节 职业康复概况和流程

一、职业康复概况

(一)职业康复的定义

职业康复的目的是使一个具有身体、心理、发展、认知和情感等功能障碍或健康障碍的人克服就业障碍、维持或重返工作。国际劳工组织(International Labour Organization,ILO)对职业康复的定义为:职业康复是连续的、统一的全面康复的一部分,是为残障人士谋求并维持适当职业而进行计划、设想及给予职业指导、职业训练,改善工作环境等与职业有关的帮助。我国已经是国际劳工组织制定的《残疾人职业康复和就业公约》承认国之一,对残疾人进行职业康复是我们义不容辞的责任。

(二)职业康复的发展

1. 国外职业康复的发展

(1)美国的职业康复:残疾人职业康复的形成历史较短,美国是最早为退伍军人制订职业康复计划的国家。20世纪上半叶,美国连续通过了《军人康复法》《职业康复法》,为在第一次世界大战中残疾的军人提供职业康复服务,随着立法的不断修订,更多普通残疾的民众也能享有职业康复服务。

(2)欧洲的职业康复:第二次世界大战之后,欧洲一些国家也将残疾平民纳入职业康复服务。以英国为例,1944年英国颁布了《残疾人(就业)法》,建立了英国残疾人的注册登记制度和按比例就业制度,帮助残疾人通过评定、康复和职业训练获得工作机会。该法案规定20人以上的企业和机构有义务雇佣至少 3% 注册的残疾人,在该法案颁布之后,英国的残疾人就业率上升很快。

（3）日本的职业康复:日本职业康复是在第二次世界大战以后开始形成和发展的。20 世纪 50 年代初期,日本的经济逐渐复苏,各类残疾人的康复问题开始受到重视,大批学者学习欧美各国先进的康复理论及实践,并结合日本的国情开创了日本的医疗、职业、社会、教育等各项康复事业。

2. 我国职业康复的发展　我国职业康复的发展兴起于 20 世纪 80 年代,随着我国残疾人事业的发展,我国学者借鉴国外先进经验,根据我国康复发展和残疾人特点创立职业康复学科,逐步形成学科体系。1991 年颁布的《中华人民共和国残疾人保障法》是我国第一部有关残疾人的专项法律,并于 2008 年进行了第二次修订,它明确规定了残疾人就业采取优惠政策和扶持的保护措施,明确了残疾人的全面保障。

1990 年,中国康复研究中心在中国残疾人联合会全面康复理念的指导下,成立了职业康复部;其主要职责和使命是指导全国残疾人的职业康复,并借鉴发达国家的残疾人职业康复理论和实践经验,提出我国残疾人职业康复的主要内容和工作流程。随后,全国各地先后建立了省级残疾人康复中心,并不同程度地开展了残疾人职业康复工作。各级残疾人联合会还定期通过组织残疾人开展职业技能训练和各类职业技能竞赛,提升社会对残疾人职业能力的认识,促进残疾人就业。

（三）职业康复的理论体系

职业康复理论框架为职业康复提供了重要的时间结构。职业康复理论框架帮助职业康复治疗师形成、制订和完善干预方案,解释职业康复过程中的各种情形和结果。

世界卫生组织在 2001 年提出了 ICF 理论框架,该框架提供了医务工作者与服务使用者共同使用的理论框架和通用语言。ICF 创造了通过多学科跨文化共同参与解决残疾人的健康问题和参与障碍的职业康复模式。主要包含四个部分,即身体结构与功能、活动、参与及情境因素。

基于 ICF 模式下的职业康复有很重要的价值和意义。残疾人的身体功能和结构受到损害,限制了职业相关活动范围和能力,如果没有经过规范的临床治疗和康复干预,残疾人的社区参与和职业参与将会受限。在职业康复服务过程中,所有职业康复治疗师都要对环境因素进行专业的评定和调整。环境是影响残疾人就业的重要因素,除了身体功能和结构的损伤,不良的工作环境也会影响残疾人的职业能力和工作表现。

（四）职业康复的意义

职业康复的意义就是通过职业训练改善残疾人的身体、心理、工作能力,帮助残疾人获得和保持适当的职业,即帮助残疾人获得就业的能力和机会,帮助他们寻找自己在社会中的位置,并以其独立的人格和经济地位参与社会生活,从而获得经济上的收入、心理上的平衡、人格上的尊严,提高自我效能,增强自信心和对工作、对生活的掌控感。

二、职业康复流程

职业康复的流程一般包括职业评定、制订职业康复计划、职业康复训练、职业技能训练、就业安置。职业康复的服务对象包括自己主动寻求职业康复服务的残疾人,或者其他机构转介的残疾人。职业康复治疗师首要先对残疾人进行职业评定,包括通过职业面谈和医学评定来了解残疾人的一般人口情况、基本身体功能情况、职业背景及社会支持情况,查阅残疾人康复档案,填写咨询表格,了解就业要求;整体地对残疾人进行详细的评定,了解残疾人残存工作能力情况。根据评定结果，分析残疾人现有功能与以前的工作或即将从事的新工作的匹配程度，为残疾人就业目标制订个性化职业康复计划。然后，开展职业训练，恢复残疾人劳动和工作能力；还可根据残疾人喜好提供不同种类的职业技能训练。最后阶段，根据残疾人评定结果和阶段性的职业康复训练情况，向残疾人提出就业方向的建议和信息，提供职业康复意见书，有能力的机构还可以为残疾人提供就业安置。所有的职业康复机构还需要在服务完成后持续跟踪残疾人的情况。

（一）职业评定

1. 面谈　面谈的最主要形式是职业康复治疗师倾听残疾人的口头叙述，从中找到他们的问题所在。须重点强调的是，治疗师在进行面谈之前必须先阅读残疾人的一切相关材料，了解所有的相关信息，事先确认通过面谈需要了解和掌握的主要内容。在和残疾人面谈时，不能急于得到想要掌握和了解的内容，而是要考虑如何才能够比较快地得到他们的信任，以免造成不必要的紧张，使他们能够客观地表述自己的希望和要求，以及生活和就业方面的能力。面谈可能需要多次进行以收集客观详细的资料。

2. 医学评定　当残疾人转介到职业康复服务机构或部门时，先由康复医师进行病史询问和全面的体格检查，并作出诊断，这是职业康复最基本的步骤。医师进行诊断、体格检查和初步评定时，参考 ICF 理论框架描述残疾人的功能及在活动和参与方面的健康问题和原因。康复医师主要的评定内容和任务如下：

（1）病史采集：包括现病史、既往史、发育史、心理行为史、职业史、家庭与社会生活史等。

（2）体格检查：检查出与正常结构和功能不相符的体征及与继发性功能障碍有关的特征。

（3）电生理检查、辅助检查：实验室检查、影像学检查等。

（4）作出临床诊断。

（5）初步功能评定：初步评定残疾人功能，如运动能力、平衡能力、日常生活活动能力、心理状态、言语能力、社会生活能力等。

3. 职业评定　因服务对象的不同，职业评定的内容也应该相应地进行调整。针对从未工作过的残疾人，职业评定的主要内容包括功能性能力评定、心理评定、工作模拟评定。针对已经工作过的因病或因伤导致的残疾人，职业评定的主要内容为工作分析、功能性能力评定、就业意愿评定、工作模拟评定和工作现场评定。

（1）功能性能力评定：功能性能力评定（functional capacity evaluation，FCE）是指基于安全的原则，以残疾人的医学评定结果为基础，评定残疾人完成与职业参与相关的工作活动能力。功能性能力评定的过程是将个体的健康状态、身体功能和结构与工作需求和工作环境相对比和匹配的系统过程。

一般性功能性能力评定是针对所有的工作活动能力进行整体客观的评定。

1）工作模拟训练与评估系统（baltimore therapeutic equipment，BTE）系统：BTE 系统是典型的功能性能力评定工具，包括 BTE 工作模拟Ⅱ、模拟仿真测试训练系统及职业功能评估系统。BTE 系统可以模拟大多数工作任务，提供神经肌肉功能评定，对与工作相关的人体功能进行标准化测试评定。

由于 BTE 系统价格昂贵并且有使用准入门槛，国内职业康复工作者在实际工作中多使用不同的仪器来评定活动能力、力量、感觉、手功能、手眼协调及心肺耐力等项目，从而判断残疾人整体的功能状况。

2）Valpar 组合工作样本（VCWS）：VCWS 于 1974 年推出，现由 24 个独立的工作样本及

VCWS 300 系列灵巧度模块组成,样本之间相互独立,也可以同时使用进行测试。常用的 Valpar 工作样本如下:

A. VCWS 1 小型(机械)工具:评定手部和手指在狭小空间下进行精细活动及使用小工具的能力。

B. VCWS 4 上肢活动能力工具:评定上肢最大关节活动度及上半身的工作耐力。

C. VCWS 5 文书理解和能力倾向工具:主要评定残疾人完成不同文职工作的任务和技能,例如邮件分类、邮件归档、电话接听等。

D. VCWS 8 模拟装配工具:评定残疾人控制和利用双上肢重复进行装配工作的能力,包括操作能力及上肢双侧活动。

E. VCWS 10 三级检测工具:从易到难地评定完成检查和测量任务的能力。

F. VCWS 19 综合动态功能工具:主要综合评定残疾人的身体功能,力量、运动协调、平衡、灵活性、跟从指令能力、集中注意力、自我效能、耐力、挫折耐力等。

工作样本可以观察在真实工作任务中受测者的表现情况,了解受测者的真实工作能力、工作行为,也可以在测试时观察受测者的兴趣,让受测者认识自身的工作能力。但与 BTE 系统一样,VCWS 价格昂贵,并且在测试中会让受测者陷入"我只能做什么"的思维中,不能评定受测者的潜在能力。

3)微塔法:主要对协调能力、手指精细运动能力、认知能力等 10 项能力进行评定。

在进行功能性能力评定之后,要记录并撰写功能性能力评定报告,按照手功能、姿势移动变化能力、耐力、移动能力、平衡能力等分类记录测试数据。

(2)心理评定

1)认知及智力评定:对智力残疾、精神残疾,以及脑外伤、脑卒中等脑血管病残疾人来说,需要进行神经心理学检查,有助于快速评定残疾人的心理功能障碍。目前最常用的是简易精神状态检查量表(MMSE)和蒙特利尔认知评估量表(MoCA),从两者的检查结果可以得到残疾人在空间、时间、记忆、注意、理解、计算、命名、执行和结构等方面存在的问题,评定用时较短,不需要复杂的仪器设备,易于被治疗师及受测者接受。常见的智力检查量表包括韦氏成人智力量表中国修订版(WAIS-RC)、雷文推理测验和 Rivermead 行为记忆检查。Rivermead 行为记忆检查(RBMT)可以了解残疾人在日常生活的记忆状态,判断残疾人在执行作业时能够接收及保存什么样的信息,帮助治疗师评定残疾人在就业活动中可能出现的行为障碍。

2)职业兴趣测试:职业兴趣是一个人对从事某种职业表现出来的特殊个性倾向。测试职业兴趣能够帮助残疾人确定自己更满意的工作,从而选择更符合自身兴趣的职业,有利于残疾人长期稳定地进行工作。一般使用霍兰德职业兴趣测试量表进行评定,该量表由美国著名职业指导专家霍兰德编制,主要用于确定受测者的职业兴趣倾向,进而指导受测者选择适合自身职业兴趣的职业发展方向。

3)职业能力倾向测验:职业能力倾向是指经过适当的学习和训练,在一定的条件下,能够完成某种职业活动的可能性或潜力,要注意与受测者现有的能力进行区分。现阶段最常用的职业能力倾向测验是通用能力倾向测验(GATB),它能够对与职业训练和工作表现有重要关系的智能、言语能力、数理能力、书写知觉、空间判断能力、形状知觉、运动协调、手指灵巧度和手腕灵巧度进行测试。治疗师可以从得分结果获取受测者的职业能力倾向类型,为受测者制订可行性更高的职业康复计划。

(3)工作分析:工作分析是指全面了解和收集工作相关信息,并对特定职务的工作内容和任职资格进行描述和研究的过程。职业康复涉及的工作分析包括：需要确定残疾人之前的工作或者意向性工作，了解该工作的工作任务、工作流程、工作环境，残疾人完成该工作需要掌握的知识、技能、能力和其他工作特性的信息。为了促进残疾人重返工作岗位或再就业，一个完整的工作分析可以帮助治疗师量化工作要求，识别工作风险因素，指导及建立今后治疗的方法。通过工作分析的数据，结合功能性能力评定结果，可为制订职业康复治疗的目标提供依据。工作分析是职业康复计划的重要数据来源。

治疗师在进行工作分析时可以参考国家发布的职业分类大典、受测者提供的资料、用人单位提供的资料，以及治疗师实地探访和考察所收集的资料。

工作分析需要收集的资料

A. 工作描述：工作的任务内容，涉及的人、事、物、地点、方法、时间。

B. 岗位对工作者的资格要求：学历、培训、工作经验、职业资格、兴趣与工作人格等。

C. 工作要求：体能需求（如提举、搬运、推、拉、耐力等）、认知功能（主动性、解决问题、决策力、适应能力）、情绪管理、行为管理（自律、行为修正）、沟通能力（口头、非口头、书面）。

D. 工作职责：负责自己的工作、监督他人、与人合作，独立完成工作任务，与主管、同事及其他人互动。

E. 工作环境：室外 / 室内工作，照明、噪声、温湿度控制、工作时间（如轮班、加班）等。

F. 安全要求：如设备使用、驾驶等。

（4）就业意愿评定：对受测者的就业意愿进行评定，了解受测者的就业准备倾向性。目前主要使用林氏就业准备量表。该量表由 Lam 及其同事于 1997 年开发出来，用于帮助失业需要重返工作岗位的工人们，后由香港理工大学汉化成中文版。国内一般用于评定工伤个案的回归就业准备情况。林氏就业准备量表一共 18 个条目，分为四个阶段，分别是考虑前阶段、考虑阶段、准备阶段和行动阶段。

（5）工作模拟评定：工作模拟评定是指根据伤病前或者伤病后的意向工作相关任务所涉及的身体活动，使用不同的工具尽量模仿现实工作中会出现的工作任务进行评定，从而判断受测者能否适应计划任职的工作岗位，能否重返工作岗位及是否存在风险，以指导职业康复服务。需要与功能性能力评定进行区分，工作模拟评定要求尽量模仿真实工作任务而非客观的身体功能状态。工作模拟评定可以使用以下几种工具。

1）器械工作模拟：BTE 系统可以根据不同的工作任务需求，选择不同的附件评定残疾人在工作中的任务，该系统配备的电脑可以智能化地管理这些评定数据，提供报告。

2）Valpar 工作模拟样本系列：Valpar 工作模拟样本系列有 24 个独立样本，可以用来进行职业评定和治疗。通过工作分析，选择不同的样本单独或配合模拟真实工作任务评定残疾人的身体功能是否适应真实工作任务要求。

3）仿真工作站：仿真工作站是指在特别设计的模拟可控岗位环境中，残疾人可以按照真实工作任务的整套流程，完成全部工序，以评定残疾人在模拟环境下一段时间的工作行为及工作表现。常见的一般工作站包括提举搬运工作站、运送工作站、推拉车工作站、攀爬作业工作站等，主要模拟一般工作所需的身体活动、姿势、耐力等。专业仿真工作站则可模拟评定残疾人从事某一特定工作的工作能力，如铲沙工作站、包装工作站、电工工作站、办公实务工作站、收银员工作站、餐饮服务员工作站等。不同职业康复机构可以根据服务对象特性建造设立不同的仿真工作站。

（6）工作现场评定：工作现场评定是指在实际的工作环境中，受测者执行某个特定岗位任务,治疗师评定其工作能力、工作态度和行为。在真实的工作环境中,更容易评定受测者对工作环境的适应能力,与上司、同事的互动,工作态度、责任心,解决问题能力,工作完成的数量和质量等。

(二)制订职业康复计划

职业康复治疗师在进行完面谈和评定,收集所有必要信息后,需要为后续的职业康复服务制订相应的服务计划,包括设定职业目标和职业康复计划。制订计划能够帮助治疗师和服务对象在康复过程中随时审视康复进展,是保证服务质量的重要流程。

1. **职业目标** 回顾评定结果,综合考虑残疾人的身体功能、心理社会因素、教育职业因素,在尊重残疾人选择权的情况下,根据他们的优势和限制,和残疾人一起选择适合他们的职业目标。职业目标的设立应当按照"原单位原岗位→原单位调整后的岗位→原单位新岗位→新单位相似岗位→新单位新岗位→职业培训再就业→自雇就业"的顺序进行。对就业困难的残疾人,还可以考虑庇护就业工场等辅助性就业。

2. **职业康复计划** 根据设置的职业目标和前期评定结果,治疗师重新为受测者的身体功能和工作要求进行匹配,找到残疾人就业的障碍点。根据匹配结果,设置长期目标和短期目标。长期目标一般为成功稳定的就业,短期目标则是根据障碍点,按照时间计划,设置职业康复过程中需要解决的不同障碍,帮助残疾人一步一步走向成功就业。

(三)职业康复训练

1. **工作重塑训练** 工作重塑训练主要通过身体功能锻炼、伤害预防、健康教育,让残疾人参与运动,改善残疾人的肌力、耐力、活动性、柔韧性等身体功能,重新建立工作习惯、能力和信心,提高工作表现。

2. **工作能力强化训练** 工作能力强化训练主要通过循序渐进的、具有模拟性或真实性的工作活动来逐渐加强残疾人在工作中所需要的身体功能,包括肌力、耐力、活动性、柔韧性、运动控制、心血管耐力及综合认知功能等,提高残疾人心理、生理及情感上的忍受程度,从而提升他们的工作耐力、生产力及就业能力。

3. **工作行为训练** 此训练集中发展及培养残疾人在工作中应有的态度及行为,例如工作动力、个人仪表、遵守工作纪律、自信心、人际关系、处理压力或控制情绪的能力;训练中也会教残疾人一些良好的工作习惯。

4. **工作模拟训练** 工作模拟训练是指通过一系列具有模拟性或真实性的工作活动来加强服务对象的工作能力、协助他们重返工作岗位的训练技术。工作模拟训练包括工具模拟训练、工作模拟训练和仿真工作站训练等内容。

5. **现场工作强化训练** 让残疾人通过真实的工作环境及工作任务进行训练,提高残疾人重新参与工作的能力,尽早适应工作,完成角色转换,重返岗位。

(四)职业技能训练

对于从未工作过的残疾人或重新选择职业的残疾人,就业前的技能培训是必不可少的。职业技能训练一般是根据设置的职业目标,在工作分析的背景下,对残疾人进行工作知识、工作技能、工作速度和效率、职业适应性等方面的培训。

我国的残疾人职业技能训练主要由残疾人联合会和民政部门进行,部分工伤康复机构也提供重新就业的技能培训。职业技能训练包括以下内容:

1. **基本技能培训** 一般指基础文化培训,例如读写、计算等,在任何工作中都是必需的技能。掌握一定的文化知识有利于残疾人学习和从事工作,也有助于提高残疾人的整体素质。

2. 专业技能培训 专业技能是指人们完成某项特定工作应当具备的技能。例如盲人按摩需要学习按摩技能、人体肌肉关节骨骼和人体经络；裁缝需要学会缝纫机的使用、简单维修、布料裁剪。不同的手工艺制作需要学习不同的制作程序，挖掘机驾驶和操作工、厨师、月嫂、保姆、文员、家电维修等不同职业都有专业的技能，部分职业需要考取专业的技能证书。这一部分较难在职业康复机构完成，一般需要转介到专门的职业技能训练机构完成。

3. 职业行为培训 是指在工作中必需遵守的行为准则和规范，又称工作行为培训，包括服务意识、价值观、劳动关系、择业观、法治观念、信念观念、劳动纪律和人际关系处理等。

（五）就业安置

在就业安置阶段，治疗师要尽量协助残疾人取得适当的工作，并且保持跟踪，帮助残疾人维持长期稳定的工作。提供的就业安置服务应当根据残疾人的需求决定，包括提供信息、指导和支持服务。依据残疾人的工作能力，就业安置的类型分为竞争性就业、支持性就业和庇护性就业。

1. 就业安置方向 原单位原岗位→原单位调整后的岗位→原单位新岗位→新单位相似岗位→新单位新岗位→职业培训再就业→自雇就业。

2. 就业安置过程 此过程需要残疾人全程主动参与，治疗师辅助；包括收集适合残疾人的工作信息，与提供岗位的单位进行联系，投递简历。治疗师可提供简历书写、求职和面试技巧培训。

3. 在残疾人与单位接触洽谈的过程中，如无合适岗位，治疗师可以在取得服务对象的同意后，主动与单位进行联系，提供工作调适服务，帮助服务对象调整工作任务中与器具、工作环境相关的障碍；并在后期进行随访服务，提高就业安置稳定性。

（张　通）

第五十八章

社 会 康 复

残疾人的社会康复是 20 世纪 80 年代在我国出现的与残疾人社会福利密切相关的新型社会工作。当前，我国残疾人的社会康复工作主要是在政府部门领导下通过康复机构和社区两条途径开展的。社会康复在帮助残疾人重新参与社会生活进程中起着越来越重要的作用。无论是在社会福利机构、康复医疗机构，还是在社区康复工作中，医疗、教育、职业和社会等方面的康复工作需紧密联系、互相配合。

随着现代医学模式从传统的生物医学模式向生物 - 心理 - 社会医学模式转变，社会康复已经成为康复医学的核心，也是医疗社会工作的主要组成部分；同时，社会因素对于健全人和残疾人生存状况的影响，也是妨碍残疾人回归社会、重新参与社会生活的突出问题。因此，我们应利用社会康复工作方法（包括个案工作和小组工作），致力于解决残疾人的家庭问题和社会问题，努力改善残疾人的社会福利状况，提高残疾人的生活质量。

第一节　社会康复概述

一、社会康复的定义

残疾人社会康复是指对残疾人所做的社会工作。它不同于一般的残疾人服务，而是社会工作者运用社会工作方法帮助残疾人补偿自身缺陷、克服环境障碍，使他们平等地参与社会生活、分享社会发展成果的专业活动；为残疾人的生活、学习、工作和社会活动创造良好的社会环境，使他们能充分发挥自己的潜能，自强自立，享有与健全人同样的权利与尊严，并为履行社会职责作出贡献。

社会康复是一门综合运用医学、法学、社会学、工程学、护理学等现代科学所提供的知识与技能而形成的以应用为主的专业学科，是调动社会力量来帮助有特殊困难的人们满足社会需求的一系列有组织、有目标的活动。

二、社会康复的目的

社会康复的实现，一方面需要残疾人自身的不懈努力，另一方面则依靠社会对其提供尽可能的帮助。

社会康复工作的目的是全面改善残疾人的生活状态，提高他们的生活质量，其实质内容就是开展对残疾人的社会福利服务。

三、社会康复的内涵

社会康复的内涵是积极、科学地解决在社会发展过程中各种关系的失调、变态和冲突所造成的病伤残者与家庭、单位、社会之间不平衡的矛盾。社会康复工作通过个案工作、小组工作和社区工作等方式开展，通过为残疾人提供各种服务来达到消除社会弊病、改善社会机制、协调人际关系、增进社会福利和提高病伤残者生活质量的目的。社会康复工作在改善医患关系方面起着非常大的作用,从而推动了现代医学发展,体现了医学人文精神,促进了社会的精神文明建设和人类的进步。社会康复的一个重要作用就是为幸存者提供一个安全的社会关系环境,在这个环境中残疾人可以保持社交和活动,重新体验常态化生活,获得物质和情感上的支持,并为应对外部环境带来的诸多挑战做好准备。

第二节　社会康复特点

残疾人社会康复工作既是医学领域中的重要内容,也是残疾人社会工作不可缺少的部分。根据我国的国情和社会工作发展的状况,其具有以下四个特点。

一、政策性强

残疾人是社会上较困难的群体,需要政府从法律和政策方面给予照顾,也需要对不同情况采取不同的政策与措施。例如,工伤的认定和处理、交通事故及意外伤害的赔偿、残疾人用品的配备、抚恤与救济、伤残评定、法律援助等,都需要社会工作者直接参与。所以社会康复必须十分注意政策,既要维护残疾人的合法权益,又要照顾到相关人员、单位、社区的利益。

二、注重调查研究

社会康复主要是个案工作,其目的是帮助残疾人解决具体问题;调查研究既是社会学理论和社会工作实践的精髓,也是解决问题的前提和必然过程,所以社会康复工作特别强调调查研究。社会工作者既要与残疾人及亲属认真会谈,倾听申述,又不能完全按照他们的主观意愿去办理;只有对个案的相关者进行全面而深入的调查,才能避免主观性和片面性,真正把问题解决好。

三、注重协调性

社会康复工作需要较高的协调艺术与整合技巧,个案工作需要在案主与各持己见的当事人之间进行协调,小组工作也需要在各种专业人员之间进行协调。由于我国康复医学事业的发展还处于初级阶段,存在许多难以解决非医疗性质的问题,所以这种协调工作就要靠社会工作者来承担。

四、产生社会效益

社会康复工作可以为残疾人解决许多医护人员不能解决的问题,广受欢迎,产生了广泛的影响和难以估量的社会效益。

上述康复社会工作的特点在医疗机构中和社区内也同样具备、共同体现。这些工作都是围绕着提高残疾人的社会地位、改善残疾人的生活质量而开展的,随着康复事业的发展,社会康复将越来越被人们所重视。

第三节　社会康复内容

社会康复工作的内容有些是针对残疾人个人的,而有些是具有社会整体性的,如法律政策保护、无障碍环境、良好和谐的人际关系等。社会康复工作的内容主要通过各种康复机构和社区康复、家庭康复工作体现,康复机构中开展的是个案工作和小组工作,社区中的康复社会工作也主要由社会工作者承担。

残疾人社会康复工作包括以下具体内容:

1. 协助政府机构制定法律、法规和各种政策来保护残疾人的合法权益,使其享有和健全人一样的社会物质生活条件和文化成果。

2. 保障残疾人生存的权利,使其在住房、食物、婚姻家庭方面得到公平的待遇,有适合其生存的必需条件。

3. 为残疾人的发展提供帮助,使其有接受教育和得到培训的机会,提高其生活自理能力、就业能力和社会参与能力。

4. 消除家庭中、社区内及社会上的物理障碍,使残疾人获得生活起居的方便,享受社会的公共设施服务。

5. 提倡和实现人道主义精神,消除对残疾人的歧视与偏见,激励残疾人自立自强,建立和谐的社会生活环境。

6. 组织残疾人与健全人一起参加文化、体育和娱乐活动;支持残疾人的社团活动。通过政府及各级残疾人组织的努力,促使全社会形成理解、尊重、关心和帮助残疾人的良好风尚。

7. 采取措施帮助残疾人实现经济自立或提高其经济自立能力,保障其在经济生活中不受歧视;对于不能实现经济自立的重度残疾人,帮助其得到社会给予的经济保障。

8. 鼓励和促进残疾人参与社会政治生活,保障其政治权利。

社会康复内涵具有广泛的社会性,也有突出的专业特点。无论是在康复机构中,还是在社区内,社会工作者和基层民政工作人员开展社会康复工作的宗旨都是全面贯彻落实《中华人民共和国残疾人保障法》,改善和提高残疾人的福利待遇,使他们能够重新参与社会生活。

第四节　社会康复工作方法

根据残疾人家庭和社会问题的广泛性、复杂性及残疾人的身心障碍情况,在康复机构和社区中,残疾人社会康复工作采取专业社会工作的方法开展。专业的社会工作可以分为个案工作、小组工作和社区工作等形式,在这几种形式中残疾人社会康复工作以个案工作为主。社会康复通常总是以具体对象和内容为目标展开一系列的专业服务过程,旨在提高康复对象的社会福利,改善他们的生活质量。人们对社会康复服务的评价主要着眼于在康复社会学理论指导下具体工作过程的价值和效益,从这种意义上说,无论是在康复机构还是在社区中,微观、具体的操作理论就成为社会康复工作体系中的主要理论倾向。

一、个案工作的概念

个案工作是由专业社会工作者运用有关个人与社会的专业知识和技巧,为个人和家庭提供物质或情感方面的支持与服务,目的在于帮助个人和家庭减轻压力,解决问题,达到个人和社会的良好福利状态。

个案工作是专业社会工作的一种主要方法。在一个社区里,当一个人(案主)或者其家属遇到某种困难,需要专业人员帮助解决时,一个机构的专业人员向这个人提供帮助,这种帮助往往采取"一对一"的形式,称为个案工作。我国的社区工作中还没有形成专业工作的体系,也缺乏这方面的经验,目前只能借鉴机构中的社会工作经验和方法。

个案工作作为社会工作的一部分,其功能是促进社会中个人的福利待遇,即帮助有困难的个人解决问题、克服障碍、融入社会,与社会共同前进。个案工作者一直以其独特的能力和助人的热情来实现自己对残疾人社会福利的承诺,而这种能力和热情又直接来源于对科学理论与实务方法的把握。

在个案工作中,社会工作者在与案主彼此信任合作的和谐关系中,充分调动其本身的潜能与积极性,共同探讨、研究案主的问题和其家庭及社会环境;运用案主本身及外部资源增进其解决问题的能力,达到帮助其成长、发展的目的。

基层康复医疗机构和社区里的残疾人社会康复工作,在专业人员缺乏的情况下,基层和社区中康复实施可以由其他康复人员兼职;根据我国实际情况,一般由街道或乡镇民政工作人员担任。

当前在康复机构和社会福利机构中开展个案工作还有相当大的阻力和困难,这些阻力主要来自住院及部分门诊患者对治疗的强调、医院或福利院管理体制的弊病及社会问题解决的难度。虽然社会康复工作目前在我国还是一项没有引起广泛重视、发展缓慢的社会工作,但由于近年来残疾人事业的蓬勃发展,社会大环境有了很大改善,越来越多的人认识到残疾人参与社会活动的重要意义,残疾人的社会康复工作也越来越被重视,并有所发展。

机构中社会康复的临床个案工作主要是在残疾人或其他康复对象住院后,及时与其家属或单位取得联系,全面了解残疾人的家庭与社会情况,协助残疾人及家属解决住院期间影响残疾人的家庭与社会问题,以便使其安心治疗;同时,医师、护士、心理工作者、功能训练人员、康复工程技术人员一起讨论并制订康复治疗和训练方案,定期进行康复评定,为残疾人回归社会、改善生活状况创造条件。尽管社区康复的环境和条件与康复机构有所区别,但在社区中也可以采取个案工作方法,同时加强小组工作和社区工作。

二、个案工作的方法和步骤

(一)接案

社会工作者既可以根据来访者的求助要求接案,也可以到残疾人家庭中调查、会谈,决定是否接案。接案时个案工作者与残疾人、残疾人家属及有关人员进行初步会谈,一方面对残疾人(案主)的个人史、家庭情况和所在单位、社会环境进行充分的了解,基本掌握案主存在的社会问题、家庭问题及问题的背景,决定是否立案;另一方面,向案主及其家属介绍自己的工作性质、服务范围与内容,使其认真考虑是否与个案工作者建立专业关系。

(二)立案

在我国,接案并不等于立案,只有立案才能确定专业关系,这一步骤与国外有所区别。当决定立案后,个案工作者应对案主的致残原因或病因进行认真的调查分析,收集案主所涉及的政治、法律、经济、生产劳动条件和家庭道德等问题,进行专题或综合研究,明确工作的方向。

(三)社会诊断

社会诊断是依据个案工作的观点,将由会谈、访视或其他方式得到的有关案主人格特质、发展情形、家庭、社会情况及案主对于问题的看法等资料,以客观的态度,经过综合的分析与比较研究,确定案主的问题所在与问题成因,以便对症下药,对案主提供最有效的帮助。社会诊断既注重解决残疾人的社会问题,也注重和心理工作者配合,帮助残疾人解决心理问题。

(四)社会治疗

社会治疗又称"服务"与"处置",是社会康复个案工作的重要步骤。经过社会诊断,要在社会治疗中帮助残疾人解决具体问题。在康复机构中,社会治疗方式主要有八种。

1．经常组织残疾人参与社会活动,以减少他们的孤独感、自卑感,如游览公园、到商业区购物、观看和参加文体比赛、开展残疾人与医护人员之间的联谊活动等。

2．和工程技术人员密切配合,做好康复器械的配备,组织有关训练项目。

3．用书信、访视、约见等方式与残疾人所在单位或社区负责人交流残疾人情况,促使其为残疾人改善居住条件,并实现无障碍环境的改造。

4．解决因工伤、交通肇事和其他意外事故所造成的直接影响残疾人生活的法律纠纷。

5．帮助调解残疾人的家庭关系和其他人际关系。

6．和职业康复工作者及有关部门协作,帮助残疾人重新求学、就业、回归社会。

7．帮助残疾人解决经济方面的问题,如医疗待遇、工资待遇等。

8．为残疾人及家属提供有关社会福利等方面的资料。

（五）结案与评定

结案与评定是整个个案工作程序中的最后一个阶段,当案主的问题已基本解决或者案主已具备应付和解决问题的能力或办法时,就可以结案。社会工作者应向案主指明今后继续努力的方向及参与社会生活的注意事项,使案主有所遵循;同时个案工作者应该告诉案主,工作到此告一段落,表明并非以后不再关心案主的问题,以后若有问题仍随时愿意再协助。

（宋振华）

第五十九章
教育康复

第一节 概 述

教育（education）狭义上指专门组织的学校教育；广义上指影响人身心发展的社会实践活动。教育者按照法律法规和行业规范，根据学校条件和职称，有目的、有计划、有组织地对受教育者的心智发展进行教化培育，以现有的经验、学识授人，为其解释各种现象、问题或行为，以提高实践能力。其根本是以人的一种相对成熟或理性的思维来认知对待事物。因此，当前认为教育康复学是整合教育与康复的手段和方法，为兼具教育和康复两种需求的残疾人（即常说的"特殊儿童"）提供教育服务的一门交叉学科。

一、教育康复定义

狭义的教育康复是针对残疾人而言的，对于具有残疾的人群，教育康复与该人群功能障碍的恢复或改善是紧密相连、互相促进的。教育不仅可以让残疾人获得知识，促进他们身体功能的改善、智力发展、人格的完善，还可以减轻或消除他们的残疾状况，矫正因残疾导致的不良心理问题；纠正不正常的行为习惯，发挥正常的生理功能，实现生理功能的缺陷补偿，改善残疾人的生存状况，提高他们的生活质量。正因如此，在给残疾人教育下定义时不能缺少康复的内容，而表达康复定义时也不能没有教育的成分。如 1969 年世界卫生组织（WHO）的医疗康复专家为"康复"下的定义是"康复是指综合地和协调地应用医学的、社会的、教育和职业的措施，对患者进行训练和再训练，使其活动能力达到尽可能高的水平"。国际上康复专家普遍认为，康复是使患者通过治疗和训练，最大限度地发展其潜能，以使其能在生理、心理、社会和职业上正常地生活。而残疾人的康复可以概括为四个方面，即医学康复、教育康复、职业康复和社会康复。也就是说。教育是残疾人康复工作的重要内容和措施，当前我们把针对残疾人的教育称为特殊教育的一个重要原因，就是把特殊教育不仅看作一种教育教学活动，可向残疾人传授知识和技能，而且将其看作一种教育干预措施，可用于对残疾的预防、矫正和康复，是对缺陷的一种补偿方法。

综上，残疾人教育康复（educational rehabilitation）是采用特殊的、针对儿童为主的教育手段和训练方法，就是应用各种渠道（如学校的、网络的渠道）对残疾人及家庭、社会进行智力障碍等问题（必要时）的教学，以及对疾病（或功能障碍）的基本知识、康复方法、康复要求、康复目标等内容进行传授，以提高他们的智力和对疾病的认知能力，改变悲观、消极的心态，建立积极、主动康复的思维；从而改善或恢复康复对象的矫正不良心理，纠正不正常的行为习惯，发挥正常的生理功能，使残疾缺陷得到补偿，潜能得到开发，个体达到和谐发展的最佳水平，实现综合素质和能力提高的康复，使存在功能障碍的残疾个体重返社会、适应社会。

然而，随着医学发展、社会进步和人们生活水平的提高，以及国家《"健康中国 2030"规划纲要》的提出，康复成为不同阶段人群需涉及的主题之一。从康复定义"以恢复或改善功能"角度来说,疾病三级防治策略及临床不同治疗方案(含药物的、手术的)都属于康复范畴。而通过不同方式让人们知道不同疾病如何预防,疾病发生后需要如何就医诊治,如何在医师指导下进行被动、主动康复,是疾病预防(康复预防)、防治功能障碍最重要、最有效的方法。因此,从人类角度来说,人人都需要接受康复医学不同方面的教育,今后康复医学工作模式可能需要从以临床治疗为主转变为以教育康复为主。

二、教育康复发展史

作为教育体系的重要组成部分,残疾人特殊教育(尤其是残疾儿童特殊教育)在历史发展进程中逐渐成为衡量一个国家和地区整体教育发展水平的重要标志。和任何学科发展一样,残疾人教育康复也经历了启蒙、发展、壮大阶段。

(一)欧美国家教育康复发展

在欧洲,特殊教育起源较早,发展较为完善,以挪威为例,其发展可大致分为四个时期。

1. 特殊学校时期　挪威的特殊教育始于 1827 年,当时设立了第一所特殊学校——聋校。1881 年,挪威议会通过了第一个国家特殊教育法《异常儿童教育法》,其规定特殊教育的对象包括聋人、盲人、智力障碍人群等。这一时期所有的特殊教育均被视为是特殊学校的义务而非普通学校的责任,这意味着特殊儿童被排除在普通学校之外。

2. 多元发展时期　1951 年,议会通过专门的《特殊学校法》,该法进一步扩展了特殊教育对象的范畴,延伸至有听觉问题、学习障碍语言问题、情绪与行为问题等人群。1953 年起,地方政府开始担当起特殊儿童的教学,为他们设立特殊班级,提供多种弹性教育。这一时期是向综合教育发展的过渡,开始认为特殊教育应在更大程度上得到普通教育系统的支撑。

3. 综合发展时期　20 世纪 60 年代开始,国民对残疾人群的态度开始发生改变,强调每个人都拥有充分参与一般社会活动的权利,这引发了整个特殊教育图景的转换。综合与正常化原则让《特殊学校法》和一般的《教育法》重新修法后合而为一,并发展出所谓的"全民学校"概念。综合运动一时兴起,普通学校对特殊儿童教育负起了更大的责任。

4. 改革与繁荣时期　进入 20 世纪 90 年代,挪威特殊教育进行了一系列改革。1991 年,政府对特殊教育设定了两个目标:第一是确保所有的儿童、青年与成人均可接受适合其需求的高品质且有意义的教育;第二是社区要提供每个人所需的教育,要建立一个能满足各种学习者需求的区域性人力与服务网。同时,政府还制订了 1990—1993 年和 1994—1997 年残疾人计划,规定所有高等教育机构都必须成立永久委员会来研究本机构内残疾学生的学习条件,还要拨50% 的养护预算用于改善残疾学生的康复设备。

在美国,1954 年 Thurgood Marshall 首先提出残疾人权利运动和制定特殊教育法,随后美国最高法院推翻了所谓"区分但平等"信条的按种族分隔学校建设这一标志性决定,为特殊人群的教育康复开辟了先河。当时,美国统计有 700 万残疾人被排除在公共教育资源外,他们未接受教育或者在标准环境之下接受教育。1973 年,美国成立了职业康复法案,以助残疾人免受获得职业机会的偏见;对美国残疾人而言的里程碑事件是 1975 年残疾儿童教育的法案制定,该法案内容包括所有学生均有获得自由和公共教育、在限制最少的环境下接受教育、个体化教育计划的权利;教育机构对学生(包括对父母)不能有歧视性评估和评价;对儿童残疾人教育有正当程序保障,做到零拒绝。由此,美国残疾人康复教育得到较为全面的发展。

（二）我国教育康复发展

1874年，外国传教士在北京开办了中国第一所特殊教育学校"瞽叟通文馆"，招收盲童学习文化和劳动技能。1916年，中国人创办的第一所私立特殊教育学校"南通县私立盲哑学校"成立。1927年，我国第一所公立特殊教育学校"南京市立盲哑学校"成立。截至1949年，全国共有42所特殊教育学校，360名教职员，2 380名学生。中华人民共和国成立以来，我国的特殊教育学校经历了探索发展、快速发展和内涵式发展三个阶段。

1. 探索发展阶段（1949—1988年）　1951年特殊教育被正式纳入国民教育体系，国家开始支持特殊教育学校的发展。1953年教育部设立盲聋哑教育处（后更名为特殊教育处），作为国家主管特殊教育的职能部门。1954年政务院将独立设置的特殊教育学校交由教育部门管理，原附属于生产教养院或以救济为主的盲哑学校（班）由民政部门管理，明确了盲聋哑学校的特殊教育性质。自此，特殊教育学校从由西方教会和私人主办到由国家主办，成为国家教育事业的重要组成部分。新中国的特殊教育也从慈善救济事业发展成为国民教育事业。

2. 快速发展阶段（1988—2011年）　1988年11月，国家教育委员会、民政部和中国残疾人联合会在北京共同召开了第一次全国特殊教育工作会议，研究制定了《关于发展特殊教育的若干意见》，并正式提出了逐步形成一定数量的特殊教育学校为骨干、以大量特教班和随班就读为主体的残疾少年儿童教育格局的设想。此文件是这一阶段中国特殊教育发展的指导纲领，首次肯定了特殊教育学校的骨干作用，特殊教育学校的建设进入了发展的"快车道"。2008年，我国启动了中西部地区特殊教育学校建设工程，在地级市和30万及以上人口的县（区）新建了一大批特殊教育学校。党的十七大报告首次提出"关心特殊教育"，然而，在新时代发展阶段下，我国特殊教育发展不平衡、不充分的矛盾依然存在，诸多政策性、制度性障碍仍然难以在短期内迅速得到改善。2010年，中共中央、国务院印发的《国家中长期教育改革和发展规划纲要（2010—2020年）》要求保障残疾人受教育权利，不断扩大随班就读和特殊教育学校及班级数量。特殊教育学校的发展得到了国家政策强有力的支持，学校数量快速增长。截至2011年，全国已有1 767所特殊教育学校，398 736名在校学生，41 311名专任教师。学校数量相较于1988年增加了1 263所，平均每年新增55所，在校人数增长近6倍，专任教师数量增长近3倍。

3. 内涵式发展阶段（2012年至今）　2012年，党的十八大报告提出"支持特殊教育"，开启了特殊教育事业发展的历史新起点，党的十九大进一步提出了"办好特殊教育"，而党的二十大更是提出"特殊教育惠普发展"，体现了党和政府对发展残疾人教育事业的庄严承诺和高度重视。2014年，教育部等七部门联合印发《特殊教育提升计划（2014—2016年）》，提出重点加强条件保障，继续实施特殊教育学校建设项目，鼓励建设孤独症儿童少年特殊教育学校（部），并加强学校的经费保障，重视学校的教育教学质量。2017年修订的《残疾人教育条例》进一步明确了特殊教育学校的主管部门、入学流程、教育方式、课程标准和学校建设标准等，全面指导新时期我国特殊教育学校的建设和发展。同年，《第二期特殊教育提升计划（2017—2020年）》的出台，再次肯定了特殊教育学校在实施残疾儿童少年义务教育中的骨干作用，对特殊教育学校的发展也提出了更高的要求，更加重视特殊教育发展的质量。截至2018年，全国特殊教育学校专任教师5.87万人，受过特殊教育专业培训的专任教师比例增至75.65%，特殊教育教师的学历和职称结构都得到了明显改善。在课程教学上，2016年颁布《盲校义务教育课程标准（2016年版）》《聋校义务教育课程标准（2016年版）》《培智学校义务教育课程标准（2016年版）》，系统阐明了三类特殊教育学校各门课程的性质、基本理念和设计思路，明确了各门课程的总目标和学段目标、学习内容，具有很强的针对性和操作性；并指出特殊教育教师需要通过教育评估来了解每一个学生的学习特点，尊重学生个体差异，实施个别化教育；遵循学生身心发展规律，实施支持性策略；明确课程目标，实施生活化教学。

随着特殊教育需求的发展，我国 20 世纪 80 年代开始设立特殊教育本科专业，但随着残疾人对康复需求的大幅提高，教育康复学人才严重不足问题也突显出来；如 2009 年浙江省残疾儿童康复调查发现，浙江省 0~6 岁残疾儿童有 4.37 万人，实际在训儿童只有 2 295 人，教育康复人员 662 人；如果要以"人人享有康复服务"政策为导向，逐步满足该省 0~6 岁残疾儿童康复需求，则教育康复人才需求数量应为 17 480 人，而目前缺口 1.68 万人左右，学前三年残疾儿童康复人才缺口 8 400 人左右。因此，教育康复人才的培养仍是发展残疾人教育康复的主要工作，21 世纪初我国有学者开始研究特殊教育教师的胜任力问题。2013 年华东师范大学在境内率先开设"教育康复学专业"以来，我国开设教育康复学专业的高校也逐年增加；2015 年教育部印发《特殊教育教师专业标准（试行）》，2019 年印发《特殊教育专业认证标准》，2021 年印发《特殊教育专业师范生教师职业能力标准（试行）》。目前大陆有 70 余所高校开设教育康复学专业。但总的来说，当前我国对残疾人进行教育康复的机构、人才需求较大。

第二节　教育康复内涵

2014 年、2017 年教育部等七部门联合颁布了《特殊教育提升计划（2014—2016 年）》《第二期特殊教育提升计划（2017—2020 年）》，近年来全国残疾人（特殊人群）康复教育发展取得了前所未有的成绩。但目前全国康复教育发展整体处于以扩张规模、提高数量为主要模式的状态，但我们必须清醒地意识到提高质量、发展内涵才能使残疾人康复得到真正保障，也是残疾人康复教育最核心的任务。因此，迫切需要深入研究残疾人教育康复的内涵问题。

一、教育康复发展内涵

关于教育发展的内涵，不同研究者已从不同角度提出了诸多意见，有人认为教育内涵发展是指以结构、质量、效益等内部动力为抓手的核心驱动力发展；有学者则强调教育内涵发展是指通过挖掘学校内部的潜力来扩大招生规模的发展形式；还有学者将其界定为充分挖掘教育内部潜力，提升教育质量，促进质量均衡。而康复教育的发展内涵不仅与人们对特殊教育功能的认识息息相关，也与特殊教育在不同社会环境对个体和社会所起作用的不同有关。因此，教育康复内涵发展必定是动态的，而且在不同时期内涵的实现途径也不尽相同。如果从构成要素的角度分析，特殊教育体系通常涉及规模、质量、结构、效益、公平五个主要变量，它们之间关系的变化则呈现为不同的特殊教育发展模式。因此，结合我国特殊教育外延发展的现况，综合考量五个变量间的关系，可将我国特殊教育发展的内涵界定为以提高特殊教育质量为核心，最终实现规模、结构、效益和公平协调统一发展的模式。具体可从宏观、中观、微观三个层面剖析特殊教育发展内涵，每个层面发展的内容和侧重点又有所不同。

（一）特殊教育宏观层面发展内涵

特殊教育宏观层面的发展常渗透在政府部门制定的特殊教育政策法规中，如《特殊教育提升计划（2014—2016 年）》中明确提出要全面推进全纳教育，以全纳教育作为特殊教育的长期指导思想。目前特殊教育宏观层面的发展要强调逐渐摆脱把特殊教育作为慈善、福利和"点缀"的倾向，突显以人为本、以生为本、以特殊教育需要为本的价值取向，不仅要保障所有特殊教育需要儿童的受教育权，还要使每一个特殊儿童都能接受适合的教育；同时，倡导建设无障碍的社会环境，让残疾患者在信息获得及精神满足方面都得充分保障，特殊人群才可满怀信心地、有尊严地融入社会公共生活，和健全人一起创造社会财富，实现人生价值。

（二）特殊教育中观层面发展内涵

特殊教育中观层面的发展强调运行机制与教育结构的优化，主要包括以下两个方面。第一，特殊教育运行机制的优化。在传统特殊教育观念中，特殊教育的运行领域主要集中在特殊教育学校，但现代特殊教育的合理运行不单纯涉及特殊教育学校，还需要教育与卫生、民政、残疾人联合会等相关部门通力合作。多部门协作与多学科整合的特点是现代特殊教育与普通教育的重要区别之一。《特殊教育提升计划（2014—2016年）》和《第二期特殊教育提升计划（2017—2020年）》都是教育部、国家发展和改革委员会、民政部、财政部等七部门共同合作的成果。建立联合机制才能确保建立从特殊儿童诊断评估到教育干预，再到就业保障的系统运行机制。第二，特殊教育结构体系的优化。目前提出的形成布局合理、学段衔接、普职融通、教康结合的特殊教育体系，即为中观层面的内涵发展定位。特殊教育在大力发展义务教育的同时，重点发展学前和高中段特殊教育，建立普特融合幼儿园，发展高中教育和中等职业教育等，优化现有特殊教育结构。

（三）特殊教育微观层面发展内涵

微观层面的特殊教育发展主要体现在教育教学的实践过程中，是更具象层面的教育内涵发展，主要包括三个方面。第一，特殊教育教学效能的全面提升。在融合教育理念指导下特殊教育教学效能的全面提升问题，不仅要继续关注特殊教育学校和特殊儿童，还包括普通教育系统及每一个儿童的特殊性；不仅是强调特殊教育需要儿童入学机会上的保障，更重要的是整个教育教学系统在教育理念、教学环境规划、课程设计、教学实施、教学评价等各方面的全面改革。第二，特殊教育教师专业水平的提升。《第二期特殊教育提升计划（2017—2020年）》中也对此做了强调，如"支持师范类院校和其他高校扩大特殊教育专业招生规模，提高培养质量。加大特殊教育专业硕士、博士研究生培养力度。各地采取公费培养、学费减免、助学贷款代偿等措施，为中西部贫困地区定向培养特殊教育教师。鼓励有条件的高等学校加强学前、普通高中及职业教育的特教师资培养"。再如，所有普通教育师范专业普遍开设特殊教育课程，并在全国教师资格考试中加入一定比例的特殊教育相关内容。实行特殊教育教师双证制度，以及对普通学校随班就读教师、资源教师和送教上门教师进行培训等，都可以从不同侧面加强专业化特殊教育教师队伍的建设。第三，特殊儿童教育公平的保障。教育公平包括入学机会、教育过程和教育结果的公平。因此，特殊儿童的教育公平不能仅停留于"零拒绝"的入学机会平等，还要保障其在就学过程中接受适合的教育，以及获得更多就学、就业、就养的场所和机会。目前大龄特殊儿童的安置问题要比义务教育阶段的教育问题更为严重。

二、教育康复工作内涵

在临床康复工作中，会形成以康复医师为组长的康复工作团队（由各类康复治疗师、康复护理人员组成）对功能障碍者实施康复方案。而教育康复的服务对象主要是各类功能障碍的残疾人，由于残疾人（尤其是先天性残疾人群）需要更漫长的康复过程及能获得常人在不同阶段受各种教育的条件，他们的教育康复服务需要卫生、民政、残疾人联合会等相关部门的共同参与，多部门协作与多学科整合的特点是现代教育康复与临床康复的重要区别。

（一）教育康复服务对象

教育康复服务对象包括先天性和后天获得性的各种残疾人及需要康复预防教育的各类人群。随着社会的发展、科学的进步，与十多年前相比，目前教育康复的教育对象已发生了很大的变化，其原因总体来说可归纳为以下几点。

1. 残障婴儿存活率提高　从目前婴儿出生的情况来看，感染性疾病的发生率下降，而患遗传性疾病、先天畸形、早产、极低体重等婴儿的存活率逐渐上升。由于先天障碍或缺陷，这些儿童可能会出现如脑性瘫痪、孤独症、智力障碍等问题。这些儿童需要接受长期的康复治疗，到了受教育的年龄，他们也只能带病接受教育。

2. 残障类型增多　目前，中国特殊教育学校主要有三类，即培智学校（辅读学校）、聋哑与盲校，其中培智学校的数量与在校学生数量占较大比例。近年来，培智学校的教育对象发生了很大变化，与十多年前相比，学生的残障类型增多。目前在校就读的学生主要包括智力障碍儿童、孤独症儿童及多重残疾儿童等。其中一个较明显的现象是孤独症儿童的数量增加，孤独症儿童在某些学校班级的比例已经达到1/3或以上。但是，仍有不少孤独症儿童既不能进入普通学校，也无法进入特殊教育学校，处于无校可读的窘境。近年来，随着社会的进步，融合教育与"零拒绝"理念的推行，孤独症儿童逐步进入特殊教育学校，并有逐年增加的趋势。

3. 残障程度加重　培智学校的学生主要包括轻度、中度及重度的各类智力障碍儿童，其中轻度与中度智力障碍儿童占有较高比例；目前情况来看，绝大部分轻度智力障碍儿童已进入普通学校随班就读，一部分中度智力障碍儿童进入普通学校特殊班级就读。而留在培智学校的学生大多是中度、重度及极重度的智力障碍儿童、脑性瘫痪儿童、孤独症儿童，其中还包括一些几乎丧失基本生活自理能力的儿童。

4. 多重残疾儿童增多　多重残疾儿童是指集两种或两种以上残疾于一身的儿童；又如，在智力与视力障碍的基础上伴有肢体运动障碍的儿童。即使在我国经济发达地区，绝大部分多重残疾儿童也只能在家庭、社区或医院接受教育与康复治疗。随着特殊教育事业的日益发展，目前一部分多重残疾儿童已进入特殊教育学校接受教育。

5. 生命全周期残疾人数和残疾预防对象增多　除了前面提到的先天性残疾儿童，随着医疗水平的发展，各年龄段出现的外伤性疾病、脏器功能衰竭导致的身心功能残疾患者逐年增加，同时随着人们健康意识的提升，需要接受教育康复（康复预防）的人口数量必然逐年增加。

总体上来说，教育康复学的研究与服务对象主要是先天性残疾的特殊儿童、后天获得性身心功能障碍患者和需要接受康复预防教育的人群。特殊儿童包括三类，即残疾儿童、问题儿童与超常儿童。残疾儿童与问题儿童又称障碍儿童。残疾儿童可分为感官残疾儿童、言语残疾儿童、智力障碍儿童、肢体残疾儿童、多重残疾与多重障碍儿童五类；问题儿童是指一些有严重行为异常、情感障碍的儿童。后天获得性身心功能障碍患者，包括车祸截肢、糖尿病性视力下降等。需要接受康复预防教育的人群，包括高血压、慢性阻塞性肺疾病、糖尿病等。

（二）教育康复内容

教育康复内容包括各类知识获得性教育，主要是针对先天性残疾，由特殊教育学校提供教育；而后天性残疾（含健康人与亚健康群体的康复预防教育）康复治疗主要由各级康复医疗机构（康复科普网络或书籍）实施，康复治疗（教育）层面的具体对象和各自服务内容如下：

1. 视力残疾康复　包括盲和低视力，其康复需求特点是白内障复明手术，辅助器具的适配及支持，盲文、定向行走的培训与支持，教育技术与方法的支持与服务，辅助器具的适配及服务，视功能训练及支持，特殊教育技术与方法的支持与服务。

2. 听力残疾康复　其康复需求特点是听觉言语功能训练与支持,辅助器具适配及支持,手语、语音识别技术支持与服务,特殊教育技术与方法的支持与服务。

3. 言语残疾康复　其康复需求特点是语言沟通与交流训练及支持,特殊教育技术与方法的支持与服务。

4. 肢体残疾康复　其康复需求特点是康复训练的支持与服务,辅助器具适配及支持,特殊教育技术与方法的支持与服务。

5. 智力残疾康复　其康复需求特点是认知及适应训练服务与支持,日常生活的相关支持与服务,特殊教育技术与方法的支持与服务。

6. 精神残疾康复　其康复需求特点是沟通及适应训练支持与服务,精神疾病治疗服务,相关支持性服务。

7. 多重残疾康复　其康复需求特点是参照以上类型残疾的需求。

8. 残疾预防(康复 - 功能障碍防治教育)　其康复需求主要是对(亚)健康人员进行疾病、功能障碍的预防教育,形成主动预防、主动康复的意识,并付诸行动。

(三) 教育康复工作者能力要求

教育康复工作者应具有同理心,尊重人的多样性,尊重残疾学生的价值与人权、自决权的价值观;同时,具有良好的功能状态是健康和福祉的核心,教育康复以残疾学生 / 家庭为中心,是协作性的,应该提供给所有有需求的人的信念。

为了促进全面健康和福祉,世界卫生组织根据 2020 年发布全民健康覆盖(universal health coverage, UHC)的全球胜任力架构,依据康复科学与康复服务的情景要求,建立了适用于康复情景的特定胜任力架构,为残疾人康复及相关专业和职业的胜任力研究,培养具有康复胜任力的专业人才,提供了具有福祉性意义的战略理论与方法。其中对教育康复工作者能力要求涉及实践能力、专业精神、学习与发展、管理与领导力、研究能力五个领域,并按具体的行为和活动任务进行如下等级评价。

1. 实践能力　行为包括:C1,在教育教学活动中以残疾学生及其家庭作为中心;C2,与残疾学生及其家庭建立合作关系;C3,与残疾学生、家庭及其教育团队进行有效沟通;C4,在解决问题和作出决策时采取严谨的方法;C5,在教育教学活动和胜任力范围内工作。活动任务包括:A1,获得特殊教育知情同意;A2,记录信息;A3,进行教育康复评估;A4,制订和调整教育康复计划;A5,转介给其他康复服务机构;A6,实施教育康复干预措施;A7,评价实现教育康复预期结果的进展情况;A8,离开学校并确保获得教育康复服务连续性。

2. 专业精神　行为包括:C1,展现遵守道德和特殊教育规范;C2,保持特殊教育专业精神;C3,协作工作;C4,担负特殊教育专业职责。活动任务包括:A1,应对风险和危害;A2,采取质量改进特殊教育干预措施;A3,参与教育康复团队讨论会;A4,提出教育康复建议。

3. 学习与发展　行为包括:C1,持续学习与发展;C2,支持他人学习与发展;C3,加强特殊教育和培训工作。活动任务包括:A1,管理自我专业发展;A2,督导和培训他人。

4. 管理与领导力　行为包括:C1,致力于提高教育康复团队绩效;C2,致力于提高教育康复服务绩效;C3,成为教育康复倡导者。活动任务包括:A1,管理教育康复团队;A2,管理教育康复服务提供;A3,监测和评估教育康复服务提供情况。

5. 研究能力　行为包括:C1,在教育教学活动中整合证据;C2,研究强化教育康复证据。活动任务包括:A1,设计和实施特殊教育研究;A2,传播教育康复证据;A3,加强教育康复研究能力。

（四）教育康复工作流程

对于残疾人的教育康复需求我们仍需按照 SOAP 流程，对残疾人基本情况、发病和诊治经过、体格检查和特殊检查、功能评估进行逐一收集，参照 ICF 框架中的身体结构与功能、活动与参与、个人环境和社会环境方面来明确其功能障碍，制订教育康复方案；然后根据其具体功能问题由相应的特殊教育老师或康复治疗师实施康复方案。

（罗庆禄）

第六十章

康复辅助器具

康复辅助器具是改善、补偿、替代残疾人功能和辅助性治疗的产品（包括器具、设备、技术软件等），对身体和功能活动起到保护、支撑、训练、测量或替代的作用，帮助残疾人补偿、改善功能，是提高残疾人的生活质量及社会参与能力的最基本、有效的手段之一。残疾康复的目标是了解康复机构、社区、家庭残疾人群的康复需求，研发适合残疾人群的新技术及辅助器具新产品，充分利用最新的电子信息、大数据及人工智能等技术，研发智能化、信息化康复辅助器具，并在康复机构、社区残疾人群中推广应用。根据国家标准《残疾人辅助器具分类和术语》（GB/T 16432—2016）功能划分原则，将残疾人康复辅助器具分为 11 大类、135 个次类、741 个支类，有上万个品种。康复辅助器具在帮助残障人群克服行动、听力、视力、智力、吞咽等五大功能障碍，提高运动、摄食、排泄、洗浴等功能方面具有不可替代的重要作用。近年来，国家高度重视残疾人辅助器具服务工作，把保障残疾人获得辅助器具服务作为基本公共服务的一项重要内容，持续加强残疾人辅助器具政策保障力度；加大资金投入，在全社会实施各类残疾人辅助器具服务项目，推动残疾人辅助器具行业发展和科学管理；加强对残疾人辅助器具产品和服务规范化引导，不断满足残疾人多样化、个性化、专业化的辅助器具服务需求。

第一节　康复辅助器具的功能及康复评估

一、残疾人康复辅助器具的功能

1. 代偿失去的功能　如截肢者装配假肢后，可以像健全人一样行走、骑车和负重劳动。
2. 补偿减弱的功能　如配戴助听器能够使具有残留听力的聋人重新听到外界的声音。
3. 恢复和改善功能　如足下垂者配置足托矫形器能够有效地改善步态，偏瘫患者能够通过平行杠、助行器等康复训练器具的训练恢复其行走功能。

辅助器具涉及起居、洗漱、进食、行动、如厕、家务、交流等生活的各个层面，是发挥功能障碍者潜能、辅助自理生活的重要工具。2001 年 5 月世界卫生组织（WHO）发布的 ICF 中强调，个人因素和环境因素对残疾的发生和发展，以及对功能的恢复和重建都有密切关系，其中环境因素对残疾人康复和参与社会生活具有重要作用。如社会给截瘫者提供了轮椅，他们可以走出家门；当他们走出家门面对一个出行有坡道、上下楼梯有升降装置的无障碍环境时，才能实现正常参与社会生活的愿望，因此辅助器具是构建无障碍环境的通道和桥梁。

二、康复评估

基本要求是专业人员应根据不同的残疾类别和不同的辅助器具适用要求设定不同的评估内容，检查评估服务对象的身体功能状况并进行记录，存入个人信息档案。

（一）肢体残疾功能评估

评估应使用专业检测仪器设备和测量工具进行，评估项目应包括但不限于以下内容。

1. 与所需辅助器具相关的肢体残疾功能评估。

2. 适配辅助器具所需的功能障碍评估。

3. 适配辅助器具适用性评估。

4. 适配辅助器具所需的身体测量尺寸。

5. 辅助器具适用环境和参与活动评估。

6. 适配辅助器具必要的认知能力评估。

其他肢体残疾特殊复杂的功能评估，评估团队需进行特殊需求的个性化辅助器具定改制服务。

（二）假肢适配评估

评估应使用专业假肢检测仪器设备和工具进行，评估项目应包括但不限于以下内容。

1. 截肢原因　了解是否有创伤、感染、肿瘤、血管性疾病、神经系统病变、先天畸形等。

2. 皮肤状况　检查残端皮肤是否平滑或有瘢痕。

3. 皮肤感觉　检查皮肤感觉是否正常、幻肢痛与残肢痛等。

4. 循环与呼吸系统　了解是否存在心脏功能障碍、血管功能障碍、淋巴水肿等。

5. 残肢外形　检查残肢形状为柱状、锥状、球根状或其他。

6. 平衡能力　检查平衡较好、尚可，还是较差。

7. 关节活动度　检测各关节自由度，包括屈曲、伸展、外展、内收、外旋、内旋。

（三）矫形器适配评估

评估应使用专业矫形器检测仪器设备和工具进行，评估项目应包括但不限于以下内容。

1. 辅助器具适用相关诊断　主要包括是否有脑血管病、脊髓损伤及位置、脑性麻痹或发育迟缓、外伤、骨折或关节炎、肢体炎症、肢体感染等。

2. 皮肤状况　无破损、有破损及位置。

3. 皮肤感觉　正常、异常、丧失、无法施测及原因等。

4. 循环与呼吸系统　检查是否存在心脏功能障碍、血管功能障碍、淋巴水肿等。

5. 异常反射　有无此类情况及异常状况简述。

6. 双下肢长度　检查是否相等，若不等应测量差距。

7. 平衡能力　坐位和站位平衡是否正常，较差或不可平衡。

8. 需保护或变形的关节及有无接受矫正手术或装有内固定。

9. 关节活动度　检测各关节活动度，包括屈曲、伸展、外展、内收、外旋、内旋。

（四）视力残疾功能评估

评估应使用专业视力检测仪器设备和工具开展，评定项目应包括但不限于以下内容。

1. 远视力和近视力检查。

2. 矫正视力及屈光度检查。

3. 视野检查。

4. 色觉检查。

5. 对比敏感度检查。

6. 眼位及眼球运动检查。

7. 合并其他障碍。

（五）听力残疾功能评估

评估应使用专业听力检测仪器设备和工具进行，评估项目应包括但不限于以下内容。

1. 耳部检查　主要查看耳道至鼓膜的情况,并确认是否有充血、化脓等感染情况。

2. 听力评估　检测在各个声音频段的听力损失,绘制听力图,并评估聋的性质和程度。

3. 合并其他障碍。

(六)个人需求评估

1. 生活自理　如洗浴、如厕、进食、床椅转移、步行、上下楼梯等。

2. 学习交流需求　如书写、阅读、沟通交流、获取信息、接受教育等。

3. 就业需求　就业需求评估、工作岗位胜任评估、工作环境无障碍改造等。

4. 运动休闲需求　如娱乐、体育锻炼、游戏、手工艺制作等个人需求。

第二节　辅助器具适配原则及处方

一、居家辅助器具的适配原则

1. 以人为中心　在辅助技术的临床应用中要坚持以人为中心而不是以辅助技术为中心,要用辅助技术来满足功能障碍者在必要环境下从事有关活动时的需求。

2. 以 ICF 理念为指导　要从功能障碍者身体功能和结构、活动和参与,以及环境因素三个维度来考虑辅助技术的临床应用。

3. 以科学评估为基础　要对功能障碍者进行科学评估,准确地收集功能障碍者的相关数据,并进行必要的分析和判断。

4. 科学指导和训练　功能障碍者适配辅助技术后,要提供必要的指导和训练,以确保辅助技术有效发挥作用,防止出现意外造成不良后果。

5. 跟踪和反馈　功能障碍者适配辅助技术后,要进行必要的效果跟踪,并进行反馈,必要时进行必要的调整,保障辅助技术的临床应用效果。

6. 伦理道德　功能障碍者辅助技术临床应用要合乎伦理道德,必要时进行伦理道德评估。

二、辅助器具适配处方

1. 专业人员应以收集的全部资料为依据,在准确判断功能状况、适用需求、适用环境,以及服务对象或监护人、护理人员、家属愿望的基础上,进行综合分析后制订辅助器具适配处方。

2. 应依据适配处方,经服务对象对辅助器具实际体验或经模拟试验并提出意见后,给出辅助器具适配结论。

适配结论应包括但不限于以下内容:

(1)明确是否需要辅助器具。

(2)明确辅助器具的类型、功能。

(3)提供适用辅助器具及附件的规格尺寸。

(4)辅助器具主体材料材质。

(5)是否需要接受辅助器具适用训练指导。

(6)是否需要安排跟踪随访及跟踪随访的时间。

3. 对需要进行个性化改制和特殊定制的辅助器具,应在处方中提出明确的技术要求和相应的说明。

4. 辅助器具适配应依据 ICF 理论,适配处方应遵循以下原则,经专业人员审核后签字确认。

（1）处方辅助器具是否弥补服务对象身体结构的损伤。

（2）处方辅助器具是否弥补服务对象身体功能的损伤。

（3）处方辅助器具是否能够帮助服务对象克服环境的障碍。

（4）处方辅助器具是否实现服务对象的活动和参与。

辅助器具适配处方及结论应经服务对象或监护人、家属签字确认，必要时，例如涉及家庭环境改造时，可签订适配服务协议书。

第三节 辅助器具分类

一、个人医疗辅助器具

（一）给药辅助器具

辅助器具名称：语音或盲文药盒。主要适用人群：视力残疾患者。适用对象：长期服药，经评估需适配的视力功能障碍患者。

（二）身体、生理和生化检测设备及材料

辅助器具名称：语音血压计。主要适用人群：视力残疾患者。适用对象：需定期进行血压监测，经评估需适配的视力功能障碍患者。

辅助器具名称：语音体温计。主要适用人群：视力残疾患者。适用对象：需进行体温测量，经评估需适配的视力功能障碍患者。

（三）保护组织完整性的辅助器具

辅助器具名称：防压疮坐垫。主要适用人群：肢体残疾患者。适用对象：需长期乘坐轮椅，皮肤感觉功能减退或丧失，或无法自行改变体位，经评估需适配的肢体功能障碍患者。

辅助器具名称：防压疮床垫。主要适用人群：肢体残疾患者。适用对象：需长期卧床，皮肤感觉功能减退或丧失，或无法自行改变体位，经评估需适配的严重肢体功能障碍患者。

（四）运动、肌力和平衡训练的设备

辅助器具名称：站立架、站立支撑台。主要适用人群：肢体残疾患者。适用对象：站立困难或可辅助站立，经评估需适配的肢体功能障碍患者。

二、技能训练辅助器具

（一）沟通治疗和沟通训练辅助器具

辅助器具名称：语音及言语训练辅助器具。主要适用人群：听力、言语、智力、精神残疾患者。适用对象：需改善应用语音和言语的能力，经评估需适配的功能障碍患者。

辅助器具名称：阅读技能开发训练材料。主要适用人群：视力、听力、言语、智力、精神残疾患者。适用对象：需训练和开发阅读技能，经评估需适配的功能障碍患者。

（二）替代增强沟通训练辅助器具

辅助器具名称：图标和符号训练辅助器具。主要适用人群：视力、听力、言语、智力、精神残疾患者。适用对象：需训练和学习特定沟通简化信息，经评估需适配的功能障碍患者。

（三）认知技能训练辅助器具

辅助器具名称：逻辑行为能力训练辅助器具。主要适用人群：视力、智力、精神残疾患者。适用对象：需训练注意力、视觉追随能力、扫视能力、物体辨别能力，或改善认知障碍，经评估需适配的功能障碍患者。

辅助器具名称：认知益智辅助器具。主要适用人群：智力、精神残疾患者。适用对象：需改善认知障碍，经评估需适配的功能障碍患者。

（四）基本技能训练辅助器具

辅助器具名称：感觉统合训练辅助器具。主要适用人群：智力、精神残疾患者。适用对象：需改善感觉统合失调，经评估需适配的功能障碍患者。

辅助器具名称：启智类辅助器具。主要适用人群：智力、精神残疾患者。适用对象：需改善认知障碍，经评估需适配的功能障碍患者。

（五）社交技能训练辅助器具

辅助器具名称：社会行为训练辅助器具。主要适用人群：智力、精神残疾患者。适用对象：需改善社会行为能力，经评估需适配的功能障碍患者。

辅助器具名称：玩教辅助器具。主要适用人群：智力、精神残疾患者。适用对象：需改善认知、沟通、学习等能力，经评估需适配的功能障碍患者。

辅助器具名称：盲用休闲训练辅助器具。主要适用人群：视力残疾患者。适用对象：经评估需适配的视力功能障碍患者。

（六）输入器件控制及操作产品和货物的训练辅助器具

辅助器具名称：鼠标、键盘、操纵杆、触摸、脑控等训练辅助器具。主要适用人群：视力、肢体、智力、精神残疾患者。适用对象：需改善操作电脑或物品的控制和训练行为，经评估需适配的功能障碍患者。

三、矫形器和假肢

（一）脊柱矫形器

辅助器具名称：脊柱矫形器。主要适用人群：肢体残疾患者。适用对象：颈、胸、腰、骶损伤或畸形，经评估适合装配的肢体功能障碍患者。

（二）上肢矫形器

上肢矫形器是用于矫正上肢神经肌肉与骨骼系统的结构与功能特征的矫形器，它是在生物力学的基础上作用于上肢的关节或其他部位，以治疗上肢损伤和疾患，促进功能活动的体外装置。配戴上肢矫形器的主要目的：保持肢体于功能位，以预防和矫正肢体畸形；控制关节活动度以促进肌腱修复和关节愈合；提供上肢的助力或阻力以促进和加强上肢运动功能恢复；提供辅助性装置以帮助患者完成日常生活活动。

辅助器具名称：上肢矫形器，是指用于包裹上肢的肩、肘、腕、手指关节中一个或多个关节部位的矫形器。主要适用人群：肢体残疾患者。适用对象：上肢神经、肌肉与骨骼系统损伤或畸形，经评估适合装配的肢体功能障碍患者。

按静动态可分为以下两种。

1. 静态矫形器（static orthosis）　又称固定性矫形器，可将肢体固定于功能位置或治疗需要的位置。其形态通常与上肢治疗部位的形态基本吻合，结构较简单。

2. 动态矫形器（dynamic orthosis, lively splint）　又称活动性矫形器，能控制或促进关节的运动，结构相对复杂，大多是在静态矫形器的基础上安装金属支架、弹簧、橡皮筋、指套，甚至外动力驱动等辅助部件；肢体可做单向或多向的运动，以改善其运动功能。

（三）下肢矫形器

下肢矫形器是用来矫正下肢神经肌肉与骨骼系统结构与功能特征的矫形器。主要作用：

恢复和改善下肢的正常姿势和体位；稳定下肢关节；改善行走功能；保护或稳定下肢的骨骼和关节；减轻下肢疼痛；矫正下肢畸形；促进病变愈合。下肢矫形器最重要的作用是保证肢体及关节的对线问题。

辅助器具名称：下肢矫形器，是指用于包覆下肢的髋、膝、踝、足关节中一个或多个关节部位的矫形器。主要适用人群：肢体残疾患者。适用对象：下肢神经、肌肉与骨骼系统损伤或畸形，经评估适合装配的肢体功能障碍患者。

（四）上肢假肢

上肢假肢是指用于整体或部分替代人体上肢的人工肢体。上肢假肢的目的是弥补上肢外观缺陷，整体或部分替代人体上肢功能。

辅助器具名称：上肢假肢。上肢假肢按截肢部位分为部分手假肢、腕离断假肢、前臂假肢、肘关节离断假肢、上臂假肢、肩关节离断假肢，按照用途分为装饰性假肢和功能性假肢。主要适用人群：肢体残疾患者。适用对象：部分手缺失、腕离断、前臂截肢、肘离断、上臂截肢、肩离断及先天畸形，经评估适合装配的肢体功能障碍患者。

（五）下肢假肢

下肢假肢是指对从骨盆以下至趾关节以上肢体缺损的每个部位所安装的假肢。下肢假肢的装配目的是弥补下肢结构与功能缺陷，代替人体支撑和行走。

辅助器具名称：下肢假肢。主要适用人群：肢体残疾患者。适用对象：部分足截肢、小腿截肢、膝离断、大腿截肢、髋离断及先天畸形，经评估适合装配的肢体功能障碍患者。

（六）矫形鞋

辅助器具名称：矫形鞋及鞋垫。目前主要利用足底压力分析仪，对足部力学进行分析后，定制加工各种硅胶足垫或矫形鞋。主要适用人群：肢体残疾患者。适用对象：扁平足、高弓足、马蹄足、糖尿病足等足部疾患或畸形，经评估适合装配的肢体功能障碍患者。

四、个人生活自理和防护辅助器具

此类辅助器具针对残障者的穿脱衣服、饮食、排便、洗浴、防护等难题，研发和推广衣服或鞋及穿脱衣服器具、四肢和躯干防护器具、气管切开术辅助器具、尿流装置、如厕器具、洗浴用辅助器具、护肤和洁肤产品、护发辅助器具等，提高残障者生活自理和防护能力。

（一）稳定身体的辅助器具

辅助器具名称：体位垫。常见的体位垫为各类楔形垫、圆柱形等几何形状，不同角度的楔形垫可以对身体的不同位置进行不同角度的支撑，常见角度为15°、30°、45°等。个人使用时多用来进行身体一侧的支撑，让使用者处于半侧躺的位置等，圆柱形多用于支撑四肢。在康复机构，通常根据训练目的而设置多种不同的体位垫使用方式。主要适用人群：肢体残疾患者。适用对象：无法独立保持适宜的体位姿势，经评估需适配的肢体功能障碍患者。

其他体位支撑装置：在保持卧姿时，除使用海绵等基本无法改变形状的填充物外，充气式及颗粒填充式也是较为常见的类型。充气式的支撑方式通常可以与身体接触面更服帖，可减少支撑面的压力，提高舒适性、降低压疮风险。充气式的支撑方式不只针对支撑装置（头部、臀部、足部、耳部等），还有整体床垫式并交替换气功能的款式，这种交替换气的设计可以每间隔一段时间改变床垫与使用者之间的接触面，可以降低压疮风险。

（二）穿脱衣服的辅助器具

此类辅助器具主要适用于因手部功能障碍无法进行精细操作，上肢活动能力受限使穿脱衣物效率降低，躯干或下肢活动范围受限，穿脱鞋、裤、袜困难的残疾人。

辅助器具名称：穿衣、系扣辅助器具，包括穿衣杆、系扣器等。主要适用人群：肢体残疾患者。适用对象：上肢功能障碍，独立穿衣、系扣困难，经评估需适配的肢体功能障碍患者。

辅助器具名称：穿鞋、穿袜辅助器具。主要适用人群：肢体残疾患者。适用对象：膝关节、髋关节、躯干活动受限，经评估需适配的肢体功能障碍患者。

（三）如厕辅助器具

辅助器具名称：坐便椅。主要适用人群：肢体残疾患者。适用对象：有移动困难，轻度辅助或独立坐位可保持坐姿，经评估需适配的肢体功能障碍患者。

辅助器具名称：便盆。主要适用人群：肢体残疾患者。适用对象：长期卧床或行动不便，经评估需适配的肢体功能障碍患者。

辅助器具名称：马桶增高器。主要适用人群：肢体残疾患者。适用对象：膝关节、髋关节等肢体活动受限，轻度辅助或独立坐位可保持坐姿，经评估需适配的肢体功能障碍患者。

辅助器具名称：坐便用扶手（架）。扶手应根据实际需要的位置进行安装，扶手的颜色应选择比较明亮的样式，材质上应首选防滑、排水性好的。建议按照横平竖直的方式进行安装。主要适用人群：肢体残疾患者。适用对象：如厕时起坐困难，经评估需适配的肢体功能障碍患者。

（四）清洗、盆浴和淋浴辅助器具

辅助器具名称：洗浴椅/凳。主要适用人群：视力、肢体残疾患者。适用对象：有移位困难和跌倒风险，经评估需适配的功能障碍患者。

辅助器具名称：洗浴床。主要适用人群：肢体残疾患者。适用对象：洗浴困难，无法采用坐姿洗浴，经评估需适配的重度肢体功能障碍患者。

辅助器具名称：专用洗浴刷。主要适用人群：肢体残疾患者。适用对象：上肢运动功能受限，经评估需适配的肢体功能障碍患者。

（五）修剪指甲和趾甲辅助产品

辅助器具名称：专用指甲剪。主要适用人群：视力、肢体残疾患者。适用对象：经评估需适配的视力功能障碍者或上肢功能障碍患者。

（六）护发辅助器具

辅助器具名称：专用梳。主要适用人群：肢体残疾患者。适用对象：上肢活动受限，经评估需适配的肢体功能障碍患者。

五、个人移动辅助器具

（一）单臂操作助行器

单臂操作助行器是由单臂或单手操作、单个或成对使用来辅助使用者的器具。单臂操作助行器适用于平衡能力较好者，能够较好地减少下肢承重，为身体提供支撑，保持整体平衡；是生活和康复中最常见的一类助行器具，具有整体结构简单、体积小、操作方便、便于携带等特点，被广泛使用。

辅助器具名称：手杖。主要适用人群：肢体残疾患者。适用对象：下肢肌力减弱，经评估需适配的肢体功能障碍患者。

辅助器具名称：肘拐。主要适用人群：肢体残疾患者。适用对象：下肢肌力减弱，经评估需适配的肢体功能障碍患者。

辅助器具名称：前臂支撑拐。主要适用人群：肢体残疾患者。适用对象：下肢肌力减弱，经评估需适配的肢体功能障碍患者。

辅助器具名称：腋杖。主要适用人群：肢体残疾患者。适用对象：下肢肌力减弱，经评估需适配的肢体功能障碍患者。

辅助器具名称：三脚或多脚手杖。主要适用人群：肢体残疾患者。适用对象：下肢肌力减弱，经评估需适配的肢体功能障碍患者。

辅助器具名称：带座手杖。主要适用人群：肢体残疾患者。适用对象：下肢肌力减弱，经评估需适配的肢体功能障碍患者。

辅助器具名称：单侧助行架。主要适用人群：肢体残疾患者。适用对象：下肢肌力减弱，经评估需适配的肢体功能障碍患者。

（二）双臂操作助行器

双臂操作助行器是指使用者双臂或结合上身操作的助行辅助器具。在所有辅助行走的辅助器具中，双臂操作助行器所能提供的支撑及稳定性相对较高，支撑面积较大、稳定性更好、更加安全。双臂操作助行器多用于力量较弱，但下肢有一定支撑能力和迈步能力而协调能力较差的使用者，例如骨科术后的老年人、协调能力较差或帕金森病患者及发育迟缓儿童。常见双臂操作助行器有台式助行器、框式助行器等。

辅助器具名称：框式助行器。主要适用人群：肢体残疾患者。适用对象：下肢肌力或平衡能力减弱，经评估需适配的肢体功能障碍患者。

辅助器具名称：轮式助行器。主要适用人群：肢体残疾患者。适用对象：下肢肌力或平衡能力减弱，经评估需适配的肢体功能障碍患者。

辅助器具名称：座式助行器。主要适用人群：肢体残疾患者。适用对象：下肢肌力弱，平衡能力较差，经评估需适配的肢体功能障碍患者。

辅助器具名称：台式助行器。主要适用人群：肢体残疾患者。适用对象：下肢肌力弱，平衡能力较差，经评估需适配的肢体功能障碍患者。

（三）车辆配件和车辆适配件

辅助器具名称：驾车辅助装置。主要适用人群：肢体残疾患者。适用对象：已购车且考取驾照，经评估需适配的肢体功能障碍患者。

（四）自行车

辅助器具名称：手摇三轮车。主要适用人群：肢体残疾患者。适用对象：身体控制功能较好、上肢具备操控能力、需较长距离户外移动，经评估需适配的下肢肢体功能障碍患者。

（五）手动轮椅车

手动轮椅车是由乘坐者或者护理者提供操纵力的轮椅车，它一般由车架、车轮装置及身体支撑系统（椅面、靠背、头枕、侧托等）组成，另外还包括防倾装置、手推把等。手动轮椅车的选择应从轮椅使用者的实际需求出发，能自行操纵者选择自驱型，可双手、单手或脚驱动；完全不能操纵者选用护理者驱动型，一直都需要有人为他们推轮椅车；肩、肘关节有驱动力量，但手指的握力不够者可增大手圈摩擦力或选用带有突起的手圈；有偏瘫者可选用低座席的脚驱动型或单手驱动型。使用者的身体状况会对轮椅车的选择产生不同的影响，应根据使用者的个人身体状况、具备的能力、生活方式和环境等综合因素，基于使用者实际身体尺寸的测量数据，同时评估使用者的关节活动度，尤其是髋、膝关节和肩、肘关节的屈曲伸展状况，以及考虑使用者维持坐姿平衡的能力，最终确定所需轮椅的尺寸和特性，选择最适合自己的。

使用手动轮椅车可以使患者增强双上肢功能，改善呼吸功能，增大肺活量；坐姿进食有利于增强吞咽反射；能改进信息传递能力；改善膀胱的控制能力；有效改善血液循环，预防压疮；增强患者平衡控制力。

辅助器具名称：普通轮椅，由乘坐者双手推动轮子或与轮子相连的手圈进行驱动和操作。主要适用人群：肢体残疾患者。适用对象：上肢功能正常，身体移动障碍较轻，经评估需适配的肢体功能障碍患者。

辅助器具名称：护理轮椅。主要适用人群：肢体残疾患者。适用对象：需依靠他人助推轮椅，经评估需适配的肢体功能障碍患者。

辅助器具名称：高靠背轮椅。主要适用人群：肢体残疾患者。适用对象：需提供躯干支撑以保持坐姿及进行体位变化，经评估需适配的重度肢体功能障碍患者。

辅助器具名称：功能轮椅（活动、可调节扶手和脚踏）。主要适用人群：肢体残患者。适用对象：对变换体位、转移位置、调整扶手和脚踏高度等有要求的，经评估需适配的单侧上下肢或双下肢肢体功能障碍患者。

辅助器具名称：运动式生活轮椅。主要适用人群：肢体残疾患者。适用对象：上肢臂力较好能够自行驱动轮椅，身体控制能力强，经评估需适配的下肢肢体功能障碍患者。

辅助器具名称：定制轮椅。主要适用人群：肢体残疾患者。适用对象：肢体功能严重障碍或身体严重畸形，经评估需定制的肢体功能障碍患者。

辅助器具名称：脑性瘫痪轮椅。主要适用人群：肢体残疾儿童。适用对象：需长时间借助轮椅进行生活且需辅助姿势保持，经评估需适配的残疾儿童。

（六）动力轮椅车

动力轮椅车多是采用电力推进的轮椅车，它主要包括底座传动系统、电动控制系统、人机控制界面、座椅及姿势变换机构四大部分，随着科技的进步此类康复产品技术发展迅速。

辅助器具名称：电动轮椅，根据座椅及姿势变换机构不同，分为平面固定式电动轮椅、可后仰型电动轮椅、可倾斜型电动轮椅、可站立型电动轮椅、高度可变型电动轮椅。主要适用人群：肢体残疾患者。适用对象：无认知障碍，单手能够操控轮椅控制器，经评估需适配的重度肢体功能障碍患者；借助其他移动辅助器具仍行走困难，经评估需适配的下肢功能障碍患者。

在康复实践中始终强调，如果使用者能驱动手动轮椅车，则应使用手动轮椅车，以免上肢功能退化。但是操纵手动轮椅车需要较强的体能和力量，有些使用者难以耐受，甚至由于长期手动操作轮椅车，出现肩关节损伤。因此当出现下列情况时，建议使用者考虑选用电动轮椅车：

（1）使用者没有足够的耐力或能力独立驱动手动轮椅车。

（2）心肺功能或体能不足以应付整日的移动需求时。

（3）需要利用辅助动力以变换座椅姿势达成减压或摆位功能时。

（4）虽有室内短距离步行能力，但无法外出进行小区内移动或安全令人担忧者。

（5）使用者需要保存体力长距离行驶去工作、购物等。

（6）在日常生活、工作和娱乐活动中，电动轮椅使使用者更独立、便捷时，同时需注意，选择电动轮椅车，操作安全是使用者需考虑的重要因素，要求使用者必须有足够的判断力和运动控制能力。

电动轮椅车的功能特性选择：

（1）速度选择：一个重要考虑因素是轮椅使用环境。如果轮椅主要用于室内，可能适合选择最大速度不大于 4.5km/h 的轮椅；在室外使用的轮椅可能需要以较大的速度行驶较长的距离；若要与他人结伴而行，可根据他人步行的平均速度，确定电动轮椅车的距离。要考虑的第二个因素是自身承受速度的能力。在不平坦的路面上快速驾驶轮椅能否保持坐姿平衡；在轮椅加速、减速和转弯时能否保持身体平衡。

（2）越障能力选择：计划主要在室内使用，就不需要较大的越障能力，如果在室外使用，则可能需要较大的越障能力。轮子的尺寸和样式对轮椅的越障能力有很大影响。较大直径的小脚轮使轮椅容易越过高的障碍物，较小直径的小脚轮会阻止轮椅越过障碍物或需要较大的动力才能使轮椅越过障碍物。另外，实心小脚轮的越障能力较差，充气或半充气小脚轮更容易越过障碍物或行驶在室外的路面。

（3）稳定性选择：因电动轮椅车在坡道行驶时应具有一定的稳定性，即上坡时轮椅应不会向后倾翻，下坡时轮椅应能停在斜坡上，并且不会倾翻或打滑。倾翻角度越大意味着轮椅的稳定性越好。上坡时倾翻角度越小，则轮椅的向后静态稳定性越差；下坡的倾翻角度越小，则轮椅的向前静态稳定性越差；侧面向斜坡的倾翻角度越小，则轮椅的侧向静态稳定性越差。

（4）制动距离选择：制动距离较小的轮椅减速率（停车）较高。这样的轮椅可在较短的时间和较短的距离内停车，但用户需要有较好的半自主能力以保持坐姿稳定。如果用户的身体平衡能力较差，那么停车缓慢的轮椅比反应较快的轮椅更适合。减速率的调节让用户能够改变轮椅的停车速度，减速率的设置应根据患者自身保持平衡和快速反应的能力。

（七）转移和翻身辅助器具

辅助器具名称：抓梯。主要适用人群：肢体残疾患者。适用对象：起身困难，经评估需适配的肢体功能障碍患者。

辅助器具名称：移乘板。主要适用人群：肢体残疾患者。适用对象：移位困难，经评估需适配的肢体功能障碍患者。

辅助器具名称：移乘带/移位带。主要适用人群：肢体残疾患者。适用对象：移位困难，经评估需适配的肢体功能障碍患者，护理者适用。

辅助器具名称：移位转盘。主要适用人群：肢体残疾患者。适用对象：移位困难，经评估需适配的肢体功能障碍患者，护理者适用。

辅助器具名称：移位滑垫。主要适用人群：肢体残疾患者。适用对象：移位困难，经评估需适配的肢体功能障碍患者，护理者适用。

（八）升降人的辅助器具

辅助器具名称：移位机（含吊带）。主要适用人群：肢体残疾患者。适用对象：无自主移动能力，经评估需适配的重度肢体功能障碍患者、护理者适用。

（九）导向辅助器具

辅助器具名称：盲杖。主要适用人群：视力残疾患者。适用对象：经评估需适配的视力功能障碍患者。

辅助器具名称：盲用指南针。主要适用人群：视力残疾患者。适用对象：经评估需适配的视力功能障碍患者。

辅助器具名称：语音导航装置。主要适用人群：视力残疾患者。适用对象：经评估需适配的视力功能障碍患者。

六、家务辅助器具

（一）预备食物和饮料的辅助器具

辅助器具名称：语音烹调用具。主要适用人群：视力残疾患者。适用对象：经评估需适配的视力功能障碍患者。

辅助器具名称：单手砧板。主要适用人群：肢体残疾患者。适用对象：单侧上肢功能障碍，经评估需适配的肢体功能障碍患者。

（二）食饮辅助器具

辅助器具名称：专用餐具（刀、叉、勺、筷、杯）。主要适用人群：肢体残疾患者。适用对象：手功能障碍，经评估需适配的肢体功能障碍患者。

辅助器具名称：防洒碗、带挡边和吸盘的盘子。主要适用人群：肢体残疾患者。适用对象：手功能障碍，经评估需适配的肢体功能障碍患者。

七、家庭和其他场所的家具和适配件

（一）床用桌

辅助器具名称：床用桌。主要适用人群：肢体残疾患者。适用对象：长期卧床，经评估需适配的重度肢体功能障碍患者。

（二）坐具

辅助器具名称：儿童坐姿椅。主要适用人群：肢体残疾儿童。适用对象：因姿势异常难以保持姿势控制，经评估需适配的残疾儿童。

辅助器具名称：坐姿保持装置。主要适用人群：肢体残疾患者。适用对象：无法维持稳定坐姿，经评估需定制的肢体功能障碍患者。

（三）坐具配件

辅助器具名称：轮椅桌。主要适用人群：肢体残疾患者。适用对象：适用轮椅，经评估需适配的肢体功能障碍患者。

（四）床

辅助器具名称：多功能护理床。主要适用人群：肢体残疾患者。适用对象：无法独立翻身及坐起，经评估需适配的重度肢体功能障碍患者。

辅助器具名称：床护栏杆或扶手。主要适用人群：肢体残疾患者。适用对象：独立翻身或坐起困难、有坠床风险，经评估需适配的重度肢体功能障碍患者。

（五）支撑手栏杆和扶手杆

辅助器具名称：居家环境改善——扶手。主要适用人群：视力、肢体残疾患者。适用对象：需通过改善居家环境以方便出行，增加安全保障，改善生活状况，经评估需适配的功能障碍患者。

（六）家庭和其他场所的结构构件

辅助器具名称：居家环境改善——门及门槛。主要适用人群：视力、肢体残疾患者。适用对象：需通过改善居家环境以方便出行、增加安全保障、改善生活状况的，经评估需适配的功能障碍患者。

（七）垂直运送辅助器具

辅助器具名称：居家环境改善——坡道。主要适用人群：视力、肢体残疾患者。适用对象：需通过改善居家环境以方便出行、增加安全保障、改善生活状况的，经评估需适配的功能障碍患者。

八、沟通和信息辅助器具

此类器具通过不同方式帮助人接收、发送、编辑和处理信息，包括看、听、读、写、通话、发信号、报警的装置和信息技术等。具体包括助视器、助听器、发声辅助器具、绘画和书写辅助器具、计算辅助器具、记录或播放和显示视听信息的辅助器具、面对面沟通辅助器具、电话传送（信息）和远程信息处理辅助器具、报警和提醒及发信号辅助器具、阅读辅助器具、无障碍信息终端、计算机输入或输出设备等。

（一）视觉辅助器具

视觉辅助产品是可以减轻或消除视觉障碍的装置和设备，包括放大镜、望远镜、便携式电子助视器、电子助视器等。

辅助器具名称：放大镜（片）。主要适用人群：视力残疾患者。适用对象：经评估需适配的视力功能障碍患者。

辅助器具名称：低视力眼镜。主要适用人群：视力残疾患者。适用对象：经评估需适配的视力功能障碍患者。

辅助器具名称：双筒和单筒望远镜。主要适用人群：视力残疾患者。适用对象：经评估需适配的视力功能障碍患者。

辅助器具名称：滤光镜。主要适用人群：视力残疾患者。适用对象：经评估需适配的视力功能障碍患者。

辅助器具名称：棱镜。主要适用人群：视力、肢体残疾患者。适用对象：因视力或肢体功能障碍导致阅读困难，经评估需适配的功能障碍患者。

辅助器具名称：便携式电子助视器。主要适用人群：视力残疾患者。适用对象：经评估需适配的视力功能障碍患者。

辅助器具名称：台式电子助视器。主要适用人群：视力残疾患者。适用对象：经评估需适配的视力功能障碍患者。

辅助器具名称：远近两用电子助视器。主要适用人群：视力残疾患者。适用对象：经评估需适配的视力功能障碍患者。

（二）助听器

用于有听觉问题的人，是指汇集和／或放大或调整声音的器具。

辅助器具名称：助听器（含电池）。主要适用人群：听力残疾患者。适用对象：经评估需适配的听力功能障碍患者。

（三）绘画和书写辅助器具

通过产生图形、标志或语言来辅助个人传递信息的一类器具，包括笔、绘画板、盲用直尺、盲用打字机等。

辅助器具名称：盲用文具。主要适用人群：视力残疾患者。适用对象：经评估需适配的视力功能障碍患者。

（四）记录、播放和显示视听信息的辅助器具

用于存储、处理（例如过滤噪声或转换模拟信息为数字信息）和显示听觉和视觉信息的器具，包括音频和视频装置、电视和声音传输系统等。

辅助器具名称：听书机。主要适用人群：视力残疾患者。适用对象：经评估需适配的视力功能障碍患者。

辅助器具名称：无线辅听系统。主要适用人群：听力残疾患者。适用对象：佩带助听设备后，需要在噪声或远距离环境（如课堂、会议室、户外等）辅助聆听的听力功能障碍患者。

辅助器具名称：听障沟通系统。主要适用人群：听力、言语残疾患者。适用对象：有听力

和言语沟通障碍,经评估需适配的功能障碍患者。

(五)面对面沟通辅助器具

主要帮助两个人在同一空间里进行相互交流的一类器具,包括字母、图片或符号沟通提示卡、文字沟通卡、语言沟通板、符号沟通软件等。

辅助器具名称:便携式手写板。主要适用人群:听力、言语残疾患者。适用对象:有言语沟通障碍,经评估需适配的功能障碍患者。

辅助器具名称:符号沟通板。主要适用人群:听力、言语、智力、精神残疾儿童。适用对象:有言语沟通障碍,经评估需适配的功能障碍患者。

辅助器具名称:符号沟通软件。主要适用人群:听力、言语、智力、精神残疾儿童。适用对象:有言语沟通障碍,经评估需适配的功能障碍患者。

(六)报警、指示、提醒和发信号辅助器具

辅助器具名称:闪光门铃。主要适用人群:听力残疾患者。适用对象:经评估需适配的听力功能障碍患者。

辅助器具名称:可视门铃。主要适用人群:听力残疾患者。适用对象:经评估需适配的听力功能障碍患者。

辅助器具名称:电话闪光震动警示器。主要适用人群:听力残疾患者。适用对象:经评估需适配的听力功能障碍患者。

辅助器具名称:震动闹钟。主要适用人群:听力残疾患者。适用对象:经评估需适配的听力功能障碍患者。

辅助器具名称:振动式提醒手表。主要适用人群:听力残疾患者。适用对象:经评估需适配的听力功能障碍患者。

辅助器具名称:定位装置。主要适用人群:智力、精神残疾患者。适用对象:无独立外出能力,有走失隐患的智力障碍者或精神障碍患者。

辅助器具名称:SOS 报警系统。主要适用人群:视力、肢体、智力残疾患者。适用对象:独居或照护人长时间不在身边,经评估需适配的功能障碍患者。

辅助器具名称:防溢报警器。主要适用人群:视力残疾患者。适用对象:经评估需适配的视力功能障碍患者。

辅助器具名称:盲用手表。主要适用人群:视力残疾患者。适用对象:经评估需适配的视力功能障碍患者。

(七)阅读辅助器具

辅助器具名称:翻书器。主要适用人群:肢体残疾患者。适用对象:有手动翻书障碍,经评估需适配的肢体功能障碍患者。

辅助器具名称:阅读架。主要适用人群:视力、肢体残疾患者。适用对象:经评估需适配的功能障碍患者。

辅助器具名称:文字转语音阅读器。主要适用人群:视力残疾患者。适用对象:经评估需适配的视力功能障碍患者。

(八)计算机类辅助器具

由于残疾人存在各种功能障碍,常常要面临对外沟通、就业和学习上的困难。随着科技进步及计算机应用的普及。计算机及相关终端设备成为残疾人与外界沟通的桥梁。计算机类辅助器具是为"特殊需求人士"所特别设计的计算机接口。残障人群由于肢体、感官、行动、认知

或其他身体功能障碍，必须借助特别的设备设计或调整，以便和健全人一样顺利操作计算机，这种设备上的调整、设计称为计算机类辅助器具。

1. 按使用流程，计算机类辅助器具分类

（1）替代性输入接口：包括替代性鼠标或键盘接口、协助工具和加强控制设备等。

（2）计算机处理协助工具：包括文字预测程序和结构写作程序等。

（3）替代性输出接口：包括放大镜、反转色彩高反差、点字输入、语音合成、荧幕阅读器和盲用荧幕等。

2. 计算机输入设备

辅助器具名称：特殊鼠标，包括轨迹球鼠标、摇杆鼠标、按键鼠标、眼控鼠标、足控鼠标、嘴控鼠标、声控鼠标、头控电脑操作仪等。主要适用人群：肢体残疾患者。适用对象：无法用手操控普通鼠标，经评估需适配的肢体功能障碍患者。

辅助器具名称：特殊键盘。包括人体工程学键盘、无线键盘、摩斯码键盘、超大型键盘、手写键盘等。主要适用人群：视力、肢体残疾患者。适用对象：无法操作普通键盘，经评估需适配的功能障碍患者。

辅助器具名称：模拟鼠标或键盘软件。主要适用人群：视力、肢体残疾患者。适用对象：无法操作普通键盘或鼠标，经评估需适配的功能障碍患者。

3. 计算机输出装置

辅助器具名称：盲文点显器。主要适用人群：视力残疾患者。适用对象：就学需要，经评估需适配的视力功能障碍患者。

辅助器具名称：电脑和手机读屏软件。主要适用人群：视力残疾患者。适用对象：经评估需适配的视力功能障碍患者。

九、操作物品和器具的辅助器具

（一）操作容器的辅助器具

辅助器具名称：开瓶器。主要适用人群：肢体残疾患者。适用对象：手部稳定性、协调性及上肢肌力较差，经评估需适配的肢体功能障碍患者。

辅助器具名称：挤管器。主要适用人群：肢体残疾患者。适用对象：手部稳定性、协调性及上肢肌力较差，经评估需适配的肢体功能障碍患者。

（二）操控设备的辅助器具

辅助器具名称：专用门把手。主要适用人群：肢体残疾患者。适用对象：手部稳定性、协调性及上肢肌力较差，经评估需适配的肢体功能障碍患者。

（三）协助或代替臂部功能、手部功能、手指功能或组合功能的辅助器具

辅助器具名称：握持适配件。主要适用人群：肢体残疾患者。适用对象：手部稳定性、协调性及上肢肌力较差，经评估需适配的肢体功能障碍患者。

辅助器具名称：键盘敲击器。主要适用人群：肢体残疾患者。适用对象：上肢功能障碍，经评估需适配的肢体功能障碍患者。

辅助器具名称：前臂支撑辅助器具。主要适用人群：肢体残疾患者。适用对象：上肢功能障碍，经评估需适配的肢体功能障碍患者。

辅助器具名称：电脑支撑固定器。主要适用人群：肢体残疾患者。适用对象：有电脑操作需求，已配备电脑，经评估需适配的上肢功能障碍患者。

（四）延伸取物辅助器具

辅助器具名称：手动抓取钳。主要适用人群：肢体残疾患者。适用对象：下肢功能障碍，但上肢臂部或手部功能正常，经评估需适配的肢体功能障碍患者。

（五）固定用辅助器具

辅助器具名称：吸盘。主要适用人群：肢体残疾患者。适用对象：手功能障碍，经评估需适配的肢体功能障碍患者。

辅助器具名称：防滑垫。主要适用人群：视力、肢体残疾患者。适用对象：有轻度行动或平衡障碍，经评估需适配的功能障碍患者。

残疾人康复辅助器具的配置宜采用与个人需求适合的辅助器具，如辅助器具不合适时，可选择进行个性化设计并量身定做或改进辅助器具产品。辅助器具的使用方法如需复杂或特殊技巧时，残疾人服务机构应给予必要的适应性训练，确保残疾人群可以科学、正确地使用辅助器具。同时在残疾人群辅助器具选配过程中，应对其个人及家属进行辅助器具适配知识的宣传教育，内容可包括辅助器具的装配知识、适用常识、保养和维护知识等。

康复的最终目的是促进残疾人全面地参与社会工作、生活，康复辅助器具是帮助肢体功能障碍患者实现功能的重要辅助手段。实现这一目标不仅需要克服功能障碍，也需要消除社会环境的障碍，更需要全面提高残疾人素质。我国现有的康复辅助器具主要应用于残疾人、老年人与部分伤患者，近年来随着我国老龄化社会进程的加快，应推广康复辅助器具应用，加强对残疾人社会参与能力的提升，满足残疾人需求，推进康复辅助器具产业的规范、健康发展。

（蔡西国）

第六十一章

残疾人托养服务

残疾人托养服务是指以为就业年龄段智力、精神、重度肢体残疾人提供生活照料及护理、生活自理和社会适应能力训练为主，以运动功能训练、职业康复与劳动技能训练为辅的服务。

第一节　残疾人托养服务基本理论

残疾人托养服务可以实现为残疾人提供基本生活照料与护理的基本目标，并帮助他们提高生活处理能力、社会适应能力，进而帮助有需求、有劳动能力的残疾人实现辅助性就业或支持性就业，改善他们的生存发展状况，促进他们参与社会生活，共享经济社会发展成果。同时，托养服务还可以帮助减轻残疾人家庭负担，为社会和谐稳定作出积极贡献。

一、我国残疾人托养服务相关政策和标准、规范

1.《关于加快发展残疾人托养服务的意见》（残联发〔2012〕16 号，以下简称《意见》）。《意见》于 2012 年由中国残疾人联合会、国家发展和改革委员会、民政部、财政部、人力资源和社会保障部、国土资源部、人民银行、国家税务总局 8 部委联合印发。《意见》确定我国加快发展残疾人托养服务的指导思想、基本原则，提出多元化发展残疾人托养服务、加强残疾人托养服务管理、加大残疾人托养服务扶持力度、加快残疾人托养服务专业化建设等任务和要求。《意见》对发展残疾人托养服务具有根本性的指导意义。

2.《残疾人托养服务基本规范（试行）》（以下简称《试行服务规范》）。《试行服务规范》于 2013 年由中国残疾人联合会教育就业部制定印发，对托养服务的对象、宗旨、服务形式、服务内容、机构托养服务规范、居家托养服务规范、服务管理、服务质量考核及评价等进行了较为具体的规定，对残疾人托养服务具体实施提供了较为具体的指导。

3.《残疾人托养服务机构建设标准（建标 166—2013）》（以下简称《建设标准》）。《建设标准》于 2013 年由住房和城乡建设部、国家发展和改革委员会联合印发，对残疾人托养服务机构的建设级别与项目构成、选址与规划布局、建设规模与建筑面积指标、建筑标准、建筑设备等进行了具体规定。该标准是全国统一标准，是编制、评估和审批残疾人托养服务机构建设项目建议书、可行性研究报告，以及有关部门审查项目初步设计和对工程建设全过程监督检查的重要依据。

4.《就业年龄段智力、精神及重度肢体残疾人托养服务规范》（GB/T 37516—2019，以下简称《服务规范》）。《服务规范》于 2019 年由国家市场监督管理总局、国家标准化管理委员会联合制定发布，对残疾人托养服务定义、形式、对象、服务机构条件、岗位设置和人员配置、主要服务内容、服务过程、服务管理、服务质量评价等提出了基本要求。《服务规范》是残疾人托养服务领域首个国家标准，对于促进残疾人托养服务规范化、制度化、专业化有里程碑式的意义。

二、残疾人托养服务的对象

托养服务的对象主要是有需求的就业年龄段智力残疾人、稳定期精神残疾人、重度肢体残疾人。

1. 就业年龄段是指残疾人年龄在 16 岁到法定退休年龄之间。

2. 三类残疾人是指符合 2011 年我国颁布的国家标准《残疾人残疾分类和分级》（GB/T 26341—2010）及其实施手册确定的相关标准的残疾人；享受财政托养补贴政策的残疾人应当持有有效的《中华人民共和国残疾人证》。

3. 稳定期精神残疾人指通过专业医疗机构精神科医师风险评估为适宜托养的精神残疾人。

4. 有需求是指以上三类残疾人有护理照料需求和生活自理能力训练、社会适应能力训练或职业康复及就业等需求。

三、残疾人托养服务的主要形式

根据《试行服务规范》和《服务规范》，残疾人托养服务主要形式如下：

1. 寄宿制托养服务　指采用 24 小时集中居住和照料模式，为残疾人提供的托养服务。

2. 日间照料服务　指在乡镇（街道）或村（社区），就近、就便采用日托的照料模式，为残疾人提供的托养服务。

3. 居家托养　指通过一定的组织或机构，以上门的方式为分散居住在家庭中、不适宜或不愿意到机构中接受服务的残疾人提供的托养服务。

四、残疾人托养服务的主要内容

根据《服务试行规范》和《服务规范》，托养服务包括以下主要内容：

1. 生活照料和护理　为服务对象提供日常生活照顾、护理，以及健康生活所需的基本服务和必要的医疗卫生保健服务。

2. 生活自理能力训练　在服务对象的能力范围内为其提供衣食住行等日常生活的基本能力训练服务。

3. 社会适应能力训练　为服务对象提供有针对性的基本礼仪、基本人际关系、两性知识等社会行为准则和常识的教育辅导，通过特定场景模拟重现等方式，帮助服务对象了解、熟悉社会场景，克服或缓解心理和行为上的障碍，改善不良意识、行为和消极倾向，掌握社会交往的基本技能，提升相关能力。

4. 运动功能训练　为已接受过医疗康复服务的服务对象开展以运动功能和日常生活活动为主的运动康复训练，增强其生活自理能力和参与社会生活的能力。

5. 职业康复和劳动技能训练　为服务对象提供适合其身体和心理条件状况的技能培训课程和训练服务，并为有一定劳动能力并有就业意愿的服务对象提供就业指导和职业介绍服务，为他们参与适合的生产劳动创造机会。

6. 辅助性就业　针对智力、精神和重度残疾人难以进入竞争性就业市场的实际状况，在劳动时间、劳动强度、劳动报酬和劳动协议签订等方面采用相对于普通劳动者较为灵活的方式；集中组织残疾人参加适当生产劳动，帮助他们改善身体状况，提高生产劳动技能，参与生产劳动活动并获得一定劳动报酬。

7. 支持性就业　由专业就业辅导员专职辅助服务对象，使服务对象能够在普通企事业单位(非庇护工场等专门雇佣特殊群体的工作场所)获得稳定、有收入的工作机会。直至服务对象顺利过渡、融入工作环境,工作能力得到提升,就业辅导员再逐步减少介入。

五、残疾人托养服务的基本特征

1. 服务对象特殊化　主要是就业年龄段的智力、精神和重度肢体残疾人,其对象与特困救助供养和养老服务对象有本质的区别。

2. 服务内容个性化　托养服务提供的各项服务贯穿于残疾人日常生产生活,需要由专业人员根据残疾人能力和需求提供个性化服务。

3. 服务方式社会化　托养服务形式多样,一般都是采用社会化服务方式,通过购买专业机构或专业助残社会组织的服务来实现。

4. 服务目标层级化　托养服务一般要实现三个目标:第一是为残疾人提供基本护理照料服务,改善他们的生活质量;第二是为他们提供生活自理能力和社会适应能力训练,减少他们对家庭的依赖;第三是对他们进行职业康复和劳动训练,促进他们通过辅助性就业、支持性就业更好地参与社会生活。

六、实施残疾人托养服务的基本原则

托养服务秉承人道主义思想、平等权利理念、赋权增能理念、社会融合理念。与此相适应,实施托养服务应遵循以下基本原则:

1. 平等尊重原则　树立以残疾人为中心的服务观念,尊重残疾人的生命价值、人格尊严和个人隐私,关注残疾人得到尊重的需求、社交需求和自我实现需求等,将人文关怀体现到每个微笑、每句话语和每个接触的细微之处。

2. 需求导向原则　在提供服务前,识别残疾人需求类型,分析需求内容,评估各项需求的紧迫程度,并在此基础上筛选和策划服务方案。

3. 优势视角原则　发现和利用残疾人的优势和资源,鼓励他们正确认识自己,以积极心态面对生活中的挫折和不幸,提升解决问题的能力。

4. 支持性原则　结合服务对象实际,鼓励他们力所能及地参与托养服务,为他们完成相应活动提供必要协助和支持,避免包办和代替。逐步减少甚至退出协助与支持,促进服务对象独立完成任务。

5. 个性化原则　根据残疾人残疾类别、等级、家庭环境、受教育程度、需求和能力等不同,结合资源和条件,进行个性化评估,制订实施个性化托养服务方案,通过充分挖掘、激发残疾人家庭及其自身潜能,促进其功能提升。

6. 全人照顾原则　为残疾人提供生理、心理、社会、心灵等全面照顾,不仅为残疾人提供日常饮食起居、医疗、护理照顾,更要从心理、社会和心灵层面给予残疾人全方位关怀和照顾。

第二节　残疾人托养服务的实施

一、接待服务

1. 登记　接到残疾人或其监护人申请后,托养服务机构工作人员应主动介绍自己的姓名及职务和服务机构基本情况,详细登记申请人姓名、性别、民族、出生年月、婚姻状况、身份证号、户口地址、家庭住址、联系方式、残疾类型、残疾等级、残疾证号,认真核对申请人户口本、

身份证、残疾人证、病历资料、体检证明等相关资料。

2. 初始评估　在了解申请人相关信息基础上，托养服务机构应开展访谈并对其托养适宜性进行初始评估，以确定申请人是否符合托养条件，并将评估结果及时告知残疾人及监护人。具体工作内容：了解申请托养服务的原因，审阅残疾类别和等级证明、专业医疗机构诊断证明和体检报告，了解目前存在的主要问题、需求和愿望等。对有精神病史的残疾人，应请申请人提供专业医疗机构诊断证明，确定其病情稳定并适宜从专业医疗机构转到托养服务机构。

二、签订协议

托养服务应与服务对象或监护人签订具有法律效力、权责明晰的托养服务协议，也可以与获得法律授权的人员或机构签订托养服务协议。

协议应明确服务对象、服务内容、服务标准、服务方式、服务流程、服务时间、收费退费、民事责任和投诉处理程序，提示对象和监护人应注意的相关风险，约定保险事项等。通常情况下，服务机构每年均应对服务对象进行适宜性评估，并根据评估签订协议。服务机构应通过有效途径帮助残疾人及监护人充分了解协议内容，理解协议条款。

三、功能评估

功能评估主要对残疾人健康状况（包括残疾类别、残疾等级、是否多重残疾、疾病及健康状况、独立生活能力、使用辅助器具情况、服药情况、有无传染病、有无过敏史等）、护理需求（包括有无压疮、皮肤溃疡等皮肤病问题，有无吞咽困难等进食问题，是否需要服用抗高血压药、降血糖药，有无大小便失禁、遗尿、遗便等排泄失控问题，有无癫痫发作史及其频率、严重程度，是否长期卧床或完全依赖他人照顾，是否需要吸氧等特别护理照顾等）、生活自理能力、社会适应能力、工作（职业）能力、行为评估（包括是否有攻击行为、自我伤害行为、破坏行为及其他行为问题）、家人或照料者应对能力等评估。

在评估基础上，找出服务对象优势和劣势，明确托养服务目标，制订托养服务方案，选择适宜的干预措施。

参与评估的人员包括医师、治疗师、护士、教师、心理咨询师、社会工作者等；评估应与残疾人及监护人或亲友共同进行。

四、制订个别化服务方案

根据功能评估结果，服务机构会同残疾人及监护人或亲友为服务对象制订个别化托养服务方案。服务方案应根据服务效果与预期的差距，或根据服务对象需求的改变，提出改进计划和方案。

方案一般包括一年左右的服务目标（长期目标），以及季度、月、周、日目标（短期目标），长期目标应客观全面，短期目标应详细、具体、可操作。

托养服务方案应包括服务对象兴趣爱好和优势特长、根据评估结果需要接受的服务、可能参与的活动、适合的特色服务、可用的各类资源、其他有利于服务对象能力提升的有效服务等。

五、提供服务

服务机构应依据个别化服务方案，制订适宜的训练计划并提供服务，定期评估功能情况，适时调整服务方案，做好服务记录并存档。

（一）生活照料和护理

1. 生活照护服务　包括营养膳食提供、起床、洗漱、穿脱衣物、陪护洗浴和如厕、身体清洁、床铺整理、室内清洁、转移协助、陪护购物、户外活动等服务。

寄宿制托养服务机构与服务对象或监护人协商确定后，应进行分级护理并用记录卡片显著标注，根据护理级别和需求提供服务。

2. 健康照护服务

（1）进行生命体征观察与监测：包括定期测量服务对象体温、血压、脉搏、呼吸等，出现指标异常应及时通知医师和家属，并提供相应护理服务，必要时送医就诊。

（2）饮食护理：某些疾病对饮食有特殊要求，需要提供特殊饮食。如糖尿病患者需要控制饮食热量及甜食摄入；高血压、肾功能不全者需要控制钠的摄入；对有口腔疾患、胃肠道疾患、消化不良者需要提供流质、半流质饮食；对进食障碍者需要提供管饲护理等。

（3）排泄护理：包括大小便观察，大小便失禁、便秘、腹泻护理等。

（4）压疮护理：包括做好生活照料、皮肤护理、康复训练、饮食护理、健康教育等。

（5）给药护理：对长期服药的服务对象给予特别护理，要做到严格遵照医嘱、剂量准确、姿势正确、服药时喝水。在护理服药时要注意观察护理对象情况，同时要监督服务对象服药。

（二）生活自理能力训练

1. 自助饮食、洗漱、清洁能力训练　训练吃饭、喝水，洗脸、洗手、洗澡、刷牙、漱口、如厕等自理能力。

2. 穿脱衣物能力训练　训练穿脱衣服、鞋袜方面的能力。

3. 进食能力训练　训练使用各种餐具进食的能力。

4. 移动能力训练　主要训练上下床、室内走动及在床、椅、轮椅、厕所、浴室、上下楼梯等不同场所间转移的能力。

5. 家务劳动训练　在模拟家庭环境中协助残疾人学习择蔬菜、做饭、整理床铺、清洗衣物、打扫卫生、整理房间等简单家务劳动。

6. 健康安全训练　培养服务对象正确的生活方式，使其掌握疾病防治和居家外出安全等方面知识与技能。包括饮食健康、药物安全、疾病防治、居家安全、社区安全等。

7. 对重度肢体残疾人，使用辅助器具进行生活自理能力训练。

（三）社会适应能力训练

1. 社交礼仪培训　告知服务对象日常化、生活化的礼仪知识及基本沟通技巧，开展模拟社会场景适应性训练，帮助他们掌握基本礼仪知识，学会表达和沟通，减少与他人的摩擦，建立良好人际关系。开展两性知识等社会行为准则和常识的教育辅导。

2. 心理疏导及心理健康服务　采用个案辅导、心理咨询、健康教育等多种形式，为服务对象提供心理疏导及心理健康服务，帮助他们学会自我调节，排除心理困扰，妥善处理各种关系，改善行为模式和人际关系。

3. 文体娱乐培训　根据服务对象兴趣爱好和身体状况，为他们提供教育培训、图书阅览、上网、收听广播电视服务。组织开展文化体育活动，培养良好生活情趣，建立良好生活方式。

4. 信息沟通方式辅导　对服务对象开展社会沟通能力和技巧培训，指导他们通过适当方式与家人、朋友、社会保持联系，通过大众媒介知晓社会新闻，了解时代发展等。

5. 购物技能培训　为服务对象讲授购物知识，采用模拟场景培训方式，开展购物实操练习；制订购物计划，设计购物路线，选择交通工具，考虑物品实用性，确定合理价位，比较商品性价比,进行讨价还价等。

6. 安全出行培训　通过模拟场景培训的方式,训练提高服务对象独立出行能力;培训内容包括了解基本交通常识,看懂交通标志,学会使用日常交通工具,选择适合的上下车站站点,购票或使用乘车卡、自觉排队、避免拥挤、先下后上、文明乘车、避免遗漏物品等。

（四）运动功能训练

1. 根据服务对象的身体情况,开展科学规范的运动功能评估,合理制订、适时调整训练目标、训练方案,选择合适的训练方法,确定适宜的运动量。

2. 采用保健、预防、康复等多种措施,指导、协助服务对象以徒手或利用器械方式进行全身或局部的运动,帮助其实现运动功能恢复或代偿,按照服务对象的情况和运动安全规则指导,协助其开展运动功能训练。同时定期对监护人进行必要的运动功能训练培训。

（五）职业康复和劳动技能训练

1. 职业咨询　职业指导师向有需求的服务对象介绍职业康复的功能、意义、作用,了解其基本情况、职业背景及社会支持网络情况和就业需求、职业目标,提出职业发展建议,推荐适当的职业技能训练项目,引导其参与职业能力评估和职业训练,协助其恢复回归家庭和社会的自信。

2. 职业能力评估　根据服务对象需求提供职业适应性测评,包括身体功能、职业潜能、认知能力、社交与心理、工作适应和工具使用等,进行模拟工作环境或适应职场的实际能力评估,并结合服务对象身体状况和职业潜能分析其从业优势,确定适当的职业训练方式,以提升其职业技能和职场适应能力。职业训练前、职业训练中、职业训练结束后均应开展职业能力评估。

3. 职业训练　根据职业评估结果,为服务对象实施职业训练,结合其身体状况、能力、兴趣爱好等,开展布艺、刺绣、串珠、丝网花、插花、手工制作、糕点制作、包装装配、园艺、洗车等职业训练,帮助他们掌握一定劳动技能;同时通过职业训练帮助其提升沟通表达、生活自理、工作耐性、社会适应性等能力。职业训练应当根据定期职业评估结果适时调整训练计划。

4. 职业指导　对经过职业评估、职业训练,具有一定就业需求、职业技能和职业适应性的服务对象,根据就业安置政策和市场需求,为他们提供适合的从业建议。

（六）辅助性就业

1. 有条件的服务机构可以设立工疗机构、农疗机构、劳动车间、庇护工场等,配备专业人才队伍,安排一定经费,引进适合的项目,开展辅助性就业。辅助性就业的生产劳动项目、劳动时间、劳动强度、劳动安全保护应与服务对象的劳动能力相匹配。服务机构应与从事辅助性就业的服务对象或其监护人签订协议。

2. 服务机构可与企业合作设立辅助性就业机构,组织机构中有意愿、有能力的残疾人参与辅助性就业。

3. 加强残疾人辅助性就业机构安全管理（包括消防、人身、财产安全）、生产管理、质量管理、员工管理（包括残疾员工档案管理、考勤管理等）财务管理等,促进辅助性就业规范化、专业化开展。

（七）支持性就业

1. 建立残疾人就业辅导员队伍,对残疾人就业进行支持。

2. 开拓工作机会　积极寻找或开发适合服务对象的保洁、绿植养护、酒店服务、流水线工作、餐厅服务、洗车、园艺、畜禽养殖、农业种植等工作,力求使开发的岗位适合残疾人兴趣和能力,并能够提供安全、融合的就业环境。

3．开展岗位匹配　对开拓的工作岗位进行工作分析和环境分析，并为岗位匹配合适的残疾人，制订个别化培训方案、就业目标和支持策略。

4．就业现场支持和渐退　就业辅导员陪同服务对象工作 1～3 个月，并在生产劳动过程中实施个别化培训方案，帮助其与同事建立良好关系。服务对象实现稳定就业、企业自然支持环境建立后，辅导员跟踪支持逐步退出。若发现工作中有新的问题，辅导员应及时协调企业员工和服务对象共同解决。

5．提供持续性支持　就业辅导员完全撤离工作场所后，仍应对服务对象提供持续性支持，及时帮助残疾人处理突发状况，确保他们与环境动态平衡。

六、托养服务质量控制

1．为保证托养服务质量，满足托养服务对象需求，服务机构应采用合适的技术和方法，按照标准对托养服务各方面内容进行监督评价、测量验证。质量控制应对照《建设标准》和《服务规范》基本标准进行，服务机构在此基础上也可制订具体、细化，可操作、可量化、可评价的质量控制标准。

2．托养服务质量可由服务机构自我评价或请第三方评价。服务机构应定期进行服务质量跟踪随访，每季度应召开家属或监护人会议，或上门家访收集反馈意见和建议，并完成自查报告；自查报告应包含家属或监护人所提意见建议及满意度调查情况。服务质量评估宜采用现场综合评估方式进行，服务评价结果应以适当方式公开。

3．服务评估方式有满意度调查、现场评估等。满意度调查每年应不少于一次；自查评定周期每季度开展一次；现场评估应以核查材料、实地检查、服务对象问卷调查、自查报告等为依据进行综合评价；服务机构应通过设立意见箱、召开座谈会、家长会、社会投诉等方式进行服务质量的社会监督。

4．满意度调查　是托养服务质量评估的重要方式，具体包括以下内容：

（1）对托养环境和设施设备的评价：包括对托养服务机构环境、设施设备、卫生条件等的满意度评价。

（2）对托养管理的评价：包括对托养人作息安排、探访工作安排、收费标准等的满意度评价。

（3）对生活照料和护理工作的评价：包括对工作人员服务、护理员是否规范穿着工作服、是否佩戴上岗证、护理人员是否按照规范实施护理、言行举止是否符合标准、托养物品是否整洁摆放、喂食喂药喂水是否规范、卫生用品更换是否及时等进行评价。

（4）对康复工作的评价：包括对康复工作人员服务态度、康复场所环境卫生、康复训练计划和康复时间安排、是否按计划完成康复训练任务、是否定期举办康复知识讲座和康复咨询活动、是否按规定开展康复等进行评价。

（5）对送餐服务人员态度、卫生、是否准时、供餐量、饭菜种类、质量等进行评价。

5．托养服务中的护理评估

（1）护理评估的意义：护理工作贯穿于托养服务全过程，评估贯穿于护理工作始终。通过对护理各种状况资料进行收集分析，科学对护理工作开展评估，有利于护理人员及时发现护理中的问题，修改、调整、补充、完善护理计划，有效提升托养中护理服务质量。

（2）护理评估分为观察期评估、入住评估、阶段性评估、年度评估。在服务对象观察期结束后，应召开观察期评估会，评估其对托养生活的适应情况和护理状况，核定其是否可以正式入住，并评定护理等级；在服务对象正式入住一周内，应召开入住评估会，讨论制订入住服务方案和护理计划；在服务对象入住托养服务机构后，按季度召开阶段性评估会，讨论调整和完善更加适合服务对象的护理方案和护理计划；托养人员入住满一年后，应召开评估会，讨论一年中护理服务计划的实施和服务成效，评定托养人员是否适合继续入住，并决定调整或继续服务方案和护理计划，作出年度评估报告。

各阶段评估，护士对托养人员相关基本情况、护理情况、护理计划等进行通报并提出意见，同时由托养服务机构服务人员、家属针对性提出补充意见等，最终形成相关工作一致意见。

6. 对服务的纠错和改进

（1）对评估中发现的差距，服务机构应通过定期工作例会、座谈会、残疾人亲友协会等相关会议，进行沟通交流，查找问题、分析原因，及时制订针对性措施。

（2）针对日常工作中发现的问题，应及时上报相关部门，并制订整改措施。

（3）针对第三方评价提供的服务质量评价结果进行综合分析，并制订有效措施，持续提升托养服务的能力与水平。

（4）服务质量评价应与激励制度相结合，依此制订服务奖惩制度，以改进服务质量。

第三节　残疾人托养服务的保障条件

一、托养服务的人才保障

（一）管理人员

每个残疾人托养服务机构至少应配备管理人员1名。

1. 主要职责　负责残疾人托养服务机构全面工作；组织制订年度工作计划，督促各部门贯彻执行，保证机构正常运转；组织员工聘用、任免、奖惩、调动及提升等，保障员工生活、工资及福利待遇；检查财务收支、审查预决算，召开集体会议讨论决定重大财务开支；及时研究处理服务残疾人、家属及员工对本机构工作的意见和建议；组织做好安全保卫工作，严防事故发生。

2. 任职条件　具有管理工作、社会工作、社会福利、康复医疗等相关学历或经历；遵纪守法，熟悉残疾人托养服务相关法律法规和政策，掌握残疾人托养服务相关专业知识；定期参加残疾人托养服务管理的相关培训。

（二）专业技术人员

托养服务机构一般需配备专兼职的医师、康复治疗师或护士，以及社会工作者、心理辅导人员及就业辅导员等。有精神残疾人的托养服务机构应有专职或签约的精神卫生医疗工作人员。

1. 医师　托养服务机构可招聘专职医师，也可以与社区卫生服务中心或专科医院等医疗机构合作，医师数量取决于服务人数及健康状况。

（1）主要职责：寄宿制托养服务机构医师每日应按时查房，按要求填写查房记录；日间照料机构可一周巡查一次；处理服务对象诊疗紧急情况；不能及时处理的疑难病例及时转至上级医院或专科医院。

（2）任职条件：持有医师职业资格证书和执业证书；熟悉残疾相关疾病的诊断、治疗，熟悉常见病、多发病的诊断治疗；定期参加符合相关专业规范要求的业务学习或专业培训。

2. 护士　护士数量取决于托养服务对象人数及健康状况。护士与服务对象比例建议为1:（30～40）。精神残疾人为主的托养服务机构，以1:20为宜。日间照料机构如有需要可以聘用兼职护士。

（1）主要职责：正确执行医嘱，准确及时完成各项护理工作，做好检查和交接班工作，防止差错事故发生；巡视服务对象，密切观察服务对象变化，发现异常及时向医师报告，协助医师做好抢救工作；指导护理员做好日常护理工作。

（2）任职条件：持有护士职业资格证书；熟悉与残疾相关的疾病护理，熟悉常见病、多发病护理；定期参加相关专业规范要求的业务学习或专业培训。

3. 康复治疗师　可配备专职康复治疗师，也可与专科医院等医疗机构合作配备兼职康复治疗师，数量取决于服务对象的人数。

（1）主要职责：指导、督促残疾人康复活动，制订康复计划、康复档案，并及时总结，做好评估工作，为需要辅助器具适配的残疾人提供服务；宣传康复诊疗常识，说明注意事项；负责各种康复器材的保养和维修。

（2）任职条件：具有相关工作的经验；具有康复治疗师职业资格证书；熟练掌握康复治疗的专业知识和治疗技术。

4. 就业辅导员　根据有就业意愿与就业能力的托养残疾人数量确定就业辅导员数量，也可由社会工作者兼职。

（1）主要职责：评价残疾人就业意愿及就业能力；撰写个性化就业计划，指导就业训练与就业服务，改造工作环境，协助服务残疾人适应工作环境，发挥服务对象就业潜能；推动支持性就业，开发就业机会，与用人单位充分沟通，在就业前、试工期间和稳定就业后提供支持。

（2）任职条件：取得职业指导师等相关职业资质；熟练掌握国家和地方有关残疾人就业的法规政策；具有相关工作经验。

5. 社会工作者　残疾人托养服务人数超过15人的有条件的服务机构，建议至少聘用专职社会工作者1人，暂时没有条件者可以聘用兼职社会工作者。

（1）主要职责：运用专业方法和技巧，进行小组、个案、社区活动、探访、调研等社工事务性工作；统领跨学科专业服务，组织其他专业人员、服务对象及其家庭进行评估、个性化计划制订、计划实施及转介；链接相关社会资源，促进社会相关行业与托养服务机构合作，提供智力支持，培训志愿者服务队伍；根据机构托养服务计划，策划相关活动。

（2）任职条件：遵纪守法，具有从事残疾人工作的职业素养；认同社会工作理念，热爱社工事业；持有社会工作者职业资格证书、职业水平或接受过相应专业技能培训，具备提供残疾人社会工作的能力；定期参加符合相关专业规范要求的业务学习或专业培训。

（三）护理员

护理员数量根据托养服务对象数量及需求程度确定，寄宿制托养服务机构护理员与服务对象的比例不低于1:5，日间照料机构可以达到1:20。

1. 主要职责　在护士指导下做好护理协助工作；按照护理规程做好各项护理记录；熟知服务对象护理等级，提供日常生活照料；做好服务对象卫生保洁工作。

2. 任职条件　掌握护理员相关业务知识和岗位技能，并接受过相关专业培训。具有长期护理照料残疾人经验；具有初中以上学历，身体健康，年龄55岁以下。遵纪守法，热爱残疾人工作，有责任心、爱心。

二、托养服务机构的硬件建设

残疾人托养服务机构硬件建设的主要文件依据是《建设标准》和《服务规范》。

（一）残疾人托养服务机构选址及规模

1. 机构选址　　残疾人托养服务机构选址应充分考虑残疾人的特殊需求，并充分考虑地质和水文条件、市政基础设施、交通便利情况、安全性等。残疾人日间照料机构总体布局则应充分考虑残疾人出行特点，就近就便提供服务。

2. 建设规模　　根据残疾人托养服务建设标准，一般以辖区内残疾人数为依据计算建设规模。《服务规范》规定，寄宿制托养服务机构按照床位不少于 10 张，单人间使用面积不少于 $10m^2$，合用间人均不少于 $5m^2$ 规划。

（二）残疾人托养服务功能室配置

《服务规范》对功能室配置提出要求：寄宿制托养服务机构应设置起居室、食堂、卫生保健室、康复训练室、文体活动室等，并配备养护起居、护理服务、文体活动等设施。可根据需要设置劳动（生产）工作间、心理辅导室，并配备相应设施。

日间照料托养服务机构应有开展生活自理和社会适应能力训练的功能区，以及午间休息场所，宜有开展职业康复与劳动技能训练、辅助性就业及文体活动的场地和基本设施。

（三）残疾人托养服务机构设施设备配置

《服务规范》对设施设备配置提出要求：

1. 设置公共卫生间，配备残疾人蹲位。有条件的托养服务机构可配备坐式便器，合居型居室配单独卫生间，具有安全防护措施，通风良好、保持清洁无异味。

2. 应设置公共洗涤场所，配备洗涤用具并有热水供应。

3. 服务场所应有取暖、降温设备，温度适宜。

4. 应配置适宜的照明、消防设备，公共区域应设置应急照明灯，居室和卫生间应配置紧急呼叫设备。

5. 服务场所应配置应急处理所需的急救药箱、轮椅等与障碍程度相适应的设备，康复器械、运动器材等。

6. 应配备开展托养服务的其他设施、设备，如特定电磁波谱疗法、电动直立床、主被动训练系统、多功能训练器、复式墙拉力器、股四头肌训练椅、滑轮吊环训练器、肩抬举训练器、平衡板、系列沙袋和哑铃、液压式踏步器、OT 综合训练台、普通医用护理床、普通电动医用床、普通护理床头柜、护理椅、浴厕两用椅、电动升降浴椅、洗浴推床、治疗车、制氧机、空气消毒器等。

三、残疾人托养服务的制度保障

根据《服务规范》，托养服务机构应建立的制度包括：

1. 行政管理制度　　包括岗位管理制度、工作流程制度、人事管理制度、财务管理制度、合同和档案管理制度、设备及用品的购置、使用、保养、报废等管理制度。

2. 服务管理制度　　包括托养服务提供内容、服务流程、服务承诺、收费标准等，并在显著位置公开服务项目、服务指南、工作流程和作息制度等。

3. 权益保障制度　　保护服务对象各项权益，确保其入托期间不受虐待，不受胁迫；不得要求被服务对象从事服务机构应当自行承担的活动。

4. 护理管理制度和操作规范制度　　护理管理制度包括护理服务、护理人员分级护理、护理人员管理、护理交接班、护理文书管理、药品和医疗康复器材管理、护理区消毒和隔离、托养对象饮食管理、护理区意外事件报告等制度。护理操作规范制度包括异常行为人员护理、发热护理、睡眠护理、喂饭操作常规、喂水操作常规、洗浴操作常规、洗漱操作常规、卧床操作常规、压疮护理操作常规、便器和排泄物处理常规等。

5. 康复训练制度　包括康复技能指导师工作制度、康复功能室物品申购制度、康复功能室耗材登记和设施设备使用及物品维修报废制度、康复档案、技能培训室、模拟情景功能训练室、步态训练室管理、理疗室、平衡训练室、认知功能训练室、水疗室、心理干预室、氧疗室、音乐放松治疗室、语态功能训练室、肢体股肌力训练室等康复室管理制度。

6. 应急管理制度　包括行政后勤应急管理制度和护理应急事件处理,如托养对象跌倒、烫伤、误吸、坠床、癫痫发作、出走、自杀自残、猝死等事件应处理制度。

7. 信息管理制度　包括工作人员及服务对象的信息登记、管理、查阅、删除、销毁、更新等管理制度。

8. 转诊制度　建立签约医院机制,对有医疗需求和突发身体变故的服务对象,应及时转诊签约医院治疗。

9. 考核制度　包括中心职工、护理、康复训练和公共服务、医疗、餐饮、物业等及其外包服务管理等各项工作考核。

四、托养服务的安全保障

安全风险贯穿于残疾人托养服务全过程,包括场所设施安全、人身与财产安全、卫生安全、医疗安全、护理安全、应急安全等。

1. 场所及设施安全　服务机构应有保障场所安全的管理制度;寄宿制托养服务机构应设置 24 小时值班人员;安装实时监控装置;设置警示标识,应安装防坠、防滑、防摔等防护设施;应设置紧急疏散通道;应设置精神残疾服务对象独立管理区域。

2. 人身与财产安全　应保障服务对象不受凌辱、侵害与虐待;服务对象托养期间的外出活动,应征得其监护人同意;应为智力和精神残疾服务对象准备便于随身携带的标识卡片;应为服务对象购买综合保险或意外伤害保险;应采取必要措施保障服务人员的人身和财产安全。

3. 卫生安全　应对餐具、炊具和操作环境按时清洁和消毒,寄宿制托养服务机构提供的餐饮食品应每日留样并至少保留 24 小时。应定时、定期更换床单和衣物,对床铺进行常规消毒处理。应有防范老鼠、蟑螂、蚊蝇等的措施;服务对象患传染病或死亡,应对床位和居室进行全面消毒处理;对服务对象的个人卫生应加强管理、指导与照料。

4. 医疗安全　应严格遵守相关医疗规定,代发代管医疗药品应有有效的委托书;接受医疗药品应查阅核对就诊病历卡和处置单并做好药品交接保管记录;医疗药品使用应严格按照医嘱执行;药品应由专人、专柜保管,避免丢失、损坏和过期失效;应及时、妥善处理医疗垃圾等。

5. 护理安全　应加强服务机构无障碍环境建设和重度肢体残疾人、癫痫护理,防范服务对象跌倒;应加强饮食护理,防范服务对象因咀嚼吞咽功能退化导致大块食物不能被嚼碎或误入气管引起的噎食;应加强长期卧床残疾人护理,防范压疮发生;应加强空气、餐具等消毒处理,防范交叉感染发生;应加强对心脏病、精神疾病患者的护理,防范猝死发生等。

6. 信息安全　托养服务机构应对服务对象的个人身份、家庭及监护人情况及个人隐私等进行保密,不得泄露、出售或非法向他人提供。应采取技术措施和其他必要措施,确保信息安全,防止服务对象个人信息泄露、丢失。

7. 对安全事故的应急处置　应建立以防火、防盗、防灾为核心的应急预案,定期组织管理人员和服务人员进行应急预案的培训和演习;应建立以防范走失、突发疾病和意外受伤为重点的应急预案，并制订相关应急处理措施，纳入人员培训内容；应及时发现有患传染病迹象的服务对象，启动应急预案，通知其家属或监护人，并采取有效的隔离、消毒和转介治疗等服务措施；对于突发事件，应及时向主管单位及相关部门汇报，并有完整的过程和应急处理记录。

（黄卫德）

第六十二章

有关残疾人的政策法规

党的二十大作出"完善残疾人社会保障制度和关爱服务体系，促进残疾人事业全面发展"重大部署，为推进残疾人事业中国式法治现代化提供了根本遵循。残疾人政策法规是维护残疾人特殊生存权、健康权、发展权，促进残疾人全面发展和共同富裕的重要保障。

促进实现残疾人充分参与社会生活并享有与其他公民相同生活条件的法治权利已成为世界各国共识。当前，我国已形成以《中华人民共和国宪法》为核心，以《中华人民共和国残疾人保障法》为主干，以《残疾预防和残疾人康复条例》《残疾人教育条例》《残疾人就业条例》《无障碍环境建设条例》等为重要支撑的中国式现代化残疾人权益保障法律法规体系。

第一节　国际残疾人康复相关政策法规

一、《残疾人权利公约》

（一）《残疾人权利公约》简介

被视为联合国在 21 世纪最大工程之一的《残疾人权利公约》（以下简称《公约》）草案于美国东部时间 2006 年 8 月 25 日获得通过。2006 年 12 月 13 日，第 61 届联大通过了《残疾人权利公约》。这是联合国通过的第一部旨在保障残疾人权益、促进残疾人事业发展的具有法律约束力的国际公约。中国全国人民代表大会常务委员会于 2008 年 6 月批准《公约》，同年 9 月在中国正式生效。中国政府是《公约》的倡导者、践行者，在《公约》的制定、履行等方面作出了突出贡献。

《公约》由序言和宗旨、定义、一般原则等 50 项条款组成。《公约》的宗旨是促进、保护和确保所有残疾人充分和平等地享有一切人权和基本自由，并促进对残疾人固有尊严的尊重。《公约》涵括了残疾人应享的各项权利，如享有平等、不受歧视和在法律面前平等的权利；享有健康、就业、受教育和无障碍环境的权利；享有参与政治和文化生活的权利等。

（二）中国是履行《公约》的典范

中国加入《公约》以来，采取切实措施认真履行《公约》。中国政府将残疾人事业发展内容纳入国民经济和社会发展五年规划当中，并制订残疾人康复服务实施方案，各级地方政府也积极制订本地区残疾人事业发展规划和专项方案，确保残疾人事业有计划、可持续发展。中国政府建立了残疾人参加基本医疗、基本养老等社会保险的费用减免制度和残疾儿童康复救助制度，不断加强残疾人康复权利的制度性保障。

2010 年中国政府根据《公约》规定递交第一份履约报告，积极接受残疾人权利委员会审议，是第一个实现审议现场向全球同步直播的国家。2012 年中国顺利通过审议。中国在国际残疾人领域展现出负责任的大国形象，被誉为发展中国家的典范。

二、《关于残疾人的世界行动纲领》

1982 年 12 月 3 日，联合国大会第三十七届会议正式通过《关于残疾人的世界行动纲领》

（以下简称《纲领》）。《纲领》分三个部分：第一部分确定了促进推行有关伤残预防和伤残康复的有效措施，提出了残疾人在残疾预防、伤残康复和机会平等诸方面的任务。第二部分指出造成残疾的原因，列举了发展中国家残疾人的现状和阻碍残疾人参与社会的羁绊。第三部分是全文的核心，即执行《纲领》的建议，它明确说明世界行动纲领是为所有国家制定。

三、《残疾人职业康复和就业公约》

1983 年 6 月 20 日，国际劳工组织第六十九届大会通过了《第 159 号残疾人职业康复和就业公约》。1987 年 9 月 5 日，我国第六届全国人民代表大会常务委员会第二十二次会议批准了《第 159 号残疾人职业康复和就业公约》。

四、重要国际残疾人康复组织

康复国际（Rehabilitation International，RI）是一个长期致力于促进残疾人康复和福利的国际非政府组织。其前身为 1922 年成立的"国际跛足儿童会"，此后，曾先后两度易名为"国际跛足人士福利会"和"国际残疾人康复会"。1972 年起机构名称定为康复国际，是为残疾人谋福利的国际性组织。康复国际有包括中国在内的 77 个国家和地区的 86 个正式会员、27 个准会员，还有 9 个国际会员组织。其创建人和首届会长是美国俄亥俄州的艾德加·F. 艾伦。2014 年 10 月 6 日，张海迪当选新一届康复国际主席。

第二节　医疗康复重要政策法规

一、《中华人民共和国基本医疗卫生与健康促进法》

全国人大常委会 2019 年 12 月 28 日表决通过《中华人民共和国基本医疗卫生与健康促进法》。这是我国卫生与健康领域第一部基础性、综合性的法律，自 2020 年 6 月 1 日起正式施行。该法在条文结构上分为总则、基本医疗卫生服务、医疗卫生机构、医疗卫生人员、药品供应保障、健康促进、资金保障、监督管理、法律责任、附则，共十章 110 条。在明确"健康权是公民的基本权益、实施健康中国战略、建立基本医疗卫生制度、推进基本医疗服务实行分级诊疗"等基本制度的同时，又对社会办医、医患纠纷、特种药品需求等现实问题予以了明确回应。

该法第一章第七条明确了基本医疗卫生与健康促进工作的领导体制和工作职责。国务院和地方各级人民政府领导医疗卫生与健康促进工作。国务院卫生健康主管部门负责统筹协调全国医疗卫生与健康促进工作。国务院其他有关部门在各自职责范围内负责有关的医疗卫生与健康促进工作。县级以上地方人民政府卫生健康主管部门负责统筹协调本行政区域医疗卫生与健康促进工作。县级以上地方人民政府其他有关部门在各自职责范围内负责有关的医疗卫生与健康促进工作。

该法第六章"健康促进"对各级人民政府职责作出了明确规定。各级人民政府应当加强健康教育工作及其专业人才培养，建立健康知识和技能核心信息发布制度，普及健康科学知识，向公众提供科学、准确的健康信息。同时，明确了公民个人在健康促进中的责任。公民是自己健康的第一责任人，应当树立和践行对自己健康负责的健康管理理念，主动学习健康知识，提高健康素养，加强健康管理。倡导家庭成员相互关爱，形成符合自身和家庭特点的健康生活方式。公民应当尊重他人的健康权利和利益，不得损害他人健康和社会公共利益。

二、《关于加快推进康复医疗工作发展的意见》

康复医疗工作是卫生健康事业的重要组成部分。加快推进康复医疗工作发展对全面推进健康中国建设、实施积极应对人口老龄化国家战略,保障和改善民生具有重要意义。

为增加康复医疗服务供给,提高应对重大突发公共卫生事件的康复医疗服务能力,国家卫生健康委员会结合医疗机构高质量发展要求及康复医疗工作短板弱项,坚持问题导向,总结地方经验,梳理短板弱项,对康复医疗工作进行了深入调研,会同有关部门研究制定了《关于加快推进康复医疗工作发展的意见》。

《关于加快推进康复医疗工作发展的意见》分为七部分,包括总体要求和主要目标、健全完善康复医疗服务体系、加强康复医疗人才培养和队伍建设、提高康复医疗服务能力、创新康复医疗服务模式、加大支持保障力度和组织实施等。

第三节　残疾人康复专项政策法规

一、《中华人民共和国残疾人保障法》

《中华人民共和国残疾人保障法》于 1990 年 12 月 28 日第七届全国人民代表大会常务委员会第十七次会议通过,2008 年 4 月 24 日第十一届全国人民代表大会常务委员会第二次会议修订,根据 2018 年 10 月 26 日第十三届全国人民代表大会常务委员会第六次会议《关于修改〈中华人民共和国野生动物保护法〉等十五部法律的决定》修正;有总则、康复、教育、劳动就业、文化生活、社会保障、无障碍环境、法律责任、附则共九章六十八条。修订后的《中华人民共和国残疾人保障法》(以下简称《残疾人保障法》)具有以下特点。

1. 修订后的《残疾人保障法》内容与国家经济社会发展和残疾人事业发展水平比较协调,比如无障碍环境、社会保障两章基本上都是新增加的内容,其规定反映了新时期残疾人事业发展和残疾人权益保障的特征和要求。

2. 修订后的《残疾人保障法》进一步强化对残疾人的权利保障,进一步扩大对残疾人的特别扶助范围,进一步明确侵害残疾人权利的法律责任,对于保障残疾人各项权益发挥着不可替代的作用。

3. 《残疾人保障法》的修订过程正好与联合国《残疾人权利公约》的制定过程契合,《残疾人保障法》充分吸收了联合国公约的基本原则和精神。

该法第二章明确规定:各级人民政府和有关部门应当采取措施,为残疾人康复创造条件,建立和完善残疾人康复服务体系,并分阶段实施重点康复项目,帮助残疾人恢复或者补偿功能,增强其参与社会生活的能力。各级人民政府鼓励和扶持社会力量兴办残疾人康复机构。政府有关部门应当组织和扶持残疾人康复器械、辅助器具的研制、生产、供应、维修服务等。

二、《残疾预防和残疾人康复条例》

2017 年 2 月 7 日,国务院总理签署国务院令,公布了《残疾预防和残疾人康复条例》(中华人民共和国国务院令第 675 号,以下简称《条例》),自 2017 年 7 月 1 日起施行。

《条例》首先明确了政府在残疾人康复工作中的职责,就是要加强对残疾人康复工作的领导,合理配置残疾人康复资源。其次,对康复服务行为进行规范:明确残疾人康复服务的基本要求,明确康复机构的法定条件,明确康复工作人员的法定要求,还与现行有关法律规定的资格管理制度作了衔接。

《条例》强调加大对残疾人康复服务的保障和对相关事业的扶持力度。第一是在医疗保障上，各级政府应当将残疾人纳入基本医疗保障范围，对困难残疾人给予补贴和救助。第二是在特殊残疾群体的保障措施上，国家建立残疾儿童康复救助制度，完善重度残疾人护理补贴制度，通过实施重点康复项目为城乡贫困残疾人、重度残疾人提供基本康复服务。第三是在资金保障、物资支持上，工伤保险基金、残疾人就业保障金等按照国家有关规定用于残疾人康复。四是在人才保障上，国家加强残疾预防和残疾人康复专业人才的培养。

第四节　其他重要政策法规

一、《残疾人社区康复工作标准》

2019 年 11 月 25 日，中国残疾人联合会、民政部、国家卫生健康委员会共同印发了《残疾人社区康复工作标准》（以下简称《标准》），对各地规范开展残疾人社区康复工作提出要求。

《标准》依据《残疾预防和残疾人康复条例》及相关政策制定，包含组织管理、服务体系、服务内容、评价指标四大方面。《标准》明确了县（市、区、旗）党委、政府和民政、卫生健康、残疾人联合会在残疾人社区康复工作中的职能；明确乡镇卫生院、社区卫生服务中心要具备相应的医疗康复能力，开展家庭医师签约服务，乡镇（街道）、居（村）民委员会配备社区康复协调员，社区综合服务设施内要设置残疾人康复活动场地。

《标准》规定，残疾人社区康复服务内容主要包括康复需求和服务状况调查、基本医疗卫生服务、康复训练、辅助器具适配、支持性服务和转介服务等六个方面。同时，《标准》还提出了社区综合服务设施康复活动场所设置率、社区康复协调员配备率、残疾人康复需求调查和服务建档率、残疾人家庭医师签约服务满意度、残疾儿童和持证残疾人接受基本康复服务和基本辅助器具适配的比例等评价指标。

二、《精神障碍社区康复服务工作规范》

2020 年 12 月，民政部、国家卫生健康委员会、中国残疾人联合会共同印发了《精神障碍社区康复服务工作规范》（以下简称《规范》），为全国开展精神障碍社区康复服务工作提供了基本依据和操作规范。《规范》明确了四个方面的内容。

第一是精神障碍社区康复机构可设在社会福利机构、残疾人康复中心、残疾人托养机构、基层医疗卫生机构、城乡社区服务机构等，鼓励有条件的地区独立建设精神障碍社区康复机构，并明确了各类服务机构职责。同时，明确提供社区康复服务人员主要包括社会工作者、康复治疗师、心理咨询师、精神科医师、护士、志愿者等，由其组成团队对精神障碍患者提供社区康复服务，并提出要对精神障碍社区康复服务相关人员开展多层次培训。

第二是明确精神障碍社区康复服务内容主要包括服药训练、预防复发训练、躯体管理训练、生活技能训练、社交技能训练、职业康复训练、心理治疗和康复、同伴支持及家庭支持等九个方面的内容，并对各模块训练目的和具体内容加以明确，提出在开展训练前需对患者或环境进行专业评估，训练中坚持正性强化、优势视角原则，确保康复取得实效。

第三是明确按照精神障碍社区康复转介机制要求规范服务流程，主要包括转入、登记建档、功能评估与服务提供、转出、特殊情况及处置五项内容，其中功能评估与服务提供涵盖基线评估和过程评估两个方面，涉及基本情况了解、心理社交功能评估、精神状况综合评估、社会适应能力评估、社会功能缺陷筛选量表（SDSS）等评估。

第四是明确各相关部门和机构职责，要加强调查研究、工作协调、督导检查和考评推动，形成齐抓共管的整体合力；建立精神障碍社区康复服务工作调研和评估制度，制订年度调研计划和方案，并阐明了调研频次、调研形式以及调研内容；就服务覆盖面、服务规范性、服务效果等方面开展总结评估，注重总结服务模式，学习借鉴好的经验做法，积极推出一批示范性项目。

三、《"十四五"国家老龄事业发展和养老服务体系规划》

2021 年 12 月，国务院印发《"十四五"国家老龄事业发展和养老服务体系规划》（以下简称《规划》），围绕推动老龄事业和产业协同发展、推动养老服务体系高质量发展，明确了"十四五"时期的总体要求、主要目标和工作任务。

《规划》部署了九个方面具体工作任务，包括织牢社会保障和兜底性养老服务网，扩大普惠型养老服务覆盖面，强化居家社区养老服务能力，完善老年健康支撑体系，大力发展银发经济，践行积极老龄观，营造老年友好型社会环境，增强发展要素支撑体系，维护老年人合法权益。同时，《规划》设置了公办养老机构提升行动、医养结合能力提升专项行动、智慧助老行动、人才队伍建设行动等专栏，推动重大战略部署落实、落地、落细。

中英文名词对照索引